JN417236

보건의료정보관리사 · 보건교육사 · 병원행정사 시험 대비

보건의료 관계법규

보건의료정보관리사 · 보건교육사 · 병원행정사 시험 대비

보건의료관계법규

HEALTH AND MEDICAL LAW

2023년 2월 20일 1판 1쇄 인쇄
2023년 2월 28일 1판 1쇄 발행

지은이 | 권용현 · 권재일 · 박사라 · 손기연

펴낸이 | 김진환
펴낸곳 | 학지사메디컬
04031 서울특별시 마포구 양화로 15길 20 마인드월드빌딩
대표전화_ 02-330-5188 팩스_ 02-326-0338
등 록 | 2010년 2월 8일 제313-2010-36호
메 일 | hakjisamd@hakjisamd.co.kr
홈페이지 | http://www.hakjisamd.co.kr

ISBN 979-11-92867-28-1 93510

가 격 | 32,000원

· 저자와의 협약으로 인지는 생략합니다.
· 이 책을 무단 전재 또는 복제 행위 시 저작권법에 따라 처벌을 받게 됩니다.

보건의료정보관리사 · 보건교육사 · 병원행정사 시험 대비

보건의료 관계법규

권용현 · 권재일 · 박사라 · 손기연 공저

HEALTH & MEDICAL LAW

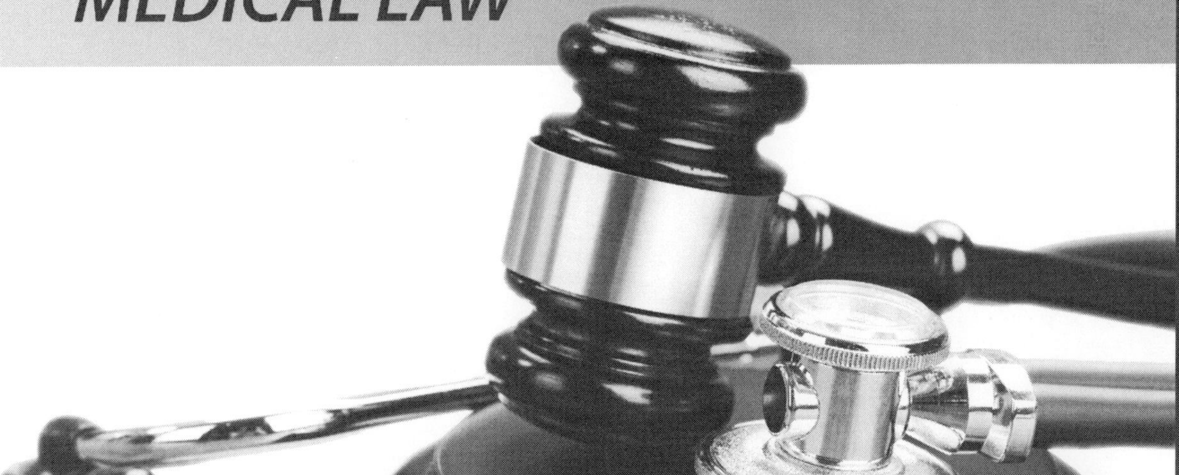

학지사메디컬
HAKJISA MEDICAL

저자소개

권용현 대구보건대학교

권재일 대구보건대학교

박사라 계명문화대학교

손기연 대전보건대학교

머리말

법은 사회의 질서를 잡아주어 우리를 혼란으로부터 안전하게 보호하고, 인간의 사회적 활동을 보장한다. 또한 사회적 활동에서 비롯된 갈등을 '정의'롭게 해결할 수 있는 잣대가 되는 것이 법의 존재 의미이다.

G. Anderson은 공중의 건강수행을 위한 보건의료관계법규의 중요성을 일깨워 주었다.

전 세계에 유행되어지고 있는 바이러스성 감염병은 공중위생관계법의 엄격한 실행 없이는 인류의 건강과 안전을 보장하기 힘들 것이다.

앞으로 보건의료분야에 종사할 수험준비생을 위하여 보건의료관계법규를 다음과 같이 구성하였다.

보건의료정보관리사와 보건교육사 국가시험 및 병원행정사 자격시험 준비를 하는 학생들의 학습용으로 마련되었으므로 보건직렬의 공무원시험을 준비하는 수험생에게 꼭 필요한 교재이다. 최근 발생한 코로나19 감염병으로 인하여 급변하는 의료환경에 발맞추어 신설 · 개정 · 폐지되는 법령을 반영하여 의료관계법규 관련 수업과 국가시험 및 공무원시험을 준비하는 데 실제적인 도움을 주기 위하여 다음과 같은 점에 유의하였다.

첫째, 보건의료정보관리사, 보건교육사, 병원행정사 및 공무원시험에 맞는 법만 정리하여 기술하였다.

둘째, 법률, 시행령 및 시행규칙을 나열하는 종전의 방식을 탈피하여, 법률의 규정을 기본으로 관련 시행령과 시행규칙의 규정을 함께 기술하였다. 이렇게 함으로써 법규에 대한 체계적이고 종합적인 파악을 할 수 있도록 하여 이해하기 쉽게 정리하였다.

셋째, 법 원문에 수록되어 있는 별지는 생략하고, 별표도 중요한 것만 실었으며 수험생들에게 꼭 필요한 부분만 수록하여 간편하게 정리하였다.

넷째, 국가시험과 공무원시험 준비를 하는 수험생들을 위해서 각 법마다 간략하게 요점정리를 하여 쉽게 이해하도록 하였으며, 최근 공개된 출제문제를 수록하고 각 법마다 출제빈도가 높은 예상문제를 수록하였다.

최근 신설 · 개정 · 폐지되는 내용을 보강한 이 책이 국가시험과 공무원시험을 준비하는 수험생들에게 보건의료관계법규 수험서로써 많은 도움이 되기를 기대하며, 출판을 맡아주신 학지사메디컬 김진환 사장님과 편집부 직원들에게 감사의 마음을 전한다.

2023년 1월

저자 일동

보건의료정보관리사 국가시험 출제범위

법 분야	세부영역
❶ 의료법	1. 의료인 및 의료기관
	2. 진료기록부 등
	3. 기록열람 및 의료행위에 대한 설명
	4. 의료법인 및 의료기관
	5. 의료기관의 인증 및 선택진료
❷ 의료기사 등에 관한 법률	1. 의료기사 등
	2. 의료기사 등 면허 및 국가시험
	3. 비밀누설 금지 및 실태 등의 신고
	4. 중앙회 및 보수교육 등
	5. 면허취소 및 자격정지, 벌칙
❸ 감염병의 예방 및 관리에 관한 법률	1. 목적 및 정의
	2. 신고 및 보고, 필수예방접종
	3. 감염병 병원, 감염병 관리기관
❹ 국민건강보험법	1. 총칙 및 가입자
	2. 국민건강보험공단, 건강보험심사평가원
	3. 보험급여 및 건강검진 등
	4. 보험료 등
❺ 암관리법	1. 총칙, 암관리종합계획 수립
	2. 암연구사업 등
	3. 중앙암등록본부 및 지역암등록본부, 지역암센터 지정

보건교육사 3급 국가시험 출제범위

법 분야	세부영역
❶ 의료법	1. 총칙
	2. 의료인
	3. 의료기관
	4. 신의료기술평가
	5. 의료광고
	6. 감독
	7. 보칙 및 벌칙
❷ 국민건강증진법	1. 총칙
	2. 국민건강의 관리
	3. 국민건강증진기금
	4. 보칙 및 벌칙
❸ 지역보건법	1. 총칙
	2. 지역보건의료계획의 수립 · 시행
	3. 지역보건의료기관의 설치 · 운영
	4. 지역보건의료서비스의 실시
	5. 보칙 및 벌칙
❹ 감염병의 예방 및 관리에 관한 법률	1. 총칙
	2. 기본계획 및 사업
	3. 신고와 보고
	4. 감염병감시 및 역학조사 등
	5. 고위험병원체
	6. 예방접종
	7. 감염 전파의 차단조치
	8. 예방조치
	9. 방역관, 검역위원 및 예방위원
	10. 경비
	11. 보칙 및 벌칙

법 분야	세부영역
❺ 국민건강보험법	1. 총칙
	2. 가입자
	3. 국민건강보험공단
	4. 보험급여
	5. 건강보험심사평가원
	6. 보험료
	7. 이의신청 및 심판청구
	8. 보칙 및 벌칙
❻ 학교보건법	1. 목적 및 정의
	2. 학교의 환경위생 및 식품위생
	3. 건강검사 및 예방접종 등

병원행정사 자격시험 출제범위

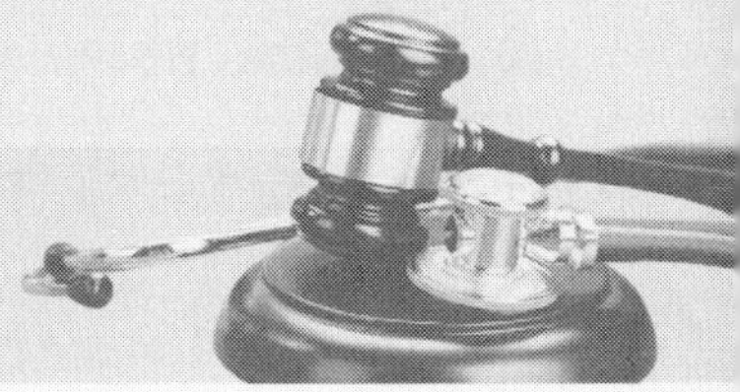

법 분야	세부영역	세부항목
[1] 보건의료기본법	❶ 총칙	1. 목적/기본이념/정의
		2. 보건의료인 책임
		3. 환자 및 보건의료인 권리
	❷ 권리와 의무	1. 건강권/알권리
		2. 자기결정권/비밀보장
		3. 보건의료 국민의 의무
	❸ 발전계획수립, 시행	1. 보건의료/지역보건발전계획수립
		2. 보건의료정책심의위원회
	❹ 보건의료자원관리	1. 보건의료자원관리
		2. 보건의료인력 양성
		3. 공공/민간 보건의료기관 역할분담
	❺ 보건의료제공과 이용	1. 보건의료제공과 이용
		2. 응급의료체계
	❻ 보건의료육성/발전	1. 분쟁조정
		2. 보건의료사업/서비스 평가
[2] 의료법	❶ 총칙	1. 의료인의 종별과 임무
		2. 의료기관 정의와 종별
	❷ 의료인	1. 의료인의 종별과 임무
		2. 의료기관 정의와 종별
		3. 면허의 조건 및 등록
		4. 의료인 권리와 의무
		5. 진료기록부
		6. 의료인 단체
	❸ 의료기관	1. 의료기관 개설
		2. 의료기관 휴업과 폐업
		3. 의료기관 명칭
		4. 의료법인
		5. 요양병원
		6. 병원감염

법 분야	세부영역	세부항목
[2] 의료법	❹ 의료광고	1. 의료광고 금지
		2. 의료광고 심의
	❺ 감독	1. 의료기관 인증
		2. 의료기관회계
		3. 면허취소와 재교부
		4. 자격정지
	❻ 보칙/벌칙	1. 유사의료업자 등
		2. 벌칙 및 벌금
		3. 과태료
[3] 감염병의 예방 및 관리에 관한 법률	❶ 총칙	1. 감염병 정의(제 1, 2, 3, 4, 5군)
		2. 국가 및 지방자치단체 책무
	❷ 신고 및 보고	1. 신고 의무자
	❸ 감염병 감시 및 역학조사	1. 감염병 표본감시
		2. 건강진단
	❹ 예방접종	1. 정기예방접종
		2. 예방접종
	❺ 감염병전파 차단조치	1. 감염병 환자관리
		2. 감염병에 대한 강제 처분
	❻ 예방조치	1. 소독
	❼ 보칙	1. 비밀누설과 청문
	❽ 벌칙	1. 벌칙과 벌금 및 과태료
[4] 병원관련 법규	❶ 의료기관세탁물관리규칙	1. 목적/정의
		2. 세탁물(보관/운반/처리/금지/신고)
	❷ 진단용 방사선 발생장치의 안전관리에 관한 규칙	1. 목적/정의
		2. 신고/검사/측정/검사신청, 결과
		3. 안전관리책임자

목차

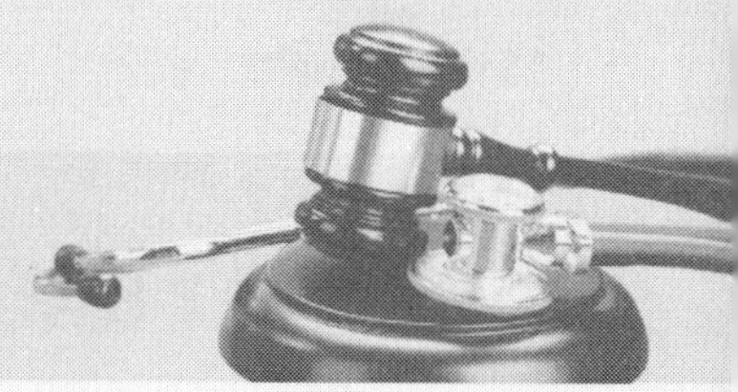

PART 2 요점정리 및 예상문제

PART 3 국가시험 기출 예상문제

법의 개념

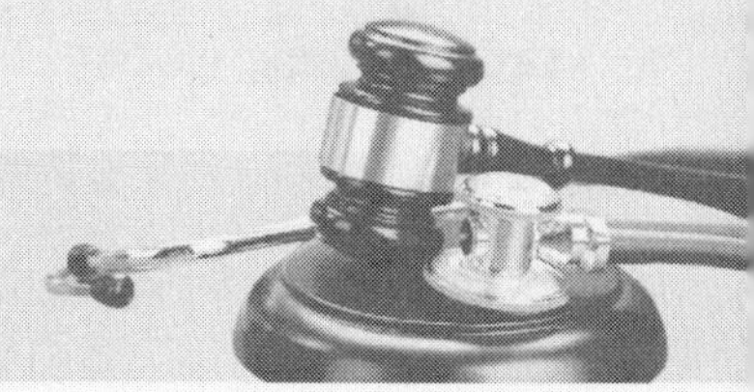

1. 법의 의의

1) 사회규범과 법의 필요성

원래 인간은 고립하여 혼자 살 수 없으므로 항상 타인과 공동생활을 해야 한다. 아리스토텔레스의 "인간은 사회적 동물이다"라는 말의 의미는 사회적 공동체 생활을 영위하는 인간의 사회성(목적적 사회생활)을 말한 것이다.

이와 같은 공동생활, 즉 사회생활은 가족, 이웃, 친족 등의 좁은 범위에서부터 국가, 국제사회와 같은 넓은 범위에 이르기까지 그 규모의 차이는 크다.

다수인의 사회에서는 필연적으로 각자의 이해가 충돌하게 되는데, 이런 이해 충돌을 규율하지 않고 내버려 둔다면, 사회 질서가 마비되어 사회는 혼란스럽게 되고 약육강식의 무정부상태에 빠져 버리게 된다. 이러한 약육강식의 사회를 바로잡기 위해서는 구성원들이 준수하여야 할 사회규범(즉, 각자 행동의 제한, 금지, 명령하는 규범질서)이 반드시 필요하다.

이렇듯 규범은 인간이 사회생활을 함에 있어서 해야 할 것과 하지 말아야 될 것의 가치기준을 인위적으로 정해 놓은 것으로, 사회 구성원이 준수하여야 할 행위의 준칙을 의미한다. 모든 사회 구성원들이 이를 따라야 하므로 규범은 당위성을 갖는다. 인간은 사회생활을 해오면서부터 이러한 사회규범으로 법 · 관습 · 도덕 · 종교 등을 형성해왔다. 고대사회에 있어서는 종교 · 도덕 · 관습 등과 같은 사회규범만으로도 사회의 질서를 유지할 수 있었으나, 사회가 진보 · 발달하여 그 규모가 확대된 오늘날에 있어서는 단순한 사회규범만으로 규율을 하지 못하므로 강제력을 가진 법규범이 필요하게 된 것이다.

이러한 사회규범의 일종인 법은 국가권력에 의해 강행되고 강제되는 것이며, 법규범은 국가와 시대에 따라 다소 달라질 수 있다.

법은 국민 누구나에게 강제할 수 있는 규칙이다. 이런 규칙은 모든 사람이 알 수 있는 방식으로 미리 공표되어 있으며, 사람들은 그 규칙대로 행동해야 한다. 금지되어 있는 것과 할 수 있는 것을 구분할 수 있어야 한다. 마치 교통 신호등이 있으면 파란 불에 건너고 빨간 불에 멈추고 노란 불에 주의를 하는 것처럼 말이다.

법은 이렇게 사람들이 허용되는 행위와 허용되지 않는 행위를 구분하여 행동할 수 있게 하면서, 동시에 허용되지 않는 행위를 하는 사람을 일정한 절차에 따라서 제재함으로써 질서를 확인하고, 공동체 안에 있는 사람들은 그것을 보면서 안심하고 살아갈 수 있다.

법이 있는 궁극적인 목적은 사회 붕괴를 막기 위해서 존재하며, 처벌이 수반되는 것은 '재사회화'를 위해서는 필연적이다.

법이 필요한 이유가 '사회의 유지'라고 한다면, 법이 만들어진 이유는 두 가지 정도일 것이다.

하나는 인간이 스스로의 존재와 가치를 인정하기 시작하면서 인간으로서 존엄권을 가지기 때문이고, 또 하나는 사회를 위협하는 혼란을 미연에 방지하고 질서를 유지하기 위해서이다.

법은 사회 질서를 잡아주어 혼란으로부터 우리를 안전하게 보호하고, 인간의 사회적 활동을 보장하며, 또한 그 활동에서 비롯된 갈등을 '정의'롭게 해결할 수 있는 잣대가 되는 것이 법의 의미이다.

2) 법체계(法體系)와 법의 분류

법체계(法體系)는 일정한 법이념 내지 법 원리에 의하여 통일된 법질서(예: 국제법 또는 국내 법체계)를 가리킨다. 근대의 법전은 개개의 법규를 목적적 · 논리적 · 편의적으로 배열하여 각 법제도 혹은 법질서를 구성하고 이들을 체계적으로 조직한 것이다. 또한 각 법전이 하나의 국가법 질서를 이루고 이 국가법 질서가 일정한 법이념으로 통일적으로 파악될 때 국가법 체계라고 일컬어진다. 그러나 간혹 법계(法系)의 뜻으로 사용되는 경우도 있다.

법의 체계는 헌법 → 법령 → 대통령령 → 부령의 단계로 이루어져 있다.

명령이나 규칙이 헌법이나 법률에 위반되는지의 여부가 문제 될 경우는 법원이 심사할 수 있도록 되어 있다(헌법 제107조).

일반적으로 모법(母法)을 벗어난 시행령이나 시행규칙이 만들어지면 우리 법체계의 혼란을 초래할 수 있다. 따라서 모든 법은 상위법을 위배해서는 안 된다.

법률의 헌법 위반에 대해서는 헌법재판소가 심판하며(헌법 제111조), 대통령은 법률에서 구체적으로 범위를 정하여 위임받은 사항과 법률을 집행하기 위하여 필요한 사항에 관하여 대통령령을 발휘할 수 있고(헌법 제75조), 행정 각부의 장은 법률이나 대통령령의 위임 또는 직권으로 부령을 발휘할 수 있다(헌법 제95조).

법의 분류는 법의 존재형식에 의하여 성문법(成文法)과 불문법(不文法)으로, 법의 주체에 따라서 국내법과 국제법으로, 법의 규율 대상인 생활 관계의 실제에 따라서 공법(公法)과 사법(私法) 및 회사법으로, 법의 내용면에서 실체법과 절차법으로, 법적용의 범위에 따라서 원칙법(原則法)과 예외법(例外法)으로, 그 효력으로 보아 강제법과 임의법 등으로 나누어진다.

3) 법 분류 및 시행체계

(1) 헌법(憲法)

국가의 통치조직과 통치작용의 기본 원리 및 국민의 기본권을 보장하는 근본 규범을 총칭한다. 실질적 의미의 헌법에는 형식적 의미의 헌법뿐 아니라 정부조직법 · 국회법 · 법원조직법 · 정당법 · 선거법 등의 법률과 관련 명령 · 규칙, 헌법적 관습 등 명칭과 존재 형식에 불구하고 국가의 통치조직과 작용에 관한 기본 원칙을 규율하는 모든 규범이 포함된다.

(2) 법률(法律)

국회에서 법률이라는 형식으로 제정한 규범으로 국회의 의결을 거쳐서 대통령이 서명 · 공포함으로써 성립된다. 법의 체계에 있어서 법률은 헌법의 하위에 있으며, 명령 · 규칙의 상위에 있다.

따라서 법률은 헌법에 위반되는 내용을 가질 수 없다. 법률은 법과 동의어로 사용되며 입법권이 국회에 속하는 것은 국민주권, 대의정치, 권력분립과 법치국가의 원리를 실현하는 것이다. 모든 국가작용은 법률의 근거에 의하여 이루어져야 하므로 법률로써 규율되어야 할 사항은 대단히 많다. 국민의 기본권에 대한 것은 법률로 정한다. 법률은 국민 전체에 해당되므로 법률 없이 개개인의 행위를 규제할 수 없다.

(3) 시행령(施行令)

법률을 시행하는 데 필요한 사항을 규정하는 것으로 법률의 시행을 위하여 집행명령(執行命令)과 법률이 특히 위임한 위임명령(委任命令)을 포함하며, 국무회의 의결을 거쳐 대통령이 구체적으로 범위를 정하여 위임하는 사항을 대통령령으로 발할 수 있는 명령으로, 법률에서 위임받지 아니한 사항을 정하는 것은 위법이다.

(4) 시행규칙(施行規則)

법률이나 시행령의 위임규정에 근거를 두고, 시행령으로 규정할 수 없는 구체적인 사항을 실무 행정기관이 적법하게 시행할 수 있는 것을 말하며, 필요한 세부적인 규정을 담은 것으로 시행규칙을 대신하여 시행세칙이라는 용어를 사용하기도 한다. 발령은 해당 부령, 즉 보건의료관계법규는 보건복지부령으로 한다. 당해 행정기관의 제정과 법제처의 심의를 거쳐 시행된다.

(5) 행정규칙(行政規則)

행정부가 정립하는 일반적 규정으로서 법규의 성질을 가지지 않은 것을 말하며, 좁은 의미의 행정명령과 동의어로 사용된다.

행정규칙은 법률, 대통령령, 총리령·부령 등 법령에서 위임한 사항이나 법령의 집행에 필요한 사항을 정하기도 하고, 행정기관이나 공무원이 내부적으로 지켜야 할 사항을 정하기도 한다. 그 발령 주체에 따라 대통령이 발령하는 대통령훈령, 국무총리가 발령하는 국무총리훈령, 장관이나 행정기관의 장이 발령하는 훈령·예규·고시 등 행정규칙으로 구분할 수 있다.

2. 건강보험의 실현과 법령 체계

현대 산업사회에서는 누구나 사회적 위험, 즉 질병·부상·사망 또는 실업 등에 처할 수 있으며, 그러한 사회적 위험에 대하여 경제적 사유로 인하여 적절히 대처할 수 없는 경우에 그들은 인간으로서의 존엄과 가치를 가지고 인간다운 생활을 영위할 수 없게 될 것이다.

현대 복지국가의 헌법은 인간이 존엄과 가치를 가지고 인간다운 생활을 영위하는 것을 기본이념으로 하고 있으며, 우리나라의 헌법 제10조에 "모든 국민은 인간으로서의 존엄과 가치를 가지며, 행복을 추구할 권리를 가진다. 국가는 개인이 가지는 불가침의 기본적 인권을 확인하고 이를 보장할 의무를 진다"라고 명시하고 있다.

헌법 제34조제1항에서는 "모든 국민은 인간다운 생활을 영위할 권리를 가진다"라고 하고, 제2항에서는 "국가는 사회보장·사회복지증진에 노력할 의무를 진다"라고 규정하고 있다. 국민에게는 일련의 사회보장 수급권을 보장하고 국가에 대하여는 사회보장 증진 의무를 부과하고 있다.

또한 헌법 제36조제3항에서는 "모든 국민은 보건에 관하여 국가의 보호를 받는다"라고 하고 있다. 그러므로 국가는 국민의 질병 · 부상에 대한 예방 · 진단 · 치료 · 재활과 출산 · 사망 및 건강증진에 대하여 보험급여를 실시함으로써 국민보건을 향상시키고 사회보장을 증진함을 목적으로 국민건강보험법령을 제정함으로써 헌법상 보장된 국민의 사회보장수급권을 보장하고 국가의 사회보장의무를 실현할 수 있을 것이다.

따라서, 국민건강보험법은 현재 우리나라의 건강보험제도를 규율하는 기본법이며, 이 법률은 건강보험제도에 관하여 국민의 수급권 등 권리를 보장하고, 그 적용 대상 및 보험료 납부의 부과 등을 규정하는 등의 내용을 담고 있다.

법률인 국민건강보험법은 시행을 위해 정부의 명령을 필요로 하는데 명령으로 위임명령(委任命令)과 집행명령(執行命令)이 있다(국민건강보험법시행령 및 시행규칙).

(1) 위임명령: 법률에서 구체적으로 범위를 정하여 위임받은 사항을 규정한 명령

(2) 집행명령: 법률을 집행하기 위하여 필요한 사항을 규정한 명령

또한, 건강보험제도는 매우 전문적인 분야이기 때문에 법률과 명령 이외에 많은 고시와 행정규칙을 필요로 한다.

(3) 고시: 사실상 법규의 내용을 보충하는 법규명령(행정규칙)적 성질을 가지고 있으며 요양기관이나 일반 국민이 반드시 따라야 하는 중요한 사항을 정하고 있다(건강보험요양급여행위 및 그 상대가치 점수, 건강검진실시기준 등).

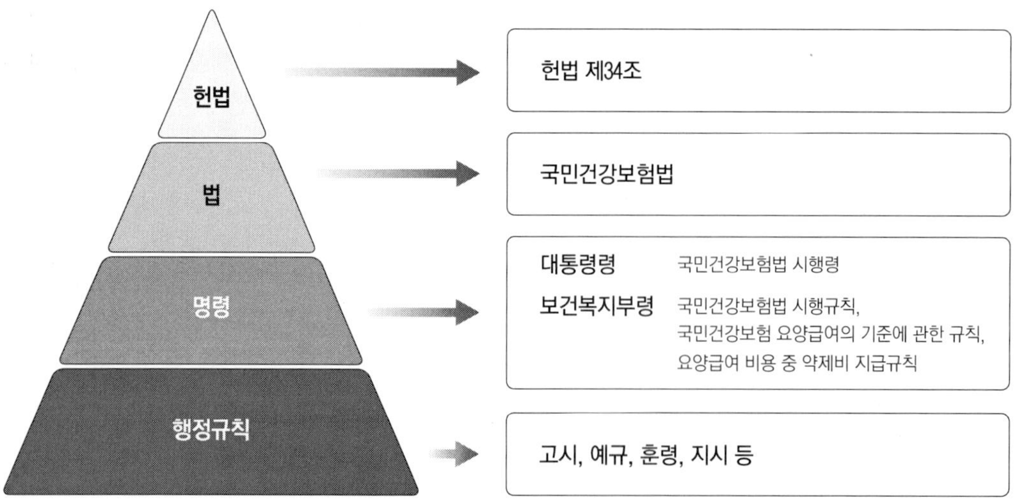

국민건강보험법령 체계

PART 1
의료관계법규

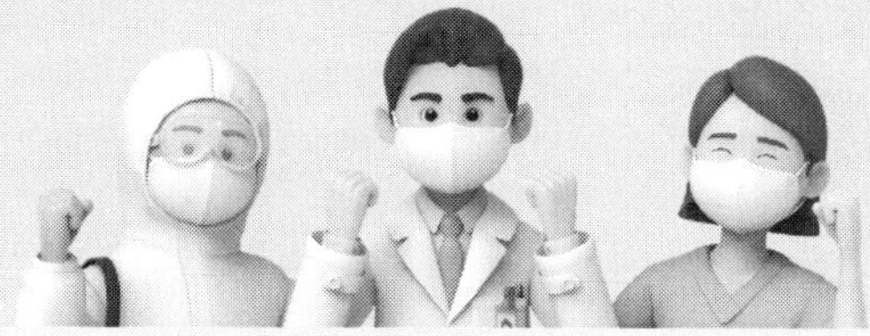

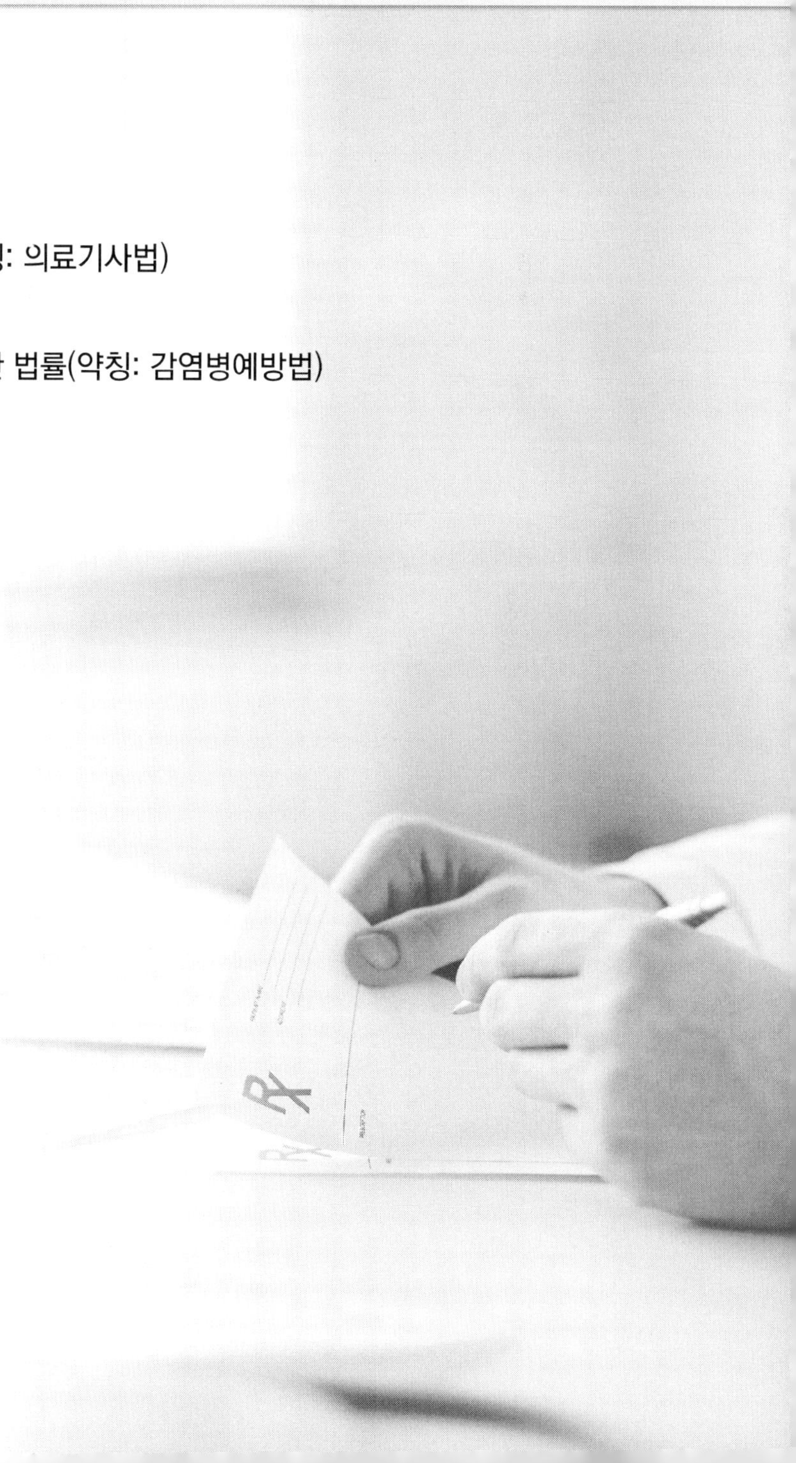

PART 1
의료관계법규

법 [일부개정 2020.12.29 법률 제17787호]
시행령 [일부개정 2021.6.15 대통령령 31774호]
시행규칙 [타법개정 2021.12.31 보건복지부령 제851호]

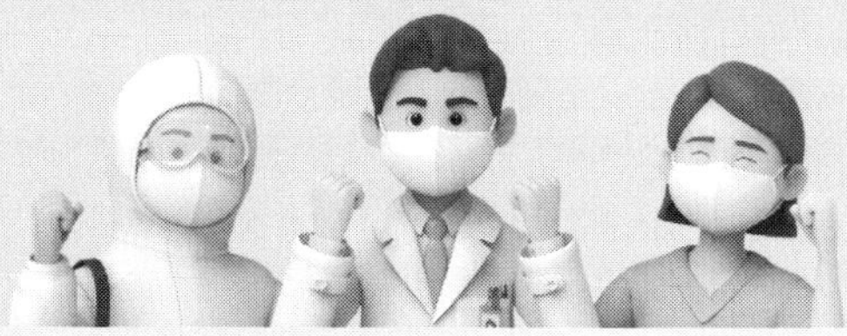

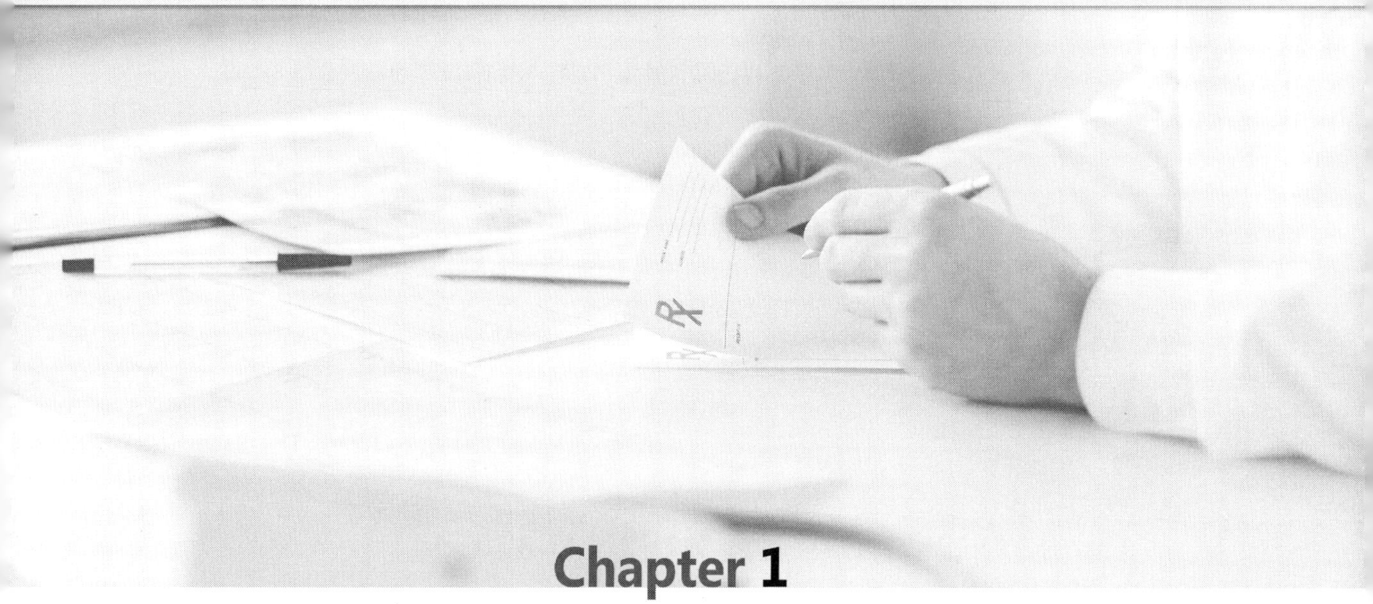

Chapter 1
의료법

학습목표

- 의료인의 종별과 임무를 정리한다.
- 의료인의 자격과 면허의 요건을 정리한다.
- 의료인의 권리와 의무를 정리한다.
- 진료기록부 등의 종류, 기재사항 등을 정리한다.
- 의료행위의 제한에 대해 정리한다.
- 의료기관의 종별, 개설허가, 의료법인에 대해 정리한다.
- 의료기관의 의료광고에 대해 정리한다.
- 면허취소사유 및 재교부에 대해 정리한다.
- 의료기관의 관리 · 감독에 대해 정리한다.

제1장 총칙

제1조(목적) 이 법은 모든 국민이 수준 높은 의료 혜택을 받을 수 있도록 국민의료에 필요한 사항을 규정함으로써 국민의 건강을 보호하고 증진하는 데에 목적이 있다.

영 **제1조(목적)** 이 영은 「의료법」에서 위임된 사항과 그 시행에 필요한 사항을 규정함을 목적으로 한다.

규칙 **제1조(목적)** 이 규칙은 「의료법」 및 같은 법 시행령에서 위임된 사항과 그 시행에 필요한 사항을 규정함을 목적으로 한다. <개정 2015.5.29>

제2조(의료인) ① 이 법에서 "의료인"이란 보건복지부장관의 면허를 받은 의사 · 치과의사 · 한의사 · 조산사 및 간호사를 말한다. <개정 2008.2.29, 2010.1.18>

② 의료인은 종별에 따라 다음 각 호의 임무를 수행하여 국민보건 향상을 이루고 국민의 건강한 생활 확보에 이바지할 사명을 가진다. <개정 2015.12.29, 2019.4.23>

1. 의사는 의료와 보건지도를 임무로 한다.
2. 치과의사는 치과 의료와 구강 보건지도를 임무로 한다.
3. 한의사는 한방 의료와 한방 보건지도를 임무로 한다.
4. 조산사는 조산(助産)과 임산부 및 신생아에 대한 보건과 양호지도를 임무로 한다.
5. 간호사는 다음 각 목의 업무를 임무로 한다.
   가. 환자의 간호요구에 대한 관찰, 자료수집, 간호판단 및 요양을 위한 간호
   나. 의사, 치과의사, 한의사의 지도하에 시행하는 진료의 보조
   다. 간호 요구자에 대한 교육 · 상담 및 건강증진을 위한 활동의 기획과 수행, 그 밖의 대통령령으로 정하는 보건활동
   라. 제80조에 따른 간호조무사가 수행하는 가목부터 다목까지의 업무보조에 대한 지도

영 **제2조(간호사의 보건활동)** 「의료법」(이하 "법"이라 한다) 제2조제2항제5호다목에서 "대통령령으로 정하는 보건활동"이란 다음의 보건활동을 말한다. <개정 2016.12.27, 2018.3.6>

1. 「농어촌 등 보건의료를 위한 특별조치법」 제19조에 따라 보건진료 전담공무원으로서 하는 보건활동
2. 「모자보건법」 제10조제1항에 따른 모자보건전문가가 행하는 모자보건 및 가족계획 활동
3. 「결핵예방법」 제18조에 따른 보건활동
4. 그 밖의 법령에 따라 간호사의 보건활동으로 정한 업무

제3조(의료기관) ① 이 법에서 "의료기관"이란 의료인이 공중(公衆) 또는 특정 다수인을 위하여 의료 · 조산의 업(이하 "의료업"이라 한다)을 하는 곳을 말한다.

② 의료기관은 다음 각 호와 같이 구분한다. <개정 2016.5.29, 2019.4.23, 2020.3.4>

1. 의원급 의료기관: 의사, 치과의사 또는 한의사가 주로 외래환자를 대상으로 각각 그 의료행위를 하는 의료기관으로서 그 종류는 다음 각 목과 같다.
   가. 의원

나. 치과의원

다. 한의원

2. 조산원: 조산사가 조산과 임산부 및 신생아를 대상으로 보건활동과 교육 · 상담을 하는 의료기관을 말한다.

3. 병원급 의료기관: 의사, 치과의사 또는 한의사가 주로 입원환자를 대상으로 의료행위를 하는 의료기관으로서 그 종류는 다음 각 목과 같다.

가. 병원

나. 치과병원

다. 한방병원

라. 요양병원(「장애인복지법」 제58조제1항제4호에 따른 의료재활시설로서 제3조의2의 요건을 갖춘 의료기관을 포함한다. 이하 같다)

마. 정신병원

바. 종합병원

③ 보건복지부장관은 보건의료정책에 필요하다고 인정하는 경우에는 제2항제1호부터 제3호까지의 규정에 따른 의료기관의 종류별 표준업무를 정하여 고시할 수 있다. <개정 2009.1.30, 2010.1.18>

④ 삭제 <2009.1.30>

⑤ 삭제 <2009.1.30>

⑥ 삭제 <2009.1.30>

⑦ 삭제 <2009.1.30>

⑧ 삭제 <2009.1.30>

제3조의2(병원등) 병원 · 치과병원 · 한방병원 및 요양병원(이하 "병원등"이라 한다)은 30개 이상의 병상(병원 · 한방병원만 해당한다) 또는 요양병상(요양병원만 해당하며, 장기입원이 필요한 환자를 대상으로 의료행위를 하기 위하여 설치한 병상을 말한다)을 갖추어야 한다.

[본조신설 2009.1.30]

제3조의3(종합병원) ① 종합병원은 다음 각 호의 요건을 갖추어야 한다. <개정 2011.8.4>

1. 100개 이상의 병상을 갖출 것

2. 100병상 이상 300병상 이하인 경우에는 내과 · 외과 · 소아청소년과 · 산부인과 중 3개 진료과목, 영상의학과, 마취통증의학과와 진단검사의학과 또는 병리과를 포함한 7개 이상의 진료과목을 갖추고 각 진료과목마다 전속하는 전문의를 둘 것

3. 300병상을 초과하는 경우에는 내과, 외과, 소아청소년과, 산부인과, 영상의학과, 마취통증의학과, 진단검사의학과 또는 병리과, 정신건강의학과 및 치과를 포함한 9개 이상의 진료과목을 갖추고 각 진료과목마다 전속하는 전문의를 둘 것

② 종합병원은 제1항제2호 또는 제3호에 따른 진료과목(이하 이 항에서 "필수진료과목"이라 한다) 외에 필요하면 추가로 진료과목을 설치 · 운영할 수 있다. 이 경우 필수진료과목 외의 진료과목에 대하여는 해당 의료기관에 전속하지 아니한 전문의를 둘 수 있다.

[본조신설 2009.1.30]

제3조의4(상급종합병원 지정) ① 보건복지부장관은 다음 각 호의 요건을 갖춘 종합병원 중에서 중증질환에 대하여 난이도가 높은 의료행위를 전문적으로 하는 종합병원을 상급종합병원으로 지정할 수 있다. <**개정 2010.1.18**>

1. 보건복지부령으로 정하는 20개 이상의 진료과목을 갖추고 각 진료과목마다 전속하는 전문의를 둘 것
2. 제77조제1항에 따라 전문의가 되려는 자를 수련시키는 기관일 것
3. 보건복지부령으로 정하는 인력 · 시설 · 장비 등을 갖출 것
4. 질병군별(疾病群別) 환자구성 비율이 보건복지부령으로 정하는 기준에 해당할 것

② 보건복지부장관은 제1항에 따른 지정을 하는 경우 제1항 각 호의 사항 및 전문성 등에 대하여 평가를 실시하여야 한다. <**개정 2010.1.18**>

③ 보건복지부장관은 제1항에 따라 상급종합병원으로 지정받은 종합병원에 대하여 3년마다 제2항에 따른 평가를 실시하여 재지정하거나 지정을 취소할 수 있다. <**개정 2010.1.18**>

④ 보건복지부장관은 제2항 및 제3항에 따른 평가업무를 관계 전문기관 또는 단체에 위탁할 수 있다. <**개정 2010.1.18**>

⑤ 상급종합병원 지정 · 재지정의 기준 · 절차 및 평가업무의 위탁 절차 등에 관하여 필요한 사항은 보건복지부령으로 정한다. <**개정 2010.1.18**>

[**본조신설 2009.1.30**]

제3조의5(전문병원 지정) ① 보건복지부장관은 병원급 의료기관 중에서 특정 진료과목이나 특정 질환 등에 대하여 난이도가 높은 의료행위를 하는 병원을 전문병원으로 지정할 수 있다. <**개정 2010.1.18**>

② 제1항에 따른 전문병원은 다음 각 호의 요건을 갖추어야 한다. <**개정 2010.1.18**>

1. 특정 질환별 · 진료과목별 환자의 구성비율 등이 보건복지부령으로 정하는 기준에 해당할 것
2. 보건복지부령으로 정하는 수 이상의 진료과목을 갖추고 각 진료과목마다 전속하는 전문의를 둘 것

③ 보건복지부장관은 제1항에 따라 전문병원으로 지정하는 경우 제2항 각 호의 사항 및 진료의 난이도 등에 대하여 평가를 실시하여야 한다. <**개정 2010.1.18**>

④ 보건복지부장관은 제1항에 따라 전문병원으로 지정받은 의료기관에 대하여 3년마다 제3항에 따른 평가를 실시하여 전문병원으로 재지정할 수 있다. <**개정 2010.1.18, 2015.1.28**>

⑤ 보건복지부장관은 제1항 또는 제4항에 따라 지정받거나 재지정받은 전문병원이 다음 각 호의 어느 하나에 해당하는 경우에는 그 지정 또는 재지정을 취소할 수 있다. 다만, 제1호에 해당하는 경우에는 그 지정 또는 재지정을 취소하여야 한다. <**신설 2015.1.28**>

1. 거짓이나 그 밖의 부정한 방법으로 지정 또는 재지정을 받은 경우
2. 지정 또는 재지정의 취소를 원하는 경우
3. 제4항에 따른 평가 결과 제2항 각 호의 요건을 갖추지 못한 것으로 확인된 경우

⑥ 보건복지부장관은 제3항 및 제4항에 따른 평가업무를 관계 전문기관 또는 단체에 위탁할 수 있다. <**개정 2010.1.18, 2015.1.28**>

⑦ 전문병원 지정 · 재지정의 기준 · 절차 및 평가업무의 위탁 절차 등에 관하여 필요한 사항은 보건복지부령으로 정한다. <**개정 2010.1.18, 2015.1.28**>

제2장 의료인

제1절 자격과 면허

제4조(의료인과 의료기관의 장의 의무) ① 의료인과 의료기관의 장은 의료의 질을 높이고 의료관련 감염(의료기관 내에서 환자, 환자의 보호자, 의료인 또는 의료기관 종사자 등에게 발생하는 감염을 말한다. 이하 같다)을 예방하며 의료기술을 발전시키는 등 환자에게 최선의 의료서비스를 제공하기 위하여 노력하여야 한다. <개정 2012.2.1, 2020.3.4>

② 의료인은 다른 의료인 또는 의료법인 등의 명의로 의료기관을 개설하거나 운영할 수 없다. <신설 2012.2.1, 2019.8.27>

③ 의료기관의 장은 「보건의료기본법」 제6조 · 제12조 및 제13조에 따른 환자의 권리 등 보건복지부령으로 정하는 사항을 환자가 쉽게 볼 수 있도록 의료기관 내에 게시하여야 한다. 이 경우 게시 방법, 게시 장소 등 게시에 필요한 사항은 보건복지부령으로 정한다. <신설 2012.2.1>

④ 의료인은 제5조(의사 · 치과의사 및 한의사를 말한다), 제6조(조산사를 말한다) 및 제7조(간호사를 말한다)에 따라 발급받은 면허증을 다른 사람에게 빌려주어서는 아니 된다. <신설 2015.12.29>

⑤ 의료기관의 장은 환자와 보호자가 의료행위를 하는 사람의 신분을 알 수 있도록 의료인, 제27조제1항 각 호 외의 부분 단서에 따라 의료행위를 하는 같은 항 제3호에 따른 학생, 제80조에 따른 간호조무사 및 「의료기사 등에 관한 법률」 제2조에 따른 의료기사에게 의료기관 내에서 대통령령으로 정하는 바에 따라 명찰을 달도록 지시 · 감독하여야 한다. 다만, 응급의료상황, 수술실 내인 경우, 의료행위를 하지 아니할 때, 그 밖에 대통령령으로 정하는 경우에는 명찰을 달지 아니하도록 할 수 있다. <신설 2016.5.29>

⑥ 의료인은 일회용 의료기기(한 번 사용할 목적으로 제작되거나 한 번의 의료행위에서 한 환자에게 사용하여야 하는 의료기기로서 보건복지부령으로 정하는 의료기기를 말한다. 이하 같다)를 한 번 사용한 후 다시 사용하여서는 아니 된다. <신설 2016.5.29, 2020.3.4>

[시행일: 2017.3.1] 제4조제5항

규칙 제1조의2(입원 환자의 방문 기준) 의료기관의 장은 법 제4조제1항에 따라 입원 환자를 보호하고 병원감염을 예방하기 위하여 필요하다고 인정하는 경우에는 외부인의 입원 환자에 대한 방문 기준을 별도로 마련하여 운영할 수 있다.

[본조신설 2016.10.6]

[종전 제1조의2는 제1조의3으로 이동 <2016.10.6>]

규칙 제1조의3(환자의 권리 등의 게시) ① 「의료법」(이하 "법"이라 한다) 제4조제3항 전단에서 "「보건의료기본법」 제6조 · 제12조 및 제13조에 따른 환자의 권리 등 보건복지부령으로 정하는 사항"이란 별표 1과 같다.

② 의료기관의 장은 법 제4조제3항 후단에 따라 제1항에 따른 사항을 접수창구나 대기실 등 환자 또는 환자의 보호자가 쉽게 볼 수 있는 장소에 게시하여야 한다.

[본조신설 2012.8.2]

[제1조의2에서 이동 <2016.10.6>]

규칙 **제1조의4(간호 · 간병통합서비스의 제공 환자 및 제공 기관)** ① 법 제4조의2제1항에서 "보건복지부령으로 정하는 입원 환자"란 다음 각 호의 어느 하나에 해당하는 입원 환자를 말한다.

1. 환자에 대한 진료 성격이나 질병 특성상 보호자 등의 간병을 제한할 필요가 있는 입원 환자
2. 환자의 생활 여건이나 경제 상황 등에 비추어 보호자 등의 간병이 현저히 곤란하다고 인정되는 입원 환자
3. 그 밖에 환자에 대한 의료관리상 의사 · 치과의사 또는 한의사가 간호 · 간병통합서비스가 필요하다고 인정하는 입원 환자

② 법 제4조의2제2항에서 "보건복지부령으로 정하는 병원급 의료기관"이란 병원, 치과병원, 한방병원 및 종합병원을 말한다.

③ 법 제4조의2제3항에서 "보건복지부령으로 정하는 인력, 시설, 운영 등의 기준"이란 별표 1의2에 따른 기준을 말한다.

④ 법 제4조의2제4항 전단에서 "보건복지부령으로 정하는 병원급 의료기관"이란 병원, 치과병원, 한방병원 및 종합병원을 말한다. 다만, 다음 각 호의 어느 하나에 해당하는 의료기관은 제외한다.

1. 「군보건의료에 관한 법률」 제2조제4호에 따른 군보건의료기관
2. 「치료감호법」 제16조의2제1항제2호에 따라 법무부장관이 지정하는 국립정신의료기관

[본조신설 2016.10.6]

규칙 **제1조의5(간호 · 간병통합서비스의 제공 절차)** ① 법 제4조의2에 따라 간호 · 간병통합서비스를 제공받으려는 경우에는 간호 · 간병통합서비스에 대한 의사 · 치과의사 또는 한의사의 의견서 및 환자의 동의서(환자가 동의할 수 없는 불가피한 사유가 있는 경우에는 보호자의 동의서를 말한다)를 첨부하여 의료기관의 장에게 신청하여야 한다.

② 제1항에도 불구하고 의료기관의 장은 입원 환자에 대한 진료 및 관리의 특성상 간호 · 간병통합서비스가 특히 필요하다고 인정하는 경우에는 입원 환자의 동의(환자가 동의할 수 없는 불가피한 사유가 있는 경우에는 보호자의 동의를 말한다)를 받아 간호 · 간병통합서비스를 제공할 수 있다.

③ 제1항 및 제2항에 따른 간호 · 간병통합서비스의 제공 절차 및 방법 등에 필요한 세부 사항은 보건복지부장관이 정하여 고시한다.

[본조신설 2016.10.6]

제4조의2(간호 · 간병통합서비스 제공 등) ① 간호 · 간병통합서비스란 보건복지부령으로 정하는 입원 환자를 대상으로 보호자 등이 상주하지 아니하고 간호사, 제80조에 따른 간호조무사 및 그 밖에 간병지원인력(이하 이 조에서 "간호 · 간병통합서비스 제공인력"이라 한다)에 의하여 포괄적으로 제공되는 입원서비스를 말한다.

② 보건복지부령으로 정하는 병원급 의료기관은 간호 · 간병통합서비스를 제공할 수 있도록 노력하여야 한다.

③ 제2항에 따라 간호 · 간병통합서비스를 제공하는 병원급 의료기관(이하 이 조에서 "간호 · 간병통합서비스 제공기관"이라 한다)은 보건복지부령으로 정하는 인력, 시설, 운영 등의 기준을 준수하여야 한다.

④ 「공공보건의료에 관한 법률」 제2조제3호에 따른 공공보건의료기관 중 보건복지부령으로 정하는 병원급 의료기관은 간호 · 간병통합서비스를 제공하여야 한다. 이 경우 국가 및 지방자치단체는 필요한 비용의 전부 또는 일부를 지원할 수 있다.

⑤ 간호 · 간병통합서비스 제공기관은 보호자 등의 입원실 내 상주를 제한하고 환자 병문안에 관한 기준을 마련하는 등 안전관리를 위하여 노력하여야 한다.

⑥ 간호 · 간병통합서비스 제공기관은 간호 · 간병통합서비스 제공인력의 근무환경 및 처우 개선을 위하여 필요한 지원을 하여야 한다.

⑦ 국가 및 지방자치단체는 간호 · 간병통합서비스의 제공 · 확대, 간호 · 간병통합서비스 제공인력의 원활한 수급 및 근무환경 개선을 위하여 필요한 시책을 수립하고 그에 따른 지원을 하여야 한다.

[본조신설 2015.12.29]

제4조의3(의료인의 면허 대여 금지 등) ① 의료인은 제5조(의사 · 치과의사 및 한의사를 말한다), 제6조(조산사를 말한다) 및 제7조(간호사를 말한다)에 따라 받은 면허를 다른 사람에게 대여하여서는 아니 된다.

② 누구든지 제5조부터 제7조까지에 따라 받은 면허를 대여받아서는 아니 되며, 면허 대여를 알선하여서도 아니 된다.

[본조신설 2020.3.4]

[시행일: 2020.6.5] 제4조의3

제5조(의사 · 치과의사 및 한의사 면허) ① 의사 · 치과의사 또는 한의사가 되려는 자는 다음 각 호의 어느 하나에 해당하는 자격을 가진 자로서 제9조에 따른 의사 · 치과의사 또는 한의사 국가시험에 합격한 후 보건복지부장관의 면허를 받아야 한다. <개정 2010.1.18, 2012.2.1, 2019.8.27>

1. 「고등교육법」 제11조의2에 따른 인정기관(이하 "평가인증기구"라 한다)의 인증(이하 "평가인증기구의 인증"이라 한다)을 받은 의학 · 치의학 또는 한의학을 전공하는 대학을 졸업하고 의학사 · 치의학사 또는 한의학사 학위를 받은 자
2. 평가인증기구의 인증을 받은 의학 · 치의학 또는 한의학을 전공하는 전문대학원을 졸업하고 석사학위 또는 박사학위를 받은 자
3. 외국의 제1호나 제2호에 해당하는 학교(보건복지부장관이 정하여 고시하는 인정기준에 해당하는 학교를 말한다)를 졸업하고 외국의 의사 · 치과의사 또는 한의사 면허를 받은 자로서 제9조에 따른 예비시험에 합격한 자

② 평가인증기구의 인증을 받은 의학 · 치의학 또는 한의학을 전공하는 대학 또는 전문대학원을 6개월 이내에 졸업하고 해당 학위를 받을 것으로 예정된 자는 제1항제1호 및 제2호의 자격을 가진 자로 본다. 다만, 그 졸업예정시기에 졸업하고 해당 학위를 받아야 면허를 받을 수 있다. <개정 2012.2.1>

③ 제1항에도 불구하고 입학 당시 평가인증기구의 인증을 받은 의학 · 치의학 또는 한의학을 전공하는 대학 또는 전문대학원에 입학한 사람으로서 그 대학 또는 전문대학원을 졸업하고 해당 학위를 받은 사람은 같은 항 제1호 및 제2호의 자격을 가진 사람으로 본다. <신설 2012.2.1>

규칙 **제2조(시험과목 · 시험방법 등)** 「의료법 시행령」(이하 "영"이라 한다) 제5조에 따른 의사 · 치과의사 · 한의사 · 조산사(助産師) 또는 간호사 국가시험(이하 "국가시험"이라 한다)의 시험과목, 시험방법 및 합격자 결정방법은 별표 1의3과 같고, 의사 · 치과의사 · 한의사 예비시험(이하 "예비시험"이라 한다)의 시험과목, 시험방법 및 합격자 결정방법은 별표 2와 같다. <개정 2012.8.2, 2016.10.6>

제6조(조산사 면허) 조산사가 되려는 자는 다음 각 호의 어느 하나에 해당하는 자로서 제9조에 따른 조산사 국가시험에 합격한 후 보건복지부장관의 면허를 받아야 한다. <개정 2010.1.18, 2019.8.27>

1. 간호사 면허를 가지고 보건복지부장관이 인정하는 의료기관에서 1년간 조산 수습과정을 마친 자
2. 외국의 조산사 면허(보건복지부장관이 정하여 고시하는 인정기준에 해당하는 면허를 말한다)를 받은 자

규칙 제3조(조산 수습의료기관 및 수습생 정원) ① 법 제6조제1호에 따른 조산(助産) 수습의료기관으로 보건복지부장관의 인정을 받을 수 있는 의료기관은 「전문의의 수련 및 자격인정 등에 관한 규정」에 따른 산부인과 수련병원 및 소아청소년과 수련병원으로서 월평균 분만 건수가 100건 이상 되는 의료기관이어야 한다. <개정 2012.8.2>

② 제1항에 따라 수습의료기관으로 인정받으려는 자는 별지 제1호서식의 조산 수습의료기관 인정신청서에 다음 각 호의 서류를 첨부하여 보건복지부장관에게 제출하여야 한다. <개정 2010.3.19>

1. 수습생 모집계획서 및 수습계획서와 수습과정의 개요를 적은 서류
2. 신청일이 속하는 달의 전달부터 소급하여 1년간의 월별 분만 실적을 적은 서류

③ 수습생의 정원은 제2항제2호의 월별 분만 실적에 따라 산출된 월평균 분만 건수의 10분의 1 이내로 한다.

④ 수습의료기관은 매년 1월 15일까지 전년도 분만 실적을 보건복지부장관에게 보고하여야 한다. <개정 2010.3.19>

⑤ 보건복지부장관은 제4항에 따라 보고된 연간 분만 실적이 제1항에 따른 기준에 미치지 못하는 경우에는 그 수습의료기관의 인정을 철회할 수 있고 제3항에 따른 기준에 미치지 못하는 경우에는 그 수습생의 정원을 조정할 수 있다. <개정 2010.3.19>

제7조(간호사 면허) ① 간호사가 되려는 자는 다음 각 호의 어느 하나에 해당하는 자로서 제9조에 따른 간호사 국가시험에 합격한 후 보건복지부장관의 면허를 받아야 한다. <개정 2012.2.1, 2019.8.27>

1. 평가인증기구의 인증을 받은 간호학을 전공하는 대학이나 전문대학[구제(舊制) 전문학교와 간호학교를 포함한다]을 졸업한 자
2. 외국의 제1호에 해당하는 학교(보건복지부장관이 정하여 고시하는 인정기준에 해당하는 학교를 말한다)를 졸업하고 외국의 간호사 면허를 받은 자

② 제1항에도 불구하고 입학 당시 평가인증기구의 인증을 받은 간호학을 전공하는 대학 또는 전문대학에 입학한 사람으로서 그 대학 또는 전문대학을 졸업하고 해당 학위를 받은 사람은 같은 항 제1호에 해당하는 사람으로 본다. <신설 2012.2.1>

제8조(결격사유 등) 다음 각 호의 어느 하나에 해당하는 자는 의료인이 될 수 없다. <개정 2018.3.27, 2018.8.14>

1. 「정신건강증진 및 정신질환자 복지서비스 지원에 관한 법률」 제3조제1호에 따른 정신질환자. 다만, 전문의가 의료인으로서 적합하다고 인정하는 사람은 그러하지 아니하다.
2. 마약 · 대마 · 향정신성의약품 중독자
3. 피성년후견인 · 피한정후견인

4. 이 법 또는 「형법」 제233조, 제234조, 제269조, 제270조, 제317조제1항 및 제347조(허위로 진료비를 청구하여 환자나 진료비를 지급하는 기관이나 단체를 속인 경우만을 말한다), 「보건범죄단속에 관한 특별조치법」, 「지역보건법」, 「후천성면역결핍증 예방법」, 「응급의료에 관한 법률」, 「농어촌 등 보건의료를 위한 특별 조치법」, 「시체해부 및 보존에 관한 법률」, 「혈액관리법」, 「마약류관리에 관한 법률」, 「약사법」, 「모자보건법」, 그 밖에 대통령령으로 정하는 의료 관련 법령을 위반하여 금고 이상의 형을 선고받고 그 형의 집행이 종료되지 아니하였거나 집행을 받지 아니하기로 확정되지 아니한 자

참고 **정신건강증진 및 정신질환자 복지서비스 지원에 관한법률 제3조(정의)** "정신질환자"란 망상, 환각, 사고(思考)나 기분의 장애 등으로 인하여 독립적으로 일상생활을 영위하는 데 중대한 제약이 있는 사람을 말한다.

피성년후견인: 질병, 장애, 노령, 그 밖의 사유로 인한 정신적 제약으로 사무를 처리할 능력이 지속적으로 결여되어 가정법원이 성년후견개시의 심판을 받은 자

피한정후견인: 질병, 장애, 노령, 그 밖의 사유로 인한 정신적 제약으로 사무를 처리할 능력이 부족하여 본인, 배우자, 4촌 이내의 친족, 미성년후견인, 미성년후견감독인, 성년후견인, 성년후견감독인, 특정후견인, 특정후견감독인, 검사 또는 지방자치단체의 장의 청구에 의하여 가정법원으로부터 한정후견개시의 심판을 받은 자

제9조(국가시험 등) ① 의사·치과의사·한의사·조산사 또는 간호사 국가시험과 의사·치과의사·한의사 예비시험(이하 "국가시험등"이라 한다)은 매년 보건복지부장관이 시행한다. **<개정 2008.2.29, 2010.1.18>**

② 보건복지부장관은 국가시험등의 관리를 대통령령으로 정하는 바에 따라 「한국보건의료인국가시험원법」에 따른 한국보건의료인국가시험원에 맡길 수 있다. **<개정 2008.2.29, 2010.1.18, 2015.6.22>**

③ 보건복지부장관은 제2항에 따라 국가시험등의 관리를 맡긴 때에는 그 관리에 필요한 예산을 보조할 수 있다. **<개정 2008.2.29, 2010.1.18>**

④ 국가시험등에 필요한 사항은 대통령령으로 정한다.

영 **제3조(국가시험 등의 범위)** ① 법 제9조제1항에 따른 의사·치과의사·한의사·조산사(助産師) 또는 간호사 국가시험(이하 "국가시험"이라 한다)은 각각 의학·치의학·한방의학·조산학·간호학 및 보건의약 관계 법규에 관하여 의사·치과의사·한의사·조산사 또는 간호사로서 갖추어야 할 지식과 기능에 관하여 행한다.

② 법 제9조제1항에 따른 의사·치과의사·한의사 예비시험(이하 "예비시험"이라 한다)은 법 제5조제1항제3호에 해당하는 자격을 가진 자가 제1항에 따른 국가시험에 응시하는 데에 필요한 지식과 기능에 관하여 실시하되, 1차 시험과 2차 시험으로 구분하여 실시한다. **<개정 2009.4.20>**

③ 예비시험에 합격한 자는 다음 회의 국가시험부터 그 예비시험(1차 시험과 2차 시험을 포함한다)을 면제한다.

영 **제4조(국가시험등의 시행 및 공고 등)** ① 보건복지부장관은 매년 1회 이상 국가시험과 예비시험(이하 "국가시험등"이라 한다)을 시행하여야 한다. **<개정 2008.2.29, 2010.3.15>**

② 보건복지부장관은 국가시험등의 관리에 관한 업무를 「한국보건의료인국가시험원법」에 따른 한국보건의료인국가시험원(이하 "국가시험등관리기관"이라 한다)이 시행하도록 한다. **<개정 2015.**

12.22>

③ 국가시험등관리기관의 장은 국가시험등을 실시하려면 미리 보건복지부장관의 승인을 받아 시험 일시, 시험 장소, 시험과목, 응시원서 제출기간, 그 밖에 시험의 실시에 관하여 필요한 사항을 시험 실시 90일 전까지 공고하여야 한다. 다만, 시험장소는 지역별 응시인원이 확정된 후 시험 실시 30일 전까지 공고할 수 있다. <개정 2008.2.29, 2010.3.15, 2012.5.1>

④ 제3항에도 불구하고 국가시험등관리기관의 장은 국민의 건강 보호를 위하여 긴급하게 의료인력을 충원할 필요가 있다고 보건복지부장관이 인정하는 경우에는 제3항에 따른 공고기간을 단축할 수 있다. <신설 2021.1.12>

영 **제5조(시험과목 등)** 국가시험등의 시험과목, 시험방법, 합격자 결정방법, 그 밖에 시험에 관하여 필요한 사항은 보건복지부령으로 정한다. <개정 2008.2.29, 2010.3.15>

영 **제6조(시험위원)** 국가시험등관리기관의 장은 국가시험등을 실시할 때마다 시험과목별로 전문지식을 갖춘 자 중에서 시험위원을 위촉한다.

영 **제7조(국가시험등의 응시 및 합격자 발표)** ① 국가시험등에 응시하려는 자는 국가시험등관리기관의 장이 정하는 응시원서를 국가시험등관리기관의 장에게 제출하여야 한다.

② 국가시험등관리기관의 장은 국가시험등의 합격자를 결정하여 발표한다.

영 **제9조(관계 기관 등에의 협조 요청)** 국가시험등관리기관의 장은 국가시험등의 관리 업무를 원활하게 수행하기 위하여 필요한 경우에는 국가·지방자치단체 또는 관계 기관·단체에 시험 장소 및 시험 감독의 지원 등 필요한 협조를 요청할 수 있다.

제10조(응시자격의 제한 등) ① 제8조 각 호의 어느 하나에 해당하는 자는 국가시험 등에 응시할 수 없다. <개정 2009.1.30>

② 부정한 방법으로 국가시험 등에 응시한 자나 국가시험 등에 관하여 부정행위를 한 자는 그 수험을 정지시키거나 합격을 무효로 한다.

③ 보건복지부장관은 제2항에 따라 수험이 정지되거나 합격이 무효가 된 사람에 대하여 처분의 사유와 위반 정도 등을 고려하여 대통령령으로 정하는 바에 따라 그 다음에 치러지는 이 법에 따른 국가시험등의 응시를 3회의 범위에서 제한할 수 있다. <개정 2016.12.20>

영 **제9조의2(국가시험등 응시제한)** 법 제10조제3항에 따른 국가시험등의 응시제한 기준은 별표 1과 같다.

[본조신설 2017.6.20]

제11조(면허 조건과 등록) ① 보건복지부장관은 보건의료 시책에 필요하다고 인정하면 제5조에서 제7조까지의 규정에 따른 면허를 내줄 때 3년 이내의 기간을 정하여 특정 지역이나 특정 업무에 종사할 것을 면허의 조건으로 붙일 수 있다. <개정 2008.2.29, 2010.1.18>

② 보건복지부장관은 제5조부터 제7조까지의 규정에 따른 면허를 내줄 때에는 그 면허에 관한 사항을 등록대장에 등록하고 면허증을 내주어야 한다. <개정 2008.2.29, 2010.1.18>

③ 제2항의 등록대장은 의료인의 종별로 따로 작성·비치하여야 한다.

④ 면허등록과 면허증에 필요한 사항은 보건복지부령으로 정한다. <개정 2008.2.29, 2010.1.18>

영 **제10조(면허 조건)** ① 법 제11조제1항에서 "특정 지역"이란 보건복지부장관이 정하는 보건의료 취약지를 말하고, "특정 업무"란 국 · 공립 보건의료기관의 업무와 국 · 공 · 사립 보건의학연구기관의 기초의학 분야에 속하는 업무를 말한다. <개정 2008.2.29, 2010.3.15>

② 법 제11조제1항에 따라 특정 지역이나 특정 업무에 종사하는 의료인에게는 예산의 범위에서 수당을 지급한다.

③ 법 제11조제1항에 따른 면허 조건의 이행 방법과 종사명령의 절차 등에 관하여 필요한 사항은 보건복지부령으로 정한다. <개정 2008.2.29, 2010.3.15>

영 **제8조(면허증 발급)** ① 국가시험에 합격한 자는 합격자 발표 후 보건복지부령으로 정하는 서류를 첨부하여 보건복지부장관에게 면허증 발급을 신청하여야 한다. <개정 2008.2.29, 2010.3.15>

② 제1항에 따라 면허증 발급을 신청한 자에게는 그 종류별로 보건복지부령으로 정하는 바에 따라 면허증을 발급한다. <개정 2008.2.29, 2010.3.15>

규칙 **제4조(면허증 발급)** ① 영 제8조제1항에서 "보건복지부령으로 정하는 서류"란 다음 각 호의 서류를 말한다. <개정 2008.9.5, 2009.4.29, 2010.3.19, 2016.12.30>

1. 다음 각 목의 구분에 따른 서류. 다만, 법률 제8366호 의료법 전부개정법률 부칙 제9조에 해당하는 자는 이를 증명할 수 있는 서류를 추가하여 제출하여야 한다.
   가. 법 제5조제1항제1호 또는 제2호에 해당하는 자: 의학사 · 치과의학사 · 한의학사의 학위증 사본 또는 의학 · 치의학 · 한의학전문대학원의 석사학위증이나 박사학위증 사본
   나. 법 제5조제1항제3호에 해당하는 자: 의학사 · 치과의학사 · 한의학사의 학위증 사본 또는 의학 · 치의학 · 한의학전문대학원의 석사학위증이나 박사학위증 사본과 그 면허증 사본
   다. 법 제6조제1호에 해당하는 자: 조산수습과정 이수증명서
   라. 법 제6조제2호에 해당하는 자: 면허증 사본
   마. 법 제7조제1호에 해당하는 자: 졸업증명서
   바. 법 제7조제2호에 해당하는 자: 졸업증명서와 그 면허증 사본
2. 법 제8조제1호 본문에 해당하는 자가 아님을 증명하는 의사의 진단서 또는 법 제8조제1호 단서에 해당하는 자임을 증명하는 전문의의 진단서
3. 법 제8조제2호에 해당하는 자가 아님을 증명하는 의사의 진단서
4. 응시원서의 사진과 같은 사진(가로 3.5센티미터, 세로 4.5센티미터) 2장

② 보건복지부장관은 영 제8조제2항에 따라 면허증 발급을 신청한 자에게 그 종류에 따라 별지 제2호서식의 면허증을 발급한다. <개정 2010.3.19>

③ 제2항에 따른 면허증은 영 제8조제1항에 따른 면허증 발급을 신청한 날부터 14일 이내에 발급하여야 한다. 다만, 법 제5조제1항제3호 및 법 제7조제2호에 해당하는 자의 경우에는 외국에서 면허를 받은 사실 등에 대한 조회가 끝난 날부터 14일 이내에 면허증을 발급한다. <개정 2009.4.29>

④ 영 제4조제2항에 따라 보건복지부장관이 시험관리능력이 있다고 인정하여 지정 · 고시하는 관계전문기관(이하 "국가시험등관리기관"이라 한다)의 장은 법 제9조에 따른 국가시험등(이하 "국가시험등"이라 한다)을 실시하면 합격자 발표를 한 후 그 합격자에 대한 다음 각 호의 사항을 보건복지부장관에게 보고하여야 한다. <개정 2010.3.19>

1. 성명, 성별 및 주민등록번호
2. 출신 학교 및 졸업 연월일
3. 합격번호 및 합격 연월일
4. 국적(외국인만 해당한다)

규칙 **제5조(면허등록대장 등)** ① 법 제11조제2항에 따른 등록대장은 별지 제3호서식의 면허등록대장에 따른다.

② 의료인은 제1항의 등록대장의 기재 사항이나 면허증의 기재 사항이 변경될 때에는 등록대장의 기재 사항 정정이나 면허증 갱신을 신청하여야 한다.

③ 제2항에 따라 등록대장의 기재 사항 정정 등을 신청하려는 자는 별지 제4호서식의 면허등록대장 정정(면허증 갱신) 신청서에 다음 각 호의 서류를 첨부하여 보건복지부장관에게 제출하여야 한다. <개정 2010.3.19, 2016.12.30>

1. 면허증
2. 사진(신청 전 6개월 이내에 모자 등을 쓰지 않고 촬영한 천연색 상반신 정면사진으로 가로 3.5센티미터, 세로 4.5센티미터의 사진을 말한다) 2장(면허증 갱신을 신청하는 경우에만 첨부한다)
3. 변경 사실을 증명할 수 있는 서류

규칙 **제6조(면허증 재발급)** ① 의료인이 면허증을 잃어버렸거나 면허증이 헐어 못쓰게 되어 재발급받으려는 경우에는 별지 제5호서식의 신청서(전자문서로 된 신청서를 포함한다)에 다음 각 호의 서류를 첨부하여 보건복지부장관에게 제출하여야 한다. <개정 2010.3.19, 2016.12.30>

1. 면허증이 헐어 못쓰게 된 경우에는 그 면허증
2. 사진(신청 전 6개월 이내에 모자 등을 쓰지 않고 촬영한 천연색 상반신 정면사진으로 가로 3.5센티미터, 세로 4.5센티미터의 사진을 말한다) 2장

② 법 제65조제2항에 따라 취소된 면허를 재발급 받으려는 자는 별지 제5호서식의 신청서에 면허취소의 원인이 된 사유가 소멸하거나 개전의 정이 현저하다고 인정될 수 있는 서류와 사진(신청 전 6개월 이내에 모자 등을 쓰지 않고 촬영한 천연색 상반신 정면사진으로 가로 3.5센티미터, 세로 4.5센티미터의 사진을 말한다) 2장을 첨부하여 특별시장 · 광역시장 · 특별자치시장 · 도지사 또는 특별자치도지사(이하 "시 · 도지사"라 한다)를 거쳐 보건복지부장관에게 제출해야 한다.
<개정 2010.3.19, 2016.12.30, 2020.9.4 >

규칙 **제7조(수수료 등)** ① 의료인의 면허에 관한 수수료는 다음 각 호와 같다. <개정 2013.4.17>

1. 면허증 발급 수수료: 2천원
2. 면허증의 갱신 또는 재발급 수수료: 2천원
3. 등록증명 수수료: 5백원(정보통신망을 이용하여 발급받는 경우 무료)

② 제4조에 따라 면허증을 발급하는 경우에는 제1항제1호의 수수료를 징수하지 아니한다.

③ 국가시험등에 응시하려는 자는 법 제85조제1항에 따라 국가시험등관리기관의 장이 보건복지부장관의 승인을 받아 결정한 수수료를 현금으로 내야 한다. 이 경우 수수료의 금액 및 납부방법 등은 영 제4조제3항에 따라 국가시험등관리기관의 장이 공고한다. <개정 2010.3.19>

④ 제1항의 수수료는 면허관청이 보건복지부장관인 경우에는 수입인지로 내고, 시 · 도지사인 경우에는 해당 지방자치단체의 수입증지로 내야 한다. <개정 2010.3.19>

⑤ 제3항 및 제4항에 따른 수수료는 정보통신망을 이용하여 전자화폐나 전자결제 등의 방법으로 낼 수 있다.

규칙 **제8조** 삭제 <2015.1.2>

제12조(의료기술 등에 대한 보호) ① 의료인이 하는 의료·조산·간호 등 의료기술의 시행(이하 "의료행위"라 한다)에 대하여는 이 법이나 다른 법령에 따로 규정된 경우 외에는 누구든지 간섭하지 못한다.
② 누구든지 의료기관의 의료용 시설·기재·약품, 그 밖의 기물 등을 파괴·손상하거나 의료기관을 점거하여 진료를 방해하여서는 아니 되며, 이를 교사하거나 방조하여서는 아니 된다.
③ 누구든지 의료행위가 이루어지는 장소에서 의료행위를 행하는 의료인, 제80조에 따른 간호조무사 및 「의료기사 등에 관한 법률」 제2조에 따른 의료기사 또는 의료행위를 받는 사람을 폭행·협박하여서는 아니 된다. <신설 2016.5.29>

제13조(의료기재 압류금지) 의료인의 의료 업무에 필요한 기구·약품, 그 밖의 재료는 압류하지 못한다.

제14조(기구 등 우선공급) ① 의료인은 의료행위에 필요한 기구·약품, 그 밖의 시설 및 재료를 우선적으로 공급받을 권리가 있다.
② 의료인은 제1항의 권리에 부수되는 물품, 노력, 교통수단에 대하여서도 제1항과 같은 권리가 있다.

제15조(진료거부 금지 등) ① 의료인 또는 의료기관 개설자는 진료나 조산 요청을 받으면 정당한 사유 없이 거부하지 못한다. <개정 2016.12.20>
② 의료인은 응급환자에게 「응급의료에 관한 법률」에서 정하는 바에 따라 최선의 처치를 하여야 한다.

제16조(세탁물 처리) ① 의료기관에서 나오는 세탁물은 의료인·의료기관 또는 특별자치시장·특별자치도지사·시장·군수·구청장(자치구의 구청장을 말한다. 이하 같다)에게 신고한 자가 아니면 처리할 수 없다. <개정 2015.1.28>
② 제1항에 따라 세탁물을 처리하는 자는 보건복지부령으로 정하는 바에 따라 위생적으로 보관·운반·처리하여야 한다. <개정 2008.2.29, 2010.1.18>
③ 의료기관의 개설자와 제1항에 따라 의료기관세탁물처리업 신고를 한 자(이하 이 조에서 "세탁물처리업자"라 한다)는 제1항에 따른 세탁물의 처리업무에 종사하는 사람에게 보건복지부령으로 정하는 바에 따라 감염 예방에 관한 교육을 실시하고 그 결과를 기록하고 유지하여야 한다. <신설 2015.1.28>
④ 세탁물처리업자가 보건복지부령으로 정하는 신고사항을 변경하거나 그 영업의 휴업(1개월 이상의 휴업을 말한다)·폐업 또는 재개업을 하려는 경우에는 보건복지부령으로 정하는 바에 따라 특별자치시장·특별자치도지사·시장·군수·구청장에게 신고하여야 한다. <신설 2015.1.28>
⑤ 제1항에 따른 세탁물을 처리하는 자의 시설·장비 기준, 신고 절차 및 지도·감독, 그 밖에 관리에 필요한 사항은 보건복지부령으로 정한다. <개정 2008.2.29, 2010.1.18, 2015.1.28>

제17조(진단서 등) ① 의료업에 종사하고 직접 진찰하거나 검안(檢案)한 의사[이하 이 항에서는 검안서에 한하여 검시(檢屍)업무를 담당하는 국가기관에 종사하는 의사를 포함한다], 치과의사, 한의사가 아니면 진단서·검안서·증명서를 작성하여 환자(환자가 사망하거나 의식이 없는 경우에는 직계존속·비속, 배우자 또는 배우자의 직계존속을 말하며, 환자가 사망하거나 의식이

없는 경우로서 환자의 직계존속·비속, 배우자 및 배우자의 직계존속이 모두 없는 경우에는 형제자매를 말한다) 또는 「형사소송법」 제222조제1항에 따라 검시(檢屍)를 하는 지방검찰청검사(검안서에 한한다)에게 교부하지 못한다. 다만, 진료 중이던 환자가 최종 진료 시부터 48시간 이내에 사망한 경우에는 다시 진료하지 아니하더라도 진단서나 증명서를 내줄 수 있으며, 환자 또는 사망자를 직접 진찰하거나 검안한 의사·치과의사 또는 한의사가 부득이한 사유로 진단서·검안서 또는 증명서를 내줄 수 없으면 같은 의료기관에 종사하는 다른 의사·치과의사 또는 한의사가 환자의 진료기록부 등에 따라 내줄 수 있다. **<개정 2016.5.29, 2019.8.27>**

② 의료업에 종사하고 직접 조산한 의사·한의사 또는 조산사가 아니면 출생·사망 또는 사산 증명서를 내주지 못한다. 다만, 직접 조산한 의사·한의사 또는 조산사가 부득이한 사유로 증명서를 내줄 수 없으면 같은 의료기관에 종사하는 다른 의사·한의사 또는 조산사가 진료기록부 등에 따라 증명서를 내줄 수 있다.

③ 의사·치과의사 또는 한의사는 자신이 진찰하거나 검안한 자에 대한 진단서·검안서 또는 증명서 교부를 요구받은 때에는 정당한 사유 없이 거부하지 못한다.

④ 의사·한의사 또는 조산사는 자신이 조산(助産)한 것에 대한 출생·사망 또는 사산 증명서 교부를 요구받은 때에는 정당한 사유 없이 거부하지 못한다.

⑤ 제1항부터 제4항까지의 규정에 따른 진단서, 증명서의 서식·기재사항, 그 밖에 필요한 사항은 보건복지부령으로 정한다. **<개정 2007.7.27, 2008.2.29, 2010.1.18>**

규칙 **제9조(진단서의 기재 사항)** ① 법 제17조제1항에 따라 의사·치과의사 또는 한의사가 발급하는 진단서에는 별지 제5호의2서식에 따라 다음 각 호의 사항을 적고 서명날인하여야 한다. **<개정 2012.4.27, 2015.12.23>**

1. 환자의 성명, 주민등록번호 및 주소
2. 병명 및 「통계법」 제22조제1항 전단에 따른 한국표준질병·사인 분류에 따른 질병분류기호(이하 "질병분류기호"라 한다)
3. 발병 연월일 및 진단 연월일
4. 치료 내용 및 향후 치료에 대한 소견
5. 입원·퇴원 연월일
6. 의료기관의 명칭·주소, 진찰한 의사·치과의사 또는 한의사(부득이한 사유로 다른 의사 등이 발급하는 경우에는 발급한 의사 등을 말한다)의 성명·면허자격·면허번호

② 질병의 원인이 상해(傷害)로 인한 것인 경우에는 별지 제5호의3서식에 따라 제1항 각 호의 사항 외에 다음 각 호의 사항을 적어야 한다. **<개정 2012.4.27, 2015.12.23>**

1. 상해의 원인 또는 추정되는 상해의 원인
2. 상해의 부위 및 정도
3. 입원의 필요 여부
4. 외과적 수술 여부
5. 합병증의 발생 가능 여부
6. 통상 활동의 가능 여부
7. 식사의 가능 여부
8. 상해에 대한 소견
9. 치료기간

③ 제1항의 병명 기재는 「통계법」 제22조제1항 전단에 따라 고시된 한국표준질병 · 사인 분류에 따른다.

④ 진단서에는 연도별로 그 종류에 따라 일련번호를 붙이고 진단서를 발급한 경우에는 그 부본(副本)을 갖추어 두어야 한다.

규칙 **제10조(사망진단서 등)** 법 제17조제1항에 따라 의사 · 치과의사 또는 한의사가 발급하는 사망진단서 또는 시체검안서는 별지 제6호서식에 따른다. <개정 2015.12.23>

규칙 **제11조(출생증명서, 사산 또는 사태증명서)** 법 제17조제2항에 따라 의사 · 한의사 또는 조산사가 발급하는 출생증명서는 별지 제7호서식에 따르고, 사산(死産) 또는 사태(死胎) 증명서는 별지 제8호서식에 따른다. <개정 2015.12.23>

제17조의2(처방전) ① 의료업에 종사하고 직접 진찰한 의사, 치과의사 또는 한의사가 아니면 처방전[의사나 치과의사가 「전자서명법」에 따른 전자서명이 기재된 전자문서 형태로 작성한 처방전(이하 "전자처방전"이라 한다)을 포함한다. 이하 같다]을 작성하여 환자에게 교부하거나 발송(전자처방전에 한정한다. 이하 이 조에서 같다)하지 못하며, 의사, 치과의사 또는 한의사에게 직접 진찰을 받은 환자가 아니면 누구든지 그 의사, 치과의사 또는 한의사가 작성한 처방전을 수령하지 못한다.

② 제1항에도 불구하고 의사, 치과의사 또는 한의사는 다음 각 호의 어느 하나에 해당하는 경우로서 해당 환자 및 의약품에 대한 안전성을 인정하는 경우에는 환자의 직계존속 · 비속, 배우자 및 배우자의 직계존속, 형제자매 또는 「노인복지법」 제34조에 따른 노인의료복지시설에서 근무하는 사람 등 대통령령으로 정하는 사람(이하 이 조에서 "대리수령자"라 한다)에게 처방전을 교부하거나 발송할 수 있으며 대리수령자는 환자를 대리하여 그 처방전을 수령할 수 있다.

1. 환자의 의식이 없는 경우
2. 환자의 거동이 현저히 곤란하고 동일한 상병(傷病)에 대하여 장기간 동일한 처방이 이루어지는 경우

③ 처방전의 발급 방법 · 절차 등에 필요한 사항은 보건복지부령으로 정한다.

[본조신설 2019.8.27]

영 **제10조의2(대리수령자의 범위)** 법 제17조의2제2항 각 호 외의 부분에서 "대통령령으로 정하는 사람"이란 다음 각 호의 어느 하나에 해당하는 사람을 말한다.

1. 환자의 직계존속 · 비속 및 직계비속의 배우자
2. 환자의 배우자 및 배우자의 직계존속
3. 환자의 형제자매
4. 「노인복지법」 제34조에 따른 노인의료복지시설에서 근무하는 사람
5. 그 밖에 환자의 계속적인 진료를 위해 필요한 경우로서 보건복지부장관이 인정하는 사람

[본조신설 2020.2.25]

규칙 **제11조의2(처방전의 대리수령 방법)** ① 법 제17조의2제2항에 따른 대리수령자(이하 "대리수령자"라 한다)가 처방전을 수령하려는 때에는 의사, 치과의사 또는 한의사에게 별지 제8호의2서식의 처방전 대리수령 신청서를 제출해야 한다. 이 경우 다음 각 호의 서류를 함께 제시해야 한다.

1. 대리수령자의 신분증(주민등록증, 여권, 운전면허증, 그 밖에 공공기관에서 발행한 본인임을 확인할 수 있는 신분증을 말한다. 이하 같다) 또는 그 사본

2. 환자와의 관계를 증명할 수 있는 다음 각 목의 구분에 따른 서류
   가. 영 제10조의2제1호부터 제3호까지의 규정에 해당하는 사람: 가족관계증명서, 주민등록표 등본 등 친족관계임을 확인할 수 있는 서류
   나. 영 제10조의2제4호에 해당하는 사람: 「노인복지법」 제34조에 따른 노인의료복지시설에서 발급한 재직증명서
3. 환자의 신분증 또는 그 사본. 다만, 「주민등록법」 제24조제1항에 따른 주민등록증이 발급되지 않은 만 17세 미만의 환자는 제외한다.

② 의사, 치과의사 또는 한의사는 제1항에 따라 제출받은 처방전 대리수령 신청서를 제출받은 날부터 1년간 보관해야 한다.

[본조신설 2020.2.28]

제18조(처방전 작성과 교부) ① 의사나 치과의사는 환자에게 의약품을 투여할 필요가 있다고 인정하면 「약사법」에 따라 자신이 직접 의약품을 조제할 수 있는 경우가 아니면 보건복지부령으로 정하는 바에 따라 처방전을 작성하여 환자에게 내주거나 발송(전자처방전만 해당된다)하여야 한다. <개정 2008.2.29, 2010.1.18>

② 제1항에 따른 처방전의 서식, 기재사항, 보존, 그 밖에 필요한 사항은 보건복지부령으로 정한다. <개정 2008.2.29, 2010.1.18>

③ 누구든지 정당한 사유 없이 전자처방전에 저장된 개인정보를 탐지하거나 누출·변조 또는 훼손하여서는 아니 된다.

④ 제1항에 따라 처방전을 발행한 의사 또는 치과의사(처방전을 발행한 한의사를 포함한다)는 처방전에 따라 의약품을 조제하는 약사 또는 한약사가 「약사법」 제26조제2항에 따라 문의한 때 즉시 이에 응하여야 한다. 다만, 다음 각 호의 어느 하나에 해당하는 사유로 약사 또는 한약사의 문의에 응할 수 없는 경우 사유가 종료된 때 즉시 이에 응하여야 한다. <신설 2007.7.27>

1. 「응급의료에 관한 법률」 제2조제1호에 따른 응급환자를 진료 중인 경우
2. 환자를 수술 또는 처치 중인 경우
3. 그 밖에 약사의 문의에 응할 수 없는 정당한 사유가 있는 경우

⑤ 의사, 치과의사 또는 한의사가 「약사법」에 따라 자신이 직접 의약품을 조제하여 환자에게 그 의약품을 내어주는 경우에는 그 약제의 용기 또는 포장에 환자의 이름, 용법 및 용량, 그 밖에 보건복지부령으로 정하는 사항을 적어야 한다. 다만, 급박한 응급의료상황 등 환자의 진료 상황이나 의약품의 성질상 그 약제의 용기 또는 포장에 적는 것이 어려운 경우로서 보건복지부령으로 정하는 경우에는 그러하지 아니하다. <신설 2016.5.29>

[시행일: 2017.3.1] 제18조제5항

제18조의2(의약품정보의 확인) ① 의사 및 치과의사는 제18조에 따른 처방전을 작성하거나 「약사법」 제23조제4항에 따라 의약품을 자신이 직접 조제하는 경우에는 다음 각 호의 정보(이하 "의약품정보"라 한다)를 미리 확인하여야 한다.

1. 환자에게 처방 또는 투여되고 있는 의약품과 동일한 성분의 의약품인지 여부
2. 식품의약품안전처장이 병용금기, 특정연령대 금기 또는 임부금기 등으로 고시한 성분이 포함되는지 여부
3. 그 밖에 보건복지부령으로 정하는 정보

> ② 제1항에도 불구하고 의사 및 치과의사는 급박한 응급의료상황 등 의약품정보를 확인할 수 없는 정당한 사유가 있을 때에는 이를 확인하지 아니할 수 있다.
> ③ 제1항에 따른 의약품정보의 확인방법 · 절차, 제2항에 따른 의약품정보를 확인할 수 없는 정당한 사유 등은 보건복지부령으로 정한다.
> [본조신설 2015.12.29]

규칙 **제12조(처방전의 기재 사항 등)** ① 법 제18조에 따라 의사나 치과의사는 환자에게 처방전을 발급하는 경우에는 별지 제9호서식의 처방전에 다음 각 호의 사항을 적은 후 서명(「전자서명법」에 따른 전자서명을 포함한다)하거나 도장을 찍어야 한다. 다만, 제3호의 사항은 환자가 요구한 경우에는 적지 않는다. <개정 2015.1.2, 2015.12.23, 2016.10.6, 2017.3.7. 2021.6.30>

1. 환자의 성명 및 주민등록번호
2. 의료기관의 명칭, 전화번호 및 팩스번호
3. 질병분류기호
4. 의료인의 성명 · 면허종류 및 번호
5. 처방 의약품의 명칭(일반명칭, 제품명이나 「약사법」 제51조에 따른 대한민국약전에서 정한 명칭을 말한다) · 분량 · 용법 및 용량
6. 처방전 발급 연월일 및 사용기간
7. 의약품 조제시 참고 사항
8. 「국민건강보험법 시행령」 별표 2에 따라 건강보험 가입자 또는 피부양자가 요양급여 비용의 일부를 부담하는 행위 · 약제 및 치료재료에 대하여 보건복지부장관이 정하여 고시하는 본인부담 구분기호
9. 「의료급여법 시행령」 별표 1 및 「의료급여법 시행규칙」 별표 1의2에 따라 수급자가 의료급여비용의 전부 또는 일부를 부담하는 행위 · 약제 및 치료재료에 대하여 보건복지부장관이 정하여 고시하는 본인부담 구분기호

② 의사나 치과의사는 환자에게 처방전 2부를 발급하여야 한다. 다만, 환자가 그 처방전을 추가로 발급하여 줄 것을 요구하는 경우에는 환자가 원하는 약국으로 팩스 · 컴퓨터통신 등을 이용하여 송부할 수 있다.

③ 의사나 치과의사는 환자를 치료하기 위하여 필요하다고 인정되면 다음 내원일(內院日)에 사용할 의약품에 대하여 미리 처방전을 발급할 수 있다.

④ 제1항부터 제3항까지의 규정은 「약사법」 제23조제4항에 따라 의사나 치과의사 자신이 직접 조제할 수 있음에도 불구하고 처방전을 발행하여 환자에게 발급하려는 경우에 준용한다.

규칙 **제13조(약제용기 등의 기재 사항)** ① 법 제18조제5항 본문에서 "보건복지부령으로 정하는 사항"이란 다음 각 호의 사항을 말한다.

1. 약제의 내용 · 외용의 구분에 관한 사항
2. 조제자의 면허 종류 및 성명
3. 조제 연월일
4. 조제자가 근무하는 의료기관의 명칭 · 소재지

② 법 제18조제5항 단서에서 "보건복지부령으로 정하는 경우"란 다음 각 호의 경우를 말한다.

1. 급박한 응급의료상황으로서 환자에 대한 신속한 약제 사용이 필요한 경우
2. 주사제의 주사 등 해당 약제의 성질상 환자에 대한 즉각적 사용이 이루어지는 경우

[전문개정 2017.3.7]

규칙 **제13조의2(의약품정보의 확인)** ① 법 제18조의2제1항제3호에서 "보건복지부령으로 정하는 정보"란 다음 각 호의 어느 하나에 해당하는 정보를 말한다.

1. 「약사법」 제39조 및 제71조에 따른 회수 또는 폐기 등의 대상이 되는 의약품인지 여부
2. 「의약품 등의 안전에 관한 규칙」 별표 제4의3 제14호에 따라 안전성 속보 또는 안전성 서한을 전파한 의약품인지 여부
3. 그 밖에 제1호 및 제2호에 준하는 의약품으로서 보건복지부장관 또는 식품의약품안전처장이 의약품의 안전한 사용을 위하여 그 확인이 필요하다고 공고한 의약품인지 여부

② 의사 및 치과의사는 법 제18조의2제1항에 따라 같은 항 각 호의 정보(이하 이 조에서 "의약품정보"라 한다)를 미리 확인하려는 경우에는 보건복지부장관이 정하는 바에 따라 「약사법」 제23조의3제1항에 따른 의약품안전사용정보시스템(이하 "정보시스템"이라 한다)을 통하여 확인할 수 있다. 다만, 정보시스템의 물리적 결함이나 손상, 그 밖의 불가피한 사유로 해당 정보시스템을 사용할 수 없는 경우에는 보건복지부장관이 정하는 방법으로 확인할 수 있다.

③ 의사 및 치과의사는 법 제18조의2제2항에 따라 다음 각 호의 어느 하나에 해당하는 경우에는 의약품정보를 확인하지 아니할 수 있다.

1. 급박한 응급의료상황인 경우
2. 긴급한 재해구호상황인 경우
3. 그 밖에 제1호 및 제2호에 준하는 경우로서 보건복지부장관이 정하여 고시하는 경우

[본조신설 2016.12.29]

[종전 제13조의2는 제13조의3으로 이동 <2016.12.29>]

제19조(정보 누설 금지) ① 의료인이나 의료기관 종사자는 이 법이나 다른 법령에 특별히 규정된 경우 외에는 의료·조산 또는 간호업무나 제17조에 따른 진단서·검안서·증명서 작성·교부 업무, 제18조에 따른 처방전 작성·교부 업무, 제21조에 따른 진료기록 열람·사본 교부 업무, 제22조제2항에 따른 진료기록부등 보존 업무 및 제23조에 따른 전자의무기록 작성·보관·관리 업무를 하면서 알게 된 다른 사람의 정보를 누설하거나 발표하지 못한다. <개정 2016.5.29>

② 제58조제2항에 따라 의료기관 인증에 관한 업무에 종사하는 자 또는 종사하였던 자는 그 업무를 하면서 알게 된 정보를 다른 사람에게 누설하거나 부당한 목적으로 사용하여서는 아니 된다. <신설 2016.5.29>

[제목개정 2016.5.29]

제20조(태아 성 감별 행위 등 금지) ① 의료인은 태아 성 감별을 목적으로 임부를 진찰하거나 검사하여서는 아니 되며, 같은 목적을 위한 다른 사람의 행위를 도와서도 아니 된다.

② 의료인은 임신 32주 이전에 태아나 임부를 진찰하거나 검사하면서 알게 된 태아의 성(性)을 임부, 임부의 가족, 그 밖의 다른 사람이 알게 하여서는 아니 된다. <개정 2009.12.31>

제21조(기록 열람 등) ① 환자는 의료인, 의료기관의 장 및 의료기관 종사자에게 본인에 관한 기록(추가기재·수정된 경우 추가기재·수정된 기록 및 추가기재·수정 전의 원본을 모두 포함한다. 이하 같다)의 전부 또는 일부에 대하여 열람 또는 그 사본의 발급 등 내용의 확인을 요청할 수 있다. 이 경우 의료인, 의료기관의 장 및 의료기관 종사자는 정당한 사유가 없으면 이를 거부하여서는 아니 된다. <신설 2016.12.20, 2018.3.27>

② 의료인, 의료기관의 장 및 의료기관 종사자는 환자가 아닌 다른 사람에게 환자에 관한 기록을 열람하게 하거나 그 사본을 내주는 등 내용을 확인할 수 있게 하여서는 아니 된다. <개정 2009.1.30, 2016.12.20>

③ 제2항에도 불구하고 의료인, 의료기관의 장 및 의료기관 종사자는 다음 각 호의 어느 하나에 해당하면 그 기록을 열람하게 하거나 그 사본을 교부하는 등 그 내용을 확인할 수 있게 하여야 한다. 다만, 의사·치과의사 또는 한의사가 환자의 진료를 위하여 불가피하다고 인정한 경우에는 그러하지 아니하다. <개정 2016.12.20, 2018.3.20, 2018.8.14. 2020.3.4. 2020.8.11, 2020.12.29>

1. 환자의 배우자, 직계 존속·비속, 형제·자매(환자의 배우자 및 직계 존속·비속, 배우자의 직계존속이 모두 없는 경우에 한정한다) 또는 배우자의 직계 존속이 환자 본인의 동의서와 친족관계임을 나타내는 증명서 등을 첨부하는 등 보건복지부령으로 정하는 요건을 갖추어 요청한 경우
2. 환자가 지정하는 대리인이 환자 본인의 동의서와 대리권이 있음을 증명하는 서류를 첨부하는 등 보건복지부령으로 정하는 요건을 갖추어 요청한 경우
3. 환자가 사망하거나 의식이 없는 등 환자의 동의를 받을 수 없어 환자의 배우자, 직계 존속·비속, 형제·자매(환자의 배우자 및 직계 존속·비속, 배우자의 직계존속이 모두 없는 경우에 한정한다) 또는 배우자의 직계 존속이 친족관계임을 나타내는 증명서 등을 첨부하는 등 보건복지부령으로 정하는 요건을 갖추어 요청한 경우
4. 「국민건강보험법」 제14조, 제47조, 제48조 및 제63조에 따라 급여비용 심사·지급·대상여부 확인·사후관리 및 요양급여의 적정성 평가·가감지급 등을 위하여 국민건강보험공단 또는 건강보험심사평가원에 제공하는 경우
5. 「의료급여법」 제5조, 제11조, 제11조의3 및 제33조에 따라 의료급여 수급권자 확인, 급여비용의 심사·지급, 사후관리 등 의료급여 업무를 위하여 보장기관(시·군·구), 국민건강보험공단, 건강보험심사평가원에 제공하는 경우
6. 「형사소송법」 제106조, 제215조 또는 제218조에 따른 경우

6의2. 「군사법원법」 제146조, 제254조 또는 제257조에 따른 경우

7. 「민사소송법」 제347조에 따라 문서제출을 명한 경우
8. 「산업재해보상보험법」 제118조에 따라 근로복지공단이 보험급여를 받는 근로자를 진료한 산재보험 의료기관(의사를 포함한다)에 대하여 그 근로자의 진료에 관한 보고 또는 서류 등 제출을 요구하거나 조사하는 경우
9. 「자동차손해배상 보장법」 제12조제2항 및 제14조에 따라 의료기관으로부터 자동차보험진료수가를 청구받은 보험회사등이 그 의료기관에 대하여 관계 진료기록의 열람을 청구한 경우
10. 「병역법」 제11조의2에 따라 지방병무청장이 병역판정검사와 관련하여 질병 또는 심신장애의 확인을 위하여 필요하다고 인정하여 의료기관의 장에게 병역판정검사대상자의 진료기록·치료 관련 기록의 제출을 요구한 경우
11. 「학교안전사고 예방 및 보상에 관한 법률」 제42조에 따라 공제회가 공제급여의 지급 여부를 결정하기 위하여 필요하다고 인정하여 「국민건강보험법」 제42조에 따른 요양기관에 대하여 관계 진료기록의 열람 또는 필요한 자료의 제출을 요청하는 경우
12. 「고엽제후유의증 등 환자지원 및 단체설립에 관한 법률」 제7조제3항에 따라 의료기관의 장이 진료기록 및 임상소견서를 보훈병원장에게 보내는 경우
13. 「의료사고 피해구제 및 의료분쟁 조정 등에 관한 법률」 제28조제1항 또는 제3항에 따른 경우

14. 「국민연금법」 제123조에 따라 국민연금공단이 부양가족연금, 장애연금 및 유족연금 급여의 지급심사와 관련하여 가입자 또는 가입자였던 사람을 진료한 의료기관에 해당 진료에 관한 사항의 열람 또는 사본 교부를 요청하는 경우

14의2. 다음 각 목의 어느 하나에 따라 공무원 또는 공무원이었던 사람을 진료한 의료기관에 해당 진료에 관한 사항의 열람 또는 사본 교부를 요청하는 경우

가. 「공무원연금법」 제92조에 따라 인사혁신처장이 퇴직유족급여 및 비공무상장해급여와 관련하여 요청하는 경우

나. 「공무원연금법」 제93조에 따라 공무원연금공단이 퇴직유족급여 및 비공무상장해급여와 관련하여 요청하는 경우

다. 「공무원 재해보상법」 제57조 및 제58조에 따라 인사혁신처장(같은 법 제61조에 따라 업무를 위탁받은 자를 포함한다)이 요양급여, 재활급여, 장해급여, 간병급여 및 재해유족급여와 관련하여 요청하는 경우

14의3. 「사립학교교직원 연금법」 제19조제4항제4호의2에 따라 사립학교교직원연금공단이 요양급여, 장해급여 및 재해유족급여의 지급심사와 관련하여 교직원 또는 교직원이었던 자를 진료한 의료기관에 해당 진료에 관한 사항의 열람 또는 사본 교부를 요청하는 경우

15. 「장애인복지법」 제32조제7항에 따라 대통령령으로 정하는 공공기관의 장이 장애 정도에 관한 심사와 관련하여 장애인 등록을 신청한 사람 및 장애인으로 등록한 사람을 진료한 의료기관에 해당 진료에 관한 사항의 열람 또는 사본 교부를 요청하는 경우

16. 「감염병의 예방 및 관리에 관한 법률」 제18조의4 및 제29조에 따라 보건복지부장관, 질병관리본부장, 시·도지사 또는 시장·군수·구청장이 감염병의 역학조사 및 예방접종에 관한 역학조사를 위하여 필요하다고 인정하여 의료기관의 장에게 감염병환자등의 진료기록 및 예방접종을 받은 사람의 예방접종 후 이상반응에 관한 진료기록의 제출을 요청하는 경우

17. 「국가유공자 등 예우 및 지원에 관한 법률」 제74조의8제1항제7호에 따라 보훈심사위원회가 보훈심사와 관련하여 보훈심사대상자를 진료한 의료기관에 해당 진료에 관한 사항의 열람 또는 사본 교부를 요청하는 경우

18. 「한국보훈복지의료공단법」 제24조의2에 따라 한국보훈복지의료공단이 같은 법 제6조제1호에 따른 국가유공자등에 대한 진료기록 등의 제공을 요청하는 경우

④ 진료기록을 보관하고 있는 의료기관이나 진료기록이 이관된 보건소에 근무하는 의사·치과의사 또는 한의사는 자신이 직접 진료하지 아니한 환자의 과거 진료 내용의 확인 요청을 받은 경우에는 진료기록을 근거로 하여 사실을 확인하여 줄 수 있다. <신설 2009.1.30>

⑤ 제1항, 제3항 또는 제4항의 경우 의료인, 의료기관의 장 및 의료기관 종사자는 「전자서명법」에 따른 전자서명이 기재된 전자문서를 제공하는 방법으로 환자 또는 환자가 아닌 다른 사람에게 기록의 내용을 확인하게 할 수 있다. <신설 2020.3.4>

영 **제10조의3(환자에 관한 기록 열람 등)** 법 제21조제3항제15호에서 "대통령령으로 정하는 공공기관"이란 「국민연금법」 제24조에 따른 국민연금공단을 말한다. <개정 2017.6.20>

[본조신설 2016.9.29]

규칙 **제13조의3(기록 열람 등의 요건)** ① 법 제21조제3항제1호에 따라 환자의 배우자, 직계 존속·비속, 형제·자매(환자의 배우자 및 직계 존속·비속, 배우자의 직계존속이 모두 없는 경우에 한정한다. 이하 같다) 또는 배우자의 직계 존속(이하 이 조에서 "친족"이라 한다)이 환자에 관한 기록

의 열람이나 그 사본의 발급을 요청할 경우에는 다음 각 호의 서류(전자문서를 포함한다. 이하 이 조에서 같다)를 갖추어 의료인, 의료기관의 장 및 의료기관 종사자에게 제출해야 한다. <개정 2017.3.7, 2017.6.21, 2018.9.27, 2020.2.28, 2021.6.30>

1. 기록 열람이나 사본 발급을 요청하는 자의 신분증 사본
2. 가족관계증명서, 주민등록표 등본 등 친족관계임을 확인할 수 있는 서류. 다만, 환자의 형제 · 자매가 요청하는 경우에는 환자의 배우자 및 직계존속 · 비속, 배우자의 직계 존속이 모두 없음을 증명하는 자료를 함께 제출하여야 한다.
3. 환자가 자필서명한 별지 제9호의2서식의 동의서. 다만, 환자가 만 14세 미만의 미성년자인 경우에는 제외한다.
4. 삭제 <2021.6.30>

② 법 제21조제3항제2호에 따라 환자가 지정하는 대리인이 환자에 관한 기록의 열람이나 그 사본의 발급을 요청할 경우에는 다음 각 호의 서류를 갖추어 의료인, 의료기관의 장 및 의료기관 종사자에게 제출하여야 한다. <개정 2017.6.21, 2018.9.27, 2020.2.28>

1. 기록열람이나 사본발급을 요청하는 자의 신분증 사본
2. 환자가 자필 서명한 별지 제9호의2서식의 동의서 및 별지 제9호의3서식의 위임장. 이 경우 환자가 만 14세 미만의 미성년자인 경우에는 환자의 법정대리인이 작성하여야 하며, 가족관계증명서 등 법정대리인임을 확인할 수 있는 서류를 첨부하여야 한다.
3. 환자의 신분증 사본. 다만, 환자가 만 17세 미만으로 「주민등록법」 제24조제1항에 따른 주민등록증이 발급되지 아니한 자는 제외한다.

③ 법 제21조제3항제3호에 따라 환자의 동의를 받을 수 없는 상황에서 환자의 친족이 환자에 관한 기록의 열람이나 그 사본 발급을 요청할 경우에는 별표 2의2에서 정하는 바에 따라 서류를 갖추어 의료인, 의료기관의 장 및 의료기관 종사자에게 제출하여야 한다. <개정 2017.6.21, 2018.9.27>

④ 의료인, 의료기관의 장 및 의료기관 종사자는 환자가 본인에 관한 기록의 열람이나 그 사본의 발급을 요청하는 경우 요청인이 환자 본인임을 확인해야 한다. <개정 2020.2.28>

⑤ 제1항 및 제3항에 따라 친족이 환자에 관한 기록의 열람이나 그 사본의 발급을 요청하는 경우 그 요청자는 신분증 사본의 제출을 갈음하여 다음 각 호의 어느 하나에 해당하는 방법으로 본인확인 절차를 거칠 수 있다. <신설 2018.9.27, 2020.2.28>

1. 휴대전화를 통한 본인인증 등 「정보통신망 이용촉진 및 정보보호 등에 관한 법률」 제23조의3에 따른 본인확인기관에서 제공하는 본인확인의 방법
2. 「전자서명법」 제2조제3호에 따른 공인전자서명 또는 같은 법 제2조제8호에 따른 공인인증서를 통한 본인확인의 방법
3. 「정보통신망 이용촉진 및 정보보호 등에 관한 법률 시행령」 제9조의2제1항제1호에 따른 바이오정보를 통한 본인확인의 방법

제21조의2(진료기록의 송부 등) ① 의료인 또는 의료기관의 장은 다른 의료인 또는 의료기관의 장으로부터 제22조 또는 제23조에 따른 진료기록의 내용 확인이나 진료기록의 사본 및 환자의 진료경과에 대한 소견 등을 송부 또는 전송할 것을 요청받은 경우 해당 환자나 환자 보호자의 동의를 받아 그 요청에 응하여야 한다. 다만, 해당 환자의 의식이 없거나 응급환자인 경우 또는 환자의 보호자가 없어 동의를 받을 수 없는 경우에는 환자나 환자 보호자의 동의 없이 송부 또는 전송할 수 있다.

② 의료인 또는 의료기관의 장이 응급환자를 다른 의료기관에 이송하는 경우에는 지체 없이 내원 당시 작성된 진료기록의 사본 등을 이송하여야 한다.
③ 보건복지부장관은 제1항 및 제2항에 따른 진료기록의 사본 및 진료경과에 대한 소견 등의 전송 업무를 지원하기 위하여 전자정보시스템(이하 이 조에서 "진료기록전송지원시스템"이라 한다)을 구축·운영할 수 있다.
④ 보건복지부장관은 진료기록전송지원시스템의 구축·운영을 대통령령으로 정하는 바에 따라 관계 전문기관에 위탁할 수 있다. 이 경우 보건복지부장관은 그 소요 비용의 전부 또는 일부를 지원할 수 있다.
⑤ 제4항에 따라 업무를 위탁받은 전문기관은 다음 각 호의 사항을 준수하여야 한다.
  1. 진료기록전송지원시스템이 보유한 정보의 누출, 변조, 훼손 등을 방지하기 위하여 접근 권한자의 지정, 방화벽의 설치, 암호화 소프트웨어의 활용, 접속기록 보관 등 대통령령으로 정하는 바에 따라 안전성 확보에 필요한 기술적·관리적 조치를 할 것
  2. 진료기록전송지원시스템 운영 업무를 다른 기관에 재위탁하지 아니할 것
  3. 진료기록전송지원시스템이 보유한 정보를 제3자에게 임의로 제공하거나 유출하지 아니할 것
⑥ 보건복지부장관은 의료인 또는 의료기관의 장에게 보건복지부령으로 정하는 바에 따라 제1항 본문에 따른 환자나 환자 보호자의 동의에 관한 자료 등 진료기록전송지원시스템의 구축·운영에 필요한 자료의 제출을 요구하고 제출받은 목적의 범위에서 보유·이용할 수 있다. 이 경우 자료 제출을 요구받은 자는 정당한 사유가 없으면 이에 따라야 한다.
⑦ 그 밖에 진료기록전송지원시스템의 구축·운영 등에 필요한 사항은 보건복지부령으로 정한다.
⑧ 누구든지 정당한 사유 없이 진료기록전송지원시스템에 저장된 정보를 누출·변조 또는 훼손하여서는 아니 된다.
⑨ 진료기록전송지원시스템의 구축·운영에 관하여 이 법에서 규정된 것을 제외하고는 「개인정보 보호법」에 따른다.
[본조신설 2016.12.20]

영 **제10조의4(진료기록전송지원시스템 구축·운영 업무의 위탁)** ① 보건복지부장관은 법 제21조의2 제4항 전단에 따라 같은 조 제3항에 따른 진료기록전송지원시스템(이하 "진료기록전송지원시스템"이라 한다)의 구축·운영에 관한 업무를 다음 각 호의 전문기관에 위탁할 수 있다.
  1. 「공공기관의 운영에 관한 법률」 제4조에 따른 공공기관 중 그 설립목적이 보건의료 또는 사회보장과 관련되는 공공기관
  2. 위탁 업무 수행에 필요한 조직·인력 및 전문성 등을 고려하여 보건복지부장관이 정하여 고시하는 전문기관
② 보건복지부장관은 법 제21조의2제4항 전단에 따라 진료기록전송지원시스템의 구축·운영업무를 위탁하려는 경우에는 그 위탁 기준·절차 및 방법 등에 관한 사항을 미리 공고하여야 한다.
③ 보건복지부장관은 법 제21조의2제4항 전단에 따라 진료기록전송지원시스템의 구축·운영 업무를 위탁한 경우에는 그 위탁 내용 및 수탁자 등에 관한 사항을 관보에 고시하고, 보건복지부의 인터넷 홈페이지에 게재하여야 한다.

④ 법 제21조의2제4항 전단에 따라 진료기록전송지원시스템의 구축·운영 업무를 위탁받은 전문기관은 사업운영계획, 사업집행현황, 자금운용계획 및 자금집행내역 등에 관한 사항을 보건복지부장관에게 보고하여야 한다.

⑤ 제2항부터 제4항까지의 규정에 따른 위탁 기준 등의 공고, 위탁 내용 등의 고시 또는 위탁 업무의 보고 등에 필요한 세부 사항은 보건복지부장관이 정하여 고시한다.

[본조신설 2017.6.20]

영 **제10조의5(진료기록전송지원시스템 보유 정보의 안전성 확보 조치)** ① 법 제21조의2제4항 전단에 따라 진료기록전송지원시스템의 구축·운영 업무를 위탁받은 전문기관은 법 제21조의2제5항제1호에 따라 진료기록전송지원시스템이 보유한 정보의 안전성 확보를 위하여 다음 각 호의 조치를 하여야 한다.

1. 진료기록전송지원시스템이 보유한 정보의 안전성 확보를 위한 관리계획의 수립·시행
2. 진료기록전송지원시스템이 보유한 정보에 대한 접근 통제 및 접근 권한의 제한
3. 진료기록전송지원시스템에의 불법 접근을 차단하기 위한 방화벽·침입차단시스템 및 침입탐지시스템의 설치·운영
4. 진료기록전송지원시스템이 보유한 정보를 안전하게 저장·전송할 수 있는 암호화 기술 등의 개발·관리
5. 진료기록전송지원시스템이 보유한 정보에 대한 보안프로그램의 설치·갱신
6. 진료기록전송지원시스템에 대한 접속기록의 보관·관리
7. 진료기록전송지원시스템이 보유한 정보에 대한 위·변조 방지 프로그램 등의 설치·갱신
8. 진료기록전송지원시스템과 연결되어 운영되는 다른 정보시스템에 대한 보안체제의 마련·실시
9. 그 밖에 제1호부터 제8호까지의 규정에 준하는 조치로서 진료기록전송지원시스템의 보유 정보에 대한 안전성 확보를 위하여 보건복지부장관이 특히 필요하다고 인정하는 조치

② 제1항에 따른 진료기록전송지원시스템 보유 정보의 안전성 확보 조치에 필요한 세부 사항은 보건복지부장관이 정하여 고시한다.

[본조신설 2017.6.20]

규칙 **제13조의4(진료기록전송지원시스템의 구축·운영)** ① 보건복지부장관은 법 제21조의2제3항에 따른 진료기록전송지원시스템(이하 "진료기록전송지원시스템"이라 한다)의 효율적 운영을 위하여 필요하다고 인정하는 경우에는 다음 각 호의 조치를 할 수 있다.

1. 진료기록전송지원시스템과 연결되어 있는 다른 정보시스템과의 호환성 및 보안성에 대한 점검·관리
2. 진료기록전송지원시스템의 평가 및 개선에 관한 기준의 수립·시행
3. 진료기록전송지원시스템에 관한 이용매뉴얼의 작성·배포
4. 그 밖에 제1호부터 제3호까지의 조치에 준하는 것으로서 진료기록전송지원시스템의 효율적 운영에 특히 필요하다고 보건복지부장관이 인정하는 조치

② 보건복지부장관은 법 제21조의2제6항 전단에 따라 의료인 또는 의료기관의 장에게 자료제출을 요구하는 경우에는 제출자료의 범위, 이용목적, 이용범위 및 제출방법 등이 포함된 서면(전자문서를 포함한다)으로 하여야 한다.

[본조신설 2017.6.21]

제2절 권리와 의무

제22조(진료기록부 등) ① 의료인은 각각 진료기록부, 조산기록부, 간호기록부, 그 밖의 진료에 관한 기록(이하 "진료기록부등"이라 한다)을 갖추어 두고 환자의 주된 증상, 진단 및 치료 내용 등 보건복지부령으로 정하는 의료행위에 관한 사항과 의견을 상세히 기록하고 서명하여야 한다. <개정 2013.4.5>

② 의료인이나 의료기관 개설자는 진료기록부등[제23조제1항에 따른 전자의무기록(電子醫務記錄)을 포함하며, 추가기재·수정된 경우 추가기재·수정된 진료기록부등 및 추가기재·수정 전의 원본을 모두 포함한다. 이하 같다]을 보건복지부령으로 정하는 바에 따라 보존하여야 한다. <개정 2008.2.29, 2010.1.18, 2018.3.27>

③ 의료인은 진료기록부등을 거짓으로 작성하거나 고의로 사실과 다르게 추가기재·수정하여서는 아니 된다. <개정 2011.4.7>

④ 보건복지부장관은 의료인이 진료기록부등에 기록하는 질병명, 검사명, 약제명 등 의학용어와 진료기록부등의 서식 및 세부내용에 관한 표준을 마련하여 고시하고 의료인 또는 의료기관 개설자에게 그 준수를 권고할 수 있다. <신설 2019.8.27>

규칙 **제14조(진료기록부 등의 기재 사항)** ① 법 제22조제1항에 따라 진료기록부 · 조산기록부와 간호기록부(이하 "진료기록부등"이라 한다)에 기록해야 할 의료행위에 관한 사항과 의견은 다음 각 호와 같다. <개정 2013.10.4>

1. 진료기록부
   가. 진료를 받은 사람의 주소 · 성명 · 연락처 · 주민등록번호 등 인적사항
   나. 주된 증상. 이 경우 의사가 필요하다고 인정하면 주된 증상과 관련한 병력(病歷) · 가족력(家族歷)을 추가로 기록할 수 있다.
   다. 진단결과 또는 진단명
   라. 진료경과(외래환자는 재진환자로서 증상 · 상태, 치료내용이 변동되어 의사가 그 변동을 기록할 필요가 있다고 인정하는 환자만 해당한다)
   마. 치료 내용(주사 · 투약 · 처치 등)
   바. 진료 일시(日時)
2. 조산기록부
   가. 조산을 받은 자의 주소 · 성명 · 연락처 · 주민등록번호 등 인적사항
   나. 생 · 사산별(生 · 死産別) 분만 횟수
   다. 임신 후의 경과와 그에 대한 소견
   라. 임신 중 의사에 의한 건강진단의 유무(결핵 · 성병에 관한 검사를 포함한다)
   마. 분만 장소 및 분만 연월일시분(年月日時分)
   바. 분만의 경과 및 그 처치
   사. 산아(産兒) 수와 그 성별 및 생 · 사의 구별
   아. 산아와 태아부속물에 대한 소견
   자. 삭제 <2013.10.4>
   차. 산후의 의사의 건강진단 유무
3. 간호기록부

가. 간호를 받는 사람의 성명
나. 체온 · 맥박 · 호흡 · 혈압에 관한 사항
다. 투약에 관한 사항
라. 섭취 및 배설물에 관한 사항
마. 처치와 간호에 관한 사항
바. 간호 일시(日時)

② 의료인은 진료기록부등을 한글로 기록하도록 노력하여야 한다. <신설 2013.10.4>

③ 삭제 <2019.10.24>

규칙 **제15조(진료기록부 등의 보존)** ① 의료인이나 의료기관 개설자는 법 제22조제2항에 따른 진료기록부등을 다음 각 호에 정하는 기간 동안 보존하여야 한다. 다만, 계속적인 진료를 위하여 필요한 경우에는 1회에 한정하여 다음 각 호에 정하는 기간의 범위에서 그 기간을 연장하여 보존할 수 있다. <개정 2015.5.29, 2016.10.6, 2016.12.29>

1. 환자 명부: 5년
2. 진료기록부: 10년
3. 처방전: 2년
4. 수술기록: 10년
5. 검사내용 및 검사소견기록: 5년
6. 방사선 사진(영상물을 포함한다) 및 그 소견서: 5년
7. 간호기록부: 5년
8. 조산기록부: 5년
9. 진단서 등의 부본(진단서 · 사망진단서 및 시체검안서 등을 따로 구분하여 보존할 것): 3년

② 제1항의 진료에 관한 기록은 마이크로필름이나 광디스크 등(이하 이 조에서 "필름"이라 한다)에 원본대로 수록하여 보존할 수 있다.

③ 제2항에 따른 방법으로 진료에 관한 기록을 보존하는 경우에는 필름촬영책임자가 필름의 표지에 촬영 일시와 본인의 성명을 적고, 서명 또는 날인하여야 한다.

[제목개정 2016.10.6]

제23조(전자의무기록) ① 의료인이나 의료기관 개설자는 제22조의 규정에도 불구하고 진료기록부등을 「전자서명법」에 따른 전자서명이 기재된 전자문서(이하 "전자의무기록"이라 한다)로 작성 · 보관할 수 있다.

② 의료인이나 의료기관 개설자는 보건복지부령으로 정하는 바에 따라 전자의무기록을 안전하게 관리 · 보존하는 데에 필요한 시설과 장비를 갖추어야 한다. <개정 2008.2.29, 2010.1.18>

③ 누구든지 정당한 사유 없이 전자의무기록에 저장된 개인정보를 탐지하거나 누출 · 변조 또는 훼손하여서는 아니 된다.

④ 의료인이나 의료기관 개설자는 전자의무기록에 추가기재 · 수정을 한 경우 보건복지부령으로 정하는 바에 따라 접속기록을 별도로 보관하여야 한다. <신설 2018.3.27>

규칙 **제16조(전자의무기록의 관리 · 보존에 필요한 시설과 장비)** ① 의료인이나 의료기관의 개설자는 법 제23조제2항에 따라 전자의무기록(電子醫務記錄)을 안전하게 관리 · 보존하기 위하여 다음 각 호의 시설과 장비를 갖추어야 한다. <개정 2020.2.28>

1. 전자의무기록의 생성·저장과 전자서명을 검증할 수 있는 장비
2. 전자서명이 있은 후 전자의무기록의 변경 여부 확인 등 전자의무기록의 이력관리를 위하여 필요한 장비
3. 전자의무기록의 백업저장장비
4. 네트워크 보안에 관한 시설과 장비(제1호부터 제3호까지에 따른 장비가 유무선 인터넷과 연결된 경우에 한정한다)
5. 법 제23조의2제1항에 따른 전자의무기록시스템(이하 "전자의무기록시스템"이라 한다) 보안에 관한 시설과 장비
6. 전자의무기록 보존장소에 대한 다음 각 목의 어느 하나에 해당하는 물리적 접근 방지 시설과 장비
   가. 출입통제구역 등 통제 시설
   나. 잠금장치
7. 의료기관(법 제49조에 따라 부대사업을 하는 장소를 포함한다) 외의 장소에 제1호에 따른 전자의무기록의 저장장비 또는 제3호에 따른 백업저장장비를 설치하는 경우에는 다음 각 목의 시설과 장비
   가. 전자의무기록 시스템의 동작 여부와 상태를 실시간으로 점검할 수 있는 시설과 장비
   나. 전자의무기록 시스템에 장애가 발생한 경우 제1호 및 제2호에 따른 장비를 대체할 수 있는 예비 장비
   다. 폐쇄회로 텔레비전 등의 감시 장비
   라. 재해예방시설

② 의료인이나 의료기관 개설자는 법 제23조제4항에 따라 전자의무기록에 추가기재·수정을 한 경우 제1항제2호에 따른 장비에 접속 기록을 별도로 보관하여야 한다. <신설 2018.9.27>

③ 제1항 각 호에 따라 갖추어야 하는 시설과 장비 및 제2항에 따른 접속 기록 보관에 관한 구체적인 사항은 보건복지부장관이 정하여 고시한다. <개정 2018.9.27>

[전문개정 2016.2.5] [제목개정 2018.9.27]

제23조의2(전자의무기록의 표준화 등) ① 보건복지부장관은 전자의무기록이 효율적이고 통일적으로 관리·활용될 수 있도록 기록의 작성, 관리 및 보존에 필요한 전산정보처리시스템(이하 이 조에서 "전자의무기록시스템"이라 한다), 시설, 장비 및 기록 서식 등에 관한 표준을 정하여 고시하고 전자의무기록시스템을 제조·공급하는 자, 의료인 또는 의료기관 개설자에게 그 준수를 권고할 수 있다.

② 보건복지부장관은 전자의무기록시스템이 제1항에 따른 표준, 전자의무기록시스템 간 호환성, 정보 보안 등 대통령령으로 정하는 인증 기준에 적합한 경우에는 인증을 할 수 있다.

③ 제2항에 따라 인증을 받은 자는 대통령령으로 정하는 바에 따라 인증의 내용을 표시할 수 있다. 이 경우 인증을 받지 아니한 자는 인증의 표시 또는 이와 유사한 표시를 하여서는 아니 된다.

④ 보건복지부장관은 다음 각 호의 어느 하나에 해당하는 경우에는 제2항에 따른 인증을 취소할 수 있다. 다만, 제1호에 해당하는 경우에는 인증을 취소하여야 한다.
1. 거짓이나 그 밖의 부정한 방법으로 인증을 받은 경우
2. 제2항에 따른 인증 기준에 미달하게 된 경우

⑤ 보건복지부장관은 전자의무기록시스템의 기술 개발 및 활용을 촉진하기 위한 사업을 할 수 있다.

> ⑥ 제1항에 따른 표준의 대상, 제2항에 따른 인증의 방법 · 절차 등에 필요한 사항은 대통령령으로 정한다.
> [본조신설 2016.12.20]
> [종전 제23조의2는 제23조의3으로 이동 <2016.12.20>]

영 **제10조의6(전자의무기록의 표준화)** 법 제23조의2제1항에 따라 보건복지부장관이 정하여 고시하는 표준의 대상은 다음 각 호와 같다.

1. 법 제23조제1항에 따른 전자의무기록(電子醫務記錄)(이하 "전자의무기록"이라 한다)의 서식 · 용어 및 내용 등에 관한 사항
2. 법 제23조제2항에 따라 전자의무기록의 안전한 관리 · 보존에 필요한 시설 및 장비에 관한 사항
3. 법 제23조의2제1항에 따른 전자의무기록시스템(이하 "전자의무기록시스템"이라 한다)의 구조 · 형태 및 기능 등에 관한 사항
4. 그 밖에 제1호부터 제3호까지의 규정에 준하는 대상으로서 전자의무기록의 효율적 · 통일적 관리 · 활용을 위하여 보건복지부장관이 특히 필요하다고 인정하는 대상

[본조신설 2017.6.20]

영 **제10조의7(전자의무기록시스템의 인증)** ① 전자의무기록시스템의 인증 기준은 다음 각 호와 같다.

1. 법 제23조의2제1항에 따라 보건복지부장관이 정하여 고시하는 표준에 적합할 것
2. 전자의무기록시스템 간 전자적 전송에 필요한 호환성이 확보될 것
3. 전자의무기록시스템에 대한 관리적 · 기술적 · 물리적 정보 보안이 확보될 것
4. 그 밖에 제1호부터 제3호까지의 규정에 준하는 기준으로서 전자의무기록시스템의 기능 · 구조 및 형태 등을 고려하여 보건복지부장관이 특히 필요하다고 인정하는 기준

② 법 제23조의2제2항에 따라 전자의무기록시스템의 인증을 받으려는 자는 전자의무기록시스템 인증 신청서(전자문서로 된 신청서를 포함한다)에 다음 각 호의 서류(전자문서로 된 서류를 포함한다)를 첨부하여 보건복지부장관에게 제출하여야 한다.

1. 제1항에 따른 인증 기준에 적합함을 증명하는 서류
2. 전자의무기록시스템 설계서
3. 전자의무기록시스템 설명서 및 성능진단 결과서
4. 그 밖에 제1호부터 제3호까지의 규정에 준하는 서류로서 전자의무기록시스템의 인증을 위하여 보건복지부장관이 특히 필요하다고 인정하여 고시하는 서류

③ 보건복지부장관은 제2항에 따른 인증 신청의 전문적 검토를 위하여 필요하다고 인정하는 경우에는 보건의료 또는 정보통신 관련 기관 · 법인 · 단체 또는 전문가 등에게 자료 또는 의견의 제출을 요청할 수 있다.

④ 보건복지부장관은 제2항에 따른 인증 신청에 대하여 그 인증 여부를 결정한 경우에는 신청인에게 서면으로 그 결과를 알려야 한다.

⑤ 보건복지부장관은 법 제23조의2제2항에 따라 전자의무기록시스템의 인증을 한 경우에는 신청인에게 인증서를 발급하고, 그 인증 내용을 보건복지부의 인터넷 홈페이지 등에 게재하여야 한다.

⑥ 제1항부터 제5항까지에서 규정한 사항 외에 전자의무기록시스템의 인증 기준, 인증 절차, 인증 방법 및 변경 인증 등에 필요한 세부 사항은 보건복지부장관이 정하여 고시한다.

[본조신설 2017.6.20]

영 **제10조의8(전자의무기록시스템의 인증 표시)** ① 법 제23조의2제2항에 따라 전자의무기록시스템의 인증을 받은 자는 같은 조 제3항 전단에 따라 인증의 내용을 표시하려는 경우에는 그 표시 내용, 표시 크기, 표시 색상 및 표시 도안 등에 관하여 보건복지부장관이 정하여 고시하는 기준에 따라 표시하여야 한다.

② 보건복지부장관은 법 제23조의2제3항 전단에 따른 인증 내용의 표시 사항에 대하여 그 보완이나 개선이 필요하다고 인정하는 경우에는 전자의무기록시스템의 인증을 받은 자에 대하여 그 보완이나 개선에 필요한 사항을 권고할 수 있다.

[본조신설 2017.6.20]

제23조의3(진료정보 침해사고의 통지) ① 의료인 또는 의료기관 개설자는 전자의무기록에 대한 전자적 침해행위로 진료정보가 유출되거나 의료기관의 업무가 교란·마비되는 등 대통령령으로 정하는 사고(이하 "진료정보 침해사고"라 한다)가 발생한 때에는 보건복지부장관에게 즉시 그 사실을 통지하여야 한다.

② 보건복지부장관은 제1항에 따라 진료정보 침해사고의 통지를 받거나 진료정보 침해사고가 발생한 사실을 알게 되면 이를 관계 행정기관에 통보하여야 한다.

[본조신설 2019.8.27]

[종전 제23조의3은 제23조의5로 이동 <2019.8.27>]

규칙 **제16조의2(진료정보 침해사고의 통지 방법)** ① 의료인 또는 의료기관 개설자는 법 제23조의3제1항에 따른 진료정보 침해사고(이하 "진료정보 침해사고"라 한다)가 발생한 경우 다음 각 호의 사항을 서면, 전화, 팩스, 전자우편 또는 이와 유사한 방법으로 보건복지부장관에게 통지해야 한다.

1. 의료기관의 명칭
2. 진료정보 침해사고의 발생일시
3. 진료정보의 유출 범위 등 피해내역
4. 진료정보 침해사고의 대응을 위한 기술지원 요청사항

[본조신설 2020.2.28]

[종전 제16조의2는 제16조의5로 이동 <2020.2.28>]

제23조의4(진료정보 침해사고의 예방 및 대응 등) ① 보건복지부장관은 진료정보 침해사고의 예방 및 대응을 위하여 다음 각 호의 업무를 수행한다.

1. 진료정보 침해사고에 관한 정보의 수집·전파
2. 진료정보 침해사고의 예보·경보
3. 진료정보 침해사고에 대한 긴급조치
4. 전자의무기록에 대한 전자적 침해행위의 탐지·분석
5. 그 밖에 진료정보 침해사고 예방 및 대응을 위하여 대통령령으로 정하는 사항

② 보건복지부장관은 제1항에 따른 업무의 전부 또는 일부를 전문기관에 위탁할 수 있다.

③ 제1항에 따른 업무를 수행하는 데 필요한 절차 및 방법, 제2항에 따른 업무의 위탁 절차 등에 필요한 사항은 보건복지부령으로 정한다.

[본조신설 2019.8.27]

영 **제10조의9(진료정보 침해사고의 유형)** ① 법 제23조의3제1항에서 "진료정보가 유출되거나 의료기관의 업무가 교란·마비되는 등 대통령령으로 정하는 사고"란 다음 각 호의 어느 하나에 해당하는 사고를 말한다.

1. 진료정보의 도난·유출
2. 진료정보의 파기·손상·은닉·멸실
3. 전자의무기록시스템의 교란·마비

[본조신설 2020.2.25]

영 **제10조의10(진료정보 침해사고의 예방 및 대응을 위한 조치)** 법 제23조의4제1항제5호에서 "대통령령으로 정하는 사항"이란 다음 각 호의 사항을 말한다.

1. 의료기관의 전자의무기록시스템에 대한 취약점 점검
2. 의료인 또는 의료기관 개설자에 대한 교육 및 훈련
3. 그 밖에 전자의무기록의 안전성 및 신뢰성을 확보하기 위해 필요한 사항으로서 보건복지부장관이 정하여 고시하는 사항

[본조신설 2020.2.25]

규칙 **제16조의3(진료정보 침해사고에 대한 긴급조치)** ① 보건복지부장관은 진료정보 침해사고가 발생한 경우 그 피해의 확산을 방지하기 위하여 법 제23조의4제1항제3호에 따라 다음 각 호의 조치를 할 수 있다.

1. 의료기관의 전자의무기록시스템에 대한 접속경로의 차단 요청
2. 진료정보 침해사고의 원인·경위 등에 관한 조사. 이 경우 현장조사에 관한 사항은 해당 의료기관의 장과 미리 협의해야 한다.

② 의료인 또는 의료기관의 개설자는 특별한 사유가 없으면 제1항에 따른 조치에 협조해야 한다.

[본조신설 2020.2.28]

규칙 **제16조의4(진료정보 침해사고의 예방 및 대응을 위한 업무의 위탁)** 보건복지부장관은 법 제23조의4제2항에 따라 같은 조 제1항 각 호에 따른 진료정보 침해사고의 예방 및 대응을 위한 업무를 「사회보장급여의 이용·제공 및 수급권자 발굴에 관한 법률」 제29조에 따른 한국사회보장정보원에 위탁한다.

[본조신설 2020.2.28]

제23조의5(부당한 경제적 이익 등의 취득 금지) ① 의료인, 의료기관 개설자(법인의 대표자, 이사, 그 밖에 이에 종사하는 자를 포함한다. 이하 이 조에서 같다) 및 의료기관 종사자는 「약사법」 제47조제2항에 따른 의약품공급자로부터 의약품 채택·처방유도·거래유지 등 판매촉진을 목적으로 제공되는 금전, 물품, 편익, 노무, 향응, 그 밖의 경제적 이익(이하 "경제적 이익등"이라 한다)을 받거나 의료기관으로 하여금 받게 하여서는 아니 된다. 다만, 견본품 제공, 학술대회 지원, 임상시험 지원, 제품설명회, 대금결제조건에 따른 비용할인, 시판 후 조사 등의 행위(이하 "견본품 제공등의 행위"라 한다)로서 보건복지부령으로 정하는 범위 안의 경제적 이익등인 경우에는 그러하지 아니하다. <개정 2015.12.29>

② 의료인, 의료기관 개설자 및 의료기관 종사자는 「의료기기법」 제6조에 따른 제조업자, 같은 법 제15조에 따른 의료기기 수입업자, 같은 법 제17조에 따른 의료기기 판매업자 또는 임대업자로부터 의료기기 채택·사용유도·거래유지 등 판매촉진을 목적으로 제공되는 경제적 이익등을 받

거나 의료기관으로 하여금 받게 하여서는 아니 된다. 다만, 견본품 제공등의 행위로서 보건복지부령으로 정하는 범위 안의 경제적 이익등인 경우에는 그러하지 아니하다. <개정 2011.4.7, 2015.12.29>
[본조신설 2010.5.27] [제23조의3에서 이동 <2019.8.27>]

규칙 **제16조의5(경제적 이익 등의 범위)** 법 제23조의5제1항 단서 및 제2항 단서에서 "보건복지부령으로 정하는 범위 안의 경제적 이익등"이란 별표 2의3과 같다. <개정 2017.6.21, 2020.2.28>
[본조신설 2010.12.13]
[제16조의2에서 이동 〈2020.2.28〉]

제24조(요양방법 지도) 의료인은 환자나 환자의 보호자에게 요양방법이나 그 밖에 건강관리에 필요한 사항을 지도하여야 한다.

제24조의2(의료행위에 관한 설명) ① 의사·치과의사 또는 한의사는 사람의 생명 또는 신체에 중대한 위해를 발생하게 할 우려가 있는 수술, 수혈, 전신마취(이하 이 조에서 "수술등"이라 한다)를 하는 경우 제2항에 따른 사항을 환자(환자가 의사결정능력이 없는 경우 환자의 법정대리인을 말한다. 이하 이 조에서 같다)에게 설명하고 서면(전자문서를 포함한다. 이하 이 조에서 같다)으로 그 동의를 받아야 한다. 다만, 설명 및 동의 절차로 인하여 수술등이 지체되면 환자의 생명이 위험하여지거나 심신상의 중대한 장애를 가져오는 경우에는 그러하지 아니하다.
② 제1항에 따라 환자에게 설명하고 동의를 받아야 하는 사항은 다음 각 호와 같다.
1. 환자에게 발생하거나 발생 가능한 증상의 진단명
2. 수술등의 필요성, 방법 및 내용
3. 환자에게 설명을 하는 의사, 치과의사 또는 한의사 및 수술등에 참여하는 주된 의사, 치과의사 또는 한의사의 성명
4. 수술등에 따라 전형적으로 발생이 예상되는 후유증 또는 부작용
5. 수술등 전후 환자가 준수하여야 할 사항

③ 환자는 의사, 치과의사 또는 한의사에게 제1항에 따른 동의서 사본의 발급을 요청할 수 있다. 이 경우 요청을 받은 의사, 치과의사 또는 한의사는 정당한 사유가 없으면 이를 거부하여서는 아니 된다.
④ 제1항에 따라 동의를 받은 사항 중 수술등의 방법 및 내용, 수술등에 참여한 주된 의사, 치과의사 또는 한의사가 변경된 경우에는 변경 사유와 내용을 환자에게 서면으로 알려야 한다.
⑤ 제1항 및 제4항에 따른 설명, 동의 및 고지의 방법·절차 등 필요한 사항은 대통령령으로 정한다.
[본조신설 2016.12.20]

영 **제10조의11(의료행위에 관한 설명)** ① 법 제24조의2제1항 본문에 따라 의사·치과의사 또는 한의사가 환자(환자가 의사결정능력이 없는 경우 환자의 법정대리인을 말한다. 이하 이 조에서 같다)로부터 받는 동의서에는 해당 환자의 서명 또는 기명날인이 있어야 한다.
② 법 제24조의2제4항에 따라 의사·치과의사 또는 한의사가 수술·수혈 또는 전신마취의 방법·내용 등의 변경 사유 및 변경 내용을 환자에게 서면으로 알리는 경우 환자의 보호를 위하여 필요

하다고 인정하는 때에는 보건복지부장관이 정하는 바에 따라 구두의 방식을 병행하여 설명할 수 있다.

③ 의사·치과의사 또는 한의사는 법 제24조의2제1항 본문에 따른 서면의 경우에는 환자의 동의를 받은 날, 같은 조 제4항에 따른 서면은 환자에게 알린 날을 기준으로 각각 2년간 보존·관리하여야 한다.

[본조신설 2017.6.20][제10조의8에서 이동 <2020.2.25>]

제25조(신고) ① 의료인은 대통령령으로 정하는 바에 따라 최초로 면허를 받은 후부터 3년마다 그 실태와 취업상황 등을 보건복지부장관에게 신고하여야 한다. **<개정 2008.2.29, 2010.1.18, 2011.4.28>**

② 보건복지부장관은 제30조제3항의 보수교육을 이수하지 아니한 의료인에 대하여 제1항에 따른 신고를 반려할 수 있다. **<신설 2011.4.28>**

③ 보건복지부장관은 제1항에 따른 신고 수리 업무를 대통령령으로 정하는 바에 따라 관련 단체 등에 위탁할 수 있다. **<신설 2011.4.28>**

영 **제11조(신고)** ① 법 제25조제1항에 따라 의료인은 그 실태와 취업상황 등을 제8조 또는 법 제65조에 따라 면허증을 발급 또는 재발급 받은 날부터 매 3년이 되는 해의 12월 31일까지 보건복지부장관에게 신고하여야 한다. 다만, 법률 제10609호 의료법 일부개정법률 부칙 제2조제1항에 따라 신고를 한 의료인의 경우에는 그 신고한 날부터 매 3년이 되는 해의 12월 31일까지 신고하여야 한다.

② 법 제25조제3항에 따라 보건복지부장관은 제1항에 따른 신고 수리 업무를 법 제28조에 따른 의사회·치과의사회·한의사회·조산사회 및 간호사회(이하 "중앙회"라 한다)에 위탁한다.

③ 제1항에 따른 신고의 방법 및 절차 등에 관하여 필요한 사항은 보건복지부령으로 정한다.

[전문개정 2012.4.27]

규칙 **제17조(의료인의 실태 등의 신고 및 보고)** ① 법 제25조제1항 및 영 제11조제1항에 따라 의료인의 실태와 취업상황 등을 신고하려는 사람은 별지 제10호서식의 의료인의 실태 등 신고서를 작성하여 법 제28조에 따른 중앙회(이하 "중앙회"라 한다)의 장(이하 "각 중앙회장"이라 한다)에게 제출하여야 한다.

② 제1항에 따른 신고를 받은 각 중앙회장은 신고인이 제20조에 따른 보수교육(補修敎育)을 이수하였는지 여부를 확인하여야 한다.

③ 각 중앙회장은 제1항에 따른 신고 내용과 결과를 반기별로 보건복지부장관에게 보고하여야 한다. 다만, 법 제66조제4항에 따라 면허의 효력이 정지된 의료인이 제1항에 따른 신고를 한 경우에는 그 내용과 결과를 지체 없이 보건복지부장관에게 보고하여야 한다.

[전문개정 2012.4.27]

제26조(변사체 신고) 의사·치과의사·한의사 및 조산사는 사체를 검안하여 변사한 것으로 의심되는 때에는 사체의 소재지를 관할하는 경찰서장에게 신고하여야 한다.

제3절 의료행위의 제한

제27조(무면허 의료행위 등 금지) ① 의료인이 아니면 누구든지 의료행위를 할 수 없으며 의료인도 면허된 것 이외의 의료행위를 할 수 없다. 다만, 다음 각 호의 어느 하나에 해당하는 자는 보건복지부령으로 정하는 범위에서 의료행위를 할 수 있다. <개정 2008.2.29, 2009.1.30, 2010.1.18>

1. 외국의 의료인 면허를 가진 자로서 일정 기간 국내에 체류하는 자
2. 의과대학, 치과대학, 한의과대학, 의학전문대학원, 치의학전문대학원, 한의학전문대학원, 종합병원 또는 외국 의료원조기관의 의료봉사 또는 연구 및 시범사업을 위하여 의료행위를 하는 자
3. 의학 · 치과의학 · 한방의학 또는 간호학을 전공하는 학교의 학생

② 의료인이 아니면 의사 · 치과의사 · 한의사 · 조산사 또는 간호사 명칭이나 이와 비슷한 명칭을 사용하지 못한다.

③ 누구든지 「국민건강보험법」이나 「의료급여법」에 따른 본인부담금을 면제하거나 할인하는 행위, 금품 등을 제공하거나 불특정 다수인에게 교통편의를 제공하는 행위 등 영리를 목적으로 환자를 의료기관이나 의료인에게 소개 · 알선 · 유인하는 행위 및 이를 사주하는 행위를 하여서는 아니된다. 다만, 다음 각 호의 어느 하나에 해당하는 행위는 할 수 있다. <개정 2009.1.30, 2010.1.18, 2011.12.31>

1. 환자의 경제적 사정 등을 이유로 개별적으로 관할 시장 · 군수 · 구청장의 사전승인을 받아 환자를 유치하는 행위
2. 「국민건강보험법」 제109조에 따른 가입자나 피부양자가 아닌 외국인(보건복지부령으로 정하는 바에 따라 국내에 거주하는 외국인은 제외한다)환자를 유치하기 위한 행위

④ 제3항제2호에도 불구하고 「보험업법」 제2조에 따른 보험회사, 상호회사, 보험설계사, 보험대리점 또는 보험중개사는 외국인환자를 유치하기 위한 행위를 하여서는 아니 된다. <신설 2009.1.30>

⑤ 누구든지 의료인이 아닌 자에게 의료행위를 하게 하거나 의료인에게 면허 사항 외의 의료행위를 하게 하여서는 아니 된다. <신설 2019.4.23, 2020.12.29>

규칙 **제18조(외국면허 소지자의 의료행위)** 법 제27조제1항제1호에 따라 외국의 의료인 면허를 가진 자로서 다음 각 호의 어느 하나에 해당하는 업무를 수행하기 위하여 국내에 체류하는 자는 그 업무를 수행하기 위하여 필요한 범위에서 보건복지부장관의 승인을 받아 의료행위를 할 수 있다. <개정 2010.3.19>

1. 외국과의 교육 또는 기술협력에 따른 교환교수의 업무
2. 교육연구사업을 위한 업무
3. 국제의료봉사단의 의료봉사 업무

규칙 **제19조(의과대학생 등의 의료행위)** ① 법 제27조제1항제2호에 따른 의료행위의 범위는 다음 각 호와 같다.

1. 국민에 대한 의료봉사활동을 위한 의료행위
2. 전시 · 사변이나 그 밖에 이에 준하는 국가비상사태 시에 국가나 지방자치단체의 요청에 따라 행하는 의료행위
3. 일정한 기간의 연구 또는 시범 사업을 위한 의료행위

② 법 제27조제1항제3호에 따라 의학 · 치과의학 · 한방의학 또는 간호학을 전공하는 학교의 학생은

다음 각 호의 의료행위를 할 수 있다.

1. 전공 분야와 관련되는 실습을 하기 위하여 지도교수의 지도 · 감독을 받아 행하는 의료행위
2. 국민에 대한 의료봉사활동으로서 의료인의 지도 · 감독을 받아 행하는 의료행위
3. 전시 · 사변이나 그 밖에 이에 준하는 국가비상사태 시에 국가나 지방자치단체의 요청에 따라 의료인의 지도 · 감독을 받아 행하는 의료행위

규칙 **제19조의2(유치행위를 할 수 없는 국내 거주 외국인의 범위)** 법 제27조제3항제2호에 따라 외국인환자를 유치할 수 있는 대상에서 제외되는 국내에 거주하는 외국인은 「국민건강보험법」 제93조에 따른 가입자나 피부양자가 아닌 국내에 거주하는 외국인으로서 다음 각 호의 어느 하나에 해당하는 외국인을 말한다.

1. 「출입국관리법」 제31조에 따라 외국인등록을 한 사람[「출입국관리법 시행령」 제12조 및 별표 1에 따른 기타(G-1)의 체류자격을 가진 사람은 제외한다]
2. 「재외동포의 출입국과 법적지위에 관한 법률」 제6조에 따라 국내거소신고를 한 외국국적동포

[본조신설 2009.4.29]

제27조의2 삭제 <2015.12.22>

규칙 **제19조의3~제19조의9** 삭제 <2016.6.23>

제4절 의료인 단체

제28조(중앙회와 지부) ① 의사 · 치과의사 · 한의사 · 조산사 및 간호사는 대통령령으로 정하는 바에 따라 각각 전국적 조직을 두는 의사회 · 치과의사회 · 한의사회 · 조산사회 및 간호사회(이하 "중앙회"라 한다)를 각각 설립하여야 한다.

② 중앙회는 법인으로 한다.

③ 제1항에 따라 중앙회가 설립된 경우에는 의료인은 당연히 해당하는 중앙회의 회원이 되며, 중앙회의 정관을 지켜야 한다.

④ 중앙회에 관하여 이 법에 규정되지 아니한 사항에 대하여는 「민법」 중 사단법인에 관한 규정을 준용한다.

⑤ 중앙회는 대통령령으로 정하는 바에 따라 특별시 · 광역시 · 도와 특별자치도(이하 "시 · 도"라 한다)에 지부를 설치하여야 하며, 시 · 군 · 구(자치구만을 말한다. 이하 같다)에 분회를 설치할 수 있다. 다만, 그 외의 지부나 외국에 의사회 지부를 설치하려면 보건복지부장관의 승인을 받아야 한다.

⑥ 중앙회가 지부나 분회를 설치한 때에는 그 지부나 분회의 책임자는 지체 없이 특별시장 · 광역시장 · 도지사 · 특별자치도지사(이하 "시 · 도지사"라 한다) 또는 시장 · 군수 · 구청장에게 신고하여야 한다.

⑦ 각 중앙회는 제66조의2에 따른 자격정지 처분 요구에 관한 사항 등을 심의 · 의결하기 위하여 윤리위원회를 둔다. <신설 2011.4.28>

⑧ 윤리위원회의 구성, 운영 등에 관한 사항은 대통령령으로 정한다. <신설 2011.4.28>

영 **제11조의2(윤리위원회의 구성)** ① 법 제28조제7항에 따른 윤리위원회(이하 "윤리위원회"라 한다)는 위원장 1명을 포함한 11명의 위원으로 구성한다.

② 위원장은 위원 중에서 각 중앙회의 장이 위촉한다.

③ 위원은 다음 각 호의 사람 중에서 각 중앙회의 장이 성별을 고려하여 위촉하되, 제2호에 해당하는 사람이 4명 이상 포함되어야 한다. <개정 2017.3.20>

1. 각 중앙회 소속 회원으로서 의료인 경력이 10년 이상인 사람
2. 의료인이 아닌 사람으로서 법률, 보건, 언론, 소비자 권익 등에 관하여 경험과 학식이 풍부한 사람

④ 위원의 임기는 3년으로 하며, 한 번만 연임할 수 있다.

[본조신설 2012.4.27]

영 **제11조의3(윤리위원회의 운영 등)** ① 윤리위원회는 다음 각 호의 사항을 심의 · 의결한다.

1. 법 제66조의2에 따른 자격정지 처분 요구에 관한 사항
2. 각 중앙회 소속 회원에 대한 자격심사 및 징계에 관한 사항
3. 그 밖에 회원의 윤리 확립을 위해 필요한 사항으로서 각 중앙회의 정관으로 정하는 사항

② 윤리위원회의 회의는 위원장이 필요하다고 인정하는 경우나 각 중앙회의 장 또는 재적위원 3분의 1 이상이 요청하는 경우에 위원장이 소집한다. 이 경우 위원장은 회의 개최 7일 전까지 회의의 일시, 장소 및 안건을 각 위원에게 통보하여야 한다.

③ 윤리위원회의 회의는 재적위원 3분의 2 이상의 출석으로 개의(開議)하고, 출석위원 3분의 2 이상의 찬성으로 의결한다. 다만, 제1항제2호 및 제3호의 사항에 관한 정족수는 각 중앙회의 정관으로 달리 정할 수 있다.

④ 윤리위원회의 위원장은 제1항제1호 및 제2호의 사항에 관하여 심의 · 의결하려는 경우에는 해당 안건의 당사자에게 구술 또는 서면(전자문서를 포함한다)으로 의견을 진술할 기회를 주어야 한다.

⑤ 윤리위원회는 소관 심의 · 의결 사항을 전문적으로 검토하기 위하여 필요한 경우 보건복지부장관이 정하는 기준에 따라 분야별 전문자문단을 구성 · 운영할 수 있다. <신설 2017.3.20>

⑥ 제1항부터 제5항까지에서 규정한 사항 외에 윤리위원회 또는 제5항에 따른 분야별 전문자문단의 운영에 필요한 사항은 각 중앙회의 정관으로 정한다. <개정 2017.3.20>

[본조신설 2012.4.27]

영 **제11조의4(윤리위원회 위원의 제척 등)** ① 윤리위원회의 위원은 다음 각 호의 어느 하나에 해당하는 경우 윤리위원회의 심의 · 의결에서 제척된다.

1. 위원이 윤리위원회의 심의 · 의결 안건(이하 이 조에서 "해당 안건"이라 한다)의 당사자인 경우
2. 위원이 해당 안건의 당사자와 친족이거나 친족이었던 경우
3. 위원이 해당 안건의 당사자가 최근 3년 이내에 소속되어 있었던 기관에 종사하거나 종사하였던 경우

② 해당 안건의 당사자는 위원에게 제1항의 제척사유가 있거나 그 밖에 심의 · 의결의 공정을 기대하기 어려운 사정이 있는 경우에는 그 사유를 서면으로 밝혀 윤리위원회에 기피신청을 할 수 있다.

③ 윤리위원회는 제2항에 따른 기피신청을 받은 경우 재적위원 과반수의 출석과 출석위원 과반

수의 찬성으로 기피 여부를 의결한다. 이 경우 기피신청을 당한 위원은 그 의결에 참여하지 못한다.

④ 윤리위원회의 위원은 제1항 또는 제2항의 사유에 해당하는 경우 스스로 심의·의결에서 회피할 수 있다.

[본조신설 2012.4.27]

영 **제15조(중앙회의 지부)** 법 제28조제5항에 따라 중앙회는 그 설립등기를 끝낸 날부터 3주일 이내에 특별시·광역시·도와 특별자치도에 각각 지부를 설치하여야 한다. 다만, 외국에 두는 의사회 지부는 이에 관한 정관 변경허가를 받은 날부터 10주일 이내에 설치하여야 한다.

제29조(설립 허가 등) ① 중앙회를 설립하려면 대표자는 대통령령으로 정하는 바에 따라 정관과 그 밖에 필요한 서류를 보건복지부장관에게 제출하여 설립 허가를 받아야 한다.

② 중앙회의 정관에 적을 사항은 대통령령으로 정한다.

③ 중앙회가 정관을 변경하려면 보건복지부장관의 허가를 받아야 한다.

영 **제12조(중앙회의 설립 허가신청)** 법 제29조제1항에 따라 중앙회 설립 허가를 받으려면 다음 각 호의 서류를 갖추어 보건복지부장관에게 제출하여야 한다. <개정 2008.2.29, 2010.3.15>

1. 정관
2. 사업계획서
3. 자산명세서
4. 설립결의서
5. 설립대표자의 선출 경위에 관한 서류
6. 임원의 취임승낙서와 이력서

영 **제13조(정관의 기재 사항 등)** 법 제29조제2항에 따라 중앙회의 정관에 적어야 할 사항은 다음과 같다. <개정 2012.4.27>

1. 목적
2. 명칭
3. 중앙회·지부·분회의 소재지
4. 재산 또는 회계와 그 밖에 관리·운영에 관한 사항
5. 임원의 선임(選任)에 관한 사항
6. 회원의 자격 및 징계에 관한 사항
7. 정관 변경에 관한 사항
8. 공고 방법에 관한 사항
9. 윤리위원회의 운영 등에 관한 사항

영 **제14조(정관 변경의 허가신청)** 법 제29조제3항에 따라 중앙회가 정관 변경의 허가를 받으려면 다음 각 호의 서류를 갖추어 보건복지부장관에게 제출하여야 한다. <개정 2010.3.15>

1. 정관 변경의 내용과 그 이유를 적은 서류
2. 정관 변경에 관한 회의록
3. 신구 정관대조표와 그 밖의 참고서류

제30조(협조 의무) ① 중앙회는 보건복지부장관으로부터 의료와 국민보건 향상에 관한 협조 요청을 받으면 협조하여야 한다. <개정 2008.2.29, 2010.1.18>
② 중앙회는 보건복지부령으로 정하는 바에 따라 회원의 자질 향상을 위하여 필요한 보수(補修)교육을 실시하여야 한다. <개정 2008.2.29, 2010.1.18>
③ 의료인은 제2항에 따른 보수교육을 받아야 한다.

규칙 **제20조(보수교육)** ① 중앙회는 법 제30조제2항에 따라 다음 각 호의 사항이 포함된 보수교육을 매년 실시하여야 한다. <개정 2017.3.7>
1. 직업윤리에 관한 사항
2. 업무 전문성 향상 및 업무 개선에 관한 사항
3. 의료 관계 법령의 준수에 관한 사항
4. 선진 의료기술 등의 동향 및 추세 등에 관한 사항
5. 그 밖에 보건복지부장관이 의료인의 자질 향상을 위하여 필요하다고 인정하는 사항

② 의료인은 제1항에 따른 보수교육을 연간 8시간 이상 이수하여야 한다.
③ 보건복지부장관은 제1항에 따른 보수교육의 내용을 평가할 수 있다.
④ 각 중앙회장은 제1항에 따른 보수교육을 다음 각 호의 기관으로 하여금 실시하게 할 수 있다.
1. 법 제28조제5항에 따라 설치된 지부(이하 "지부"라 한다) 또는 중앙회의 정관에 따라 설치된 의학 · 치의학 · 한의학 · 간호학 분야별 전문학회 및 전문단체
2. 의과대학 · 치과대학 · 한의과대학 · 의학전문대학원 · 치의학전문대학원 · 한의학전문대학원 · 간호대학 및 그 부속병원
3. 수련병원
4. 「한국보건복지인력개발원법」에 따른 한국보건복지인력개발원
5. 다른 법률에 따른 보수교육 실시기관

⑤ 각 중앙회장은 의료인이 제4항제5호의 기관에서 보수교육을 받은 경우 그 교육이수 시간의 전부 또는 일부를 보수교육 이수시간으로 인정할 수 있다.
⑥ 다음 각 호의 어느 하나에 해당하는 사람에 대하여는 해당 연도의 보수교육을 면제한다.
1. 전공의
2. 의과대학 · 치과대학 · 한의과대학 · 간호대학의 대학원 재학생
3. 영 제8조에 따라 면허증을 발급받은 신규 면허취득자
4. 보건복지부장관이 보수교육을 받을 필요가 없다고 인정하는 사람

⑦ 다음 각 호의 어느 하나에 해당하는 사람에 대하여는 해당 연도의 보수교육을 유예할 수 있다.
1. 해당 연도에 6개월 이상 환자진료 업무에 종사하지 아니한 사람
2. 보건복지부장관이 보수교육을 받기가 곤란하다고 인정하는 사람

⑧ 제6항 또는 제7항에 따라 보수교육이 면제 또는 유예되는 사람은 해당 연도의 보수교육 실시 전에 별지 제10호의2서식의 보수교육 면제 · 유예 신청서에 보수교육 면제 또는 유예 대상자임을 증명할 수 있는 서류를 첨부하여 각 중앙회장에게 제출하여야 한다.
⑨ 제8항에 따른 신청을 받은 각 중앙회장은 보수교육 면제 또는 유예 대상자 여부를 확인하고, 보수교육 면제 또는 유예 대상자에게 별지 제10호의3서식의 보수교육 면제 · 유예 확인서를 교부하여야 한다.

[전문개정 2012.4.27]

규칙 **제21조(보수교육계획 및 실적보고 등)** ① 각 중앙회장은 보건복지부장관에게 매년 12월 말일까지 다음 연도의 별지 제11호서식의 보수교육계획서를 제출하고, 매년 4월 말일까지 전년도의 별지 제12호서식의 보수교육실적보고서를 제출하여야 한다. <개정 2012.4.27>

② 각 중앙회장은 보수교육을 받은 자에게 별지 제13호서식의 보수교육이수증을 발급하여야 한다. <개정 2012.4.27>

규칙 **제22조(보수교육 실시 방법 등)** 보수교육의 교과과정, 실시 방법과 그 밖에 보수교육을 실시하는 데에 필요한 사항은 각 중앙회장이 정한다. <개정 2012.4.27>

규칙 **제23조(보수교육 관계 서류의 보존)** 제20조에 따라 보수교육을 실시하는 중앙회 등은 다음 각 호의 서류를 3년간 보존하여야 한다.

1. 보수교육 대상자명단(대상자의 교육 이수 여부가 명시되어야 한다)
2. 보수교육 면제자명단
3. 그 밖에 이수자의 교육 이수를 확인할 수 있는 서류

제31조 삭제 <2011.4.7>

영 **제17조** 삭제 <2012.4.27>

제32조(감독) 보건복지부장관은 중앙회나 그 지부가 정관으로 정한 사업 외의 사업을 하거나 국민보건 향상에 장애가 되는 행위를 한 때 또는 제30조제1항에 따른 요청을 받고 협조하지 아니한 경우에는 정관을 변경하거나 임원을 새로 뽑을 것을 명할 수 있다.

제3장 의료기관

제1절 의료기관의 개설

제33조(개설 등) ① 의료인은 이 법에 따른 의료기관을 개설하지 아니하고는 의료업을 할 수 없으며, 다음 각 호의 어느 하나에 해당하는 경우 외에는 그 의료기관 내에서 의료업을 하여야 한다. <개정 2008.2.29, 2010.1.18>

1. 「응급의료에 관한 법률」 제2조제1호에 따른 응급환자를 진료하는 경우
2. 환자나 환자 보호자의 요청에 따라 진료하는 경우
3. 국가나 지방자치단체의 장이 공익상 필요하다고 인정하여 요청하는 경우
4. 보건복지부령으로 정하는 바에 따라 가정간호를 하는 경우
5. 그 밖에 이 법 또는 다른 법령으로 특별히 정한 경우나 환자가 있는 현장에서 진료를 하여야 하는 부득이한 사유가 있는 경우

② 다음 각 호의 어느 하나에 해당하는 자가 아니면 의료기관을 개설할 수 없다. 이 경우 의사는 종합병원 · 병원 · 요양병원 · 정신병원 또는 의원을, 치과의사는 치과병원 또는 치과의원을, 한의

사는 한방병원 · 요양병원 또는 한의원을, 조산사는 조산원만을 개설할 수 있다. <개정 2009.1.30, 2020.3.4>

1. 의사, 치과의사, 한의사 또는 조산사
2. 국가나 지방자치단체
3. 의료업을 목적으로 설립된 법인(이하 "의료법인"이라 한다)
4. 「민법」이나 특별법에 따라 설립된 비영리법인
5. 「공공기관의 운영에 관한 법률」에 따른 준정부기관, 「지방의료원의 설립 및 운영에 관한 법률」에 따른 지방의료원, 「한국보훈복지의료공단법」에 따른 한국보훈복지의료공단

③ 제2항에 따라 의원 · 치과의원 · 한의원 또는 조산원을 개설하려는 자는 보건복지부령으로 정하는 바에 따라 시장 · 군수 · 구청장에게 신고하여야 한다. <개정 2008.2.29, 2010.1.18>

④ 제2항에 따라 종합병원 · 병원 · 치과병원 · 한방병원 또는 요양병원을 개설하려면 제33조의2에 따른 시 · 도 의료기관개설위원회의 심의를 거쳐 보건복지부령으로 정하는 바에 따라 시 · 도지사의 허가를 받아야 한다. 이 경우 시 · 도지사는 개설하려는 의료기관이 다음 각 호의 어느 하나에 해당하는 경우에는 개설허가를 할 수 없다. <개정 2010.1.18, 2019.8.27, 2020.3.4>

1. 제36조에 따른 시설기준에 맞지 아니하는 경우
2. 제60조제1항에 따른 기본시책과 같은 조 제2항에 따른 수급 및 관리계획에 적합하지 아니한 경우

⑤ 제3항과 제4항에 따라 개설된 의료기관이 개설 장소를 이전하거나 개설에 관한 신고 또는 허가사항 중 보건복지부령으로 정하는 중요사항을 변경하려는 때에도 제3항 또는 제4항과 같다. <개정 2008.2.29, 2010.1.18>

⑥ 조산원을 개설하는 자는 반드시 지도의사(指導醫師)를 정하여야 한다.

⑦ 다음 각 호의 어느 하나에 해당하는 경우에는 의료기관을 개설할 수 없다. <개정 2019.8.27>

1. 약국 시설 안이나 구내인 경우
2. 약국의 시설이나 부지 일부를 분할 · 변경 또는 개수하여 의료기관을 개설하는 경우
3. 약국과 전용 복도 · 계단 · 승강기 또는 구름다리 등의 통로가 설치되어 있거나 이런 것들을 설치하여 의료기관을 개설하는 경우
4. 「건축법」 등 관계 법령에 따라 허가를 받지 아니하거나 신고를 하지 아니하고 건축 또는 증축 · 개축한 건축물에 의료기관을 개설하는 경우

⑧ 제2항제1호의 의료인은 어떠한 명목으로도 둘 이상의 의료기관을 개설 · 운영할 수 없다. 다만, 2 이상의 의료인 면허를 소지한 자가 의원급 의료기관을 개설하려는 경우에는 하나의 장소에 한하여 면허 종별에 따른 의료기관을 함께 개설할 수 있다. <신설 2009.1.30, 2012.2.1>

⑨ 의료법인 및 제2항제4호에 따른 비영리법인(이하 이 조에서 "의료법인등"이라 한다)이 의료기관을 개설하려면 그 법인의 정관에 개설하고자 하는 의료기관의 소재지를 기재하여 대통령령으로 정하는 바에 따라 정관의 변경허가를 얻어야 한다(의료법인등을 설립할 때에는 설립 허가를 말한다. 이하 이 항에서 같다). 이 경우 그 법인의 주무관청은 정관의 변경허가를 하기 전에 그 법인이 개설하고자 하는 의료기관이 소재하는 시 · 도지사 또는 시장 · 군수 · 구청장과 협의하여야 한다. <신설 2015.12.29>

⑩ 의료기관을 개설 · 운영하는 의료법인등은 다른 자에게 그 법인의 명의를 빌려주어서는 아니 된다. <신설 2015.12.29>

[2007.12.27 법률 제9386호에 의하여 2007.12.27 헌법재판소에서 헌법불합치된 이 조 제2항을 개정함]

제33조의2(의료기관개설위원회 설치 등) ① 제33조제4항에 따른 의료기관 개설 허가에 관한 사항을 심의하기 위하여 시 · 도지사 소속으로 의료기관개설위원회를 둔다.

② 제1항의 의료기관개설위원회의 위원은 제28조에 따른 의사회 · 치과의사회 · 한의사회 · 조산사회 및 간호사회의 의료인으로서 경험이 풍부한 사람과 제52조에 따른 의료기관단체의 회원으로서 해당 지역 내 의료기관의 개설 · 운영 등에 관한 경험이 풍부한 사람으로 한다.

③ 의료기관개설위원회의 구성과 운영에 필요한 사항과 그 밖에 필요한 사항은 보건복지부령으로 정한다.

[본조신설 2020.3.4]

[시행일: 2020.9.5] 제33조의2

영 **제16조(의료법인 등의 의료기관 개설을 위한 정관변경 허가)** ① 법 제33조제2항제3호에 따른 의료법인(이하 "의료법인"이라 한다) 및 같은 항 제4호에 따른 비영리법인이 같은 조 제9항 전단에 따라 법인 설립허가 또는 정관 변경허가를 받으려는 경우에는 다음 각 호의 구분에 따른 서류를 주무관청에 제출하여야 한다.

1. 법인 설립허가를 받으려는 경우: 다음 각 목의 서류
   가. 의료기관의 개설 · 운영이 목적사업에 해당한다는 사실과 의료기관의 소재지가 반영된 정관안
   나. 의료기관 개설 · 운영을 위한 사업계획서 및 자금조달계획서
   다. 의료기관의 시설 · 장비 및 인력 등의 확보 계획서
   라. 법 제33조제2항제4호에 따른 비영리법인이 법인 설립허가 시 관계 법령에 따라 필요한 서류(비영리법인만 해당한다)
   마. 법 제48조제1항에 따른 의료법인 설립허가에 필요한 서류(의료법인만 해당한다)
   바. 그 밖에 의료기관의 개설 · 운영과 관련하여 보건복지부장관이 필요하다고 인정하여 고시하는 서류
2. 정관 변경허가를 받으려는 경우: 다음 각 목의 서류
   가. 의료기관의 개설 · 운영이 목적사업에 해당한다는 사실과 의료기관의 소재지가 반영된 정관변경안
   나. 제1호나목 및 다목의 서류
   다. 법 제33조제2항제4호에 따른 비영리법인이 정관 변경허가 시 관계 법령에 따라 필요한 서류(비영리법인만 해당한다)
   라. 법 제48조제3항에 따른 정관 변경허가에 필요한 서류(의료법인만 해당한다)
   마. 그 밖에 의료기관의 개설 · 운영과 관련하여 보건복지부장관이 필요하다고 인정하여 고시하는 서류

② 제1항 각 호의 서류(제1호라목 · 마목 및 제2호다목 · 라목은 제외한다)에 대한 작성기준, 작성방법 및 세부내용 등에 관한 사항은 보건복지부장관이 정하여 고시한다.

[본조신설 2016.9.29]

영 **제20조(의료법인 등의 사명)** 의료법인과 법 제33조제2항제4호에 따라 의료기관을 개설한 비영리법인은 의료업(법 제49조에 따라 의료법인이 하는 부대사업을 포함한다)을 할 때 공중위생에 이바지하여야 하며, 영리를 추구하여서는 아니 된다.

규칙 **제24조(가정간호)** ① 법 제33조제1항제4호에 따라 의료기관이 실시하는 가정간호의 범위는 다음 각 호와 같다. <개정 2010.3.19>

1. 간호
2. 검체의 채취(보건복지부장관이 정하는 현장검사를 포함한다. 이하 같다) 및 운반
3. 투약
4. 주사
5. 응급처치 등에 대한 교육 및 훈련
6. 상담
7. 다른 보건의료기관 등에 대한 건강관리에 관한 의뢰

② 가정간호를 실시하는 간호사는 「전문간호사 자격인정 등에 관한 규칙」에 따른 가정전문간호사이어야 한다.

③ 가정간호는 의사나 한의사가 의료기관 외의 장소에서 계속적인 치료와 관리가 필요하다고 판단하여 가정전문간호사에게 치료나 관리를 의뢰한 자에 대하여만 실시하여야 한다.

④ 가정전문간호사는 가정간호 중 검체의 채취 및 운반, 투약, 주사 또는 치료적 의료행위인 간호를 하는 경우에는 의사나 한의사의 진단과 처방에 따라야 한다. 이 경우 의사 및 한의사 처방의 유효기간은 처방일부터 90일까지로 한다.

⑤ 가정간호를 실시하는 의료기관의 장은 가정전문간호사를 2명 이상 두어야 한다.

⑥ 가정간호를 실시하는 의료기관의 장은 가정간호에 관한 기록을 5년간 보존하여야 한다.

⑦ 이 규칙에서 정한 것 외에 가정간호의 질 관리 등 가정간호의 실시에 필요한 사항은 보건복지부장관이 따로 정한다. <개정 2010.3.19>

규칙 **제25조(의료기관 개설신고)** ① 법 제33조제3항에 따라 의원 · 치과의원 · 한의원 또는 조산원을 개설하려는 자는 별지 제14호서식의 의료기관 개설신고서(전자문서로 된 신고서를 포함한다)에 다음 각 호의 서류(전자문서를 포함한다)를 첨부하여 시장 · 군수 · 구청장(자치구의 구청장을 말한다. 이하 같다)에게 신고해야 한다. 이 경우 시장 · 군수 · 구청장은 「전자정부법」 제36조제1항에 따른 행정정보의 공동이용을 통하여 법인 등기사항증명서(개설하려는 자가 법인인 경우만 해당한다) 또는 의료인 면허증(개설하려는 자가 의료인인 경우만 해당한다)을 확인해야 하며, 신고인이 의료인 면허증의 확인에 동의하지 않는 경우에는 그 사본을 첨부하도록 해야 한다. <개정 2009.4.29, 2010.1.29, 2010.9.1, 2015.7.24, 2016.10.6, 2017.6.21, 2021.6.30>

1. 개설하려는 자가 법인인 경우: 법인 설립 허가증 사본(「공공기관의 운영에 관한 법률」에 따른 준정부기관은 제외한다), 정관 사본 및 사업계획서 사본
2. 삭제 <2001.6.30>
3. 건물평면도 사본 및 그 구조설명서 사본
4. 의료인 등 근무인원에 대한 확인이 필요한 경우: 면허(자격)증 사본 1부
5. 법 제36조제1호 · 제2호 · 제4호 및 제5호의 준수사항에 적합함을 증명하는 서류

② 시장 · 군수 · 구청장은 제1항에 따른 의료기관 개설신고를 받은 경우에는 다음 각 호의 사항을 확인해야 한다. 이 경우 제3호에 대해서는 「화재예방, 소방시설 설치 · 유지 및 안전관리에 관한 법률」 제7조제7항 전단에 따라 그 확인을 요청해야 한다. <개정 2017.6.21, 2021.6.30>

1. 법 제4조제2항, 제33조제2항, 같은 조 제6항부터 제8항까지 및 제64조제2항에 따른 의료기관의 개설기준에 위배되는지 여부
2. 법 제36조제1호 · 제2호 · 제4호 및 제5호의 준수사항에 적합한지 여부

3. 「화재예방, 소방시설 설치 · 유지 및 안전관리에 관한 법률 시행령」 별표 5에 따라 의료기관이 갖추어야 하는 소방시설에 적합한지 여부
4. 그 밖에 다른 법령에 따라 의료기관의 개설이 제한되거나 금지되는지 여부

③ 시장 · 군수 · 구청장은 제1항에 따른 의료기관 개설신고가 적법하다고 인정하는 경우에는 해당 신고를 수리하고, 별지 제15호서식의 의료기관 개설신고증명서를 발급하여야 한다.

④ 시장 · 군수 · 구청장은 분기별 의료기관의 개설신고 수리 상황을 매 분기가 끝난 후 15일까지 시 · 도지사를 거쳐 보건복지부장관에게 보고하여야 한다. <개정 2010.3.19, 2015.5.29>

⑤ 시장 · 군수 · 구청장은 제3항에 따라 의료기관 개설신고증명서를 발급한 경우에는 의료기관별로 관리카드를 작성 · 비치하여 신고 사항의 변경신고 및 행정처분 내용 등을 기록 · 관리하여야 한다. <개정 2015.5.29>

규칙 **제26조(의료기관 개설신고사항의 변경신고)** ① 법 제33조제5항에 따라 의원 · 치과의원 · 한의원 또는 조산원 개설자가 그 개설 장소를 이전하거나 다음 각 호의 어느 하나에 해당하는 개설신고사항의 변경신고를 하려면 의료기관 개설신고증명서와 변경 사항을 확인할 수 있는 서류의 사본을 첨부하여 별지 제14호서식의 신고사항 변경신고서(전자문서로 된 신고서를 포함한다)를 시장 · 군수 · 구청장에게 제출하여야 한다. <개정 2008.9.5, 2010.1.29, 2015.7.24>

1. 의료기관 개설자의 변경 사항
2. 의료기관 개설자가 입원, 해외 출장 등으로 다른 의사 · 치과의사 · 한의사 또는 조산사에게 진료하게 할 경우 그 기간 및 해당 의사 등의 인적 사항
3. 의료기관의 진료과목의 변동 사항
4. 진료과목 증감이나 입원실 등 주요 시설의 변경에 따른 시설 변동 내용
5. 의료기관의 명칭 변경 사항
6. 의료기관의 의료인 수

② 제1항에 따른 변경신고와 관련하여 그 변경사항에 대한 확인 방법 및 기준에 관하여는 제25조제2항을 준용한다. 다만, 같은 항 제3호의 경우에는 의료기관 개설장소의 이전이나 제1항제4호에 따른 시설 변동만 해당한다. <개정 2017.6.21>

③ 시장 · 군수 · 구청장은 제1항에 따른 변경신고를 수리한 경우에 의료기관개설신고증명서의 기재사항을 고쳐쓸 필요가 있으면 이를 개서(改書)하여 주거나 재발급하여야 한다. <개정 2008.9.5, 2015.5.29>

규칙 **제27조(의료기관 개설허가)** ① 법 제33조제4항에 따라 종합병원 · 병원 · 치과병원 · 한방병원 · 요양병원 또는 정신병원의 개설허가를 받으려는 자는 별지 제16호서식의 의료기관 개설허가신청서(전자문서로 된 신청서를 포함한다)에 다음 각 호의 서류(전자문서를 포함한다)를 첨부하여 시 · 도지사에게 제출해야 한다. <개정 2017.6.21, 2021.6.30>

1. 개설하려는 자가 법인인 경우: 법인설립허가증 사본(「공공기관의 운영에 관한 법률」에 따른 준정부기관은 제외한다), 정관 사본 및 사업계획서 사본
2. 개설하려는 자가 의료인인 경우: 면허증 사본과 사업계획서 사본
3. 건물평면도 사본 및 그 구조설명서 사본
4. 의료인 등 근무인원에 대한 확인이 필요한 경우: 면허(자격)증 사본 1부. 다만, 제2항에 따라 행정정보의 공동이용으로 확인할 수 있는 경우는 제외한다.
5. 「전기사업법 시행규칙」 제38조제3항 본문에 따른 전기안전점검확인서(종합병원만 해당한다)
6. 법 제36조제1호 · 제2호 · 제4호 및 제5호의 준수사항에 적합함을 증명하는 서류

② 제1항에 따라 신청서를 제출받은 시 · 도지사는 「전자정부법」 제36조제1항에 따른 행정정보의 공동이용을 통하여 다음 각 호의 서류를 확인해야 한다. 다만, 신청인(해당 의료기관에서 근무하는 사람을 포함한다)이 제2호부터 제4호까지의 서류 확인에 동의하지 않는 경우에는 그 사본을 첨부하도록 해야 한다. <신설 2021.6.30, 2022.9.14>

1. 개설하려는 자가 법인인 경우: 법인 등기사항증명서
2. 개설하려는 자가 의료인인 경우: 의료인 면허증
3. 「전기안전관리법 시행규칙」 제18조제3항 본문에 따른 전기안전점검 확인서(종합병원만 해당한다)
4. 의료인 등 근무인원에 대한 확인이 필요한 경우: 면허(자격)증

③ 제1항에 따른 개설허가 신청과 관련하여 그 신청사항에 대한 확인 방법 및 기준에 관하여는 제25조제3항을 준용한다. <개정 2017.6.21, 2021.6.30>

④ 시 · 도지사는 제1항에 따라 의료기관의 개설허가를 한 때에는 지체 없이 별지 제17호서식의 의료기관 개설허가증을 발급하여야 한다. <개정 2015.5.29, 2021.6.30>

⑤ 시 · 도지사는 분기별 의료기관의 개설허가 상황을 매 분기가 끝난 후 15일까지 보건복지부장관에게 보고하여야 한다. <개정 2010.3.19, 2015.5.29, 2021.6.30>

⑥ 시 · 도지사는 제4항에 따라 의료기관의 개설허가증을 발급한 때에는 의료기관별로 관리카드를 작성 · 비치하여 허가 사항의 변경허가 및 행정처분 내용 등을 기록 · 관리해야 한다. <개정 2015.5.29, 2021.6.30>

규칙 **제27조의2(의료기관개설위원회의 구성 · 운영 등)** ① 법 제33조의2에 따른 의료기관개설위원회(이하 이 조에서 "위원회"라 한다)는 법 제33조제4항에 따른 개설허가(이하 이 조에서 "개설허가"라 한다)를 신청한 의료기관에 대하여 다음 각 호의 사항을 심의한다.

1. 제25조제2항 각 호의 사항
2. 법 제60조제1항에 따른 기본시책 및 같은 조 제2항에 따른 수급 및 관리계획에 적합한지 여부
3. 그 밖에 시 · 도지사가 위원회의 심의가 필요하다고 인정하는 사항

② 시 · 도지사는 제1항에도 불구하고 다음 각 호의 어느 하나에 해당하여 개설허가를 할 수 없음이 명확한 경우에는 위원회의 심의를 생략할 수 있다.

1. 제27조제1항에 따른 개설허가 신청서류의 전부 또는 일부를 제출하지 않은 경우
2. 국가나 지방자치단체가 의료기관을 개설하는 경우 등 시 · 도지사가 위원회의 심의가 필요하지 않다고 인정하는 경우

③ 위원회는 위원장 1명을 포함하여 15명 이내의 위원으로 성별을 고려하여 구성한다.

④ 위원장은 위원 중에서 호선(互選)한다.

⑤ 위원회의 위원의 임기는 2년으로 하되, 연임할 수 있다.

⑥ 제1항부터 제5항까지에서 규정한 사항 외에 위원회의 구성 · 운영 등에 필요한 사항은 특별시 · 광역시 · 특별자치시 · 도 · 특별자치도(이하 "시 · 도"라 한다)의 규칙으로 정한다.

[본조신설 2020.9.4]

규칙 **제28조(의료기관 개설허가 사항의 변경허가)** ① 법 제33조제5항에 따라 의료기관의 개설허가를 받은 자가 그 개설 장소를 이전하거나 다음 각 호의 어느 하나에 해당하는 개설허가 사항의 변경허가를 받으려면 의료기관 개설허가증과 변경 사항을 확인할 수 있는 서류의 사본을 첨부하여 별지 제16호서식의 허가사항 변경신청서(전자문서로 된 신청서를 포함한다)를 시 · 도지사에게 제출해

야 한다. <개정 2008.9.5, 2010.1.29, 2015.7.24, 2016.10.6, 2016.12.29, 2021.6.30>

1. 의료기관 개설자의 변경 사항
2. 법 제3조제2항에 따른 의료기관의 종류 변경 또는 진료과목의 변동 사항
3. 진료과목 증감이나 입원실 등 주요시설 변경에 따른 시설 변동 내용
4. 의료기관의 명칭 변경 사항
5. 의료기관의 의료인 수

② 제1항에 따라 신청서를 제출받은 시 · 도지사는 종합병원의 개설 장소가 이전되는 경우, 같은 항 제2호에 따라 종합병원으로 변경되는 경우 또는 같은 항 제3호에 따라 종합병원의 주요시설 변경이 있는 경우 「전자정부법」 제36조제1항에 따른 행정정보의 공동이용을 통하여 「전기안전관리법 시행규칙」 제18조제3항 본문에 따른 전기안전점검 확인서를 확인해야 한다. 다만, 신청인이 확인에 동의하지 않는 경우에는 그 사본을 첨부하도록 해야 한다. <신설 2021.6.30>

③ 제1항에 따른 개설허가 변경신청과 관련하여 그 변경사항에 대한 확인 방법 및 기준에 관하여는 제25조제2항을 준용한다. 다만, 같은 항 제3호의 경우에는 의료기관 개설장소의 이전, 제1항제2호 및 제3호에 따른 의료기관의 종류 변경 및 시설 변동만 해당한다. <개정 2017.6.21, 2021.6.30>

④ 시 · 도지사는 제1항에 따라 변경허가를 한 때에 의료기관 개설허가증을 고쳐쓸 필요가 있으면 이를 개서하여 주거나 재발급하여야 한다. <개정 2008.9.5, 2015.5.29, 2021.6.30>

규칙 **제30조의2(보건의료자원 통합신고포털을 통한 신고 등)** ① 시 · 도지사 및 시장 · 군수 · 구청장은 「국민건강보험법 시행규칙」 제12조의2제1항에 따른 전자민원창구(이하 "보건의료자원 통합신고포털"이라 한다)를 통하여 제25조부터 제28조까지의 규정, 제30조 및 제32조에 따른 의료기관 개설(변경)신고 · 개설(변경)허가 및 폐업 · 휴업의 신고 등에 관한 사무를 처리할 수 있다.

② 시 · 도지사 및 시장 · 군수 · 구청장은 제1항에 따라 처리한 사항(서면으로 신고 받거나 허가 신청 받아 처리한 사항을 포함한다)을 「국민건강보험법」 제62조에 따른 건강보험심사평가원(이하 "심사평가원"이라 한다)에 「국민건강보험법 시행규칙」 제12조의2제3항에 따른 방법으로 통보하여야 한다. 이 경우 시 · 도지사 또는 시장 · 군수 · 구청장은 제25조제4항, 제27조제4항, 제30조제2항 및 제32조제2항에 따라 보건복지부장관에게 보고한 것으로 본다. <개정 2017.6.21>

③ 시 · 도지사 및 시장 · 군수 · 구청장은 심사평가원으로부터 「국민건강보험법 시행규칙」 제12조제4항제1호 또는 제2호에 따른 통보를 받은 경우에는 해당 의료기관의 개설자가 제26조제1항에 따른 의료기관 개설신고사항의 변경신고한 것으로 본다.

④ 시 · 도지사 및 시장 · 군수 · 구청장은 심사평가원으로부터 「국민건강보험법 시행규칙」 제12조제4항제3호에 따른 통보를 받은 경우에는 해당 의료기관의 개설허가를 받은 자가 제28조제1항에 따른 개설허가사항 변경신청서를 제출한 것으로 본다.

⑤ 의료기관의 개설자 또는 개설허가를 받은 자가 보건의료자원 통합신고포털을 통하여 변경신고를 하거나 변경허가를 신청하는 경우에는 제26조제1항 및 제28조제1항에도 불구하고 다음 각 호의 구분에 따라 서류의 제출을 생략할 수 있다.

1. 제26조제1항에 따른 개설신고사항의 변경신고(제32조제2항 전단에 따라 준용하는 경우를 포함한다)를 하는 경우: 의료기관 개설신고증명서
2. 제28조제1항에 따른 허가사항 변경신청(제32조제2항 전단에 따라 준용하는 경우를 포함한다)을 하는 경우: 의료기관 개설허가증

⑥ 시 · 도지사, 시장 · 군수 · 구청장 및 심사평가원은 제1항부터 제5항까지의 규정에 따른 업무를 위하여 불가피한 경우 「개인정보 보호법 시행령」 제19조제1호 또는 제4호에 따른 주민등록번호

또는 외국인등록번호가 포함된 자료를 처리할 수 있다.

[본조신설 2015.7.24]

규칙 **제31조(조산원의 지도의사)** 조산원의 개설자는 법 제33조제6항에 따라 지도의사(指導醫師)를 정하거나 변경한 경우에는 지도의사신고서에 그 지도의사의 승낙서 및 면허증 사본을 첨부하여 관할 시장·군수·구청장에게 제출하여야 한다.

제33조의3(실태조사) ① 보건복지부장관은 제33조제2항을 위반하여 의료기관을 개설할 수 없는 자가 개설·운영하는 의료기관의 실태를 파악하기 위하여 보건복지부령으로 정하는 바에 따라 조사(이하 이 조에서 "실태조사"라 한다)를 실시하고, 위법이 확정된 경우 그 결과를 공표하여야 한다. 이 경우 수사기관의 수사로 제33조제2항을 위반한 의료기관의 위법이 확정된 경우도 공표 대상에 포함한다.

② 보건복지부장관은 실태조사를 위하여 관계 중앙행정기관의 장, 지방자치단체의 장, 관련 기관·법인 또는 단체 등에 협조를 요청할 수 있다. 이 경우 요청을 받은 자는 특별한 사정이 없으면 이에 협조하여야 한다.

③ 실태조사의 시기·방법 및 결과 공표의 방법 등에 관하여 필요한 사항은 보건복지부령으로 정한다.

[본조신설 2020.12.29]

규칙 **제28조의2(실태조사의 시기·방법)** ① 보건복지부장관은 법 제33조의3제1항 전단에 따른 의료기관을 개설할 수 없는 자가 개설·운영하는 의료기관에 대한 실태조사(이하 이 조에서 "실태조사"라 한다)를 매년 실시해야 한다.

② 실태조사는 현장조사, 문서열람 등의 방법으로 실시하며, 필요한 경우에는 조사 대상자에게 법 제61조에 따라 보고를 명하거나 법 제61조의2에 따라 자료의 제출 또는 의견의 진술 등을 요청할 수 있다.

③ 보건복지부장관은 실태조사 실시 결과 위법이 확정되면 법 제33조의3제1항 전단에 따라 다음 각 호의 사항을 관보 또는 보건복지부의 인터넷 홈페이지에 공표해야 한다.

1. 의료기관의 명칭 및 주소
2. 의료기관 개설자의 성명(개설자가 법인인 경우에는 법인명 및 대표자의 성명을 말한다)
3. 위반사항

④ 제1항부터 제3항까지에서 규정한 사항 외에 실태조사에 필요한 사항은 보건복지부장관이 정한다.

[본조신설 2021.6.30]

제34조(원격의료) ① 의료인(의료업에 종사하는 의사·치과의사·한의사만 해당한다)은 제33조제1항에도 불구하고 컴퓨터·화상통신 등 정보통신기술을 활용하여 먼 곳에 있는 의료인에게 의료지식이나 기술을 지원하는 원격의료(이하 "원격의료"라 한다)를 할 수 있다.

② 원격의료를 행하거나 받으려는 자는 보건복지부령으로 정하는 시설과 장비를 갖추어야 한다.

③ 원격의료를 하는 자(이하 "원격지의사"라 한다)는 환자를 직접 대면하여 진료하는 경우와 같은 책임을 진다.

④ 원격지의사의 원격의료에 따라 의료행위를 한 의료인이 의사·치과의사 또는 한의사(이하 "현지의사"라 한다)인 경우에는 그 의료행위에 대하여 원격지의사의 과실을 인정할 만한 명백한 근거가 없으면 환자에 대한 책임은 제3항에도 불구하고 현지의사에게 있는 것으로 본다.

규칙 **제29조(원격의료의 시설 및 장비)** 법 제34조제2항에 따라 원격의료를 행하거나 받으려는 자가 갖추어야 할 시설과 장비는 다음 각 호와 같다.

1. 원격진료실
2. 데이터 및 화상(畵像)을 전송·수신할 수 있는 단말기, 서버, 정보통신망 등의 장비

제35조(의료기관 개설 특례) ① 제33조제1항·제2항 및 제8항에 따른 자 외의 자가 그 소속 직원, 종업원, 그 밖의 구성원(수용자를 포함한다)이나 그 가족의 건강관리를 위하여 부속 의료기관을 개설하려면 그 개설 장소를 관할하는 시장·군수·구청장에게 신고하여야 한다. 다만, 부속 의료기관으로 병원급 의료기관을 개설하려면 그 개설 장소를 관할하는 시·도지사의 허가를 받아야 한다. **<개정 2009.1.30>**

② 제1항에 따른 개설 신고 및 허가에 관한 절차·조건, 그 밖에 필요한 사항과 그 의료기관의 운영에 필요한 사항은 보건복지부령으로 정한다. **<개정 2008.2.29, 2010.1.18>**

규칙 **제32조(부속 의료기관의 개설 특례)** ① 법 제35조제1항에 따라 의료인·의료법인·국가·지방자치단체·비영리법인 또는「공공기관의 운영에 관한 법률」에 따른 준정부기관 외의 자가 그 종업원 및 가족의 건강관리를 위하여 부속 의료기관을 개설하려면 별지 제20호서식의 부속 의료기관 개설신고서 또는 개설허가신청서에 다음 각 호의 서류를 첨부하여 시·도지사나 시장·군수·구청장에게 제출하여야 한다. **<개정 2015.7.24, 2017.6.21>**

1. 건물평면도 사본 및 그 구조설명서 사본
2. 의료인 등 근무인원에 대한 확인이 필요한 경우: 면허(자격)증 사본 1부
3. 법 제36조제1호·제2호·제4호 및 제5호의 준수사항에 적합함을 증명하는 서류

② 부속 의료기관의 개설신고 및 개설허가에 따른 신고 수리 등에 관하여는 제25조제2항부터 제5항까지, 제26조, 제27조제3항부터 제6항까지 및 제28조의 규정을 각각 준용한다. 이 경우 "별지 15호서식"은 "별지 제15호의2서식"으로, "별지 제17호서식"은 "별지 제17호의2서식"으로 본다. **<개정 2015.5.29, 2021.6.30>**

[전문개정 2010.1.29]

제36조(준수사항) 제33조제2항 및 제8항에 따라 의료기관을 개설하는 자는 보건복지부령으로 정하는 바에 따라 다음 각 호의 사항을 지켜야 한다. **<개정 2010.1.18, 2016.5.29, 2019.4.23, 2019.8.27, 2020.3.4>**

1. 의료기관의 종류에 따른 시설기준 및 규격에 관한 사항
2. 의료기관의 안전관리시설 기준에 관한 사항
3. 의료기관 및 요양병원의 운영 기준에 관한 사항
4. 고가의료장비의 설치·운영 기준에 관한 사항
5. 의료기관의 종류에 따른 의료인 등의 정원 기준에 관한 사항
6. 급식관리 기준에 관한 사항
7. 의료기관의 위생 관리에 관한 사항
8. 의료기관의 의약품 및 일회용 의료기기의 사용에 관한 사항
9. 의료기관의「감염병의 예방 및 관리에 관한 법률」제41조제4항에 따른 감염병환자등의 진료 기준에 관한 사항

10. 의료기관 내 수술실, 분만실, 중환자실 등 감염관리가 필요한 시설의 출입 기준에 관한 사항
11. 의료인 및 환자 안전을 위한 보안장비 설치 및 보안인력 배치 등에 관한 사항
12. 의료기관의 신체보호대 사용에 관한 사항
13. 의료기관의 의료관련감염 예방에 관한 사항

규칙 **제33조** 삭제 <2017.3.7>

규칙 **제34조(의료기관의 시설기준 및 규격)** 법 제36조제1호에 따른 의료기관의 종류별 시설기준은 별표 3과 같고, 그 시설규격은 별표 4와 같다.

규칙 **제35조(의료기관의 안전관리시설)** 의료기관을 개설하는 자는 법 제36조제2호에 따라 환자, 의료관계인, 그 밖의 의료기관 종사자의 안전을 위하여 다음 각 호의 시설을 갖추어야 한다. <개정 2017.3.7, 2019.9.27>

1. 화재나 그 밖의 긴급한 상황에 대처하기 위하여 필요한 시설
2. 방충, 쥐막기, 세균오염 방지에 관한 시설
3. 채광 · 환기에 관한 시설
4. 전기 · 가스 등의 위해 방지에 관한 시설
5. 방사선 위해 방지에 관한 시설
6. 그 밖에 진료과목별로 안전관리를 위하여 필수적으로 갖추어야 할 시설

규칙 **제35조의2(의료기관의 운영 기준)** 의료기관을 개설하는 자는 법 제36조제3호에 따라 다음 각 호의 운영 기준을 지켜야 한다.

1. 입원실의 정원을 초과하여 환자를 입원시키지 말 것
2. 입원실은 남 · 여별로 구별하여 운영할 것
3. 입원실이 아닌 장소에 환자를 입원시키지 말 것
4. 외래진료실에는 진료 중인 환자 외에 다른 환자를 대기시키지 말 것

[본조신설 2017.3.7]

규칙 **제36조(요양병원의 운영)** ① 법 제36조제3호에 따른 요양병원의 입원 대상은 다음 각 호의 어느 하나에 해당하는 자로서 주로 요양이 필요한 자로 한다. <개정 2010.1.29>

1. 노인성 질환자
2. 만성질환자
3. 외과적 수술 후 또는 상해 후 회복기간에 있는 자

② 제1항에도 불구하고 「감염병의 예방 및 관리에 관한 법률」 제41조제1항에 따라 질병관리청장이 고시한 감염병에 걸린 같은 법 제2조제13호부터 제15호까지에 따른 감염병환자, 감염병의사환자 또는 병원체보유자(이하 "감염병환자등"이라 한다) 및 같은 법 제42조제1항 각 호의 어느 하나에 해당하는 감염병환자등은 요양병원의 입원 대상으로 하지 아니한다. <개정 2015.12.23, 2020.9.11>

③ 제1항에도 불구하고 「정신건강증진 및 정신질환자 복지서비스 지원에 관한 법률」 제3조제1호에 따른 정신질환자(노인성 치매환자는 제외한다)는 같은 법 제3조제5호에 따른 정신의료기관 외의 요양병원의 입원 대상으로 하지 아니한다. <신설 2015.12.23, 2017.5.30>

④ 각급 의료기관은 제1항에 따른 환자를 요양병원으로 옮긴 경우에는 환자 이송과 동시에 진료기록 사본 등을 그 요양병원에 송부하여야 한다. **<개정 2010.1.29, 2015.12.23>**

⑤ 요양병원 개설자는 요양환자의 상태가 악화되는 경우에 적절한 조치를 할 수 있도록 환자 후송 등에 관하여 다른 의료기관과 협약을 맺거나 자체 시설 및 인력 등을 확보하여야 한다. **<개정 2010.1.29, 2015.12.23>**

⑥ 삭제 <2020.2.28>

⑦ 요양병원 개설자는 휴일이나 야간에 입원환자의 안전 및 적절한 진료 등을 위하여 소속 의료인 및 직원에 대한 비상연락체계를 구축·유지하여야 한다. **<신설 2017.6.21>**

규칙 **제37조** 삭제 <2015.1.2>

규칙 **제38조(의료인 등의 정원)** ① 법 제36조제5호에 따른 의료기관의 종류에 따른 의료인의 정원 기준에 관한 사항은 별표 5와 같다.

② 의료기관은 제1항의 의료인 외에 다음의 기준에 따라 필요한 인원을 두어야 한다. **<개정 2015.5.29, 2018.12.20>**

1. 병원급 의료기관에는 별표 5의2에 따른 약사 또는 한약사(법률 제8365호 약사법 전부개정법률 부칙 제9조에 따라 한약을 조제할 수 있는 약사를 포함한다. 이하 같다)를 두어야 한다.
2. 입원시설을 갖춘 종합병원 · 병원 · 치과병원 · 한방병원 또는 요양병원에는 1명 이상의 영양사를 둔다.
3. 의료기관에는 보건복지부장관이 정하는 바에 따라 각 진료과목별로 필요한 수의 의료기사를 둔다.
4. 종합병원에는 보건복지부장관이 정하는 바에 따라 필요한 수의 보건의료정보관리사를 둔다.
5. 의료기관에는 보건복지부장관이 정하는 바에 따라 필요한 수의 간호조무사를 둔다.
6. 종합병원에는 「사회복지사업법」에 따른 사회복지사 자격을 가진 자 중에서 환자의 갱생 · 재활과 사회복귀를 위한 상담 및 지도 업무를 담당하는 요원을 1명 이상 둔다.
7. 요양병원에는 시설 안전관리를 담당하는 당직근무자를 1명 이상 둔다.

③ 보건복지부장관은 간호사나 치과위생사의 인력 수급상 필요하다고 인정할 때에는 제1항에 따른 간호사 또는 치과위생사 정원의 일부를 간호조무사로 충당하게 할 수 있다. **<개정 2010.3.19>**

규칙 **제39조(급식관리)** 입원시설을 갖춘 종합병원 · 병원 · 치과병원 · 한방병원 · 요양병원 또는 정신병원을 개설하는 자는 법 제36조제6호에 따라 별표 6에서 정하는 바에 따라 환자의 식사를 위생적으로 관리 · 제공해야 한다. **<개정 2017.3.7, 2021.6.30>**

규칙 **제39조의2(의료기관의 위생관리 기준)** 의료기관을 개설하는 자는 법 제36조제7호에 따라 다음 각 호의 위생관리 기준을 지켜야 한다.

1. 환자의 처치에 사용되는 기구 및 물품(1회용 기구 및 물품은 제외한다)은 보건복지부장관이 정하여 고시하는 방법에 따라 소독하여 사용할 것
2. 감염의 우려가 있는 환자가 입원하였던 입원실 및 그 옷 · 침구 · 식기 등은 완전히 소독하여 사용할 것
3. 의료기관에서 업무를 수행하는 보건의료인에 대하여 손 위생에 대한 교육을 실시할 것

[본조신설 2017.3.7]

규칙 **제39조의3(의약품 및 일회용 주사 의료용품의 사용 기준)** 의료기관을 개설하는 자는 법 제36조제8호에 따라 의약품 및 일회용 주사 의료용품의 사용에 관한 다음 각 호의 기준을 지켜야 한다.

1. 변질 · 오염 · 손상되었거나 유효기한 · 사용기한이 지난 의약품을 진열하거나 사용하지 말 것
2. 「의약품 등의 안전에 관한 규칙」 제62조제5호에 따라 규격품으로 판매하도록 지정 · 고시된 한약을 조제하는 경우에는 같은 조 제8호에 따른 품질관리에 관한 사항을 준수할 것(한의원 또는 한방병원만 해당한다)
3. 포장이 개봉되거나 손상된 일회용 주사 의료용품은 사용하지 말고 폐기할 것
4. 일회용 주사기에 주입된 주사제는 지체 없이 환자에게 사용할 것
5. 한 번 사용한 일회용 주사 의료용품은 다시 사용하지 말고 폐기할 것

[본조신설 2017.3.7]

규칙 **제39조의4(감염병환자등의 진료 기준)** 의료기관을 개설하는 자는 법 제36조제9호에 따라 「감염병의 예방 및 관리에 관한 법률 시행령」 별표 2 제1호에 따른 입원치료의 방법 및 절차를 지켜야 한다. <개정 2020.9.4>

[본조신설 2017.3.7]

규칙 **제39조의5(감염관리가 필요한 시설의 출입 기준)** ① 의료기관을 개설하는 자는 법 제36조제10호에 따라 수술실, 분만실, 중환자실(이하 이 조에서 "수술실등"이라 한다)에서 의료행위가 이루어지는 동안 다음 각 호에 해당하는 사람 외에는 수술실등에 출입하는 사람이 없도록 관리해야 한다.

1. 환자
2. 의료행위를 하는 의료인 · 간호조무사 · 의료기사
3. 환자의 보호자 등 의료기관의 장이 출입이 필요하다고 인정하여 승인한 사람으로서 감염관리 등 출입에 필요한 안내를 받은 사람

② 의료기관을 개설하는 자는 수술실등에 출입하는 사람의 이름, 출입 목적, 입실 · 퇴실 일시, 연락처 및 출입 승인 사실(제1항제3호의 사람만 해당한다) 등을 기록(전자기록을 포함한다)하여 관리하고 1년 동안 보존해야 한다. 다만, 환자의 경우 진료기록부, 조산기록부 및 간호기록부 등으로 해당 사실을 확인할 수 있으면 기록, 관리 및 보존을 생략할 수 있다.

③ 의료기관을 개설하는 자는 수술실등의 입구 등 눈에 띄기 쉬운 곳에 출입에 관한 구체적인 사항을 게시해야 한다.

[본조신설 2019.10.24]

[종전 제39조의5는 제39조의6으로 이동 <2019.10.24>]

규칙 **제39조의6(보안장비 설치 및 보안인력 배치 기준 등)** 100개 이상의 병상을 갖춘 병원 · 정신병원 또는 종합병원을 개설하는 자는 법 제36조제11호에 따라 보안장비 설치 및 보안인력 배치 등에 관한 다음 각 호의 기준을 지켜야 한다.

1. 의료인 및 환자에 대한 폭력행위를 관할 경찰관서에 신고할 수 있는 비상경보장치를 설치할 것
2. 보안 전담인력을 1명 이상 배치할 것
3. 의료인 및 환자에 대한 폭력행위 예방 · 대응 매뉴얼을 마련하여 의료인 및 의료기관 종사자 등을 대상으로 교육을 실시할 것
4. 의료인 및 환자에 대한 폭력행위 예방을 위한 게시물을 제작하여 의료기관의 입구 등 눈에 띄기 쉬운 곳에 게시할 것

[본조신설 2020.4.24]

[종전 제39조의6은 제39조의7로 이동 <2020.4.24>]

규칙 **제39조의7(의료기관의 신체보호대 사용 기준)** 의료기관을 개설하는 자는 법 제36조제12호에 따라 의료기관에 입원한 환자의 안전을 위하여 별표 7에 따른 의료기관의 신체보호대 사용 기준을 지켜야 한다.

[본조신설 2020.2.28]

[제39조의6에서 이동, 종전 제39조의7은 제39조의8로 이동 <2020.4.24>]

규칙 **제39조의8(의료기관의 의료관련감염 예방을 위한 운영기준)** 의료기관을 개설하는 자는 법 제36조제13호에 따라 의료관련감염 예방을 위하여 다음 각 호의 기준을 지켜야 한다.

1. 의료관련감염 예방을 위한 자체 규정을 마련하고, 해당 규정의 이행 여부를 관리할 것
2. 의료기관 내 의료관련감염의 전파를 차단하기 위하여 환자격리 등 적절한 조치를 취할 것
3. 의료기관 이용자에게 의료관련감염에 대한 예방방법 및 주의사항을 안내할 것
4. 약물투여, 혈액채취 등 침습적(侵襲的) 시술은 무균 상태에서 할 것

[본조신설 2020.9.4]

[종전 제39조의8은 제39조의9로 이동 <2020.9.4>]

제36조의2(공중보건의사 등의 고용금지) ① 의료기관 개설자는 「농어촌 등 보건의료를 위한 특별조치법」 제5조의2에 따른 배치기관 및 배치시설이나 같은 법 제6조의2에 따른 파견근무기관 및 시설이 아니면 같은 법 제2조제1호의 공중보건의사에게 의료행위를 하게 하거나, 제41조제1항에 따른 당직의료인으로 두어서는 아니 된다. <개정 2016.12.20, 2018.3.27>

② 의료기관 개설자는 「병역법」 제34조의2제2항에 따라 군병원 또는 병무청장이 지정하는 병원에서 직무와 관련된 수련을 실시하는 경우가 아니면 같은 법 제2조제14호의 병역판정검사전담의사에게 의료행위를 하게 하거나 제41조제1항에 따른 당직의료인으로 두어서는 아니 된다. <신설 2018.3.27>

[본조신설 2015.12.29]

제37조(진단용 방사선 발생장치) ① 진단용 방사선 발생장치를 설치·운영하려는 의료기관은 보건복지부령으로 정하는 바에 따라 시장·군수·구청장에게 신고하여야 하며, 보건복지부령으로 정하는 안전관리기준에 맞도록 설치·운영하여야 한다. <개정 2008.2.29, 2010.1.18>

② 의료기관 개설자나 관리자는 진단용 방사선 발생장치를 설치한 경우에는 보건복지부령으로 정하는 바에 따라 안전관리책임자를 선임하고, 정기적으로 검사와 측정을 받아야 하며, 방사선 관계 종사자에 대한 피폭관리(被曝管理)를 하여야 한다. <개정 2008.2.29, 2010.1.18>

③ 제2항에 따라 안전관리책임자로 선임된 사람은 선임된 날부터 1년 이내에 질병관리청장이 지정하는 방사선 분야 관련 단체(이하 이 조에서 "안전관리책임자 교육기관"이라 한다)가 실시하는 안전관리책임자 교육을 받아야 하며, 주기적으로 보수교육을 받아야 한다. <신설 2020.12.29>

④ 제1항과 제2항에 따른 진단용 방사선 발생장치의 범위·신고·검사·설치 및 측정기준 등에 필요한 사항은 보건복지부령으로 정하고, 제3항에 따른 안전관리책임자 교육 및 안전관리책임자 교육기관의 지정에 필요한 사항은 질병관리청장이 정하여 고시한다. <개정 2008.2.29, 2010.1.18, 2020.12.29>

第38조(특수의료장비의 설치 · 운영) ① 의료기관은 보건의료 시책상 적정한 설치와 활용이 필요하여 보건복지부장관이 정하여 고시하는 의료장비(이하 "특수의료장비"라 한다)를 설치 · 운영하려면 보건복지부령으로 정하는 바에 따라 시장 · 군수 · 구청장에게 등록하여야 하며, 보건복지부령으로 정하는 설치인정기준에 맞게 설치 · 운영하여야 한다. <개정 2008.2.29, 2010.1.18, 2012.2.1>

② 의료기관의 개설자나 관리자는 제1항에 따라 특수의료장비를 설치하면 보건복지부령으로 정하는 바에 따라 보건복지부장관에게 정기적인 품질관리검사를 받아야 한다. <개정 2008.2.29, 2010.1.18>

③ 의료기관의 개설자나 관리자는 제2항에 따른 품질관리검사에서 부적합하다고 판정받은 특수의료장비를 사용하여서는 아니 된다.

④ 보건복지부장관은 제2항에 따른 품질관리검사업무의 전부 또는 일부를 보건복지부령으로 정하는 바에 따라 관계 전문기관에 위탁할 수 있다. <개정 2008.2.29, 2010.1.18>

第38조의2(수술실 내 폐쇄회로 텔레비전의 설치 · 운영) ① 전신마취 등 환자의 의식이 없는 상태에서 수술을 시행하는 의료기관의 개설자는 수술실 내부에 「개인정보 보호법」 및 관련 법령에 따른 폐쇄회로 텔레비전을 설치하여야 한다. 이 경우 국가 및 지방자치단체는 폐쇄회로 텔레비전의 설치 등에 필요한 비용을 지원할 수 있다.

② 환자 또는 환자의 보호자가 요청하는 경우(의료기관의 장이나 의료인이 요청하여 환자 또는 환자의 보호자가 동의하는 경우를 포함한다) 의료기관의 장이나 의료인은 전신마취 등 환자의 의식이 없는 상태에서 수술을 하는 장면을 제1항에 따라 설치한 폐쇄회로 텔레비전으로 촬영하여야 한다. 이 경우 의료기관의 장이나 의료인은 다음 각 호의 어느 하나에 해당하는 정당한 사유가 없으면 이를 거부할 수 없다.

1. 수술이 지체되면 환자의 생명이 위험하여지거나 심신상의 중대한 장애를 가져오는 응급 수술을 시행하는 경우
2. 환자의 생명을 구하기 위하여 적극적 조치가 필요한 위험도 높은 수술을 시행하는 경우
3. 「전공의의 수련환경 개선 및 지위 향상을 위한 법률」 제2조제2호에 따른 수련병원등의 전공의 수련 등 그 목적 달성을 현저히 저해할 우려가 있는 경우
4. 그 밖에 제1호부터 제3호까지의 규정에 준하는 경우로서 보건복지부령으로 정하는 사유가 있는 경우

③ 의료기관의 장이나 의료인이 제2항에 따라 수술을 하는 장면을 촬영하는 경우 녹음 기능은 사용할 수 없다. 다만, 환자 및 해당 수술에 참여한 의료인 등 정보주체 모두의 동의를 받은 경우에는 그러하지 아니하다.

④ 제1항에 따라 폐쇄회로 텔레비전이 설치된 의료기관의 장은 제2항에 따라 촬영한 영상정보가 분실 · 도난 · 유출 · 변조 또는 훼손되지 아니하도록 보건복지부령으로 정하는 바에 따라 내부 관리계획의 수립, 저장장치와 네트워크의 분리, 접속기록 보관 및 관련 시설의 출입자 관리 방안 마련 등 안전성 확보에 필요한 기술적 · 관리적 및 물리적 조치를 하여야 한다.

⑤ 의료기관의 장은 다음 각 호의 어느 하나에 해당하는 경우를 제외하고는 제2항에 따라 촬영한 영상정보를 열람(의료기관의 장 스스로 열람하는 경우를 포함한다. 이하 이 조에서 같다)하게 하거나 제공(사본의 발급을 포함한다. 이하 이 조에서 같다)하여서는 아니 된다.

1. 범죄의 수사와 공소의 제기 및 유지, 법원의 재판업무 수행을 위하여 관계 기관이 요청하는 경우
2. 「의료사고 피해구제 및 의료분쟁 조정 등에 관한 법률」 제6조에 따른 한국의료분쟁조정중재원이 의료분쟁의 조정 또는 중재 절차 개시 이후 환자 또는 환자 보호자의 동의를 받아 해당 업무의 수행을 위하여 요청하는 경우
3. 환자 및 해당 수술에 참여한 의료인 등 정보주체 모두의 동의를 받은 경우

⑥ 누구든지 이 법의 규정에 따르지 아니하고 제2항에 따라 촬영한 영상정보를 탐지하거나 누출 · 변조 또는 훼손하여서는 아니 된다.

⑦ 누구든지 제2항에 따라 촬영한 영상정보를 이 법에서 정하는 목적 외의 용도로 사용하여서는 아니 된다.

⑧ 의료기관의 개설자는 보건복지부장관이 정하는 범위에서 제2항에 따라 촬영한 영상정보의 열람 등에 소요되는 비용을 열람 등을 요청한 자에게 청구할 수 있다.

⑨ 의료기관의 장은 제2항에 따라 촬영한 영상정보를 30일 이상 보관하여야 한다.

⑩ 제1항에 따른 폐쇄회로 텔레비전의 설치 기준, 제2항에 따른 촬영의 범위 및 촬영 요청의 절차, 제2항제1호부터 제3호까지의 규정에 따른 사유의 구체적인 기준, 제5항에 따른 열람 · 제공의 절차, 제9항에 따른 보관기준 및 보관기간의 연장 사유 등에 필요한 사항은 보건복지부령으로 정한다.

⑪ 이 법에서 정한 것 외에 폐쇄회로 텔레비전의 설치 · 운영 등에 관한 사항은 「개인정보 보호법」에 따른다.

[본조신설 2021.9.24] [시행일: 2023.9.25] 제38조의2

제39조(시설 등의 공동이용) ① 의료인은 다른 의료기관의 장의 동의를 받아 그 의료기관의 시설 · 장비 및 인력 등을 이용하여 진료할 수 있다.

② 의료기관의 장은 그 의료기관의 환자를 진료하는 데에 필요하면 해당 의료기관에 소속되지 아니한 의료인에게 진료하도록 할 수 있다.

③ 의료인이 다른 의료기관의 시설 · 장비 및 인력 등을 이용하여 진료하는 과정에서 발생한 의료사고에 대하여는 진료를 한 의료인의 과실 때문이면 그 의료인에게, 의료기관의 시설 · 장비 및 인력 등의 결함 때문이면 그것을 제공한 의료기관 개설자에게 각각 책임이 있는 것으로 본다.

제40조(폐업 · 휴업 신고와 진료기록부등의 이관) ① 의료기관 개설자는 의료업을 폐업하거나 1개월 이상 휴업(입원환자가 있는 경우에는 1개월 미만의 휴업도 포함한다. 이하 이 조에서 이와 같다)하려면 보건복지부령으로 정하는 바에 따라 관할 시장 · 군수 · 구청장에게 신고하여야 한다. **<개정 2008.2.29, 2010.1.18, 2016.12.20>**

② 삭제 <2020.3.4>

③ 시장 · 군수 · 구청장은 제1항에 따른 신고에도 불구하고 「감염병의 예방 및 관리에 관한 법률」 제18조 및 제29조에 따라 질병관리청장, 시 · 도지사 또는 시장 · 군수 · 구청장이 감염병의 역학조사 및 예방접종에 관한 역학조사를 실시하거나 같은 법 제18조의2에 따라 의료인 또는 의료기관의 장이 질병관리청장 또는 시 · 도지사에게 역학조사 실시를 요청한 경우로서 그 역학조사를 위하여 필요하다고 판단하는 때에는 의료기관 폐업 신고를 수리하지 아니할 수 있다. **<신설 2016.5.29, 2020.8.11>**

④ 의료기관 개설자는 의료업을 폐업 또는 휴업하는 경우 보건복지부령으로 정하는 바에 따라 해당 의료기관에 입원 중인 환자를 다른 의료기관으로 옮길 수 있도록 하는 등 환자의 권익을 보호하기 위한 조치를 하여야 한다. <신설 2016.12.20>

⑤ 시장·군수·구청장은 제1항에 따른 폐업 또는 휴업 신고를 받은 경우 의료기관 개설자가 제4항에 따른 환자의 권익을 보호하기 위한 조치를 취하였는지 여부를 확인하는 등 대통령령으로 정하는 조치를 하여야 한다. <신설 2016.12.20>

[제목개정 2020.3.4]

제40조의2(진료기록부등의 이관) ① 의료기관 개설자는 제40조제1항에 따라 폐업 또는 휴업 신고를 할 때 제22조나 제23조에 따라 기록·보존하고 있는 진료기록부등의 수량 및 목록을 확인하고 진료기록부등을 관할 보건소장에게 넘겨야 한다. 다만, 의료기관 개설자가 보건복지부령으로 정하는 바에 따라 진료기록부등의 보관계획서를 제출하여 관할 보건소장의 허가를 받은 경우에는 직접 보관할 수 있다.

② 제1항에 따라 관할 보건소장의 허가를 받아 진료기록부등을 직접 보관하는 의료기관 개설자는 보관계획서에 기재된 사항 중 보건복지부령으로 정하는 사항이 변경된 경우 관할 보건소장에게 이를 신고하여야 하며, 직접 보관 중 질병, 국외 이주 등 보건복지부령으로 정하는 사유로 보존 및 관리가 어려운 경우 이를 대행할 책임자를 지정하여 보관하게 하거나 진료기록부등을 관할 보건소장에게 넘겨야 한다.

③ 제1항에 따라 관할 보건소장의 허가를 받아 진료기록부등을 직접 보관하는 의료기관 개설자는 보관 기간, 방법 등 보건복지부령으로 정하는 사항을 준수하여야 한다.

④ 제1항에 따라 관할 보건소장의 허가를 받아 진료기록부등을 직접 보관하는 의료기관 개설자(제2항에 따라 지정된 책임자를 포함한다)의 기록 열람 및 보존에 관하여는 제21조 및 제22조제2항을 준용한다.

⑤ 그 밖에 진료기록부등의 이관 방법, 절차 등에 필요한 사항은 보건복지부령으로 정한다.

[본조신설 2020.3.4] [시행일: 2023.3.5] 제40조의2

영 **제17조의2(폐업·휴업 시 조치사항)** 시장·군수·구청장(자치구의 구청장을 말한다. 이하 같다)은 법 제40조제1항에 따라 의료업의 폐업 또는 휴업 신고를 받은 경우에는 같은 조 제5항에 따라 다음 각 호의 사항에 대한 확인 조치를 해야 한다. <개정 2020.2.28>

1. 법 제16조제1항에 따라 의료기관에서 나온 세탁물의 적정한 처리를 완료하였는지 여부
2. 법 제40조제2항에 따라 법 제22조제1항에 따른 진료기록부등(전자의무기록을 포함한다. 이하 "진료기록부등"이라 한다)을 적정하게 넘겼거나 직접 보관하고 있는지 여부
3. 법 제40조제4항에 따라 환자의 권익 보호를 위한 조치를 하였는지 여부
4. 그 밖에 제1호부터 제3호까지의 규정에 준하는 사항으로서 의료업의 폐업 또는 휴업의 적정한 관리를 위하여 보건복지부장관이 특히 필요하다고 인정하는 사항

[본조신설 2017.6.20]

규칙 **제30조(폐업·휴업의 신고)** ① 법 제40조에 따라 의료기관의 개설자가 의료업을 폐업하거나 휴업하려면 별지 제18호서식의 의료기관 휴업(폐업) 신고서에 다음 각 호의 서류를 첨부하여 관할 시장·군수·구청장에게 제출하여야 한다. <개정 2017.6.21>

1. 의료업의 폐업 또는 휴업에 대한 결의서(법인만 해당한다) 1부

2. 영 제17조의2 각 호의 조치에 관한 서류

② 시장 · 군수 · 구청장은 매월의 의료기관 폐업신고의 수리 상황을 그 다음달 15일까지 보건복지부장관에게 보고하여야 한다. <개정 2010.3.19>

③ 법 제33조제2항 및 제8항에 따라 의원 · 치과의원 · 한의원 또는 조산원을 개설한 의료인이 부득이한 사유로 6개월을 초과하여 그 의료기관을 관리할 수 없는 경우 그 개설자는 폐업 또는 휴업 신고를 하여야 한다. <개정 2009.4.29, 2015.12.23>

④ 법 제40조제2항 단서에 따라 폐업 또는 휴업의 신고를 하는 의료기관 개설자가 진료기록부등을 직접 보관하려면 별지 제19호서식의 진료기록 보관계획서에 다음 각 호의 서류를 첨부하여 폐업 또는 휴업 예정일 전까지 관할 보건소장의 허가를 받아야 한다. <개정 2008.9.5>

1. 진료기록부등의 종류별 수량 및 목록
2. 진료기록부등에 대한 체계적이고 안전한 보관계획에 관한 서류

규칙 **제30조의3(폐업 · 휴업 시 조치사항)** 법 제40조제4항에 따라 의료기관 개설자는 의료업을 폐업 또는 휴업하려는 때에는 폐업 또는 휴업 신고예정일 14일 전까지 환자 및 환자 보호자가 쉽게 볼 수 있는 장소 및 인터넷 홈페이지(인터넷 홈페이지를 운영하고 있는 자만 해당한다)에 다음 각 호의 사항을 기재한 안내문을 각각 게시하여야 한다. 다만, 입원 환자에 대해서는 폐업 또는 휴업 신고예정일 30일 전까지 환자 또는 그 보호자에게 직접 안내문의 내용을 알려야 한다.

1. 폐업 또는 휴업 개시 예정일자
2. 법 제22조제1항에 따른 진료기록부등(전자의무기록을 포함한다)의 이관 · 보관 또는 사본 발급 등에 관한 사항
3. 진료비 등의 정산 및 반환 등에 관한 사항
4. 입원 중인 환자의 다른 의료기관으로의 전원(轉院)에 관한 사항
5. 그 밖에 제1호부터 제4호까지에 준하는 사항으로서 환자의 권익 보호를 위하여 보건복지부장관이 특히 필요하다고 인정하여 고시하는 사항

[본조신설 2017.6.21]

제40조의3(진료기록보관시스템의 구축 · 운영) ① 보건복지부장관은 제40조의2에 따라 폐업 또는 휴업한 의료기관의 진료기록부등을 보관하는 관할 보건소장 및 의료기관 개설자가 안전하고 효과적으로 진료기록부등을 보존 · 관리할 수 있도록 지원하기 위한 시스템(이하 "진료기록보관시스템"이라 한다)을 구축 · 운영할 수 있다.

② 제40조의2에 따라 폐업 또는 휴업한 의료기관의 진료기록부등을 보관하는 관할 보건소장 및 의료기관 개설자는 진료기록보관시스템에 진료기록부등을 보관할 수 있다.

③ 제2항에 따라 진료기록부등을 진료기록보관시스템에 보관한 관할 보건소장 및 의료기관 개설자(해당 보건소 및 의료기관 소속 의료인 및 그 종사자를 포함한다)는 직접 보관한 진료기록부등 외에는 진료기록보관시스템에 보관된 정보를 열람하는 등 그 내용을 확인하여서는 아니 된다.

④ 보건복지부장관은 제1항에 따른 진료기록보관시스템의 구축 · 운영 업무를 관계 전문기관 또는 단체에 위탁할 수 있다. 이 경우 보건복지부장관은 진료기록보관시스템의 구축 · 운영 업무에 소요되는 비용의 전부 또는 일부를 지원할 수 있다.

⑤ 제4항 전단에 따라 진료기록보관시스템의 구축 · 운영 업무를 위탁받은 전문기관 또는 단체는 보건복지부령으로 정하는 바에 따라 진료기록부등을 안전하게 관리 · 보존하는 데에 필요한 시설과 장비를 갖추어야 한다.

⑥ 보건복지부장관은 진료기록보관시스템의 효율적 운영을 위하여 원본에 기재된 정보가 변경되지 않는 범위에서 진료기록부등의 형태를 변경하여 보존 · 관리할 수 있으며, 변경된 형태로 진료기록부등의 사본을 발급할 수 있다.
⑦ 누구든지 정당한 접근 권한 없이 또는 허용된 접근 권한을 넘어 진료기록보관시스템에 보관된 정보를 훼손 · 멸실 · 변경 · 위조 · 유출하거나 검색 · 복제하여서는 아니 된다.
⑧ 진료기록보관시스템의 구축 범위 및 운영 절차 등에 필요한 사항은 보건복지부령으로 정한다.
[본조신설 2020.3.4] [시행일: 2023.3.5] 제40조의3

제41조(당직의료인) ① 각종 병원에는 응급환자와 입원환자의 진료 등에 필요한 당직의료인을 두어야 한다. <개정 2016.12.20>
② 제1항에 따른 당직의료인의 수와 배치 기준은 병원의 종류, 입원환자의 수 등을 고려하여 보건복지부령으로 정한다. <신설 2016.12.20>

영 **제18조(당직의료인)** 삭제 <2017.6.20>

규칙 **제39조의9(당직의료인)** ① 법 제41조제2항에 따라 각종 병원에 두어야 하는 당직의료인의 수는 입원환자 200명까지는 의사 · 치과의사 또는 한의사의 경우에는 1명, 간호사의 경우에는 2명을 두되, 입원환자 200명을 초과하는 200명마다 의사 · 치과의사 또는 한의사의 경우에는 1명, 간호사의 경우에는 2명을 추가한 인원 수로 한다.
② 제1항에도 불구하고 법 제3조제2항제3호라목에 따른 요양병원에 두어야 하는 당직의료인의 수는 다음 각 호의 기준에 따른다.
1. 의사 · 치과의사 또는 한의사의 경우에는 입원환자 300명까지는 1명, 입원환자 300명을 초과하는 300명마다 1명을 추가한 인원 수
2. 간호사의 경우에는 입원환자 80명까지는 1명, 입원환자 80명을 초과하는 80명마다 1명을 추가한 인원 수
③ 제1항 및 제2항에도 불구하고 다음 각 호의 어느 하나에 해당하는 의료기관은 입원환자를 진료하는 데에 지장이 없도록 해당 병원의 자체 기준에 따라 당직의료인을 배치할 수 있다.
1. 「정신건강증진 및 정신질환자 복지서비스 지원에 관한 법률」 제3조제5호가목에 따른 정신병원
2. 「장애인복지법」 제58조제1항제4호에 따른 의료재활시설로서 법 제3조의2에 따른 요건을 갖춘 의료기관
3. 국립정신건강센터, 국립정신병원, 국립소록도병원, 국립결핵병원 및 국립재활원
4. 그 밖에 제1호부터 제3호까지에 준하는 의료기관으로서 보건복지부장관이 당직의료인의 배치 기준을 자체적으로 정할 필요가 있다고 인정하여 고시하는 의료기관

[본조신설 2017.6.21] [제39조의6에서 이동 <2020.2.28>]

제42조(의료기관의 명칭) ① 의료기관은 제3조제2항에 따른 의료기관의 종류에 따르는 명칭 외의 명칭을 사용하지 못한다. 다만, 다음 각 호의 어느 하나에 해당하는 경우에는 그러하지 아니하다. <개정 2008.2.29, 2009.1.30, 2010.1.18, 2020.3.4>
1. 종합병원 또는 정신병원이 그 명칭을 병원으로 표시하는 경우

2. 제3조의4제1항에 따라 상급종합병원으로 지정받거나 제3조의5제1항에 따라 전문병원으로 지정받은 의료기관이 지정받은 기간 동안 그 명칭을 사용하는 경우
3. 제33조제8항 단서에 따라 개설한 의원급 의료기관이 면허 종별에 따른 종별명칭을 함께 사용하는 경우
4. 국가나 지방자치단체에서 개설하는 의료기관이 보건복지부장관이나 시 · 도지사와 협의하여 정한 명칭을 사용하는 경우
5. 다른 법령으로 따로 정한 명칭을 사용하는 경우

② 의료기관의 명칭 표시에 관한 사항은 보건복지부령으로 정한다. <개정 2008.2.29, 2010.1.18>
③ 의료기관이 아니면 의료기관의 명칭이나 이와 비슷한 명칭을 사용하지 못한다.

규칙 **제40조(의료기관의 명칭 표시)** 법 제42조제2항에 따라 의료기관의 명칭 표시는 다음 각 호에 정하는 바에 따른다. <개정 2017.3.7, 2017.6.21, 2019.10.24, 2021.6.30>

1. 의료기관이 명칭을 표시하는 경우에는 법 제3조제2항에 따른 의료기관의 종류에 따르는 명칭(종합병원 · 정신병원의 경우에는 병원을 포함한다) 앞에 고유명칭을 붙인다. 이 경우 그 고유명칭은 의료기관의 종류 명칭과 동일한 크기로 하되, 의료기관의 종류 명칭과 혼동할 우려가 있거나 특정 진료과목 또는 질환명과 비슷한 명칭을 사용하지 못한다.
2. 제1호에도 불구하고 법 제3조의4제1항에 따라 상급종합병원으로 지정받은 종합병원은 의료기관의 종류에 따른 명칭 대신 상급종합병원의 명칭을 표시할 수 있다.
3. 제1호에도 불구하고 법 제3조의5제1항에 따라 전문병원으로 지정받은 병원은 지정받은 특정 진료과목 또는 질환명을 표시할 수 있으며, 의료기관의 종류에 따른 명칭 대신 전문병원의 명칭을 표시할 수 있다.
4. 병원 · 한방병원 · 치과병원 · 의원 · 한의원 또는 치과의원의 개설자가 전문의인 경우에는 그 의료기관의 고유명칭과 의료기관의 종류 명칭 사이에 인정받은 전문과목을 삽입하여 표시할 수 있다.
5. 제32조에 따른 부속 의료기관이 명칭을 표시하는 경우에는 의료기관의 종류에 따르는 명칭 앞에 그 개설기관의 명칭과 "부속"이라는 문자를 붙여야 한다.
6. 의료기관의 명칭표시판에는 다음 각 목의 사항만을 표시할 수 있다. 다만, 장소가 좁거나 그 밖에 부득이한 사유가 있는 경우에는 제41조제4항에도 불구하고 같은 조 제1항에 따른 진료과목을 명칭표시판에 함께 표시할 수 있다.
   가. 의료기관의 명칭
   나. 전화번호
   다. 진료에 종사하는 의료인의 면허 종류 및 성명
   라. 상급종합병원으로 지정받은 사실(법 제3조의4제1항에 따라 상급종합병원으로 지정받은 종합병원만 해당한다)
   마. 전문병원으로 지정받은 사실(법 제3조의5제1항에 따라 전문병원으로 지정받은 병원만 해당한다)
   바. 병원 · 한방병원 · 치과병원 · 의원 · 한의원 또는 치과의원의 개설자가 전문의인 경우에는 해당 개설자의 전문의 자격 및 전문과목
   사. 법 제58조제1항에 따라 의료기관 인증을 받은 사실
7. 제6호가목에 따른 의료기관의 명칭은 한글로 표시하되, 외국어를 함께 표시할 수 있다.

제43조(진료과목 등) ① 병원 · 치과병원 또는 종합병원은 한의사를 두어 한의과 진료과목을 추가로 설치 · 운영할 수 있다.

② 한방병원 또는 치과병원은 의사를 두어 의과 진료과목을 추가로 설치 · 운영할 수 있다.

③ 병원 · 한방병원 · 요양병원 또는 정신병원은 치과의사를 두어 치과 진료과목을 추가로 설치 · 운영할 수 있다.

④ 제1항부터 제3항까지의 규정에 따라 추가로 진료과목을 설치 · 운영하는 경우에는 보건복지부령으로 정하는 바에 따라 진료에 필요한 시설 · 장비를 갖추어야 한다. <개정 2010.1.18>

⑤ 제1항부터 제3항까지의 규정에 따라 추가로 설치한 진료과목을 포함한 의료기관의 진료과목은 보건복지부령으로 정하는 바에 따라 표시하여야 한다. 다만, 치과의 진료과목은 종합병원과 제77조제2항에 따라 보건복지부령으로 정하는 치과병원에 한하여 표시할 수 있다. <개정 2010.1.18>

[전문개정 2009.1.30]

[법률 제9386호(2009.1.30) 부칙 제2조의 규정에 의하여 이 조 제5항 단서의 개정규정 중 치과의사에 대한 부분은 2013년 12월 31일까지 유효함]

규칙 **제41조(진료과목의 표시)** ① 법 제43조에 따라 의료기관이 표시할 수 있는 진료과목은 다음 각 호와 같다. <개정 2017.6.21, 2017.11.28, 2019.10.24, 2021.6.30>

1. 종합병원: 제2호 및 제3호의 진료과목
2. 병원 · 정신병원이나 의원 : 내과, 신경과, 정신건강의학과, 외과, 정형외과, 신경외과, 흉부외과, 성형외과, 마취통증의학과, 산부인과, 소아청소년과, 안과, 이비인후과, 피부과, 비뇨의학과, 영상의학과, 방사선종양학과, 병리과, 진단검사의학과, 재활의학과, 결핵과, 예방의학과, 가정의학과, 핵의학과, 직업환경의학과 및 응급의학과
3. 치과병원이나 치과의원: 구강악안면외과, 치과보철과, 치과교정과, 소아치과, 치주과, 치과보존과, 구강내과, 영상치의학과, 구강병리과, 예방치과 및 통합치의학과
4. 한방병원이나 한의원: 한방내과, 한방부인과, 한방소아과, 한방안 · 이비인후 · 피부과, 한방신경정신과, 한방재활의학과, 사상체질과 및 침구과
5. 요양병원: 제2호 및 제4호의 진료과목

② 법 제43조제1항부터 제3항까지의 규정에 따라 추가로 진료과목을 설치한 의료기관이 표시할 수 있는 진료과목과 법 제43조제4항에 따라 추가로 설치한 진료과목의 진료에 필요한 시설 · 장비는 별표 8과 같다. <신설 2010.1.29>

③ 의료기관이 진료과목을 표시하는 경우에는 제1항 및 제2항의 진료과목 중 그 의료기관이 확보하고 있는 시설 · 장비 및 의료관계인에 해당하는 과목만을 표시할 수 있다. <개정 2010.1.29>

④ 의료기관의 진료과목 표시판에는 "진료과목"이라는 글자와 진료과목의 명칭을 표시하여야 한다. <개정 2010.1.29>

규칙 **제42조(의료기관의 명칭과 진료과목의 병행 표시 방법)** 제40조제6호 각 목 외의 부분 단서에 따라 의료기관의 명칭 표시판에 진료과목을 함께 표시하는 경우에는 진료과목을 표시하는 글자의 크기를 의료기관의 명칭을 표시하는 글자 크기의 2분의 1 이내로 하여야 한다.

제44조 삭제 <2009.1.30>

제45조(비급여 진료비용 등의 고지) ① 의료기관 개설자는 「국민건강보험법」 제41조제4항에 따라 요양급여의 대상에서 제외되는 사항 또는 「의료급여법」 제7조제3항에 따라 의료급여의 대상에서 제외되는 사항의 비용(이하 "비급여 진료비용"이라 한다)을 환자 또는 환자의 보호자가 쉽게 알 수 있도록 보건복지부령으로 정하는 바에 따라 고지하여야 한다. **<개정 2010.1.18, 2011.12.31, 2016.3.22>**

② 의료기관 개설자는 보건복지부령으로 정하는 바에 따라 의료기관이 환자로부터 징수하는 제증명수수료의 비용을 게시하여야 한다. **<개정 2010.1.18>**

③ 의료기관 개설자는 제1항 및 제2항에서 고지 · 게시한 금액을 초과하여 징수할 수 없다.

[전문개정 2009.1.30]

규칙 **제42조의2(비급여 진료비용 등의 고지)** ① 법 제45조제1항에 따라 의료기관 개설자는 「국민건강보험법」 제41조제4항에 따라 요양급여의 대상에서 제외되는 사항 또는 「의료급여법」 제7조제3항에 따라 의료급여의 대상에서 제외되는 사항(이하 이 조에서 "비급여 대상"이라 한다)의 항목과 그 가격을 적은 책자 등을 접수창구 등 환자 또는 환자의 보호자가 쉽게 볼 수 있는 장소에 갖추어 두어야 한다. 이 경우 비급여 대상의 항목을 묶어 1회 비용으로 정하여 총액을 표기할 수 있다. **<개정 2016.10.6, 2020.9.4>**

② 법 제45조제1항에 따라 의료기관 개설자는 비급여 대상 중 보건복지부장관이 정하여 고시하는 비급여 대상을 제공하려는 경우 환자 또는 환자의 보호자에게 진료 전 해당 비급여 대상의 항목과 그 가격을 직접 설명해야 한다. 다만, 수술, 수혈, 전신마취 등이 지체되면 환자의 생명이 위험해지거나 심신상의 중대한 장애를 가져오는 경우에는 그렇지 않다. **<신설 2020.9.4>**

③ 법 제45조제2항에 따라 의료기관 개설자는 진료기록부 사본 · 진단서 등 제증명수수료의 비용을 접수창구 등 환자 및 환자의 보호자가 쉽게 볼 수 있는 장소에 게시하여야 한다. **<개정 2020.9.4>**

④ 인터넷 홈페이지를 운영하는 의료기관은 제1항 및 제3항의 사항을 제1항 및 제3항의 방법 외에 이용자가 알아보기 쉽도록 인터넷 홈페이지에 따로 표시해야 한다. **<개정 2015.5.29, 2020.9.4>**

⑤ 제1항부터 제4항까지에서 규정한 사항 외에 비급여 진료비용 등의 고지방법의 세부적인 사항은 보건복지부장관이 정하여 고시한다. **<신설 2015.5.29, 2020.9.4>**

[본조신설 2010.1.29]

제45조의2(비급여 진료비용 등의 보고 및 현황조사 등) ① 의료기관의 장은 보건복지부령으로 정하는 바에 따라 비급여 진료비용 및 제45조제2항에 따른 제증명수수료(이하 이 조에서 "비급여진료비용등"이라 한다)의 항목, 기준, 금액 및 진료내역 등에 관한 사항을 보건복지부장관에게 보고하여야 한다. **<신설 2020.12.29>**

② 보건복지부장관은 제1항에 따라 보고받은 내용을 바탕으로 모든 의료기관에 대한 비급여진료비용등의 항목, 기준, 금액 및 진료내역 등에 관한 현황을 조사 · 분석하여 그 결과를 공개할 수 있다. 다만, 병원급 의료기관에 대하여는 그 결과를 공개하여야 한다. **<개정 2016.12.20, 2020.12.29>**

③ 보건복지부장관은 제2항에 따른 비급여진료비용등의 현황에 대한 조사 · 분석을 위하여 필요하다고 인정하는 경우에는 의료기관의 장에게 관련 자료의 제출을 명할 수 있다. 이 경우 해당 의료기관의 장은 특별한 사유가 없으면 그 명령에 따라야 한다. **<신설 2016.12.20, 2020.12.29>**

④ 제2항에 따른 현황조사 · 분석 및 결과 공개의 범위 · 방법 · 절차 등에 필요한 사항은 보건복지부령으로 정한다. <개정 2016. 12. 20, 2020. 12. 29>
[본조신설 2015.12.29]
[제목개정 2020.12.29]

규칙 **제42조의3(비급여 진료비용 등의 보고 및 현황 조사 등)** ① 의료기관의 장은 법 제45조의2제1항에 따른 비급여진료비용등(이하 이 조에서 "비급여진료비용등"이라 한다)에 관한 다음 각 호의 구분에 따른 사항을 보건복지부장관에게 반기마다 보고해야 한다. 다만, 의료기관의 행정부담, 보고내용의 활용 목적 등을 고려하여 보건복지부장관이 정하여 고시하는 바에 따라 의료기관별 또는 항목별로 보고 횟수를 달리 정할 수 있다. <개정 2021.6.30>

1. 법 제45조제1항에 따른 비급여 진료비용: 「국민건강보험 요양급여의 기준에 관한 규칙」 별표 2에 따라 비급여 대상이 되는 행위 · 약제 및 치료재료 중 다음 각 목의 사항을 고려하여 보건복지부장관이 정하여 고시하는 사항
   가. 의료기관에서 실시 · 사용 · 조제하는 빈도
   나. 의료기관의 징수비용
   다. 환자의 수요
   라. 환자가 「국민건강보험법 시행령」 별표 2 제3호라목에 따른 희귀난치성질환자등이거나 같은 영 제21조제3항에 해당하는 경우, 법 제38조에 따른 특수의료장비를 사용하는 경우 등 구체적인 진료 상황
2. 법 제45조제2항에 따른 제증명수수료: 의료기관에서 발급하는 진단서 · 증명서 또는 검안서 등의 제증명서류 중 발급 빈도, 발급 비용 및 환자의 수요 등을 고려하여 보건복지부장관이 정하여 고시하는 사항

② 법 제45조의2제2항에 따라 보건복지부장관이 비급여진료비용등에 대한 현황을 조사 · 분석하고 그 결과를 공개하는 의료기관은 보건복지부장관이 정하여 고시하는 의료기관으로 한다. <개정 2021.6.30>

③ 삭제 <2021.6.30>

④ 보건복지부장관은 비급여진료비용등에 대한 심층적 조사 · 분석을 위하여 필요하다고 인정하는 경우에는 관계 전문기관이나 전문가 등에게 필요한 자료 또는 의견의 제출을 요청할 수 있다. <개정 2021.6.30>

⑤ 보건복지부장관은 법 제45조의2제2항에 따라 비급여진료비용등의 현황에 대한 조사 · 분석 결과를 공개하는 경우에는 보건복지부장관이 지정하는 정보시스템에 게시하는 방법으로 한다. <개정 2021.6.30>

⑥ 제1항부터 제5항까지의 규정에 따른 비급여진료비용등의 보고와 비급여진료비용등의 현황에 대한 조사 · 분석 및 공개의 범위, 방법 및 절차 등에 관하여 필요한 세부 사항은 보건복지부장관이 정하여 고시한다. <개정 2021.6.30>

[본조신설 2016.10.6]
[제목개정 2021.6.30]

第45조의3(제증명수수료의 기준 고시) 보건복지부장관은 제45조의2제2항에 따른 현황조사 · 분석의 결과를 고려하여 제증명수수료의 항목 및 금액에 관한 기준을 정하여 고시하여야 한다. <개정 2020.12.29>
[본조신설 2016.12.20]

第46조(환자의 진료의사 선택 등) ① 환자나 환자의 보호자는 종합병원 · 병원 · 치과병원 · 한방병원 · 요양병원 또는 정신병원의 특정한 의사 · 치과의사 또는 한의사를 선택하여 진료를 요청할 수 있다. 이 경우 의료기관의 장은 특별한 사유가 없으면 환자나 환자의 보호자가 요청한 의사 · 치과의사 또는 한의사가 진료하도록 하여야 한다. <개정 2008.2.29, 2010.1.18, 2018. 3.27, 2020.3.4>
② 제1항에 따라 진료의사를 선택하여 진료를 받는 환자나 환자의 보호자는 진료의사의 변경을 요청할 수 있다. 이 경우 의료기관의 장은 정당한 사유가 없으면 이에 응하여야 한다. <개정 2018. 3.27>
③ 의료기관의 장은 환자 또는 환자의 보호자에게 진료의사 선택을 위한 정보를 제공하여야 한다. <개정 2008.2.29, 2010.1.18, 2018.3.27>
④ 의료기관의 장은 제1항에 따라 진료하게 한 경우에도 환자나 환자의 보호자로부터 추가비용을 받을 수 없다. <개정 2018.3.27>
⑤ 삭제 <2018.3.27>
⑥ 삭제 <2018.3.27>

참고 **선택진료에 관한 규칙 제4조** 삭제 <2018.4.4>

第47조(의료관련감염 예방) ① 보건복지부령으로 정하는 일정 규모 이상의 병원급 의료기관의 장은 의료관련감염 예방을 위하여 감염관리위원회와 감염관리실을 설치 · 운영하고 보건복지부령으로 정하는 바에 따라 감염관리 업무를 수행하는 전담 인력을 두는 등 필요한 조치를 하여야 한다. <개정 2008.2.29, 2010.1.18, 2011.8.4, 2020.3.4>
② 의료기관의 장은 「감염병의 예방 및 관리에 관한 법률」 제2조제1호에 따른 감염병의 예방을 위하여 해당 의료기관에 소속된 의료인 및 의료기관 종사자에게 정기적으로 교육을 실시하여야 한다. <신설 2019.4.23>
③ 의료기관의 장은 「감염병의 예방 및 관리에 관한 법률」 제2조제1호에 따른 감염병이 유행하는 경우 환자, 환자의 보호자, 의료인, 의료기관 종사자 및 「경비업법」 제2조제3호에 따른 경비원 등 해당 의료기관 내에서 업무를 수행하는 사람에게 감염병의 확산 방지를 위하여 필요한 정보를 제공하여야 한다. <신설 2015.12.29, 2019.4.23>
④ 질병관리청장은 의료관련감염의 발생 · 원인 등에 대한 의과학적인 감시를 위하여 의료관련감염 감시 시스템을 구축 · 운영할 수 있다. <신설 2020.3.4, 2020.8.11>
⑤ 의료기관은 제4항에 따른 시스템을 통하여 매월 의료관련감염 발생 사실을 등록할 수 있다. <신설 2020.3.4>
⑥ 질병관리청장은 제4항에 따른 시스템의 구축 · 운영 업무를 대통령령으로 정하는 바에 따라 관계 전문기관에 위탁할 수 있다. <신설 2020.3.4, 2020.8.11>

⑦ 질병관리청장은 제6항에 따라 업무를 위탁한 전문기관에 대하여 그 업무에 관한 보고 또는 자료의 제출을 명할 수 있다. <신설 2020.3.4, 2020.8.11>

⑧ 의료관련감염이 발생한 사실을 알게 된 의료기관의 장, 의료인, 의료기관 종사자 또는 환자 등은 보건복지부령으로 정하는 바에 따라 질병관리청장에게 그 사실을 보고(이하 이 조에서 "자율보고"라 한다)할 수 있다. 이 경우 질병관리청장은 자율보고한 사람의 의사에 반하여 그 신분을 공개하여서는 아니 된다. <신설 2020.3.4, 2020.8.11>

⑨ 자율보고한 사람이 해당 의료관련감염과 관련하여 관계 법령을 위반한 사실이 있는 경우에는 그에 따른 행정처분을 감경하거나 면제할 수 있다. <신설 2020.3.4>

⑩ 자율보고가 된 의료관련감염에 관한 정보는 보건복지부령으로 정하는 검증을 한 후에는 개인식별이 가능한 부분을 삭제하여야 한다. <신설 2020.3.4>

⑪ 자율보고의 접수 및 분석 등의 업무에 종사하거나 종사하였던 사람은 직무상 알게 된 비밀을 다른 사람에게 누설하거나 직무 외의 목적으로 사용하여서는 아니 된다. <신설 2020.3.4>

⑫ 의료기관의 장은 해당 의료기관에 속한 자율보고를 한 보고자에게 그 보고를 이유로 해고 또는 전보나 그 밖에 신분 또는 처우와 관련하여 불리한 조치를 할 수 없다. <신설 2020.3.4>

⑬ 질병관리청장은 제4항 또는 제8항에 따라 수집한 의료관련감염 관련 정보를 감염 예방 · 관리에 필요한 조치, 계획 수립, 조사 · 연구, 교육 등에 활용할 수 있다. <신설 2020.3.4, 2020.8.11>

⑭ 제1항에 따른 감염관리위원회의 구성과 운영, 감염관리실 운영, 제2항에 따른 교육, 제3항에 따른 정보 제공, 제5항에 따라 등록하는 의료관련감염의 종류와 그 등록의 절차 · 방법 등에 필요한 사항은 보건복지부령으로 정한다. <개정 2020.3.4>

[제목개정 2020.3.4]

규칙 **제43조(감염관리위원회 및 감염관리실의 설치 등)** ① 법 제47조제1항에서 "보건복지부령으로 정하는 일정 규모 이상의 병원급 의료기관"이란 100개 이상의 병상을 갖춘 병원급 의료기관을 말한다. <개정 2021.6.30>

② 법 제47조제1항에 따른 감염관리위원회(이하 "위원회"라 한다)는 다음 각 호의 업무를 심의한다. <개정 2009.4.29, 2010.12.30, 2015.12.23, 2016.10.6>

1. 병원감염에 대한 대책, 연간 감염예방계획의 수립 및 시행에 관한 사항
2. 감염관리요원의 선정 및 배치에 관한 사항
3. 감염병환자등의 처리에 관한 사항
4. 병원의 전반적인 위생관리에 관한 사항
5. 병원감염관리에 관한 자체 규정의 제정 및 개정에 관한 사항
6. 삭제 <2012.8.2>
7. 삭제 <2012.8.2>
8. 삭제 <2012.8.2>
9. 그 밖에 병원감염관리에 관한 중요한 사항

③ 법 제47조제1항에 따른 감염관리실(이하 "감염관리실"이라 한다)은 다음 각 호의 업무를 수행한다. <신설 2012.8.2, 2016.10.6>

1. 병원감염의 발생 감시
2. 병원감염관리 실적의 분석 및 평가
3. 직원의 감염관리교육 및 감염과 관련된 직원의 건강관리에 관한 사항
4. 그 밖에 감염 관리에 필요한 사항

[제목개정 2012.8.2]

규칙 **제44조(위원회의 구성)** ① 위원회는 위원장 1명을 포함한 7명 이상 15명 이하의 위원으로 구성한다.

② 위원장은 해당 의료기관의 장으로 하고, 부위원장은 위원 중에서 위원장이 지명한다. <개정 2012.8.2>

③ 위원은 다음 각 호의 어느 하나에 해당하는 사람과 해당 의료기관의 장이 위촉하는 외부 전문가로 한다. <개정 2012.8.2>

1. 감염관리실장
2. 진료부서의 장
3. 간호부서의 장
4. 진단검사부서의 장
5. 감염 관련 의사 및 해당 의료기관의 장이 필요하다고 인정하는 사람

④ 제3항 각 호에 해당하는 자는 당연직 위원으로 하되 그 임기는 해당 부서의 재직기간으로 하고, 위촉하는 위원의 임기는 2년으로 한다.

규칙 **제45조(위원회의 운영)** ① 위원회는 정기회의와 임시회의로 운영한다.

② 정기회의는 연 2회 개최하고, 임시회의는 위원장이 필요하다고 인정하는 때 또는 위원 과반수가 소집을 요구할 때에 개최할 수 있다.

③ 회의는 재적위원 과반수의 출석과 출석위원 과반수의 찬성으로 의결한다.

④ 위원장은 위원회를 대표하며 업무를 총괄한다.

⑤ 위원회는 회의록을 작성하여 참석자의 확인을 받은 후 비치하여야 한다.

⑥ 그 밖에 위원회의 운영에 필요한 사항은 위원장이 정한다.

규칙 **제46조(감염관리실의 운영 등)** ① 법 제47조제1항에 따라 감염관리실에서 감염관리 업무를 수행하는 사람의 인력기준 및 배치기준은 별표 8의2와 같다 <개정 2016.10.6>

② 제1항에 따라 감염관리실에 두는 인력 중 1명 이상은 감염관리실에서 전담 근무하여야 한다.

③ 제1항에 따라 감염관리실에서 근무하는 사람은 별표 8의3에서 정한 교육기준에 따라 교육을 받아야 한다. <개정 2016.10.6>

[전문개정 2012.8.2]

영 **제18조(의료관련감염 감시 시스템 구축 · 운영 업무의 위탁)** ① 질병관리청장은 법 제47조제6항에 따라 같은 조 제4항에 따른 의료관련감염 감시 시스템(이하 "의료관련감염 감시 시스템"이라 한다)의 구축 · 운영 업무를 다음 각 호의 어느 하나에 해당하는 기관에 위탁할 수 있다. <개정 2020.9.11>

1. 「정부출연연구기관 등의 설립 · 운영 및 육성에 관한 법률」에 따른 정부출연연구기관
2. 「고등교육법」 제2조에 따른 학교
3. 의료관련감염의 예방 · 관리 업무를 수행하는 「민법」 제32조 또는 다른 법률에 따라 설립된 비영리법인
4. 그 밖에 의료관련감염의 예방 · 관리 업무에 전문성이 있다고 질병관리청장이 인정하는 기관

② 질병관리청장은 법 제47조제6항에 따라 의료관련감염 감시 시스템의 구축 · 운영 업무를 위탁하려는 경우 그 위탁 기준 · 절차 및 방법 등에 관한 사항을 미리 공고해야 한다. <개정 2020.9.11>

③ 질병관리청장은 법 제47조제6항에 따라 의료관련감염 감시 시스템의 구축 · 운영 업무를 위탁한 경우 그 위탁 내용 및 수탁자 등에 관한 사항을 관보에 고시하고, 질병관리청의 인터넷 홈페이지에 게시해야 한다. <개정 2020.9.11>

④ 제2항 및 제3항에 따른 위탁 기준 등의 공고 및 위탁 내용 등의 고시 등에 필요한 세부사항은 질병관리청장이 정하여 고시한다. <개정 2020.9.11>

[본조신설 2020.9.4]

규칙 **제46조의2(감염병 예방을 위한 정보 제공 등)** ① 의료기관의 장은 법 제47조제2항에 따라 「감염병의 예방 및 관리에 관한 법률」 제2조제1호에 따른 감염병(이하 이 조에서 "감염병"이라 한다) 예방을 위하여 다음 각 호의 사항에 관한 교육을 실시해야 한다. <개정 2019.10.24, 2020.9.11>

1. 감염병의 감염 원인, 감염 경로 및 감염 증상 등 감염병의 내용 및 성격에 관한 사항
2. 감염병에 대한 대응조치, 진료방법 및 예방방법 등 감염병의 예방 및 진료에 관한 사항
3. 감염병 환자의 관리, 감염 물건의 처리, 감염 장소의 소독 및 감염병 보호장비 사용 등 감염병의 관리에 관한 사항
4. 「감염병의 예방 및 관리에 관한 법률」에 따른 의료기관, 보건의료인 또는 의료기관 종사자의 보고·신고 및 협조 등에 관한 사항
5. 그 밖에 감염병 예방 및 관리 등을 위하여 질병관리청장이 특히 필요하다고 인정하는 사항

② 의료기관의 장은 법 제47조제3항에 따라 감염병이 유행하는 경우 해당 의료기관 내에서 업무를 수행하는 사람에게 제1항의 교육을 2회 이상 실시해야 한다. <개정 2019.10.24>

③ 의료기관의 장은 법 제47조제3항에 따라 감염병의 확산 및 방지에 필요한 정보를 다음 각 호의 방법으로 제공해야 한다. <개정 2019.10.24, 2020.9.11>

1. 의료기관의 인터넷 홈페이지 게시
2. 매뉴얼·게시물 또는 안내문 등의 작성·비치
3. 그 밖에 질병관리청장이 신속하고 정확한 정보 제공을 위하여 적합하다고 인정하여 고시하는 방법

④ 의료기관의 장은 법 제47조제2항 및 제3항에 따라 교육 및 정보 제공을 위하여 필요하다고 인정하는 경우에는 질병관리청 또는 관할 보건소에 필요한 협조를 요청할 수 있다. <개정 2019.10.24, 2020.9.11>

⑤ 제1항부터 제4항까지의 규정에 따른 감염병 예방 정보 교육 및 정보 제공의 내용·방법 및 절차 등에 필요한 세부 사항은 질병관리청장이 정하여 고시한다. <개정 2019.10.24, 2020.9.11>

[본조신설 2016.10.6]

규칙 **제46조의3(의료관련감염 감시 시스템의 등록 절차·방법)** ① 법 제47조제5항에 따라 의료기관이 같은 조 제4항에 따른 의료관련감염 감시 시스템(이하 "의료관련감염 감시 시스템"이라 한다)을 통하여 등록할 수 있는 의료관련감염의 종류는 다음 각 호와 같다.

1. 중환자실에서 발생한 감염
2. 수술한 부위의 감염
3. 그 밖에 질병관리청장이 정하여 고시하는 감염

② 제1항에서 규정한 사항 외에 의료관련감염 감시 시스템의 등록 절차·방법 등에 관한 세부적인 사항은 질병관리청장이 정하여 고시한다.

[본조신설 2020.9.4]

규칙 **제46조의4(의료관련감염 자율보고의 절차 등)** ① 법 제47조제8항에 따른 자율보고(이하 "자율보고"라 한다)를 하려는 사람은 다음 각 호의 구분에 따른 보고서를 질병관리청장에게 제출해야 한다.

1. 의료기관의 장, 의료인 또는 의료기관 종사자: 별지 제21호서식의 의료관련감염 발생 보고서
2. 환자 또는 환자의 보호자: 별지 제21호의2서식의 의료관련감염 발생 보고서

② 법 제47조제10항에서 "보건복지부령으로 정하는 검증"이란 의료관련감염의 사실관계에 대한 확인을 말한다.

③ 제1항 및 제2항에서 규정한 사항 외에 자율보고의 접수 · 분석 등에 필요한 세부적인 사항은 질병관리청장이 정하여 고시한다.

[본조신설 2020.9.4]

제47조의2(입원환자의 전원) 의료기관의 장은 천재지변, 감염병 의심 상황, 집단 사망사고의 발생 등 입원환자를 긴급히 전원(轉院)시키지 않으면 입원환자의 생명 · 건강에 중대한 위험이 발생할 수 있음에도 환자나 보호자의 동의를 받을 수 없는 등 보건복지부령으로 정하는 불가피한 사유가 있는 경우에는 보건복지부령으로 정하는 바에 따라 시장 · 군수 · 구청장의 승인을 받아 입원환자를 다른 의료기관으로 전원시킬 수 있다.

[본조신설 2019.1.15]

규칙 **제47조(입원환자의 전원)** ① 법 제47조의2에서 "환자나 보호자의 동의를 받을 수 없는 등 보건복지부령으로 정하는 불가피한 사유"란 환자가 의사표시를 할 수 없는 상태에 있거나 보호자와 연락이 되지 않아 환자나 보호자의 동의를 받을 수 없는 경우를 말한다.

② 의료기관의 장은 법 제47조의2에 따라 환자를 다른 의료기관으로 전원(轉院)시키려면 시장 · 군수 · 구청장에게 다음 각 호의 사항을 알리고 승인을 요청해야 한다.

1. 환자가 현재 입원 중인 의료기관과 전원시키려는 의료기관의 명칭 · 주소 · 전화번호
2. 환자 또는 보호자의 성명 · 주민등록번호 · 주소 · 전화번호
3. 전원일자
4. 전원사유

③ 제2항에 따라 승인을 요청받은 시장 · 군수 · 구청장은 지체 없이 승인 여부를 의료기관의 장에게 통보해야 한다.

④ 제3항에 따라 통보를 받은 의료기관의 장은 환자를 전원시키고 구두, 유선 또는 서면 등으로 제2항 각 호의 사항을 환자의 보호자에게 지체 없이 알려야 한다.

[본조신설 2019.7.16]

제2절 의료법인

제48조(설립 허가 등) ① 제33조제2항에 따른 의료법인을 설립하려는 자는 대통령령으로 정하는 바에 따라 정관과 그 밖의 서류를 갖추어 그 법인의 주된 사무소의 소재지를 관할하는 시 · 도지사의 허가를 받아야 한다.

② 의료법인은 그 법인이 개설하는 의료기관에 필요한 시설이나 시설을 갖추는 데에 필요한 자금을 보유하여야 한다.

③ 의료법인이 재산을 처분하거나 정관을 변경하려면 시 · 도지사의 허가를 받아야 한다.

④ 이 법에 따른 의료법인이 아니면 의료법인이나 이와 비슷한 명칭을 사용할 수 없다.

영 **제19조(의료법인의 설립허가신청)** 법 제48조제1항에 따라 의료법인을 설립하려는 자는 보건복지부령으로 정하는 의료법인설립허가신청서 및 관계 서류를 그 법인의 주된 사무소의 소재지를 관할하는 특별시장 · 광역시장 · 특별자치시장 · 도지사 또는 특별자치도지사(이하 "시 · 도지사"라 한다)에게 제출해야 한다. **<개정 2010.3.15, 2018.9.28, 2020.9.4>**

영 **제21조(재산 처분 또는 정관 변경의 허가신청)** 법 제48조제3항에 따라 의료법인이 재산 처분이나 정관 변경에 대한 허가를 받으려면 보건복지부령으로 정하는 허가신청서 및 관계 서류를 그 법인의 주된 사무소의 소재지를 관할하는 시 · 도지사에게 제출하여야 한다. 다만, 법률 제4732호 의료법 중 개정법률 부칙 제11조에 해당하는 국가로부터 공공차관을 지원받은 의료법인의 경우에는 이를 시 · 도지사를 거쳐 보건복지부장관에게 제출하여야 한다. **<개정 2010.3.15, 2018.9.28>**

규칙 **제48조(설립허가신청서의 첨부서류)** 영 제19조에서 "보건복지부령으로 정하는 의료법인설립허가신청서 및 관계 서류"란 별지 제29호서식의 의료법인 설립허가신청서 및 다음 각 호의 서류를 말한다. 이 경우 시 · 도지사는 「전자정부법」 제36조제1항에 따른 행정정보의 공동이용을 통하여 건물 등기사항증명서와 토지 등기사항증명서를 확인하여야 한다. **<개정 2009.4.29, 2010.9.1, 2018.9.27, 2019.10.24>**

1. 의료법인을 설립하려는 자(이하 "설립발기인"이라 한다)의 성명 · 주소 · 약력(설립발기인이 법인 또는 조합인 경우에는 그 명칭 · 소재지, 대표자의 성명 · 주소와 정관 또는 조합 규약 및 최근의 사업활동)을 적은 서류
2. 설립취지서
3. 정관
4. 재산의 종류 · 수량 · 금액 및 권리관계를 적은 재산목록(기본재산과 보통재산으로 구분하여 기재한다) 및 기부신청서(기부자의 인감증명서 및 재산을 확인할 수 있는 서류를 첨부하되, 시 · 도지사가 「전자정부법」 제36조제1항에 따른 행정정보의 공동이용을 통하여 첨부서류에 대한 정보를 확인할 수 있는 경우에는 그 확인으로 이를 갈음한다)
5. 부동산 · 예금 · 유가증권 등 주된 재산에 관한 등기소 · 금융기관 등의 증명서
6. 사업 시작 예정 연월일과 해당 사업연도 분(分)의 사업계획서 및 수지예산서
7. 임원 취임 예정자의 이력서(가로 3.5센티미터, 세로 4.5센티미터의 사진을 첨부한다) · 취임승낙서 및 「가족관계의 등록 등에 관한 법률」 제15조제1항제2호에 따른 기본증명서
8. 설립 발기인이 둘 이상인 경우 그 대표자가 신청하는 경우에는 나머지 설립 발기인의 위임장

규칙 **제49조(신청 서류의 보정 등)** ① 시 · 도지사는 별지 제29호서식의 의료법인 설립허가신청서에 첨부된 서류를 심사하면서 필요하다고 인정될 때에는 신청인에게 기간을 정하여 필요한 자료를 제출하게 하거나 설명을 요구할 수 있다. **<개정 2018.9.27>**

② 시 · 도지사는 법 제48조제1항에 따른 의료법인 설립허가를 한 때에는 별지 제30호서식의 의료법인 설립허가증을 발급하여야 한다. **<신설 2018.9.27>**

[제목개정 2018.9.27]

규칙 **제50조(설립등기 등의 보고)** 의료법인은 「민법」 제49조부터 제52조까지의 규정에 따라 법인 설립등기 등의 등기를 한 때에는 각 등기를 한 날부터 7일 이내에 해당 등기보고서를 시 · 도지사에게 제출하여야 한다. 이 경우 시 · 도지사는 「전자정부법」 제36조제1항에 따른 행정정보의 공동이용을 통하여 법인 등기사항증명서를 확인하여야 한다. **<개정 2009.4.29, 2010.9.1>**

규칙 **제51조(정관변경허가신청)** 영 제21조에서 "보건복지부령으로 정하는 허가신청서 및 관계 서류"란 별지 제31호서식의 의료법인 정관변경 허가신청서 및 다음 각 호의 서류를 말한다.

1. 정관 변경 이유서
2. 정관개정안(신 · 구 정관의 조문대비표를 첨부하여야 한다)
3. 정관 변경에 관한 이사회의 회의록
4. 정관 변경에 따라 사업계획 및 수지예산에 변동이 있는 경우에는 그 변동된 사업계획서 및 수지예산서(신 · 구 대비표를 첨부하여야 한다)

제48조의2(임원) ① 의료법인에는 5명 이상 15명 이하의 이사와 2명의 감사를 두되, 보건복지부장관의 승인을 받아 그 수를 증감할 수 있다.
② 이사와 감사의 임기는 정관으로 정하되, 이사는 4년, 감사는 2년을 초과할 수 없다. 다만, 이사와 감사는 각각 연임할 수 있다.
③ 이사회의 구성에 있어서 각 이사 상호 간에 「민법」 제777조에 규정된 친족관계에 있는 사람이 그 정수의 4분의 1을 초과해서는 아니 된다.

④ 다음 각 호의 어느 하나에 해당하는 사람은 의료법인의 임원이 될 수 없다.
1. 미성년자
2. 피성년후견인 또는 피한정후견인
3. 파산선고를 받은 사람으로서 복권되지 아니한 사람
4. 금고 이상의 형을 받고 집행이 종료되거나 집행을 받지 아니하기로 확정된 후 3년이 지나지 아니한 사람

⑤ 감사는 이사와 제3항에 따른 특별한 관계에 있는 사람이 아니어야 한다.
[본조신설 2019.8.27]

규칙 **제52조(임원 선임의 보고 등)** ① 의료법인은 임원을 선임(選任)한 경우에는 선임한 날부터 7일 이내에 임원선임보고서(전자문서로 된 보고서를 포함한다)에 선임된 자에 관한 다음 각 호의 서류(전자문서를 포함한다)를 첨부하여 시 · 도지사에게 제출하여야 한다. 다만, 재임(再任)된 경우에는 제1호와 제3호의 서류만을 첨부하여 제출할 수 있다. <개정 2009.4.29, 2018.9.27>

1. 임원 선임을 의결한 이사회의 회의록
2. 이력서(반명함판사진 첨부)
3. 취임승낙서

② 삭제 <2008.9.5>

제51조의2(임원 선임 관련 금품 등 수수의 금지) 누구든지 의료법인의 임원 선임과 관련하여 금품, 향응 또는 그 밖의 재산상 이익을 주고받거나 주고받을 것을 약속해서는 아니 된다.
[본조신설 2019.8.27]

규칙 **제53조(재산의 증가 보고)** 의료법인은 매수(買受) · 기부수령이나 그 밖의 방법으로 재산을 취득한 경우에는 재산을 취득한 날부터 7일 이내에 그 법인의 재산에 편입시키고 재산증가보고서에 다음

각 호의 서류를 첨부하여 시·도지사에게 제출하여야 한다. 이 경우 시·도지사는 「전자정부법」 제36조제1항에 따른 행정정보의 공동이용을 통하여 건물 등기사항증명서와 토지 등기사항증명서를 확인(부동산 재산 증가의 경우에만 해당한다)하여야 한다.

1. 취득사유서
2. 취득한 재산의 종류·수량 및 금액을 적은 서류
3. 재산 취득을 확인할 수 있는 서류(건물등기부 등본과 토지등기부 등본으로 확인할 수 있는 경우에는 그 확인으로 첨부서류를 갈음한다) 또는 금융기관의 증명서

규칙 **제54조(기본재산의 처분허가신청)** ① 영 제21조에 따라 의료법인이 기본재산을 매도·증여·임대 또는 교환하거나 담보로 제공(이하 "처분"이라 한다)하려는 경우에는 별지 제32호서식의 기본재산의 처분허가신청서에 다음 각 호의 서류를 첨부하여 처분 1개월 전에 보건복지부장관 또는 시·도지사에게 제출하여야 한다. 이 경우 보건복지부장관 또는 시·도지사는 「전자정부법」 제36조제1항에 따른 행정정보의 공동이용을 통하여 건물 등기사항증명서와 토지 등기사항증명서를 확인하여야 한다. <개정 2018.9.27>

② 제1항에도 불구하고 의료법인이 기본재산을 담보로 제공하려는 경우에는 제1항 각 호의 서류 외에 다음 각 호의 서류를 추가로 첨부하여 보건복지부장관 또는 시·도지사에게 제출하여야 한다. <신설 2018.9.27>

1. 상환방법 및 상환계획
2. 피담보채권액 및 담보권자
3. 법인 부채현황 및 부채잔액증명원

③ 보건복지부장관 또는 시·도지사는 제1항의 신청에 따라 허가를 할 때에는 필요한 조건을 붙일 수 있다. <개정 2018.9.27>

규칙 **제55조(서류 및 장부의 비치)** ① 의료법인은 「민법」 제55조에 규정된 것 외에 다음 각 호의 서류와 장부를 갖추어 두어야 한다.

1. 정관
2. 임직원의 명부와 이력서
3. 이사회 회의록
4. 재산대장 및 부채대장
5. 보조금을 받은 경우에는 보조금관리대장
6. 수입·지출에 관한 장부 및 증명서류
7. 업무일지
8. 주무관청 및 관계 기관과 주고받은 서류

② 재산목록과 제1항제1호부터 제5호까지의 서류는 영구 보존하고, 제6호의 서류는 10년 보존하며, 그 밖의 서류는 3년 이상 보존하여야 한다.

규칙 **제56조(법인사무의 검사·감독)** ① 시·도지사는 의료법인을 감독하는 데에 필요하다고 인정될 때에는 의료법인에 관계되는 서류, 장부, 참고자료를 제출할 것을 명하거나, 소속 공무원에게 의료법인의 사무 및 재산 상황을 검사하게 할 수 있다.

② 제1항에 따라 의료법인의 사무 및 재산 상황을 검사하는 공무원은 그 권한을 증명하는 증표를 지니고 관계인에게 제시하여야 한다.

규칙 **제57조(해산신고)** ① 의료법인이 해산(파산의 경우는 제외한다)한 경우 그 청산인은 법 제50조 및 「민법」 제86조에 따라 다음 각 호의 사항을 시·도지사에게 신고하여야 한다. <개정 2009.4.29, 2018.9.27>

1. 해산 연월일
2. 해산 사유
3. 청산인의 성명 및 주소
4. 청산인의 대표권을 제한한 경우에는 그 제한 사항

② 청산인이 제1항의 신고를 할 때에는 그 신고서에 다음 각 호의 서류를 첨부하여야 한다. 이 경우 시·도지사는 「전자정부법」 제36조제1항에 따른 행정정보의 공동이용을 통하여 법인 등기사항증명서를 확인하여야 한다. <개정 2009.4.29, 2010.9.1>

1. 해산 당시의 재산목록
2. 잔여재산의 처분 방법의 개요를 적은 서류
3. 해산 당시의 정관
4. 삭제 <2009.4.29>
5. 해산을 의결한 이사회의 회의록

③ 의료법인은 정관에서 정하는 바에 따라 그 해산에 관하여 시·도지사의 허가를 받아야 하는 경우에는 해산 예정 기일, 해산의 원인 및 청산인이 될 자의 성명 및 주소를 적은 의료법인 해산허가신청서 신청서에 다음 각 호의 서류를 첨부하여 시·도지사에게 제출하여야 한다. <개정 2018.9.27>

1. 신청 당시의 재산목록 및 감정평가서
2. 잔여재산의 처분 방법의 개요를 적은 서류
3. 신청당시의 정관
4. 해산을 의결한 이사회의 회의록

규칙 **제58조(잔여재산 처분의 허가)** 의료법인의 대표자 또는 청산인이 「민법」 제80조제2항에 따라 잔여재산의 처분에 대한 허가를 받으려면 다음 각 호의 사항을 적은 잔여재산 처분허가신청서에 해산 당시의 정관을 첨부하여 시·도지사에게 제출하여야 한다. <개정 2018.9.27>

1. 처분 사유
2. 처분하려는 재산의 종류·수량 및 금액
3. 재산의 처분 방법 및 처분계획서

규칙 **제59조** 삭제 <2015.1.2>

> **제49조(부대사업)** ① 의료법인은 그 법인이 개설하는 의료기관에서 의료업무 외에 다음의 부대사업을 할 수 있다. 이 경우 부대사업으로 얻은 수익에 관한 회계는 의료법인의 다른 회계와 구분하여 계산하여야 한다. <개정 2008.2.29, 2010.1.18, 2015.1.28>
> 1. 의료인과 의료관계자 양성이나 보수교육
> 2. 의료나 의학에 관한 조사 연구
> 3. 「노인복지법」 제31조제2호에 따른 노인의료복지시설의 설치·운영
> 4. 「장사 등에 관한 법률」 제29조제1항에 따른 장례식장의 설치·운영

> 5. 「주차장법」 제19조제1항에 따른 부설주차장의 설치 · 운영
> 6. 의료업 수행에 수반되는 의료정보시스템 개발 · 운영사업 중 대통령령으로 정하는 사업
> 7. 그 밖에 휴게음식점영업, 일반음식점영업, 이용업, 미용업 등 환자 또는 의료법인이 개설한 의료기관 종사자 등의 편의를 위하여 보건복지부령으로 정하는 사업
>
> ② 제1항제4호 · 제5호 및 제7호의 부대사업을 하려는 의료법인은 타인에게 임대 또는 위탁하여 운영할 수 있다.
>
> ③ 제1항 및 제2항에 따라 부대사업을 하려는 의료법인은 보건복지부령으로 정하는 바에 따라 미리 의료기관의 소재지를 관할하는 시 · 도지사에게 신고하여야 한다. 신고사항을 변경하려는 경우에도 또한 같다. <개정 2008.2.29, 2010.1.18>

영 **제22조(의료정보시스템 사업)** 법 제49조제1항제6호에서 "대통령령으로 정하는 사업"이란 다음 각 호의 사업을 말한다.

1. 전자의무기록(電子醫務記錄)을 작성 · 관리하기 위한 시스템의 개발 · 운영사업
2. 전자처방전을 작성 · 관리하기 위한 시스템의 개발 · 운영사업
3. 영상기록을 저장 · 전송하기 위한 시스템의 개발 · 운영사업

규칙 **제60조(부대사업)** 법 제49조제1항제7호에서 "휴게음식점영업, 일반음식점영업, 이용업, 미용업 등 환자 또는 의료법인이 개설한 의료기관 종사자 등의 편의를 위하여 보건복지부령으로 정하는 사업"이란 다음 각 호의 사업을 말한다. <개정 2009.7.1, 2010.3.19, 2014.9.19>

1. 휴게음식점영업, 일반음식점영업, 제과점영업, 위탁급식영업
2. 소매업 중 편의점, 슈퍼마켓, 자동판매기영업 및 서점

2의2. 의류 등 생활용품 판매업 및 식품판매업(건강기능식품 판매업은 제외한다). 다만, 의료법인이 직접 영위하는 경우는 제외한다.

3. 산후조리업
4. 목욕장업
5. 의료기기 임대 · 판매업. 다만, 의료법인이 직접 영위하는 경우는 제외한다.
6. 숙박업, 여행업 및 외국인환자 유치업
7. 수영장업, 체력단련장업 및 종합체육시설업
8. 장애인보조기구의 제조 · 개조 · 수리업
9. 다음 각 목의 어느 하나에 해당하는 업무를 하려는 자에게 의료법인이 개설하는 의료기관의 건물을 임대하는 사업
   가. 이용업 및 미용업
   나. 안경 조제 · 판매업
   다. 은행업
   라. 의원급 의료기관 개설 · 운영(의료관광호텔에 부대시설로 설치하는 경우로서 진료과목이 의료법인이 개설하는 의료기관과 동일하지 아니한 경우로 한정한다)

규칙 **제61조(부대사업의 신고 등)** ① 법 제49조제3항 전단에 따라 부대사업을 신고하려는 의료법인은 별지 제22호서식의 신고서에 다음 각 호의 서류를 첨부하여 관할 시 · 도지사에게 제출해야 한다. <개정 2021.6.30>

1. 삭제 <2021.6.30>
2. 부대사업의 내용을 적은 서류

3. 부대사업을 하려는 건물의 평면도 및 구조설명서

② 제1항에 따른 신고를 받은 시 · 도지사는 별지 제23호서식의 신고증명서를 발급하여야 한다.

③ 제1항에 따라 신고한 내용을 변경하려는 자는 별지 제22호서식의 변경신고서에 다음 각 호의 서류를 첨부하여 관할 시 · 도지사에게 제출하여야 한다.

1. 제2항에 따라 발급받은 신고증명서
2. 변경 사항을 증명하는 서류

④ 제3항에 따라 변경신고를 받은 시 · 도지사는 부대사업 신고증명서에 제3항에 따라 변경한 사항을 적은 후 해당 의료법인에 발급하여야 한다.

제50조(「민법」의 준용) 의료법인에 대하여 이 법에 규정된 것 외에는 「민법」 중 재단법인에 관한 규정을 준용한다.

제51조(설립 허가 취소) 보건복지부장관 또는 시 · 도지사는 의료법인이 다음 각 호의 어느 하나에 해당하면 그 설립 허가를 취소할 수 있다. <개정 2008.2.29, 2010.1.18>

1. 정관으로 정하지 아니한 사업을 한 때
2. 설립된 날부터 2년 안에 의료기관을 개설하지 아니한 때
3. 의료법인이 개설한 의료기관이 제64조에 따라 개설허가를 취소당한 때
4. 보건복지부장관 또는 시 · 도지사가 감독을 위하여 내린 명령을 위반한 때
5. 제49조제1항에 따른 부대사업 외의 사업을 한 때

제3절 의료기관 단체

제52조(의료기관단체 설립) ① 병원급 의료기관의 장은 의료기관의 건전한 발전과 국민보건 향상에 기여하기 위하여 전국 조직을 두는 단체를 설립할 수 있다. <개정 2009.1.30>

② 제1항에 따른 단체는 법인으로 한다.

제52조의2(대한민국의학한림원) ① 의료인에 관련되는 의학 및 관계 전문분야(이하 이 조에서 "의학등"이라 한다)의 연구 · 진흥기반을 조성하고 우수한 보건의료인을 발굴 · 활용하기 위하여 대한민국의학한림원(이하 이 조에서 "한림원"이라 한다)을 둔다.

② 한림원은 법인으로 한다.

③ 한림원은 다음 각 호의 사업을 한다.

1. 의학등의 연구진흥에 필요한 조사 · 연구 및 정책자문
2. 의학등의 분야별 중장기 연구 기획 및 건의
3. 의학등의 국내외 교류협력사업
4. 의학등 및 국민건강과 관련된 사회문제에 관한 정책자문 및 홍보
5. 보건의료인의 명예를 기리고 보전(保全)하는 사업
6. 보건복지부장관이 의학등의 발전을 위하여 지정 또는 위탁하는 사업

④ 보건복지부장관은 한림원의 사업수행에 필요한 경비의 전부 또는 일부를 예산의 범위에서 지원할 수 있다.
⑤ 한림원에 대하여 이 법에서 정하지 아니한 사항에 관하여는 「민법」 중 사단법인에 관한 규정을 준용한다.
⑥ 한림원이 아닌 자는 대한민국의학한림원 또는 이와 유사한 명칭을 사용하지 못한다.
⑦ 한림원의 운영 및 업무수행에 필요한 사항은 대통령령으로 정한다.
[본조신설 2015.12.29]

영 **제22조의2(대한민국의학한림원 운영 등)** ① 법 제52조의2제1항에 따른 대한민국의학한림원(이하 "한림원"이라 한다)의 사업연도는 정부의 회계연도에 따른다.
② 한림원은 보건복지부장관이 정하는 바에 따라 사업추진계획, 사업추진현황, 자금운용계획 및 자금집행내역 등에 관한 사항을 보건복지부장관에게 보고하여야 한다.
③ 한림원은 다양한 분야의 의료인과 관계 전문가 등이 그 조직 운영 및 업무수행 등에 균형있게 참여할 수 있도록 필요한 조치를 강구·시행하여야 한다.
[본조신설 2016.9.29]

제4장 신의료기술평가

제53조(신의료기술의 평가) ① 보건복지부장관은 국민건강을 보호하고 의료기술의 발전을 촉진하기 위하여 대통령령으로 정하는 바에 따라 제54조에 따른 신의료기술평가위원회의 심의를 거쳐 신의료기술의 안전성·유효성 등에 관한 평가(이하 "신의료기술평가"라 한다)를 하여야 한다. <개정 2008.2.29, 2010.1.18>
② 제1항에 따른 신의료기술은 새로 개발된 의료기술로서 보건복지부장관이 안전성·유효성을 평가할 필요성이 있다고 인정하는 것을 말한다. <개정 2008.2.29, 2010.1.18>
③ 보건복지부장관은 신의료기술평가의 결과를 「국민건강보험법」 제64조에 따른 건강보험심사평가원의 장에게 알려야 한다. 이 경우 신의료기술평가의 결과를 보건복지부령으로 정하는 바에 따라 공표할 수 있다. <개정 2008.2.29, 2010.1.18, 2011.12.31>
④ 그 밖에 신의료기술평가의 대상 및 절차 등에 필요한 사항은 보건복지부령으로 정한다. <개정 2008.2.29, 2010.1.18>

제54조(신의료기술평가위원회의 설치 등) ① 보건복지부장관은 신의료기술평가에 관한 사항을 심의하기 위하여 보건복지부에 신의료기술평가위원회(이하 "위원회"라 한다)를 둔다. <개정 2008.2.29, 2010.1.18>
② 위원회는 위원장 1명을 포함하여 20명 이내의 위원으로 구성한다.
③ 위원은 다음 각 호의 자 중에서 보건복지부장관이 위촉하거나 임명한다. 다만, 위원장은 제1호 또는 제2호의 자 중에서 임명한다. <개정 2008.2.29, 2010.1.18>
1. 제28조제1항에 따른 의사회·치과의사회·한의사회에서 각각 추천하는 자

2. 보건의료에 관한 학식이 풍부한 자
3. 소비자단체에서 추천하는 자
4. 변호사의 자격을 가진 자로서 보건의료와 관련된 업무에 5년 이상 종사한 경력이 있는 자
5. 보건의료정책 관련 업무를 담당하고 있는 보건복지부 소속 5급 이상의 공무원

④ 위원장과 위원의 임기는 3년으로 하되, 연임할 수 있다. 다만, 제3항제5호에 따른 공무원의 경우에는 재임기간으로 한다.
⑤ 위원의 자리가 빈 때에는 새로 위원을 임명하고, 새로 임명된 위원의 임기는 임명된 날부터 기산한다.
⑥ 위원회의 심의사항을 전문적으로 검토하기 위하여 위원회에 분야별 전문평가위원회를 둔다.
⑦ 그 밖에 위원회 · 전문평가위원회의 구성 및 운영 등에 필요한 사항은 보건복지부령으로 정한다. <개정 2008.2.29, 2010.1.18>

第55조(자료의 수집 업무 등의 위탁) 보건복지부장관은 신의료기술평가에 관한 업무를 수행하기 위하여 필요한 경우 보건복지부령으로 정하는 바에 따라 자료 수집 · 조사 등 평가에 수반되는 업무를 관계 전문기관 또는 단체에 위탁할 수 있다. <개정 2008.2.29, 2010.1.18>

제5장 의료광고

第56조(의료광고의 금지 등) ① 의료기관 개설자, 의료기관의 장 또는 의료인(이하 "의료인등"이라 한다)이 아닌 자는 의료에 관한 광고(의료인등이 신문 · 잡지 · 음성 · 음향 · 영상 · 인터넷 · 인쇄물 · 간판, 그 밖의 방법에 의하여 의료행위, 의료기관 및 의료인등에 대한 정보를 소비자에게 나타내거나 알리는 행위를 말한다. 이하 "의료광고"라 한다)를 하지 못한다. <개정 2018.3.27>
② 의료인등은 다음 각 호의 어느 하나에 해당하는 의료광고를 하지 못한다. <개정 2009.1.30, 2016.5.29, 2018.3.27>
1. 제53조에 따른 평가를 받지 아니한 신의료기술에 관한 광고
2. 환자에 관한 치료경험담 등 소비자로 하여금 치료 효과를 오인하게 할 우려가 있는 내용의 광고
3. 거짓된 내용을 표시하는 광고
4. 다른 의료인등의 기능 또는 진료 방법과 비교하는 내용의 광고
5. 다른 의료인등을 비방하는 내용의 광고
6. 수술 장면 등 직접적인 시술행위를 노출하는 내용의 광고
7. 의료인등의 기능, 진료 방법과 관련하여 심각한 부작용 등 중요한 정보를 누락하는 광고
8. 객관적인 사실을 과장하는 내용의 광고
9. 법적 근거가 없는 자격이나 명칭을 표방하는 내용의 광고
10. 신문, 방송, 잡지 등을 이용하여 기사(記事) 또는 전문가의 의견 형태로 표현되는 광고

11. 제57조에 따른 심의를 받지 아니하거나 심의받은 내용과 다른 내용의 광고
12. 제27조제3항에 따라 외국인환자를 유치하기 위한 국내광고
13. 소비자를 속이거나 소비자로 하여금 잘못 알게 할 우려가 있는 방법으로 제45조에 따른 비급여 진료비용을 할인하거나 면제하는 내용의 광고
14. 각종 상장 · 감사장 등을 이용하는 광고 또는 인증 · 보증 · 추천을 받았다는 내용을 사용하거나 이와 유사한 내용을 표현하는 광고. 다만, 다음 각 목의 어느 하나에 해당하는 경우는 제외한다.
    가. 제58조에 따른 의료기관 인증을 표시한 광고
    나. 「정부조직법」 제2조부터 제4조까지의 규정에 따른 중앙행정기관 · 특별지방행정기관 및 그 부속기관, 「지방자치법」 제2조에 따른 지방자치단체 또는 「공공기관의 운영에 관한 법률」 제4조에 따른 공공기관으로부터 받은 인증 · 보증을 표시한 광고
    다. 다른 법령에 따라 받은 인증 · 보증을 표시한 광고
    라. 세계보건기구와 협력을 맺은 국제평가기구로부터 받은 인증을 표시한 광고 등 대통령령으로 정하는 광고
15. 그 밖에 의료광고의 방법 또는 내용이 국민의 보건과 건전한 의료경쟁의 질서를 해치거나 소비자에게 피해를 줄 우려가 있는 것으로서 대통령령으로 정하는 내용의 광고

③ 의료광고는 다음 각 호의 방법으로는 하지 못한다. **<개정 2018.3.27>**

1. 「방송법」 제2조제1호의 방송
2. 그 밖에 국민의 보건과 건전한 의료경쟁의 질서를 유지하기 위하여 제한할 필요가 있는 경우로서 대통령령으로 정하는 방법

④ 제2항에 따라 금지되는 의료광고의 구체적인 내용 등 의료광고에 관하여 필요한 사항은 대통령령으로 정한다. **<개정 2018.3.27>**

⑤ 보건복지부장관, 시장 · 군수 · 구청장은 제2항제2호부터 제5호까지 및 제7호부터 제9호까지를 위반한 의료인등에 대하여 제63조, 제64조 및 제67조에 따른 처분을 하려는 경우에는 지체 없이 그 내용을 공정거래위원회에 통보하여야 한다. **<신설 2016.5.29, 2018.3.27>**

[2018.3.27 법률 제15540호에 의하여 2015.12.23 헌법재판소에 위헌된 이 조를 개정함]

영 **제23조(의료광고의 금지 기준)** ① 법 제56조제2항에 따라 금지되는 의료광고의 구체적인 기준은 다음 각 호와 같다. **<개정 2012.4.27, 2017.2.28, 2018.9.28>**

1. 법 제53조에 따른 신의료기술평가를 받지 아니한 신의료기술에 관하여 광고하는 것
2. 특정 의료기관 · 의료인의 기능 또는 진료 방법이 질병 치료에 반드시 효과가 있다고 표현하거나 환자의 치료경험담이나 6개월 이하의 임상경력을 광고하는 것
3. 의료인, 의료기관, 의료서비스 및 의료 관련 각종 사항에 대하여 객관적인 사실과 다른 내용 등 거짓된 내용을 광고하는 것
4. 특정 의료기관 개설자, 의료기관의 장 또는 의료인(이하 "의료인등"이라 한다)이 수행하거나 광고하는 기능 또는 진료 방법이 다른 의료인등의 것과 비교하여 우수하거나 효과가 있다는 내용으로 광고하는 것
5. 다른 의료인등을 비방할 목적으로 해당 의료인등이 수행하거나 광고하는 기능 또는 진료 방법에 관하여 불리한 사실을 광고하는 것

6. 의료인이 환자를 수술하는 장면이나 환자의 환부(患部) 등을 촬영한 동영상 · 사진으로서 일반인에게 혐오감을 일으키는 것을 게재하여 광고하는 것
7. 의료인등의 의료행위나 진료 방법 등을 광고하면서 예견할 수 있는 환자의 안전에 심각한 위해(危害)를 끼칠 우려가 있는 부작용 등 중요 정보를 빠뜨리거나 글씨 크기를 작게 하는 등의 방법으로 눈에 잘 띄지 않게 광고하는 것
8. 의료인, 의료기관, 의료서비스 및 의료 관련 각종 사항에 대하여 객관적인 사실을 과장하는 내용으로 광고하는 것
9. 법적 근거가 없는 자격이나 명칭을 표방하는 내용을 광고하는 것
10. 특정 의료기관 · 의료인의 기능 또는 진료 방법에 관한 기사나 전문가의 의견을 「신문 등의 진흥에 관한 법률」 제2조에 따른 신문 · 인터넷신문 또는 「잡지 등 정기간행물의 진흥에 관한 법률」에 따른 정기간행물이나 「방송법」 제2조제1호에 따른 방송에 싣거나 방송하면서 특정 의료기관 · 의료인의 연락처나 약도 등의 정보도 함께 싣거나 방송하여 광고하는 것
11. 법 제57조제1항에 따라 심의 대상이 되는 의료광고를 심의를 받지 아니하고 광고하거나 심의 받은 내용과 다르게 광고하는 것
12. 외국인환자를 유치할 목적으로 법 제27조제3항에 따른 행위를 하기 위하여 국내광고 하는 것
13. 법 제45조에 따른 비급여 진료비용의 할인 · 면제 금액, 대상, 기간이나 범위 또는 할인 · 면제 이전의 비급여 진료비용에 대하여 허위 또는 불명확한 내용이나 정보 등을 게재하여 광고하는 것
14. 각종 상장 · 감사장 등을 이용하여 광고하는 것 또는 인증 · 보증 · 추천을 받았다는 내용을 사용하거나 이와 유사한 내용을 표현하여 광고하는 것. 다만, 법 제56조제2항제14호 각 목의 어느 하나에 해당하는 경우는 제외한다.

② 법 제56조제2항제14호라목에서 "세계보건기구와 협력을 맺은 국제평가기구로부터 받은 인증을 표시한 광고 등 대통령령으로 정하는 광고"란 다음 각 호의 어느 하나에 해당하는 광고를 말한다.

1. 세계보건기구와 협력을 맺은 국제평가기구로부터 받은 인증을 표시한 광고
2. 국제의료질관리학회(The International Society for Quality in Health Care)로부터 인증을 받은 각국의 인증기구의 인증을 표시한 광고

③ 보건복지부장관은 의료인등 자신이 운영하는 인터넷 홈페이지에 의료광고를 하는 경우에 제1항에 따라 금지되는 의료광고의 세부적인 기준을 정하여 고시할 수 있다.

제57조(광고의 심의) ① 의료인등이 다음 각 호의 어느 하나에 해당하는 매체를 이용하여 의료광고를 하려는 경우 미리 의료광고가 제56조제1항부터 제3항까지의 규정에 위반되는지 여부에 관하여 제2항에 따른 기관 또는 단체의 심의를 받아야 한다. <개정 2016.1.6, 2018.3.27>

1. 「신문 등의 진흥에 관한 법률」 제2조에 따른 신문 · 인터넷신문 또는 「잡지 등 정기간행물의 진흥에 관한 법률」 제2조에 따른 정기간행물
2. 「옥외광고물 등의 관리와 옥외광고산업 진흥에 관한 법률」 제2조제1호에 따른 옥외광고물 중 현수막(懸垂幕), 벽보, 전단(傳單) 및 교통시설 · 교통수단에 표시(교통수단 내부에 표시되거나 영상 · 음성 · 음향 및 이들의 조합으로 이루어지는 광고를 포함한다)되는 것
3. 전광판
4. 대통령령으로 정하는 인터넷 매체[이동통신단말장치에서 사용되는 애플리케이션(Application)을 포함한다]

5. 그 밖에 매체의 성질, 영향력 등을 고려하여 대통령령으로 정하는 광고매체

② 다음 각 호의 기관 또는 단체는 대통령령으로 정하는 바에 따라 자율심의를 위한 조직 등을 갖추어 보건복지부장관에게 신고한 후 의료광고 심의 업무를 수행할 수 있다.

1. 제28조제1항에 따른 의사회 · 치과의사회 · 한의사회
2. 「소비자기본법」 제29조에 따라 등록한 소비자단체로서 대통령령으로 정하는 기준을 충족하는 단체

③ 의료인등은 제1항에도 불구하고 다음 각 호의 사항으로만 구성된 의료광고에 대해서는 제2항에 따라 보건복지부장관에게 신고한 기관 또는 단체(이하 "자율심의기구"라 한다)의 심의를 받지 아니할 수 있다.

1. 의료기관의 명칭 · 소재지 · 전화번호
2. 의료기관이 설치 · 운영하는 진료과목(제43조제5항에 따른 진료과목을 말한다)
3. 의료기관에 소속된 의료인의 성명 · 성별 및 면허의 종류
4. 그 밖에 대통령령으로 정하는 사항

④ 자율심의기구는 제1항에 따른 심의를 할 때 적용하는 심의 기준을 상호 협의하여 마련하여야 한다.

⑤ 의료광고 심의를 받으려는 자는 자율심의기구가 정하는 수수료를 내야 한다.

⑥ 제2항제1호에 따른 자율심의기구가 수행하는 의료광고 심의 업무 및 이와 관련된 업무의 수행에 관하여는 제29조제3항, 제30조제1항, 제32조, 제83조제1항 및 「민법」 제37조를 적용하지 아니하며, 제2항제2호에 따른 자율심의기구가 수행하는 의료광고 심의 업무 및 이와 관련된 업무의 수행에 관하여는 「민법」 제37조를 적용하지 아니한다.

⑦ 자율심의기구는 의료광고 제도 및 법령의 개선에 관하여 보건복지부장관에게 의견을 제시할 수 있다.

⑧ 제1항에 따른 심의의 유효기간은 심의를 신청하여 승인을 받은 날부터 3년으로 한다.

⑨ 의료인등이 제8항에 따른 유효기간의 만료 후 계속하여 의료광고를 하려는 경우에는 유효기간 만료 6개월 전에 자율심의기구에 의료광고 심의를 신청하여야 한다.

⑩ 제1항부터 제9항까지의 규정에서 정한 것 외에 자율심의기구의 구성 · 운영 및 심의에 필요한 사항은 자율심의기구가 정한다.

⑪ 자율심의기구는 제1항 및 제4항에 따른 심의 관련 업무를 수행할 때에는 제56조제1항부터 제3항까지의 규정에 따라 공정하고 투명하게 하여야 한다.

제57조의2(의료광고에 관한 심의위원회) ① 자율심의기구는 의료광고를 심의하기 위하여 제2항 각 호의 구분에 따른 심의위원회(이하 이 조에서 "심의위원회"라 한다)를 설치 · 운영하여야 한다.

② 심의위원회의 종류와 심의 대상은 다음 각 호와 같다. **<개정 2020.3.4>**

1. 의료광고심의위원회: 의사, 의원, 의원의 개설자, 병원, 병원의 개설자, 요양병원(한의사가 개설한 경우는 제외한다), 요양병원의 개설자, 정신병원, 정신병원의 개설자, 종합병원(치과는 제외한다. 이하 이 호에서 같다), 종합병원의 개설자, 조산사, 조산원, 조산원의 개설자가 하는 의료광고의 심의
2. 치과의료광고심의위원회: 치과의사, 치과의원, 치과의원의 개설자, 치과병원, 치과병원의 개설자, 종합병원(치과만 해당한다. 이하 이 호에서 같다), 종합병원의 개설자가 하는 의료광고의 심의

3. 한방의료광고심의위원회: 한의사, 한의원, 한의원의 개설자, 한방병원, 한방병원의 개설자, 요양병원(한의사가 개설한 경우만 해당한다. 이하 이 호에서 같다), 요양병원의 개설자가 하는 의료광고의 심의

③ 제57조제2항제1호에 따른 자율심의기구 중 의사회는 제2항제1호에 따른 심의위원회만, 치과의사회는 같은 항 제2호에 따른 심의위원회만, 한의사회는 같은 항 제3호에 따른 심의위원회만 설치·운영하고, 제57조제2항제2호에 따른 자율심의기구는 제2항 각 호의 어느 하나에 해당하는 심의위원회만 설치·운영할 수 있다.

④ 심의위원회는 위원장 1명과 부위원장 1명을 포함하여 15명 이상 25명 이하의 위원으로 구성한다. 이 경우 제2항 각 호의 심의위원회 종류별로 다음 각 호의 구분에 따라 구성하여야 한다.

1. 의료광고심의위원회: 제5항제2호부터 제9호까지의 사람을 각각 1명 이상 포함하되, 같은 항 제4호부터 제9호까지의 사람이 전체 위원의 3분의 1 이상이 되도록 구성하여야 한다.
2. 치과의료광고심의위원회: 제5항제1호 및 제3호부터 제9호까지의 사람을 각각 1명 이상 포함하되, 같은 항 제4호부터 제9호까지의 사람이 전체 위원의 3분의 1 이상이 되도록 구성하여야 한다.
3. 한방의료광고심의위원회: 제5항제1호 · 제2호 및 제4호부터 제9호까지의 사람을 각각 1명 이상 포함하되, 같은 항 제4호부터 제9호까지의 사람이 전체 위원의 3분의 1 이상이 되도록 구성하여야 한다.

⑤ 심의위원회 위원은 다음 각 호의 어느 하나에 해당하는 사람 중에서 자율심의기구의 장이 위촉한다.

1. 의사
2. 치과의사
3. 한의사
4. 「약사법」 제2조제2호에 따른 약사
5. 「소비자기본법」 제2조제3호에 따른 소비자단체의 장이 추천하는 사람
6. 「변호사법」 제7조제1항에 따라 같은 법 제78조에 따른 대한변호사협회에 등록한 변호사로서 대한변호사협회의 장이 추천하는 사람
7. 「민법」 제32조에 따라 설립된 법인 중 여성의 사회참여 확대 및 복지 증진을 주된 목적으로 설립된 법인의 장이 추천하는 사람
8. 「비영리민간단체 지원법」 제4조에 따라 등록된 단체로서 환자의 권익 보호를 주된 목적으로 하는 단체의 장이 추천하는 사람
9. 그 밖에 보건의료 또는 의료광고에 관한 학식과 경험이 풍부한 사람

⑥ 제1항부터 제5항까지의 규정에서 정한 것 외에 심의위원회의 구성 및 운영에 필요한 사항은 자율심의기구가 정한다.

제57조의3(의료광고 모니터링) 자율심의기구는 의료광고가 제56조제1항부터 제3항까지의 규정을 준수하는지 여부에 관하여 모니터링하고, 보건복지부령으로 정하는 바에 따라 모니터링 결과를 보건복지부장관에게 제출하여야 한다.

[본조신설 2018.3.27]

영 **제24조(의료광고의 심의)** ① 법 제57조제1항제4호에서 "대통령령으로 정하는 인터넷 매체"란 다음 각 호의 매체를 말한다. <**개정 2012.4.27**>

1. 「신문 등의 진흥에 관한 법률」 제2조제5호에 따른 인터넷뉴스서비스
2. 「방송법」 제2조제3호에 따른 방송사업자가 운영하는 인터넷 홈페이지
3. 「방송법」 제2조제3호에 따른 방송사업자의 방송프로그램을 주된 서비스로 하여 '방송', 'TV' 또는 '라디오' 등의 명칭을 사용하면서 인터넷을 통하여 제공하는 인터넷 매체
4. 「정보통신망 이용촉진 및 정보보호 등에 관한 법률」 제2조제1항제3호에 따른 정보통신서비스 제공자 중 전년도 말 기준 직전 3개월 간 일일 평균 이용자 수가 10만명 이상인 자가 운영하는 인터넷 매체

② 법 제57조제1항제5호에서 "대통령령으로 정하는 광고매체"란 전년도 말 기준 직전 3개월 간 일일 평균 이용자 수가 10만명 이상인 사회 관계망 서비스(Social Network Service)를 제공하는 광고매체를 말한다. <**개정 2018.9.28**>

③ 법 제57조제2항 각 호에 따른 기관 또는 단체는 자율심의를 위하여 다음 각 호의 조직 등을 모두 갖추어야 한다. <**개정 2018.9.28**>

1. 법 제57조 및 제57조의3에 따른 의료광고의 심의 및 모니터링에 관한 업무를 처리할 수 있는 1개 이상의 전담부서와 3명 이상의 상근인력(의료 또는 광고 관련 학식과 경험이 풍부한 사람이 포함되어야 한다)
2. 법 제57조 및 제57조의3에 따른 의료광고의 심의 및 모니터링에 관한 업무를 처리할 수 있는 전산장비와 사무실

④ 법 제57조제2항제2호에서 "대통령령으로 정하는 기준을 충족하는 단체"란 다음 각 호의 기준을 모두 갖춘 소비자단체를 말한다. <**신설 2018.9.28**>

1. 「소비자기본법」 제29조에 따라 공정거래위원회에 등록할 것
2. 단체의 설립 목적 및 업무범위에 의료 또는 광고 관련 내용을 포함할 것

⑤ 법 제57조제2항에 따라 신고하려는 기관 또는 단체는 보건복지부령으로 정하는 신고서 및 관계 서류를 보건복지부장관에게 제출하여야 한다. <**신설 2018.9.28**>

⑥ 보건복지부장관은 제5항에 따라 제출받은 신고 현황을 보건복지부 인터넷 홈페이지에 공개하여야 한다. <**신설 2018.9.28**>

⑦ 법 제57조제3항제4호에서 "대통령령으로 정하는 사항"이란 다음 각 호의 사항을 말한다. <**신설 2018.9.28**>

1. 의료기관 개설자 및 개설연도
2. 의료기관의 인터넷 홈페이지 주소
3. 의료기관의 진료일 및 진료시간
4. 의료기관이 법 제3조의5제1항에 따라 전문병원으로 지정받은 사실
5. 의료기관이 법 제58조제1항에 따라 의료기관 인증을 받은 사실
6. 의료기관 개설자 또는 소속 의료인이 법 제77조제1항에 따라 전문의 자격을 인정받은 사실 및 그 전문과목

규칙 **제61조의2(자율심의기구 신고)** ① 법 제57조제2항제1호에 따른 의사회 · 치과의사회 · 한의사회가 법 제57조제2항 및 영 제24조제5항에 따라 신고하려는 경우에는 별지 제23호의2서식의 의료광고 자율심의기구 신고서에 다음 각 호의 서류를 첨부하여 보건복지부장관에게 제출하여야 한다.

1. 영 제24조제3항제1호에 따른 전담부서와 상근인력 현황
2. 영 제24조제3항제2호에 따른 전산장비와 사무실 현황

② 법 제57조제2항제2호의 단체가 법 제57조제2항 및 영 제24조제5항에 따라 신고하려는 경우에는 별지 제23호의2서식의 의료광고 자율심의기구 신고서에 다음 각 호의 서류를 첨부하여 보건복지부장관에게 제출하여야 한다.

1. 제1항 각 호의 서류
2. 「소비자기본법」 제29조에 따라 공정거래위원회에 등록한 소비자단체의 등록증 사본
3. 소비자단체의 정관 사본

[본조신설 2018.9.27]

규칙 **제61조의3(의료광고 모니터링)** 자율심의기구(법 제57조제2항에 따라 보건복지부장관에게 신고한 기관 또는 단체를 말한다)는 법 제57조의3에 따라 의료광고가 법 제56조제1항부터 제3항까지의 규정을 준수하는지 여부에 관한 모니터링 결과를 매 분기별로 분기가 끝난 후 30일 이내에 보건복지부장관에게 제출하여야 한다.

[본조신설 2018.9.27]

영 **제25조~제28조의2** 삭제 <2018.9.28>

제6장 감독

제58조(의료기관 인증) ① 보건복지부장관은 의료의 질과 환자 안전의 수준을 높이기 위하여 병원급 의료기관 및 대통령령으로 정하는 의료기관에 대한 인증(이하 "의료기관 인증"이라 한다)을 할 수 있다. **<개정 2020.3.4>**

② 보건복지부장관은 대통령령으로 정하는 바에 따라 의료기관 인증에 관한 업무를 제58조의11에 따른 의료기관평가인증원에 위탁할 수 있다. **<개정 2020.3.4>**

③ 보건복지부장관은 다른 법률에 따라 의료기관을 대상으로 실시하는 평가를 통합하여 제58조의11에 따른 의료기관평가인증원으로 하여금 시행하도록 할 수 있다. **<개정 2020.3.4>**

[전문개정 2010.7.23]

[시행일: 2020.9.5] 제58조

영 **제28조(의료기관 인증의 대상)** 법 제58조제1항에서 "대통령령으로 정하는 의료기관"이란 다음 각 호의 어느 하나에 해당하는 의료기관을 말한다.

1. 「의료 해외진출 및 외국인환자 유치 지원에 관한 법률」 제6조제1항에 따라 등록한 의료기관
2. 「호스피스·완화의료 및 임종과정에 있는 환자의 연명의료결정에 관한 법률」 제25조제1항에 따른 호스피스전문기관

[본조신설 2020.9.4]

제58조의2(의료기관인증위원회) ① 보건복지부장관은 의료기관 인증에 관한 주요 정책을 심의하기 위하여 보건복지부장관 소속으로 의료기관인증위원회(이하 이 조에서 "위원회"라 한다)를 둔다.
② 위원회는 위원장 1명을 포함한 15인 이내의 위원으로 구성한다.
③ 위원회의 위원장은 보건복지부차관으로 하고, 위원회의 위원은 다음 각 호의 사람 중에서 보건복지부장관이 임명 또는 위촉한다. <개정 2016.5.29>
1. 제28조에 따른 의료인 단체 및 제52조에 따른 의료기관단체에서 추천하는 자
2. 노동계, 시민단체(「비영리민간단체지원법」 제2조에 따른 비영리민간단체를 말한다), 소비자단체(「소비자기본법」 제29조에 따른 소비자단체를 말한다)에서 추천하는 자
3. 보건의료에 관한 학식과 경험이 풍부한 자
4. 시설물 안전진단에 관한 학식과 경험이 풍부한 자
5. 보건복지부 소속 3급 이상 공무원 또는 고위공무원단에 속하는 공무원
④ 위원회는 다음 각 호의 사항을 심의한다.
1. 인증기준 및 인증의 공표를 포함한 의료기관 인증과 관련된 주요 정책에 관한 사항
2. 제58조제3항에 따른 의료기관 대상 평가제도 통합에 관한 사항
3. 제58조의7제2항에 따른 의료기관 인증 활용에 관한 사항
4. 그 밖에 위원장이 심의에 부치는 사항
⑤ 위원회의 구성 및 운영, 그 밖에 필요한 사항은 대통령령으로 정한다.
[본조신설 2010.7.23]

제58조의3(의료기관 인증기준 및 방법 등) ① 의료기관 인증기준은 다음 각 호의 사항을 포함하여야 한다.
1. 환자의 권리와 안전
2. 의료기관의 의료서비스 질 향상 활동
3. 의료서비스의 제공과정 및 성과
4. 의료기관의 조직·인력관리 및 운영
5. 환자 만족도
② 인증등급은 인증, 조건부인증 및 불인증으로 구분한다. <개정 2020.3.4>
③ 인증의 유효기간은 4년으로 한다. 다만, 조건부인증의 경우에는 유효기간을 1년으로 한다. <개정 2020.3.4>
④ 조건부인증을 받은 의료기관의 장은 유효기간 내에 보건복지부령으로 정하는 바에 따라 재인증을 받아야 한다. <개정 2020.3.4>
⑤ 제1항에 따른 인증기준의 세부 내용은 보건복지부장관이 정한다. <개정 2020.3.4>
[본조신설 2010.7.23]
[시행일: 2020.9.5] 제58조의3

제58조의4(의료기관 인증의 신청 및 평가) ① 의료기관 인증을 받고자 하는 의료기관의 장은 보건복지부령으로 정하는 바에 따라 보건복지부장관에게 신청할 수 있다.
② 제1항에도 불구하고 제3조제2항제3호에 따른 요양병원(「장애인복지법」 제58조제1항제4호에 따른 의료재활시설로서 제3조의2에 따른 요건을 갖춘 의료기관은 제외한다)의 장은 보건복지부령으로 정하는 바에 따라 보건복지부장관에게 인증을 신청하여야 한다. <개정 2020.3.4>

③ 제2항에 따라 인증을 신청하여야 하는 요양병원이 조건부인증 또는 불인증을 받거나 제58조의10제1항제4호 및 제5호에 따라 인증 또는 조건부인증이 취소된 경우 해당 요양병원의 장은 보건복지부령으로 정하는 기간 내에 다시 인증을 신청하여야 한다. <개정 2020.3.4>
④ 보건복지부장관은 인증을 신청한 의료기관에 대하여 제58조의3제1항에 따른 인증기준 적합 여부를 평가하여야 한다. 이 경우 보건복지부장관은 보건복지부령으로 정하는 바에 따라 필요한 조사를 할 수 있고, 인증을 신청한 의료기관은 정당한 사유가 없으면 조사에 협조하여야 한다. <신설 2020.3.4>
⑤ 보건복지부장관은 제4항에 따른 평가 결과와 인증등급을 지체 없이 해당 의료기관의 장에게 통보하여야 한다. <신설 2020.3.4>

제58조의5(이의신청) ① 의료기관 인증을 신청한 의료기관의 장은 평가결과 또는 인증등급에 관하여 보건복지부장관에게 이의신청을 할 수 있다.
② 제1항에 따른 이의신청은 평가결과 또는 인증등급을 통보받은 날부터 30일 이내에 하여야 한다. 다만, 책임질 수 없는 사유로 그 기간을 지킬 수 없었던 경우에는 그 사유가 없어진 날부터 기산한다.
③ 제1항에 따른 이의신청의 방법 및 처리 결과의 통보 등에 필요한 사항은 보건복지부령으로 정한다.
[본조신설 2010.7.23]

제58조의6(인증서와 인증마크) ① 보건복지부장관은 인증을 받은 의료기관에 인증서를 교부하고 인증을 나타내는 표시(이하 "인증마크"라 한다)를 제작하여 인증을 받은 의료기관이 사용하도록 할 수 있다.
② 누구든지 제58조제1항에 따른 인증을 받지 아니하고 인증서나 인증마크를 제작·사용하거나 그 밖의 방법으로 인증을 사칭하여서는 아니 된다.
③ 인증마크의 도안 및 표시방법 등에 필요한 사항은 보건복지부령으로 정한다.
[본조신설 2010.7.23]

제58조의7(인증의 공표 및 활용) ① 보건복지부장관은 인증을 받은 의료기관에 관하여 인증기준, 인증 유효기간 및 제58조의4제4항에 따라 평가한 결과 등 보건복지부령으로 정하는 사항을 인터넷 홈페이지 등에 공표하여야 한다. <개정 2020.3.4>
② 보건복지부장관은 제58조의4제4항에 따른 평가 결과와 인증등급을 활용하여 의료기관에 대하여 다음 각 호에 해당하는 행정적·재정적 지원 등 필요한 조치를 할 수 있다. <개정 2020.3.4>
1. 제3조의4에 따른 상급종합병원 지정
2. 제3조의5에 따른 전문병원 지정
3. 의료의 질 및 환자 안전 수준 향상을 위한 교육, 컨설팅 지원
4. 그 밖에 다른 법률에서 정하거나 보건복지부장관이 필요하다고 인정한 사항
③ 제1항에 따른 공표 등에 필요한 사항은 보건복지부령으로 정한다.
[본조신설 2010.7.23]
[시행일 2020.9.5] 제58조의7

제58조의8(자료의 제공요청) ① 보건복지부장관은 인증과 관련하여 필요한 경우에는 관계 행정기관, 의료기관, 그 밖의 공공단체 등에 대하여 자료의 제공 및 협조를 요청할 수 있다.
② 제1항에 따른 자료의 제공과 협조를 요청받은 자는 정당한 사유가 없는 한 요청에 따라야 한다.
[본조신설 2010.7.23]

제58조의9(의료기관 인증의 사후관리) 보건복지부장관은 인증의 실효성을 유지하기 위하여 보건복지부령으로 정하는 바에 따라 인증을 받은 의료기관에 대하여 제58조의3제1항에 따른 인증기준의 충족 여부를 조사할 수 있다.
[본조신설 2020.3.4]
[종전 제58조의9는 제58조의10으로 이동 <2020.3.4>]

제58조의10(의료기관 인증의 취소 등) ① 보건복지부장관은 인증을 받은 의료기관이 인증 유효기간 중 다음 각 호의 어느 하나에 해당하는 경우에는 의료기관 인증 또는 조건부인증을 취소하거나 인증마크의 사용정지 또는 시정을 명할 수 있다. 다만, 제1호 및 제2호에 해당하는 경우에는 인증 또는 조건부인증을 취소하여야 한다. <개정 2020.3.4>
1. 거짓이나 그 밖의 부정한 방법으로 인증 또는 조건부인증을 받은 경우
2. 제64조제1항에 따라 의료기관 개설 허가가 취소되거나 폐쇄명령을 받은 경우
3. 의료기관의 종별 변경 등 인증 또는 조건부인증의 전제나 근거가 되는 중대한 사실이 변경된 경우
4. 제58조의3제1항에 따른 인증기준을 충족하지 못하게 된 경우
5. 인증마크의 사용정지 또는 시정명령을 위반한 경우

② 제1항제1호에 따라 인증이 취소된 의료기관은 인증 또는 조건부인증이 취소된 날부터 1년 이내에 인증 신청을 할 수 없다.
③ 제1항에 따른 의료기관 인증 또는 조건부인증의 취소 및 인증마크의 사용정지 등에 필요한 절차와 처분의 기준 등은 보건복지부령으로 정한다. <신설 2020.3.4>

제58조의11(의료기관평가인증원의 설립 등) ① 의료기관 인증에 관한 업무와 의료기관을 대상으로 실시하는 각종 평가 업무를 효율적으로 수행하기 위하여 의료기관평가인증원(이하 "인증원"이라 한다)을 설립한다.
② 인증원은 다음 각 호의 업무를 수행한다.
1. 의료기관 인증에 관한 업무로서 제58조제2항에 따라 위탁받은 업무
2. 다른 법률에 따라 의료기관을 대상으로 실시하는 평가 업무로서 보건복지부장관으로부터 위탁받은 업무
3. 그 밖에 이 법 또는 다른 법률에 따라 보건복지부장관으로부터 위탁받은 업무

③ 인증원은 법인으로 하고, 주된 사무소의 소재지에 설립등기를 함으로써 성립한다.
④ 인증원에는 정관으로 정하는 바에 따라 임원과 필요한 직원을 둔다.
⑤ 보건복지부장관은 인증원의 운영 및 사업에 필요한 경비를 예산의 범위에서 지원할 수 있다.
⑥ 인증원은 보건복지부장관의 승인을 받아 의료기관 인증을 신청한 의료기관의 장으로부터 인증에 소요되는 비용을 징수할 수 있다.

⑦ 인증원은 제2항에 따른 업무 수행에 지장이 없는 범위에서 보건복지부령으로 정하는 바에 따라 교육, 컨설팅 등 수익사업을 할 수 있다.
⑧ 인증원에 관하여 이 법 및 「공공기관의 운영에 관한 법률」에서 정하는 사항 외에는 「민법」 중 재단법인에 관한 규정을 준용한다.
[본조신설 2020.3.4]
[시행일: 2020.9.5] 제58조의11

영 **제29조(의료기관 인증업무의 위탁)** ① 법 제58조제2항에 따라 보건복지부장관은 법 제58조의11에 따른 의료기관평가인증원(이하 이 조에서 "인증원"이라 한다)에 다음 각 호의 업무를 위탁한다. <개정 2018.9.28., 2020.9.4>
1. 법 제58조의3제1항에 따른 인증기준 개발
2. 법 제58조의3제4항에 따른 조건부인증을 받은 의료기관에 대한 재인증
3. 법 제58조의4제1항부터 제3항까지의 규정에 따른 인증신청의 접수
4. 법 제58조의4제4항 전단에 따른 인증기준의 적합 여부 평가
5. 법 제58조의4제5항에 따른 평가 결과와 인증등급의 통보
6. 법 제58조의5에 따른 이의신청의 접수 및 처리 결과의 통보
7. 법 제58조의6제1항에 따른 인증서 교부
8. 법 제58조의7제1항에 따른 인증을 받은 의료기관의 인증기준, 인증 유효기간 및 법 제58조의3제2항에 따라 평가한 결과 등의 인터넷 홈페이지 등에의 공표

② 인증원의 장은 위탁받은 업무의 처리 내용을 보건복지부령으로 정하는 바에 따라 보건복지부장관에게 보고해야 한다. <개정 2020.9.4>
[전문개정 2011.1.24]

영 **제30조(의료기관인증위원회의 구성)** 법 제58조의2제1항에 따른 의료기관인증위원회(이하 "인증위원회"라 한다)의 위원은 다음 각 호의 구분에 따라 보건복지부장관이 임명하거나 위촉한다. <개정 2018.9.28>
1. 법 제28조에 따른 의료인 단체 및 법 제52조에 따른 의료기관단체에서 추천하는 사람 5명
2. 노동계, 시민단체(「비영리민간단체지원법」 제2조에 따른 비영리민간단체를 말한다), 소비자단체(「소비자기본법」 제29조에 따른 소비자단체를 말한다)에서 추천하는 사람 5명
3. 보건의료 또는 의료기관 시설물 안전진단에 관한 학식과 경험이 풍부한 사람 3명
4. 보건복지부 소속 3급 이상 공무원 또는 고위공무원단에 속하는 공무원 1명

[전문개정 2011.1.24]

영 **제31조(위원의 임기)** ① 제30조제1호부터 제3호까지의 위원의 임기는 2년으로 한다.
② 위원의 사임 등으로 새로 위촉된 위원의 임기는 전임 위원 임기의 남은 기간으로 한다.
[전문개정 2011.1.24]

영 **제31조의2(인증위원회 위원의 해임 및 해촉)** 보건복지부장관은 인증위원회 위원이 다음 각 호의 어느 하나에 해당하는 경우에는 해당 위원을 해임하거나 해촉할 수 있다.
1. 심신장애로 인하여 직무를 수행할 수 없게 된 경우
2. 직무와 관련된 비위사실이 있는 경우
3. 직무태만, 품위손상, 그 밖의 사유로 인하여 위원으로 적합하지 아니하다고 인정되는 경우

4. 위원 스스로 직무를 수행하는 것이 곤란하다고 의사를 밝히는 경우

[본조신설 2016.9.29]

[종전 제31조의2는 제31조의3으로 이동 <2016.9.29>]

영 **제31조의3(인증위원회의 운영)** ① 위원장은 인증위원회를 대표하고 인증위원회의 업무를 총괄한다.

② 인증위원회의 회의는 재적위원 3분의 1 이상의 요구가 있는 때 또는 위원장이 필요하다고 인정하는 때에 소집하고, 위원장이 그 의장이 된다.

③ 인증위원회의 회의는 재적위원 과반수의 출석으로 개의(開議)하고 출석위원 과반수의 찬성으로 의결한다.

④ 위원장이 부득이한 사유로 직무를 수행할 수 없을 때에는 위원장이 미리 지명한 위원이 그 직무를 대행한다.

⑤ 제1항부터 제4항까지에서 규정한 사항 외에 인증위원회의 운영 등에 필요한 사항은 인증위원회의 의결을 거쳐 위원장이 정한다.

[본조신설 2011.1.24]

[제31조의2에서 이동, 종전 제31조의3은 제31조의4로 이동 <2016.9.29>]

영 **제31조의4(간사)** ① 인증위원회에 인증위원회의 사무를 처리하기 위하여 간사 1명을 둔다.

② 간사는 보건복지부 소속 공무원 중에서 보건복지부장관이 지명한다.

[본조신설 2011.1.24]

[제31조의3에서 이동, 종전 제31조의4는 제31조의5로 이동 <2016.9.29>]

영 **제31조의5(수당 등)** 인증위원회의 회의에 출석한 공무원이 아닌 위원에게는 예산의 범위에서 수당 및 여비를 지급할 수 있다.

[본조신설 2011.1.24]

[제31조의4에서 이동 <2016.9.29>]

규칙 **제62조(수탁사업 실적 보고)** ① 법 제58조제2항 및 영 제29조제1항에 따라 업무를 위탁받은 법 제58조의11에 따른 의료기관평가인증원(이하 "인증원"이라 한다)의 장은 영 제29조제2항에 따라 인증신청 접수·평가결과 등 인증업무의 처리 내용을 별지 제23호의3서식에 따라, 이의신청 처리결과에 관한 내용을 별지 제23호의4서식에 따라 매 분기마다 보건복지부장관에게 보고해야 한다. <개정 2018.9.27, 2020.9.4>

② 영 제29조제2항에 따라 인증원의 장은 법 제58조의4제4항에 따른 의료기관별 인증기준의 적합 여부에 대한 평가 결과와 법 제58조의3제2항에 따른 인증등급을 지체없이 보건복지부장관에게 보고해야 한다. <개정 2020.9.4>

[전문개정 2011.2.10]

규칙 **제63조(의료기관의 재인증)** ① 법 제58조의3제4항에 따라 재인증을 받으려는 의료기관의 장은 별지 제23호의5서식의 인증신청서와 별지 제23호의6서식의 의료기관 운영현황을 인증원의 장에게 제출해야 한다. <개정 2018.9.27, 2020.9.4>

② 의료기관의 재인증 절차는 다음 각 호와 같으며, 재인증 절차의 세부적인 사항은 보건복지부장관의 승인을 받아 인증원의 장이 정한다. <개정 2020.9.4>

1. 인증신청

2. 조사계획 수립
3. 서면 및 현지조사 실시
4. 평가결과 분석 및 인증등급 결정
5. 이의신청 심의 및 처리결과 통보
6. 평가결과 및 인증등급 확정 및 공표

[전문개정 2011.2.10]

규칙 **제64조(의료기관 인증의 신청 등)** ① 법 제58조의4제1항에 따라 인증을 받으려는 의료기관의 장은 별지 제23호의5서식의 인증신청서와 별지 제23호의6서식의 의료기관 운영현황을 인증원의 장에게 제출해야 한다. <개정 2018.9.27., 2020.9.4>

② 제1항에 따른 인증 절차는 제63조제2항을 준용한다.

③ 보건복지부장관은 법 제58조의4제2항에 따른 요양병원의 장에게 인증신청기간 1개월 전에 인증신청 대상 및 기간 등 조사계획을 수립·통보하여야 한다.

④ 제3항에 따라 조사계획을 통보받은 요양병원의 장은 신청기간 내에 별지 제23호의5서식의 인증신청서와 별지 제23호의6서식의 의료기관 운영현황을 인증원의 장에게 제출해야 한다. <개정 2018.9.27, 2020.9.4>

⑤ 법 제58조의4제3항에 따라 다시 인증을 신청하려는 요양병원의 장은 조건부인증·불인증을 받은 날 또는 인증·조건부인증이 취소된 날부터 90일 이내에 별지 제23호의5서식의 인증신청서와 별지 제23호의6서식의 의료기관 운영현황을 인증원의 장에게 제출해야 한다. <신설 2020.9.4>

⑥ 보건복지부장관은 법 제58조의4제4항 후단에 따라 인증을 신청한 의료기관에 대하여 인증등급을 결정하기 전에 현지조사를 실시할 수 있다. <신설 2020.9.4>

⑦ 인증원의 장은 별지 제23호의7서식의 인증신청 접수대장과 별지 제23호의8서식의 인증서 발급대장을 작성하여 최종 기재일로부터 5년간 보관해야 한다. 이 경우 해당 기록은 전자문서로 작성·보관할 수 있다. <개정 2018.9.27, 2020.9.4>

[전문개정 2011.2.10]

규칙 **제64조의2(조사일정 통보)** 인증전담기관의 장은 제64조제1항에 따른 의료기관 인증 신청을 접수한 날부터 30일 내에 해당 의료기관의 장과 협의하여 조사일정을 정하고 이를 통보하여야 한다.

규칙 **제64조의4(이의신청의 방법 및 처리 결과 통보)** ① 의료기관의 장은 법 제58조의4제5항에 따라 통보받은 평가 결과 및 인증등급에 대하여 이의가 있는 경우에는 그 통보받은 날부터 30일 내에 이의신청의 내용 및 사유가 포함된 별지 제23호의9서식의 이의신청서에 주장하는 사실을 증명할 수 있는 서류를 첨부하여 인증원의 장에게 제출해야 한다. <개정 2018.9.27, 2020.9.4>

② 인증원의 장은 제1항에 따른 이의신청을 받은 경우 그 이의신청 내용을 조사한 후 처리 결과를 이의신청을 받은 날부터 30일 내에 해당 의료기관의 장에게 통보해야 한다. <개정 2020.9.4>

[본조신설 2011.2.10]

규칙 **제64조의5(인증서 발급 및 재발급)** ① 인증원의 장은 법 제58조의6제1항에 따라 의료기관 인증을 받은 의료기관에 별지 제23호의10서식의 의료기관 인증서를 발급해야 한다. <개정 2018.9.27, 2020.9.4>

② 제1항에 따른 의료기관 인증서를 발급받은 자가 다음 각 호의 어느 하나에 해당하여 의료기관 인증서를 재발급 받으려는 경우에는 별지 제23호의11서식의 의료기관 인증서 재발급 신청서에 의료기관 인증서(의료기관 인증서를 잃어버린 경우는 제외한다)와 증명서류(제2호의 경우만 해당

한다)를 첨부하여 인증원의 장에게 제출해야 한다. <개정 2018.9.27, 2020.9.4>
1. 인증서를 잃어버리거나 헐어 사용하지 못하게 된 경우
2. 의료기관의 개설자가 변경된 경우
③ 제2항에 따른 의료기관 인증서 재발급 신청을 받은 인증원의 장이 의료기관 인증서를 재발급한 때에는 별지 제23호의8서식의 인증서 발급대장에 그 내용을 적어야 한다. <개정 2020.9.4>
[본조신설 2011.2.10]
[제목개정 2020.9.4]

규칙 **제64조의6(인증마크의 도안 및 표시방법)** ① 제58조의6제3항에 따른 인증을 나타내는 표시(이하 "인증마크"라 한다)의 도안 및 표시방법은 별표 9와 같다.
② 인증마크의 사용기간은 법 제58조의3제3항에 따른 의료기관 인증의 유효기간으로 한다. <개정 2020.9.4>
[본조신설 2011.2.10]

규칙 **제64조의7(의료기관 인증의 공표)** 인증원의 장은 법 제58조의7제1항에 따라 다음 각 호의 사항을 인터넷 홈페이지 등에 공표해야 한다. <개정 2020.9.4>
1. 해당 의료기관의 명칭, 종별, 진료과목 등 일반현황
2. 인증등급 및 인증의 유효기간
3. 인증기준에 따른 평가결과
4. 그 밖에 의료의 질과 환자 안전의 수준을 높이기 위하여 보건복지부장관이 정하는 사항
[본조신설 2011.2.10]

규칙 **제64조의8(의료기관 인증의 사후관리 방법)** ① 보건복지부장관은 법 제58조의9에 따라 인증을 받은 의료기관에 대하여 법 제58조의3제3항에 따른 의료기관 인증의 유효기간 내에 1회 이상 인증기준의 충족 여부를 조사할 수 있다.
② 제1항에 따른 조사는 서면조사 또는 현지조사의 방법으로 실시할 수 있다.
③ 제1항 및 제2항에서 규정한 사항 외에 의료기관 인증의 사후관리에 관한 세부적인 사항은 보건복지부장관의 승인을 받아 인증원의 장이 정한다.
[본조신설 2020.9.4]
[종전 제64조의8은 제64조의9로 이동 <2020.9.4>]

규칙 **제64조의9(의료기관 인증의 취소 등)** ① 법 제58조의10제1항에 따라 의료기관 인증 또는 조건부인증이 취소된 의료기관의 장은 지체없이 인증서를 인증원의 장에게 반납하고, 인증마크의 사용을 정지해야 한다. <개정 2020.9.4>
② 법 제58조의10제1항에 따른 의료기관의 인증 또는 조건부인증의 취소 및 인증마크의 사용정지 등에 관한 세부기준은 별표 10과 같다. <신설 2020.9.4>
[본조신설 2011.2.10]
[제목개정 2020.9.4]

규칙 **제64조의10(인증비용의 승인)** 법 제58조의11제6항에 따라 인증원의 장은 의료기관의 종류 및 규모별로 인증에 소요되는 비용을 다음 각 호에 따라 산정하여 보건복지부장관의 승인을 받아야 한다. <개정 2020.9.4>
1. 조사수당, 여비 등 현지조사에 드는 직접비용

2. 인건비, 기관운영비 등 인증원 운영에 드는 간접비용
3. 그 밖에 의료기관 인증기준을 충족하도록 지원하는 전문가의 진단 및 기술 지원 등에 드는 컨설팅 비용

[본조신설 2011.2.10]

[제64조의3에서 이동 <2020.9.4>]

제59조(지도와 명령) ① 보건복지부장관 또는 시·도지사는 보건의료정책을 위하여 필요하거나 국민보건에 중대한 위해(危害)가 발생하거나 발생할 우려가 있으면 의료기관이나 의료인에게 필요한 지도와 명령을 할 수 있다. <개정 2008.2.29, 2010.1.18>

② 보건복지부장관, 시·도지사 또는 시장·군수·구청장은 의료인이 정당한 사유 없이 진료를 중단하거나 의료기관 개설자가 집단으로 휴업하거나 폐업하여 환자 진료에 막대한 지장을 초래하거나 초래할 우려가 있다고 인정할 만한 상당한 이유가 있으면 그 의료인이나 의료기관 개설자에게 업무개시 명령을 할 수 있다. <개정 2008.2.29, 2010.1.18>

③ 의료인과 의료기관 개설자는 정당한 사유 없이 제2항의 명령을 거부할 수 없다.

제60조(병상 수급계획의 수립 등) ① 보건복지부장관은 병상의 합리적인 공급과 배치에 관한 기본시책을 5년마다 수립하여야 한다. <개정 2008.2.29, 2010.1.18, 2019.8.27>

② 시·도지사는 제1항에 따른 기본시책에 따라 지역 실정을 고려하여 특별시·광역시 또는 도 단위의 지역별·기능별·종별 의료기관 병상 수급 및 관리계획을 수립한 후 보건복지부장관에게 제출하여야 한다. <개정 2008.2.29, 2010.1.18, 2019.8.27>

③ 보건복지부장관은 제2항에 따라 제출된 병상 수급 및 관리계획이 제1항에 따른 기본시책에 맞지 아니하는 등 보건복지부령으로 정하는 사유가 있으면 시·도지사와 협의하여 보건복지부령으로 정하는 바에 따라 이를 조정하여야 한다. <개정 2008.2.29, 2010.1.18, 2019.8.27>

제60조의2(의료인 수급계획 등) ① 보건복지부장관은 우수한 의료인의 확보와 적절한 공급을 위한 기본시책을 수립하여야 한다.

② 제1항에 따른 기본시책은 「보건의료기본법」 제15조에 따른 보건의료발전계획과 연계하여 수립한다.

[본조신설 2015.12.29]

제60조의3(간호인력 취업교육센터 설치 및 운영) ① 보건복지부장관은 간호·간병통합서비스 제공·확대 및 간호인력의 원활한 수급을 위하여 다음 각 호의 업무를 수행하는 간호인력 취업교육센터를 지역별로 설치·운영할 수 있다.

1. 지역별, 의료기관별 간호인력 확보에 관한 현황 조사
2. 제7조제1항제1호에 따른 간호학을 전공하는 대학이나 전문대학[구제(舊制) 전문학교와 간호학교를 포함한다] 졸업예정자와 신규 간호인력에 대한 취업교육 지원
3. 간호인력의 지속적인 근무를 위한 경력개발 지원
4. 유휴 및 이직 간호인력의 취업교육 지원
5. 그 밖에 간호인력의 취업교육 지원을 위하여 보건복지부령으로 정하는 사항

② 보건복지부장관은 간호인력 취업교육센터를 효율적으로 운영하기 위하여 그 운영에 관한 업무를 대통령령으로 정하는 절차·방식에 따라 관계 전문기관 또는 단체에 위탁할 수 있다.
③ 국가 및 지방자치단체는 제2항에 따라 간호인력 취업교육센터의 운영에 관한 업무를 위탁한 경우에는 그 운영에 드는 비용을 지원할 수 있다.
④ 그 밖에 간호인력 취업교육센터의 운영 등에 필요한 사항은 보건복지부령으로 정한다.
[본조신설 2015.12.29]

영 **제31조의6(간호인력 취업교육센터 운영의 위탁)** ① 보건복지부장관은 법 제60조의3제2항에 따라 같은 조 제1항에 따른 간호인력 취업교육센터(이하 "간호인력 취업교육센터"라 한다)의 운영을 다음 각 호의 전문기관 또는 단체에 위탁할 수 있다.
1. 법 제28조제1항 또는 제5항에 따른 간호사회 또는 간호사회의 지부
2. 「공공기관의 운영에 관한 법률」 제4조에 따른 공공기관 중 그 설립 목적이 보건의료와 관련되는 공공기관
3. 그 밖에 위탁 업무 수행에 필요한 조직·인력 및 전문성 등을 고려하여 보건복지부장관이 고시하는 전문기관 또는 단체

② 보건복지부장관은 법 제60조의3제2항에 따라 간호인력 취업교육센터의 운영을 위탁하려는 경우에는 그 위탁 기준·절차 및 방법 등에 관한 사항을 미리 공고하여야 한다.
③ 보건복지부장관은 법 제60조의3제2항에 따라 간호인력 취업교육센터의 운영을 위탁한 경우에는 그 위탁 내용 및 수탁자 등에 관한 사항을 관보에 고시하고, 보건복지부 인터넷 홈페이지에 게시하여야 한다.
④ 법 제60조의3제2항에 따라 간호인력 취업교육센터의 운영을 위탁받은 전문기관 또는 단체는 보건복지부장관이 정하는 바에 따라 사업운영계획, 사업집행현황, 자금운용계획 및 자금집행내역 등에 관한 사항을 보건복지부장관에게 보고하여야 한다.
⑤ 제2항부터 제4항까지의 규정에 따른 위탁 기준 등의 공고, 위탁 내용 등의 고시 또는 위탁 업무의 보고 등에 필요한 세부사항은 보건복지부장관이 정하여 고시한다.
[본조신설 2016.9.29]

규칙 **제64조의11(간호인력 취업교육센터 운영 등)** ① 법 제60조의3제1항제5호에서 "보건복지부령으로 정하는 사항"이란 다음 각 호의 사항을 말한다.
1. 간호인력에 대한 취업 상담 및 관련 정보 제공
2. 간호인력의 고용 및 처우에 관한 조사·분석 및 연구
3. 간호인력 취업교육 프로그램의 개발·운영 및 홍보
4. 의료기관 및 간호대학 등 관련 기관 간 협력체계 구축·운영
5. 그 밖에 간호인력의 취업교육 지원을 위하여 보건복지부장관이 특히 필요하다고 인정하는 사항

② 법 제60조의3제4항에 따른 간호인력 취업교육센터의 사업연도는 정부의 회계연도에 따른다.
[본조신설 2016.10.6]

제61조(보고와 업무 검사 등) ① 보건복지부장관, 시·도지사 또는 시장·군수·구청장은 의료법인, 의료기관 또는 의료인에게 필요한 사항을 보고하도록 명할 수 있고, 관계 공무원을 시켜 그 업무 상황, 시설 또는 진료기록부·조산기록부·간호기록부 등 관계 서류를 검사하게 하거나 관계인에게서 진술을 들어 사실을 확인받게 할 수 있다. 이 경우 의료법인, 의료기관 또는 의료인

은 정당한 사유 없이 이를 거부하지 못한다. <개정 2018.3.27, 2019.8.27>

② 제1항의 경우에 관계 공무원은 권한을 증명하는 증표 및 조사기간, 조사범위, 조사담당자, 관계 법령 등이 기재된 조사명령서를 지니고 이를 관계인에게 내보여야 한다. <개정 2011.8.4>

③ 제1항의 보고 및 제2항의 조사명령서에 관한 사항은 보건복지부령으로 정한다. <개정 2008.2.29, 2010.1.18, 2011.8.4>

제61조의2(자료제공의 요청) ① 보건복지부장관은 이 법의 위반 사실을 확인하기 위한 경우 등 소관 업무를 수행하기 위하여 필요한 경우에는 의료인, 의료기관의 장, 「국민건강보험법」에 따른 국민건강보험공단 및 건강보험심사평가원, 그 밖의 관계 행정기관 및 단체 등에 대하여 필요한 자료의 제출이나 의견의 진술 등을 요청할 수 있다.

② 제1항에 따른 자료의 제공 또는 협조를 요청받은 자는 특별한 사유가 없으면 이에 따라야 한다.

[본조신설 2019.8.27]

제62조(의료기관 회계기준) ① 의료기관 개설자는 의료기관 회계를 투명하게 하도록 노력하여야 한다.

② 100병상 이상의 병원급 의료기관으로서 보건복지부령으로 정하는 일정 규모 이상의 병원급 의료기관 개설자는 회계를 투명하게 하기 위하여 의료기관 회계기준을 지켜야 한다. <개정 2008.2.29, 2010.1.18, 2020.3.4>

③ 제2항에 따른 의료기관 회계기준은 보건복지부령으로 정한다. <개정 2008.2.29, 2010.1.18>

제63조(시정 명령 등) ① 보건복지부장관 또는 시장 · 군수 · 구청장은 의료기관이 제15조제1항, 제16조제2항, 제21조제1항 후단 및 같은 조 제2항 · 제3항, 제23조제2항, 제34조제2항, 제35조제2항, 제36조, 제36조의2, 제37조제1항 · 제2항, 제38조제1항 · 제2항, 제38조의2, 제41조부터 제43조까지, 제45조, 제46조, 제47조제1항, 제58조의4제2항 및 제3항, 제62조제2항을 위반한 때, 종합병원 · 상급종합병원 · 전문병원이 각각 제3조의3제1항 · 제3조의4제1항 · 제3조의5제2항에 따른 요건에 해당하지 아니하게 된 때, 의료기관의 장이 제4조제5항을 위반한 때 또는 자율심의기구가 제57조제11항을 위반한 때에는 일정한 기간을 정하여 그 시설 · 장비 등의 전부 또는 일부의 사용을 제한 또는 금지하거나 위반한 사항을 시정하도록 명할 수 있다. <개정 2018.3.27, 2020.3.4, 2021.9.24>

② 보건복지부장관 또는 시장 · 군수 · 구청장은 의료인등이 제56조제2항 · 제3항을 위반한 때에는 다음 각 호의 조치를 명할 수 있다. <신설 2018.3.27>

1. 위반행위의 중지
2. 위반사실의 공표
3. 정정광고

③ 제2항제2호 · 제3호에 따른 조치에 필요한 사항은 대통령령으로 정한다. <신설 2018.3.27>

[시행일: 2023.9.25] 제63조

영 **제31조의7(위반사실의 공표 및 정정광고)** ① 보건복지부장관 또는 시장 · 군수 · 구청장은 법 제63조제2항제2호 또는 제3호에 따라 의료인등에 대하여 위반사실의 공표 또는 정정광고를 명할 때에는 다음 각 호의 사항을 고려하여 공표 또는 정정광고의 내용과 횟수 · 크기 · 매체 등을 정하여 명하여야 한다.

1. 위반행위의 내용 및 정도
2. 위반행위의 기간 및 횟수

② 보건복지부장관 또는 시장 · 군수 · 구청장은 제1항에 따라 위반사실의 공표 또는 정정광고를 명할 때에는 법 제57조의2제2항 각 호에 따른 심의위원회와 협의하여 공표 또는 정정광고의 내용과 횟수 · 크기 · 매체 등을 정할 수 있다.

[본조신설 2018.9.28]

제64조(개설 허가 취소 등) ① 보건복지부장관 또는 시장 · 군수 · 구청장은 의료기관이 다음 각 호의 어느 하나에 해당하면 그 의료업을 1년의 범위에서 정지시키거나 개설 허가의 취소 또는 의료기관 폐쇄를 명할 수 있다. 다만, 제8호에 해당하는 경우에는 의료기관 개설 허가의 취소 또는 의료기관 폐쇄를 명하여야 하며, 의료기관 폐쇄는 제33조제3항과 제35조제1항 본문에 따라 신고한 의료기관에만 명할 수 있다. <개정 2018.8.14, 2019.4.23, 2019.8.27, 2020.3.4, 2020.12.29>

1. 개설 신고나 개설 허가를 한 날부터 3개월 이내에 정당한 사유 없이 업무를 시작하지 아니한 때

1의2. 제4조제2항을 위반하여 의료인이 다른 의료인 또는 의료법인 등의 명의로 의료기관을 개설하거나 운영한 때

2. 제27조제5항을 위반하여 무자격자에게 의료행위를 하게 하거나 의료인에게 면허 사항 외의 의료행위를 하게 한 때
3. 제61조에 따른 관계 공무원의 직무 수행을 기피 또는 방해하거나 제59조 또는 제63조에 따른 명령을 위반한 때
4. 제33조제2항제3호부터 제5호까지의 규정에 따른 의료법인 · 비영리법인, 준정부기관 · 지방의료원 또는 한국보훈복지의료공단의 설립허가가 취소되거나 해산된 때

4의2. 제33조제2항을 위반하여 의료기관을 개설한 때

4의3. 제33조제8항을 위반하여 둘 이상의 의료기관을 개설 · 운영한 때

5. 제33조제5항 · 제7항 · 제9항 · 제10항, 제40조, 제40조의2 또는 제56조를 위반한 때. 다만, 의료기관 개설자 본인에게 책임이 없는 사유로 제33조제7항제4호를 위반한 때에는 그러하지 아니하다.

5의2. 정당한 사유 없이 제40조제1항에 따른 폐업 · 휴업 신고를 하지 아니하고 6개월 이상 의료업을 하지 아니한 때

6. 제63조에 따른 시정명령(제4조제5항 위반에 따른 시정명령을 제외한다)을 이행하지 아니한 때
7. 「약사법」 제24조제2항을 위반하여 담합행위를 한 때
8. 의료기관 개설자가 거짓으로 진료비를 청구하여 금고 이상의 형을 선고받고 그 형이 확정된 때
9. 제36조에 따른 준수사항을 위반하여 사람의 생명 또는 신체에 중대한 위해를 발생하게 한 때

② 제1항에 따라 개설 허가를 취소당하거나 폐쇄 명령을 받은 자는 그 취소된 날이나 폐쇄 명령을 받은 날부터 6개월 이내에, 의료업 정지처분을 받은 자는 그 업무 정지기간 중에 각각 의료기관을 개설 · 운영하지 못한다. 다만, 제1항제8호에 따라 의료기관 개설 허가를 취소당하거나 폐쇄 명령을 받은 자는 취소당한 날이나 폐쇄 명령을 받은 날부터 3년 안에는 의료기관을 개설 · 운영하지 못한다.

③ 보건복지부장관 또는 시장·군수·구청장은 의료기관이 제1항에 따라 그 의료업이 정지되거나 개설 허가의 취소 또는 폐쇄 명령을 받은 경우 해당 의료기관에 입원 중인 환자를 다른 의료기관으로 옮기도록 하는 등 환자의 권익을 보호하기 위하여 필요한 조치를 하여야 한다. **<신설 2016.12.20>**

[시행일: 2023.3.5] 제64조제1항제5호

제65조(면허 취소와 재교부) ① 보건복지부장관은 의료인이 다음 각 호의 어느 하나에 해당할 경우에는 그 면허를 취소할 수 있다. 다만, 제1호의 경우에는 면허를 취소하여야 한다. **<개정 2016.5.29, 2020.3.4, 2020.12.29>**

1. 제8조 각 호의 어느 하나에 해당하게 된 경우
2. 제66조에 따른 자격 정지 처분 기간 중에 의료행위를 하거나 3회 이상 자격 정지 처분을 받은 경우
3. 제11조제1항에 따른 면허 조건을 이행하지 아니한 경우
4. 제4조의3제1항을 위반하여 면허증을 대여한 경우
5. 삭제 **<2016.12.20>**
6. 제4조제6항을 위반하여 사람의 생명 또는 신체에 중대한 위해를 발생하게 한 경우

② 보건복지부장관은 제1항에 따라 면허가 취소된 자라도 취소의 원인이 된 사유가 없어지거나 개전(改悛)의 정이 뚜렷하다고 인정되면 면허를 재교부할 수 있다. 다만, 제1항제3호에 따라 면허가 취소된 경우에는 취소된 날부터 1년 이내, 제1항제2호에 따라 면허가 취소된 경우에는 취소된 날부터 2년 이내, 제1항제4호·제6호·제7호 또는 제8조제4호에 따른 사유로 면허가 취소된 경우에는 취소된 날부터 3년 이내에는 재교부하지 못한다. **<개정 2016.12.20, 2019.8.27, 2020.12.29>**

제66조(자격정지 등) ① 보건복지부장관은 의료인이 다음 각 호의 어느 하나에 해당하면 1년의 범위에서 면허자격을 정지시킬 수 있다. 이 경우 의료기술과 관련한 판단이 필요한 사항에 관하여는 관계 전문가의 의견을 들어 결정할 수 있다. **<개정 2016.12.20, 2019.4.23, 2019.8.27>**

1. 의료인의 품위를 심하게 손상시키는 행위를 한 때
2. 의료기관 개설자가 될 수 없는 자에게 고용되어 의료행위를 한 때

2의2. 제4조제6항을 위반한 때

3. 제17조제1항 및 제2항에 따른 진단서·검안서 또는 증명서를 거짓으로 작성하여 내주거나 제22조제1항에 따른 진료기록부등을 거짓으로 작성하거나 고의로 사실과 다르게 추가기재·수정한 때
4. 제20조를 위반한 경우
5. 삭제 **<2020.12.29>**
6. 의료기사가 아닌 자에게 의료기사의 업무를 하게 하거나 의료기사에게 그 업무 범위를 벗어나게 한 때
7. 관련 서류를 위조·변조하거나 속임수 등 부정한 방법으로 진료비를 거짓 청구한 때
8. 삭제 **<2011.8.4>**
9. 제23조의5를 위반하여 경제적 이익등을 제공받은 때

10. 그 밖에 이 법 또는 이 법에 따른 명령을 위반한 때

② 제1항제1호에 따른 행위의 범위는 대통령령으로 정한다.

③ 의료기관은 그 의료기관 개설자가 제1항제7호에 따라 자격정지 처분을 받은 경우에는 그 자격정지 기간 중 의료업을 할 수 없다. <개정 2010.7.23>

④ 보건복지부장관은 의료인이 제25조에 따른 신고를 하지 아니한 때에는 신고할 때까지 면허의 효력을 정지할 수 있다. <신설 2011.4.28>

⑤ 제1항제2호를 위반한 의료인이 자진하여 그 사실을 신고한 경우에는 제1항에도 불구하고 보건복지부령으로 정하는 바에 따라 그 처분을 감경하거나 면제할 수 있다. <신설 2012.2.1>

⑥ 제1항에 따른 자격정지처분은 그 사유가 발생한 날부터 5년(제1항제5호 · 제7호에 따른 자격정지처분의 경우에는 7년으로 한다)이 지나면 하지 못한다. 다만, 그 사유에 대하여 「형사소송법」 제246조에 따른 공소가 제기된 경우에는 공소가 제기된 날부터 해당 사건의 재판이 확정된 날까지의 기간은 시효 기간에 산입하지 아니 한다. <신설 2016.5.29>

제66조의2(중앙회의 자격정지 처분 요구 등) 각 중앙회의 장은 의료인이 제66조제1항제1호에 해당하는 경우에는 각 중앙회의 윤리위원회의 심의 · 의결을 거쳐 보건복지부장관에게 자격정지 처분을 요구할 수 있다.

영 **제32조(의료인의 품위 손상 행위의 범위)** ① 법 제66조제2항에 따른 의료인의 품위 손상 행위의 범위는 다음 각 호와 같다. <개정 2015.9.15, 2021.6.15>

1. 학문적으로 인정되지 아니하는 진료행위(조산 업무와 간호 업무를 포함한다. 이하 같다)
2. 비도덕적 진료행위
3. 거짓 또는 과대 광고행위

3의2. 「방송법」 제2조제1호에 따른 방송, 「신문 등의 진흥에 관한 법률」 제2조제1호 · 제2호에 따른 신문 · 인터넷신문, 「잡지 등 정기간행물의 진흥에 관한 법률」 제2조제1호에 따른 정기간행물 또는 제24조제1항 각 호의 인터넷 매체[이동통신단말장치에서 사용되는 애플리케이션(Application)을 포함한다]에서 다음 각 목의 건강 · 의학정보(의학, 치의학, 한의학, 조산학 및 간호학의 정보를 말한다. 이하 같다)에 대하여 거짓 또는 과장하여 제공하는 행위

가. 「식품위생법」 제2조제1호에 따른 식품에 대한 건강 · 의학정보
나. 「건강기능식품에 관한 법률」 제3조제1호에 따른 건강기능식품에 대한 건강 · 의학정보
다. 「약사법」 제2조제4호부터 제7호까지의 규정에 따른 의약품, 한약, 한약제제 또는 의약외품에 대한 건강 · 의학정보
라. 「의료기기법」 제2조제1항에 따른 의료기기에 대한 건강 · 의학정보
마. 「화장품법」 제2조제1호부터 제3호까지의 규정에 따른 화장품, 기능성화장품 또는 유기농화장품에 대한 건강 · 의학정보

4. 불필요한 검사 · 투약(投藥) · 수술 등 지나친 진료행위를 하거나 부당하게 많은 진료비를 요구하는 행위
5. 전공의(專攻醫)의 선발 등 직무와 관련하여 부당하게 금품을 수수하는 행위
6. 다른 의료기관을 이용하려는 환자를 영리를 목적으로 자신이 종사하거나 개설한 의료기관으로 유인하거나 유인하게 하는 행위
7. 자신이 처방전을 발급하여 준 환자를 영리를 목적으로 특정 약국에 유치하기 위하여 약국개설

자나 약국에 종사하는 자와 담합하는 행위
② 삭제 <2012.4.27>

영 **제33조(중앙회의 자격정지 처분 요구)** 법 제66조의2에 따른 자격정지 처분 요구는 윤리위원회의 회의 개최 일시 및 장소와 자격정지 처분 요구의 이유 및 근거 등을 기재한 서류를 보건복지부장관에게 제출하는 방식으로 한다.
[전문개정 2012.4.27]

제67조(과징금 처분) ① 보건복지부장관이나 시장 · 군수 · 구청장은 의료기관이 제64조제1항 각 호의 어느 하나에 해당할 때에는 대통령령으로 정하는 바에 따라 의료업 정지 처분을 갈음하여 10억원 이하의 과징금을 부과할 수 있으며, 이 경우 과징금은 3회까지만 부과할 수 있다. 다만, 동일한 위반행위에 대하여 「표시 · 광고의 공정화에 관한 법률」 제9조에 따른 과징금 부과처분이 이루어진 경우에는 과징금(의료업 정지 처분을 포함한다)을 감경하여 부과하거나 부과하지 아니할 수 있다. <개정 2016.5.29, 2019.8.27>
② 제1항에 따른 과징금을 부과하는 위반 행위의 종류와 정도 등에 따른 과징금의 액수와 그 밖에 필요한 사항은 대통령령으로 정한다.
③ 보건복지부장관이나 시장 · 군수 · 구청장은 제1항에 따른 과징금을 기한 안에 내지 아니한 때에는 지방세 체납처분의 예에 따라 징수한다. <개정 2008.2.29, 2010.1.18>

영 **제43조(과징금의 산정 기준)** 법 제67조에 따른 과징금의 금액은 위반행위의 종류와 위반 정도 등을 고려하여 보건복지부령으로 정하는 의료업 정지처분 기준에 따라 별표 1의2에 따른 과징금 산정 기준을 적용하여 산정한다. <개정 2009.4.20, 2010.3.15, 2017.6.20>

영 **제44조(과징금의 부과 · 징수 절차)** ① 보건복지부장관, 시 · 도지사 또는 시장 · 군수 · 구청장은 법 제67조에 따라 과징금을 부과하려면 그 위반행위의 종류와 과징금의 금액을 서면으로 명시하여 이를 낼 것을 통지하여야 한다. <개정 2008.2.29, 2010.3.15>
② 과징금의 징수 절차는 보건복지부령으로 정한다. <개정 2008.2.29, 2010.3.15>

규칙 **제79조(과징금의 징수 절차)** 영 제44조제2항에 따른 과징금의 징수 절차에 관하여는 「국고금관리법 시행규칙」을 준용한다. 이 경우 납입고지서에는 이의 제기 방법 및 이의 제기 기간을 함께 적어 넣어야 한다. <개정 2008.9.5>

제68조(행정처분의 기준) 제63조, 제64조제1항, 제65조제1항, 제66조제1항에 따른 행정처분의 세부적인 기준은 보건복지부령으로 정한다. <개정 2008.2.29, 2010.1.18>

제69조(의료지도원) ① 제61조에 따른 관계 공무원의 직무를 행하게 하기 위하여 보건복지부, 시 · 도 및 시 · 군 · 구에 의료지도원을 둔다. <개정 2008.2.29, 2010.1.18>
② 의료지도원은 보건복지부장관, 시 · 도지사 또는 시장 · 군수 · 구청장이 그 소속 공무원 중에서 임명하되, 자격과 임명 등에 필요한 사항은 보건복지부령으로 정한다. <개정 2008.2.29, 2010.1.18>
③ 의료지도원 및 그 밖의 공무원은 직무를 통하여 알게 된 의료기관, 의료인, 환자의 비밀을 누설하지 못한다.

규칙 **제65조(의료지도원의 자격)** 법 제69조제2항에 따라 보건복지부장관, 시·도지사 또는 시장·군수·구청장이 의료지도원을 임명하려는 경우에는 다음 각 호의 어느 하나에 해당하는 자 중에서 하여야 한다. <개정 2010.3.19>

1. 의료인 면허를 가진 자
2. 의료 관계 업무에 관한 지식과 경험이 풍부한 자

규칙 **제66조(의료지도원의 담당 구역)** ① 보건복지부 소속 의료지도원의 담당 구역은 전국으로 한다. <개정 2010.3.19>

② 시·도 또는 시·군·구(자치구를 말한다) 소속 의료지도원의 담당 구역은 해당 행정구역으로 한다. <개정 2020.9.4>

규칙 **제67조(의료지도기록부 비치)** 의료지도원은 의료지도기록부를 갖추어 두고 그 직무집행 상황을 기록하여야 한다.

규칙 **제68조(의료지도에 관한 보고)** 의료지도원이 의료지도를 한 결과 법령에 위반된 사실을 발견한 경우에는 지체 없이 이를 그 소속 기관의 장에게 보고하여야 한다.

규칙 **제69조(의료지도원의 증표)** 의료지도원임을 증명하는 증표는 별지 제24호서식에 따른다.

제7장 분쟁의 조정 삭제 <2011.4.7>

제70조 ~ 제76조 삭제 <2011.4.7>

규칙 **제70조 ~ 제72조:** 삭제 <2012.4.27>

제8장 보칙

제77조(전문의) ① 의사·치과의사 또는 한의사로서 전문의가 되려는 자는 대통령령으로 정하는 수련을 거쳐 보건복지부장관에게 자격 인정을 받아야 한다. <개정 2008.2.29, 2010.1.18>

② 제1항에 따라 전문의 자격을 인정받은 자가 아니면 전문과목을 표시하지 못한다. 다만, 보건복지부장관은 의료체계를 효율적으로 운영하기 위하여 전문의 자격을 인정받은 치과의사와 한의사에 대하여 종합병원·치과병원·한방병원 중 보건복지부령으로 정하는 의료기관에 한하여 전문과목을 표시하도록 할 수 있다. <개정 2008.2.29, 2009.1.30, 2010.1.18>

③ 삭제 <2016.12.20>

④ 전문의 자격 인정과 전문과목에 관한 사항은 대통령령으로 정한다. <개정 2011.4.28>

참고 전문의의 수련 및 자격 인정 등에 관한 규정 제2조(정의) 이 영에서 사용하는 용어의 뜻은 다음 각 호와 같다. <개정 2010.3.15, 2016.12.22>

1. "전공의(專攻醫)"란 수련병원이나 수련기관에서 전문의(專門醫)의 자격을 취득하기 위하여 수련을 받는 인턴 및 레지던트를 말한다.
2. "인턴"이란 의사 면허를 받은 사람으로서 일정한 수련병원에 전속(專屬)되어 임상 각 과목의 실기를 수련하는 사람을 말한다.
3. "레지던트"란 인턴과정을 이수한 사람(가정의학과의 경우에는 의사 면허를 받은 사람) 또는 보건복지부장관이 이와 동등하다고 인정한 사람으로서 일정한 수련병원 또는 수련기관에 전속되어 전문과목 중 1과목을 전공으로 수련하는 사람을 말한다.

참고 전문의의 수련 및 자격 인정 등에 관한 규정 제5조(수련기간) ① 전공의의 수련기간은 인턴 1년, 레지던트 4년(가정의학과의 경우 인턴과정 없이 레지던트 3년)으로 한다. 다만, 다음 각 호의 어느 하나에 해당하는 경우 전공의의 수련기간은 다음 각 호의 구분에 따른 기간으로 한다.

1. 군의 의무장교(醫務將校)로서 현역복무를 마치고 예비역 병적에 편입된 사람이 해당 전역연도에 수련을 받으려는 경우: 인턴 또는 레지던트 수련기간에서 2개월을 제외한 기간
2. 「농어촌 등 보건의료를 위한 특별조치법」에 따른 공중보건의사의 의무를 이행한 사람이 의무이행 완료연도에 수련을 받으려는 경우: 인턴 또는 레지던트 수련기간에서 2개월을 제외한 기간
3. 여성 전공의가 수련기간 중에 출산한 경우: 인턴 또는 레지던트 수련기간에서 3개월을 제외한 기간

② 제1항에도 불구하고 전문과목에 따라 수련기간을 다르게 할 필요가 있을 때에는 보건복지부령으로 정하는 바에 따라 레지던트의 수련기간을 연장하거나 단축할 수 있다.

③ 제13조에 따라 수련병원 또는 수련기관이 변경된 경우에는 해당 전공의가 다른 수련병원 또는 수련기관에서 수련을 받게 되기까지 걸리는 기간은 2개월의 범위에서 제1항에 따른 수련기간에 포함하여 계산한다.

④ 제1항 각 호에 따라 제외되는 기간과 제3항에 따라 수련기간에 포함하는 기간을 합한 기간은 연간 4개월을 초과할 수 없다.

⑤ 수련연도는 3월 1일부터 다음 해 2월 말일까지로 한다. 다만, 제1항제1호 및 제2호의 경우 첫해의 수련연도는 5월 1일부터 다음 해 2월 말일까지로 한다.

⑥ 제5항에도 불구하고 수련병원 또는 수련기관의 장은 다음 각 호의 구분에 따라 수련연도를 변경할 수 있다. 이 경우 수련병원 또는 수련기관의 장은 그 사실을 보건복지부장관에게 보고하여야 한다.

1. 전공의의 임용대상자가 없거나 전공의의 해임 · 사직 등의 사유로 발생한 결원을 충원하는 경우: 9월 1일부터 다음 해 8월 31일까지로 수련연도 변경
2. 전공의의 휴가 또는 휴직 등 부득이한 사유로 수련연도 중 일부 기간에 수련을 하지 못한 경우: 해당 수련연도가 끝난 후에 그 수련하지 못한 기간에 상당하는 기간만큼 추가 수련을 하는 방법으로 수련연도 변경

⑦ 제6항제2호에 따른 추가 수련의 대상, 방법, 기간 등은 보건복지부령으로 정한다.

[전문개정 2014.4.1]

참고 전문의의 수련 및 자격 인정 등에 관한 규정 시행규칙 제4조(수련기간의 변경) ① 영 제5조제2항에 따라 내과, 외과, 소아청소년과, 결핵과 및 예방의학과의 레지던트 수련기간은 3년으로 한다. <개정 2017.1.31, 2018.11.15, 2021.11.19>

참고 **전문의의 수련 및 자격 인정 등에 관한 규정 제20조(전문과목의 표시)** 전문의는 진료과목 표시판에 진료과목 외에 "전문과목"이라는 글자와 전문과목의 명칭을 표시할 수 있다.

규칙 **제74조(치과의사 및 한의사 전문과목 표시)** 법 제77조제2항 단서에 따라 치과의사전문의 또는 한의사전문의 자격을 인정받은 자에 대하여 전문과목을 표시할 수 있는 의료기관은 다음 각 호와 같다.

1. 병상이 300개 이상인 종합병원
2. 「치과의사전문의의 수련 및 자격인정 등에 관한 규정」에 따른 수련치과병원
3. 「한의사전문의의 수련 및 자격인정 등에 관한 규정」에 따른 수련한방병원

제78조(전문간호사) ① 보건복지부장관은 간호사에게 간호사 면허 외에 전문간호사 자격을 인정할 수 있다. <개정 2008.2.29, 2010.1.18>

② 전문간호사가 되려는 사람은 다음 각 호의 어느 하나에 해당하는 사람으로서 보건복지부장관이 실시하는 전문간호사 자격시험에 합격한 후 보건복지부장관의 자격인정을 받아야 한다. <개정 2018.3.27>

1. 보건복지부령으로 정하는 전문간호사 교육과정을 이수한 자
2. 보건복지부장관이 인정하는 외국의 해당 분야 전문간호사 자격이 있는 자

③ 전문간호사는 제2항에 따라 자격을 인정받은 해당 분야에서 간호 업무를 수행하여야 한다. <신설 2018.3.27>

④ 전문간호사의 자격 구분, 자격 기준, 자격 시험, 자격증, 업무 범위, 그 밖에 필요한 사항은 보건복지부령으로 정한다. <신설 2018.3.27>

참고 **전문간호사의 자격인정 등에 관한 규칙 제2조(자격구분)** 전문간호사 자격은 보건 · 마취 · 정신 · 가정 · 감염관리 · 산업 · 응급 · 노인 · 중환자 · 호스피스 · 종양 · 임상 및 아동분야로 구분한다.

참고 **전문간호사의 자격인정 등에 관한 규칙 제4조(전문간호사 교육과정)** ① 「의료법」 제78조제2항제1호에 따라 전문간호사 교육과정은 보건복지부장관이 지정하는 전문간호사 교육기관이 실시하고 그 교육기간은 2년 이상으로 한다. <개정 2010.3.19, 2022.4.19>

② 전문간호사 교육과정을 신청할 수 있는 자는 교육을 받기 전 10년 이내에 별표 1에 따른 해당분야의 기관에서 3년 이상 간호사로서의 실무경력이 있는 자로 한다.

③ 보건복지부장관은 전문간호사 교육과정을 체계적 · 효율적으로 실시하기 위하여 필요하다고 인정하는 경우에는 제1항에 따른 전문간호사 교육과정 관리 업무의 일부를 간호 분야에 전문성을 갖춘 기관으로서 보건복지부장관이 지정하는 기관으로 하여금 대행하게 할 수 있다. <신설 2022.4.19>

제79조(한지 의료인) ① 이 법이 시행되기 전의 규정에 따라 면허를 받은 한지 의사(限地 醫師), 한지 치과의사 및 한지 한의사는 허가받은 지역에서 의료업무에 종사하는 경우 의료인으로 본다.

② 보건복지부장관은 제1항에 따른 의료인이 허가받은 지역 밖에서 의료행위를 하는 경우에는 그 면허를 취소할 수 있다. <개정 2008.2.29, 2010.1.18>

③ 제1항에 따른 의료인의 허가지역 변경, 그 밖에 필요한 사항은 보건복지부령으로 정한다. <개정 2008.2.29, 2010.1.18>

> ④ 한지 의사, 한지 치과의사, 한지 한의사로서 허가받은 지역에서 10년 이상 의료업무에 종사한 경력이 있는 자 또는 이 법 시행 당시 의료업무에 종사하고 있는 자 중 경력이 5년 이상인 자에게는 제5조에도 불구하고 보건복지부령으로 정하는 바에 따라 의사, 치과의사 또는 한의사의 면허를 줄 수 있다. <개정 2008.2.29, 2010.1.18>

규칙 **제75조(한지 의료인의 허가지역 변경)** ① 법 제79조제3항에 따라 한지(限地) 의료인이 그 허가지역을 변경하려는 경우에는 그 소재지를 관할하는 시 · 도지사의 허가를 받아야 한다. 다만, 다른 시 · 도로 변경하거나 2개 시 · 도 이상에 걸쳐있는 지역으로 변경하려는 경우에는 보건복지부장관의 허가를 받아야 한다. <개정 2010.3.19>

② 제1항에 따른 한지 의료인의 허가지역 변경에 관한 허가를 할 때에는 다음 각 호에서 정하는 바에 따라야 한다.

1. 의료취약지인 읍 · 면으로 한정하여 허가하되, 인구 · 교통, 그 밖의 지리적 여건에 따라 그 진료구역을 제한할 수 있다.
2. 허가 대상은 변경 전의 허가지역에서 3년 이상 계속하여 의료기관을 개설하고 의료행위를 한 자로 한정한다. 다만, 허가지역에 같은 업종에 해당하는 다른 의료인이 있거나 벽지(僻地), 오지(奧地) 또는 섬 등 보건복지부장관이 정하는 지역으로 변경하려는 경우에는 그 기간의 제한을 받지 아니한다.

③ 제1항에 따라 허가지역 변경허가를 받으려는 자는 변경 희망지와 그 사유를 적은 신청서에 면허증을 첨부하여 허가관청에 제출하여야 한다.

규칙 **제76조(한지 의료인의 허가지역 변경 보고 등)** ① 시 · 도지사가 한지의료인에 대하여 그 허가지역의 변경허가를 한 경우에는 그 사실을 해당 면허증에 적어 신청인에게 발급하고, 허가한 날부터 5일 이내에 변경허가사항을 보건복지부장관에게 보고하여야 한다. <개정 2010.3.19>

② 시 · 도지사는 한지 의료인별 허가지역 일람표를 작성하여 갖추어 두어야 한다.

규칙 **제77조(한지 의료인의 의사면허 등의 신청)** ① 법 제79조제4항에 따라 한지 의료인이 의사, 치과의사 또는 한의사 면허를 받으려는 경우에는 별지 제28호서식의 신청서(전자문서로 된 신청서를 포함한다)에 다음 각 호의 서류(전자문서를 포함한다)를 첨부하여 현재의 근무지 또는 최종 근무지의 관할 시 · 도지사를 거쳐 보건복지부장관에게 제출하여야 한다. <개정 2008.9.5, 2010.3.19, 2016.12.30>

1. 한지 의료인 면허증
2. 법 제79조제4항에 따른 경력을 증명하는 서류 각 1부
3. 법 제8조제1호 본문에 해당하는 자가 아님을 증명하는 의사의 진단서 또는 법 제8조제1호 단서에 해당하는 자임을 증명하는 전문의의 진단서
4. 법 제8조제2호에 해당하는 자가 아님을 증명하는 의사의 진단서
5. 사진(신청 전 6개월 이내에 모자 등을 쓰지 않고 촬영한 천연색 상반신 정면사진으로 가로 3.5센티미터, 세로 4.5센티미터의 사진을 말한다) 5장

② 삭제 <2008.9.5>

③ 제1항의 신청서를 받은 시 · 도지사는 신청인에게 별지 제28호서식의 접수증을 발급하여야 한다.

④ 제1항에 따라 면허증 발급신청을 한 자는 그 신청일부터 면허증을 받는 날까지 제3항의 접수증을 한지 의료인 면허증을 갈음하여 사용할 수 있다.

규칙 **제78조(면허증 등의 갱신신청)** ① 법률 제2533호 의료법중개정법률 부칙 제2조 단서 및 같은 법률 부칙 제7조에 따른 갱신기간이 지난 후에 의사, 치과의사, 한의사, 조산사, 간호사, 전문의 또는 한지 의료인의 면허증 또는 자격증을 갱신하려는 자는 별지 제28호서식의 신청서(전자문서로 된 신청서를 포함한다)에 다음 각 호의 서류를 첨부하여 소속 중앙회의 확인을 받아 해당 면허증 또는 자격증을 발급한 기관(보건복지부장관 또는 시·도지사)에 제출하여야 한다. 이 경우, 보건복지부장관에게 제출하는 신청서는 관할 시·도지사를 거쳐야 한다. <개정 2010.3.19, 2016.12.30>

1. 구 면허증 또는 자격증(분실 시 분실사유서)
2. 건강진단서
3. 사진(신청 전 6개월 이내에 모자 등을 쓰지 않고 촬영한 천연색 상반신 정면사진으로 가로 3.5센티미터, 세로 4.5센티미터의 사진을 말한다) 2장
4. 갱신 지연사유서
5. 시민확인서 및 여권사본(외국인만 첨부한다)

② 제1항의 신청서를 받은 시·도지사는 신청인에게 별지 제28호서식의 접수증을 발급하여야 한다.

제80조(간호조무사 자격) ① 간호조무사가 되려는 사람은 다음 각 호의 어느 하나에 해당하는 사람으로서 보건복지부령으로 정하는 교육과정을 이수하고 간호조무사 국가시험에 합격한 후 보건복지부장관의 자격인정을 받아야 한다. 이 경우 자격시험의 제한에 관하여는 제10조를 준용한다. <개정 2019.8.27>

1. 초·중등교육법령에 따른 특성화고등학교의 간호 관련 학과를 졸업한 사람(간호조무사 국가시험 응시일로부터 6개월 이내에 졸업이 예정된 사람을 포함한다)
2. 「초·중등교육법」 제2조에 따른 고등학교 졸업자(간호조무사 국가시험 응시일로부터 6개월 이내에 졸업이 예정된 사람을 포함한다) 또는 초·중등교육법령에 따라 같은 수준의 학력이 있다고 인정되는 사람(이하 이 조에서 "고등학교 졸업학력 인정자"라 한다)으로서 보건복지부령으로 정하는 국·공립 간호조무사양성소의 교육을 이수한 사람
3. 고등학교 졸업학력 인정자로서 평생교육법령에 따른 평생교육시설에서 고등학교 교과 과정에 상응하는 교육과정 중 간호 관련 학과를 졸업한 사람(간호조무사 국가시험 응시일로부터 6개월 이내에 졸업이 예정된 사람을 포함한다)
4. 고등학교 졸업학력 인정자로서 「학원의 설립·운영 및 과외교습에 관한 법률」 제2조의2제2항에 따른 학원의 간호조무사 교습과정을 이수한 사람
5. 고등학교 졸업학력 인정자로서 외국의 간호조무사 교육과정(보건복지부장관이 정하여 고시하는 인정기준에 해당하는 교육과정을 말한다)을 이수하고 해당 국가의 간호조무사 자격을 취득한 사람
6. 제7조제1항제1호 또는 제2호에 해당하는 사람

② 제1항제1호부터 제4호까지에 따른 간호조무사 교육훈련기관은 보건복지부장관의 지정·평가를 받아야 한다. 이 경우 보건복지부장관은 간호조무사 교육훈련기관의 지정을 위한 평가 업무를 대통령령으로 정하는 절차·방식에 따라 관계 전문기관에 위탁할 수 있다.

③ 보건복지부장관은 제2항에 따른 간호조무사 교육훈련기관이 거짓이나 그 밖의 부정한 방법으로 지정받는 등 대통령령으로 정하는 사유에 해당하는 경우에는 그 지정을 취소할 수 있다.

④ 간호조무사는 최초로 자격을 받은 후부터 3년마다 그 실태와 취업상황 등을 보건복지부장관에게 신고하여야 한다.

⑤ 제1항에 따른 간호조무사의 국가시험·자격인정, 제2항에 따른 간호조무사 교육훈련기관의 지

정 · 평가, 제4항에 따른 자격신고 및 간호조무사의 보수교육 등에 관하여 필요한 사항은 보건복지부령으로 정한다.
[전문개정 2015.12.29]
[시행일: 2019.1.1] 제80조제2항의 개정규정(이 법 시행 당시 설치 · 운영 중인 간호조무사 교육훈련기관에 한한다)

영 **제40조(간호조무사 교육훈련기관 지정을 위한 평가업무 위탁)** ① 보건복지부장관은 법 제80조제2항 후단에 따라 간호조무사 교육훈련기관의 지정을 위한 평가업무를 다음 각 호의 기관에 위탁할 수 있다.

1. 「공공기관의 운영에 관한 법률」 제4조에 따른 공공기관 중 그 설립 목적이 보건의료 또는 인력개발과 관련되는 공공기관
2. 위탁업무 수행에 필요한 조직 · 인력 및 전문성 등을 갖춘 전문기관으로서 보건복지부장관이 정하여 고시하는 기관

② 보건복지부장관은 법 제80조제2항 후단에 따라 간호조무사 교육훈련기관 지정을 위한 평가업무를 위탁하는 경우 위탁 기준 등의 공고, 위탁 내용 등의 고시 또는 위탁 업무의 보고 등에 관하여는 제31조의6제2항부터 제5항까지의 규정을 준용한다.
[본조신설 2016.12.27]

영 **제41조(간호조무사 교육훈련기관 지정 취소사유)** 법 제80조제3항에서 "거짓이나 그 밖의 부정한 방법으로 지정받는 등 대통령령으로 정하는 사유"란 다음 각 호의 사유를 말한다.

1. 거짓이나 그 밖의 부정한 방법으로 지정받는 경우
2. 간호조무사 교육훈련기관의 지정 기준에 미달하는 경우
3. 정당한 사유 없이 교육훈련 업무를 거부하거나 3개월 이상 교육훈련을 실시하지 아니한 경우
4. 거짓이나 그 밖의 부정한 방법으로 교육훈련 졸업증명서 또는 이수증명서를 발급한 경우
5. 교육과정 및 교육내용이 법령에 위반되거나 교육훈련기관의 지정 목적을 달성하기 어렵다고 인정되는 경우

[본조신설 2016.12.27]

제80조의2(간호조무사 업무) ① 간호조무사는 제27조에도 불구하고 간호사를 보조하여 제2조제2항제5호가목부터 다목까지의 업무를 수행할 수 있다.
② 제1항에도 불구하고 간호조무사는 제3조제2항에 따른 의원급 의료기관에 한하여 의사, 치과의사, 한의사의 지도하에 환자의 요양을 위한 간호 및 진료의 보조를 수행할 수 있다.
③ 제1항 및 제2항에 따른 구체적인 업무의 범위와 한계에 대하여 필요한 사항은 보건복지부령으로 정한다.
[본조신설 2015.12.29]

제80조의3(준용규정) 간호조무사에 대하여는 제8조, 제9조, 제12조, 제16조, 제19조, 제20조, 제22조, 제23조, 제59조제1항, 제61조, 제65조, 제66조, 제68조, 제83조제1항, 제84조, 제85조, 제87조, 제87조의2, 제88조, 제88조의2 및 제91조를 준용하며, 이 경우 "면허"는 "자격"으로, "면허증"은 "자격증"으로 본다. <개정 2016.12.20, 2019.8.27>

제81조(의료유사업자) ① 이 법이 시행되기 전의 규정에 따라 자격을 받은 접골사, 침사, 구사(이하 "의료유사업자"라 한다)는 제27조에도 불구하고 각 해당 시술소에서 시술을 업으로 할 수 있다.

② 의료유사업자에 대하여는 이 법 중 의료인과 의료기관에 관한 규정을 준용한다. 이 경우 "의료인"은 "의료유사업자"로, "면허"는 "자격"으로, "면허증"은 "자격증"으로, "의료기관"은 "시술소"로 한다.

③ 의료유사업자의 시술행위, 시술업무의 한계 및 시술소의 기준 등에 관한 사항은 보건복지부령으로 정한다. <개정 2008.2.29, 2010.1.18>

참고 **간호조무사 및 의료유사업자에 관한 규칙 제2조(간호조무사 등의 업무 한계)** ① 삭제 <2016.12.30>

② 접골사는 뼈가 부러지거나[골절] 관절이 삐거나 겹질린 환자의 환부(患部)를 조정(調整)하고 회복시키는 응급처치 등 접골 시술행위(施術行爲)를 하는 것을 업무로 한다.

③ 침사는 환자의 경혈(經穴)에 침 시술행위를 하는 것을 업무로 한다.

④ 구사는 환자의 경혈에 구(灸 : 뜸질) 시술행위를 하는 것을 업무로 한다.

⑤ 접골사, 침사, 구사(이하 "의료유사업자"라 한다)는 환자에 대하여 외과수술을 하거나 약품을 투여하여서는 아니 된다.

참고 **간호조무사 및 의료유사업자에 관한 규칙 제4조(간호조무사 자격시험의 응시자격)** ① 법 제80조제1항 전단에서 "보건복지부령으로 정하는 교육과정"이란 다음 각 호의 과정을 말한다.

1. 법 제80조제2항 전단에 따라 보건복지부장관의 지정을 받은 간호조무사 교육훈련기관(이하 "간호조무사 교육훈련기관"이라 한다)에서 실시하는 740시간 이상의 이론교육 과정
2. 간호조무사 교육훈련기관의 장이 실습교육을 위탁한 의료기관(조산원은 제외한다) 또는 보건소에서 실시하는 780시간 이상의 실습교육 과정. 이 경우 법 제3조제2항제3호에 따른 병원이나 종합병원에서의 실습교육 과정이 400시간 이상이어야 한다.

[전문개정 2016.12.30]

제82조(안마사) ① 안마사는 「장애인복지법」에 따른 시각장애인 중 다음 각 호의 어느 하나에 해당하는 자로서 시·도지사에게 자격인정을 받아야 한다. <개정 2008.2.29, 2010.1.18>

1. 「초·중등교육법」 제2조제5호에 따른 특수학교 중 고등학교에 준한 교육을 하는 학교에서 제4항에 따른 안마사의 업무한계에 따라 물리적 시술에 관한 교육과정을 마친 자
2. 중학교 과정 이상의 교육을 받고 보건복지부장관이 지정하는 안마수련기관에서 2년 이상의 안마수련과정을 마친 자

② 제1항의 안마사는 제27조에도 불구하고 안마업무를 할 수 있다.

③ 안마사에 대하여는 이 법 중 제8조, 제25조, 제28조부터 제32조까지, 제33조제2항제1호·제3항·제5항·제8항 본문, 제36조, 제40조, 제59조제1항, 제61조, 제63조(제36조를 위반한 경우만을 말한다), 제64조부터 제66조까지, 제68조, 제83조, 제84조를 준용한다. 이 경우 "의료인"은 "안마사"로, "면허"는 "자격"으로, "면허증"은 "자격증"으로, "의료기관"은 "안마시술소 또는 안마원"으로, "해당 의료관계단체의 장"은 "안마사회장"으로 한다. <개정 2009.1.30>

④ 안마사의 업무한계, 안마시술소나 안마원의 시설 기준 등에 관한 사항은 보건복지부령으로 정한다. <개정 2008.2.29, 2010.1.18>

제83조(경비 보조 등) ① 보건복지부장관 또는 시·도지사는 국민보건 향상을 위하여 필요하다고 인정될 때에는 의료인·의료기관·중앙회 또는 의료 관련 단체에 대하여 시설, 운영 경비, 조사·연구 비용의 전부 또는 일부를 보조할 수 있다. <개정 2008.2.29, 2010.1.18, 2010.7.23>

② 보건복지부장관은 다음 각 호의 의료기관이 인증을 신청할 때 예산의 범위에서 인증에 소요되는 비용의 전부 또는 일부를 보조할 수 있다. <신설 2010.7.23, 2020.3.4>

1. 제58조의4제2항 및 제3항에 따라 인증을 신청하여야 하는 의료기관
2. 300병상 미만인 의료기관(종합병원은 제외한다) 중 보건복지부장관이 정하는 기준에 해당하는 의료기관

제84조(청문) 보건복지부장관, 시·도지사 또는 시장·군수·구청장은 다음 각 호의 어느 하나에 해당하는 처분을 하려면 청문을 실시하여야 한다. <개정 2016.12.20, 2020.3.4>

1. 제23조의2제4항에 따른 인증의 취소
2. 제51조에 따른 설립 허가의 취소
3. 제58조의10에 따른 의료기관 인증 또는 조건부인증의 취소
4. 제63조에 따른 시설·장비 등의 사용금지 명령
5. 제64조제1항에 따른 개설허가 취소나 의료기관 폐쇄 명령
6. 제65조제1항에 따른 면허의 취소

제85조(수수료) ① 이 법에 따른 의료인의 면허나 면허증을 재교부 받으려는 자, 국가시험등에 응시하려는 자, 진단용 방사선 발생 장치의 검사를 받으려는 자, 진단용 방사선 발생장치 안전관리책임자 교육을 받으려는 자는 보건복지부령으로 정하는 바에 따라 수수료를 내야 한다. <개정 2008.2.29, 2010.1.18, 2020.12.29>

② 제9조제2항에 따른 한국보건의료인국가시험원은 제1항에 따라 납부받은 국가시험등의 응시수수료를 보건복지부장관의 승인을 받아 시험 관리에 필요한 경비에 직접 충당할 수 있다. <개정 2008.2.29, 2010.1.18, 2015.6.22>

제86조(권한의 위임 및 위탁) ① 이 법에 따른 보건복지부장관 또는 시·도지사의 권한은 그 일부를 대통령령으로 정하는 바에 따라 질병관리청장, 시·도지사 또는 시장·군수·구청장이나 보건소장에게 위임할 수 있다. <개정 2008.2.29, 2010.1.18, 2020.8.11>

② 보건복지부장관은 이 법에 따른 업무의 일부를 대통령령으로 정하는 바에 따라 관계 전문기관에 위탁할 수 있다. <개정 2008.2.29, 2010.1.18>

영 **제42조(업무의 위탁)** ① 보건복지부장관은 법 제86조제2항에 따라 법 제22조제4항에 따른 의학용어와 진료기록부등의 서식 및 세부내용에 관한 표준 마련에 관한 업무를 다음 각 호의 기관에 위탁할 수 있다. <신설 2020.2.25>

1. 「공공기관의 운영에 관한 법률」 제4조에 따른 공공기관 중 그 설립 목적이 보건의료 또는 보건산업과 관련되는 공공기관
2. 위탁업무 수행에 필요한 조직·인력 및 전문성 등을 갖춘 전문기관으로서 보건복지부장관이 정하여 고시하는 기관

② 보건복지부장관은 법 제86조제2항에 따라 법 제23조의2제2항에 따른 전자의무기록시스템의 인증 신청 접수, 인증 결과 통보 및 인증서 발급에 관한 업무와 같은 조 제5항에 따른 전자의무기록시스템의 기술 개발 및 활용 촉진에 관한 업무를 다음 각 호의 기관에 위탁할 수 있다. **<신설 2017.6.20, 2020.2.25>**

1. 「공공기관의 운영에 관한 법률」 제4조에 따른 공공기관 중 그 설립목적이 보건의료 또는 사회보장과 관련되는 공공기관
2. 위탁 업무 수행에 필요한 조직 · 인력 및 전문성 등을 고려하여 보건복지부장관이 정하여 고시하는 기관

③ 보건복지부장관은 법 제86조제2항에 따라 법 제45조의2제1항에 따른 비급여 진료비용 및 제증명수수료에 대한 조사 · 분석 및 그 결과 공개에 관한 업무를 다음 각 호의 전문기관에 위탁할 수 있다. **<개정 2017.6.20, 2020.2.25>**

1. 법 제28조에 따른 의사회, 치과의사회 또는 한의사회
2. 「공공기관의 운영에 관한 법률」 제4조에 따른 공공기관 중 그 설립 목적이 보건의료와 관련되는 공공기관
3. 그 밖에 위탁 업무 수행에 필요한 조직 · 인력 및 전문성 등을 고려하여 보건복지부장관이 고시하는 기관

④ 보건복지부장관은 법 제86조제2항에 따라 법 제62조제2항에 따른 의료기관 회계기준의 운영에 관한 업무를 다음 각 호의 기관에 위탁할 수 있다. **<신설 2018.9.28, 2020.2.25>**

1. 「공공기관의 운영에 관한 법률」 제4조에 따른 공공기관 중 그 설립 목적이 보건의료 또는 보건산업과 관련되는 공공기관
2. 위탁업무 수행에 필요한 조직 · 인력 및 전문성 등을 갖춘 전문기관으로서 보건복지부장관이 정하여 고시하는 기관

⑤ 보건복지부장관은 법 제86조제2항에 따라 법 제80조제2항에 따른 간호조무사 교육훈련기관의 지정 신청 접수 및 지정서 발급에 관한 업무를 다음 각 호의 기관에 위탁할 수 있다. **<개정 2018.9.28, 2020.2.25>**

1. 「공공기관의 운영에 관한 법률」 제4조에 따른 공공기관 중 그 설립 목적이 보건의료 또는 인력개발과 관련되는 공공기관
2. 위탁업무 수행에 필요한 조직 · 인력 및 전문성 등을 갖춘 전문기관으로서 보건복지부장관이 정하여 고시하는 기관

⑥ 보건복지부장관은 법 제86조제2항에 따라 법 제80조제4항에 따른 간호조무사 실태 · 취업상황 등에 관한 신고 및 법 제80조제5항에 따른 간호조무사 보수교육에 관한 업무를 다음 각 호의 기관에 위탁할 수 있다. **<신설 2016.12.27, 2017.6.20, 2018.9.28, 2020.2.25>**

1. 「공공기관의 운영에 관한 법률」 제4조에 따른 공공기관 중 그 설립 목적이 보건의료 또는 인력개발과 관련되는 공공기관
2. 간호조무사를 구성원으로 하여 설립된 기관으로서 전국적 조직을 갖추고 있는 기관
3. 위탁 업무 수행에 필요한 조직 · 인력 및 전문성 등을 갖춘 전문기관으로서 보건복지부장관이 정하여 고시하는 기관(법 제80조제5항에 따른 간호조무사 보수교육만 해당한다)

⑦ 보건복지부장관이 법 제86조제2항에 따라 제1항부터 제6항까지의 규정에 따른 업무를 위탁하는 경우에 그 위탁 기준 등의 공고, 위탁 내용 등의 고시 또는 위탁 업무의 보고 등에 대해서는 제31조의6제2항부터 제5항까지의 규정을 준용한다. **<개정 2018.9.28, 2020.2.25>**

영 **제42조의2(민감정보 및 고유식별정보의 처리)** 보건복지부장관(제10조의4제1항, 제11조제2항, 제31조의6제1항 및 제42조제1항부터 제5항까지의 규정에 따라 보건복지부장관의 업무를 위탁받은 자를 포함한다), 질병관리청장, 시 · 도지사 및 시장 · 군수 · 구청장(해당 권한이 위임 · 위탁된 경우에는 그 권한을 위임 · 위탁받은 자를 포함한다), 의료인, 의료기관의 장, 의료기관 종사자, 법 제37조에 따른 의료기관 개설자 · 관리자 또는 국가시험등관리기관은 다음 각 호의 사무를 수행하기 위하여 불가피한 경우 「개인정보 보호법」 제23조에 따른 건강에 관한 정보, 같은 법 시행령 제18조제2호에 따른 범죄경력자료에 해당하는 정보, 같은 영 제19조제1호 또는 제4호에 따른 주민등록번호 또는 외국인등록번호가 포함된 자료를 처리할 수 있다. <개정 2017.2.28, 2017.6.20, 2020.2.25, 2020.9.11, 2021.6.15>

1. 법 제9조(법 제80조의3에서 준용하는 경우를 포함한다)에 따른 국가시험등의 관리에 관한 사무
2. 법 제10조(법 제80조의3에서 준용하는 경우를 포함한다)에 따른 국가시험등의 응시자격의 확인에 관한 사무
3. 법 제11조에 따른 면허증 발급에 관한 사무

3의2. 법 제17조 및 제18조에 따른 진단서 · 검안서 · 증명서 또는 처방전의 작성, 교부 또는 발송(전자처방전만 해당한다)에 관한 사무

3의3. 법 제21조에 따른 환자에 관한 기록의 내용 확인에 관한 사무

3의4. 법 제21조의2제1항에 따른 진료기록의 내용 확인이나 진료기록의 사본 및 환자의 진료경과에 대한 소견 등의 송부 또는 전송에 관한 사무

3의5. 법 제21조의2제2항에 따른 진료기록의 사본 등의 이송에 관한 사무

3의6. 법 제22조에 따른 진료기록부등의 기록에 관한 사무

4. 법 제25조에 따른 의료인의 실태와 취업상황 등의 신고에 관한 사무

4의2. 법 제33조 및 제35조에 따른 의료기관의 개설 등에 관한 사무

5. 법 제37조에 따른 진단용 방사선 발생장치의 방사선 관계 종사자에 대한 피폭관리(被曝管理)에 관한 사무

5의2. 법 제45조의2제1항에 따른 비급여 진료비용 및 제증명수수료의 현황 조사 · 분석 및 결과 공개에 관한 사무

5의3. 법 제60조의3제1항제1호부터 제5호까지의 규정에 따른 간호인력 확보에 관한 현황 조사와 간호인력에 대한 취업교육 및 경력개발 지원에 관한 사무

6. 법 제63조부터 제66조까지의 규정에 따른 행정처분에 관한 사무
7. 법 제67조에 따른 과징금의 부과 · 징수에 관한 사무
8. 법 제77조에 따른 전문의의 자격 인정에 관한 사무
9. 법 제78조에 따른 전문간호사의 자격 인정에 관한 사무
10. 법 제80조제1항에 따른 간호조무사의 자격 인정에 관한 사무
11. 법 제80조제4항에 따른 간호조무사의 실태 및 취업상황 등의 신고에 관한 사무

[본조신설 2012.1.6]

제86조의2(벌칙 적용에서 공무원 의제) 제57조의2제4항에 따른 심의위원회 위원은 「형법」 제129조부터 제132조까지의 규정을 적용할 때에는 공무원으로 본다.

[본조신설 2018.3.27]

제86조의3(기록의 보존·보관 의무에 대한 면책) 제22조제2항, 제23조제1항 또는 제40조의2제1항에 따라 보존·보관하여야 하는 기록이 천재지변이나 그 밖의 불가항력으로 멸실된 경우에는 해당 기록의 보존·보관의무자는 제64조, 제66조 또는 제90조에 따른 책임을 면한다. <개정 2020.3.4>
[본조신설 2019.4.23]
[시행일: 2023.3.5] 제86조의3

제9장 벌칙

제87조(벌칙) 제33조제2항을 위반하여 의료기관을 개설하거나 운영하는 자는 10년 이하의 징역이나 1억원 이하의 벌금에 처한다.
[본조신설 2019.8.27]
[종전 제87조는 제87조의2로 이동 <2019.8.27>]

제87조의2(벌칙) ① 제12조제3항을 위반한 죄를 범하여 사람을 상해에 이르게 한 경우에는 7년 이하의 징역 또는 1천만원 이상 7천만원 이하의 벌금에 처하고, 중상해에 이르게 한 경우에는 3년 이상 10년 이하의 징역에 처하며, 사망에 이르게 한 경우에는 무기 또는 5년 이상의 징역에 처한다. <신설 2019.4.23>
② 다음 각 호의 어느 하나에 해당하는 자는 5년 이하의 징역이나 5천만원 이하의 벌금에 처한다. <개정 2016.12.20, 2019.4.23, 2019.8.27, 2020.3.4, 2020.12.29>
1. 제4조의3제1항을 위반하여 면허증을 대여한 사람
1의2. 제4조의3제2항을 위반하여 면허를 대여받거나 면허 대여를 알선한 사람
2. 제12조제2항 및 제3항, 제18조제3항, 제21조의2제5항·제8항, 제23조제3항, 제27조제1항, 제33조제2항(제82조제3항에서 준용하는 경우만을 말한다)·제8항(제82조제3항에서 준용하는 경우를 포함한다)·제10항을 위반한 자. 다만, 제12조제3항의 죄는 피해자의 명시한 의사에 반하여 공소를 제기할 수 없다.
3. 제27조제5항을 위반하여 의료인이 아닌 자에게 의료행위를 하게 하거나 의료인에게 면허 사항 외의 의료행위를 하게 한 자
4. 제40조의3제3항을 위반하여 직접 보관한 진료기록부등 외 진료기록보관시스템에 보관된 정보를 열람하는 등 그 내용을 확인한 사람
5. 제40조의3제7항을 위반하여 정당한 접근 권한 없이 또는 허용된 접근 권한을 넘어 진료기록보관시스템에 보관된 정보를 훼손·멸실·변경·위조·유출하거나 검색·복제한 사람

[제87조에서 이동 <2019.8.27>]
[시행일: 2023.3.5] 제87조의2제2항4호, 5호

제88조(벌칙) 다음 각 호의 어느 하나에 해당하는 자는 3년 이하의 징역이나 3천만원 이하의 벌금에 처한다. <개정 2019.8.27, 2020.3.4>

1. 제19조, 제21조제2항, 제22조제3항, 제27조제3항 · 제4항, 제33조제4항, 제35조제1항 단서, 제38조제3항, 제47조제11항, 제59조제3항, 제64조제2항(제82조제3항에서 준용하는 경우를 포함한다), 제69조제3항을 위반한 자. 다만, 제19조, 제21조제2항 또는 제69조제3항을 위반한 자에 대한 공소는 고소가 있어야 한다.
2. 제23조의3을 위반한 자. 이 경우 취득한 경제적 이익등은 몰수하고, 몰수할 수 없을 때에는 그 가액을 추징한다.
3. 제82조제1항에 따른 안마사의 자격인정을 받지 아니하고 영리를 목적으로 안마를 한 자

[전문개정 2016.12.20]

제88조의2(벌칙) 다음 각 호의 어느 하나에 해당하는 자는 2년 이하의 징역이나 2천만원 이하의 벌금에 처한다. <개정 2016.12.20, 2020.3.4, 2021.9.24>

1. 제20조를 위반한 자
2. 제38조의2제4항을 위반하여 안전성 확보에 필요한 조치를 하지 아니하여 폐쇄회로 텔레비전으로 촬영한 영상정보를 분실 · 도난 · 유출 · 변조 또는 훼손당한 자
3. 제47조제12항을 위반하여 자율보고를 한 사람에게 불리한 조치를 한 자

[본조신설 2009.12.31]

[제88조의3에서 이동, 종전 제88조의2는 삭제 <2016.12.20>]

[시행일: 2023.9.25] 제88조의2제2호

제88조의3(벌칙) [제88조의2로 이동 <2016.12.20>]

제89조(벌칙) 다음 각 호의 어느 하나에 해당하는 자는 1년 이하의 징역이나 1천만원 이하의 벌금에 처한다. <개정 2018.3.27, 2019.8.27>

1. 제15조제1항, 제17조제1항 · 제2항(제1항 단서 후단과 제2항 단서는 제외한다), 제17조의2제1항 · 제2항(처방전을 교부하거나 발송한 경우만을 말한다), 제23조의2제3항 후단, 제33조제9항, 제56조제1항부터 제3항까지 또는 제58조의6제2항을 위반한 자
2. 정당한 사유 없이 제40조제4항에 따른 권익보호조치를 하지 아니한 자
3. 제51조의2를 위반하여 의료법인의 임원 선임과 관련하여 금품 등을 주고받거나 주고받을 것을 약속한 자
4. 제61조제1항에 따른 검사를 거부 · 방해 또는 기피한 자(제33조제2항 · 제10항 위반 여부에 관한 조사임을 명시한 경우에 한정한다)

[전문개정 2016.12.20]

제90조(벌칙) 16조제1항 · 제2항, 제17조제3항 · 제4항, 제17조의2제1항 · 제2항(처방전을 수령한 경우만을 말한다), 제18조제4항, 제21조제1항 후단, 제21조의2제1항 · 제2항, 제22조제1항 · 제2항, 제23조제4항, 제26조, 제27조제2항, 제33조제1항 · 제3항(제82조제3항에서 준용하는 경우를 포함한다) · 제5항(허가의 경우만을 말한다), 제35조제1항 본문, 제41조, 제42조제1항, 제48조제3항 · 제4항, 제77조제2항을 위반한 자나 제63조에 따른 시정명령을 위반한 자와 의료기관 개설자가 될 수 없는 자에게 고용되어 의료행위를 한 자는 500만원 이하의 벌금에 처한다. <개정 2016.12.20, 2018.3.27, 2019.8.27>

제90조의2(「형법」상 감경규정에 관한 특례) 음주로 인한 심신장애 상태에서 제12조제3항을 위반하는 죄를 범한 때에는 「형법」 제10조제1항을 적용하지 아니할 수 있다.
[본조신설 2019.4.23]

제91조(양벌규정) 법인의 대표자나 법인 또는 개인의 대리인, 사용인, 그 밖의 종업원이 그 법인 또는 개인의 업무에 관하여 제87조, 제87조의2, 제88조, 제88조의2, 제89조 또는 제90조의 위반행위를 하면 그 행위자를 벌하는 외에 그 법인 또는 개인에게도 해당 조문의 벌금형을 과(科)한다. 다만, 법인 또는 개인이 그 위반행위를 방지하기 위하여 해당 업무에 관하여 상당한 주의와 감독을 게을리하지 아니한 경우에는 그러하지 아니하다. <개정 2016.12.20, 2019.8.27>

제92조(과태료) ① 다음 각 호의 어느 하나에 해당하는 자에게는 300만원 이하의 과태료를 부과한다. <개정 2015.1.28, 2016.12.20, 2019.8.27>

1. 제16조제3항에 따른 교육을 실시하지 아니한 자

1의2. 제23조의3제1항을 위반하여 진료정보 침해사고를 통지하지 아니한 자

1의3. 제24조의2제1항을 위반하여 환자에게 설명을 하지 아니하거나 서면 동의를 받지 아니한 자

1의4. 제24조의2제4항을 위반하여 환자에게 변경 사유와 내용을 서면으로 알리지 아니한 자

2. 제37조제1항에 따른 신고를 하지 아니하고 진단용 방사선 발생장치를 설치·운영한 자
3. 제37조제2항에 따른 안전관리책임자를 선임하지 아니하거나 정기검사와 측정 또는 방사선 관계 종사자에 대한 피폭관리를 실시하지 아니한 자
4. 삭제 <2018.3.27>
5. 제49조제3항을 위반하여 신고하지 아니한 자

② 다음 각 호의 어느 하나에 해당하는 자에게는 200만원 이하의 과태료를 부과한다. <개정 2016.12.20, 2019.8.27, 2020.12.29>

1. 제21조의2제6항 후단을 위반하여 자료를 제출하지 아니하거나 거짓 자료를 제출한 자
2. 제45조의2제1항을 위반하여 보고를 하지 아니하거나 거짓으로 보고한 자
3. 제45조의2제3항을 위반하여 자료를 제출하지 아니하거나 거짓으로 제출한 자
4. 제61조제1항에 따른 보고를 하지 아니하거나 검사를 거부·방해 또는 기피한 자(제89조제4호에 해당하는 경우는 제외한다)

③ 다음 각 호의 어느 하나에 해당하는 자에게는 100만원 이하의 과태료를 부과한다. <개정 2009.1.30, 2012.2.1, 2015.1.28, 2015.12.29, 2016.5.29, 2020.12.29>

1. 제16조제3항에 따른 기록 및 유지를 하지 아니한 자

1의2. 제16조제4항에 따른 변경이나 휴업·폐업 또는 재개업을 신고하지 아니한 자

2. 제33조제5항(제82조제3항에서 준용하는 경우를 포함한다)에 따른 변경신고를 하지 아니한 자

2의2. 제37조제3항에 따른 안전관리책임자 교육을 받지 아니한 사람

3. 제40조제1항(제82조제3항에서 준용하는 경우를 포함한다)에 따른 휴업 또는 폐업 신고를 하지 아니하거나 제40조제2항을 위반하여 진료기록부등을 이관(移管)하지 아니한 자
4. 제42조제3항을 위반하여 의료기관의 명칭 또는 이와 비슷한 명칭을 사용한 자
5. 제43조제5항에 따른 진료과목 표시를 위반한 자
6. 제4조제3항에 따라 환자의 권리 등을 게시하지 아니한 자

7. 제52조의2제6항을 위반하여 대한민국의학한림원 또는 이와 유사한 명칭을 사용한 자
8. 제4조제5항을 위반하여 그 위반행위에 대하여 내려진 제63조에 따른 시정명령을 따르지 아니한 사람

④ 제1항부터 제3항까지의 과태료는 대통령령으로 정하는 바에 따라 보건복지부장관 또는 시장·군수·구청장이 부과·징수한다. <신설 2009.1.30, 2010.1.18>

[시행일: 2017.6.21] 제92조제1항제1호의2, 제92조제1항제1호의3, 제92조제2항제1호

영 **제44조의2(규제의 재검토)** ① 보건복지부장관은 다음 각 호의 사항에 대하여 다음 각 호의 기준일을 기준으로 3년마다(매 3년이 되는 해의 기준일과 같은 날 전까지를 말한다) 그 타당성을 검토하여 개선 등의 조치를 하여야 한다.

1. 제43조 및 별표 1의2에 따른 과징금 산정 기준: 2014년 1월 1일
2. 제45조 및 별표 2에 따른 과태료의 부과기준: 2014년 1월 1일

② 보건복지부장관은 제23조에 따른 의료광고 금지기준에 대하여 2015년 1월 1일을 기준으로 2년마다(매 2년이 되는 해의 1월 1일 전까지를 말한다) 그 타당성을 검토하여 개선 등의 조치를 하여야 한다. <신설 2014.12.9>

[본조신설 2013.12.30]

규칙 **제79조의2(규제의 재검토)** ① 보건복지부장관은 다음 각 호의 사항에 대하여 다음 각 호의 기준일을 기준으로 3년마다(매 3년이 되는 해의 기준일과 같은 날 전까지를 말한다) 그 타당성을 검토하여 개선 등의 조치를 해야 한다. <개정 2015.1.5, 2015.5.29, 2017.6.21, 2021.12.31>

1. 삭제 <2021.12.31>

1의2. 제16조의3 및 별표 2의3에 따른 허용되는 경제적 이익등의 범위: 2014년 1월 1일

2. 삭제 <2017.6.21>
3. 삭제 <2017.6.21>
4. 제29조에 따른 원격의료의 시설 및 장비: 2014년 1월 1일
5. 제32조에 따른 부속 의료기관의 개설 특례: 2014년 1월 1일
6. 제39조의6에 따른 보안장비 설치 및 보안인력 배치 기준 등: 2022년 1월 1일
7. 제60조에 따른 부대사업: 2014년 1월 1일
8. 제75조에 따른 한지 의료인의 허가지역 변경: 2014년 1월 1일

② 보건복지부장관은 다음 각 호의 사항에 대하여 다음 각 호의 기준일을 기준으로 2년마다(매 2년이 되는 해의 기준일과 같은 날 전까지를 말한다) 그 타당성을 검토하여 개선 등의 조치를 하여야 한다.

1. 제13조의3에 따른 기록 열람 등의 요건: 2015년 1월 1일
2. 제17조에 따른 의료인의 실태 등의 신고 및 보고: 2015년 1월 1일
3. 제18조에 따라 외국면허 소지자에게 허용되는 의료행위: 2015년 1월 1일
4. 제34조, 별표 3 및 별표 4에 따른 의료기관의 시설기준 및 규격: 2015년 1월 1일
5. 제38조, 별표 5 및 별표 5의2에 따른 의료인 등의 정원: 2015년 1월 1일
6. 제47조에 따른 의료광고 심의 신청 시 제출서류: 2015년 1월 1일

[본조신설 2013.12.31]

영 **제45조(과태료의 부과기준)** 법 제92조에 따른 과태료의 부과기준은 별표 2와 같다.
[전문개정 2015.9.15]

규칙 **제80조(과태료의 부과기준)** 영 별표 2 제2호가목에서 "보건복지부령으로 정하는 사항"이란 제26조제1항제1호 · 제2호 또는 제4호에 해당하는 변경사항을 말한다. <개정 2010.3.19>

제93조 삭제 <2009.1.30>

부칙 <법률 제17787호, 2020.12.29>
제1조(시행일) 이 법은 공포 후 6개월이 경과한 날부터 시행한다.

부칙 <대통령령 제31774호, 2021.6.15>
영 **제1조(시행일)** 이 영은 2021년 6월 30일부터 시행한다.

부칙 <보건복지부령 제851호, 2021.12.31>
규칙 이 규칙은 2021년 12월 31일부터 시행한다.

시행령 별표

영 [별표 1] 국가시험등 응시제한 기준(제9조의2 관련) <신설 2017.6.20>

위반행위	응시제한 횟수
1. 시험 중에 대화 · 손동작 또는 소리 등으로 서로 의사소통을 하는 행위 2. 시험 중에 허용되지 않는 자료를 가지고 있거나 해당 자료를 이용하는 행위 3. 제7조제1항에 따른 응시원서를 허위로 작성하여 제출하는 행위	1회
4. 시험 중에 다른 사람의 답안지 또는 문제지를 엿보고 본인의 답안지를 작성하는 행위 5. 시험 중에 다른 사람을 위해 시험 답안 등을 알려주거나 엿보게 하는 행위 6. 다른 사람의 도움을 받아 답안지를 작성하거나 다른 사람의 답안지 작성에 도움을 주는 행위 7. 본인이 작성한 답안지를 다른 사람과 교환하는 행위 8. 시험 중에 허용되지 아니한 전자장비 · 통신기기 또는 전자계산기기 등을 사용하여 시험답안을 전송하거나 작성하는 행위 9. 시험 중에 시험문제 내용과 관련된 물건(시험 관련 교재 및 요약자료를 포함한다)을 다른 사람과 주고 받는 행위 10. 법 제8조 각 호의 어느 하나에 해당하는 사람이 시험에 응시하는 행위 11. 제8조제1항에 따른 서류를 허위로 작성하여 제출하는 행위	2회
12. 본인이 직접 대리시험을 치르거나 다른 사람으로 하여금 시험을 치르게 하는 행위 13. 사전에 시험문제 또는 시험답안을 다른 사람에게 알려주는 행위 14. 사전에 시험문제 또는 시험답안을 알고 시험을 치르는 행위	3회

※ 비고: 위 표의 위반행위에 대한 세부 기준 및 유형 등에 대해서는 보건복지부장관이 정하여 고시할 수 있다.

영 [별표 1의 2] 과징금 산정 기준(제43조 관련): 생략

영 [별표 2] 과태료의 부과기준(제45조 관련): 생략

시행규칙 별표

규칙 [별표 1] 환자의 권리와 의무(제1조의2제1항 관련) <개정 2016.10.6>

1. 환자의 권리

가. 진료받을 권리

환자는 자신의 건강보호와 증진을 위하여 적절한 보건의료서비스를 받을 권리를 갖고, 성별·나이·종교·신분 및 경제적 사정 등을 이유로 건강에 관한 권리를 침해받지 아니하며, 의료인은 정당한 사유 없이 진료를 거부하지 못한다.

나. 알권리 및 자기결정권

환자는 담당 의사·간호사 등으로부터 질병 상태, 치료 방법, 의학적 연구 대상 여부, 장기이식 여부, 부작용 등 예상 결과 및 진료 비용에 관하여 충분한 설명을 듣고 자세히 물어볼 수 있으며, 이에 관한 동의 여부를 결정할 권리를 가진다.

다. 비밀을 보호받을 권리

환자는 진료와 관련된 신체상·건강상의 비밀과 사생활의 비밀을 침해받지 아니하며, 의료인과 의료기관은 환자의 동의를 받거나 범죄 수사 등 법률에서 정한 경우 외에는 비밀을 누설·발표하지 못한다.

라. 상담·조정을 신청할 권리

환자는 의료서비스 관련 분쟁이 발생한 경우, 한국의료분쟁조정중재원 등에 상담 및 조정 신청을 할 수 있다.

2. 환자의 의무

가. 의료인에 대한 신뢰·존중 의무

환자는 자신의 건강 관련 정보를 의료인에게 정확히 알리고, 의료인의 치료계획을 신뢰하고 존중하여야 한다.

나. 부정한 방법으로 진료를 받지 않을 의무

환자는 진료 전에 본인의 신분을 밝혀야 하고, 다른 사람의 명의로 진료를 받는 등 거짓이나 부정한 방법으로 진료를 받지 아니한다.

규칙 [별표 1의2] 간호·간병통합서비스 제공기관의 인력, 시설, 운영 등 기준(제1조의4제3항 관련): 생략

규칙 [별표 1의3] 국가시험의 시험과목, 시험방법 및 합격자 결정방법(제2조 관련): 생략

규칙 [별표 2] 예비시험의 시험과목, 시험방법 및 합격자 결정방법(제2조 관련): 생략

규칙 [별표 2의2] 환자의 동의를 받을 수 없는 경우 기록 열람·사본 발급 요청 시 구비서류 (제13조의2제3항 관련): 생략

규칙 **[별표 2의3] 허용되는 경제적 이익등의 범위(제16조의2 관련):** 생략

규칙 **[별표 3] 의료기관의 종류별 시설기준(제34조 관련)** <개정 2021.6.30>

시설	종합병원/병원 요양병원	치과병원	한방병원	의원	치과의원	한의원	조산원
1. 입원실	입원환자 100명 이상(병원 · 요양병원의 경우는 30명 이상)을 수용할 수 있는 입원실		입원환자 30명 이상을 수용할 수 있는 입원실	입원실을 두는 경우 입원환자 29명 이하를 수용할 수 있는 입원실	의원과 같음	의원과 같음	1 (분만실 겸용)
2. 중환자실	1 (병상이 300개 이상인 종합병원만 해당한다)						
3. 수술실	1 (외과계 진료과목이 있는 종합병원이나 병원인 경우에만 갖춘다)	1 (외과계 진료과목이 있는 경우에만 갖춘다)	1 (외과계 진료과목이 있는 경우에만 갖춘다)	1 (외과계 진료과목이 있고, 전신마취 하에 수술을 하는 경우에만 갖춘다)	1 (외과계 진료과목이 있고, 전신마취 하에 수술을 하는 경우에만 갖춘다)		
4. 응급실	1 (병원 · 요양병원의 경우는 「응급의료에 관한 법률」에 따라 지정받은 경우에만 갖춘다)						
5. 임상 검사실	1 (요양병원의 경우 관련 치과 진료과목이 있는 경우에만 갖춘다)	1	1 (관련 의과 또는 치과 진료과목이 있는 경우에만 갖춘다)				
6. 방사선 장치	1 (요양병원의 경우 관련 치과 진료과목이 있는 경우에만 갖춘다)	1	1 (관련 의과 또는 치과 진료과목이 있는 경우에만 갖춘다)				
7. 회복실	1 (수술실이 설치되어 있는 경우에만 갖춘다)	1 (수술실이 설치되어 있는 경우에만 갖춘다)	1 (수술실이 설치되어 있는 경우에만 갖춘다)	1 (수술실이 설치되어 있는 경우에만 갖춘다)	1 (수술실이 설치되어 있는 경우에만 갖춘다)		
8. 물리 치료실	1 (종합병원에만 갖춘다)						

9. 한방 요법실	1 (관련 한의과 진료과목이 있는 경우에만 갖춘다)	1 (관련 한의과 진료과목이 있는 경우에만 갖춘다)	1				
10. 병리 해부실	1 (종합병원에만 갖춘다)						
11. 조제실	1 (조제실을 두는 경우에만 갖춘다)	1 (조제실을 두는 경우에만 갖춘다)	1 (조제실을 두는 경우에만 갖춘다)	1 (조제실을 두는 경우에만 갖춘다)	1 (조제실을 두는 경우에만 갖춘다)	1 (조제실을 두는 경우에만 갖춘다)	1 (조제실을 두는 경우에만 갖춘다)
11의2. 탕전실	1 (관련 한의과 진료과목을 두고 탕전을 하는 경우에만 갖춘다)	1 (관련 한의과 진료과목을 두고 탕전을 하는 경우에만 갖춘다)	1 (탕전을 하는 경우에만 갖춘다)			1 (탕전을 하는 경우에만 갖춘다)	
12. 의무 기록실	1	1	1				
13. 소독시설	1	1	1	1 (외래환자를 진료하지 아니하는 의원은 제외한다)	1	1	1
14. 급식시설	1 (외부 용역업체에 급식을 맡기는 경우에는 적용되지 아니한다)	1 (외부 용역업체에 급식을 맡기는 경우에는 적용되지 아니한다)	1 (외부 용역업체에 급식을 맡기는 경우에는 적용되지 아니한다)				
15. 세탁물 처리시설	1 (세탁물 전량을 위탁처리하는 경우에는 갖추지 아니하여도 된다)	1 (세탁물 전량을 위탁처리하는 경우에는 갖추지 아니하여도 된다)	1 (세탁물 전량을 위탁처리하는 경우에는 갖추지 아니하여도 된다)				
16. 시체실	1 (종합병원만 갖춘다. 다만, 「장사 등에 관한 법률」 제29조에 따른 장례식장을 설치·운영하는 경우로서 장례식장에 시신을 안치하기 위한 시설을 둔 경우에는 갖추지 않아도 된다)						
17. 적출물 처리시설	1 (적출물 전량을 위탁처리하는 경우에는 해당하지 아니한다)	1 (적출물 전량을 위탁처리하는 경우에는 해당하지 아니한다)	1 (적출물 전량을 위탁처리하는 경우에는 해당하지 아니한다)				

18. 자가 발전시설	1	1	1				
19. 구급 자동차	1 (요양병원은 제외하며, 「응급의료에 관한 법률」 제44조제2항에 따라 구급자동차의 운용을 위탁한 경우에는 갖추지 않아도 된다)						
20. 그 밖의 시설	가. 탕전실, 의무기록실, 급식시설, 세탁처리시설 및 적출물소각시설은 의료기관이 공동으로 사용할 수 있다. 나. 요양병원은 거동이 불편한 환자가 장기간 입원하는 데에 불편함이 없도록 식당, 휴게실, 욕실, 화장실, 복도 및 계단과 엘리베이터(계단과 엘리베이터는 2층 이상인 건물만 해당하고, 층간 경사로를 갖춘 경우에는 엘리베이터를 갖추지 아니할 수 있다)를 갖추어야 한다. 다. 탕전실은 의료기관에서 분리하여 따로 설치할 수 있다. 라. 종합병원, 병원, 한방병원, 요양병원은 해당 병원에서 사망하는 사람 등의 장사 관련 편의를 위하여 「장사 등에 관한 법률」 제29조에 따른 장례식장을 설치할 수 있다. 이 경우 장례식장의 운영은 법인, 단체 또는 개인 등에게 위탁할 수 있다.						

규칙 **[별표 4] 의료기관의 시설규격(제34조 관련)** <개정 2019.9.27>

1. 입원실

가. 입원실은 3층 이상 또는 「건축법」 제2조제1항제5호에 따른 지하층에는 설치할 수 없다. 다만, 「건축법 시행령」 제56조에 따른 내화구조(耐火構造)인 경우에는 3층 이상에 설치할 수 있다.

나. 입원실의 면적은 환자 1명을 수용하는 곳인 경우에는 10제곱미터 이상이어야 하고, 환자 2명 이상을 수용하는 곳인 경우에는 환자 1명에 대하여 6.3제곱미터 이상으로 하여야 한다.

다. 삭제 <2017.2.3>

라. 입원실에 설치하는 병상 수는 최대 4병상(요양병원의 경우에는 6병상)으로 한다. 이 경우 각 병상 간 이격거리는 최소 1.5미터 이상으로 한다.

마. 입원실에는 손씻기 시설 및 환기시설을 설치하여야 한다.

바. 병상이 300개 이상인 종합병원에는 보건복지부장관이 정하는 기준에 따라 전실(前室) 및 음압시설(陰壓施設: 방 안의 기압을 낮춰 내부 공기가 방 밖으로 나가지 못하게 만드는 설비) 등을 갖춘 1인 병실(이하 "음압격리병실"이라 한다)을 1개 이상 설치하되, 300병상을 기준으로 100병상 초과할 때 마다 1개의 음압격리병실을 추가로 설치하여야 한다. 다만, 제2호카목에 따라 중환자실에 음압격리병실을 설치한 경우에는 입원실에 설치한 것으로 본다.

사. 병상이 300개 이상인 요양병원에는 보건복지부장관이 정하는 기준에 따라 화장실 및 세면시설을 갖춘 격리병실을 1개 이상 설치하여야 한다.

아. 산모가 있는 입원실에는 입원 중인 산모가 신생아에게 모유를 먹일 수 있도록 산모와 신생아가 함께 있을 수 있는 시설을 설치하도록 노력하여야 한다.

자. 감염병환자등의 입원실은 다른 사람이나 외부에 대하여 감염예방을 위한 차단 등 필요한 조치를 하여야 한다.

2. 중환자실

가. 병상이 300개 이상인 종합병원은 입원실 병상 수의 100분의 5 이상을 중환자실 병상으로 만들어야 한다.

나. 중환자실은 출입을 통제할 수 있는 별도의 단위로 독립되어야 하며, 무정전(無停電) 시스템을 갖추어야 한다.

다. 중환자실의 의사당직실은 중환자실 내 또는 중환자실과 가까운 곳에 있어야 한다.

라. 병상 1개당 면적은 15제곱미터 이상으로 하되, 신생아만을 전담하는 중환자실(이하 "신생아중환자실"이라 한다)의 병상 1개당 면적은 5제곱미터 이상으로 한다. 이 경우 "병상 1개당 면적"은 중환자실 내 간호사실, 당직실, 청소실, 기기창고, 청결실, 오물실, 린넨보관실을 제외한 환자 점유 공간[중환자실 내에 있는 간호사 스테이션(station)과 복도는 병상 면적에 포함한다]을 병상 수로 나눈 면적을 말한다.

마. 병상마다 중앙공급식 의료가스시설, 심전도모니터, 맥박산소계측기, 지속적수액주입기를 갖추고, 병상 수의 10퍼센트 이상 개수의 침습적 동맥혈압모니터, 병상 수의 30퍼센트 이상 개수의 인공호흡기, 병상 수의 70퍼센트 이상 개수의 보육기(신생아중환자실에만 해당한다)를 갖추어야 한다.

바. 중환자실 1개 단위(Unit)당 후두경, 앰부백(마스크 포함), 심전도기록기, 제세동기를 갖추어야 한다. 다만, 신생아중환자실의 경우에는 제세동기 대신 광선기와 집중치료기를 갖추어야 한다.

사. 중환자실에는 전담의사를 둘 수 있다. 다만, 신생아중환자실에는 전담전문의를 두어야 한다.

아. 전담간호사를 두되, 간호사 1명당 연평균 1일 입원환자수는 1.2명(신생아 중환자실의 경우에는 1.5명)을 초과하여서는 아니 된다.

자. 중환자실에 설치하는 병상은 벽으로부터 최소 1.2미터 이상, 다른 병상으로부터 최소 2미터 이상 이격하여 설치하여야 한다.

차. 중환자실에는 병상 3개당 1개 이상의 손씻기 시설을 설치하여야 한다.

카. 중환자실에는 보건복지부장관이 정하는 기준에 따라 병상 10개당 1개 이상의 격리병실 또는 음압격리병실을 설치하여야 한다. 이 경우 음압격리병실은 최소 1개 이상 설치하여야 한다.

3. 수술실

가. 수술실은 수술실 상호 간에 칸막이벽으로 구획되어야 하고, 각 수술실에는 하나의 수술대만 두어야 하며, 환자의 감염을 방지하기 위하여 먼지와 세균 등이 제거된 청정한 공기를 공급할 수 있는 공기정화설비를 갖추고, 내부 벽면은 불침투질로 하여야 하며, 적당한 난방, 조명, 멸균수세(滅菌水洗), 수술용 피복, 붕대재료, 기계기구, 의료가스, 소독 및 배수 등 필요한 시설을 갖추어야 하고, 바닥은 접지가 되도록 하여야 하며, 콘센트의 높이는 1미터 이상을 유지하게 하고, 호흡장치의 안전관리시설을 갖추어야 한다.

나. 수술실에는 기도 내 삽관유지장치, 인공호흡기, 마취환자의 호흡감시장치, 심전도 모니터 장치를 갖추어야 한다.

다. 수술실 내 또는 수술실에 인접한 장소에 상용전원이 정전된 경우 나목에 따른 장치를 작동할 수 있는 축전지 또는 발전기 등의 예비전원설비를 갖추어야 한다. 다만, 나목에 따른 장치에 축전지가 내장되어 있는 경우에는 예비전원설비를 갖춘 것으로 본다.

4. 응급실

외부로부터 교통이 편리한 곳에 위치하고 산실(産室)이나 수술실로부터 격리되어야 하며, 구급용 시설을 갖추어야 한다.

5. 임상검사실

임상검사실은 자체적으로 검사에 필요한 시설 · 장비를 갖추어야 한다.

6. 방사선 장치

가. 방사선 촬영투시 및 치료를 하는 데에 지장이 없는 면적이어야 하며, 방사선 위해(危害) 방호시설(防護施設)을 갖추어야 한다.

나. 방사선 사진필름을 현상·건조하는 데에 지장이 없는 면적과 이에 필요한 시설을 갖춘 건조실을 갖추어야 한다.

다. 방사선 사진필름을 판독하는 데에 지장이 없는 면적과 이에 필요한 설비가 있는 판독실을 갖추어야 한다.

7. 회복실

수술 후 환자의 회복과 사후 처리를 하는 데에 지장이 없는 면적이어야 하며, 이에 필요한 시설을 갖추어야 한다.

8. 물리치료실

물리요법을 시술하는 데에 지장이 없는 면적과 기능회복, 재활훈련, 환자의 안전관리 등에 필요한 시설을 갖추어야 한다.

9. 한방요법실

경락자극요법시설 등 한방요법시설과 특수생약을 증기, 탕요법에 의하여 치료하는 시설을 갖추어야 한다.

10. 병리해부실

병리·병원에 관한 세포학검사·생검 및 해부를 할 수 있는 시설과 기구를 갖추어 두어야 한다.

11. 조제실

약품의 소분(小分)·혼합조제 및 생약의 보관, 혼합약제에 필요한 조제대 등 필요한 시설을 갖추어야 한다.

11의2. 탕전실

가. 탕전실에는 조제실, 한약재 보관시설, 작업실, 그 밖에 탕전에 필요한 시설을 갖추어야 한다. 다만, 의료기관 내에 조제실 및 한약재 보관시설을 구비하고 있는 경우에는 이를 충족한 것으로 본다.

나. 조제실에는 개봉된 한약재를 보관할 수 있는 한약장 또는 기계·장치와 한약을 조제할 수 있는 시설을 두어야 한다.

다. 한약재 보관시설에는 쥐·해충·먼지 등을 막을 수 있는 시설과 한약재의 변질을 예방할 수 있는 시설을 갖추어야 한다.

라. 작업실에는 수돗물이나 「먹는물관리법」 제5조에 따른 먹는 물의 수질기준에 적합한 지하수 등을 공급할 수 있는 시설, 한약의 탕전 등에 필요한 안전하고 위생적인 장비 및 기구, 환기 및 배수에 필요한 시설, 탈의실 및 세척시설 등을 갖추어야 한다.

마. 작업실의 시설 및 기구는 항상 청결을 유지하여야 하며 종사자는 위생복을 착용하여야 한다.

바. 의료기관에서 분리하여 따로 설치한 탕전실에는 한의사 또는 한약사를 배치하여야 한다.

사. 의료기관에서 분리하여 따로 설치한 탕전실에서 한약을 조제하는 경우 조제를 의뢰한 한의사의 처방전, 조제 작업일지, 한약재의 입출고 내역, 조제한 한약의 배송일지 등 관련 서류를 작성·보관하여야 한다.

12. 의무기록실

의무기록(외래 · 입원 · 응급 환자 등의 기록)을 보존기간에 따라 비치하여 기록 · 관리 및 보관할 수 있는 서가 등 필요한 시설을 설치하여야 한다.

13. 소독시설

증기 · 가스장치 및 소독약품 등의 자재와 소독용 기계기구를 갖추어 두고, 위생재료 · 붕대 등을 집중 공급하는 데에 적합한 시설을 갖추어야 한다.

14. 급식시설

가. 조리실은 식품의 운반과 배식이 편리한 곳에 위치하고, 조리, 보관, 식기 세정, 소독 등 식품을 위생적으로 처리할 수 있는 설비와 공간을 갖추어야 한다.
나. 식품저장실은 환기와 통풍이 잘 되는 곳에 두되, 식품과 식품재료를 위생적으로 보관할 수 있는 시설을 갖추어야 한다.
다. 급식 관련 종사자가 이용하기 편리한 준비실 · 탈의실 및 옷장을 갖추어야 한다.

15. 세탁물 처리시설

「의료기관세탁물관리규칙」에서 정하는 적합한 시설과 규모를 갖추어야 한다.

16. 시체실

시체의 부패 방지를 위한 냉장시설과 소독시설을 갖추어야 한다.

17. 적출물 처리시설

「폐기물관리법 시행규칙」 제14조에 따른 시설과 규모를 갖추어야 한다.

18. 자가발전시설

공공전기시설을 사용하지 아니하더라도 해당 의료기관의 필요한 곳에 전기를 공급할 수 있는 자가발전시설을 갖추어야 한다.

19. 구급자동차

보건복지부장관이 정하는 산소통 · 산소호흡기와 그 밖에 필요한 장비를 갖추고 환자를 실어 나를 수 있어야 한다.

20. 그 밖의 시설

가. 장례식장의 바닥면적은 해당 의료기관의 연면적의 5분의 1을 초과하지 못한다.
나. 요양병원의 식당 등 모든 시설에는 휠체어가 이동할 수 있는 공간이 확보되어야 하며, 복도에는 병상이 이동할 수 있는 공간이 확보되어야 한다.
다. 별표 3 제20호나목에 따라 엘리베이터를 설치하여야 하는 경우에는 「승강기시설 안전관리법 시행규칙」 별표 1에 따른 침대용 엘리베이터를 설치하여야 하며, 층간 경사로를 설치하는 경우에는 「장애인 · 노인 · 임산부 등의 편의증진에 관한 법률 시행규칙」 별표 1에 따른 경사로 규격에 맞아야 한다.
라. 요양병원의 복도 등 모든 시설의 바닥은 문턱이나 높이차이가 없어야 하고, 불가피하게 문턱이나 높이차이가 있는 경우 환자가 이동하기 쉽도록 경사로를 설치하여야 하며, 복도, 계단, 화장

실 대·소변기, 욕실에는 안전을 위한 손잡이를 설치하여야 한다. 다만, 「장애인·노인·임산부 등의 편의증진에 관한 법률」 제9조에 따라 요양병원에 출입구·문, 복도, 계단을 설치하는 경우에 그 시설은 같은 법에 따른 기준에도 맞아야 한다.

마. 요양병원의 입원실, 화장실, 욕실에는 환자가 의료인을 신속하게 호출할 수 있도록 병상, 변기, 욕조 주변에 비상연락장치를 설치하여야 한다.

바. 요양병원의 욕실
1) 병상이 이동할 수 있는 공간 및 보조인력이 들어가 목욕을 시킬 수 있는 공간을 확보하여야 한다.
2) 적정한 온도의 온수가 지속적으로 공급되어야 하고, 욕조를 설치할 경우 욕조에 환자의 전신이 잠기지 않는 깊이로 하여야 한다.

사. 요양병원의 외부로 통하는 출입구에 잠금장치를 갖추되, 화재 등 비상시에 자동으로 열릴 수 있도록 하여야 한다.

규칙 [별표 4의 2] 요양병원 개설자가 환자의 움직임을 제한하거나 신체를 묶는 경우에 준수해야 할 사항(제36조제6항 관련): 생략

규칙 [별표 5] 의사의 요양병원 정원(제38조 관련) <개정 2015.5.29>

구분	종합병원	병원	치과병원	한방병원	요양병원	의원	치과의원	한의원
의사	연평균 1일 입원환자를 20명으로 나눈 수(이 경우 소수점은 올림) 외래환자 3명은 입원환자 1명으로 환산함	종합병원과 같음	추가하는 진료과목당 1명(법 제43조 제2항에 따라 의과 진료과목을 설치하는 경우)	추가하는 진료과목당 1명(법 제43조 제2항에 따라 의과 진료과목을 설치하는 경우)	연평균 1일 입원환자 80명까지는 2명으로 하되, 80명을 초과하는 입원환자는 매 40명마다 1명을 기준으로 함(한의사를 포함하여 환산함) 외래환자 3명은 입원환자 1명으로 환산함	종합 병원과 같음		
치과의사	의사의 경우와 같음	추가하는 진료과목당 1명(법 제43조 제3항에 따라 치과 진료과목을 설치하는 경우)	종합병원과 같음	추가하는 진료과목당 1명(법 제43조 제3항에 따라 치과 진료과목을 설치하는 경우)	추가하는 진료과목당 1명 (법 제43조 제3항에 따라 치과 진료과목을 설치하는 경우)		종합 병원과 같음	
한의사	추가하는 진료과목당 1명(법 제43조 제1항에 따라 한의과 진료과목을 설치하는 경우)	추가하는 진료과목당 1명(법 제43조 제1항에 따라 한의과 진료과목을 설치하는 경우)	추가하는 진료과목당 1명(법 제43조 제1항에 따라 한의과 진료과목을 설치하는 경우)	연평균 1일 입원환자를 20명으로 나눈 수(이 경우 소수점은 올림). 외래환자 3명은 입원환자 1명으로 환산함	연평균 1일 입원환자 40명마다 1명을 기준으로 함(의사를 포함하여 환산함). 외래환자 3명은 입원환자 1명으로 환산함			한방 병원과 같음

조산사	산부인과에 배정된 간호사 정원의 3분의 1 이상	종합병원과 같음(산부인과가 있는경우에만 둠)		종합병원과 같음(법 제43조 제2항에 따라 산부인과를 설치하는 경우)		병원과 같음		
간호사(치과 의료기관의 경우에는 치과위생사 또는 간호사)	연평균 1일 입원환자를 2.5명으로 나눈 수(이 경우 소수점은 올림) 외래환자 12명은 입원환자 1명으로 환산함	종합병원과 같음	종합병원과 같음	연평균 1일 입원환자를 5명으로 나눈 수(이 경우 소수점은 올림). 외래환자 12명은 입원환자 1명으로 환산함	연평균 1일 입원환자 6명마다 1명을 기준으로 함(다만, 간호조무사는 간호사 정원의 3분의 2 범위 내에서 둘 수 있음). 외래환자 12명은 입원환자 1명으로 환산함	종합병원과 같음	종합병원과 같음	한방병원과 같음

규칙 [별표 5의2] 의료기관에 두는 약사 및 한약사의 정원(제38조 관련) <신설 2010.1.29>

의료기관 종류		약사 정원
상급종합병원		연평균 1일 입원환자를 30명으로 나눈 수와 외래환자 원내조제 처방전을 75매로 나눈 수를 합한 수 이상의 약사
종합병원	500병상 이상	연평균 1일 입원환자를 50명으로 나눈 수와 외래환자 원내조제 처방전을 75매로 나눈 수를 합한 수 이상의 약사
	300병상 이상 500병상 미만	연평균 1일 입원환자를 80명으로 나눈 수와 외래환자 원내조제 처방전을 75매로 나눈 수를 합한 수 이상의 약사
	300병상 미만	1인 이상의 약사
병원		1인 이상의 약사. 다만, 100병상 이하의 경우에는 주당 16시간 이상의 시간제 근무 약사를 둘 수 있다.
치과병원(30병상 이상에 한정한다)		1인 이상의 약사. 다만, 100병상 이하의 경우에는 주당 16시간 이상의 시간제 근무 약사를 둘 수 있다.
한방병원		1인 이상의 한약사. 다만, 100병상 이하의 경우에는 주당 16시간 이상의 시간제 근무 한약사를 둘 수 있다.
요양병원		1인 이상의 약사 또는 한약사. 다만, 200병상 이하의 경우에는 주당 16시간 이상의 시간제 근무 약사 또는 한약사를 둘 수 있다.

* 비고: 약사 수의 산정 시 그 수가 1 미만인 경우에는 1로 하고, 1 이상인 경우 소수점은 반올림한다.

규칙 [별표 6] 의료기관의 급식관리 기준(제39조 관련): 생략

규칙 [별표 7] 의료기관의 신체보호대 사용 기준(제39조의6 관련): 생략 <개정 2020.2.28>

규칙 **[별표 8]** 추가로 진료과목을 설치한 의료기관이 표시할 수 있는 진료과목 및 진료에 필요한 시설 · 장비 기준(제41조제2항 관련): 생략

규칙 **[별표 8의3] 감염관리실 전담 인력의 교육기준(제46조제3항 관련)** <개정 2016.10.6>

1. 교육 내용: 감염관리업무 개요 및 담당 인력의 역할, 감염관리 지침, 감시자료 수집 및 분석, 의료관련감염진단, 미생물학, 소독 및 멸균, 환경관리, 병원체별 감염관리, 분야별 감염관리, 역학통계, 임상미생물학, 유행조사, 감염감소 중재전략, 격리, 감염관리사업 기획 · 평가 등 감염관리와 관련된 내용
2. 교육 이수 시간: 매년 16시간 이상
3. 교육 기관: 다음 각 목의 어느 하나에 해당하는 기관
   가. 국가나 지방자치단체
   나. 「의료법」 제28조에 따른 의사회 또는 간호사회
   다. 「한국보건복지인력개발원법」에 따른 한국보건복지인력개발원
   라. 그 밖에 감염관리 관련 전문 학회 또는 단체

※ 비고: 감염관리실 근무 인력(감염관리 경력 3년 이상인 사람으로 한정한다)이 감염관리 관련 전문 학회에서 주관하는 학술대회 또는 워크숍에 매년 16시간 이상 참석한 경우에는 제1호부터 제3호까지의 규정에 따라 교육을 받은 것으로 본다.

규칙 **[별표 9]** 의료기관 인증마크의 도안 및 표시방법(제63조의2제2항 관련): 생략

법 [일부개정 2020.12.15 법률 제17643호]
시행령 [타법개정 2019.7.2 대통령령 제29950호]
시행규칙 [타법개정 2019.9.27 보건복지부령 제672호]

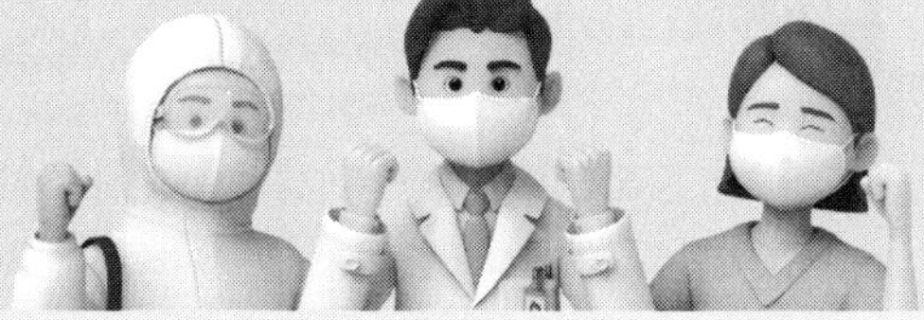

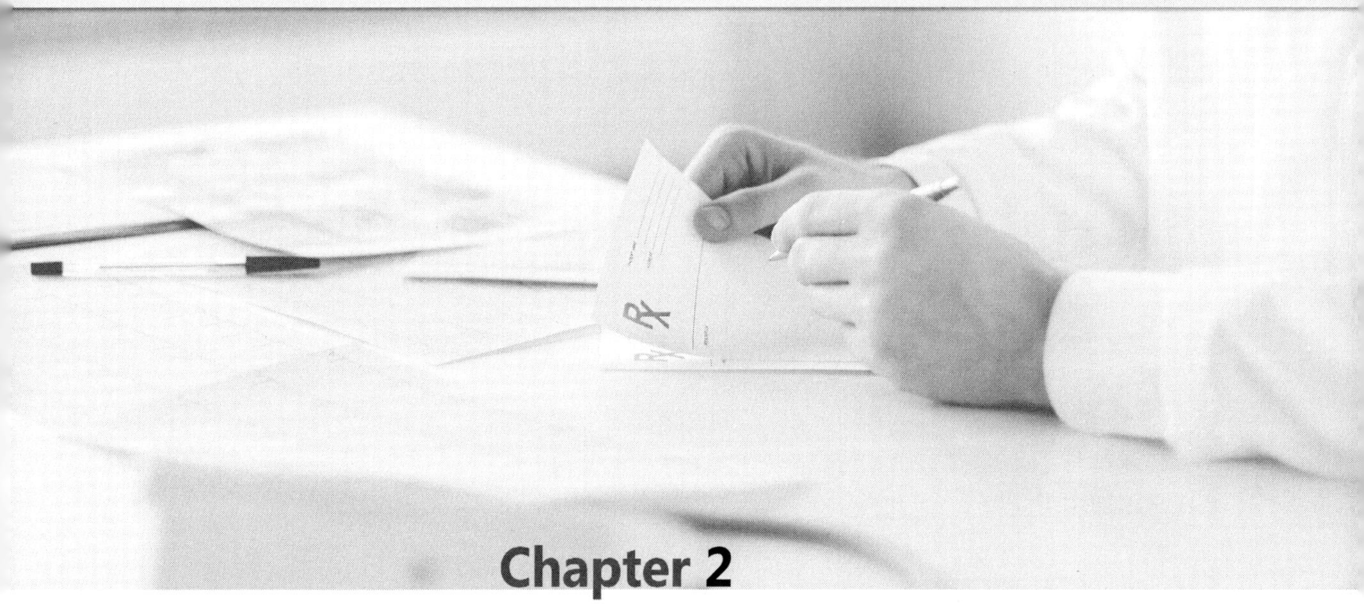

Chapter 2
의료기사 등에 관한 법률 (약칭: 의료기사법)

학습목표

- 의료기사, 보건의료정보관리사 및 안경사의 업무범위에 대하여 정리한다.
- 의료기사 등의 면허 및 국가시험 등에 대하여 정리한다.
- 의료기사 등의 권리와 의무 등에 대하여 정리한다.
- 치과기공소와 안경업소에 대하여 정리한다.
- 의료기사 등의 협회 및 보수교육에 대하여 정리한다.
- 면허취소, 자격정지 및 벌칙에 대하여 정리한다.

제1조(목적) 이 법은 의료기사, 보건의료정보관리사 및 안경사의 자격·면허 등에 관하여 필요한 사항을 정함으로써 국민의 보건 및 의료 향상에 이바지함을 목적으로 한다. <개정 2017.12.19>
[전문개정 2011.11.22]

영 **제1조(목적)** 이 영은 「의료기사 등에 관한 법률」에서 위임된 사항과 그 시행에 필요한 사항을 규정함을 목적으로 한다.
[전문개정 2012.5.22]

규칙 **제1조(목적)** 이 규칙은 「의료기사 등에 관한 법률」 및 같은 법 시행령에서 위임된 사항과 그 시행에 필요한 사항을 규정함을 목적으로 한다.
[전문개정 2012.5.23]

제1조의2(정의) 이 법에서 사용하는 용어의 뜻은 다음과 같다. <개정 2016.5.29, 2017.12.19>
1. "의료기사"란 의사 또는 치과의사의 지도 아래 진료나 의화학적(醫化學的) 검사에 종사하는 사람을 말한다.
2. "보건의료정보관리사"란 의료 및 보건지도 등에 관한 기록 및 정보의 분류·확인·유지·관리를 주된 업무로 하는 사람을 말한다.
3. "안경사"란 안경(시력보정용에 한정한다. 이하 같다)의 조제 및 판매와 콘택트렌즈(시력보정용이 아닌 경우를 포함한다. 이하 같다)의 판매를 주된 업무로 하는 사람을 말한다.

[본조신설 2011.11.22]

제2조(의료기사의 종류 및 업무) ① 의료기사의 종류는 임상병리사, 방사선사, 물리치료사, 작업치료사, 치과기공사 및 치과위생사로 한다. <개정 2016.5.29>
② 의료기사는 종별에 따라 다음 각 호의 업무 및 이와 관련하여 대통령령으로 정하는 업무를 수행한다. <신설 2016.5.29>
1. 임상병리사: 각종 화학적 또는 생리학적 검사
2. 방사선사: 방사선 등의 취급 또는 검사 및 방사선 등 관련 기기의 취급 또는 관리
3. 물리치료사: 신체의 교정 및 재활을 위한 물리요법적 치료
4. 작업치료사: 신체적·정신적 기능장애를 회복시키기 위한 작업요법적 치료
5. 치과기공사: 보철물의 제작, 수리 또는 가공
6. 치과위생사: 치아 및 구강질환의 예방과 위생 관리 등

[전문개정 2011.11.22] [제목개정 2016.5.29]

제3조(업무 범위와 한계) 의료기사, 보건의료정보관리사 및 안경사(이하 "의료기사등"이라 한다)의 구체적인 업무의 범위와 한계는 대통령령으로 정한다. <개정 2016.5.29, 2017.12.19>
[전문개정 2011.11.22]

영 **제2조(의료기사, 보건의료정보관리사 및 안경사의 업무 범위 등)** ① 「의료기사 등에 관한 법률」(이하 "법"이라 한다) 제2조제2항에 따른 의료기사의 종류에 따른 업무 및 법 제3조에 따른 의료기사, 보건의료정보관리사 및 안경사(이하 "의료기사등"이라 한다)의 구체적인 업무범위는 별표 1

에 따른다.

② 의료기사는 의사 또는 치과의사의 지도를 받아 별표 1에 따른 업무를 수행한다.

[전문개정 2018.12.18]

[별표 1] 의료기사, 보건의료정보관리사 및 안경사의 업무 범위(제2조1항 관련)

1. 임상병리사
   가. 기생충학 · 미생물학 · 법의학 · 병리학 · 생화학 · 세포병리학 · 수혈의학 · 요화학(尿化學) · 혈액학 · 혈청학 분야, 방사성동위원소를 사용한 검사물 분야 및 기초대사 · 뇌파 · 심전도 · 심폐기능 등 생리기능 분야의 화학적 · 생리학적 검사에 관한 다음의 구분에 따른 업무
      1) 검사물 등의 채취 · 검사
      2) 검사용 시약의 조제
      3) 기계 · 기구 · 시약 등의 보관 · 관리 · 사용
      4) 혈액의 채혈 · 제제 · 제조 · 조작 · 보존 · 공급
   나. 그 밖의 화학적 · 생리학적 검사
2. 방사선사
   가. 방사선 등의 취급 · 검사 및 방사선 등 관련 기기의 취급 · 관리에 관한 다음의 구분에 따른 업무
      1) 방사선기기와 부속 기자재의 선택 · 관리
      2) 방사성동위원소를 이용한 핵의학적 검사
      3) 의료영상진단기와 초음파진단기의 취급
      4) 전리방사선(電離放射線, 물질을 통과할 때에 이온화를 일으키는 방사선) · 비전리방사선의 취급
   나. 그 밖에 방사선 등의 취급 · 검사 및 방사선 등 관련 기기의 취급 · 관리에 관한 업무
3. 물리치료사
   가. 신체의 교정 및 재활을 위한 물리요법적 치료에 관한 다음의 구분에 따른 업무
      1) 물리요법적 기능훈련 · 재활훈련
      2) 기계 · 기구를 이용한 물리요법적 치료
      3) 도수치료: 기구나 약물을 사용하지 않고 손으로 하는 치료
      4) 도수근력(손근력) · 관절가동범위 검사
      5) 마사지
      6) 물리요법적 치료에 필요한 기기 · 약품의 사용 · 관리
      7) 신체 교정운동
      8) 온열 · 전기 · 광선 · 수(水)치료
      9) 물리요법적 교육
   나. 그 밖에 신체의 교정 및 재활을 위한 물리요법적 치료에 관한 업무
4. 작업치료사
   가. 신체적 · 정신적 기능장애를 회복시키기 위한 작업요법적 치료에 관한 다음의 구분에 따른 업무
      1) 감각 · 지각 · 활동 훈련
      2) 삼킴장애 재활치료
      3) 인지 재활치료
      4) 일상생활 훈련: 일상생활에서 사용하는 물체나 기구를 활용한 훈련

5) 운전 재활훈련
6) 직업 재활훈련
7) 작업수행능력 분석 · 평가
8) 작업요법적 치료에 필요한 기기의 사용 · 관리
9) 팔보조기 제작 및 팔보조기를 사용한 훈련
10) 작업요법적 교육

나. 그 밖에 신체적 · 정신적 기능장애를 회복시키기 위한 작업요법적 훈련 · 치료에 관한 업무

5. 치과기공사

가. 치과의사의 진료에 필요한 다음의 구분에 따른 치과기공물을 전산설계(CAD/CAM), 삼차원(3D)프린터 또는 주조기 등을 이용해 디자인, 제작, 수리 또는 가공하는 업무

1) 교정장치 · 충전물(充填物) · 작업 모형
2) 보철물
3) 임플란트 맞춤 지대주(支臺柱, 인공치관과 인공치근을 연결하는 구조물) · 상부구조

나. 그 밖에 치과의사의 진료에 필요한 치과기공물의 디자인, 제작, 수리 또는 가공에 관한 업무

6. 치과위생사

가. 치아 및 구강질환의 예방과 위생 관리 등에 관한 다음의 구분에 따른 업무

1) 교정용 호선(弧線: 둥근 형태의 교정용 줄)의 장착 · 제거
2) 불소 바르기
3) 보건기관 또는 의료기관에서 수행하는 구내 진단용 방사선 촬영
4) 임시 충전
5) 임시 부착물의 장착
6) 부착물의 제거
7) 치석 등 침착물(沈着物)의 제거
8) 치아 본뜨기

나. 그 밖에 치아 및 구강질환의 예방과 위생 관리 등에 관한 업무

7. 보건의료정보관리사

가. 의료기관에서의 의료 및 보건지도 등에 관한 기록 및 정보의 분류 · 확인 · 유지 · 관리에 관한 다음의 구분에 따른 업무

1) 보건의료정보의 분석
2) 보건의료정보의 전사(轉寫)
3) 암 등록
4) 진료통계 관리
5) 질병 · 사인(死因) · 의료행위의 분류

나. 그 밖에 의료기관에서의 의료 및 보건지도 등에 관한 기록 및 정보의 분류 · 확인 · 유지 · 관리에 관한 업무

8. 안경사

가. 안경(시력보정용에 한정한다. 이하 같다)의 조제(調製) 및 판매와 콘택트렌즈(시력보정용이 아닌 경우를 포함한다. 이하 같다)의 판매에 관한 다음의 구분에 따른 업무

1) 안경의 조제 및 판매. 다만, 6세 이하의 아동을 위한 안경은 의사의 처방에 따라 조제 · 판매해야 한다.

2) 콘택트렌즈의 판매. 다만, 6세 이하의 아동을 위한 콘택트렌즈는 의사의 처방에 따라 판매해야 한다.
3) 안경 · 콘택트렌즈의 도수를 조정하기 위한 목적으로 수행하는 자각적(주관적) 굴절검사로서 약제를 사용하지 않는 검사
4) 안경 · 콘택트렌즈의 도수를 조정하기 위한 목적으로 수행하는 타각적(객관적) 굴절검사로서 약제를 사용하지 않는 검사 중 자동굴절검사기기를 이용한 검사

나. 그 밖에 안경의 조제 및 판매와 콘택트렌즈의 판매에 관한 업무

규칙 **제2조~제6조:** 삭제 <2011.10.31>

제4조(면허) ① 의료기사등이 되려면 다음 각 호의 어느 하나에 해당하는 사람으로서 의료기사등의 국가시험(이하 "국가시험"이라 한다)에 합격한 후 보건복지부장관의 면허를 받아야 한다. <개정 2016.5.29, 2017.12.19, 2018.12.11>

1. 「고등교육법」 제2조에 따른 대학 · 산업대학 · 전문대학에서 취득하려는 면허에 상응하는 보건의료에 관한 학문을 전공하고(보건의료정보관리사의 경우에는 보건복지부령으로 정하는 바에 따른 의무기록 관련 교과목 및 학점 이수 등 요건을 갖추어야 한다) 졸업한 사람
2. 삭제 <1999.2.8>
3. 삭제 <1999.2.8>
4. 외국의 제1호에 해당하는 학교(보건복지부장관이 정하여 고시하는 인정기준에 해당하는 학교를 말한다)와 같은 수준 이상의 교육과정을 이수하고 외국의 해당 의료기사등의 면허를 받은 사람

② 다음 각 호의 구분에 따른 사람으로서 6개월 이내에 졸업할 것으로 예정된 사람은 제1항제1호에 해당하는 사람으로 본다. 다만, 그 졸업예정시기에 졸업하여야 면허를 받을 수 있다. <신설 2020.12.15>

1. 의료기사 · 안경사: 대학등에서 취득하려는 면허에 상응하는 보건의료에 관한 학문을 전공한 사람
2. 보건의료정보관리사: 인정기관의 보건의료정보관리사 교육과정 인증을 받은 대학등에서 보건의료정보 관련 학문을 전공하고 보건복지부령으로 정하는 교과목을 이수한 사람

③ 제1항제1호 단서에도 불구하고 다음 각 호의 어느 하나에 해당하는 경우에는 보건의료정보관리사 국가시험 응시자격을 갖춘 것으로 본다. <개정 2020.12.15>

1. 입학 당시 인정기관의 인증을 받은 대학등에 입학한 사람으로서 그 대학등에서 보건의료정보 관련 학문을 전공하고 보건복지부령으로 정하는 교과목을 이수하여 졸업하였으나 졸업 당시 해당 대학등이 인정기관의 인증을 받지 못한 경우
2. 대학등이 인정기관의 인증을 처음 신청한 날부터 그 인증신청의 결과가 나오기 전까지의 기간 동안 해당 대학등에 입학한 사람이 그 대학등에서 보건의료정보 관련 학문을 전공하고 보건복지부령으로 정하는 교과목을 이수하여 졸업한 경우

[제목개정 2011.11.22]

제5조(결격사유) 다음 각 호의 어느 하나에 해당하는 사람에 대하여는 의료기사등의 면허를 하지 아니한다. <개정 2013.6.4, 2017.9.19, 2017.12.19>

1. 「정신건강증진 및 정신질환자 복지서비스 지원에 관한 법률」 제3조제1호에 따른 정신질환자. 다만, 전문의가 의료기사등으로서 적합하다고 인정하는 사람의 경우에는 그러하지 아니하다.
2. 「마약류 관리에 관한 법률」에 따른 마약류 중독자
3. 피성년후견인, 피한정후견인
4. 이 법 또는 형법중 제234조 · 제269조 · 제270조제2항 내지 제4항 · 제317조제1항, 보건범죄단속에관한특별조치법, 지역보건법, 국민건강증진법, 후천성면역결핍증예방법, 의료법, 응급의료에관한법률, 시체해부및보존에관한법률, 혈액관리법, 마약류관리에관한법률, 모자보건법 또는 국민건강보험법에 위반하여 금고 이상의 실형의 선고를 받고 그 집행이 끝나지 아니하거나 면제되지 아니한 사람

제6조(국가시험) ① 국가시험은 대통령령으로 정하는 바에 따라 해마다 1회 이상 보건복지부장관이 실시한다.
② 보건복지부장관은 대통령령으로 정하는 바에 따라 「한국보건의료인국가시험원법」에 따른 한국보건의료인국가시험원으로 하여금 국가시험을 관리하게 할 수 있다. <개정 2015.6.22>

영 **제3조(국가시험의 범위)** ① 법 제6조에 따른 의료기사등의 국가시험(이하 "국가시험"이라 한다)은 의료기사등의 종류에 따라 임상병리 · 방사선 · 물리치료 · 작업치료 · 치과기공 · 치과위생 · 보건의료정보관리 · 안경광학 및 보건의료 관계 법규에 대하여 의료기사등이 갖추어야 할 지식과 기능에 관하여 실시한다. <개정 2018.12.18>
② 국가시험은 필기시험과 실기시험으로 구분하여 실시하되, 실기시험은 필기시험 합격자에 대해서만 실시한다. 다만, 보건복지부장관이 필요하다고 인정하는 경우에는 필기시험과 실기시험을 병합하여 실시할 수 있다.
③ 제2항의 필기시험의 과목, 실기시험의 범위 및 합격자 결정, 그 밖에 필요한 사항은 보건복지부령으로 정한다.
[전문개정 2012.5.22]

영 **제4조(국가시험의 시행과 공고)** ① 보건복지부장관은 법 제6조제2항에 따라 「한국보건의료인국가시험원법」에 따른 한국보건의료인국가시험원(이하 "국가시험관리기관"이라 한다)으로 하여금 국가시험을 관리하도록 한다. <개정 2015.12.22>
② 국가시험관리기관의 장은 국가시험을 실시하려는 경우에는 미리 보건복지부장관의 승인을 받아 시험일시 · 시험장소 · 시험과목, 응시원서 제출기간, 그 밖에 시험 실시에 필요한 사항을 시험일 90일 전까지 공고하여야 한다. 다만, 시험장소는 지역별 응시인원이 확정된 후 시험일 30일 전까지 공고할 수 있다.
[전문개정 2012.5.22]

영 **제5조(시험위원)** 국가시험관리기관의 장은 국가시험을 실시할 때마다 시험과목별로 전문지식을 갖춘 사람 중에서 시험위원을 위촉한다.
[전문개정 2012.5.22]

영 **제6조(국가시험의 응시)** 국가시험에 응시하려는 사람은 국가시험관리기관의 장이 정하는 응시원

서를 국가시험관리기관의 장에게 제출하여야 한다.
[전문개정 2012.5.22]

규칙 **제8조(시험과목)** 「의료기사 등에 관한 법률 시행령」(이하 "영"이라 한다) 제3조제1항에 따른 의료기사 · 보건의료정보관리사 및 안경사(이하 "의료기사등"이라 한다) 국가시험의 필기시험과목과 실기시험의 범위는 별표 1의2와 같다. <개정 2016.11.30, 2018.12.20>
[전문개정 2012.5.23]

규칙 **제9조(합격자 결정 등)** ① 영 제3조제1항에 따른 의료기사등의 국가시험(이하 "국가시험"이라 한다)의 합격자는 필기시험에서는 각 과목 만점의 40퍼센트 이상 및 전 과목 총점의 60퍼센트 이상 득점한 사람으로 하고, 실기시험에서는 만점의 60퍼센트 이상 득점한 사람으로 한다.
② 국가시험의 출제방법, 과목별 배점비율, 그 밖에 시험 시행에 필요한 사항은 영 제4조제1항에 따라 보건복지부장관이 지정 · 고시하는 관계 전문기관(이하 "국가시험관리기관"이라 한다)의 장이 정한다.
[전문개정 2012.5.23]

제7조(응시자격의 제한 등) ① 제5조 각 호의 어느 하나에 해당하는 사람은 국가시험에 응시할 수 없다.
② 부정한 방법으로 국가시험에 응시한 사람 또는 국가시험에 관하여 부정행위를 한 사람에 대하여는 그 시험을 정지시키거나 합격을 무효로 한다.
③ 보건복지부장관은 제2항에 따라 시험이 정지되거나 합격이 무효가 된 사람에 대하여 처분의 사유와 위반 정도 등을 고려하여 보건복지부령으로 정하는 바에 따라 그 다음에 치러지는 국가시험 응시를 3회의 범위에서 제한할 수 있다. <개정 2013.6.4>

제8조(면허의 등록 등) ① 보건복지부장관은 의료기사등의 면허를 할 때에는 그 종류에 따르는 면허대장에 그 면허에 관한 사항을 등록하고 그 면허증을 발급하여야 한다.
② 제1항에 따른 면허의 등록과 면허증에 관하여 필요한 사항은 보건복지부령으로 정한다.
[전문개정 2011.11.22]

영 **제7조(면허증의 발급)** ① 국가시험에 합격한 사람은 보건복지부령으로 정하는 서류를 첨부하여 보건복지부장관에게 면허증 발급을 신청하여야 한다.
② 보건복지부장관은 제1항에 따라 면허증 발급을 신청한 사람에게 보건복지부령으로 정하는 바에 따라 면허증을 발급한다.
[전문개정 2012.5.22]

규칙 **제10조(부정행위자의 국가시험 응시제한)** 법 제7조제3항에 따른 국가시험 응시제한의 기준은 별표 2와 같다. <개정 2016.11.30>
[본조신설 2013.12.5]

규칙 **제11조(면허대장)** 법 제8조제1항의 의료기사등의 면허대장은 별지 제1호서식에 따른다. <개정 2013.12.5>

규칙 **제12조(면허증의 발급)** ① 영 제7조제1항에 따라 의료기사등의 면허증 발급을 신청하려는 사람은 별지 제2호서식의 의료기사등 면허증 발급신청서(전자문서로 된 신청서를 포함한다)에 다음 각 호의 서류를 첨부하여 국가시험관리기관을 거쳐 보건복지부장관에게 제출하여야 한다. <개정 2016.12.30>

1. 졸업증명서 또는 이수증명서. 다만, 법 제4조제1항제4호에 해당하는 사람의 경우에는 졸업증명서 또는 이수증명서 및 해당 면허증 사본
2. 법 제5조제1호 및 제2호의 결격사유에 해당하지 아니함을 증명하는 의사의 진단서
3. 응시원서의 사진과 같은 사진(가로 3.5센티미터, 세로 4.5센티미터) 1장

② 삭제 <1998.9.23>

③ 보건복지부장관은 제1항에 따라 면허증의 발급 신청을 받았을 때에는 그 신청인에게 면허증 발급을 신청받은 날부터 14일 이내에 종류에 따라 각각 별지 제3호서식의 면허증을 발급하여야 한다. 다만, 법 제4조제1항제4호에 해당하는 사람의 경우에는 외국에서 면허를 받은 사실 등에 대한 조회가 끝난 날부터 14일 이내에 발급하여야 한다. <개정 2012.5.23>

제9조(무면허자의 업무금지 등) ① 의료기사등이 아니면 의료기사등의 업무를 하지 못한다. 다만, 대학등에서 취득하려는 면허에 상응하는 교육과정을 이수하기 위하여 실습 중에 있는 사람의 실습에 필요한 경우에는 그러하지 아니하다. <개정 2017.12.19>

② 의료기사등이 아니면 의료기사등의 명칭 또는 이와 유사한 명칭을 사용하지 못한다.

③ 의료기사등은 제4조에 따라 받은 면허를 다른 사람에게 대여하여서는 아니 된다. <개정 2020.4.7>

④ 누구든지 제4조에 따라 받은 면허를 대여받아서는 아니 되며 면허 대여를 알선하여서도 아니 된다. <신설 2020.4.7>

[전문개정 2011.11.22]

제10조(비밀누설의 금지) 의료기사등은 이 법 또는 다른 법령에 특별히 규정된 경우를 제외하고는 업무상 알게 된 비밀을 누설하여서는 아니 된다.

[전문개정 2011.11.22]

제11조(실태 등의 신고) ① 의료기사등은 대통령령으로 정하는 바에 따라 최초로 면허를 받은 후부터 3년마다 그 실태와 취업상황을 보건복지부장관에게 신고하여야 한다.

② 보건복지부장관은 제20조의 보수교육을 받지 아니한 의료기사등에 대하여 제1항에 따른 신고를 반려할 수 있다.

③ 보건복지부장관은 대통령령으로 정하는 바에 따라 제1항에 따른 신고 업무를 전자적으로 처리할 수 있는 전자정보처리시스템(이하 "신고시스템"이라 한다)을 구축·운영할 수 있다. <신설 2016.5.29>

[전문개정 2011.11.22]

영 **제8조(실태 등의 신고)** 의료기사등은 법 제11조제1항에 따라 그 실태와 취업상황을 제7조에 따른 면허증을 발급받은 날부터 매 3년이 되는 해의 12월 31일까지 보건복지부령으로 정하는 바에 따라 보건복지부장관에게 신고하여야 한다. 다만, 다음 각 호의 어느 하나에 해당하는 경우에는 그

구분에 따른 날부터 매 3년이 되는 해의 12월 31일까지 신고하여야 한다.

1. 법 제21조에 따라 면허가 취소된 후 면허증을 재발급받은 경우: 면허증을 재발급받은 날
2. 법률 제11102호 의료기사 등에 관한 법률 일부개정법률 부칙 제3조제1항에 따라 신고를 한 경우: 신고를 한 날

[전문개정 2014.11.19]

규칙 **제12조의2(실태 등의 신고)** ① 법 제11조제1항 및 영 제8조에 따라 의료기사등의 실태와 취업상황을 신고하려는 사람은 별지 제3호의2서식의 의료기사등의 실태 신고서(전자문서로 된 신고서를 포함한다)에 다음 각 호의 서류를 첨부하여 법 제16조제1항에 따른 중앙회의 장(이하 "각 중앙회의 장"이라 한다)에게 제출해야 한다. <개정 2018.12.20>

1. 제19조제3항에 따른 보수교육 이수증(이수한 사람만 해당한다)
2. 제18조제7항에 따른 보수교육 면제 · 유예 확인서(면제 · 유예된 사람만 해당한다)

② 제1항에 따라 신고서를 제출받은 각 중앙회의 장은 법 제20조에 따른 신고인의 보수교육 이수 여부 등을 확인해야 한다.

③ 각 중앙회의 장은 제1항에 따른 신고 내용과 결과를 분기별로 보건복지부장관에게 보고해야 한다. 다만, 법 제22조제3항에 따라 면허의 효력이 정지된 의료기사등이 제1항에 따른 신고를 한 경우에는 그 내용과 결과를 지체 없이 보건복지부장관에게 보고해야 한다.

[본조신설 2014.11.21]

영 **제8조의2(신고시스템의 구축 · 운영)** ① 법 제11조제3항에 따른 전자정보처리시스템(이하 "신고시스템"이라 한다)에서 처리할 수 있는 업무는 다음 각 호와 같다. <개정 2016.11.29>

1. 법 제11조제1항에 따른 의료기사등의 실태와 취업상황에 관한 다음 각 목의 업무
   가. 의료기사등의 실태와 취업상황에 관한 신고 접수 및 신고 자료의 확인 · 관리
   나. 의료기사등의 실태와 취업상황에 대한 각종 통계의 생산 · 분석 및 제공
2. 법 제20조에 따른 보수교육의 이수 여부 확인 및 이수 자료 관리
3. 그 밖에 법 제11조제1항에 따른 의료기사등의 실태와 취업상황의 신고와 관련된 업무로서 보건복지부장관이 특별히 필요하다고 인정하는 업무

② 보건복지부장관은 신고시스템의 구축 · 운영을 위하여 필요하다고 인정하는 경우에는 관계 기관, 법인 또는 단체 등에 자료 또는 의견의 제출을 요청할 수 있다. <신설 2016.11.29>

③ 보건복지부장관은 신고시스템의 구축 · 운영에 관한 업무를 국가시험관리기관으로 하여금 수행하게 할 수 있다. <개정 2016.11.29>

[본조신설 2014.11.19]

제11조의2(치과기공소의 개설등록 등) ① 치과의사 또는 치과기공사가 아니면 치과기공소를 개설할 수 없다.

② 치과의사 또는 치과기공사는 1개소의 치과기공소만을 개설할 수 있다.

③ 치과기공소를 개설하려는 자는 보건복지부령으로 정하는 바에 따라 특별자치시장 · 특별자치도지사 · 시장 · 군수 · 구청장(자치구의 구청장에 한한다. 이하 같다)에게 개설등록을 하여야 한다. <개정 2013.6.4>

④ 제3항에 따라 치과기공소를 개설하고자 하는 자는 보건복지부령으로 정하는 시설 및 장비를 갖추어야 한다.

[본조신설 2011.4.28]

제11조의3(치과기공사 등의 준수사항) ① 치과기공사는 제3조에 따른 업무(이하 "치과기공물제작등 업무"라 한다)를 수행할 때 치과의사가 발행한 치과기공물제작의뢰서에 따라야 한다.
② 치과기공물제작등 업무를 의뢰한 치과의사 및 치과기공소 개설자는 보건복지부령으로 정하는 바에 따라 치과기공물제작의뢰서를 보존하여야 한다.
③ 치과기공물제작등 업무를 의뢰한 치과의사는 실제 기공물 제작 등이 치과기공물제작의뢰서에 따라 적합하게 이루어지고 있는지 여부를 확인할 수 있으며 해당 치과기공소 개설자는 이에 따라야 한다.
[본조신설 2011.4.28]

규칙 **제12조의3(치과기공소의 개설등록 등)** ① 법 제11조의2제3항에 따라 치과기공소를 개설하려는 사람은 별지 제4호서식의 치과기공소 개설등록 신청서에 시설 및 장비 개요서를 첨부하여 특별자치시장·특별자치도지사·시장·군수·구청장(자치구의 구청장을 말한다. 이하 같다)에게 제출하여야 한다. <개정 2013.12.5, 2014.11.21>

1. 삭제 <2014.11.21>
2. 삭제 <2014.11.21>

② 제1항에 따른 신청을 받은 특별자치시장·특별자치도지사·시장·군수·구청장은 「전자정부법」 제36조제1항에 따른 행정정보의 공동이용(이하 "행정정보의 공동이용"이라 한다)을 통하여 치과의사 면허증(개설자가 치과의사인 경우만 해당한다) 또는 치과기공사 면허증(개설자가 치과기공사인 경우만 해당한다)을 확인하여야 한다. 다만, 신청인이 확인에 동의하지 아니하는 경우에는 신청인이 면허증 사본을 첨부하도록 하여야 하며, 신청인이 면허증 원본을 제시하는 경우에는 담당 공무원의 확인으로 사본 제출을 갈음할 수 있다. <개정 2013.12.5, 2014.11.21>

③ 특별자치시장·특별자치도지사·시장·군수·구청장은 제1항에 따라 개설등록 신청을 받았을 때에는 치과기공소 등록대장에 다음 각 호의 사항을 적고 신청인에게 별지 제5호서식의 치과기공소 개설등록증을 발급하여야 한다. <개정 2013.12.5>

1. 개설등록번호와 개설등록 연월일
2. 개설자의 성명, 주소 및 주민등록번호
3. 치과기공소의 명칭과 소재지

[전문개정 2012.5.23]

규칙 **제12조의4(치과기공소의 시설 및 장비)** 법 제11조의2제4항에서 "보건복지부령으로 정하는 시설 및 장비"란 다음 각 호의 시설 및 장비를 말한다. <개정 2018.12.20>

1. 기공용 레이드(lathe) 1대 이상
2. 전산설계(CAD/CAM), 삼차원(3D)프린터 또는 주조기 1대 이상
3. 기공용 모터 3대 이상
4. 기공용 컴프레서 1대 이상
5. 치과용 프레스 1대 이상
6. 전기로(電氣爐) 1대 이상
7. 포설린로(porcelain furnace) 1대 이상
8. 초음파 청소기 1대 이상
9. 서베이어(surveyor) 1대 이상

10. 진동기 1대 이상
11. 트리머(trimmer) 1대 이상
12. 샌드기(sand blast machine) 1대 이상
13. 진공 매몰기 1대 이상
14. 삭제

[전문개정 2012.5.23]

규칙 **제12조의5(치과기공물제작의뢰서)** ① 법 제11조의3제1항의 치과기공물제작의뢰서는 별지 제6호서식에 따른다.

② 법 제11조의3제2항에 따라 치과의사 및 치과기공소 개설자는 치과기공물제작의뢰서를 각자 2년 동안 보존하여야 한다.

[전문개정 2012.5.23]

제12조(안경업소의 개설등록 등) ① 안경사가 아니면 안경을 조제하거나 안경 및 콘택트렌즈의 판매업소(이하 "안경업소"라 한다)를 개설할 수 없다. <개정 2011.11.22>

② 안경사는 1개의 안경업소만을 개설할 수 있다. <개정 2011.11.22>

③ 안경업소를 개설하려는 사람은 보건복지부령으로 정하는 바에 따라 특별자치시장·특별자치도지사·시장·군수·구청장에게 개설등록을 하여야 한다. <개정 2013.6.4>

④ 제3항에 따라 안경업소를 개설하려는 사람은 보건복지부령으로 정하는 시설 및 장비를 갖추어야 한다.

⑤ 누구든지 안경 및 콘택트렌즈를 다음 각 호의 어느 하나에 해당하는 방법으로 판매 등을 하여서는 아니 된다. <개정 2011.11.22, 2016.5.29>

1. 「전자상거래 등에서의 소비자보호에 관한 법률」 제2조에 따른 전자상거래 및 통신판매의 방법
2. 판매자의 사이버몰(컴퓨터 등과 정보통신설비를 이용하여 재화 등을 거래할 수 있도록 설정된 가상의 영업장을 말한다) 등으로부터 구매 또는 배송을 대행하는 등 보건복지부령으로 정하는 방법

⑥ 안경사는 안경 및 콘택트렌즈를 안경업소에서만 판매하여야 한다. <신설 2011.11.22>

⑦ 안경사는 콘택트렌즈를 판매하는 경우 콘택트렌즈의 사용방법과 유통기한 및 부작용에 관한 정보를 제공하여야 한다. <신설 2011.11.22, 2016.5.29>

규칙 **제13조(안경업소의 개설등록 등)** ① 법 제12조제3항에 따라 같은 조 제1항에 따른 안경업소(이하 "안경업소"라 한다)를 개설하려는 사람은 별지 제7호서식의 안경업소 개설등록 신청서에 시설·장비 개요서를 첨부하여 특별자치시장·특별자치도지사·시장·군수·구청장에게 제출하여야 한다.

② 제1항에 따른 신청을 받은 특별자치시장·특별자치도지사·시장·군수·구청장은 행정정보의 공동이용을 통하여 안경사 면허증을 확인하여야 한다. 다만, 신청인이 확인에 동의하지 아니하는 경우에는 신청인이 면허증 사본을 첨부하도록 하여야 하며, 신청인이 면허증 원본을 제시하는 경우에는 담당 공무원의 확인으로 사본 제출을 갈음할 수 있다. <개정 2013.12.5>

[전문개정 2012.5.23]

규칙 **제14조(안경업소 등록대장과 등록증)** 특별자치시장·특별자치도지사·시장·군수·구청장은 제13조에 따라 안경업소 개설등록 신청을 받았을 때에는 안경업소 등록대장에 다음 각 호의 사항을 적고 신청인에게 별지 제8호서식의 안경업소 개설등록증을 발급하여야 한다. <개정 2013.12.5>

1. 개설등록번호 및 개설등록 연월일
2. 개설자의 성명, 주소 및 주민등록번호
3. 안경업소의 명칭과 소재지

[전문개정 2012.5.23]

규칙 **제15조(안경업소의 시설기준 등)** 법 제12조제4항에서 "보건복지부령으로 정하는 시설 및 장비"란 채광과 환기가 잘 되고 청결하며 안경(시력보정용으로 한정한다)의 조제 및 판매와 콘택트렌즈(시력보정용이 아닌 것을 포함한다)의 판매에 적합한 시설과 다음 각 호의 장비를 말한다. <개정 2018.12.20>

1. 시력표(vision chart)
2. 시력검사 세트(phoroptor and unit set)
3. 시험테와 시험렌즈 세트(trial frame and trial lens set)
4. 동공거리계(PD meter)
5. 자동굴절검사기(auto refractor meter)
6. 렌즈 정점굴절력계(lens meter)

[전문개정 2015.2.3]

규칙 **제15조의2(안경 및 콘택트렌즈의 판매 제한)** 법 제12조제5항제2호에서 "구매 또는 배송을 대행하는 등 보건복지부령으로 정하는 방법"이란 해외로부터 구매를 대행하는 방법으로서 다음 각 호의 요건을 모두 충족하는 방법을 말한다. <개정 2019.9.27>

1. 판매자가 법 제12조제5항제2호에 따른 사이버몰에 안경 또는 콘택트렌즈에 대한 상품정보와 가격 등을 게시할 것
2. 판매자가 국내 구매자의 구매요청을 받아 해외 판매자로부터 안경 또는 콘택트렌즈를 수입할 것
3. 판매자가 제2호에 따른 수입거래에 대하여 손익의 위험을 부담하는 수입화물주의 지위에 해당할 것
4. 판매자가 제2호 및 제3호에 따라 수입한 안경 또는 콘택트렌즈를 국내 구매자에게 판매할 것

[본조신설 2016.11.30]

제13조(폐업 등의 신고) 치과기공소 또는 안경업소의 개설자는 폐업을 하거나 등록사항을 변경한 경우에는 보건복지부령으로 정하는 바에 따라 지체 없이 특별자치시장·특별자치도지사·시장·군수·구청장에게 신고하여야 한다. <개정 2013.6.4>

[전문개정 2011.11.22]

규칙 **제16조(폐업 등의 신고)** ① 법 제13조에 따라 치과기공소 또는 안경업소의 폐업 또는 등록사항 변경 신고를 하려는 사람은 별지 제9호서식의 치과기공소·안경업소 폐업 또는 등록사항 변경 신고서에 개설등록증을 첨부하여 폐업하거나 등록사항을 변경한 날부터 14일 이내에 특별자치시장·특별자치도지사·시장·군수·구청장에게 제출하여야 한다. <개정 2013.12.5>

② 치과기공소를 양도·양수하여 개설자가 변경된 경우에는 제1항에도 불구하고 양수인이 별지 제10호서식의 치과기공소 양도·양수 신고서에 다음 각 호의 서류를 첨부하여 양도·양수한 날부터 14일 이내에 특별자치시장·특별자치도지사·시장·군수·구청장에게 신고하여야 한다. <개정 2013.12.5, 2014.11.21>

1. 치과기공소 개설등록증
2. 양도계약서 사본 등 양도·양수 사실을 증명할 수 있는 서류

③ 제2항에 따른 신고를 받은 특별자치시장·특별자치도지사·시장·군수·구청장은 행정정보의 공동이용을 통하여 양수인의 치과의사 면허증(양수인이 치과의사인 경우만 해당한다) 또는 치과기공사 면허증(양수인이 치과기공사인 경우만 해당한다)을 확인하여야 한다. 다만, 신고인이 확인에 동의하지 아니하는 경우에는 신고인이 면허증 사본을 첨부하도록 하여야 하며, 신고인이 면허증 원본을 제시하는 경우에는 담당 공무원의 확인으로 사본 제출을 갈음할 수 있다. <개정 2013.12.5, 2014.11.21>

④ 안경업소를 양도·양수하여 개설자가 변경된 경우에는 제1항에도 불구하고 양수인이 별지 제11호서식의 안경업소 양도·양수 신고서에 다음 각 호의 서류를 첨부하여 양도·양수한 날부터 14일 이내에 특별자치시장·특별자치도지사·시장·군수·구청장에게 신고하여야 한다. <개정 2013.12.5>

1. 안경업소 개설등록증
2. 양도계약서 사본 등 양도·양수 사실을 증명할 수 있는 서류

⑤ 제4항에 따른 신고를 받은 특별자치시장·특별자치도지사·시장·군수·구청장은 행정정보의 공동이용을 통하여 양수인의 안경사 면허증을 확인하여야 한다. 다만, 신고인이 확인에 동의하지 아니하는 경우에는 신고인이 면허증 사본을 첨부하도록 하여야 하며, 신고인이 면허증 원본을 제시하는 경우에는 담당 공무원의 확인으로 사본 제출을 갈음할 수 있다. <개정 2013.12.5>

[전문개정 2012.5.23]

제14조(과장광고 등의 금지) ① 치과기공소 또는 안경업소는 해당 업무에 관하여 거짓광고 또는 과장광고를 하지 못한다. <개정 2016.5.29>

② 누구든지 영리를 목적으로 특정 치과기공소·안경업소 또는 치과기공사·안경사에게 고객을 알선·소개 또는 유인하여서는 아니 된다.

③ 제1항 및 제2항에 따른 과장광고 등의 금지와 관련하여 필요한 사항은 「표시·광고의 공정화에 관한 법률」 및 「독점규제 및 공정거래에 관한 법률」에서 정하는 바에 따른다. <개정 2016.5.29>

[전문개정 2011.11.22]

제15조(보고와 검사 등) ① 특별자치시장·특별자치도지사·시장·군수·구청장은 치과기공소 또는 안경업소의 개설자에게 그 지도·감독에 필요한 범위에서 보고를 명하거나 소속 공무원으로 하여금 업무 상황, 시설 등을 검사하게 할 수 있다. <개정 2013.6.4>

② 제1항의 경우에 소속 공무원은 그 권한을 나타내는 증표를 지니고 이를 관계인에게 보여주어야 한다.

③ 소속 공무원이 제1항에 따라 업무 상황, 시설 등을 검사하는 경우 그 절차·방법 등에 관하여는 이 법에서 정하는 사항을 제외하고는 「행정조사기본법」에서 정하는 바에 따른다. <신설 2016.5.29>

[전문개정 2011.11.22]

제16조(중앙회) ① 의료기사등은 대통령령으로 정하는 바에 따라 그 면허의 종류에 따라 전국적으로 조직을 가지는 단체(이하 "중앙회"라 한다)를 설립하여야 한다. <개정 2017.12.19>

② 중앙회는 법인으로 한다. <개정 2011.11.22, 2017.12.19>

③ 중앙회에 관하여 이 법에 규정되지 아니한 사항은 「민법」 중 사단법인에 관한 규정을 준용한다. <개정 2011.11.22, 2017.12.19>

④ 중앙회는 대통령령으로 정하는 바에 따라 특별시 · 광역시 · 도 및 특별자치도에 지부를 설치하여야 하며, 시 · 군 · 구(자치구를 말한다)에 분회를 설치할 수 있다. 다만, 그 외의 지부나 외국에 지부를 설치하려면 보건복지부장관의 승인을 받아야 한다. <신설 2017.12.19>

⑤ 중앙회가 지부나 분회를 설치한 때에는 그 지부나 분회의 책임자는 지체 없이 특별시장 · 광역시장 · 도지사 · 특별자치도지사 또는 시장 · 군수 · 구청장에게 신고하여야 한다. <신설 2017.12.19>

⑥ 각 중앙회는 제22조의2에 따른 자격정지 처분 요구에 관한 사항을 심의 · 의결하기 위하여 윤리위원회를 둔다. <신설 2017.12.19>

⑦ 제6항에 따른 윤리위원회의 구성, 운영 등에 필요한 사항은 대통령령으로 정한다. <신설 2017.12.19>

영 **제9조(중앙회의 설립 등)** ① 법 제16조제1항에 따른 중앙회(이하 "중앙회"라 한다)를 설립하려는 자는 다음 각 호의 서류(전자문서를 포함한다)를 보건복지부장관에게 제출해 설립 인가를 받아야 한다.

1. 정관
2. 사업계획서
3. 자산명세서
4. 설립결의서
5. 설립대표자의 선출 경위에 관한 서류
6. 임원의 취임승낙서와 이력서

② 중앙회는 설립 등기를 한 날부터 3주일 이내에 특별시 · 광역시 · 도 및 특별자치도에 각각 지부를 설치해야 한다.

③ 중앙회의 정관에 기재할 사항은 다음 각 호와 같다.

1. 목적
2. 명칭
3. 업무
4. 중앙회 · 지부 · 분회의 소재지
5. 재산 또는 회계와 그 밖에 관리 · 운영에 관한 사항
6. 임원의 선임(選任)에 관한 사항
7. 회원의 자격 및 징계에 관한 사항
8. 정관 변경에 관한 사항
9. 공고 방법에 관한 사항
10. 법 제16조제6항에 따른 윤리위원회(이하 "윤리위원회"라 한다)의 운영 등에 관한 사항

④ 중앙회는 정관을 변경하려면 다음 각 호의 서류(전자문서를 포함한다)를 보건복지부장관에게 제출해 변경 인가를 받아야 한다.

1. 정관 변경 이유서
2. 정관 변경에 관한 중앙회 회의록 사본
3. 개정될 정관(신 · 구조문대비표를 포함한다)
4. 그 밖에 보건복지부장관이 필요하다고 인정하는 서류

⑤ 중앙회의 업무는 다음 각 호와 같다.

1. 의료기사등의 권익 보호
2. 국내외 관련 기관·단체 등과의 정보·기술 교류
3. 의료기사등의 업무에 대한 연구개발
4. 그 밖에 보건복지부장관이 필요하다고 인정하는 업무

[본조신설 2018.12.18]

영 **제10조(윤리위원회의 구성)** ① 윤리위원회는 위원장을 포함해 11명의 위원으로 구성한다.

② 위원은 다음 각 호의 어느 하나에 해당하는 사람 중에서 중앙회의 장이 성별을 고려해 위촉하되, 제2호에 해당하는 사람이 4명 이상 포함되어야 한다.

1. 중앙회 소속 회원으로서 의료기사등의 경력이 10년 이상인 사람
2. 의료기사등이 아닌 사람으로서 법률, 보건, 언론, 소비자 권익 등에 관한 학식과 경험이 풍부한 사람

③ 위원장은 위원 중에서 중앙회의 장이 위촉한다.

④ 위원의 임기는 3년으로 하며, 한 차례만 연임할 수 있다.

[본조신설 2018.12.18]

영 **제10조의2(윤리위원회의 운영)** ① 윤리위원회는 다음 각 호의 사항을 심의·의결한다.

1. 법 제22조의2에 따른 자격정지 처분의 요구에 관한 사항
2. 중앙회 소속 회원에 대한 자격심사 및 징계에 관한 사항
3. 그 밖에 회원의 윤리 확립을 위해 필요한 사항으로서 중앙회의 정관으로 정하는 사항

② 윤리위원회의 회의는 제1항제1호 및 제2호의 사항이 있는 경우 및 같은 항 제3호의 사항을 심의·의결하기 위해 위원장이 필요하다고 인정하거나 중앙회의 장 또는 재적위원 3분의 1 이상이 요청하는 경우에 위원장이 소집한다.

③ 위원장은 회의 개최 7일 전까지 회의의 일시·장소 및 안건을 각 위원에게 통보해야 한다. 다만, 긴급히 개최해야 하거나 부득이한 사유가 있을 때에는 회의 개최 전날까지 통보할 수 있다.

④ 윤리위원회의 회의는 재적위원 3분의 2 이상의 출석으로 개의(開議)하고, 출석위원 3분의 2 이상의 찬성으로 의결한다. 다만, 제1항제2호 및 제3호의 사항에 대한 심의·의결에 필요한 정족수는 중앙회의 정관으로 정할 수 있다.

⑤ 위원장은 제1항제1호 및 제2호의 사항에 관하여 심의·의결하려는 경우에는 해당 안건의 당사자에게 구술 또는 서면(전자문서를 포함한다)으로 의견을 진술할 기회를 줘야 한다.

⑥ 윤리위원회는 소관 심의·의결 사항을 전문적으로 검토하기 위해 필요한 경우 보건복지부장관이 정하여 고시하는 기준에 따라 분야별 전문자문단을 구성·운영할 수 있다.

⑦ 제1항부터 제6항까지에서 규정한 사항 외에 윤리위원회 또는 제6항에 따른 분야별 전문자문단의 운영에 필요한 사항은 중앙회의 정관으로 정한다.

[본조신설 2018.12.18]

영 **제10조의3(위원의 제척·기피·회피)** ① 위원이 다음 각 호의 어느 하나에 해당하는 경우에는 윤리위원회의 심의·의결에서 제척(除斥)된다.

1. 위원 또는 배우자나 배우자였던 사람이 윤리위원회의 심의·의결 안건(이하 이 조에서 "해당 안건"이라 한다)의 당사자가 되거나 그 안건의 당사자와 공동권리자 또는 공동의무자인 경우

2. 위원이 해당 안건의 당사자와 친족이거나 친족이었던 경우
3. 위원이 해당 안건에 대해 증언, 진술 또는 자문한 경우
4. 위원이 현재 소속되어 있거나 소속되었던 기관에 해당 안건의 당사자가 최근 3년 이내에 소속되었던 경우

② 당사자는 위원에게 공정한 심의·의결을 기대하기 어려운 사정이 있는 경우에는 윤리위원회에 기피 신청을 할 수 있고, 윤리위원회는 재적위원 과반수의 출석과 출석위원 과반수의 찬성으로 이를 의결한다. 이 경우 기피 신청의 대상인 위원은 그 의결에 참여하지 못한다.

③ 위원이 제1항 각 호에 따른 제척 사유에 해당하는 경우에는 스스로 해당 안건의 심의·의결에서 회피(回避)해야 한다.

[본조신설 2018.12.18]

영 **제10조의4(위원의 해촉)** 중앙회의 장은 위원이 다음 각 호의 어느 하나에 해당하는 경우에는 해당 위원을 해촉(解囑)할 수 있다.

1. 심신장애로 직무를 수행할 수 없게 된 경우
2. 직무와 관련된 비위사실이 있는 경우
3. 직무태만, 품위손상이나 그 밖의 사유로 위원으로 적합하지 않다고 인정되는 경우
4. 제10조의3제1항 각 호의 어느 하나에 해당하는데도 불구하고 회피하지 않은 경우
5. 위원 스스로 직무를 수행하기 어렵다는 의사를 밝히는 경우

[본조신설 2018.12.18]

제17조(설립 인가 등) ① 중앙회를 설립하려면 대통령령으로 정하는 바에 따라 정관과 그 밖에 필요한 서류를 보건복지부장관에게 제출하여 설립 인가를 받아야 한다. 중앙회가 정관을 변경하고자 하는 때에도 또한 같다.

② 보건복지부장관은 제1항에 따른 인가를 하였을 때에는 그 사실을 공고하여야 한다.

③ 중앙회의 업무, 정관에 기재할 사항 및 그 밖에 필요한 사항은 대통령령으로 정한다.

[본조신설 2017.12.19]

제18조(협조 의무) 중앙회는 보건복지부장관으로부터 국민의 보건 및 의료 향상에 관한 협조 요청을 받으면 협조하여야 한다.

[본조신설 2017.12.19]

제19조(감독) ① 보건복지부장관은 중앙회나 그 지부가 다음 각 호의 어느 하나에 해당하는 때에는 정관의 변경 또는 시정을 명할 수 있다.

1. 정관이 정하는 사업 외의 사업을 한 때
2. 국민의 보건 및 의료향상에 장애가 되는 행위를 한 때
3. 제18조에 따른 요청을 받고 협조하지 아니한 때

② 보건복지부장관은 감독상 필요한 경우 중앙회나 그 지부에 대하여 그 업무에 관한 사항을 보고하게 할 수 있다.

[본조신설 2017.12.19]

제20조(보수교육) ① 보건기관·의료기관·치과기공소·안경업소 등에서 각각 그 업무에 종사하는 의료기사등(1년 이상 그 업무에 종사하지 아니하다가 다시 업무에 종사하려는 의료기사등을 포함한다)은 보건복지부령으로 정하는 바에 따라 보수(補修)교육을 받아야 한다. **<개정 2016.5.29>**

② 제1항에 따른 보수교육의 시간·방법·내용 등에 필요한 사항은 대통령령으로 정한다. **<신설 2016.5.29>**

[전문개정 2011.11.22]

규칙 **제18조(보수교육)** ① 영 제14조제3항에 따라 의료기사등에 대한 보수교육 업무를 위탁받은 기관(이하 "보수교육실시기관"이라 한다)은 매년 법 제20조 및 영 제11조에 따른 보수교육(이하 "보수교육"이라 한다)을 실시하여야 한다. **<개정 2016.11.30>**

② 보건복지부장관은 다음 각 호의 어느 하나에 해당하는 사람에 대해서는 해당 연도의 보수교육을 면제할 수 있다. **<신설 2018.12.20>**

1. 대학원 및 의학전문대학원·치의학전문대학원에서 해당 의료기사등의 면허에 상응하는 보건의료에 관한 학문을 전공하고 있는 사람
2. 군 복무 중인 사람(군에서 해당 업무에 종사하는 의료기사등은 제외한다)
3. 해당 연도에 법 제4조에 따라 의료기사등의 신규 면허를 받은 사람
4. 보건복지부장관이 해당 연도에 보수교육을 받을 필요가 없다고 인정하는 요건을 갖춘 사람

③ 보건복지부장관은 다음 각 호의 어느 하나에 해당하는 사람에 대해서는 해당 연도의 보수교육을 유예할 수 있다. **<신설 2018.12.20>**

1. 해당 연도에 보건기관·의료기관·치과기공소 또는 안경업소 등에서 그 업무에 종사하지 않은 기간이 6개월 이상인 사람
2. 보건복지부장관이 해당 연도에 보수교육을 받기가 어렵다고 인정하는 요건을 갖춘 사람

④ 보건기관·의료기관·치과기공소 또는 안경업소 등에서 그 업무에 종사하지 않다가 다시 그 업무에 종사하려는 사람은 제3항제1호에 따라 보수교육이 유예된 연도(보수교육이 2년 이상 유예된 경우에는 마지막 연도를 말한다)의 다음 연도에 다음 각 목의 구분에 따른 보수교육을 받아야 한다. **<개정 2018.12.20>**

가. 제3항에 따라 보수교육이 1년 유예된 경우: 12시간 이상
나. 제3항에 따라 보수교육이 2년 유예된 경우: 16시간 이상
다. 제3항에 따라 보수교육이 3년 이상 유예된 경우: 20시간 이상

⑤ 보건복지부장관은 보수교육실시기관의 보수교육 내용과 그 운영에 대하여 평가할 수 있다. **<개정 2018.12.20>**

⑥ 제2항 또는 제3항에 따라 보수교육을 면제받거나 유예받으려는 사람은 해당 연도의 보수교육 실시 전에 별지 제12호서식의 보수교육 면제·유예 신청서에 보수교육 면제 또는 유예의 사유를 증명할 수 있는 서류를 첨부하여 보수교육실시기관의 장에게 제출해야 한다. **<개정 2018.12.20>**

⑦ 제6항에 따른 신청을 받은 보수교육실시기관의 장은 보수교육 면제 또는 유예 대상자 여부를 확인하고, 신청인에게 별지 제12호의2서식의 보수교육 면제·유예 확인서를 발급해야 한다. **<개정 2018.12.20>**

[전문개정 2014.11.21]

규칙 **제19조(보수교육 계획서 및 실적보고서 제출 등)** ① 보수교육실시기관의 장은 매년 12월 31일까지 별지 제13호서식의 다음 연도 보수교육 계획서(전자문서로 된 보수교육 계획서를 포함한다)에 다

음 각 호의 서류를 첨부하여 보건복지부장관에게 제출하여야 한다. 이 경우 보수교육 계획서에는 교과과정, 실시방법, 교육받는 사람의 경비부담액 및 보수교육 이수 인정기준 등 보수교육의 운영에 필요한 사항이 포함되어야 한다. <개정 2019.9.27>

1. 교육받는 사람의 경비부담액 산출근거
2. 과목별 보수교육 인정기준

② 보수교육실시기관의 장은 매년 3월 31일까지 별지 제13호의2서식의 전년도 보수교육 실적보고서(전자문서로 된 보수교육 실적보고서를 포함한다)를 보건복지부장관에게 제출하여야 한다.

③ 보수교육실시기관의 장은 보수교육을 받은 사람에게 별지 제14호서식의 보수교육 이수증을 발급하여야 한다.

[전문개정 2014.11.21]

규칙 **제20조(보수교육 실시방법 등)** 보수교육의 교과과정, 실시방법, 그 밖에 보수교육의 실시에 필요한 사항은 제18조제5항에 따른 평가 결과를 반영하여 보수교육실시기관의 장이 정한다. <개정 2018.12.20>

[본조신설 2014.11.21]

규칙 **제21조(보수교육 관계 서류의 보존)** 보수교육실시기관의 장은 다음 각 호의 서류를 3년 동안 보존하여야 한다.

1. 보수교육 대상자 명단(대상자의 교육 이수 여부가 적혀 있어야 한다)
2. 보수교육 면제자 명단
3. 그 밖에 교육 이수자가 교육을 이수하였다는 사실을 확인할 수 있는 서류

[전문개정 2012.5.23]

제21조(면허의 취소 등) ① 보건복지부장관은 의료기사등이 다음 각 호의 어느 하나에 해당하면 그 면허를 취소할 수 있다. 다만, 제1호의 경우에는 면허를 취소하여야 한다. <개정 2011.4.28, 2011.11.22, 2016.5.29, 2020.4.7>

1. 제5조제1호부터 제4호까지의 규정에 해당하게 된 경우
2. 삭제 <1999.2.8>
3. 제9조제3항을 위반하여 다른 사람에게 면허를 대여한 경우

3의2. 제11조의3제1항을 위반하여 치과의사가 발행하는 치과기공물제작의뢰서에 따르지 아니하고 치과기공물제작등 업무를 한 때

4. 제22조제1항 또는 제3항에 따른 면허자격정지 또는 면허효력정지 기간에 의료기사등의 업무를 하거나 3회 이상 면허자격정지 또는 면허효력정지 처분을 받은 경우

② 의료기사등이 제1항에 따라 면허가 취소된 후 그 처분의 원인이 된 사유가 소멸되는 등 대통령령으로 정하는 사유가 있다고 인정될 때에는 보건복지부장관은 그 면허증을 재발급할 수 있다. 다만, 제1항제3호 및 제4호에 따라 면허가 취소된 경우와 제5조제4호에 따른 사유로 면허가 취소된 경우에는 그 취소된 날부터 1년 이내에는 재발급하지 못한다. <개정 2011.11.22>

[제목개정 2011.11.22]

영 **제12조(면허증의 재발급)** ① 법 제21조제2항에 따른 면허증의 재발급 사유는 다음 각 호의 구분에 따른다.

1. 법 제5조제1호부터 제3호까지의 사유로 면허가 취소된 경우: 취소의 원인이 된 사유가 소멸되

었을 때

2. 법 제5조제4호의 사유로 면허가 취소된 경우: 해당 형의 집행이 끝나거나 면제된 후 1년이 지난 사람으로서 뉘우치는 빛이 뚜렷할 때
3. 법 제21조제1항제3호 또는 제4호에 따라 면허가 취소된 경우: 면허가 취소된 후 1년이 지난 사람으로서 뉘우치는 빛이 뚜렷할 때
4. 법 제21조제1항제3호의2에 따라 면허가 취소된 경우: 면허가 취소된 후 6개월이 지난 사람으로서 뉘우치는 빛이 뚜렷할 때

② 제1항에 따른 면허증 재발급의 절차 · 방법 등에 관하여 필요한 사항은 보건복지부령으로 정한다.

[전문개정 2012.5.22]

규칙 **제22조(면허증의 재발급 신청)** ① 의료기사등이 면허증을 분실 또는 훼손하였거나 면허증의 기재사항이 변경되어 면허증의 재발급을 신청하려는 경우에는 별지 제15호서식의 의료기사등 면허증 재발급 신청서에 다음 각 호의 서류 또는 자료를 첨부하여 보건복지부장관에게 제출하여야 한다. <개정 2015.2.3>

1. 면허증(면허증을 분실한 경우에는 그 사유설명서)
2. 사진(모자를 벗고 뒤 그림 없이 6개월 이내에 촬영한 정면 상반신 반명함판) 1장
3. 변경 사실을 증명할 수 있는 서류(면허증 기재사항이 변경되어 재발급을 신청하는 경우만 해당한다)

② 영 제12조제1항에 따른 사유로 면허증을 재발급받으려는 사람은 별지 제15호서식의 의료기사등 면허증 재발급 신청서에 다음 각 호의 서류 또는 자료를 첨부하여 주소지를 관할하는 특별시장 · 광역시장 · 특별자치시장 · 도지사 및 특별자치도지사(이하 "시 · 도지사"라 한다)를 거쳐 보건복지부장관에게 제출하여야 한다. <개정 2013.12.5, 2015.2.3>

1. 사진(모자를 벗고 뒤 그림 없이 6개월 이내에 촬영한 정면 상반신 반명함판) 1장
2. 면허취소의 원인이 된 사유가 소멸하였음을 증명할 수 있는 서류(영 제12조제1항제1호의 사유에 해당하는 경우에만 제출한다)
3. 뉘우치는 빛이 뚜렷하다고 인정될 수 있는 서류(영 제12조제1항제2호부터 제4호까지의 사유에 해당하는 경우에만 제출한다)

③ 의료기사등이 제1항에 따라 면허증을 재발급받은 후 분실된 면허증을 발견하였을 때에는 지체 없이 그 면허증을 보건복지부장관에게 반납하여야 한다.

[전문개정 2012.5.23]

규칙 **제23조(면허증을 갈음하는 증서)** 의료기사등이 제22조제1항에 따라 면허증의 재발급을 신청한 경우에는 면허증을 재발급받을 때까지 그 신청서에 대한 보건복지부장관의 접수증으로 면허증을 갈음할 수 있다.

[전문개정 2012.5.23]

규칙 **제24조(면허증의 회수)** ① 보건복지부장관은 법 제21조제1항 또는 제22조제1항에 따라 면허의 취소 또는 면허자격의 정지처분을 하였을 때에는 그 사실을 주소지를 관할하는 시 · 도지사에게 통보하여야 하며, 시 · 도지사(특별자치시장 및 특별자치도지사는 제외한다)는 지체 없이 시장 · 군수 · 구청장에게 통보하여야 한다. <개정 2013.12.5>

② 제1항에 따른 통보를 받은 특별자치시장 · 특별자치도지사 · 시장 · 군수 · 구청장은 지체 없이 면허의 취소처분을 받은 해당 의료기사등의 면허증을 회수하여 보건복지부장관에게 제출하여야 한다. 이 경우 시장 · 군수 · 구청장은 시 · 도지사를 거쳐 제출하여야 한다. <개정 2013.12.5>

제22조(자격의 정지) ① 보건복지부장관은 의료기사등이 다음 각 호의 어느 하나에 해당하는 경우에는 6개월 이내의 기간을 정하여 그 면허자격을 정지시킬 수 있다. <개정 2011.4.28, 2011.11.22>

1. 품위를 현저히 손상시키는 행위를 한 경우
2. 치과기공소 또는 안경업소의 개설자가 될 수 없는 사람에게 고용되어 치과기공사 또는 안경사의 업무를 한 경우

2의2. 치과진료를 행하는 의료기관 또는 제11조의2제3항에 따라 등록한 치과기공소가 아닌 곳에서 치과기공사의 업무를 행한 때

2의3. 제11조의2제3항을 위반하여 개설등록을 하지 아니하고 치과기공소를 개설 · 운영한 때

2의4. 제11조의3제2항을 위반하여 치과기공물제작의뢰서를 보존하지 아니한 때

2의5. 제11조의3제3항을 위반한 때

3. 그 밖에 이 법 또는 이 법에 따른 명령을 위반한 경우

② 제1항제1호에 따른 품위손상행위의 범위에 관하여는 대통령령으로 정한다. <개정 2011.11.22>

③ 보건복지부장관은 의료기사등이 제11조에 따른 신고를 하지 아니한 때에는 신고할 때까지 면허의 효력을 정지할 수 있다. <신설 2011.11.22>

④ 제1항에 따른 자격정지처분은 그 사유가 발생한 날부터 5년이 지나면 하지 못한다. 다만, 그 사유에 대하여 「형사소송법」 제246조에 따른 공소가 제기된 경우에는 공소가 제기된 날부터 해당 사건의 재판이 확정된 날까지의 기간은 시효기간에 산입하지 아니한다. <신설 2016.12.2>

[제목개정 2011.11.22]

제22조의2(중앙회의 자격정지 처분의 요구) 각 중앙회의 장은 의료기사등이 제22조제1항제1호에 해당하는 행위를 한 경우에는 제16조제6항에 따른 윤리위원회의 심의 · 의결을 거쳐 보건복지부장관에게 자격정지 처분을 요구할 수 있다.

[본조신설 2017.12.19]

영 **제13조(의료기사등의 품위손상행위의 범위)** 법 제22조제1항제1호에 따른 품위손상행위의 범위는 다음 각 호와 같다. <개정 2018.12.18>

1. 제2조에 따른 의료기사등의 업무 범위를 벗어나는 행위
2. 의사나 치과의사의 지도를 받지 아니하고 제2조의 업무를 하는 행위(보건의료정보관리사와 안경사의 경우는 제외한다)
3. 학문적으로 인정되지 아니하거나 윤리적으로 허용되지 아니하는 방법으로 업무를 하는 행위
4. 검사 결과를 사실과 다르게 판시하는 행위

[전문개정 2012.5.22]

제23조(시정명령) ① 특별자치시장 · 특별자치도지사 · 시장 · 군수 · 구청장은 치과기공소 또는 안경업소의 개설자가 다음 각 호의 어느 하나에 해당되는 때에는 위반된 사항의 시정을 명할 수 있다. <개정 2011.4.28, 2011.11.22, 2013.6.4, 2016.5.29>

1. 제11조의2제4항 및 제12조제4항에 따른 시설 및 장비를 갖추지 못한 때

1의2. 제12조제7항을 위반하여 안경사가 콘택트렌즈의 사용방법과 유통기한 및 부작용에 관한 정보를 제공하지 아니한 경우

2. 제13조에 따라 폐업 또는 등록의 변경사항을 신고하지 아니한 때

② 보건복지부장관은 제28조제2항에 따른 업무의 수탁기관이 제20조제2항에 따른 보수교육의 시간·방법·내용 등에 관한 사항을 위반하여 보수교육을 실시하거나 실시하지 아니한 경우에는 시정을 명할 수 있다. <신설 2016.5.29>

[제목개정 2011.11.22]

제24조(개설등록의 취소 등) ① 특별자치시장·특별자치도지사·시장·군수·구청장은 치과기공소 또는 안경업소의 개설자가 다음 각 호의 어느 하나에 해당할 때에는 6개월 이내의 기간을 정하여 영업을 정지시키거나 등록을 취소할 수 있다. <개정 2013.6.4, 2016.5.29>

1. 제11조의2제2항 또는 제12조제2항을 위반하여 2개 이상의 치과기공소 또는 안경업소를 개설한 경우
2. 제14조제1항을 위반하여 거짓광고 또는 과장광고를 한 경우
3. 안경사의 면허가 없는 사람으로 하여금 안경의 조제 및 판매와 콘택트렌즈의 판매를 하게 한 경우
4. 이 법에 따라 영업정지처분을 받은 치과기공소 또는 안경업소의 개설자가 영업정지기간에 영업을 한 경우
5. 치과기공사가 아닌 자로 하여금 치과기공사의 업무를 하게 한 때
6. 제23조에 따른 시정명령을 이행하지 아니한 경우

② 제1항에 따라 개설등록의 취소처분을 받은 사람은 그 등록취소처분을 받은 날부터 6개월 이내에 치과기공소 또는 안경업소를 개설하지 못한다. <개정 2011.11.22>

③ 치과기공소 또는 안경업소의 개설자가 제22조에 따른 면허자격정지처분을 받은 경우에는 그 면허자격정지기간 동안 해당 치과기공소 또는 안경업소는 영업을 하지 못한다. 다만, 치과기공소의 개설자가 제22조제1항제2호의4 및 제2호의5에 따른 면허자격정지처분을 받은 경우로서 해당 치과기공소에 그 개설자가 아닌 치과의사 또는 치과기공사가 종사하고 있는 경우에는 그러하지 아니하다. <개정 2011.4.28, 2011.11.22, 2013.6.4>

④ 제1항에 따른 치과기공소 및 안경업소의 업무정지처분의 효과는 그 처분이 확정된 치과기공소 및 안경업소를 양수한 자에게 승계되고, 업무정지처분절차가 진행 중인 때에는 양수인에 대하여 그 절차를 계속 진행할 수 있다. 다만, 양수인이 그 처분 또는 위반사실을 알지 못하였음을 증명하는 때에는 그러하지 아니하다. <신설 2011.4.28>

⑤ 제1항에 따른 업무정지처분을 받았거나 업무정지처분의 절차가 진행 중인 자는 행정처분을 받은 사실 또는 행정처분 절차가 진행 중인 사실을 보건복지부령으로 정하는 바에 따라 양수인에게 지체 없이 통지하여야 한다. <신설 2011.4.28>

[제목개정 2011.11.22]

제25조(행정처분의 기준) 제21조부터 제24조까지의 규정에 따른 행정처분의 세부적인 사항은 보건복지부령으로 정한다.

[전문개정 2011.11.22]

제26조(청문) 보건복지부장관 또는 특별자치시장·특별자치도지사·시장·군수·구청장은 다음 각 호의 1에 해당하는 처분을 하려면 청문을 하여야 한다. <개정 2013.6.4>

1. 제21조제1항의 규정에 의한 면허의 취소
2. 제24조제1항의 규정에 의한 등록의 취소

[전문개정 2011.11.22]

제26조의2(자료 제공의 요청 등) 보건복지부장관은 이 법에 따른 업무를 수행하기 위하여 필요한 경우에는 지방자치단체의 장에게 치과기공소 또는 안경업소의 설치 및 운영 현황에 관한 자료 제공을 요청할 수 있다. 이 경우 요청을 받은 지방자치단체의 장은 특별한 사유가 없으면 이에 따라야 한다.

[본조신설 2013.6.4]

제27조(수수료) 다음 각호의 1에 해당하는 자는 보건복지부령이 정하는 바에 의하여 수수료를 내야 한다.
1. 의료기사등의 면허를 받으려는 사람
2. 면허증을 재발급받으려는 사람
3. 국가시험에 응시하려는 사람

[전문개정 2011.11.22]

규칙 **제24조의2(행정처분 사실 등의 통지)** 법 제24조제5항에 따라 같은 조 제1항에 따른 영업정지처분을 받았거나 영업정지처분의 절차가 진행 중인 사람은 행정처분을 받은 사실이나 행정처분절차가 진행 중인 사실을 「우편법 시행규칙」 제25조제1항제4호가목에 따른 내용증명으로 양수인에게 지체 없이 알려야 한다.

[전문개정 2012.5.23]

규칙 **제25조(수수료 등)** ① 국가시험에 응시하려는 사람은 법 제27조제3호에 따라 국가시험관리기관의 장이 보건복지부장관의 승인을 받아 결정한 수수료를 현금이나 정보통신망을 이용한 전자화폐 또는 전자결제 등의 방법으로 내야 한다. 이 경우 수수료의 금액 및 납부방법 등은 영 제4조제2항에 따라 국가시험관리기관의 장이 공고한다.

② 제22조에 따른 면허증의 재발급 신청을 하거나 면허사항에 관한 증명 신청을 하는 사람은 다음 각 호의 구분에 따른 수수료를 수입인지나 정보통신망을 이용한 전자화폐 또는 전자결제 등의 방법으로 내야 한다. <개정 2013.4.17>
1. 면허증의 재발급 수수료: 2천원
2. 면허사항에 관한 증명 수수료: 500원(정보통신망을 이용하여 발급받는 경우 무료)

[전문개정 2012.5.23]

제28조(권한의 위임 또는 위탁) ① 이 법에 의한 보건복지부장관의 권한은 그 일부를 대통령령이 정하는 바에 따라 소속 기관의 장, 특별시장·광역시장·특별자치시장·도지사·특별자치도지사, 시장·군수·구청장 또는 보건소장에게 위임할 수 있다. <개정 2013.6.4>

② 보건복지부장관은 의료기사등의 실태 등의 신고 수리, 의료기사등에 대한 교육 등 업무의 일부를 대통령령으로 정하는 바에 따라 관계 전문기관 또는 단체 등에 위탁할 수 있다.

[전문개정 2011.11.22]

영 **제14조(업무의 위탁)** ① 법 제28조제2항에 따라 보건복지부장관은 법 제11조제1항에 따른 신고 수리 업무를 법 제16조에 따라 의료기사등의 면허 종류별로 설립된 단체(이하 이 조에서 "협회"라 한다)에 위탁한다.

② 제1항에 따라 업무를 위탁받은 협회는 위탁받은 업무의 처리 내용을 보건복지부령으로 정하는 바에 따라 보건복지부장관에게 보고하여야 한다.

③ 법 제28조제2항에 따라 보건복지부장관은 법 제20조에 따른 의료기사등에 대한 보수교육을 다음 각 호의 어느 하나에 해당하는 기관 중 교육 능력을 갖춘 것으로 인정되는 기관에 위탁한다.

1. 「고등교육법」 제2조에 따른 학교로서 해당 의료기사등의 면허에 관련된 학과가 개설된 전문대학 이상의 학교
2. 협회
3. 해당 의료기사등의 업무와 관련된 연구기관

④ 보건복지부장관은 제3항에 따라 보수교육을 위탁한 때에는 수탁기관 및 위탁업무의 내용을 고시하여야 한다.

[전문개정 2014.11.19]

영 **제14조의2(민감정보 및 고유식별정보의 처리)** 보건복지부장관, 특별자치시장, 특별자치도지사, 시장, 군수, 자치구의 구청장(해당 권한이 위임·위탁된 경우에는 그 권한을 위임·위탁받은 자를 포함한다) 또는 국가시험관리기관은 다음 각 호의 사무를 수행하기 위하여 불가피한 경우 「개인정보 보호법」 제23조에 따른 건강에 관한 정보, 같은 법 시행령 제18조제2호에 따른 범죄경력자료에 해당하는 정보, 같은 법 시행령 제19조제1호 또는 제4호에 따른 주민등록번호 또는 외국인등록번호가 포함된 자료를 처리할 수 있다. <개정 2014.11.19, 2015.3.3>

1. 법 제6조에 따른 국가시험의 관리
2. 법 제7조에 따른 국가시험 응시자격의 확인
3. 법 제8조에 따른 의료기사등의 면허의 등록과 면허증 발급

3의2. 법 제11조에 따른 의료기사등의 실태와 취업상황의 신고

4. 법 제11조의2에 따른 치과기공소의 개설등록
5. 법 제12조에 따른 안경업소의 개설등록
6. 법 제13조에 따른 치과기공소 및 안경업소의 폐업 및 등록사항 변경 신고
7. 법 제21조부터 제26조까지의 규정에 따른 행정처분 등
8. 제12조에 따른 면허증 재발급

[전문개정 2012.5.22]

제29조(다른 법률과의 관계) 이 법에 의한 안경업소의 등록 및 그 취소 등에 대하여는 의료기기법 제17조 및 제36조의 규정을 적용하지 아니한다.

[전문개정 2011.11.22]

제30조(벌칙) ① 다음 각 호의 어느 하나에 해당하는 사람은 3년 이하의 징역 또는 3천만원 이하의 벌금에 처한다. <개정 2016.12.2, 2020.4.7>

1. 제9조제1항 본문을 위반하여 의료기사등의 면허 없이 의료기사등의 업무를 한 사람
2. 제9조제3항을 위반하여 다른 사람에게 면허를 대여한 사람

2의2. 제9조제4항을 위반하여 면허를 대여받거나 면허 대여를 알선한 사람
3. 제10조를 위반하여 업무상 알게 된 비밀을 누설한 사람
4. 제11조의2제1항을 위반하여 치과기공사의 면허 없이 치과기공소를 개설한자. 다만, 제11조의2제1항에 따라 개설등록을 한 치과의사는 제외한다.
5. 제11조의3제1항을 위반하여 치과의사가 발행한 치과기공물제작의뢰서에 따르지 아니하고 치과기공물제작등 업무를 행한 자
6. 제12조제1항을 위반하여 안경사의 면허 없이 안경업소를 개설한 사람

② 제1항제3호의 죄는 고소가 있어야 공소를 제기할 수 있다. <개정 2011.11.22>
[제목개정 2011.11.22]

제31조(벌칙) 다음 각 호의 어느 하나에 해당하는 자는 500만원 이하의 벌금에 처한다. <개정 2011.4.28, 2011.7.14, 2011.11.22, 2016.5.29, 2016.12.2>
1. 제9조제2항을 위반하여 의료기사등의 면허 없이 의료기사등의 명칭 또는 이와 유사한 명칭을 사용한 자

1의2. 제11조의2제2항을 위반하여 2개소 이상의 치과기공소를 개설한 자
2. 제12조제2항을 위반하여 2개 이상의 안경업소를 개설한 자

2의2. 제11조의2제3항을 위반하여 등록을 하지 아니하고 치과기공소를 개설한 자
3. 제12조제3항을 위반하여 등록을 하지 아니하고 안경업소를 개설한 자

3의2. 제12조제5항을 위반한 사람
3의3. 제12조제6항을 위반하여 안경 및 콘택트렌즈를 안경업소 외의 장소에서 판매한 안경사
4. 제14조제2항을 위반하여 영리를 목적으로 특정 치과기공소·안경업소 또는 치과기공사·안경사에게 고객을 알선·소개 또는 유인한 자

[제목개정 2011.11.22]

제32조(양벌규정) 법인의 대표자나 법인 또는 개인의 대리인, 사용인, 그 밖의 종업원이 그 법인 또는 개인의 업무에 관하여 제30조 또는 제31조의 위반행위를 하면 그 행위자를 벌하는 외에 그 법인 또는 개인에게도 해당 조문의 벌금형을 과(科)한다. 다만, 법인 또는 개인이 그 위반행위를 방지하기 위하여 해당 업무에 관하여 상당한 주의와 감독을 게을리하지 아니한 경우에는 그러하지 아니하다.
[전문개정 2011.11.22]

제33조(과태료) ① 제23조제2항에 따른 시정명령을 이행하지 아니한 자에게는 500만원 이하의 과태료를 부과한다. <신설 2016.5.29>
② 다음 각 호의 어느 하나에 해당하는 자에게는 100만원 이하의 과태료를 부과한다. <개정 1999.2.8, 2011.11.22, 2016.5.29>
1. 제11조에 따른 실태와 취업 상황을 허위로 신고한 사람
2. 제13조에 따른 폐업신고를 하지 아니하거나 등록사항의 변경신고를 하지 아니한 사람
3. 제15조제1항에 따른 보고를 하지 아니하거나 검사를 거부·기피 또는 방해한 자
4. 삭제 <1999.2.8>

5. 삭제 <1999.2.8>

③ 제1항 및 제2항에 따른 과태료는 대통령령으로 정하는 바에 따라 다음 각 호의 자가 부과·징수한다. <개정 2016.5.29>

1. 보건복지부장관: 제1항에 따른 과태료
2. 특별자치시장·특별자치도지사·시장·군수·구청장: 제2항에 따른 과태료

④ 삭제 <2011.7.14>

⑤ 삭제 <2011.7.14>

[제목개정 2011.11.22]

영 **제15조(과태료의 부과기준)** 법 제33조제1항 및 제2항에 따른 과태료의 부과기준은 별표 2와 같다. <개정 2016.11.29, 2018.12.18>

[전문개정 2011.11.16]

규칙 **제26조(규제의 재검토)** 보건복지부장관은 다음 각 호의 사항에 대하여 다음 각 호의 기준일을 기준으로 2년마다(매 2년이 되는 해의 기준일과 같은 날 전까지를 말한다) 그 타당성을 검토하여 개선 등의 조치를 하여야 한다.

1. 제10조 및 별표 2에 따른 국가시험 응시제한의 기준: 2015년 1월 1일
2. 제13조에 따른 안경업소 개설등록 시 제출서류: 2015년 1월 1일

[본조신설 2015.1.5]

부칙 <법률 제17643호, 2020.12.15>

제1조(시행일) 이 법은 공포한 날부터 시행한다.

부칙 <대통령령 제29950호, 2019.7.2>

영 이 영은 공포한 날부터 시행한다. 〈단서 생략〉

부칙 <보건복지부령 제672호, 2019.9.27>

규칙 이 규칙은 2016년 11월 30일부터 시행한다.

시행령 별표

영 **[별표]** 과태료의 부과기준(제15조 관련) <개정 2016.11.29>: 생략

시행규칙 별표

규칙 **[별표 1의2]** 의료기사등 국가시험의 필기시험 과목과 실기시험 범위(제8조 관련) <개정 2019.9.27>

구분 의료기사 등의 종별	필기시험 과목	실기시험 범위
1. 임상병리사	가. 임상검사이론 I : 공중보건학, 해부생리학, 조직병리학(세포학 포함), 임상생리학(순환계, 신경계, 호흡기계 및 기타생리학적 기능검사 포함) 나. 임상검사이론 II : 임상화학(뇨화학, 방사성동위원소를 이용한 검사물 등의 검사 포함), 혈액학(수혈검사학 포함), 임상미생물학(진균학, 바이러스학, 기생충학, 면역혈청학 포함) 다. 의료관계법규 : 「의료법」·「의료기사 등에 관한 법률」·「감염병의 예방 및 관리에 관한 법률」·「지역보건법」·「혈액관리법」과 그 시행령 및 시행규칙	임상검사에 관한 것
2. 방사선사	가. 방사선이론 : 방사선물리, 방사선계측, 방사선생물, 방사선관리, 전기전자개론, 방사선장치(기기), 의료영상정보, 인체해부, 인체생리, 공중보건 나. 방사선응용 : 방사선영상, 투시조영검사, 심혈관 및 중재술, 초음파기술, 전산화단층검사, 자기공명영상검사, 핵의학기술, 방사선 치료 다. 의료관계법규 : 「의료법」·「의료기사 등에 관한 법률」·「지역보건법」과 그 시행령 및 시행규칙	방사선 임상응용 기술에 관한 것
3. 물리치료사	가. 물리치료 기초 : 해부생리, 운동학, 물리적 인자치료, 공중보건 나. 물리치료 진단평가 : 진단평가원리, 검사와 평가, 임상의사결정, 물리치료 진단평가 문제해결 다. 물리치료 중재 : 근골격계, 신경계, 심폐혈관계, 피부계, 물리치료중재 문제해결 라. 의료관계법규 : 「의료법」·「의료기사 등에 관한 법률」·「장애인복지법」·「노인복지법」·「국민건강보험법」과 그 시행령 및 시행규칙	물리치료에 관한 것

구분 의료기사 등의 종별	필기시험 과목	실기시험 범위
4. 작업치료사	**가. 작업치료학 기초** : 해부생리, 공중보건, 운동/감각, 인지/지각, 심리/사회발달, 전문가자질 **나. 작업치료학** : 측정 및 평가, 작업분석 및 적용, 신체기능장애 작업치료, 정신사회 작업치료, 일상생활 및 여가활동, 학교 작업치료, 직업재활, 지역사회 작업치료, 보조공학(부목(스플린트) 및 보조기기, 환경개조(환경수정), 운전재활), 치료적 도구, 수예/공작활동 **다. 의료관계법규** : 「의료법」·「의료기사 등에 관한 법률」·「장애인복지법」·「정신건강증진 및 정신질환자 복지서비스 지원에 관한 법률」·「노인복지법」과 그 시행령 및 시행규칙	작업치료에 관한 것
5. 치과기공사	**가. 치과기공학 기초** : 구강해부학, 치아형태학, 공중구강보건학개론, 치과재료학 **나. 치과기공학** : 관교의치(손상된 치아를 덮어씌우는 치과 장치물)기공학, 치과도재기공학, 총의치기공학, 국소의치(부분틀니)기공학, 치과충전기공학, 치과교정기공학 **다. 의료관계법규** : 「의료법」·「의료기사 등에 관한 법률」과 그 시행령 및 시행규칙	치과기공에 관한 것
6. 치과위생사	**가. 치위생학** : 기초 치위생, 치위생 관리, 임상 치위생 **나. 의료관계법규** : 「의료법」·「의료기사 등에 관한 법률」·「지역보건법」·「구강보건법」과 그 시행령 및 시행규칙	치과위생에 관한 것
7. 보건의료 정보관리사	**가. 보건의료정보관리학** : 보건의료 정보관리, 질병 및 의료행위 분류, 의학용어, 기초 및 임상의학, 암 등록, 건강보험, 보건의료 통계분석 **나. 의료관계법규** : 「의료법」·「의료기사 등에 관한 법률」·「감염병의 예방 및 관리에 관한 법률」·「국민건강보험법」·「암관리법」과 그 시행령 및 시행규칙	보건의료 정보관리 실무에 관한 것
8. 안경사	**가. 시광학이론** : 안경광학, 기하광학, 물리광학, 안경재료학, 시기해부학(눈해부학), 시기생리학(눈생리학), 안질환 **나. 시광학응용** : 안경조제/가공 및 이를 위한 굴절검사, 시기능이상, 콘택트렌즈(조제제외), 안광학기기 **다. 의료관계법규** : 「의료법」·「의료기사 등에 관한 법률」과 그 시행령 및 시행규칙	시광학 실무에 관한 것

규칙 [별표 2] 국가시험 응시제한의 기준(제10조 관련) <신설 2013.12.5>

응시제한 횟수	시험정지 · 합격무효 처분의 사유 및 위반의 정도
1회	가. 시험 중에 대화, 손동작 또는 소리 등으로 서로 의사소통을 하는 행위 나. 허용되지 아니한 자료를 가지고 있거나 이용하는 행위
2회	가. 시험 중에 다른 응시한 사람의 답안지(실기작품의 제작방법을 포함한다. 이하 같다) 또는 문제지를 엿보고 자신의 답안지를 작성하는 행위 나. 시험 중에 다른 응시한 사람을 위하여 답안 등을 알려주거나 엿보게 하는 행위 다. 다른 사람으로부터 도움을 받아 답안지를 작성하거나 다른 응시한 사람의 답안지 작성에 도움을 주는 행위 라. 답안지를 다른 응시한 사람과 교환하는 행위 마. 시험 중에 허용되지 아니한 전자장비, 통신기기, 전자계산기기 등을 사용하여 답안을 전송하거나 작성하는 행위 바. 시험 중에 시험문제 내용과 관련된 물건(시험 관련 교재 및 요약자료를 포함한다)을 주고받는 행위
3회	가. 대리시험을 치르거나 치르게 하는 행위 나. 사전에 시험문제 또는 답안을 타인에게 알려주거나 알고 시험을 치른 행위

법 [일부개정 2022.6.10 법률 제18893호]
시행령 [일부개정 2022.7.26 대통령령 제32822호]
시행규칙 [일부개정 2022.5.4 보건복지부령 제885호]

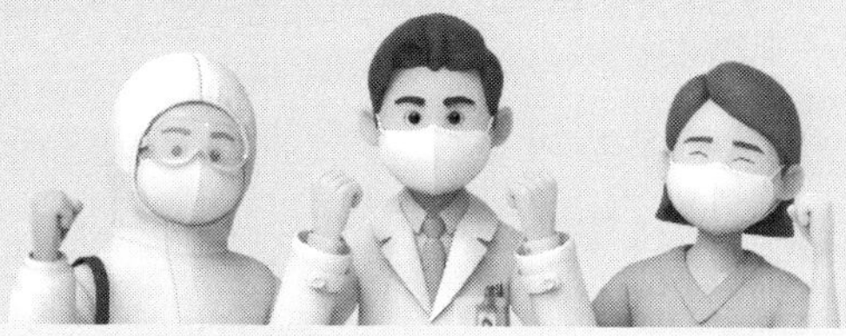

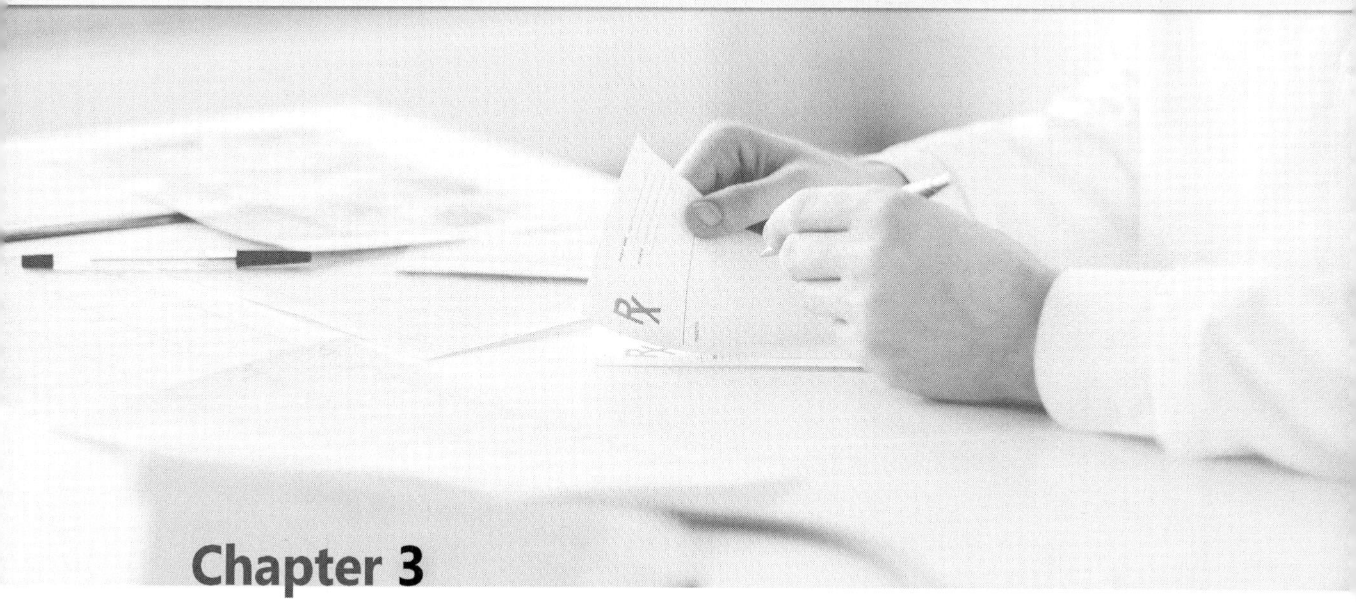

Chapter 3
감염병의 예방 및 관리에 관한 법률 (약칭: 감염병예방법)

학습목표

- 법의 목적과 감염병의 종류를 정리한다.
- 감염병의 신고와 보고에 대하여 정리한다.
- 감염병의 감시 및 역학조사에 대하여 정리한다.
- 건강진단 및 예방접종에 대하여 정리한다.
- 감염병 전파의 차단조치 및 예방조치에 대하여 정리한다.
- 방역관, 검역위원, 예방위원 등 업무종사자의 역할에 대하여 정리한다.
- 감염병에 따른 경비, 보칙, 벌칙에 대하여 정리한다.

제1장 총칙

제1조(목적) 이 법은 국민 건강에 위해(危害)가 되는 감염병의 발생과 유행을 방지하고, 그 예방 및 관리를 위하여 필요한 사항을 규정함으로써 국민 건강의 증진 및 유지에 이바지함을 목적으로 한다.

영 **제1조(목적)** 이 영은 「감염병의 예방 및 관리에 관한 법률」에서 위임된 사항과 그 시행에 필요한 사항을 규정함을 목적으로 한다.

규칙 **제1조(목적)** 이 규칙은 「감염병의 예방 및 관리에 관한 법률」 및 같은 법 시행령에서 위임된 사항과 그 시행에 필요한 사항을 규정함을 목적으로 한다.

제2조(정의) 이 법에서 사용하는 용어의 뜻은 다음과 같다. <개정 2018.3.27, 2019.12.3, 2020.3.4, 2020.8.11, 2020.12.15>

1. "감염병"이란 제1급감염병, 제2급감염병, 제3급감염병, 제4급감염병, 기생충감염병, 세계보건기구 감시대상 감염병, 생물테러감염병, 성매개감염병, 인수(人獸)공통감염병 및 의료관련감염병을 말한다.
2. "제1급감염병"이란 생물테러감염병 또는 치명률이 높거나 집단 발생의 우려가 커서 발생 또는 유행 즉시 신고하여야 하고, 음압격리와 같은 높은 수준의 격리가 필요한 감염병으로서 다음 각 목의 감염병을 말한다. 다만, 갑작스러운 국내 유입 또는 유행이 예견되어 긴급한 예방·관리가 필요하여 질병관리청장이 보건복지부장관과 협의하여 지정하는 감염병을 포함한다.

   가. 에볼라바이러스병
   나. 마버그열
   다. 라싸열
   라. 크리미안콩고출혈열
   마. 남아메리카출혈열
   바. 리프트밸리열
   사. 두창
   아. 페스트
   자. 탄저
   차. 보툴리눔독소증
   카. 야토병
   타. 신종감염병증후군
   파. 중증급성호흡기증후군(SARS)
   하. 중동호흡기증후군(MERS)
   거. 동물인플루엔자 인체감염증
   너. 신종인플루엔자
   더. 디프테리아

3. "제2급감염병"이란 전파가능성을 고려하여 발생 또는 유행 시 24시간 이내에 신고하여야 하고, 격리가 필요한 다음 각 목의 감염병을 말한다. 다만, 갑작스러운 국내 유입 또는 유행이 예견되어 긴급한 예방·관리가 필요하여 질병관리청장이 보건복지부장관과 협의하여 지정하는 감염병을 포함한다.

   가. 결핵(結核)
   나. 수두(水痘)
   다. 홍역(紅疫)
   라. 콜레라
   마. 장티푸스
   바. 파라티푸스
   사. 세균성이질
   아. 장출혈성대장균감염증
   자. A형간염
   차. 백일해(百日咳)

카. 유행성이하선염(流行性耳下腺炎)
타. 풍진(風疹)
파. 폴리오
하. 수막구균 감염증
거. b형헤모필루스인플루엔자
너. 폐렴구균 감염증
더. 한센병
러. 성홍열
머. 반코마이신내성황색포도알균(VRSA) 감염증
버. 카바페넴내성장내세균속균종(CRE) 감염증
서. E형간염

4. "제3급감염병"이란 그 발생을 계속 감시할 필요가 있어 발생 또는 유행 시 24시간 이내에 신고하여야 하는 다음 각 목의 감염병을 말한다. 다만, 갑작스러운 국내 유입 또는 유행이 예견되어 긴급한 예방 · 관리가 필요하여 질병관리청장이 보건복지부장관과 협의하여 지정하는 감염병을 포함한다.

가. 파상풍(破傷風)
나. B형간염
다. 일본뇌염
라. C형간염
마. 말라리아
바. 레지오넬라증
사. 비브리오패혈증
아. 발진티푸스
자. 발진열(發疹熱)
차. 쯔쯔가무시증
카. 렙토스피라증
타. 브루셀라증
파. 공수병(恐水病)
하. 신증후군출혈열(腎症侯群出血熱)
거. 후천성면역결핍증(AIDS)
너. 크로이츠펠트-야콥병(CJD) 및 변종크로이츠펠트-야콥병(vCJD)
더. 황열
러. 뎅기열
머. 큐열(Q熱)
버. 웨스트나일열
서. 라임병
어. 진드기매개뇌염
저. 유비저(類鼻疽)
처. 치쿤구니야열
커. 중증열성혈소판감소증후군(SFTS)
터. 지카바이러스 감염증

5. "제4급감염병"이란 제1급감염병부터 제3급감염병까지의 감염병 외에 유행 여부를 조사하기 위하여 표본감시 활동이 필요한 다음 각 목의 감염병을 말한다.

가. 인플루엔자
나. 매독(梅毒)
다. 회충증
라. 편충증
마. 요충증
바. 간흡충증
사. 폐흡충증
아. 장흡충증
자. 수족구병
차. 임질
카. 클라미디아감염증
타. 연성하감
파. 성기단순포진
하. 첨규콘딜롬
거. 반코마이신내성장알균(VRE) 감염증
너. 메티실린내성황색포도알균(MRSA) 감염증
더. 다제내성녹농균(MRPA) 감염증
러. 다제내성아시네토박터바우마니균(MRAB) 감염증
머. 장관감염증
버. 급성호흡기감염증
서. 해외유입기생충감염증
어. 엔테로바이러스감염증
저. 사람유두종바이러스 감염증

6. “기생충감염병”이란 기생충에 감염되어 발생하는 감염병 중 보건복지부장관이 고시하는 감염병을 말한다.
7. 삭제 <2018.3.27>
8. “세계보건기구 감시대상 감염병”이란 세계보건기구가 국제공중보건의 비상사태에 대비하기 위하여 감시대상으로 정한 질환으로서 질병관리청장이 고시하는 감염병을 말한다.
9. “생물테러감염병”이란 고의 또는 테러 등을 목적으로 이용된 병원체에 의하여 발생된 감염병 중 질병관리청장이 고시하는 감염병을 말한다.
10. “성매개감염병”이란 성 접촉을 통하여 전파되는 감염병 중 질병관리청장이 고시하는 감염병을 말한다.
11. “인수공통감염병”이란 동물과 사람 간에 서로 전파되는 병원체에 의하여 발생되는 감염병 중 질병관리청장이 고시하는 감염병을 말한다.
12. “의료관련감염병”이란 환자나 임산부 등이 의료행위를 적용받는 과정에서 발생한 감염병으로서 감시활동이 필요하여 질병관리청장이 고시하는 감염병을 말한다.
13. “감염병환자”란 감염병의 병원체가 인체에 침입하여 증상을 나타내는 사람으로서 제11조제6항의 진단 기준에 따른 의사, 치과의사 또는 한의사의 진단이나 제16조의2에 따른 감염병병원체 확인기관의 실험실 검사를 통하여 확인된 사람을 말한다.
14. “감염병의사환자”란 감염병병원체가 인체에 침입한 것으로 의심이 되나 감염병환자로 확인되기 전 단계에 있는 사람을 말한다.
15. “병원체보유자”란 임상적인 증상은 없으나 감염병병원체를 보유하고 있는 사람을 말한다.

15의2. “감염병의심자”란 다음 각 목의 어느 하나에 해당하는 사람을 말한다.

- 가. 감염병환자, 감염병의사환자 및 병원체보유자(이하 “감염병환자등”이라 한다)와 접촉하거나 접촉이 의심되는 사람(이하 “접촉자”라 한다)
- 나. 「검역법」 제2조제7호 및 제8호에 따른 검역관리지역 또는 중점검역관리지역에 체류하거나 그 지역을 경유한 사람으로서 감염이 우려되는 사람
- 다. 감염병병원체 등 위험요인에 노출되어 감염이 우려되는 사람

16. “감시”란 감염병 발생과 관련된 자료, 감염병병원체 · 매개체에 대한 자료를 체계적이고 지속적으로 수집, 분석 및 해석하고 그 결과를 제때에 필요한 사람에게 배포하여 감염병 예방 및 관리에 사용하도록 하는 일체의 과정을 말한다.

16의2. “표본감시”란 감염병 중 감염병환자의 발생빈도가 높아 전수조사가 어렵고 중증도가 비교적 낮은 감염병의 발생에 대하여 감시기관을 지정하여 정기적이고 지속적인 의과학적 감시를 실시하는 것을 말한다.

17. “역학조사”란 감염병환자 등이 발생한 경우 감염병의 차단과 확산 방지 등을 위하여 감염병환자등의 발생 규모를 파악하고 감염원을 추적하는 등의 활동과 감염병 예방접종 후 이상반응 사례가 발생한 경우나 감염병 여부가 불분명하나 그 발병원인을 조사할 필요가 있는 사례가 발생한 경우 그 원인을 규명하기 위하여 하는 활동을 말한다.
18. “예방접종 후 이상반응”이란 예방접종 후 그 접종으로 인하여 발생할 수 있는 모든 증상 또는 질병으로서 해당 예방접종과 시간적 관련성이 있는 것을 말한다.
19. “고위험병원체”란 생물테러의 목적으로 이용되거나 사고 등에 의하여 외부에 유출될 경우 국민 건강에 심각한 위험을 초래할 수 있는 감염병병원체로서 보건복지부령으로 정하는 것을 말한다.

20. "관리대상 해외 신종감염병"이란 기존 감염병의 변이 및 변종 또는 기존에 알려지지 아니한 새로운 병원체에 의해 발생하여 국제적으로 보건문제를 야기하고 국내 유입에 대비하여야 하는 감염병으로서 보건복지부장관이 지정하는 것을 말한다.
21. "의료 · 방역 물품"이란 「약사법」 제2조에 따른 의약품 · 의약외품, 「의료기기법」 제2조에 따른 의료기기 등 의료 및 방역에 필요한 물품 및 장비로서 질병관리청장이 지정하는 것을 말한다.

규칙 **제2조** 삭제 <2016.1.7>

규칙 **제3조** 삭제 <2019.11.22>

규칙 **제4조** 삭제 <2020.3.4>

규칙 **제5조(고위험병원체의 종류)** 법 제2조제19호에 따른 고위험병원체의 종류는 별표 1과 같다.

제3조(다른 법률과의 관계) 감염병의 예방 및 관리에 관하여는 다른 법률에 특별한 규정이 있는 경우를 제외하고는 이 법에 따른다.

제4조(국가 및 지방자치단체의 책무) ① 국가 및 지방자치단체는 감염병환자등의 인간으로서의 존엄과 가치를 존중하고 그 기본적 권리를 보호하며, 법률에 따르지 아니하고는 취업 제한 등의 불이익을 주어서는 아니 된다.

② 국가 및 지방자치단체는 감염병의 예방 및 관리를 위하여 다음 각 호의 사업을 수행하여야 한다. <개정 2014.3.18, 2015.7.6, 2020.3.4, 2020.12.15>

1. 감염병의 예방 및 방역대책
2. 감염병환자등의 진료 및 보호
3. 감염병 예방을 위한 예방접종계획의 수립 및 시행
4. 감염병에 관한 교육 및 홍보
5. 감염병에 관한 정보의 수집 · 분석 및 제공
6. 감염병에 관한 조사 · 연구
7. 감염병병원체(감염병병원체 확인을 위한 혈액, 체액 및 조직 등 검체를 포함한다) 수집 · 검사 · 보존 · 관리 및 약제내성 감시(藥齊耐性 監視)
8. 감염병 예방을 위한 전문인력의 양성

8의2. 감염병 예방 및 관리 등의 업무를 수행한 전문인력의 보호

9. 감염병 관리정보 교류 등을 위한 국제협력
10. 감염병의 치료 및 예방을 위한 약품 등의 비축
11. 감염병 관리사업의 평가
12. 기후변화, 저출산 · 고령화 등 인구변동 요인에 따른 감염병 발생조사 · 연구 및 예방대책 수립
13. 한센병의 예방 및 진료 업무를 수행하는 법인 또는 단체에 대한 지원
14. 감염병 예방 및 관리를 위한 정보시스템의 구축 및 운영
15. 해외 신종감염병의 국내 유입에 대비한 계획 준비, 교육 및 훈련
16. 해외 신종감염병 발생 동향의 지속적 파악, 위험성 평가 및 관리대상 해외 신종감염병의 지정

17. 관리대상 해외 신종감염병에 대한 병원체 등 정보 수집, 특성 분석, 연구를 통한 예방과 대응체계 마련, 보고서 발간 및 지침(매뉴얼을 포함한다) 고시

③ 국가 · 지방자치단체(교육감을 포함한다)는 감염병의 효율적 치료 및 확산방지를 위하여 질병의 정보, 발생 및 전파 상황을 공유하고 상호 협력하여야 한다. <신설 2015.7.6>

④ 국가 및 지방자치단체는 「의료법」에 따른 의료기관 및 의료인단체와 감염병의 발생 감시 · 예방을 위하여 관련 정보를 공유하여야 한다. <신설 2015.7.6>

제5조(의료인 등의 책무와 권리) ① 「의료법」에 따른 의료인 및 의료기관의 장 등은 감염병 환자의 진료에 관한 정보를 제공받을 권리가 있고, 감염병 환자의 진단 및 치료 등으로 인하여 발생한 피해에 대하여 보상받을 수 있다.

② 「의료법」에 따른 의료인 및 의료기관의 장 등은 감염병 환자의 진단 · 관리 · 치료 등에 최선을 다하여야 하며, 보건복지부장관, 질병관리청장 또는 지방자치단체의 장의 행정명령에 적극 협조하여야 한다. <개정 2020.8.11>

③ 「의료법」에 따른 의료인 및 의료기관의 장 등은 국가와 지방자치단체가 수행하는 감염병의 발생 감시와 예방 · 관리 및 역학조사 업무에 적극 협조하여야 한다.

[전문개정 2015.7.6]

제6조(국민의 권리와 의무) ① 국민은 감염병으로 격리 및 치료 등을 받은 경우 이로 인한 피해를 보상받을 수 있다. <개정 2015.7.6>

② 국민은 감염병 발생 상황, 감염병 예방 및 관리 등에 관한 정보와 대응방법을 알 권리가 있고, 국가와 지방자치단체는 신속하게 정보를 공개하여야 한다. <개정 2015.7.6>

③ 국민은 의료기관에서 이 법에 따른 감염병에 대한 진단 및 치료를 받을 권리가 있고, 국가와 지방자치단체는 이에 소요되는 비용을 부담하여야 한다. <신설 2015.7.6>

④ 국민은 치료 및 격리조치 등 국가와 지방자치단체의 감염병 예방 및 관리를 위한 활동에 적극 협조하여야 한다. <신설 2015.7.6>

[제목개정 2015.7.6]

제2장 기본계획 및 사업

제7조(감염병 예방 및 관리 계획의 수립 등) ① 질병관리청장은 보건복지부장관과 협의하여 감염병의 예방 및 관리에 관한 기본계획(이하 "기본계획"이라 한다)을 5년마다 수립 · 시행하여야 한다. <개정 2010.1.18, 2020.8.11>

② 기본계획에는 다음 각 호의 사항이 포함되어야 한다. <개정 2020.3.4, 2020.12.15, 2021.3.9>

1. 감염병 예방 · 관리의 기본목표 및 추진방향
2. 주요 감염병의 예방 · 관리에 관한 사업계획 및 추진방법

2의2. 감염병 대비 의료 · 방역 물품의 비축 및 관리에 관한 사항

3. 감염병 전문인력의 양성 방안
3의2. 「의료법」 제3조제2항 각 호에 따른 의료기관 종별 감염병 위기대응역량의 강화 방안
4. 감염병 통계 및 정보의 관리 방안
5. 감염병 관련 정보의 의료기관 간 공유 방안
6. 그 밖에 감염병의 예방 및 관리에 필요한 사항

③ 특별시장 · 광역시장 · 도지사 · 특별자치도지사(이하 "시 · 도지사"라 한다)와 시장 · 군수 · 구청장(자치구의 구청장을 말한다. 이하 같다)은 기본계획에 따라 시행계획을 수립 · 시행하여야 한다.

④ 질병관리청장, 시 · 도지사 또는 시장 · 군수 · 구청장은 기본계획이나 제3항에 따른 시행계획의 수립 · 시행에 필요한 자료의 제공 등을 관계 행정기관 또는 단체에 요청할 수 있다. <개정 2010.1.18, 2020.8.11>

⑤ 제4항에 따라 요청받은 관계 행정기관 또는 단체는 특별한 사유가 없으면 이에 따라야 한다.

제8조(감염병관리사업지원기구의 운영) ① 질병관리청장 및 시 · 도지사는 제7조에 따른 기본계획 및 시행계획의 시행과 국제협력 등의 업무를 지원하기 위하여 민간전문가로 구성된 감염병관리사업지원기구를 둘 수 있다. <개정 2010.1.18, 2020.8.11>

② 국가 및 지방자치단체는 감염병관리사업지원기구의 운영 등에 필요한 예산을 지원할 수 있다.

③ 제1항 및 제2항에 따른 감염병관리사업지원기구의 설치 · 운영 및 지원 등에 필요한 사항은 대통령령으로 정한다.

영 **제1조의2(감염병관리사업지원기구의 설치 · 운영 등)** ① 「감염병의 예방 및 관리에 관한 법률」(이하 "법"이라 한다) 제8조제1항에 따라 질병관리청에 중앙감염병사업지원기구를, 특별시 · 광역시 · 도 · 특별자치도(이하 "시 · 도"라 한다)에 질병관리청장이 정하는 바에 따라 시 · 도감염병사업지원기구를 둔다. <개정 2020.9.11>

② 중앙감염병사업지원기구의 구성원은 다음 각 호의 어느 하나에 해당하는 사람 중에서 질병관리청장이 위촉한다. <개정 2020.9.11>
1. 「의료법」 제2조제1호에 따른 의료인으로서 감염병 관련 분야에서 근무한 사람
2. 「고등교육법」에 따른 대학 또는 「공공기관의 운영에 관한 법률」에 따른 공공기관의 감염병 관련 분야에서 근무한 사람
3. 감염병 예방 및 관리에 관한 전문지식과 경험이 풍부한 사람
4. 역학조사 및 방역 분야 등에 관한 전문지식과 경험이 풍부한 사람
5. 그 밖에 보건복지부장관이 감염병관리사업의 지원에 필요하다고 인정하는 사람

③ 중앙감염병사업지원기구는 그 업무수행에 필요한 경우에는 관계 기관 · 단체 및 전문가 등에게 자료 또는 의견의 제출 등을 요청할 수 있다.

④ 중앙감염병사업지원기구는 매 반기별로 질병관리청장이 정하는 바에 따라 그 활동현황 등을 질병관리청장에게 보고하여야 한다. <개정 2020.9.11>

⑤ 질병관리청장은 중앙감염병사업지원기구에 예산의 범위에서 다음 각 호의 비용을 지원을 할 수 있다. <개정 2020.9.11>
1. 자료수집, 조사, 분석 및 자문 등에 소요되는 비용
2. 국내외 협력사업의 추진에 따른 여비 및 수당 등의 경비
3. 그 밖에 보건복지부장관이 업무수행을 위하여 특히 필요하다고 인정하는 경비

⑥ 제2항부터 제5항까지에서 규정한 사항 외에 중앙감염병사업지원기구의 설치 · 운영 및 지원 등에 필요한 세부사항은 질병관리청장이 정한다. <개정 2020.9.11>

⑦ 시 · 도감염병사업지원기구의 구성원 위촉, 자료제출 요청, 활동현황 보고 및 비용지원 등에 관하여는 제2항부터 제6항까지의 규정을 준용한다. 이 경우 "질병관리청장"은 "특별시장 · 광역시장 · 도지사 · 특별자치도지사(이하 "시 · 도지사"라 한다)"로, "중앙감염병사업지원기구"는 "시 · 도감염병사업지원기구"로 본다. <개정 2020.9.11>

[본조신설 2016.6.28]

제8조의2(감염병병원) ① 국가는 감염병의 연구 · 예방, 전문가 양성 및 교육, 환자의 진료 및 치료 등을 위한 시설, 인력 및 연구능력을 갖춘 감염병전문병원 또는 감염병연구병원을 설립하거나 지정하여 운영한다.

② 국가는 감염병환자의 진료 및 치료 등을 위하여 권역별로 보건복지부령으로 정하는 일정규모 이상의 병상(음압병상 및 격리병상을 포함한다)을 갖춘 감염병전문병원을 설립하거나 지정하여 운영한다. 이 경우 인구 규모, 지리적 접근성 등을 고려하여 권역을 설정하여야 한다. <개정 2021.10.19>

③ 국가는 예산의 범위에서 제1항 및 제2항에 따른 감염병전문병원 또는 감염병연구병원을 설립하거나 지정하여 운영하는 데 필요한 예산을 지원할 수 있다.

④ 제1항 및 제2항에 따른 감염병전문병원 또는 감염병연구병원을 설립하거나 지정하여 운영하는 데 필요한 절차, 방법, 지원내용 등의 사항은 대통령령으로 정한다.

[본조신설 2015.12.29]

영 **제1조의3(감염병전문병원의 지정 등)** ① 법 제8조의2제1항에 따른 감염병전문병원(이하 "중앙감염병병원"이라 한다)으로 지정받을 수 있는 의료기관(「의료법」 제3조에 따른 의료기관을 말한다. 이하 "의료기관"이라 한다)은 「의료법」 제3조의3 또는 제3조의4에 따른 종합병원 또는 상급종합병원으로서 보건복지부장관이 정하여 고시하는 의료기관으로 한다.

② 중앙감염병병원의 지정기준은 별표 1과 같다.

③ 보건복지부장관은 중앙감염병병원을 지정하는 경우에는 그 지정기준 또는 업무수행 등에 필요한 조건을 붙일 수 있다.

④ 보건복지부장관은 중앙감염병병원을 지정한 경우에는 지정서를 교부하고, 보건복지부 인터넷 홈페이지에 그 지정내용을 게시하여야 한다.

⑤ 중앙감염병병원은 매 분기별로 보건복지부장관이 정하는 바에 따라 그 업무추진 현황 등을 보건복지부장관에게 보고하여야 한다.

⑥ 보건복지부장관은 법 제8조의2제3항에 따라 중앙감염병병원에 대해서는 기획재정부장관과 협의하여 건축비용, 운영비용 및 설비비용 등을 지원할 수 있다.

⑦ 제3항부터 제6항까지에서 규정한 사항 외에 중앙감염병병원의 지정절차 및 경비지원 등에 필요한 세부사항은 보건복지부장관이 정하여 고시한다.

[본조신설 2016.6.28]

규칙 **제5조의2(감염병전문병원 지정서)** ① 법 제8조의2제1항에 따른 감염병전문병원 지정서는 별지 제1호서식과 같다.

② 법 제8조의2제2항에 따른 권역별 감염병전문병원 지정서는 별지 제1호의2서식과 같다.

[본조신설 2016.6.30]

영 **제1조의4(권역별 감염병전문병원의 지정)** ① 법 제8조의2제2항에 따른 권역별 감염병전문병원(이하 "권역별 감염병병원"이라 한다)으로 지정받을 수 있는 의료기관은 「의료법」 제3조의3 또는 제3조의4에 따른 종합병원 또는 상급종합병원으로서 질병관리청장이 정하여 고시하는 의료기관으로 한다. <개정 2020.9.11>

② 권역별 감염병병원의 지정기준은 별표 1의2와 같다.

③ 질병관리청장은 법 제8조의2제2항에 따라 권역별 감염병병원을 지정하는 경우에는 다음 각 호의 사항을 종합적으로 고려하여야 한다. <개정 2020.9.11>

1. 해당 권역에서의 의료자원의 분포 수준
2. 해당 권역에서의 주민의 인구와 생활권의 범위
3. 해당 권역에서의 감염병의 발생 빈도 및 관리 수준
4. 해당 권역에서의 항만 및 공항 등의 인접도
5. 그 밖에 보건복지부장관이 권역별 감염병 관리와 관련하여 특히 필요하다고 인정하는 사항

④ 질병관리청장은 권역별 감염병병원을 지정하기 위하여 필요한 경우에는 지방자치단체의 장, 관계 공공기관 또는 관계 단체 등의 의견을 듣거나 자료의 제출을 요청할 수 있다. <개정 2020.9.11>

⑤ 권역별 감염병병원에 대한 지정조건의 부과, 지정서의 교부, 지정사실의 공표, 업무추진 현황 보고, 경비 지원, 지정절차 등에 필요한 세부사항의 고시 등에 관하여는 제1조의3제3항부터 제7항까지의 규정을 준용한다. 이 경우 "보건복지부장관"은 "질병관리청장"으로, "중앙감염병병원"은 "권역별 감염병병원"으로, "보건복지부"는 "질병관리청"으로 본다. <개정 2020.9.11>

[본조신설 2016.6.28]

규칙 **제5조의3(권역별 감염병전문병원의 병상규모)** 법 제8조의2제2항에서 "보건복지부령으로 정하는 일정규모 이상의 병상"이란 36병상 이상의 병상을 말한다.

[본조신설 2016.6.30]

제8조의3(내성균 관리대책) ① 보건복지부장관은 내성균 발생 예방 및 확산 방지 등을 위하여 제9조에 따른 감염병관리위원회의 심의를 거쳐 내성균 관리대책을 5년마다 수립·추진하여야 한다.

② 내성균 관리대책에는 정책목표 및 방향, 진료환경 개선 등 내성균 확산 방지를 위한 사항 및 감시체계 강화에 관한 사항, 그 밖에 내성균 관리대책에 필요하다고 인정되는 사항이 포함되어야 한다.

③ 내성균 관리대책의 수립 절차 등에 관하여 필요한 사항은 대통령령으로 정한다.

[본조신설 2016.12.2]

영 **제1조의5(내성균 관리대책의 수립)** ① 보건복지부장관은 법 제8조의3제1항에 따른 내성균 관리대책(이하 "내성균 관리대책"이라 한다)에 포함된 사항 중 보건복지부장관이 정하는 중요 사항을 변경하려는 경우에는 법 제9조제1항에 따른 감염병관리위원회의 심의를 거쳐야 한다.

② 보건복지부장관은 내성균 관리대책을 수립하거나 변경한 경우에는 보건복지부의 인터넷 홈페이지에 게재하고, 관계 중앙행정기관의 장, 「국민건강보험법」에 따른 건강보험심사평가원의 원장, 그 밖에 내성균 관련 기관·법인·단체의 장에게 그 내용을 알려야 한다.

③ 제1항 및 제2항에서 규정한 사항 외에 내성균 관리대책의 수립 및 변경에 필요한 세부 사항은 보건복지부장관이 정한다.

[본조신설 2017.5.29]

제8조의4(업무의 협조) ① 보건복지부장관은 내성균 관리대책의 수립 · 시행을 위하여 관계 공무원 또는 관계 전문가의 의견을 듣거나 관계 기관 및 단체 등에 필요한 자료제출 등 협조를 요청할 수 있다.

② 보건복지부장관은 내성균 관리대책의 작성을 위하여 관계 중앙행정기관의 장에게 내성균 관리대책의 정책목표 및 방향과 관련한 자료 또는 의견의 제출 등 필요한 협조를 요청할 수 있다.

③ 제1항 및 제2항에 따른 협조 요청을 받은 자는 정당한 사유가 없으면 이에 따라야 한다.

[본조신설 2016.12.2]

제8조의5(긴급상황실) ① 질병관리청장은 감염병 정보의 수집 · 전파, 상황관리, 감염병이 유입되거나 유행하는 긴급한 경우의 초동조치 및 지휘 등의 업무를 수행하기 위하여 상시 긴급상황실을 설치 · 운영하여야 한다. <개정 2020.8.11>

② 제1항에 따른 긴급상황실의 설치 · 운영에 필요한 사항은 대통령령으로 정한다.

[본조신설 2018.3.27]

영 **제1조의6(긴급상황실의 설치 · 운영)** ① 법 제8조의5에 따라 설치하는 긴급상황실(이하 "긴급상황실"이라 한다)은 다음 각 호의 설치 · 운영 요건을 모두 갖추어야 한다.

1. 신속한 감염병 정보의 수집 · 전파와 감염병 위기상황의 종합관리 등을 위한 정보통신체계를 갖출 것
2. 감염병 위기상황의 효율적 대처를 위한 시설 · 장비 및 그 운영 · 관리체계를 갖출 것
3. 긴급상황실의 24시간 운영에 필요한 전담인력을 확보할 것
4. 긴급상황실의 업무를 원활하게 수행하기 위한 운영규정 및 업무매뉴얼을 마련할 것

② 긴급상황실의 설치 · 운영에 관한 세부사항은 질병관리청장이 정한다. <개정 2020.9.11>

[본조신설 2018.6.12]

제8조의6(감염병 연구개발 지원 등) ① 질병관리청장은 감염병에 관한 조사 · 연구를 위하여 감염병 연구개발 기획 및 치료제 · 백신 등의 연구개발에 관한 사업을 추진할 수 있다. 이 경우 질병관리청장은 연구개발사업을 추진하기 위하여 예산의 범위에서 연구개발사업을 하는 기관이나 단체에 출연금을 지급할 수 있다.

② 질병관리청장은 제1항에 따른 조사 · 연구를 위하여 「국가연구개발혁신법」 제2조제4호에 따른 전문기관을 지정 또는 해제할 수 있다. 이 경우 전문기관의 지정 · 운영 · 해제 등에 관하여 필요한 사항은 대통령령으로 정한다.

③ 제1항에 따른 출연금의 지급 · 사용 · 관리에 관하여 필요한 사항은 「보건의료기술 진흥법」 제5조를 준용한다.

④ 질병관리청장은 감염병 치료제 · 백신 개발 관련 연구기관 · 대학 및 기업 등의 의뢰를 받아 보건복지부령으로 정하는 바에 따라 감염병 치료제 · 백신 개발에 관한 시험 · 분석을 할 수 있다.

⑤ 제4항에 따라 시험 · 분석을 의뢰하는 자는 보건복지부령으로 정하는 바에 따라 수수료를 내야 한다.

[본조신설 2021.12.21]

영 **제1조의7(감염병 연구개발사업 전문기관의 지정 등)** ① 질병관리청장은 법 제8조의6제2항에 따라 「국가연구개발혁신법」 제22조제2항 각 호의 기관 중 감염병 관련 분야의 업무를 전문적으로 수행하는 기관을 감염병 연구개발사업 전문기관으로 지정할 수 있다.

② 질병관리청장은 제1항에 따라 지정된 전문기관(이하 "감염병연구전문기관"이라 한다)이 수행하는 감염병 연구개발 업무에 관하여 그 감염병연구전문기관을 지휘 · 감독한다.

③ 질병관리청장은 감염병연구전문기관의 감염병 연구개발 업무 수행에 관하여 평가를 실시할 수 있으며, 평가 결과 그 업무가 종료되거나 중대한 협약 위반 등으로 감염병연구전문기관의 업무 수행이 불가능한 것으로 인정되는 경우에는 감염병연구전문기관 지정을 해제할 수 있다.

④ 질병관리청장은 제1항에 따라 감염병연구전문기관을 지정하거나 제3항에 따라 감염병연구전문기관 지정을 해제한 때에는 과학기술정보통신부장관에게 그 사실을 통보해야 한다.

⑤ 제1항부터 제4항까지에서 규정한 사항 외에 감염병연구전문기관의 지정 · 운영 · 해제 등에 관하여 필요한 사항은 질병관리청장이 정하여 고시한다.

[본조신설 2022.3.22]

규칙 **제5조의4(감염병 치료제 · 백신 개발에 관한 시험 · 분석)** ① 법 제8조의6제4항에 따라 감염병 치료제 · 백신 개발에 관한 시험 · 분석을 의뢰하려는 자는 의뢰신청서에 연구계획서 등 시험 또는 분석에 필요한 자료를 첨부하여 질병관리청장에게 제출해야 한다.

② 제1항에 따라 감염병 치료제 · 백신 개발에 관한 시험 또는 분석을 의뢰받은 질병관리청장은 치료제 · 백신 후보 물질의 특성을 고려하여 미생물학적 분석법, 혈청학적 분석법, 면역학적 분석법, 동물시험 관련 분석법 등으로 시험 · 분석을 할 수 있다.

③ 질병관리청장은 제2항에 따른 시험 · 분석을 위하여 필요하다고 인정하는 경우에는 전문가의 의견을 들을 수 있다.

④ 시험 · 분석을 의뢰하려는 자는 법 제8조의6제5항에 따라 시험 · 분석의 대상 및 방법 등을 고려하여 질병관리청장이 정하여 고시하는 수수료를 수입인지로 내거나 정보통신망을 이용하여 전자화폐 · 전자결제 등의 방법으로 내야 한다.

⑤ 제1항부터 제4항까지에서 규정한 사항 외에 시험 · 분석 및 수수료에 관하여 필요한 사항은 질병관리청장이 정하여 고시한다.

[본조신설 2022.3.22]

제9조(감염병관리위원회) ① 감염병의 예방 및 관리에 관한 주요 시책을 심의하기 위하여 질병관리청에 감염병관리위원회(이하 "위원회"라 한다)를 둔다. **<개정 2010.1.18, 2020.8.11>**

② 위원회는 다음 각 호의 사항을 심의한다. **<개정 2019.12.3, 2020.12.15, 2021.3.9>**

1. 기본계획의 수립
2. 감염병 관련 의료 제공
3. 감염병에 관한 조사 및 연구
4. 감염병의 예방 · 관리 등에 관한 지식 보급 및 감염병환자등의 인권 증진
5. 제20조에 따른 해부명령에 관한 사항
6. 제32조제2항에 따른 예방접종의 실시기준과 방법에 관한 사항

6의2. 제33조의2제1항에 따라 제24조의 필수예방접종 및 제25조의 임시예방접종에 사용되는 의약품(이하 "필수예방접종약품등"이라 한다)의 사전 비축 및 장기 구매에 관한 사항

6의3. 제33조의2제2항에 따른 필수예방접종약품등의 공급의 우선순위 등 분배기준, 그 밖에 필요한 사항의 결정
7. 제34조에 따른 감염병 위기관리대책의 수립 및 시행
8. 제40조제1항 및 제2항에 따른 예방 · 치료 의료 · 방역 물품의 사전 비축, 장기 구매 및 생산에 관한 사항
8의2. 제40조의2에 따른 의료 · 방역 물품(「약사법」에 따른 의약품으로 한정한다) 공급의 우선순위 등 분배기준, 그 밖에 필요한 사항의 결정
8의3. 제40조의6에 따른 개발 중인 백신 또는 의약품의 구매 및 공급에 필요한 계약에 관한 사항
9. 제71조에 따른 예방접종 등으로 인한 피해에 대한 국가보상에 관한 사항
10. 내성균 관리대책에 관한 사항
11. 그 밖에 감염병의 예방 및 관리에 관한 사항으로서 위원장이 위원회의 회의에 부치는 사항

제10조(위원회의 구성) ① 위원회는 위원장 1명과 부위원장 1명을 포함하여 20명 이내의 위원으로 구성한다.

② 위원장은 질병관리청장이 되고, 부위원장은 위원 중에서 위원장이 지명하며, 위원은 다음 각 호의 어느 하나에 해당하는 사람 중에서 위원장이 임명하거나 위촉하는 사람으로 한다. 이 경우 공무원이 아닌 위원이 전체 위원의 과반수가 되도록 하여야 한다. **<개정 2019.12.3, 2020.8.11, 2021.1.12>**

1. 감염병의 예방 또는 관리 업무를 담당하는 공무원
2. 감염병 또는 감염관리를 전공한 의료인
3. 감염병과 관련된 전문지식을 소유한 사람
4. 「지방자치법」 제165조에 따른 시 · 도지사협의체가 추천하는 사람
5. 「비영리민간단체 지원법」 제2조에 따른 비영리민간단체가 추천하는 사람
6. 그 밖에 감염병에 관한 지식과 경험이 풍부한 사람

③ 위원회의 업무를 효율적으로 수행하기 위하여 위원회의 위원과 외부 전문가로 구성되는 분야별 전문위원회를 둘 수 있다.

④ 제1항부터 제3항까지에서 규정한 사항 외에 위원회 및 전문위원회의 구성 · 운영 등에 관하여 필요한 사항은 대통령령으로 정한다.

영 **제2조(감염병관리위원회 위원의 임무 및 임기)** ① 「법 제9조제1항에 따른 감염병관리위원회(이하 "위원회"라 한다) 위원장은 위원회를 대표하고 위원회의 사무를 총괄한다. **<개정 2016.6.28>**

② 위원회 부위원장은 위원장을 보좌하며 위원장이 부득이한 사유로 직무를 수행할 수 없을 때에는 그 직무를 대행한다.

③ 위원회 위원 중 위촉위원의 임기는 2년으로 한다.

④ 위원회 위원의 자리가 빈 경우 그 보궐위원의 임기는 전임위원 임기의 남은 기간으로 한다.

영 **제3조(회의)** ① 위원회의 회의는 질병관리청장 또는 위원 과반수가 요구하거나 위원장이 필요하다고 인정할 때에 소집한다. **<개정 2020.9.11>**

② 위원회의 회의는 재적위원 과반수의 출석으로 개의(開議)하고 출석위원 과반수의 찬성으로 의결한다.

③ 삭제 <2020.9.11>

④ 위원회는 그 업무 수행에 필요하다고 인정할 때에는 관계 공무원 또는 관계 전문가를 위원회에 출석하게 하여 그 의견을 들을 수 있다.

영 **제4조(간사)** 위원회의 사무 처리를 위하여 위원회에 간사 1명을 두며, 간사는 질병관리청 소속 공무원 중에서 위원장이 임명한다. <개정 2020.9.11>

영 **제5조(수당의 지급 등)** 위원회의 회의에 출석한 위원에게 예산의 범위에서 수당과 여비를 지급할 수 있다. 다만, 공무원인 위원이 그 소관 업무와 직접 관련하여 출석하는 경우에는 그러하지 아니하다.

영 **제6조(운영세칙)** 이 영에서 규정한 사항 외에 위원회의 운영에 필요한 사항은 위원회의 의결을 거쳐 위원장이 정한다.

영 **제7조(전문위원회의 구성)** ① 법 제10조제3항에 따라 위원회에 다음 각 호의 분야별 전문위원회를 둔다. <개정 2017.5.29, 2020.4.2, 2021.6.8>

1. 예방접종 전문위원회
2. 예방접종피해보상 전문위원회
3. 후천성면역결핍증 전문위원회
4. 결핵 전문위원회
5. 역학조사 전문위원회
6. 인수(人獸)공통감염 전문위원회

6의2. 의료관련감염 전문위원회

7. 감염병 위기관리대책 전문위원회
8. 감염병 연구기획 전문위원회
9. 항생제 내성(耐性) 전문위원회
10. 검역 전문위원회

② 전문위원회는 각각 위원장 1명을 포함한 25명 이내의 위원으로 구성한다. <개정 2020.4.2>

③ 전문위원회 위원장은 위원회 위원 중에서 위원회의 위원장이 임명한다.

④ 전문위원회 위원은 위원회 위원 중에서 위원회 위원장이 임명하거나 관련 학회와 단체 또는 위원회 위원의 추천을 받아 위원회의 위원장이 위촉한다.

영 **제8조(전문위원회의 회의 및 운영)** ① 전문위원회의 회의는 위원회 위원장 또는 전문위원회 위원 과반수가 요구하거나 전문위원회 위원장이 필요하다고 인정할 때에 소집한다.

② 전문위원회의 회의는 재적위원 과반수의 출석으로 개의하고 출석위원 과반수의 찬성으로 의결한다.

③ 전문위원회 위원장은 전문위원회에서 심의 · 의결한 사항을 위원회 위원장에게 보고하여야 한다. <개정 2015.1.6>

④ 이 영에서 규정한 사항 외에 전문위원회의 운영에 필요한 사항은 전문위원회의 의결을 거쳐 전문위원회 위원장이 정한다.

제3장 신고 및 보고

제11조(의사 등의 신고) ① 의사, 치과의사 또는 한의사는 다음 각 호의 어느 하나에 해당하는 사실(제16조제6항에 따라 표본감시 대상이 되는 제4급감염병으로 인한 경우는 제외한다)이 있으면 소속 의료기관의 장에게 보고하여야 하고, 해당 환자와 그 동거인에게 질병관리청장이 정하는 감염 방지 방법 등을 지도하여야 한다. 다만, 의료기관에 소속되지 아니한 의사, 치과의사 또는 한의사는 그 사실을 관할 보건소장에게 신고하여야 한다. **<개정 2018.3.27, 2020.3.4, 2020.8.11>**

1. 감염병환자등을 진단하거나 그 사체를 검안(檢案)한 경우
2. 예방접종 후 이상반응자를 진단하거나 그 사체를 검안한 경우
3. 감염병환자등이 제1급감염병부터 제3급감염병까지에 해당하는 감염병으로 사망한 경우
4. 감염병환자로 의심되는 사람이 감염병병원체 검사를 거부하는 경우

② 제16조의2에 따른 감염병병원체 확인기관의 소속 직원은 실험실 검사 등을 통하여 보건복지부령으로 정하는 감염병환자등을 발견한 경우 그 사실을 그 확인기관의 장에게 보고하여야 한다. **<개정 2018.3.27, 2020.3.4>**

③ 제1항 및 제2항에 따라 보고를 받은 의료기관의 장 및 제16조의2에 따른 감염병병원체 확인기관의 장은 제1급감염병의 경우에는 즉시, 제2급감염병 및 제3급감염병의 경우에는 24시간 이내에, 제4급감염병의 경우에는 7일 이내에 질병관리청장 또는 관할 보건소장에게 신고하여야 한다. **<신설 2018.3.27, 2020.3.4, 2020.8.11>**

④ 육군, 해군, 공군 또는 국방부 직할 부대에 소속된 군의관은 제1항 각 호의 어느 하나에 해당하는 사실(제16조제6항에 따라 표본감시 대상이 되는 제4급감염병으로 인한 경우는 제외한다)이 있으면 소속 부대장에게 보고하여야 하고, 보고를 받은 소속 부대장은 제1급감염병의 경우에는 즉시, 제2급감염병 및 제3급감염병의 경우에는 24시간 이내에 관할 보건소장에게 신고하여야 한다. **<개정 2015.7.6, 2015.12.29, 2018.3.27>**

⑤ 제16조제1항에 따른 감염병 표본감시기관은 제16조제6항에 따라 표본감시 대상이 되는 제4급감염병으로 인하여 제1항제1호 또는 제3호에 해당하는 사실이 있으면 보건복지부령으로 정하는 바에 따라 질병관리청장 또는 관할 보건소장에게 신고하여야 한다. **<개정 2018.3.27, 2020.8.11>**

⑥ 제1항부터 제5항까지의 규정에 따른 감염병환자등의 진단 기준, 신고의 방법 및 절차 등에 관하여 필요한 사항은 보건복지부령으로 정한다. **<개정 2010.1.18, 2015.7.6>**

규칙 제6조(의사 등의 감염병 발생신고) ① 법 제11조제1항 각 호 외의 부분 단서, 제3항 및 제4항에 따라 같은 조 제1항제1호 및 제3호에 해당하는 사실을 신고하려는 의사, 치과의사, 한의사, 의료기관의 장 또는 소속 부대장은 다음 각 호의 구분에 따른 신고서(전자문서로 된 신고서를 포함한다)를 질병관리청장에게 정보시스템을 이용하여 제출하거나 감염병환자, 감염병의사환자 또는 병원체보유자(이하 "감염병환자등"이라 한다) 또는 신고인의 소재지를 관할하는 보건소장에게 정보시스템 또는 팩스를 이용하여 제출해야 한다. 다만, 제1급감염병의 경우에는 신고서를 제출하기 전에 질병관리청장 또는 관할 보건소장에게 구두, 전화 등의 방법으로 알려야 한다. **<개정 2016.1.7, 2016.6.30, 2019.11.22, 2020.6.4, 2020.9.11>**

1. 법 제11조제1항제1호에 따른 감염병환자등을 진단한 경우: 별지 제1호의3서식의 감염병 발생 신고서

2. 법 제11조제1항제1호에 따른 사체를 검안한 경우와 같은 항 제3호에 해당하는 사실을 신고하는 경우: 별지 제1호의4서식의 감염병환자등 사망(검안) 신고서

② 법 제11조제3항에 따라 신고를 하려는 감염병병원체확인기관의 장은 별지 제1호의5서식의 병원체 검사결과 신고서(전자문서로 된 신고서를 포함한다)를 질병관리청장에게 정보시스템을 이용하여 제출하거나 해당 감염병병원체 확인을 의뢰한 기관의 소재지를 관할하는 보건소장에게 정보시스템 또는 팩스를 이용하여 제출해야 한다. 다만, 제1급감염병의 경우에는 신고서를 제출하기 전에 질병관리청장 또는 관할 보건소장에게 구두, 전화 등의 방법으로 알려야 한다. <신설 2016.1.7, 2016.6.30, 2019.11.22, 2020.9.11>

③ 법 제11조제2항 및 제3항에 따라 보고 및 신고를 해야 하는 감염병은 제1급감염병부터 제3급감염병까지로 한다. <개정 2016.1.7, 2019.11.22>

④ 법 제11조제5항에 따라 같은 조 제1항제1호 및 제3호에 해당하는 사실을 신고하려는 감염병 표본감시기관은 질병관리청장이 정하는 표본감시기관용 신고서(전자문서로 된 신고서를 포함한다)를 질병관리청장이나 감염병환자등 또는 표본감시기관의 소재지를 관할하는 보건소장에게 정보시스템 또는 팩스를 이용하여 제출해야 한다. <개정 2016.1.7, 2019.11.22, 2020.9.11>

⑤ 법 제11조제6항에 따른 감염병환자등의 진단 기준은 별표 2와 같으며, 그 밖의 세부 사항은 질병관리청장이 정하여 고시한다. <개정 2015.7.7, 2016.1.7, 2019.11.22, 2020.9.11>

규칙 **제7조(의사 등의 예방접종 후 이상반응 신고)** ① 법 제11조제1항 각 호 외의 부분 단서, 제3항 및 제4항에 따라 같은 조 제1항제2호에 해당하는 사실을 신고하려는 의사, 치과의사, 한의사, 의료기관의 장 또는 소속 부대장은 별지 제2호서식의 예방접종 후 이상반응 발생신고서(전자문서로 된 신고서를 포함한다)를 질병관리청장에게 정보시스템을 이용하여 제출하거나 이상반응자의 소재지를 관할하는 보건소장에게 정보시스템 또는 팩스를 이용하여 제출해야 한다. <개정 2016.1.7, 2016.6.30, 2019.11.22, 2020.9.11>

② 법 제11조제1항부터 제5항까지의 규정에 따라 신고하여야 하는 예방접종 후 이상반응자의 범위는 별표 3과 같다. <개정 2016.1.7>

제12조(그 밖의 신고의무자) ① 다음 각 호의 어느 하나에 해당하는 사람은 제1급감염병부터 제3급감염병까지에 해당하는 감염병 중 보건복지부령으로 정하는 감염병이 발생한 경우에는 의사, 치과의사 또는 한의사의 진단이나 검안을 요구하거나 해당 주소지를 관할하는 보건소장에게 신고하여야 한다. <개정 2015.7.6, 2018.3.27, 2020.12.15>

1. 일반가정에서는 세대를 같이하는 세대주. 다만, 세대주가 부재 중인 경우에는 그 세대원
2. 학교, 사회복지시설, 병원, 관공서, 회사, 공연장, 예배장소, 선박·항공기·열차 등 운송수단, 각종 사무소·사업소, 음식점, 숙박업소 또는 그 밖에 여러 사람이 모이는 장소로서 보건복지부령으로 정하는 장소의 관리인, 경영자 또는 대표자
3. 「약사법」에 따른 약사·한약사 및 약국개설자

② 제1항에 따른 신고의무자가 아니더라도 감염병환자등 또는 감염병으로 인한 사망자로 의심되는 사람을 발견하면 보건소장에게 알려야 한다.

③ 제1항에 따른 신고의 방법과 기간 및 제2항에 따른 통보의 방법과 절차 등에 관하여 필요한 사항은 보건복지부령으로 정한다. <개정 2010.1.18, 2015.7.6>

규칙 **제8조(그 밖의 신고대상 감염병)** ① 법 제12조제1항 각 호 외의 부분 중에서 "보건복지부령으로 정하는 감염병"이란 다음 각 호의 감염병을 말한다. <개정 2016.1.7, 2019.11.22>

1. 결핵
2. 홍역
3. 콜레라
4. 장티푸스
5. 파라티푸스
6. 세균성이질
7. 장출혈성대장균감염증
8. A형간염

② 법 제12조제1항제2호에서 "보건복지부령으로 정하는 장소"란 다음 각 호의 장소를 말한다. <신설 2016.1.7, 2019.11.22, 2021.5.24>

1. 「모자보건법」 제2조제10호에 따른 산후조리원
2. 「공중위생관리법」 제2조에 따른 목욕장업소, 이용업소, 미용업소

규칙 **제9조(그 밖의 신고의무자의 신고)** 법 제12조제1항 및 제2항에 따라 그 밖의 신고의무자는 다음 각 호의 사항을 서면, 구두(口頭), 전보, 전화 또는 컴퓨터통신의 방법으로 보건소장에게 지체 없이 신고하거나 알려야 한다. <개정 2016.1.7>

1. 신고인의 성명, 주소와 감염병환자등 또는 사망자와의 관계
2. 감염병환자등 또는 사망자의 성명, 주소 및 직업
3. 감염병환자등 또는 사망자의 주요 증상 및 발병일

제13조(보건소장 등의 보고) ① 제11조 및 제12조에 따라 신고를 받은 보건소장은 그 내용을 관할 특별자치도지사 또는 시장 · 군수 · 구청장에게 보고하여야 하며, 보고를 받은 특별자치도지사 또는 시장 · 군수 · 구청장은 이를 질병관리청장 및 시 · 도지사에게 각각 보고하여야 한다. <개정 2010.1.18, 2020.8.11>

② 제1항에 따라 보고를 받은 질병관리청장, 시 · 도지사 또는 시장 · 군수 · 구청장은 제11조제1항제4호에 해당하는 사람(제1급감염병 환자로 의심되는 경우에 한정한다)에 대하여 감염병병원체 검사를 하게 할 수 있다. <신설 2020.3.4, 2020.8.11>

③ 제1항에 따른 보고의 방법 및 절차 등에 관하여 필요한 사항은 보건복지부령으로 정한다. <개정 2010.1.18, 2020.3.4>

[제목개정 2020.3.4]

규칙 **제10조(보건소장 등의 보고)** 법 제13조제1항에 따라 보고하려는 보건소장은 다음 각 호의 구분에 따른 시기에 별지 제1호의3서식의 감염병 발생 신고서, 별지 제1호의4서식의 감염병환자등 사망(검안) 신고서, 별지 제1호의5서식의 병원체 검사결과 신고서(전자문서로 된 신고서를 포함한다) 또는 별지 제2호서식의 예방접종 후 이상반응 발생보고서(전자문서로 된 보고서를 포함한다)를 특별자치도지사 또는 시장 · 군수 · 구청장(자치구의 구청장을 말한다. 이하 같다)에게 정보시스템을 이용하여 제출해야 하고, 보고를 받은 특별자치도지사 또는 시장 · 군수 · 구청장은 해당 신고서 또는 발생보고서를 질병관리청장 및 특별시장 · 광역시장 · 도지사에게 정보시스템을 이용하여 각각 제출해야 한다. <개정 2019.11.22, 2020.9.11, 2020.12.30>

1. 제1급감염병의 발생, 사망, 병원체 검사결과의 보고: 법 제11조 및 제12조에 따라 신고를 받은 후 즉시
2. 제2급감염병 및 제3급감염병의 발생, 사망 및 병원체 검사결과의 보고: 법 제11조 및 제12조에 따라 신고를 받은 후 24시간 이내
3. 제4급감염병의 발생 및 사망의 보고: 법 제11조 및 제12조에 따라 신고를 받은 후 7일 이내
4. 예방접종 후 이상반응의 보고: 법 제11조에 따라 신고를 받은 후 즉시

제14조(인수공통감염병의 통보) ① 「가축전염병예방법」 제11조제1항제2호에 따라 신고를 받은 국립가축방역기관장, 신고대상 가축의 소재지를 관할하는 시장 · 군수 · 구청장 또는 시 · 도 가축방역기관의 장은 같은 법에 따른 가축전염병 중 다음 각 호의 어느 하나에 해당하는 감염병의 경우에는 즉시 질병관리청장에게 통보하여야 한다. <개정 2019.12.3, 2020.8.11>

1. 탄저
2. 고병원성조류인플루엔자
3. 광견병
4. 그 밖에 대통령령으로 정하는 인수공통감염병

② 제1항에 따른 통보를 받은 질병관리청장은 감염병의 예방 및 확산 방지를 위하여 이 법에 따른 적절한 조치를 취하여야 한다. <신설 2015.7.6, 2020.8.11>

③ 제1항에 따른 신고 또는 통보를 받은 행정기관의 장은 신고자의 요청이 있는 때에는 신고자의 신원을 외부에 공개하여서는 아니 된다. <개정 2015.7.6>

④ 제1항에 따른 통보의 방법 및 절차 등에 관하여 필요한 사항은 보건복지부령으로 정한다. <개정 2010.1.18, 2015.7.6>

영 **제9조(그 밖의 인수공통감염병)** 법 제14조제1항제4호에서 "대통령령으로 정하는 인수공통감염병"이란 동물인플루엔자를 말한다. <개정 2016.1.6>

규칙 **제11조(인수공통감염병 발생 시 통보 절차)** 법 제14조제1항에 따라 인수공통감염병을 통보하려는 국립가축방역기관장, 신고대상 가축의 소재지를 관할하는 시장 · 군수 · 구청장 또는 시 · 도 가축방역기관의 장은 별지 제3호서식의 인수공통감염병 의사환축(擬似患畜: 임상검사, 정밀검사 또는 역학조사 결과 가축전염병에 걸렸다고 믿을 만한 상당한 이유가 있는 가축) 발생신고서를 질병관리청장에게 제출하여야 한다. <개정 2019.9.27, 2020.6.4, 2020.9.11>

제15조(감염병환자등의 파악 및 관리) 보건소장은 관할구역에 거주하는 감염병환자등에 관하여 제11조 및 제12조에 따른 신고를 받았을 때에는 보건복지부령으로 정하는 바에 따라 기록하고 그 명부(전자문서를 포함한다)를 관리하여야 한다.

규칙 **제12조(감염병환자등의 명부 작성 및 관리)** ① 보건소장은 법 제15조에 따라 별지 제4호서식의 감염병환자등의 명부를 작성하고 이를 3년간 보관하여야 한다.

② 보건소장은 법 제15조에 따라 별지 제5호서식의 예방접종 후 이상반응자의 명부를 작성하고 이를 10년간 보관하여야 한다.

제4장 감염병감시 및 역학조사 등

제16조(감염병 표본감시 등) ① 질병관리청장은 감염병의 표본감시를 위하여 질병의 특성과 지역을 고려하여 「보건의료기본법」에 따른 보건의료기관이나 그 밖의 기관 또는 단체를 감염병 표본감시기관으로 지정할 수 있다. <개정 2010.1.18, 2019.12.3, 2020.8.11>

② 질병관리청장, 시 · 도지사 또는 시장 · 군수 · 구청장은 제1항에 따라 지정받은 감염병 표본감시기관(이하 "표본감시기관"이라 한다)의 장에게 감염병의 표본감시와 관련하여 필요한 자료의 제출을 요구하거나 감염병의 예방 · 관리에 필요한 협조를 요청할 수 있다. 이 경우 표본감시기관은 특별한 사유가 없으면 이에 따라야 한다. **<개정 2010.1.18, 2020.8.11>**

③ 질병관리청장, 시 · 도지사 또는 시장 · 군수 · 구청장은 제2항에 따라 수집한 정보 중 국민 건강에 관한 중요한 정보를 관련 기관 · 단체 · 시설 또는 국민들에게 제공하여야 한다. **<개정 2010.1.18, 2020.8.11>**

④ 질병관리청장, 시 · 도지사 또는 시장 · 군수 · 구청장은 표본감시활동에 필요한 경비를 표본감시기관에 지원할 수 있다. **<개정 2010.1.18, 2020.8.11>**

⑤ 질병관리청장은 표본감시기관이 다음 각 호의 어느 하나에 해당하는 경우에는 그 지정을 취소할 수 있다. **<개정 2015.7.6, 2019.12.3, 2020.8.11>**

1. 제2항에 따른 자료 제출 요구 또는 협조 요청에 따르지 아니하는 경우
2. 폐업 등으로 감염병 표본감시 업무를 수행할 수 없는 경우
3. 그 밖에 감염병 표본감시 업무를 게을리하는 등 보건복지부령으로 정하는 경우

⑥ 제1항에 따른 표본감시의 대상이 되는 감염병은 제4급감염병으로 하고, 표본감시기관의 지정 및 지정취소의 사유 등에 관하여 필요한 사항은 보건복지부령으로 정한다. **<신설 2015.7.6, 2018.3.27>**

⑦ 질병관리청장은 감염병이 발생하거나 유행할 가능성이 있어 관련 정보를 확보할 긴급한 필요가 있다고 인정하는 경우 「공공기관의 운영에 관한 법률」에 따른 공공기관 중 대통령령으로 정하는 공공기관의 장에게 정보 제공을 요구할 수 있다. 이 경우 정보 제공을 요구받은 기관의 장은 정당한 사유가 없는 한 이에 따라야 한다. **<개정 2015.7.6, 2020.8.11>**

⑧ 제7항에 따라 제공되는 정보의 내용, 절차 및 정보의 취급에 필요한 사항은 대통령령으로 정한다. **<개정 2015.7.6>**

영 **제10조(공공기관)** 법 제16조제7항 전단에서 "대통령령으로 정하는 공공기관"이란 「국민건강보험법」에 따른 건강보험심사평가원 및 국민건강보험공단을 말한다. **<개정 2016.1.6>**

영 **제11조(제공 정보의 내용)** 법 제16조제7항에 따라 요구할 수 있는 정보의 내용에는 다음 각 호의 사항이 포함될 수 있다. **<개정 2016.1.6>**

1. 감염병환자, 감염병의사환자 또는 병원체보유자(이하 "감염병환자등"이라 한다)의 성명 · 주민등록번호 · 성별 · 주소 · 전화번호 · 직업 · 감염병명 · 발병일 및 진단일
2. 감염병환자등을 진단한 의료기관의 명칭 · 주소지 · 전화번호 및 의사 이름

규칙 **제13조** 삭제 <2019.11.22>

규칙 **제14조(감염병 표본감시기관의 지정 등)** ① 법 제16조제1항에 따라 질병관리청장은 표본감시 대상 감염병별로 다음 각 호의 구분에 따른 기관 · 시설 · 단체 또는 법인 중에서 특별시장 · 광역시장 · 도지사 · 특별자치도지사(이하 "시 · 도지사"라 한다)의 추천을 받아 감염병 표본감시기관(이하 "표본감시기관"이라 한다)을 지정할 수 있다. **<개정 2019.11.22, 2020.6.4, 2020.9.11, 2020.12.30>**

1. 인플루엔자: 다음 각 목의 기관 · 시설 · 단체 또는 법인
   가. 「지역보건법」 제10조에 따른 보건소 중 보건의료원

나. 제4조제3호 · 제5호 및 제9호에 따른 기관
다. 의료기관 중 소아과 · 내과 · 가정의학과 · 이비인후과 진료과목이 있는 의료기관
2. 제4급감염병 중 기생충감염병에 해당하는 감염병: 다음 각 목의 기관 · 시설 · 단체 또는 법인
가. 「지역보건법」 제10조에 따른 보건소
나. 제4조제3호 · 제5호 및 제9호에 따른 기관
다. 의료기관 중 의원 · 병원 및 종합병원
라. 기생충감염병에 관한 연구 및 학술발표 등을 목적으로 결성된 학회
마. 기생충감염병의 예방 및 관리를 목적으로 설립된 비영리법인
3. 제4급감염병(인플루엔자 및 기생충감염병은 제외한다. 이하 이 호에서 같다): 다음 각 목의 기관 · 시설 · 단체 또는 법인
가. 「지역보건법」 제10조에 따른 보건소
나. 제4조제3호 · 제5호 및 제9호에 따른 기관
다. 의료기관 중 의원 · 병원 및 종합병원
라. 제4급감염병에 관한 연구 및 학술발표 등을 목적으로 결성된 학회

② 질병관리청장은 법 제16조제5항에 따라 표본감시기관이 다음 각 호의 어느 하나에 해당하는 경우에는 그 지정을 취소할 수 있다. <개정 2016.1.7, 2020.6.4, 2020.9.11>
1. 표본감시 업무를 게을리하는 경우
2. 그 밖에 법 제11조제5항에 따른 신고 실적이 없는 등 질병관리청장이 표본감시기관으로서 표본감시 업무를 계속하여 수행할 수 없다고 인정하는 경우
3. 삭제 <2020.6.4>

제16조의2(감염병병원체 확인기관) ① 다음 각 호의 기관(이하 "감염병병원체 확인기관"이라 한다)은 실험실 검사 등을 통하여 감염병병원체를 확인할 수 있다. <개정 2020.8.11>
1. 질병관리청
2. 국립검역소
3. 「보건환경연구원법」 제2조에 따른 보건환경연구원
4. 「지역보건법」 제10조에 따른 보건소
5. 「의료법」 제3조에 따른 의료기관 중 진단검사의학과 전문의가 상근(常勤)하는 기관
6. 「고등교육법」 제4조에 따라 설립된 의과대학 중 진단검사의학과가 개설된 의과대학
7. 「결핵예방법」 제21조에 따라 설립된 대한결핵협회(결핵환자의 병원체를 확인하는 경우만 해당한다)
8. 「민법」 제32조에 따라 한센병환자 등의 치료 · 재활을 지원할 목적으로 설립된 기관(한센병환자의 병원체를 확인하는 경우만 해당한다)
9. 인체에서 채취한 검사물에 대한 검사를 국가, 지방자치단체, 의료기관 등으로부터 위탁받아 처리하는 기관 중 진단검사의학과 전문의가 상근하는 기관

② 질병관리청장은 감염병병원체 확인의 정확성 · 신뢰성을 확보하기 위하여 감염병병원체 확인기관의 실험실 검사능력을 평가하고 관리할 수 있다. <개정 2020.8.11>

③ 제2항에 따른 감염병병원체 확인기관의 실험실 검사능력 평가 및 관리에 관한 방법, 절차 등에 관하여 필요한 사항은 보건복지부령으로 정한다.

[본조신설 2020.3.4]

규칙 **제14조의2(감염병병원체 확인기관의 실험실 검사능력 평가 및 관리)** ① 법 제16조의2제2항에 따라 질병관리청장이 같은 조 제1항에 따른 감염병병원체 확인기관(이하 "감염병병원체 확인기관"이라 한다)의 실험실 검사능력을 평가할 때에는 다음 각 호의 사항을 평가한다. <개정 2020.9.11>

1. 실험실 검사 숙련도
2. 실험실 검사 운영체계

② 질병관리청장은 감염병병원체 확인기관의 실험실 검사능력을 평가하기 위한 계획을 매년 수립하여 공고한다. <개정 2020.9.11>

③ 질병관리청장은 제1항에 따라 평가한 결과 실험실 검사능력이 미흡하다고 판단되는 감염병병원체 확인기관의 장에게 그 원인을 분석하여 시정하도록 할 수 있고, 해당 기관에 대하여 현장 지도 또는 교육을 하거나 평가를 다시 할 수 있다. <개정 2020.9.11>

④ 질병관리청장은 감염병병원체 확인기관의 실험실 검사능력을 관리하기 위하여 필요한 경우에는 감염병병원체 확인기관의 장에게 시설 · 장비 및 인력 등의 현황 자료를 요청할 수 있다. <개정 2020.9.11>

⑤ 제1항부터 제4항까지의 규정에서 정한 사항 외에 감염병병원체 확인기관의 실험실 검사능력 평가 및 관리에 필요한 사항은 질병관리청장이 정하여 고시한다. <개정 2020.9.11, 2020.10.7>

[본조신설 2020.6.4]

제17조(실태조사) ① 질병관리청장 및 시 · 도지사는 감염병의 관리 및 감염 실태와 내성균 실태를 파악하기 위하여 실태조사를 실시하고, 그 결과를 공표하여야 한다. <개정 2016.12.2, 2020.3.4, 2020.8.11>

② 질병관리청장 및 시 · 도지사는 제1항에 따른 조사를 위하여 의료기관 등 관계 기관 · 법인 및 단체의 장에게 필요한 자료의 제출 또는 의견의 진술을 요청할 수 있다. 이 경우 요청을 받은 자는 정당한 사유가 없으면 이에 협조하여야 한다. <신설 2020.3.4, 2020.8.11>

③ 제1항에 따른 실태조사에 포함되어야 할 사항과 실태조사의 시기, 방법, 절차 및 공표 등에 관하여 필요한 사항은 보건복지부령으로 정한다. <개정 2010.1.18, 2020.3.4>

규칙 **제15조(실태조사의 방법 및 절차 등)** ① 법 제17조제1항에 따른 실태조사(이하 "실태조사"라 한다)에 포함되어야 할 사항은 다음 각 호와 같다. <개정 2017.6.2, 2018.9.27, 2020.6.4, 2020.9.11>

1. 의료기관 감염관리 실태조사
   가. 「의료법」 제47조에 따라 의료기관에 두는 감염관리위원회와 감염관리실의 설치 · 운영 등에 관한 사항
   나. 의료기관의 감염관리 인력 · 장비 및 시설 등에 관한 사항
   다. 의료기관의 감염관리체계에 관한 사항
   라. 의료기관의 감염관리 교육 및 감염예방에 관한 사항
   마. 그 밖에 의료기관의 감염관리에 관하여 질병관리청장이 특히 필요하다고 인정하는 사항
2. 감염병 실태조사
   가. 감염병환자등의 연령별 · 성별 · 지역별 분포 등에 관한 사항
   나. 감염병환자등의 임상적 증상 및 경과 등에 관한 사항
   다. 감염병환자등의 진단 · 검사 · 처방 등 진료정보에 관한 사항
   라. 감염병의 진료 및 연구와 관련된 인력 · 시설 및 장비 등에 관한 사항

마. 감염병에 대한 각종 문헌 및 자료 등의 조사에 관한 사항
바. 그 밖에 감염병의 관리를 위하여 질병관리청장이 특히 필요하다고 인정하는 사항
3. 내성균 실태조사
가. 항생제 사용 실태에 관한 사항
나. 내성균의 유형 및 발생경로 등에 관한 사항
다. 내성균의 연구와 관련된 인력 · 시설 및 장비 등에 관한 사항
라. 내성균에 대한 각종 문헌 및 자료 등의 조사에 관한 사항
마. 그 밖에 내성균의 관리를 위하여 질병관리청장이 특히 필요하다고 인정하는 사항

② 실태조사의 실시 주기는 다음 각 호의 구분에 따른다. 다만, 질병관리청장 또는 시 · 도지사가 필요하다고 인정하는 경우에는 제1호 및 제2호에 해당하는 실태조사를 수시로 실시할 수 있다. <신설 2020.6.4, 2020.9.11>
1. 의료기관의 감염관리 실태조사: 3년
2. 감염병 실태조사: 3년
3. 내성균 실태조사: 매년

③ 실태조사의 방법은 다음 각 호와 같다. <개정 2017.6.2, 2020.6.4>
1. 감염병환자등 또는 내성균과 관련된 환자에 대한 설문조사 및 검체(檢體) 검사
2. 의료기관의 진료기록부 등에 대한 자료조사
3. 국민건강보험 및 의료급여 청구 명세 등에 대한 자료조사
4. 일반 국민에 대한 표본 설문조사 및 검체 검사

④ 질병관리청장 또는 시 · 도지사는 실태조사를 전문연구기관 · 단체나 관계 전문가에게 의뢰하여 실시할 수 있다. <개정 2017.6.2, 2020.6.4, 2020.9.11>

⑤ 질병관리청장 또는 시 · 도지사는 법 제17조제1항에 따라 실태조사의 결과를 질병관리청 또는 시 · 도의 인터넷 홈페이지 등에 공표해야 한다.<신설 2020.6.4, 2020.9.11>

⑥ 제1항부터 제5항까지의 규정에서 정한 사항 외에 실태조사에 필요한 사항은 질병관리청장이 정한다. <개정 2017.6.2, 2020.6.4, 2020.9.11>

제18조(역학조사) ① 질병관리청장, 시 · 도지사 또는 시장 · 군수 · 구청장은 감염병이 발생하여 유행할 우려가 있거나, 감염병 여부가 불분명하나 발병원인을 조사할 필요가 있다고 인정하면 지체 없이 역학조사를 하여야 하고, 그 결과에 관한 정보를 필요한 범위 에서 해당 의료기관에 제공하여야 한다. 다만, 지역확산 방지 등을 위하여 필요한 경우 다른 의료기관에 제공하여야 한다. <개정 2015.7.6, 2019.12.3, 2020.8.11>

② 질병관리청장, 시 · 도지사 또는 시장 · 군수 · 구청장은 역학조사를 하기 위하여 역학조사반을 각각 설치하여야 한다. <개정 2020.8.11>

③ 누구든지 질병관리청장, 시 · 도지사 또는 시장 · 군수 · 구청장이 실시하는 역학조사에서 다음 각 호의 행위를 하여서는 아니 된다. <개정 2015.7.6, 2020.8.11>
1. 정당한 사유 없이 역학조사를 거부 · 방해 또는 회피하는 행위
2. 거짓으로 진술하거나 거짓 자료를 제출하는 행위
3. 고의적으로 사실을 누락 · 은폐하는 행위

④ 제1항에 따른 역학조사의 내용과 시기 · 방법 및 제2항에 따른 역학조사반의 구성 · 임무 등에 관하여 필요한 사항은 대통령령으로 정한다.

제18조의2(역학조사의 요청) ①「의료법」에 따른 의료인 또는 의료기관의 장은 감염병 또는 알 수 없는 원인으로 인한 질병이 발생하였거나 발생할 것이 우려되는 경우 질병관리청장 또는 시 · 도지사에게 제18조에 따른 역학조사를 실시할 것을 요청할 수 있다. <개정 2020.8.11>

② 제1항에 따른 요청을 받은 질병관리청장 또는 시 · 도지사는 역학조사의 실시 여부 및 그 사유 등을 지체 없이 해당 의료인 또는 의료기관 개설자에게 통지하여야 한다.

③ 제1항에 따른 역학조사 실시 요청 및 제2항에 따른 통지의 방법 · 절차 등 필요한 사항은 보건복지부령으로 정한다.

[본조신설 2015.7.6]

제18조의3(역학조사인력의 양성) ① 질병관리청장은 제60조의2제3항 각 호에 해당하는 사람에 대하여 정기적으로 역학조사에 관한 교육 · 훈련을 실시할 수 있다. <개정 2020.3.4, 2020.8.11>

② 제1항에 따른 교육 · 훈련 과정 및 그 밖에 필요한 사항은 보건복지부령으로 정한다.

[본조신설 2015.7.6]

제18조의4(자료제출 요구 등) ① 질병관리청장은 제18조에 따른 역학조사 등을 효율적으로 시행하기 위하여 관계 중앙행정기관의 장, 대통령령으로 정하는 기관 · 단체 등에 대하여 역학조사에 필요한 자료제출을 요구할 수 있다. <개정 2020.8.11>

② 질병관리청장은 제18조에 따른 역학조사를 실시하는 경우 필요에 따라 관계 중앙행정기관의 장에게 인력 파견 등 필요한 지원을 요청할 수 있다. <개정 2020.8.11>

③ 제1항에 따른 자료제출 요구 및 제2항에 따른 지원 요청 등을 받은 자는 특별한 사정이 없으면 이에 따라야 한다.

④ 제1항에 따른 자료제출 요구 및 제2항에 따른 지원 요청 등의 범위와 방법 등에 관하여 필요한 사항은 대통령령으로 정한다.

[본조신설 2015.7.6]

영 **제12조(역학조사의 내용)** ① 법 제18조제1항에 따른 역학조사에 포함되어야 하는 내용은 다음 각 호와 같다. <개정 2021.12.14>

1. 감염병환자등 및 감염병의심자의 인적 사항
2. 감염병환자등의 발병일 및 발병 장소
3. 감염병의 감염원인 및 감염경로
4. 감염병환자등 및 감염병의심자에 관한 진료기록
5. 그 밖에 감염병의 원인 규명과 관련된 사항

② 법 제29조에 따른 역학조사에 포함되어야 하는 내용은 다음 각 호와 같다.

1. 예방접종 후 이상반응자의 인적 사항
2. 예방접종기관, 접종일시 및 접종내용
3. 예방접종 후 이상반응에 관한 진료기록
4. 예방접종약에 관한 사항
5. 그 밖에 예방접종 후 이상반응의 원인 규명과 관련된 사항

영 **제13조(역학조사의 시기)** 법 제18조제1항 및 제29조에 따른 역학조사는 다음 각 호의 구분에 따라 해당 사유가 발생하면 실시한다. <개정 2016.6.28, 2020.9.11>

1. 질병관리청장이 역학조사를 하여야 하는 경우
   가. 둘 이상의 시 · 도에서 역학조사가 동시에 필요한 경우
   나. 감염병 발생 및 유행 여부 또는 예방접종 후 이상반응에 관한 조사가 긴급히 필요한 경우
   다. 시 · 도지사의 역학조사가 불충분하였거나 불가능하다고 판단되는 경우
2. 시 · 도지사 또는 시장 · 군수 · 구청장(자치구의 구청장을 말한다. 이하 같다)이 역학조사를 하여야 하는 경우
   가. 관할 지역에서 감염병이 발생하여 유행할 우려가 있는 경우
   나. 관할 지역 밖에서 감염병이 발생하여 유행할 우려가 있는 경우로서 그 감염병이 관할구역과 역학적 연관성이 있다고 의심되는 경우
   다. 관할 지역에서 예방접종 후 이상반응 사례가 발생하여 그 원인 규명을 위한 조사가 필요한 경우

영 **제14조(역학조사의 방법)** 법 제18조제1항 및 제29조에 따른 역학조사의 방법은 별표 1의3과 같다. <개정 2016.6.28>

영 **제15조(역학조사반의 구성)** ① 법 제18조제1항 및 제29조에 따른 역학조사를 하기 위하여 질병관리청에 중앙역학조사반을 두고, 시 · 도에 시 · 도역학조사반을 두며, 시 · 군 · 구(자치구를 말한다. 이하 같다)에 시 · 군 · 구역학조사반을 둔다. <개정 2020.9.11>

② 중앙역학조사반은 30명 이상, 시 · 도역학조사반 및 시 · 군 · 구역학조사반은 각각 10명 이상의 반원으로 구성한다. <개정 2016.1.6, 2021.12.14>

③ 역학조사반의 반장은 법 제60조에 따른 방역관 또는 법 제60조의2에 따른 역학조사관으로 한다. <신설 2021.12.14>

④ 역학조사반원은 다음 각 호의 어느 하나에 해당하는 사람 중에서 질병관리청장, 시 · 도지사 및 시장 · 군수 · 구청장이 각각 임명하거나 위촉한다. <개정 2016.1.6, 2020.9.11, 2021.12.14>

1. 방역, 역학조사 또는 예방접종 업무를 담당하는 공무원
2. 법 제60조의2에 따른 역학조사관
3. 「농어촌 등 보건의료를 위한 특별조치법」에 따라 채용된 공중보건의사
4. 「의료법」 제2조제1항에 따른 의료인
5. 그 밖에 감염병 등과 관련된 분야의 전문가 등으로서 질병관리청장, 시 · 도지사 및 시장 · 군수 · 구청장이 역학조사를 위해 필요하다고 인정하는 사람

⑤ 역학조사반은 감염병 분야와 예방접종 후 이상반응 분야로 구분하여 운영하되, 분야별 운영에 필요한 사항은 질병관리청장이 정한다. <개정 2020.9.11, 2021.12.14>

영 **제16조(역학조사반의 임무 등)** ① 역학조사반의 임무는 다음 각 호와 같다.

1. 중앙역학조사반
   가. 역학조사 계획의 수립, 시행 및 평가
   나. 역학조사의 실시 기준 및 방법의 개발
   다. 시 · 도역학조사반 및 시 · 군 · 구역학조사반에 대한 교육 · 훈련
   라. 감염병에 대한 역학적인 연구
   마. 감염병의 발생 · 유행 사례 및 예방접종 후 이상반응의 발생 사례 수집, 분석 및 제공
   바. 시 · 도역학조사반에 대한 기술지도 및 평가
2. 시 · 도 역학조사반

가. 관할 지역 역학조사 계획의 수립, 시행 및 평가
나. 관할 지역 역학조사의 세부 실시 기준 및 방법의 개발
다. 중앙역학조사반에 관할 지역 역학조사 결과 보고
라. 관할 지역 감염병의 발생 · 유행 사례 및 예방접종 후 이상반응의 발생 사례 수집, 분석 및 제공
마. 시 · 군 · 구역학조사반에 대한 기술지도 및 평가
3. 시 · 군 · 구 역학조사반
가. 관할 지역 역학조사 계획의 수립 및 시행
나. 시 · 도역학조사반에 관할 지역 역학조사 결과 보고
다. 관할 지역 감염병의 발생 · 유행 사례 및 예방접종 후 이상반응의 발생 사례 수집, 분석 및 제공

② 역학조사를 하는 역학조사반원은 보건복지부령으로 정하는 역학조사반원증을 지니고 관계인에게 보여 주어야 한다.

③ 질병관리청장, 시 · 도지사 또는 시장 · 군수 · 구청장은 역학조사반원에게 예산의 범위에서 역학조사 활동에 필요한 수당과 여비를 지급할 수 있다. <개정 2020.9.11>

영 **제16조의2(자료제출 요구 대상 기관 · 단체)** 법 제18조의4제1항에서 "대통령령으로 정하는 기관 · 단체"란 다음 각 호의 기관 · 단체를 말한다. <개정 2016.6.28>
1. 의료기관
2. 「국민건강보험법」 제13조에 따른 국민건강보험공단
3. 「국민건강보험법」 제62조에 따른 건강보험심사평가원

[본조신설 2016.1.6]

영 **제16조의3(지원 요청 등의 범위)** 법 제18조의4제2항에 따라 질병관리청장은 관계 중앙행정기관의 장에게 역학조사를 실시하는 데 필요한 인력 파견 및 물자 지원, 역학조사 대상자 및 대상 기관에 대한 관리, 감염원 및 감염경로 조사를 위한 검사 · 정보 분석 등의 지원을 요청할 수 있다. <개정 2020.9.11>

규칙 **제16조(역학조사반원증)** 「감염병의 예방 및 관리에 관한 법률 시행령」(이하 "영"이라 한다) 제16조제2항에 따른 역학조사반원증은 별지 제6호서식과 같다.

규칙 **제16조의2(역학조사의 요청 등)** ① 법 제18조의2제1항에 따라 역학조사의 실시를 요청하려는 의료인 또는 의료기관의 장은 별지 제6호의2서식을 작성하여 질병관리청장 또는 시 · 도지사에게 제출하여야 한다. <개정 2020.9.11>

② 질병관리청장 또는 시 · 도지사는 제1항에 따른 요청을 접수하면, 역학조사를 실시하는 경우에는 역학조사 계획을 수립하여 요청자에게 서면으로 통보하고, 역학조사를 실시하지 아니하는 경우에는 그 사유를 명시하여 서면으로 통보하여야 한다. <개정 2020.9.11>

[본조신설 2016.1.7]

규칙 **제16조의3(역학조사인력 교육과정)** 법 제18조의3제1항에 따른 교육 · 훈련 과정의 세부기준은 별표 3의2와 같다. <개정 2016.6.30>

[본조신설 2016.1.7]

제19조(건강진단) 성매개감염병의 예방을 위하여 종사자의 건강진단이 필요한 직업으로 보건복지부령으로 정하는 직업에 종사하는 자와 성매개감염병에 감염되어 그 전염을 매개할 상당한 우려가 있다고 시장·군수·구청장이 인정한 자는 보건복지부령으로 정하는 바에 따라 성매개감염병에 관한 건강진단을 받아야 한다. <개정 2010.1.18>

참고 **성매개감염병 및 후천성면역결핍증 건강진단규칙 제3조(정기 건강진단)** 「감염병의 예방 및 관리에 관한 법률」 제19조, 「후천성면역결핍증 예방법」 제8조제2항제2호 및 같은 법 시행령 제10조에 따라 성매개감염병 및 후천성면역결핍증에 관한 건강진단을 받아야 하는 직업에 종사하는 사람과 그 진단 항목 및 횟수는 별표와 같다. <개정 2011.1.3, 2013.3.23>

[제목개정 2013.3.23]

[별표] 성매개감염병 및 후천성면역결핍증 건강진단대상자 및 건강진단 항목 및 횟수(제3조 관련) <개정 2021.7.19>

성매개감염병 및 후천성면역결핍증 건강진단 대상자	건강진단 항목 및 횟수		
	매독검사	HIV검사	그 밖의 성매개감염병 검사
1. 「청소년보호법 시행령」 제6조제2항제1호에 따른 영업소의 종업원	1회/6개월	1회/6개월	1회/6개월
2. 「식품위생법 시행령」 제22조제1항에 따른 유흥접객원	1회/3개월	1회/6개월	1회/3개월
3. 「안마사에 관한 규칙」 제6조에 따른 안마시술소의 종업원	1회/3개월	1회/6개월	1회/3개월
4. 특별자치도지사 · 시장 · 군수 · 구청장이 불특정 다수를 대상으로 성매개감염병 및 후천성면역결핍증을 감염시킬 우려가 있는 행위를 한다고 인정하는 영업장에 종사하는 사람	1회/3개월	1회/6개월	1회/3개월

제20조(해부명령) ① 질병관리청장은 국민 건강에 중대한 위협을 미칠 우려가 있는 감염병으로 사망한 것으로 의심이 되어 시체를 해부(解剖)하지 아니하고는 감염병 여부의 진단과 사망의 원인규명을 할 수 없다고 인정하면 그 시체의 해부를 명할 수 있다. <개정 2020.8.11>

② 제1항에 따라 해부를 하려면 미리 「장사 등에 관한 법률」 제2조제16호에 따른 연고자(같은 호 각 목에 규정된 선순위자가 없는 경우에는 그 다음 순위자를 말한다. 이하 "연고자"라 한다)의 동의를 받아야 한다. 다만, 소재불명 및 연락두절 등 미리 연고자의 동의를 받기 어려운 특별한 사정이 있고 해부가 늦어질 경우 감염병 예방과 국민 건강의 보호라는 목적을 달성하기 어렵다고 판단되는 경우에는 연고자의 동의를 받지 아니하고 해부를 명할 수 있다.

③ 질병관리청장은 감염병 전문의, 해부학, 병리학 또는 법의학을 전공한 사람을 해부를 담당하는 의사로 지정하여 해부를 하여야 한다. <개정 2020.8.11>

④ 제3항에 따른 해부는 사망자가 걸린 것으로 의심되는 감염병의 종류별로 질병관리청장이 정하여 고시한 생물학적 안전 등급을 갖춘 시설에서 실시하여야 한다. <개정 2010.1.18, 2020.8.11>

⑤ 제3항에 따른 해부를 담당하는 의사의 지정, 감염병 종류별로 갖추어야 할 시설의 기준, 해당 시체의 관리 등에 관하여 필요한 사항은 보건복지부령으로 정한다.

규칙 **제17조(해부시설 기준 등)** ① 법 제20조제5항에 따라 감염병 종류별로 갖추어야 할 시설의 기준이란 크로이츠펠트-야콥병(CJD) 및 변종크로이츠펠트-야콥병(vCJD)의 경우 「유전자변형생물체의 국가간 이동 등에 관한 법률 시행령」 제23조제1항에 따른 안전관리등급 2등급에 해당하는 연구시설을 말한다.

② 법 제20조제5항에 따른 시체의 관리 방법은 다음 각 호와 같으며, 그 밖의 세부 사항은 질병관리청장이 정한다. <개정 2020.9.11>

1. 시체의 이동이나 보관 시 시체 및 시체의 일부가 외부에 노출되지 않도록 밀봉할 것
2. 해부를 통해 외부로 배출된 시체의 체액으로 인한 오염에 주의할 것
3. 시체 취급 시 일회용 마스크, 가운, 장갑 등 개인보호장구를 착용할 것
4. 크로이츠펠트-야콥병(CJD) 및 변종크로이츠펠트-야콥병(vCJD)으로 사망한 시체의 장례 시 작업장과 관계자의 안전을 확보할 것

제20조의2(시신의 장사방법 등) ① 질병관리청장은 감염병환자등이 사망한 경우(사망 후 감염병병원체를 보유하였던 것으로 확인된 사람을 포함한다) 감염병의 차단과 확산 방지 등을 위하여 필요한 범위에서 그 시신의 장사방법 등을 제한할 수 있다. <개정 2020.8.11>

② 질병관리청장은 제1항에 따른 제한을 하려는 경우 연고자에게 해당 조치의 필요성 및 구체적인 방법 · 절차 등을 미리 설명하여야 한다. <개정 2020.8.11>

③ 질병관리청장은 화장시설의 설치 · 관리자에게 제1항에 따른 조치에 협조하여 줄 것을 요청할 수 있으며, 요청을 받은 화장시설의 설치 · 관리자는 이에 적극 협조하여야 한다. <개정 2020.8.11>

④ 제1항에 따른 제한의 대상 · 방법 · 절차 등 필요한 사항은 보건복지부령으로 정한다.

[본조신설 2015.12.29]

규칙 **제17조의2(시신의 장사방법 제한 대상 등)** ① 법 제20조의2제1항에 따라 장사방법이 제한되는 시신은 질병관리청장이 정하여 공고하는 감염병과 관련된 감염병환자등(감염병병원체를 보유하였던 것으로 확인된 사람을 포함한다. 이하 이 조에서 같다)의 시신으로 한다. 이 경우 질병관리청장은 해당 감염병의 공고를 하기 전에 관계 기관 · 단체 및 전문가 등의 의견 또는 자료의 제출을 요청할 수 있다. <개정 2020.9.11>

② 제1항에 따른 감염병환자등의 시신에 대한 장사방법은 「장사 등에 관한 법률」 제2조제2호에 따른 화장의 방법으로 한다. 다만, 질병관리청장이 해당 감염병환자등의 시신을 화장의 방법으로 장사하는 것이 현저히 곤란하다고 인정하는 경우에는 질병관리청장이 지정하는 다른 방법으로 처리할 수 있다. <개정 2020.9.11>

③ 법 제20조의2제2항에 따른 장사방법 제한 및 절차 등에 대한 설명은 구술로 한다. 이 경우 장사의 제한방법 및 절차 등을 설명하는 관계 공무원은 그 권한을 표시하는 증표를 제시하여야 한다.

④ 제2항 및 제3항에서 정한 사항 외에 감염병환자등의 시신에 대한 장사방법 및 장사절차 등에 필요한 사항은 질병관리청장이 정하여 고시한다. <개정 2020.9.11>

[본조신설 2016.6.30]

제5장 고위험병원체

제21조(고위험병원체의 분리, 분양 · 이동 및 이동신고) ① 감염병환자, 식품, 동식물, 그 밖의 환경 등으로부터 고위험병원체를 분리한 자는 지체 없이 고위험병원체의 명칭, 분리된 검체명, 분리 일자 등을 질병관리청장에게 신고하여야 한다. <개정 2010.1.18, 2019.12.3, 2020.8.11>

② 고위험병원체를 분양 · 이동받으려는 자는 사전에 고위험병원체의 명칭, 분양 및 이동계획 등을 질병관리청장에게 신고하여야 한다. <신설 2019.12.3, 2020.8.11>

③ 고위험병원체를 이동하려는 자는 사전에 고위험병원체의 명칭과 이동계획 등을 질병관리청장에게 신고하여야 한다. <신설 2019.12.3, 2020.8.11>

④ 질병관리청장은 제1항부터 제3항까지의 신고를 받은 경우 그 내용을 검토하여 이 법에 적합하면 신고를 수리하여야 한다. <신설 2020.3.4, 2020.8.11>

⑤ 질병관리청장은 제1항에 따라 고위험병원체의 분리신고를 받은 경우 현장조사를 실시할 수 있다. <신설 2019.12.3, 2020.3.4, 2020.8.11>

⑥ 고위험병원체를 보유 · 관리하는 자는 매년 고위험병원체 보유현황에 대한 기록을 작성하여 질병관리청장에게 제출하여야 한다. <신설 2018.3.27, 2019.12.3, 2020.3.4, 2020.8.11>

⑦ 제1항부터 제3항까지에 따른 신고 및 제6항에 따른 기록 작성 · 제출의 방법 및 절차 등에 관하여 필요한 사항은 보건복지부령으로 정한다. <개정 2010.1.18, 2018.3.27, 2019.12.3, 2020.3.4>

[제목개정 2018.3.27, 2019.12.3]

규칙 **제18조(고위험병원체 분리, 분양 · 이동 및 이동 신고 등)** ① 법 제21조제1항에 따라 고위험병원체의 분리신고를 하려는 자는 별지 제7호서식의 고위험병원체 분리신고서(전자문서로 된 신고서를 포함한다)에 별지 제7호의2서식의 고위험병원체 분리경위서를 첨부하여 질병관리청장에게 제출하여야 한다. <개정 2018.9.27, 2020.9.11>

② 제1항에 따라 신고를 받은 질병관리청장은 신고서를 제출받은 날부터 10일 이내에 신고수리 여부를 통지해야 한다. 이 경우 신고를 수리하는 때에는 별지 제7호의3서식의 고위험병원체 분리신고 확인서를 신고자에게 발급해야 한다. <개정 2020.6.4, 2020.9.11>

③ 법 제21조제2항에 따라 고위험병원체를 분양 · 이동받으려는 자는 별지 제7호의4서식의 고위험병원체 분양 · 이동신고서(전자문서로 된 신고서를 포함한다)에 다음 각 호의 서류(전자문서를 포함한다)를 첨부하여 질병관리청장에게 제출해야 한다. <신설 2020.6.4, 2020.9.11, 2022.4.20>

1. 고위험병원체 분양계약서 또는 주문서
2. 분양 · 이동받으려는 고위험병원체의 사용계획서
3. 법 제23조제1항에 따른 고위험병원체 취급시설의 허가서 · 신고확인서 또는 사용계약서
4. 분양 · 이동받으려는 고위험병원체의 운반계획서(운반경로, 운반수단 및 운반자에 관한 사항이 포함되어야 한다)
5. 이동대행계약서(대행기관이 고위험병원체의 이동을 대행하는 경우만 해당한다)
6. 고위험병원체를 취급하는 사람의 성명 · 학력 및 경력이 기재된 서류

④ 제3항에 따라 신고를 받은 질병관리청장은 신고서를 제출받은 날부터 10일 이내에 신고수리 여부를 통지해야 한다. 이 경우 신고를 수리하는 때에는 별지 제7호의5서식의 고위험병원체 분양 · 이동신고 확인서를 신고자에게 발급해야 한다. <신설 2020.6.4, 2020.9.11>

⑤ 법 제21조제3항에 따라 고위험병원체의 이동신고를 하려는 자는 별지 제8호서식의 고위험병원체 이동신고서(전자문서로 된 신고서를 포함한다)에 다음 각 호의 서류를 첨부하여 질병관리청장에게 제출해야 한다. <개정 2018.9.27, 2020.6.4, 2020.9.11>

1. 이동하는 고위험병원체의 사용계획서
2. 이동하는 고위험병원체의 운반계획서(운반경로, 운반수단 및 운반자에 관한 사항을 포함하여야 한다)
3. 이동대행계약서(대행기관이 고위험병원체의 이동을 대행하는 경우만 해당한다)

⑥ 제5항에 따라 신고를 받은 질병관리청장은 신고서를 제출받은 날부터 10일 이내에 신고수리 여부를 통지해야 한다. 이 경우 신고를 수리하는 때에는 별지 제8호의2서식의 고위험병원체 이동신고 확인서를 신고자에게 발급해야 한다. <신설 2020.6.4, 2020.9.11>

⑦ 법 제21조제6항에 따라 고위험병원체를 보유·관리하는 자는 별지 제8호의3서식의 고위험병원체 보유현황보고서(전자문서로 된 보고서를 포함한다)를 작성하여 매년 1월 31일까지 질병관리청장에게 제출해야 한다. <신설 2018.9.27, 2020.6.4, 2020.9.11>

[제목개정 2020.6.4]

제22조(고위험병원체의 반입 허가 등) ① 감염병의 진단 및 학술 연구 등을 목적으로 고위험병원체를 국내로 반입하려는 자는 다음 각 호의 요건을 갖추어 질병관리청장의 허가를 받아야 한다. <개정 2010.1.18, 2019.12.3, 2020.8.11, 2021.10.19>

1. 제23조제1항에 따른 고위험병원체 취급시설을 설치·운영하거나 고위험병원체 취급시설을 설치·운영하고 있는 자와 고위험병원체 취급시설을 사용하는 계약을 체결할 것
2. 고위험병원체의 안전한 수송 및 비상조치 계획을 수립할 것
3. 보건복지부령으로 정하는 요건을 갖춘 고위험병원체 전담관리자를 둘 것

② 제1항에 따라 허가받은 사항을 변경하려는 자는 질병관리청장의 허가를 받아야 한다. 다만, 대통령령으로 정하는 경미한 사항을 변경하려는 경우에는 질병관리청장에게 신고하여야 한다. <개정 2010.1.18, 2020.8.11>

③ 제1항에 따라 고위험병원체의 반입 허가를 받은 자가 해당 고위험병원체를 인수하여 이동하려면 대통령령으로 정하는 바에 따라 그 인수 장소를 지정하고 제21조제1항에 따라 이동계획을 질병관리청장에게 미리 신고하여야 한다. 이 경우 질병관리청장은 그 내용을 검토하여 이 법에 적합하면 신고를 수리하여야 한다. <개정 2010.1.18, 2020.3.4, 2020.8.11>

④ 질병관리청장은 제1항에 따라 허가를 받은 자가 다음 각 호의 어느 하나에 해당하는 경우에는 그 허가를 취소할 수 있다. 다만, 제1호 또는 제2호에 해당하는 경우에는 그 허가를 취소하여야 한다. <신설 2021.10.19>

1. 속임수나 그 밖의 부정한 방법으로 허가를 받은 경우
2. 허가를 받은 날부터 1년 이내에 제3항에 따른 인수 신고를 하지 않은 경우
3. 제1항의 요건을 충족하지 못하는 경우

⑤ 제1항부터 제4항까지의 규정에 따른 허가, 신고 또는 허가 취소의 방법과 절차 등에 관하여 필요한 사항은 보건복지부령으로 정한다. <개정 2010.1.18, 2021.10.19>

영 **제17조** 삭제 <2020.6.2>

영 **제18조(고위험병원체의 반입 허가 변경신고 사항)** 법 제22조제2항 단서에서 "대통령령으로 정하는 경미한 사항"이란 다음 각 호의 사항을 말한다. <개정 2020.6.2>

1. 고위험병원체의 반입 허가를 받은 자(자연인인 경우로 한정한다)의 성명 · 주소 및 연락처
2. 고위험병원체의 반입 허가를 받은 자(법인인 경우로 한정한다)의 명칭 · 주소 및 연락처와 그 대표자의 성명 및 연락처
3. 고위험병원체 전담관리자의 성명 · 직위 및 연락처

영 **제19조(고위험병원체 인수 장소 지정)** 법 제22조제3항에 따라 고위험병원체를 인수하여 이동하려는 자는 질병관리청장이 정하는 장소 중에서 인수 장소를 지정하여야 한다. <개정 2020.9.11>

규칙 **제19조(고위험병원체 반입 허가 신청 등)** ① 법 제22조제1항에 따라 고위험병원체의 반입 허가를 받으려는 자는 별지 제9호서식의 고위험병원체 반입허가신청서(전자문서로 된 신청서를 포함한다)에 다음 각 호의 서류를 첨부하여 질병관리청장에게 제출해야 한다. <개정 2018.6.12, 2020.6.4, 2020.9.11, 2022.4.20>

1. 반입계약서(반입을 대행하는 경우에는 반입대행계약서를 말한다) 또는 주문서
2. 반입하려는 고위험병원체 사용계획서
3. 운반경로 · 운반수단 및 운반업자가 기록된 운반계약서 또는 자가 운반계획서
4. 법 제23조제1항에 따른 고위험병원체 취급시설 보유를 확인할 수 있는 증명자료
5. 고위험병원체를 취급하는 사람의 성명 · 학력 및 경력이 기재된 서류

② 제1항에 따라 신청을 받은 질병관리청장이 그 허가를 하는 경우에는 별지 제10호서식의 고위험병원체 반입허가서를 해당 신청자에게 발급하여야 한다. <개정 2020.9.11>

③ 법 제22조제2항 본문에 따라 변경 허가를 받으려는 자는 별지 제11호서식의 고위험병원체 반입허가 변경신청서(전자문서로 된 신청서를 포함한다)에 다음 각 호의 서류를 첨부하여 질병관리청장에게 제출하여야 한다. <개정 2020.9.11>

1. 반입허가서 또는 조건부 반입허가서 사본
2. 변경 내용을 증명하는 서류

④ 제3항에 따라 신청을 받은 질병관리청장이 그 변경 허가를 하는 경우에는 변경 허가 사항을 반영한 고위험병원체 반입허가서를 해당 신청자에게 재발급하여야 한다. <개정 2020.9.11>

⑤ 법 제22조제2항 단서에 따라 변경신고를 하려는 자는 별지 제11호서식의 고위험병원체 반입허가 변경신청서에 제3항 각 호의 서류를 첨부하여 질병관리청장에게 제출하여야 한다. <개정 2020.9.11>

규칙 **제19조의2(고위험병원체 전담관리자의 요건)** 법 제22조제1항제3호에서 "보건복지부령으로 정하는 요건을 갖춘 고위험병원체 전담관리자"란 다음 각 호의 요건을 모두 갖춘 사람을 말한다. <개정 2022.4.20>

1. 법 제23조의4제1항 각 호의 어느 하나에 해당할 것
2. 제20조의10제2항에 따른 교육을 이수했을 것

[본조신설 2020.6.4]

규칙 **제20조(고위험병원체 인수신고)** ① 법 제22조제3항 전단에 따라 고위험병원체를 인수하여 이동하려는 자는 별지 제12호서식의 고위험병원체 인수신고서(전자문서로 된 신고서를 포함한다)에 다음 각 호의 서류를 첨부하여 질병관리청장에게 제출해야 한다. <개정 2020.3.4, 2020.9.11>

1. 인수하려는 병원체별 상세 정보 및 사용 목적
2. 대행기관이 고위험병원체의 인수를 대행하는 경우 다음 각 목의 서류
   가. 인수대행계약서

나. 운반경로 · 운반수단 · 운반업자 및 보관정보가 기록된 운반계약서 또는 운반계획서

② 제1항에 따라 신고를 받은 질병관리청장은 신고서를 제출받은 날부터 10일 이내에 신고수리 여부를 통지해야 한다. 이 경우 신고를 수리하는 때에는 별지 제13호서식의 고위험병원체 인수신고 확인서를 신고자에게 발급해야 한다. <개정 2020.6.4, 2020.9.11>

제23조(고위험병원체의 안전관리 등) ① 고위험병원체를 검사, 보유, 관리 및 이동하려는 자는 그 검사, 보유, 관리 및 이동에 필요한 시설(이하 "고위험병원체 취급시설"이라 한다)을 설치 · 운영하거나 고위험병원체 취급시설을 설치 · 운영하고 있는 자와 고위험병원체 취급시설을 사용하는 계약을 체결하여야 한다. <개정 2021.10.19>

② 고위험병원체 취급시설을 설치 · 운영하려는 자는 고위험병원체 취급시설의 안전관리 등급별로 질병관리청장의 허가를 받거나 질병관리청장에게 신고하여야 한다. 이 경우 고위험병원체 취급시설을 설치 · 운영하려는 자가 둘 이상인 경우에는 공동으로 허가를 받거나 신고하여야 한다. <개정 2020.8.11, 2021.10.19>

③ 제2항에 따라 허가를 받은 자는 허가받은 사항을 변경하려면 변경허가를 받아야 한다. 다만, 대통령령으로 정하는 경미한 사항을 변경하려면 변경신고를 하여야 한다.

④ 제2항에 따라 신고한 자는 신고한 사항을 변경하려면 변경신고를 하여야 한다.

⑤ 제2항에 따라 허가를 받거나 신고한 자는 고위험병원체 취급시설을 폐쇄하는 경우 그 내용을 질병관리청장에게 신고하여야 한다. <개정 2020.8.11>

⑥ 질병관리청장은 제2항, 제4항 및 제5항에 따른 신고를 받은 경우 그 내용을 검토하여 이 법에 적합하면 신고를 수리하여야 한다. <개정 2020.8.11>

⑦ 제2항에 따라 허가를 받거나 신고한 자는 고위험병원체 취급시설의 안전관리 등급에 따라 대통령령으로 정하는 안전관리 준수사항을 지켜야 한다.

⑧ 질병관리청장은 고위험병원체를 검사, 보유, 관리 및 이동하는 자가 제7항에 따른 안전관리 준수사항 및 제9항에 따른 허가 및 신고 기준을 지키고 있는지 여부 등을 점검할 수 있다. <개정 2020.8.11>

⑨ 제1항부터 제5항까지의 규정에 따른 고위험병원체 취급시설의 안전관리 등급, 설치 · 운영 허가 및 신고의 기준과 절차, 폐쇄 신고의 기준과 절차 등에 필요한 사항은 대통령령으로 정한다.

[전문개정 2020.3.4]

영 **제19조의2(고위험병원체 취급시설의 설치 · 운영 허가 및 신고)** ① 법 제23조제1항에 따른 고위험병원체 취급시설(이하 "고위험병원체 취급시설"이라 한다)의 안전관리 등급의 분류와 허가 또는 신고의 대상이 되는 고위험병원체 취급시설은 별표 1의4와 같다. <개정 2020.6.2>

② 질병관리청장은 고위험병원체 취급시설의 안전관리 등급별로 다음 각 호의 사항에 대한 설치 · 운영의 허가 및 신고수리 기준을 정하여 고시하여야 한다. <개정 2020.6.2, 2020.9.11>

1. 고위험병원체 취급시설의 종류
2. 고위험병원체의 검사 · 보존 · 관리 및 이동에 필요한 설비 · 인력 및 안전관리
3. 고위험병원체의 검사 · 보존 · 관리 및 이동의 과정에서 인체에 대한 위해(危害)가 발생하는 것을 방지할 수 있는 시설(이하 "인체 위해방지시설"이라 한다)의 설비 · 인력 및 안전관리

③ 법 제23조제2항 및 별표 1의4에 따라 허가대상이 되는 고위험병원체 취급시설을 설치 · 운영하려는 자는 보건복지부령으로 정하는 허가신청서에 다음 각 호의 서류를 첨부하여 질병관리청장에게 제출하여야 한다. <개정 2020.9.11>

1. 고위험병원체 취급시설의 설계도서 또는 그 사본
2. 고위험병원체 취급시설의 범위와 그 소유 또는 사용에 관한 권리를 증명하는 서류
3. 인체 위해방지시설의 기본설계도서 또는 그 사본
4. 제2항에 따른 허가기준을 갖추었음을 증명하는 서류

④ 질병관리청장은 제3항에 따른 허가신청서를 제출받은 날부터 60일 이내에 허가 여부를 신청인에게 통지하여야 한다. 이 경우 허가를 하는 때에는 보건복지부령으로 정하는 고위험병원체 취급시설 설치 · 운영허가서를 발급하여야 한다. <개정 2020.9.11>

⑤ 법 제23조제2항 및 별표 1의4에 따라 신고대상이 되는 고위험병원체 취급시설을 설치 · 운영하려는 자는 보건복지부령으로 정하는 신고서에 다음 각 호의 서류를 첨부하여 질병관리청장에게 제출하여야 한다. <개정 2020.9.11>

1. 제2항에 따른 신고수리 기준을 갖추었음을 증명하는 서류
2. 제3항제1호부터 제3호까지의 서류

⑥ 질병관리청장은 제5항에 따른 신고서를 제출받은 날부터 60일 이내에 신고수리 여부를 신고인에게 통지하여야 한다. 이 경우 신고수리를 하는 때에는 보건복지부령으로 정하는 고위험병원체 취급시설 설치 · 운영 신고확인서를 발급하여야 한다. <개정 2020.9.11>

[본조신설 2018.6.12]

규칙 **제20조의2(고위험병원체 취급시설의 설치 · 운영 허가 및 신고 등의 서식)** ① 영 제19조의2제3항 각 호 외의 부분에 따른 허가신청서는 별지 제14호서식과 같다.

② 영 제19조의2제4항 후단에 따른 고위험병원체 취급시설 설치 · 운영허가서는 별지 제15호서식과 같다.

③ 영 제19조의2제5항 각 호 외의 부분에 따른 신고서는 별지 제14호서식과 같다.

④ 영 제19조의2제6항 후단에 따른 고위험병원체 취급시설 설치 · 운영 신고확인서는 별지 제15호서식과 같다.

[본조신설 2018.6.12]

영 **제19조의3(고위험병원체 취급시설 변경허가 등)** ① 법 제23조제3항 본문에 따라 변경허가를 받으려는 자는 보건복지부령으로 정하는 변경허가신청서에 허가사항의 변경사유와 변경내용을 증명하는 서류를 첨부하여 질병관리청장에게 제출하여야 한다. <개정 2020.9.11>

② 질병관리청장은 제1항에 따른 변경허가신청서를 제출받은 날부터 60일 이내에 변경허가 여부를 신청인에게 통지하여야 한다. 이 경우 변경허가를 하는 때에는 보건복지부령으로 정하는 변경허가서를 발급하여야 한다. <개정 2020.9.11>

③ 법 제23조제3항 단서에서 "대통령령으로 정하는 경미한 사항"이란 다음 각 호의 어느 하나에 해당하는 사항을 말한다.

1. 고위험병원체 취급시설을 설치 · 운영하는 자(자연인인 경우로 한정한다)의 성명 · 주소 및 연락처
2. 고위험병원체 취급시설을 설치 · 운영하는 자(법인인 경우로 한정한다)의 명칭 · 주소 및 연락처와 그 대표자의 성명 · 연락처
3. 제19조의6제1항제1호에 따른 고위험병원체 취급시설의 설치 · 운영 책임자, 고위험병원체의 전담관리자 및 생물안전관리책임자의 성명 · 연락처

④ 법 제23조제3항 단서에 따라 변경신고를 하려는 자는 보건복지부령으로 정하는 허가사항 변경신고서를 질병관리청장에게 제출하여야 한다. <개정 2020.9.11>

⑤ 질병관리청장은 제4항에 따른 허가사항 변경신고서를 제출받은 때에는 보건복지부령으로 정하는 변경신고확인서를 발급하여야 한다. <개정 2020.9.11>

[본조신설 2018.6.12]

규칙 **제20조의3(고위험병원체 취급시설 허가사항의 변경 등의 서식)** ① 영 제19조의3제1항에 따른 변경허가신청서는 별지 제15호의2서식과 같다.

② 영 제19조의3제2항 후단에 따른 변경허가서는 별지 제15호서식과 같다.

③ 영 제19조의3제4항에 따른 허가사항 변경신고서는 별지 제15호의2서식과 같다.

④ 영 제19조의3제5항에 따른 변경신고확인서는 별지 제15호서식과 같다.

[본조신설 2018.6.12]

영 **제19조의4(고위험병원체 취급시설 변경신고)** ① 법 제23조제4항에 따라 변경신고를 하려는 자는 보건복지부령으로 정하는 변경신고서를 질병관리청장에게 제출하여야 한다. <개정 2020.9.11>

② 질병관리청장은 제1항에 따른 변경신고서를 제출받은 날부터 60일 이내에 신고수리 여부를 신고인에게 통지해야 한다. 이 경우 신고를 수리하는 때에는 보건복지부령으로 정하는 변경신고확인서를 발급해야 한다. <개정 2020.6.2, 2020.9.11>

규칙 **제20조의4(고위험병원체 취급시설 신고사항의 변경 등의 서식)** ① 영 제19조의4제1항에 따른 변경신고서는 별지 제15호의2서식과 같다.

② 영 제19조의4제2항에 따른 변경신고확인서는 별지 제15호서식과 같다.

[본조신설 2018.6.12]

영 **제19조의5(고위험병원체 취급시설의 폐쇄신고 등)** ① 법 제23조제5항에 따라 고위험병원체 취급시설의 폐쇄신고를 하려는 자는 보건복지부령으로 정하는 폐쇄신고서에 고위험병원체의 폐기처리를 증명하는 서류를 첨부하여 질병관리청장에게 제출하여야 한다. <개정 2020.9.11>

② 질병관리청장은 제1항에 따른 폐쇄신고서를 제출받은 날부터 10일 이내에 신고수리 여부를 신고인에게 통지하여야 한다. 이 경우 신고를 수리하는 때에는 보건복지부령으로 정하는 폐쇄신고확인서를 발급하여야 한다. <개정 2020.9.11>

③ 법 제23조제5항에 따라 고위험병원체 취급시설을 폐쇄하는 경우 고위험병원체 취급시설의 소독과 고위험병원체에 대한 폐기처리 등 고위험병원체 취급시설의 폐쇄방법과 절차 등은 질병관리청장이 정하여 고시한다. <개정 2020.9.11>

[본조신설 2018.6.12]

규칙 **제20조의5(고위험병원체 취급시설의 폐쇄신고 등의 서식)** ① 영 제19조의5제1항에 따른 폐쇄신고서는 별지 제15호의3서식과 같다.

② 영 제19조의5제2항 후단에 따른 폐쇄신고확인서는 별지 제15호의4서식과 같다.

[본조신설 2018.6.12]

규칙 **제20조의6(고위험병원체의 폐기)** ① 법 제23조의2제2항에 따라 고위험병원체 취급시설 설치·운영 허가가 취소되거나 고위험병원체 취급시설의 폐쇄명령을 받은 자는 질병관리청 소속 공무원의 참관 하에 보유하고 있는 고위험병원체를 폐기해야 한다.

② 제1항에 따라 고위험병원체를 폐기한 경우에는 다음 각 호의 사항이 포함된 폐기 결과를 폐기한 날부터 10일 이내에 질병관리청장에게 보고해야 한다.

1. 고위험병원체 정보
2. 고위험병원체 폐기 과정
3. 고위험병원체 폐기 결과[생물학적 표지자 테스트(Biological Indicator test, BI test: 모든 미생물의 생존 여부를 확인함으로써 멸균을 확인하는 실험) 또는 배양실험 결과를 말한다]

③ 법 제23조의2제3항에 따라 질병관리청장이 고위험병원체를 직접 폐기하는 경우에는 폐기한 날부터 10일 이내에 해당 고위험병원체 취급시설 설치 · 운영 허가가 취소되거나 고위험병원체 취급시설의 폐쇄명령을 받은 자에게 고위험병원체 폐기 사실을 통보해야 한다.

[본조신설 2022.4.20]

[종전 제20조의6은 제20조의7로 이동 <2022.4.20>]

영 **제19조의6(고위험병원체 취급시설 설치 · 운영의 안전관리 준수사항)** ① 법 제23조제7항에서 "대통령령으로 정하는 안전관리 준수사항"이란 다음 각 호의 사항을 말한다. **<개정 2020.4.2, 2020.6.2>**

1. 고위험병원체 취급시설의 설치 · 운영 책임자, 고위험병원체의 전담관리자 및 생물안전관리책임자를 둘 것
2. 고위험병원체의 검사 · 보존 · 관리 및 이동과 관련된 안전관리에 대한 사항을 심의하기 위하여 고위험병원체 취급시설에 외부전문가, 생물안전관리책임자 등으로 구성되는 심의기구를 설치 · 운영할 것
3. 고위험병원체는 보존 단위용기에 고위험병원체의 이름, 관리번호 등 식별번호, 제조일 등 관련 정보를 표기하여 보안 잠금장치가 있는 별도의 보존상자 또는 보존장비에 보존할 것
4. 고위험병원체의 취급구역 및 보존구역에 대한 출입제한 및 고위험병원체의 취급을 확인할 수 있는 보안시스템을 운영할 것
5. 고위험병원체를 불활성화(폐기하지 아니하면서 영구적으로 생존하지 못하게 하는 처리를 말한다)하여 이용하려는 경우에는 제2호에 따른 심의기구의 심의를 거칠 것
6. 제19조의2제2항에 따른 허가 및 신고수리 기준을 준수할 것

② 제1항에서 규정한 사항 외에 안전관리 세부사항 및 제1항제2호에 따른 심의기구의 구성 · 운영 등의 사항은 질병관리청장이 정하여 고시한다. **<개정 2020.9.11>**

[본조신설 2018.6.12]

영 **제19조의7(고위험병원체 취급시설 허가 및 신고사항의 자료보완)** 질병관리청장은 제19조의2에 따른 고위험병원체 취급시설 설치 · 운영 허가 또는 신고, 제19조의3에 따른 고위험병원체 취급시설 설치 · 운영 허가사항의 변경허가 및 변경신고, 제19조의4에 따른 고위험병원체 취급시설의 변경신고 및 제19조의5에 따른 고위험병원체 취급시설의 폐쇄신고를 위하여 제출된 자료의 보완이 필요하다고 판단하는 경우 30일 이내의 기간을 정하여 필요한 자료를 제출하게 할 수 있다. 이 경우 보완에 걸리는 기간은 제19조의2제4항 · 제6항, 제19조의3제2항 및 제19조의5제2항에 따른 결정기간에 산입하지 아니한다. **<개정 2020.9.11>**

[본조신설 2018.6.12]

규칙 **제21조** 삭제 <2018.6.12>

제23조의2(고위험병원체 취급시설의 허가취소 등) ① 질병관리청장은 제23조제2항에 따라 고위험병원체 취급시설 설치 · 운영의 허가를 받거나 신고를 한 자가 다음 각 호의 어느 하나에 해당하는 경우에는 그 허가를 취소하거나 고위험병원체 취급시설의 폐쇄를 명하거나 1년 이내의 기간을 정하여 그 시설의 운영을 정지하도록 명할 수 있다. 다만, 제1호에 해당하는 경우에는 허가를 취소하거나 고위험병원체 취급시설의 폐쇄를 명하여야 한다. **<개정 2020.3.4, 2020.8.11, 2021.10.19>**

1. 속임수나 그 밖의 부정한 방법으로 허가를 받거나 신고한 경우
2. 제23조제3항 또는 제4항에 따른 변경허가를 받지 아니하거나 변경신고를 하지 아니하고 허가 내용 또는 신고 내용을 변경한 경우
3. 제23조제7항에 따른 안전관리 준수사항을 지키지 아니한 경우
4. 제23조제9항에 따른 허가 또는 신고의 기준에 미달한 경우

② 제1항에 따라 허가가 취소되거나 고위험병원체 취급시설의 폐쇄명령을 받은 자는 보유하고 있는 고위험병원체를 90일 이내에 폐기하고 그 결과를 질병관리청장에게 보고하여야 한다. 다만, 질병관리청장은 본문에 따라 고위험병원체를 폐기 및 보고하여야 하는 자가 천재지변 등 부득이한 사유로 기한 내에 처리할 수 없어 기한의 연장을 요청하는 경우에는 90일의 범위에서 그 기한을 연장할 수 있다. **<신설 2021.10.19>**

③ 제1항에 따라 허가가 취소되거나 고위험병원체 취급시설의 폐쇄명령을 받은 자가 보유하고 있는 고위험병원체를 제2항의 기한 이내에 폐기 및 보고하지 아니하는 경우에는 질병관리청장은 해당 고위험병원체를 폐기할 수 있다. **<신설 2021.10.19>**

④ 제2항 및 제3항에 따른 고위험병원체의 폐기 방법 및 절차 등에 필요한 사항은 보건복지부령으로 정한다. **<신설 2021.10.19>**

[본조신설 2017.12.12]

제23조의3(생물테러감염병병원체의 보유허가 등) ① 감염병의 진단 및 학술연구 등을 목적으로 생물테러감염병을 일으키는 병원체 중 보건복지부령으로 정하는 병원체(이하 "생물테러감염병병원체"라 한다)를 보유하고자 하는 자는 사전에 질병관리청장의 허가를 받아야 한다. 다만, 감염병의사환자로부터 생물테러감염병병원체를 분리한 후 보유하는 경우 등 대통령령으로 정하는 부득이한 사정으로 사전에 허가를 받을 수 없는 경우에는 보유 즉시 허가를 받아야 한다. **<개정 2020.8.11>**

② 제22조제1항에 따라 국내반입허가를 받은 경우에는 제1항에 따른 허가를 받은 것으로 본다.

③ 제1항에 따라 허가받은 사항을 변경하고자 하는 경우에는 질병관리청장의 변경허가를 받아야 한다. 다만, 고위험병원체를 취급하는 사람의 변경 등 대통령령으로 정하는 경미한 사항을 변경하려는 경우에는 질병관리청장에게 변경신고를 하여야 한다. **<개정 2020.8.11>**

④ 질병관리청장은 제1항에 따라 생물테러감염병병원체의 보유허가를 받은 자가 속임수나 그 밖의 부정한 방법으로 허가를 받은 경우에는 그 허가를 취소하여야 한다. **<신설 2021.10.19>**

⑤ 제1항부터 제4항까지의 규정에 따른 허가, 변경허가, 변경신고 또는 허가취소의 방법 및 절차 등에 관하여 필요한 사항은 보건복지부령으로 정한다. **<개정 2021.10.19>**

[본조신설 2019.12.3]

규칙 **제20조의8(생물테러감염병병원체의 보유허가 신청 등)** ① 법 제23조의3제1항에 따라 생물테러감염병병원체의 보유허가(이하 "보유허가"라 한다)를 받으려는 자는 별지 제13호의2서식의 생물테러

감염병병원체 보유허가 신청서(전자문서로 된 신청서를 포함한다)에 다음 각 호의 서류(전자문서를 포함한다)를 첨부하여 질병관리청장에게 제출해야 한다. <개정 2020.9.11, 2022.4.20>

1. 생물테러감염병병원체의 보유 및 안전관리 계획서
2. 법 제23조제1항에 따른 고위험병원체 취급시설의 허가서 · 신고확인서 또는 사용계약서
3. 생물테러감염병병원체를 취급하는 사람의 성명 · 학력 및 경력이 기재된 서류

② 제1항에 따라 신청을 받은 질병관리청장은 보유허가를 하는 경우에는 별지 제13호의3서식의 생물테러감염병병원체 보유허가서를 신청자에게 발급해야 한다. <개정 2020.9.11>

③ 법 제23조의3제3항 본문에 따라 변경허가를 받거나 같은 항 단서에 따라 변경신고를 하려는 자는 별지 제13호의4서식의 생물테러감염병병원체 보유허가 변경신청서(전자문서로 된 신청서를 포함한다)에 다음 각 호의 서류(전자문서를 포함한다)를 첨부하여 질병관리청장에게 제출해야 한다. <개정 2020.9.11>

1. 생물테러감염병병원체 보유허가서
2. 변경 내용을 증명하는 서류

④ 제3항에 따라 신청을 받은 질병관리청장은 보유허가 사항의 변경허가를 하거나 변경신고를 수리하는 경우에는 변경허가 또는 변경신고 사항이 반영된 생물테러감염병병원체 보유허가서를 신청자에게 재발급해야 한다. <개정 2020.9.11>

⑤ 법 제23조의3제4항에 따라 생물테러감염병병원체 보유허가가 취소된 자는 그 허가가 취소된 날부터 90일 이내에 질병관리청 소속 공무원의 참관 하에 보유하고 있는 생물테러감염병병원체를 폐기해야 한다. 이 경우 생물테러감염병병원체의 폐기 방법에 관하여는 제20조의6제2항을 적용하되, "고위험병원체"는 "생물테러감염병병원체"로 본다. <개정 2022.4.20>

⑥ 질병관리청장은 제1항 · 제3항 또는 법 제23조의3제4항에 따라 생물테러감염병병원체 보유허가, 변경허가 또는 허가취소 여부를 결정하기 위하여 필요한 경우 전문가의 의견을 들을 수 있다. <신설 2022.4.20>

[본조신설 2020.6.4]

[제20조의7에서 이동, 종전 제20조의8은 제20조의9로 이동 <2022.4.20>]

제23조의4(고위험병원체의 취급 기준) ① 고위험병원체는 다음 각 호의 어느 하나에 해당하는 사람만 취급할 수 있다.

1. 「고등교육법」 제2조제4호에 따른 전문대학 이상의 대학에서 보건의료 또는 생물 관련 분야를 전공하고 졸업한 사람 또는 이와 동등한 학력을 가진 사람
2. 「고등교육법」 제2조제4호에 따른 전문대학 이상의 대학을 졸업한 사람 또는 이와 동등 이상의 학력을 가진 사람으로서 보건의료 또는 생물 관련 분야 외의 분야를 전공하고 2년 이상의 보건의료 또는 생물 관련 분야의 경력이 있는 사람
3. 「초 · 중등교육법」 제2조제3호에 따른 고등학교 · 고등기술학교를 졸업한 사람 또는 이와 동등 이상의 학력을 가진 사람으로서 4년 이상의 보건의료 또는 생물 관련 분야의 경력이 있는 사람

② 누구든지 제1항 각 호의 어느 하나에 해당하지 아니하는 사람에게 고위험병원체를 취급하도록 하여서는 아니 된다.

③ 제1항 각 호의 학력 및 경력에 관한 구체적인 사항은 보건복지부령으로 정한다.

[본조신설 2019.12.3]

규칙 **제20조의9(고위험병원체를 취급하는 사람의 학력 및 경력 기준)** ① 법 제23조의4제1항제1호에 따른 보건의료 또는 생물 관련 분야는 다음 각 호와 같다. <개정 2020.9.11>

1. 감염학, 미생물학 또는 병리학
2. 의학, 치의학, 한의학, 약학, 간호학 및 수의학
3. 생물학, 미생물학, 생명과학, 생명공학, 생화학, 분자생물학 및 유전공학
4. 그 밖에 질병관리청장이 제1호부터 제3호까지의 학과와 동일하거나 유사하다고 인정하는 보건의료 또는 생물 관련 학과

② 법 제23조의4제1항제2호 및 제3호에서 "보건의료 또는 생물 관련 분야의 경력이 있는 사람"이란 각각 다음 각 호의 어느 하나에 해당하는 경력이 있는 사람을 말한다. <개정 2020.9.11>

1. 질병 진단관리 및 연구 경력
2. 병원체 관리 및 연구 경력
3. 미생물 시험 · 검사 및 연구 경력
4. 그 밖에 질병관리청장이 제1호부터 제3호까지의 분야와 동일하거나 유사하다고 인정하는 보건의료 또는 생물 관련 분야의 경력

[본조신설 2020.6.4]

[제20조의8에서 이동, 종전 제20조의9는 제20조의10으로 이동 <2022.4.20>]

제23조의5(고위험병원체 취급 교육) ① 고위험병원체를 취급하는 사람은 고위험병원체의 안전한 취급을 위하여 매년 필요한 교육을 받아야 한다.

② 질병관리청장은 제1항에 따른 교육을 보건복지부령으로 정하는 전문 기관 또는 단체에 위탁할 수 있다. <개정 2020.8.11>

③ 제1항 및 제2항에 따른 교육 및 교육의 위탁 등에 필요한 사항은 보건복지부령으로 정한다.

[본조신설 2019.12.3]

규칙 **제20조의10(고위험병원체 취급 교육의 대상 및 내용)** ① 법 제23조의5제1항에 따라 고위험병원체의 안전한 취급을 위하여 매년 필요한 교육을 받아야 하는 사람은 다음 각 호의 어느 하나에 해당하는 사람으로 한다.

1. 법 제22조제1항제3호에 따른 고위험병원체 전담관리자
2. 영 제19조의6제1항제1호에 따른 고위험병원체 취급시설의 설치 · 운영 책임자, 고위험병원체의 전담관리자 및 생물안전관리책임자
3. 그 밖에 고위험병원체를 취급하는 사람

② 법 제23조의5제1항에 따른 고위험병원체의 안전한 취급을 위한 교육(이하 "고위험병원체 취급 교육"이라 한다)에는 다음 각 호의 내용이 포함되어야 한다.

1. 고위험병원체의 안전한 취급 기술
2. 물리적 밀폐 및 생물학적 밀폐에 관한 사항
3. 고위험병원체 취급 실험의 위해성 평가에 관한 사항
4. 고위험병원체 사고 발생 시 비상조치에 관한 사항
5. 고위험병원체 취급시설의 안전관리 등급별 준수사항 등 생물안전관리에 관한 규정의 내용

③ 제1항 및 제2항에서 정한 사항 외에 고위험병원체 취급 교육의 세부내용 및 이수시간 등 고위험병원체 취급 교육에 필요한 세부 사항은 질병관리청장이 정하여 고시한다. <개정 2020.9.11>

[본조신설 2020.6.4]

[제20조의9에서 이동, 종전 제20조의10은 제20조의11로 이동 <2022.4.20>]

제6장 예방접종

제24조(필수예방접종) ① 특별자치도지사 또는 시장 · 군수 · 구청장은 다음 각 호의 질병에 대하여 관할 보건소를 통하여 필수예방접종(이하 "필수예방접종"이라 한다)을 실시하여야 한다. <개정 2016.12.2, 2018.3.27, 2020.8.11>

1. 디프테리아
2. 폴리오
3. 백일해
4. 홍역
5. 파상풍
6. 결핵
7. B형간염
8. 유행성이하선염
9. 풍진
10. 수두
11. 일본뇌염
12. b형헤모필루스인플루엔자
13. 폐렴구균
14. 인플루엔자
15. A형간염
16. 사람유두종바이러스 감염증
17. 그 밖에 질병관리청장이 감염병의 예방을 위하여 필요하다고 인정하여 지정하는 감염병

② 특별자치도지사 또는 시장 · 군수 · 구청장은 제1항에 따른 필수예방접종업무를 대통령령으로 정하는 바에 따라 관할구역 안에 있는 「의료법」에 따른 의료기관에 위탁할 수 있다. <개정 2018.3.27>

③ 특별자치도지사 또는 시장 · 군수 · 구청장은 필수예방접종 대상 아동 부모에게 보건복지부령으로 정하는 바에 따라 필수예방접종을 사전에 알려야 한다. 이 경우 「개인정보 보호법」 제24조에 따른 고유식별정보를 처리할 수 있다. <신설 2012.5.23, 2018.3.27>

[제목개정 2018.3.27]

영 **제20조(예방접종업무의 위탁)** ① 특별자치도지사 또는 시장 · 군수 · 구청장은 법 제24조제2항 및 제25조제2항에 따라 보건소에서 시행하기 어렵거나 보건소를 이용하기 불편한 주민 등에 대한 예방접종업무를 다음 각 호에 해당하는 의료기관 중에서 특별자치도지사 또는 시장 · 군수 · 구청장이 지정하는 의료기관에 위탁할 수 있다. 이 경우 특별자치도지사 또는 시장 · 군수 · 구청장은 위탁한 기관을 공고해야 한다. <개정 2021.8.3>

1. 「의료법」 제3조제2항제1호가목에 따른 의원
2. 「의료법」 제3조제2항제3호에 따른 병원급 의료기관(치과병원 및 한방병원은 같은 법 제43조제2항에 따라 의사를 두어 의과 진료과목을 추가로 설치 · 운영하는 경우로 한정한다)

② 특별자치도지사 또는 시장 · 군수 · 구청장은 제1항에 따라 예방접종업무를 위탁할 때에는 다음 각 호의 사항이 포함된 위탁계약서를 작성하여야 한다. <신설 2015.1.6>

1. 예방접종업무의 위탁범위에 관한 사항
2. 위탁계약 기간에 관한 사항
3. 위탁계약 조건에 관한 사항
4. 위탁계약 해지에 관한 사항

③ 제1항에 따라 예방접종업무를 위탁한 경우의 예방접종 비용 산정 및 비용 상환 절차 등에 관하여 필요한 사항은 질병관리청장이 정하여 고시한다. <개정 2015.1.6, 2020.9.11>

영 **제20조의2(예방접종 내역의 사전확인)** 법 제24조제1항 및 제25조제1항에 따라 예방접종을 하는 보건소장과 법 제24조제2항(법 제25조제2항에서 준용하는 경우를 포함한다)에 따라 예방접종을 위탁받은 의료기관의 장(이하 "보건소장등"이라 한다)은 법 제26조의2제1항 본문에 따라 예방접

종을 받으려는 사람 또는 법정대리인에게 다음 각 호의 사항에 대하여 서면으로 동의를 받아야 한다.

1. 예방접종 내역을 확인한다는 사실
2. 예방접종 내역에 대한 확인 방법

[본조신설 2016.6.28]

규칙 **제21조의2(필수예방접종의 사전 알림)** ① 특별자치도지사 또는 시장·군수·구청장은 법 제24조제3항에 따라 필수예방접종을 사전에 알리는 경우 휴대전화에 의한 문자전송, 전자메일, 전화, 우편 또는 이에 상당하는 방법으로 알려야 한다. 다만, 사전 알림에 동의한 사람에만 해당한다. **<개정 2018.9.27>**

② 제1항에 따른 사전 알림에 동의하지 않거나 필요한 개인 정보가 없는 경우에는 해당 지방자치단체의 인터넷 홈페이지에 공고함으로써 필수예방접종을 사전에 알려야 한다. **<개정 2018.9.27>**

[본조신설 2012.11.23]

[제목개정 2018.9.27]

제25조(임시예방접종) ① 특별자치도지사 또는 시장·군수·구청장은 다음 각 호의 어느 하나에 해당하면 관할 보건소를 통하여 임시예방접종(이하 "임시예방접종"이라 한다)을 하여야 한다. **<개정 2010.1.18, 2020.8.11>**

1. 질병관리청장이 감염병 예방을 위하여 특별자치도지사 또는 시장·군수·구청장에게 예방접종을 실시할 것을 요청한 경우
2. 특별자치도지사 또는 시장·군수·구청장이 감염병 예방을 위하여 예방접종이 필요하다고 인정하는 경우

② 제1항에 따른 임시예방접종업무의 위탁에 관하여는 제24조제2항을 준용한다.

제26조(예방접종의 공고) 특별자치도지사 또는 시장·군수·구청장은 임시예방접종을 할 경우에는 예방접종의 일시 및 장소, 예방접종의 종류, 예방접종을 받을 사람의 범위를 정하여 미리 공고하여야 한다. 다만, 제32조제3항에 따른 예방접종의 실시기준 등이 변경될 경우에는 그 변경 사항을 미리 공고하여야 한다. **<개정 2021.3.9>**

제26조의2(예방접종 내역의 사전확인) ① 보건소장 및 제24조제2항(제25조제2항에서 준용하는 경우를 포함한다)에 따라 예방접종업무를 위탁받은 의료기관의 장은 예방접종을 하기 전에 대통령령으로 정하는 바에 따라 예방접종을 받으려는 사람 본인 또는 법정대리인의 동의를 받아 해당 예방접종을 받으려는 사람의 예방접종 내역을 확인하여야 한다. 다만, 예방접종을 받으려는 사람 또는 법정대리인의 동의를 받지 못한 경우에는 그러하지 아니하다.

② 제1항 본문에 따라 예방접종을 확인하는 경우 제33조의4에 따른 예방접종통합관리시스템을 활용하여 그 내역을 확인할 수 있다. **<개정 2019.12.3>**

[본조신설 2015.12.29]

제27조(예방접종증명서) ① 질병관리청장, 특별자치도지사 또는 시장·군수·구청장은 필수예방접종 또는 임시예방접종을 받은 사람 본인 또는 법정대리인에게 보건복지부령으로 정하는 바에 따라 예방접종증명서를 발급하여야 한다. **<개정 2018.3.27, 2020.8.11>**

② 특별자치도지사나 시장 · 군수 · 구청장이 아닌 자가 이 법에 따른 예방접종을 한 때에는 질병관리청장, 특별자치도지사 또는 시장 · 군수 · 구청장은 보건복지부령으로 정하는 바에 따라 해당 예방접종을 한 자로 하여금 예방접종증명서를 발급하게 할 수 있다. <개정 2015.12.29, 2020.8.11>

③ 제1항 및 제2항에 따른 예방접종증명서는 전자문서를 이용하여 발급할 수 있다.

규칙 **제22조(예방접종증명서)** 법 제27조 및 제33조의4제4항에 따른 예방접종증명서는 별지 제16호서식과 같다. <개정 2016.6.30, 2020.6.4>

제28조(예방접종 기록의 보존 및 보고 등) ① 특별자치도지사 또는 시장 · 군수 · 구청장은 필수예방접종 및 임시예방접종을 하거나, 제2항에 따라 보고를 받은 경우에는 보건복지부령으로 정하는 바에 따라 예방접종에 관한 기록을 작성 · 보관하여야 하고, 그 내용을 시 · 도지사 및 질병관리청장에게 각각 보고하여야 한다. <개정 2018.3.27, 2020.8.11>

② 특별자치도지사나 시장 · 군수 · 구청장이 아닌 자가 이 법에 따른 예방접종을 하면 보건복지부령으로 정하는 바에 따라 특별자치도지사 또는 시장 · 군수 · 구청장에게 보고하여야 한다.

규칙 **제23조(예방접종에 관한 기록의 작성 및 보고)** ① 법 제28조제1항에 따라 특별자치도지사 또는 시장 · 군수 · 구청장은 필수예방접종 및 임시예방접종을 한 경우 별지 제17호서식의 예방접종 실시 기록 및 보고서(전자문서를 포함한다. 이하 이 조에서 같다)에 예방접종에 관한 기록을 작성하여야 한다. <개정 2014.12.31, 2018.9.27>

② 법 제28조제2항에 따라 특별자치도지사나 시장 · 군수 · 구청장이 아닌 자가 예방접종을 실시하면 별지 제17호서식의 예방접종 실시 기록 및 보고서에 예방접종에 관한 기록을 작성하고, 예방접종 실시 기록 및 보고서를 특별자치도지사 또는 시장 · 군수 · 구청장에게 제출하여야 한다. <개정 2014.12.31>

③ 특별자치도지사 또는 시장 · 군수 · 구청장은 제1항에 따라 예방접종에 관한 기록을 작성하거나 제2항에 따라 제출받은 예방접종 실시 기록 및 보고서를 시 · 도지사 및 질병관리청장에게 각각 제출하여야 한다. <개정 2014.12.31, 2020.9.11>

④ 질병관리청장은 필수예방접종 또는 임시예방접종을 받은 사람(미성년자의 경우에는 그 부모를 말한다)에게 제3항에 따라 제출받은 예방접종에 관한 기록을 인터넷 홈페이지를 통하여 열람하게 하거나 전자문서를 이용하여 예방접종증명서를 발급할 수 있다. <신설 2014.12.31, 2018.9.27, 2020.9.11>

⑤ 질병관리청장은 예방접종 대상자의 중복접종 등을 예방하기 위하여 다음 각 호의 어느 하나에 해당하는 사람에게 제3항에 따라 제출받은 예방접종에 관한 기록을 열람하게 할 수 있다. <신설 2014.12.31, 2020.9.11>

1. 법 제24조제1항 및 제25조제1항에 따라 예방접종을 실시하는 보건소에서 예방접종을 하는 의료인
2. 법 제24조제2항 및 제25조제2항에 따라 예방접종을 실시하는 의료기관에서 예방접종을 하는 의료인
3. 「영유아보육법」 제31조의3에 따라 영유아의 예방접종 여부를 확인하여야 하는 어린이집의 원장

제29조(예방접종에 관한 역학조사) 질병관리청장, 시 · 도지사 또는 시장 · 군수 · 구청장은 다음 각 호의 구분에 따라 조사를 실시하고, 예방접종 후 이상반응 사례가 발생하면 그 원인을 밝히기 위하여 제18조에 따라 역학조사를 하여야 한다. <개정 2020.8.11>
1. 질병관리청장: 예방접종의 효과 및 예방접종 후 이상반응에 관한 조사
2. 시 · 도지사 또는 시장 · 군수 · 구청장: 예방접종 후 이상반응에 관한 조사

제30조(예방접종피해조사반) ① 제71조제1항 및 제2항에 규정된 예방접종으로 인한 질병 · 장애 · 사망의 원인 규명 및 피해 보상 등을 조사하고 제72조제1항에 따른 제3자의 고의 또는 과실 유무를 조사하기 위하여 질병관리청에 예방접종피해조사반을 둔다. <개정 2020.8.11>
② 제1항에 따른 예방접종피해조사반의 설치 및 운영 등에 관하여 필요한 사항은 대통령령으로 정한다.

영 **제21조(예방접종피해조사반의 구성 등)** ① 법 제30조제1항에 따른 예방접종피해조사반(이하 이 조에서 "피해조사반"이라 한다)은 감염병 예방접종 후 이상반응의 발생 건수 등을 고려하여 필요한 경우 복수로 설치할 수 있다. <신설 2021.8.3>
② 피해조사반은 10명 이내의 반원으로 구성한다. <개정 2021.8.3>
③ 피해조사반원은 질병관리청장이 소속 공무원이나 다음 각 호의 어느 하나에 해당하는 사람 중에서 임명하거나 위촉한다. <개정 2020.9.11, 2021.8.3>
1. 예방접종 및 예방접종 후 이상반응 분야의 전문가
2. 「의료법」 제2조제1항에 따른 의료인
④ 피해조사반은 다음 각 호의 사항을 조사하고, 그 결과를 예방접종피해보상 전문위원회에 보고하여야 한다. <개정 2021.8.3>
1. 제31조제2항에 따라 시 · 도지사가 제출한 기초조사 결과에 대한 평가 및 보완
2. 법 제72조제1항에서 규정하는 제3자의 고의 또는 과실 유무
3. 그 밖에 예방접종으로 인한 피해보상과 관련하여 예방접종피해보상 전문위원회가 결정하는 사항
⑤ 피해조사반원은 제4항에 따라 피해조사를 하는 경우 보건복지부령으로 정하는 예방접종피해조사반원증을 지니고 관계인에게 보여 주어야 한다. <개정 2021.8.3>
⑥ 질병관리청장은 피해조사반원에게 예산의 범위에서 피해조사 활동에 필요한 수당과 여비를 지급할 수 있다. <개정 2020.9.11, 2021.8.3>
⑦ 피해조사반의 운영에 관한 세부사항은 예방접종피해보상 전문위원회의 의결을 거쳐 질병관리청장이 정한다. <개정 2020.9.11, 2021.8.3>

영 **제21조의2(예방접종 대상자의 개인정보 등)** ① 법 제33조의4제2항제1호에 따라 질병관리청장이 관련 기관 및 단체에 요청할 수 있는 예방접종 대상자의 인적사항에 관한 자료는 다음 각 호의 구분에 따른다. <개정 2018.6.12, 2020.6.2, 2020.9.11, 2021.8.3>
1. 예방접종 대상자가 국민인 경우: 다음 각 목의 자료
   가. 예방접종 대상자의 성명, 주민등록번호, 주소 및 전화번호(휴대전화번호를 포함한다)
   나. 예방접종 대상자의 소속에 관한 다음의 자료
      1) 「초 · 중등교육법」 제2조에 따른 소속 학교에 관한 자료
      2) 「유아교육법」 제2조제2호에 따른 소속 유치원에 관한 자료
      3) 「영유아보육법」 제2조제3호에 따른 소속 어린이집에 관한 자료
      4) 「아동복지법」 제3조제10호에 따른 소속 아동복지시설에 관한 자료

다. 그 밖에 예방접종 대상자에 대한 다음의 자료
1) 「장애인복지법」 제32조에 따라 등록된 장애인인지 여부
2) 「다문화가족지원법」 제2조제1호에 따른 다문화가족의 구성원인지 여부
3) 「국민기초생활 보장법」 제2조제2호에 따른 수급자(같은 조 제10호에 따른 차상위계층을 포함한다) 또는 수급자의 자녀인지 여부

2. 예방접종 대상자가 외국인 또는 외국국적동포인 경우: 다음 각 목의 자료
가. 「출입국관리법」 제31조에 따른 외국인등록에 관한 정보
나. 「재외동포의 출입국과 법적 지위에 관한 법률」 제6조에 따른 외국국적동포의 국내거소신고에 관한 정보

3. 그 밖에 예방접종 대상자의 인적사항에 관한 정보로서 예방접종업무의 수행과 관련하여 질병관리청장이 특히 필요하다고 인정하여 고시하는 정보

② 법 제33조의2제2항제3호에 따라 보건복지부장관이 예방접종업무를 하는 데 필요한 자료로서 관련 기관 및 단체에 요청할 수 있는 자료는 다음 각 호와 같다.
1. 법 제24조제2항(법 제25조제2항에서 준용하는 경우를 포함한다)에 따라 예방접종업무를 위탁받은 의료기관의 개설정보
2. 예방접종 피해보상 신청내용에 관한 자료
3. 예방접종을 하는 데에 현저히 곤란한 질병이나 질환 또는 감염병의 관리 등에 관한 정보

[본조신설 2016.6.28]

영 **제21조의3(예방접종 정보의 입력)** 보건소장등이 예방접종을 실시한 경우에는 법 제33조의4제3항에 따라 같은 조 제1항에 따른 예방접종통합관리시스템(이하 "통합관리시스템"이라 한다)에 다음 각 호의 정보를 지체 없이 입력해야 한다. <개정 2020.6.2>
1. 예방접종을 받은 사람에 대한 다음 각 목의 정보
가. 성명
나. 주민등록번호. 다만, 예방접종을 받은 사람이 외국인이거나 외국국적동포인 경우에는 외국인등록번호 또는 국내거소신고번호를 말한다.
2. 예방접종의 내용에 대한 다음 각 목의 정보
가. 예방접종 명칭
나. 예방접종 차수
다. 예방접종 연월일
라. 예방접종에 사용된 백신의 이름
마. 예진(豫診)의사 및 접종의사의 성명

[본조신설 2016.6.28]

영 **제21조의4(예방접종 내역의 제공 등)** ① 질병관리청장은 법 제33조의4제4항 전단에 따라 예방접종 대상 아동 부모에게 자녀의 예방접종 내역을 제공하는 경우에는 통합관리시스템을 활용한 열람의 방법으로 제공한다. 다만, 질병관리청장이 필요하다고 인정하는 경우에는 통합관리시스템을 활용하여 문자전송, 전자메일, 전화, 우편 또는 이에 상응하는 방법으로 제공할 수 있다. <개정 2020. 6.2, 2020.9.11>

② 질병관리청장은 법 제33조의4제4항 전단에 따라 예방접종증명서를 발급하는 경우에는 질병관리청장이 정하는 바에 따라 통합관리시스템에서 직접 발급하거나 「민원 처리에 관한 법률」 제12조의2제3항에 따른 전자민원창구와 연계하여 발급할 수 있다. <개정 2020.6.2, 2020.9.11, 2022.7.11>

[본조신설 2016.6.28]

규칙 **제24조(예방접종피해조사반원증)** 영 제21조제4항에 따른 예방접종피해조사반원증은 별지 제18호 서식과 같다.

제31조(예방접종 완료 여부의 확인) ① 특별자치도지사 또는 시장·군수·구청장은 초등학교와 중학교의 장에게 「학교보건법」 제10조에 따른 예방접종 완료 여부에 대한 검사 기록을 제출하도록 요청할 수 있다.

② 특별자치도지사 또는 시장·군수·구청장은 「유아교육법」에 따른 유치원의 장과 「영유아보육법」에 따른 어린이집의 원장에게 보건복지부령으로 정하는 바에 따라 영유아의 예방접종 여부를 확인하도록 요청할 수 있다. **<개정 2010.1.18, 2011.6.7>**

③ 특별자치도지사 또는 시장·군수·구청장은 제1항에 따른 제출 기록 및 제2항에 따른 확인 결과를 확인하여 예방접종을 끝내지 못한 영유아, 학생 등이 있으면 그 영유아 또는 학생 등에게 예방접종을 하여야 한다.

규칙 **제25조(예방접종 여부의 확인 요청)** 법 제31조제2항에 따라 특별자치도지사 또는 시장·군수·구청장은 「유아교육법」에 따른 유치원의 장과 「영유아보육법」에 따른 어린이집의 원장으로 하여금 영유아의 예방접종 여부를 확인하기 위하여 필수예방접종을 받은 영유아의 예방접종증명서를 확인하도록 요청할 수 있다. **<개정 2011.12.8, 2018.9.27>**

제32조(예방접종의 실시주간 및 실시기준 등) ① 질병관리청장은 국민의 예방접종에 대한 관심을 높여 감염병에 대한 예방접종을 활성화하기 위하여 예방접종주간을 설정할 수 있다. **<개정 2010.1.18, 2020.8.11>**

② 누구든지 거짓이나 그 밖의 부정한 방법으로 예방접종을 받아서는 아니 된다. **<신설 2021.3.9>**

③ 예방접종의 실시기준과 방법 등에 관하여 필요한 사항은 보건복지부령으로 정한다. **<개정 2010.1.18, 2021.3.9>**

규칙 **제26조(예방접종의 실시기준과 방법)** 법 제32조제3항에 따른 예방접종의 실시기준과 방법 등에 관한 사항은 「약사법」 제58조제1호에 따른 용법 및 용량 등을 따르되, 예방접종의 실시 대상·시기 및 주의사항은 영 제7조제1항제1호에 따른 예방접종 전문위원회의 심의를 거쳐 질병관리청장이 고시한다. **<개정 2016.6.30, 2020.9.11, 2022.4.20>**

제33조(예방접종약품의 계획 생산) ① 질병관리청장은 예방접종약품의 국내 공급이 부족하다고 판단되는 경우 등 보건복지부령으로 정하는 경우에는 예산의 범위에서 감염병의 예방접종에 필요한 수량의 예방접종약품을 미리 계산하여 「약사법」 제31조에 따른 의약품 제조업자(이하 "의약품 제조업자"라 한다)에게 생산하게 할 수 있으며, 예방접종약품을 연구하는 자 등을 지원할 수 있다. **<개정 2010.1.18, 2019.12.3, 2020.8.11>**

② 질병관리청장은 보건복지부령으로 정하는 바에 따라 제1항에 따른 예방접종약품의 생산에 드는 비용의 전부 또는 일부를 해당 의약품 제조업자에게 미리 지급할 수 있다. **<개정 2010.1.18, 2020.8.11>**

규칙 **제27조(예방접종약품의 계획 생산)** ① 법 제33조제1항에 따라 질병관리청장이 의약품 제조업자로 하여금 예방접종약품을 미리 생산하게 할 수 있는 경우는 다음 각 호와 같다. **<개정 2020.9.11>**

1. 예방접종약품의 원료를 외국으로부터 수입하여야 하는 경우

2. 시범접종에 사용할 목적으로 생산하게 하는 경우
3. 예방접종약품의 생산기간이 6개월 이상 걸릴 경우
4. 예방접종약품의 국내 공급이 부족하다고 판단될 경우

② 질병관리청장은 법 제33조제2항에 따라 예방접종약품의 생산에 드는 비용을 다음 각 호의 구분에 따라 의약품 제조업자에게 미리 지급할 수 있다. <개정 2020.9.11>

1. 제1항제1호에 따른 원료의 수입에 드는 금액의 전액
2. 제1항제2호에 따른 예방접종약품의 제조에 드는 금액의 전액
3. 제1항제3호에 따른 예방접종약품의 제조에 드는 금액의 2분의 1

제33조의2(필수예방접종약품등의 비축 등) ① 질병관리청장은 제24조에 따른 필수예방접종 및 제25조에 따른 임시예방접종이 원활하게 이루어질 수 있도록 하기 위하여 필요한 필수예방접종약품등을 위원회의 심의를 거쳐 미리 비축하거나 장기 구매를 위한 계약을 미리 할 수 있다. <개정 2020.8.11>

② 질병관리청장은 제1항에 따라 비축한 필수예방접종약품등의 공급의 우선순위 등 분배기준, 그 밖에 필요한 사항을 위원회의 심의를 거쳐 정할 수 있다. <개정 2020.8.11>

[본조신설 2019.12.3]

[종전 제33조의2는 제33조의4로 이동 <2019.12.3>]

제33조의3(필수예방접종약품등의 생산 계획 등의 보고) 「약사법」 제31조 및 같은 법 제42조에 따른 품목허가를 받거나 신고를 한 자 중 필수예방접종의약품등을 생산 · 수입하거나 하려는 자는 보건복지부령으로 정하는 바에 따라 필수예방접종약품등의 생산 · 수입 계획(계획의 변경을 포함한다) 및 실적을 질병관리청장에게 보고하여야 한다. <개정 2020.8.11>

[본조신설 2019.12.3]

규칙 **제27조의2(필수예방접종약품등의 생산 · 수입 계획의 보고 등)** ① 법 제33조의3에 따라 법 제24조의 필수예방접종 및 법 제25조의 임시예방접종에 사용되는 의약품(이하 "필수예방접종약품등"이라 한다)을 생산 · 수입하거나 하려는 자는 별지 제18호의2서식의 필수예방접종약품등 품목별 생산 · 수입 계획 보고서를 매월 10일(필수예방접종약품등을 생산 · 수입하려는 자의 경우에는 그 생산 · 수입하려는 날이 속하는 달의 직전 달의 10일을 말한다)까지 법 제33조의4제1항에 따른 예방접종통합관리시스템(이하 "통합관리시스템"이라 한다)을 통하여 질병관리청장에게 제출해야 한다. <개정 2020.9.11>

② 법 제33조의3에 따라 필수예방접종약품등을 생산 · 수입하는 자는 별지 제18호의3서식의 필수예방접종약품등 품목별 생산 · 수입 실적 보고서를 매 분기가 끝난 후 2주 이내에 통합관리시스템을 통하여 질병관리청장에게 제출해야 한다. <개정 2020.9.11>

③ 법 제33조의3에 따라 필수예방접종약품등을 생산 · 수입하거나 하려는 자는 제1항에 따른 생산 · 수입 계획을 변경하려는 경우에는 별지 제18호의4서식의 필수예방접종약품등 품목별 생산 · 수입 계획 변경 보고서를 통합관리시스템을 통하여 질병관리청장에게 제출해야 한다. <개정 2020.9.11>

[본조신설 2020.6.4]

[종전 제27조의2는 제27조의3으로 이동 <2020.6.4>]

제33조의4(예방접종통합관리시스템의 구축 · 운영 등) ① 질병관리청장은 예방접종업무에 필요한 각종 자료 또는 정보의 효율적 처리와 기록 · 관리업무의 전산화를 위하여 예방접종통합관리시스템(이하 "통합관리시스템"이라 한다)을 구축 · 운영하여야 한다. <개정 2020.8.11>

② 질병관리청장은 통합관리시스템을 구축 · 운영하기 위하여 다음 각 호의 자료를 수집 · 관리 · 보유할 수 있으며, 관련 기관 및 단체에 필요한 자료의 제공을 요청할 수 있다. 이 경우 자료의 제공을 요청받은 기관 및 단체는 정당한 사유가 없으면 이에 따라야 한다. <개정 2020.8.11>

1. 예방접종 대상자의 인적사항(「개인정보 보호법」 제24조에 따른 고유식별정보 등 대통령령으로 정하는 개인정보를 포함한다)
2. 예방접종을 받은 사람의 이름, 접종명, 접종일시 등 예방접종 실시 내역
3. 예방접종 위탁 의료기관 개설 정보, 예방접종 피해보상 신청 내용 등 그 밖에 예방접종업무를 하는 데에 필요한 자료로서 대통령령으로 정하는 자료

③ 보건소장 및 제24조제2항(제25조제2항에서 준용하는 경우를 포함한다)에 따라 예방접종업무를 위탁받은 의료기관의 장은 이 법에 따른 예방접종을 하면 제2항제2호의 정보를 대통령령으로 정하는 바에 따라 통합관리시스템에 입력하여야 한다.

④ 질병관리청장은 대통령령으로 정하는 바에 따라 통합관리시스템을 활용하여 예방접종 대상 아동 부모에게 자녀의 예방접종 내역을 제공하거나 예방접종증명서 발급을 지원할 수 있다. 이 경우 예방접종 내역 제공 또는 예방접종증명서 발급의 적정성을 확인하기 위하여 법원행정처장에게 「가족관계의 등록 등에 관한 법률」 제11조에 따른 등록전산정보자료를 요청할 수 있으며, 법원행정처장은 정당한 사유가 없으면 이에 따라야 한다. <개정 2020.8.11>

⑤ 통합관리시스템은 예방접종업무와 관련된 다음 각 호의 정보시스템과 전자적으로 연계하여 활용할 수 있다. <개정 2022.1.11>

1. 「초 · 중등교육법」 제30조의4에 따른 교육정보시스템
2. 「유아교육법」 제19조의2에 따른 유아교육정보시스템
3. 「민원 처리에 관한 법률」 제12조의2제3항에 따른 통합전자민원창구 등 그 밖에 보건복지부령으로 정하는 정보시스템

⑥ 제1항부터 제5항까지의 정보의 보호 및 관리에 관한 사항은 이 법에서 규정된 것을 제외하고는 「개인정보 보호법」의 규정에 따른다.

[본조신설 2015.12.29]

[제33조의2에서 이동 <2019.12.3>]

규칙 제27조의3(예방접종통합관리시스템의 연계시스템) ① 법 제33조의4제5항제3호에서 "보건복지부령으로 정하는 정보시스템"이란 다음 각 호의 정보시스템을 말한다. <개정 2020.6.4, 2020.9.11>

1. 「주민등록법」 제28조제1항에 따른 주민등록전산정보를 처리하는 정보시스템
2. 「사회보장기본법」 제37조제2항에 따른 사회보장정보시스템
3. 「지역보건법」 제5조제1항에 따른 지역보건의료정보시스템
4. 「지방재정법」 제96조의2제1항에 따른 정보시스템
5. 그 밖에 예방접종 업무의 효율적 운영을 위하여 질병관리본부장이 필요하다고 인정하는 정보시스템

[본조신설 2016.6.30]

[제27조의2에서 이동, 종전 제27조의3은 제27조의4로 이동 <2020.6.4>]

제7장 감염 전파의 차단 조치

제34조(감염병 위기관리대책의 수립 · 시행) ① 보건복지부장관 및 질병관리청장은 감염병의 확산 또는 해외 신종감염병의 국내 유입으로 인한 재난상황에 대처하기 위하여 위원회의 심의를 거쳐 감염병 위기관리대책(이하 "감염병 위기관리대책"이라 한다)을 수립 · 시행하여야 한다. **<개정 2015.7.6, 2020.8.11>**

② 감염병 위기관리대책에는 다음 각 호의 사항이 포함되어야 한다. **<개정 2015.7.6, 2020.8.11, 2020.9.29, 2020.12.15, 2021.3.9>**

1. 재난상황 발생 및 해외 신종감염병 유입에 대한 대응체계 및 기관별 역할
2. 재난 및 위기상황의 판단, 위기경보 결정 및 관리체계
3. 감염병위기 시 동원하여야 할 의료인 등 전문인력, 시설, 의료기관의 명부 작성
4. 의료 · 방역 물품의 비축방안 및 조달방안
5. 재난 및 위기상황별 국민행동요령, 동원 대상 인력, 시설, 기관에 대한 교육 및 도상연습 등 실제 상황대비 훈련

5의2. 감염취약계층에 대한 유형별 보호조치 방안 및 사회복지시설의 유형별 · 전파상황별 대응방안

6. 그 밖에 재난상황 및 위기상황 극복을 위하여 필요하다고 보건복지부장관 및 질병관리청장이 인정하는 사항

③ 보건복지부장관 및 질병관리청장은 감염병 위기관리대책에 따른 정기적인 훈련을 실시하여야 한다. **<신설 2015.7.6, 2020.8.11>**

④ 감염병 위기관리대책의 수립 및 시행 등에 필요한 사항은 대통령령으로 정한다. **<개정 2015.7.6>**

영 **제22조(감염병 위기관리대책 수립 절차 등)** ① 보건복지부장관 및 질병관리청장은 법 제34조제1항에 따라 감염병 위기관리대책을 수립하기 위하여 관계 행정기관, 지방자치단체 및 「공공기관의 운영에 관한 법률」 제4조에 따른 공공기관 등에 자료의 제출을 요청할 수 있다. **<개정 2020.9.11>**

② 보건복지부장관 및 질병관리청장은 법 제34조제1항에 따라 수립한 감염병 위기관리대책을 관계 중앙행정기관의 장에게 통보하여야 한다. **<개정 2020.9.11>**

제34조의2(감염병위기 시 정보공개) ① 질병관리청장, 시 · 도지사 및 시장 · 군수 · 구청장은 국민의 건강에 위해가 되는 감염병 확산으로 인하여 「재난 및 안전관리 기본법」 제38조제2항에 따른 주의 이상의 위기경보가 발령되면 감염병 환자의 이동경로, 이동수단, 진료의료기관 및 접촉자 현황, 감염병의 지역별 · 연령대별 발생 및 검사 현황 등 국민들이 감염병 예방을 위하여 알아야 하는 정보를 정보통신망 게재 또는 보도자료 배포 등의 방법으로 신속히 공개하여야 한다. 다만, 성별, 나이, 그 밖에 감염병 예방과 관계없다고 판단되는 정보로서 대통령령으로 정하는 정보는 제외하여야 한다. **<개정 2020.3.4, 2020.8.11, 2020.9.29, 2021.3.9>**

② 질병관리청장, 시 · 도지사 및 시장 · 군수 · 구청장은 제1항에 따라 공개한 정보가 그 공개목적의 달성 등으로 공개될 필요가 없어진 때에는 지체 없이 그 공개된 정보를 삭제하여야 한다. **<신설 2020.9.29>**

③ 누구든지 제1항에 따라 공개된 사항이 다음 각 호의 어느 하나에 해당하는 경우에는 질병관리청장, 시 · 도지사 또는 시장 · 군수 · 구청장에게 서면이나 말로 또는 정보통신망을 이용하여 이의신청을 할 수 있다. **<신설 2020.3.4, 2020.8.11, 2020.9.29>**

1. 공개된 사항이 사실과 다른 경우
2. 공개된 사항에 관하여 의견이 있는 경우

④ 질병관리청장, 시 · 도지사 또는 시장 · 군수 · 구청장은 제3항에 따라 신청한 이의가 상당한 이유가 있다고 인정하는 경우에는 지체 없이 공개된 정보의 정정 등 필요한 조치를 하여야 한다. <신설 2020.3.4, 2020.8.11, 2020.9.29>

⑤ 제1항부터 제3항까지에 따른 정보공개 및 삭제와 이의신청의 범위, 절차 및 방법 등에 관하여 필요한 사항은 보건복지부령으로 정한다. <개정 2020.3.4, 2020.9.29>

[본조신설 2015.7.6]

영 **제22조의2(감염병위기 시 공개 제외 정보)** ① 법 제34조의2제1항에서 "대통령령으로 정하는 정보"란 다음 각 호의 정보를 말한다.

1. 성명
2. 읍 · 면 · 동 단위 이하의 거주지 주소
3. 그 밖에 질병관리청장이 감염병별 특성을 고려하여 감염병의 예방과 관계없다고 정하는 정보

② 질병관리청장은 제1항제3호에 따라 감염병의 예방과 관계없는 정보를 정한 경우에는 그 내용을 질병관리청의 인터넷 홈페이지에 게재하고, 시 · 도지사 및 시장 · 군수 · 구청장에게 알려야 한다.

[본조신설 2020.12.29]

규칙 **제27조의4(감염병위기 시 정보공개 범위 및 절차 등)** ① 질병관리청장, 시 · 도지사 및 시장 · 군수 · 구청장은 법 제34조의2제1항에 따라 정보를 공개하는 경우에는 감염병 위기상황, 감염병의 특성 및 역학적 필요성을 고려하여 공개하는 정보의 범위를 결정해야 한다. <개정 2020.6.4, 2020.9.11, 2020.12.30>

② 법 제34조의2제3항에 따라 서면으로 이의신청을 하려는 사람은 별지 제18호의5서식의 정보공개 이의신청서를 질병관리청장, 시 · 도지사 또는 시장 · 군수 · 구청장에게 제출해야 한다. <개정 2020.6.4, 2020.9.11, 2020.12.30>

[본조신설 2016.1.7]

[제27조의3에서 이동 <2020.6.4>]

제35조(시 · 도별 감염병 위기관리대책의 수립 등) ① 질병관리청장은 제34조제1항에 따라 수립한 감염병 위기관리대책을 시 · 도지사에게 알려야 한다. <개정 2010.1.18, 2020.8.11>

② 시 · 도지사는 제1항에 따라 통보된 감염병 위기관리대책에 따라 특별시 · 광역시 · 도 · 특별자치도(이하 "시 · 도"라 한다)별 감염병 위기관리대책을 수립 · 시행하여야 한다.

제35조의2(재난 시 의료인에 대한 거짓 진술 등의 금지) 누구든지 감염병에 관하여 「재난 및 안전관리 기본법」 제38조제2항에 따른 주의 이상의 예보 또는 경보가 발령된 후에는 의료인에 대하여 의료기관 내원(內院)이력 및 진료이력 등 감염 여부 확인에 필요한 사실에 관하여 거짓 진술, 거짓 자료를 제출하거나 고의적으로 사실을 누락 · 은폐하여서는 아니 된다. <개정 2017.12.12>

[본조신설 2015.7.6]

제36조(감염병관리기관의 지정 등) ① 보건복지부장관, 질병관리청장 또는 시·도지사는 보건복지부령으로 정하는 바에 따라 「의료법」 제3조에 따른 의료기관을 감염병관리기관으로 지정하여야 한다. **<신설 2020.3.4, 2020.8.11>**

② 시장·군수·구청장은 보건복지부령으로 정하는 바에 따라 「의료법」에 따른 의료기관을 감염병관리기관으로 지정할 수 있다. **<개정 2010.1.18, 2020.3.4>**

③ 제1항 및 제2항에 따라 지정받은 의료기관(이하 "감염병관리기관"이라 한다)의 장은 감염병을 예방하고 감염병환자등을 진료하는 시설(이하 "감염병관리시설"이라 한다)을 설치하여야 한다. 이 경우 보건복지부령으로 정하는 일정규모 이상의 감염병관리기관에는 감염병의 전파를 막기 위하여 전실(前室) 및 음압시설(陰壓施設) 등을 갖춘 1인 병실을 보건복지부령으로 정하는 기준에 따라 설치하여야 한다. **<개정 2015.12.29, 2020.3.4>**

④ 보건복지부장관, 질병관리청장, 시·도지사 또는 시장·군수·구청장은 감염병관리시설의 설치 및 운영에 드는 비용을 감염병관리기관에 지원하여야 한다. **<개정 2020.3.4, 2020.8.11>**

⑤ 감염병관리기관이 아닌 의료기관이 감염병관리시설을 설치·운영하려면 보건복지부령으로 정하는 바에 따라 특별자치도지사 또는 시장·군수·구청장에게 신고하여야 한다. 이 경우 특별자치도지사 또는 시장·군수·구청장은 그 내용을 검토하여 이 법에 적합하면 신고를 수리하여야 한다. **<개정 2010.1.18, 2020.3.4>**

⑥ 보건복지부장관, 질병관리청장, 시·도지사 또는 시장·군수·구청장은 감염병 발생 등 긴급상황 발생 시 감염병관리기관에 진료개시 등 필요한 사항을 지시할 수 있다. **<신설 2015.7.6, 2020.3.4, 2020.8.11>**

규칙 **제28조(감염병관리기관의 지정)** ① 법 제36조제1항 및 제2항에 따른 감염병관리기관은 「의료법」 제3조제2항제3호가목 및 바목에 따른 병원 및 종합병원 중에서 지정한다. **<개정 2020.6.4, 2021.5.24>**

② 법 제36조제1항 및 제2항에 따라 감염병관리기관을 지정한 보건복지부장관, 질병관리청장, 시·도지사 또는 시장·군수·구청장은 해당 감염병관리기관의 장에게 별지 제19호서식의 감염병관리기관 지정서를 발급해야 한다. **<개정 2020.6.4, 2020.9.11>**

규칙 **제29조(감염병관리기관이 아닌 의료기관의 감염병관리시설의 설치)** ① 법 제36조제5항에 따라 감염병관리기관이 아닌 의료기관이 법 제36조제3항에 따른 감염병관리시설(이하 "감염병관리시설"이라 한다)을 설치·운영하려면 별지 제20호서식의 비지정 감염병관리시설 설치신고서에 사업계획서를 첨부하여 관할하는 특별자치도지사 또는 시장·군수·구청장에게 제출해야 한다. 이 경우 특별자치도지사 또는 시장·군수·구청장은 「전자정부법」 제36조제1항에 따른 행정정보의 공동이용을 통하여 법인 등기사항증명서(법인인 경우만 해당한다)를 확인해야 한다. **<개정 2014.12.31, 2016.6.30, 2020.6.4>**

② 특별자치도지사 또는 시장·군수·구청장은 제1항에 따른 신고를 받은 경우에는 별지 제21호서식의 비지정 감염병관리시설 설치신고확인증을 신고자에게 발급하여야 한다.

제37조(감염병위기 시 감염병관리기관의 설치 등) ① 보건복지부장관, 질병관리청장, 시·도지사 또는 시장·군수·구청장은 감염병환자가 대량으로 발생하거나 제36조에 따라 지정된 감염병관리기관만으로 감염병환자등을 모두 수용하기 어려운 경우에는 다음 각 호의 조치를 취할 수 있다. **<개정 2010.1.18, 2020.8.11>**

1. 제36조에 따라 지정된 감염병관리기관이 아닌 의료기관을 일정 기간 동안 감염병관리기관으로 지정
2. 격리소 · 요양소 또는 진료소의 설치 · 운영

② 제1항제1호에 따라 지정된 감염병관리기관의 장은 보건복지부령으로 정하는 바에 따라 감염병관리시설을 설치하여야 한다.

③ 보건복지부장관, 질병관리청장, 시 · 도지사 또는 시장 · 군수 · 구청장은 제2항에 따른 시설의 설치 및 운영에 드는 비용을 감염병관리기관에 지원하여야 한다. **<개정 2010.1.18, 2020.8.11>**

④ 제1항제1호에 따라 지정된 감염병관리기관의 장은 정당한 사유없이 제2항의 명령을 거부할 수 없다.

⑤ 보건복지부장관, 질병관리청장, 시 · 도지사 또는 시장 · 군수 · 구청장은 감염병 발생 등 긴급상황 발생 시 감염병관리기관에 진료개시 등 필요한 사항을 지시할 수 있다. **<신설 2015.7.6, 2018.3.27, 2020.8.11>**

규칙 **제30조(감염병위기 시 감염병관리기관의 지정절차)** 법 제37조제1항제1호에 따른 감염병관리기관의 지정절차에 관하여는 제28조제2항을 준용한다. **<개정 2016.6.30, 2020.6.4, 2021.5.24>**

[제목개정 2021.5.24]

제38조(감염병환자등의 입소 거부 금지) 감염병관리기관은 정당한 사유 없이 감염병환자등의 입소(入所)를 거부할 수 없다.

제39조(감염병관리시설 등의 설치 및 관리방법) 감염병관리시설 및 제37조에 따른 격리소 · 요양소 또는 진료소의 설치 및 관리방법 등에 관하여 필요한 사항은 보건복지부령으로 정한다.

제39조의2(감염병관리시설 평가) 질병관리청장, 시 · 도지사 및 시장 · 군수 · 구청장은 감염병관리시설을 정기적으로 평가하고 그 결과를 시설의 감독 · 지원 등에 반영할 수 있다. 이 경우 평가의 방법, 절차, 시기 및 감독 · 지원의 내용 등은 보건복지부령으로 정한다. **<개정 2020.8.11>**

[본조신설 2015.12.29]

제39조의3(감염병의심자 격리시설 지정) ① 시 · 도지사는 감염병 발생 또는 유행 시 감염병의심자를 격리하기 위한 시설(이하 "감염병의심자 격리시설"이라 한다)을 지정하여야 한다. 다만, 「의료법」 제3조에 따른 의료기관은 감염병의심자 격리시설로 지정할 수 없다. **<개정 2020.12.15>**

② 질병관리청장 또는 시 · 도지사는 감염병의심자가 대량으로 발생하거나 제1항에 따라 지정된 감염병의심자 격리시설만으로 감염병의심자를 모두 수용하기 어려운 경우에는 제1항에 따라 감염병의심자 격리시설로 지정되지 아니한 시설을 일정기간 동안 감염병의심자 격리시설로 지정할 수 있다. **<개정 2020.8.11, 2020.12.15>**

③ 제1항 및 제2항에 따른 감염병의심자 격리시설의 지정 및 관리 방법 등에 필요한 사항은 보건복지부령으로 정한다. **<개정 2020.12.15>**

[본조신설 2018.3.27]

[제목개정 2020.12.15]

규칙 **제31조(감염병관리시설 등의 설치 기준 등)** ① 법 제36조제3항 및 법 제39조에 따른 감염병관리시설, 격리소 · 요양소 또는 진료소의 설치 기준은 다음 각 호와 같으며, 그 밖의 세부 사항은 질병관리청장이 정한다. <개정 2015.11.18, 2016.6.30, 2020.9.11, 2020.10.7>

1. 감염병관리시설: 다음 각 목의 구분에 따른다.
   가. 300개 이상의 병상을 갖춘 감염병관리기관: 별표 4의2의 기준에 적합한 음압병실을 1개 이상 설치할 것
   나. 300개 미만의 병상을 갖춘 감염병관리기관: 외부와 격리된 진료실 또는 격리된 병실을 1개 이상 설치할 것
2. 격리소 · 요양소: 「의료법 시행규칙」 제34조에 따른 의료기관의 시설 기준 중 의원에 해당하는 시설을 갖추거나 임시숙박시설 및 간이진료시설을 갖출 것
3. 진료소: 「의료법 시행규칙」 제34조에 따른 의료기관의 시설 기준 중 의원에 해당하는 시설을 갖추거나 「지역보건법」 제13조에 따른 보건지소일 것

② 삭제 <2016.1.7>

규칙 **제31조의2(감염병관리시설 평가)** ① 법 제39조의2에 따른 감염병관리시설에 대한 정기적 평가의 평가항목은 다음 각 호와 같다. <개정 2020.9.11>

1. 감염병관리시설의 시설기준 적합성
2. 감염병관리시설의 근무인력 적정성
3. 감염병관리시설의 진료 및 운영실적
4. 그 밖에 감염병관리시설의 설치 · 운영 및 관리의 적정성을 위하여 질병관리청장이 필요하다고 인정하는 사항

② 법 제39조의2에 따른 감염병관리시설에 대한 정기적 평가는 모든 감염병관리시설을 대상으로 서면평가의 방법에 따라 실시한다. 다만, 감염병관리기관의 장이 요청하거나 서면평가 결과 추가적 확인이 필요한 경우에는 방문평가의 방법으로 실시할 수 있다.

③ 질병관리청장, 시 · 도지사 또는 시장 · 군수 · 구청장은 법 제39조의2에 따른 감염병관리시설의 평가를 위하여 필요한 경우에는 감염병관리기관의 장에게 자료의 제출을 요청할 수 있다. <개정 2020.9.11>

④ 질병관리청장, 시 · 도지사 또는 시장 · 군수 · 구청장은 제2항에 따른 평가를 실시하는 경우에는 감염병관리기관의 장에게 다음 각 호의 구분에 따라 평가실시일, 평가항목 및 세부 평가일정에 관한 사항을 알려야 한다. <개정 2020.9.11>

1. 평가실시일 및 평가항목: 평가실시일 90일 전
2. 세부 평가일정: 평가실시일 7일 전

⑤ 질병관리청장, 시 · 도지사 또는 시장 · 군수 · 구청장은 필요하다고 인정하는 경우에는 감염병관리시설에 대한 평가를 관계 전문기관 또는 전문단체에 의뢰하여 실시할 수 있다. <개정 2020.9.11>

⑥ 질병관리청장, 시 · 도지사 또는 시장 · 군수 · 구청장은 감염병관리시설에 대한 평가결과에 따라 시정을 요구하거나 운영비를 차등하여 지원할 수 있다. <개정 2020.9.11>

⑦ 제2항부터 제6항까지에서 정한 사항 외에 감염병관리시설에 대한 평가방법, 평가절차 및 지도 · 감독 등에 필요한 세부사항은 질병관리청장이 정하여 고시한다. <개정 2020.9.11>

[본조신설 2016.6.30]

규칙 **제31조의3(감염병의심자 격리시설 지정 기준 등)** ① 법 제39조의3제1항 및 제2항에 따른 감염병의심자를 격리하기 위한 시설(이하 "감염병의심자 격리시설"이라 한다)의 지정 기준은 다음 각 호와 같다. <개정 2021.5.24>

1. 독립된 건물로서 여러 개의 방으로 구획되어 있을 것
2. 구획된 각 방마다 샤워시설과 화장실이 모두 구비되어 있을 것
3. 음압병상을 보유한 「의료법」에 따른 의료기관에 근접하여, 접촉자의 이송이 가능한 거리에 위치할 것
4. 접촉자 격리시설의 규모는 해당 특별시 · 광역시 · 도 · 특별자치도의 인구, 지리적 여건, 교통 등을 고려하여 정할 것

② 시 · 도지사는 감염병 확산을 방지하기 위하여 감염병의심자와 다른 사람과의 접촉을 차단하여야 하며, 격리기간 동안 감염병의심자의 생활에 불편함이 없도록 필요한 조치를 하여야 한다. <개정 2021.5.24>

[본조신설 2018.9.27]

[제목개정 2021.5.24]

[종전 제31조의3은 제31조의4로 이동 <2018.9.27>]

제40조(생물테러감염병 등에 대비한 의료 · 방역 물품의 비축) ① 질병관리청장은 생물테러감염병 및 그 밖의 감염병의 대유행이 우려되면 위원회의 심의를 거쳐 예방 · 치료 의료 · 방역 물품의 품목을 정하여 미리 비축하거나 장기 구매를 위한 계약을 미리 할 수 있다. <개정 2010.1.18, 2020.8.11, 2020.12.15>

② 질병관리청장은 「약사법」 제31조제2항에도 불구하고 생물테러감염병이나 그 밖의 감염병의 대유행이 우려되면 예방 · 치료 의약품을 정하여 의약품 제조업자에게 생산하게 할 수 있다. <개정 2010.1.18, 2019.12.3, 2020.8.11>

③ 질병관리청장은 제2항에 따른 예방 · 치료 의약품의 효과와 이상반응에 관하여 조사하고, 이상반응 사례가 발생하면 제18조에 따라 역학조사를 하여야 한다. <개정 2010.1.18, 2020.8.11>

[제목개정 2020.12.15]

제40조의2(감염병 대비 의료 · 방역 물품 공급의 우선순위 등 분배기준) 질병관리청장은 생물테러감염병이나 그 밖의 감염병의 대유행에 대비하여 제40조제1항 및 제2항에 따라 비축하거나 생산한 의료 · 방역 물품(「약사법」에 따른 의약품 및 「의료기기법」에 따른 의료기기로 한정한다) 공급의 우선순위 등 분배기준, 그 밖에 필요한 사항을 위원회의 심의를 거쳐 정할 수 있다. 이 경우 분배기준을 정할 때에는 다음 각 호의 어느 하나에 해당하는 지역에 의료 · 방역 물품이 우선 분배될 수 있도록 노력하여야 한다. <개정 2020.8.11, 2020.12.15, 2022.6.10>

1. 감염병 확산으로 인하여 「재난 및 안전관리 기본법」 제60조에 따른 특별재난지역으로 선포된 지역
2. 감염병이 급속히 확산하거나 확산될 우려가 있는 지역으로서 치료병상 현황, 환자 중증도 등을 고려하여 질병관리청장이 정하는 지역

[본조신설 2014.3.18] [제목개정 2022.6.10]

[시행일: 2022.12.11] 제40조의2

제40조의3(수출금지 등) ① 보건복지부장관은 제1급감염병의 유행으로 그 예방 · 방역 및 치료에 필요한 의료 · 방역 물품 중 보건복지부령으로 정하는 물품의 급격한 가격상승 또는 공급부족으로 국민건강을 현저하게 저해할 우려가 있을 때에는 그 물품의 수출이나 국외 반출을 금지할 수 있다. <개정 2020.12.15>

② 보건복지부장관은 제1항에 따른 금지를 하려면 미리 관계 중앙행정기관의 장과 협의하여야 하고, 금지 기간을 미리 정하여 공표하여야 한다.

[본조신설 2020.3.4]

규칙 **제31조의4(수출금지 등)** 법 제40조의3제1항에서 "의료 · 방역 물품 중 보건복지부령으로 정하는 물품"이란 다음 각 호의 어느 하나에 해당하는 물품을 말한다. <개정 2021.5.24>

1. 「약사법」 제2조제7호에 따른 의약외품에 해당하는 마스크
2. 「약사법」 제2조제7호에 따른 의약외품에 해당하는 손 소독용 외용 소독제
3. 감염병 예방을 위하여 착용하는 보호장비
4. 그 밖에 제1급감염병의 예방 · 방역 및 치료에 필요한 물품으로서 보건복지부장관이 정하여 고시하는 물품

[본조신설 2020.3.4]

[종전 제31조의4는 제31조의5로 이동 〈2020.3.4〉]

제40조의4(지방자치단체의 감염병 대비 의료 · 방역 물품의 비축) 시 · 도지사 또는 시장 · 군수 · 구청장은 감염병의 확산 또는 해외 신종감염병의 국내 유입으로 인한 재난상황에 대처하기 위하여 감염병 대비 의료 · 방역 물품을 비축 · 관리하고, 재난상황 발생 시 이를 지급하는 등 필요한 조치를 취할 수 있다. <개정 2020.12.15>

[본조신설 2020.9.29]

[제목개정 2020.12.15]

제40조의5(감염병관리통합정보시스템) ① 질병관리청장은 감염병의 예방 · 관리 · 치료 업무에 필요한 각종 자료 또는 정보의 효율적 처리와 기록 · 관리 업무의 전산화를 위하여 감염병환자등, 「의료법」에 따른 의료인, 의약품 및 장비 등을 관리하는 감염병관리통합정보시스템(이하 "감염병정보시스템"이라 한다)을 구축 · 운영할 수 있다.

② 질병관리청장은 감염병정보시스템을 구축 · 운영하기 위하여 다음 각 호의 자료를 수집 · 관리 · 보유 및 처리할 수 있으며, 관련 기관 및 단체에 필요한 자료의 입력 또는 제출을 요청할 수 있다. 이 경우 자료의 입력 또는 제출을 요청받은 기관 및 단체는 정당한 사유가 없으면 이에 따라야 한다.

1. 감염병환자등의 인적사항(「개인정보 보호법」 제24조에 따른 고유식별정보 등 대통령령으로 정하는 개인정보를 포함한다)
2. 감염병 치료내용, 그 밖에 감염병환자등에 대한 예방 · 관리 · 치료 업무에 필요한 자료로서 대통령령으로 정하는 자료

③ 감염병정보시스템은 다음 각 호의 정보시스템과 전자적으로 연계하여 활용할 수 있다. 이 경우 연계를 통하여 수집할 수 있는 자료 또는 정보는 감염병환자등에 대한 예방 · 관리 · 치료 업무를 위한 것으로 한정한다.

1. 「주민등록법」 제28조제1항에 따른 주민등록전산정보를 처리하는 정보시스템
2. 「지역보건법」 제5조제1항에 따른 지역보건의료정보시스템
3. 「식품안전기본법」 제24조의2에 따른 통합식품안전정보망
4. 「가축전염병 예방법」 제3조의3에 따른 국가가축방역통합정보시스템
5. 「재난 및 안전관리 기본법」 제34조에 따른 재난관리자원공동활용시스템
6. 그 밖에 대통령령으로 정하는 정보시스템

④ 제1항에서 제3항까지의 규정에 따른 정보의 보호 및 관리에 관한 사항은 이 법에서 규정된 것을 제외하고는 「개인정보 보호법」 및 「공공기관의 정보공개에 관한 법률」을 따른다.

⑤ 감염병정보시스템의 구축 · 운영 및 감염병 관련 정보의 요청 방법 등에 관하여 필요한 사항은 보건복지부령으로 정한다.

[본조신설 2020.9.29]

영 **제22조의3(감염병관리통합정보시스템)** ① 법 제40조의5제2항제1호에서 "「개인정보 보호법」 제24조에 따른 고유식별정보 등 대통령령으로 정하는 개인정보"란 다음 각 호의 구분에 따른 정보를 말한다.

1. 감염병환자등이 대한민국 국민인 경우: 성명, 주민등록번호, 주소, 직업 및 연락처
2. 감염병환자등이 외국인인 경우: 「출입국관리법」 제32조 각 호에 따른 외국인등록사항 및 연락처
3. 감염병환자등이 외국국적동포인 경우: 「재외동포의 출입국과 법적 지위에 관한 법률 시행령」 제7조제1항 각 호에 따른 국내거소 신고사항 및 연락처

② 법 제40조의5제2항제2호에서 "대통령령으로 정하는 자료"란 다음 각 호의 자료를 말한다.

1. 법 제11조부터 제14조까지의 규정에 따른 신고, 보고 및 통보를 통하여 수집된 자료
2. 법 제16조제2항 전단에 따른 감염병의 표본감시 관련 자료
3. 법 제18조제1항 본문에 따른 역학조사의 결과에 관한 정보
4. 법 제76조의2제1항 및 제2항에 따라 수집된 감염병환자등 및 감염병의심자에 관한 정보
5. 의료기관별 다음 각 목의 의료자원 현황에 관한 자료
   가. 「의료법」 제2조제1항에 따른 의료인
   나. 「약사법」 제2조제4호에 따른 의약품
   다. 의료 시설 · 장비 및 물품
6. 그 밖에 감염병환자등에 대한 예방 · 관리 · 치료 업무에 필요한 자료로서 질병관리청장이 정하여 고시하는 자료

③ 법 제40조의5제3항제6호에서 "대통령령으로 정하는 정보시스템"이란 다음 각 호의 정보시스템을 말한다.

1. 「119구조 · 구급에 관한 법률」 제10조의2제2항제4호에 따른 119구급이송 관련 정보망
2. 「국민건강보험법」 제13조에 따른 국민건강보험공단의 정보시스템
3. 「국민건강보험법」 제62조에 따른 건강보험심사평가원의 정보시스템
4. 「야생생물 보호 및 관리에 관한 법률」 제34조의7제1항에 따른 야생동물의 질병진단 관련 정보를 처리하는 정보시스템
5. 「여권법」 제8조제2항에 따른 여권정보통합관리시스템
6. 「응급의료에 관한 법률」 제15조제1항에 따른 응급의료정보통신망

7. 「초 · 중등교육법」 제30조의4제1항에 따른 교육정보시스템
8. 「출입국관리법」에 따른 출입국관리정보를 처리하는 정보시스템
9. 그 밖에 질병관리청장이 감염병환자등에 대한 예방 · 관리 · 치료 업무를 위해 필요하다고 인정하는 정보시스템

[본조신설 2020.12.29]

제40조의6(생물테러감염병 등에 대비한 개발 중인 백신 및 치료제 구매 특례) ① 질병관리청장은 생물테러감염병 및 그 밖의 감염병의 대유행에 대하여 기존의 백신이나 의약품으로 대처하기 어렵다고 판단되는 경우 「국가를 당사자로 하는 계약에 관한 법률」에도 불구하고 위원회의 심의를 거쳐 개발 중인 백신이나 의약품의 구매 및 공급에 필요한 계약을 할 수 있다.

② 공무원이 제1항에 따른 계약 및 계약 이행과 관련된 업무를 적극적으로 처리한 결과에 대하여 그의 행위에 고의나 중대한 과실이 없는 경우에는 「국가공무원법」 등 관계법령에 따른 징계 또는 문책 등 책임을 묻지 아니한다.

③ 제1항에 따른 계약의 대상 및 절차, 그 밖에 필요한 사항은 질병관리청장이 기획재정부장관과 협의하여 정한다.

[본조신설 2021.3.9]

제41조(감염병환자등의 관리) ① 감염병 중 특히 전파 위험이 높은 감염병으로서 제1급감염병 및 질병관리청장이 고시한 감염병에 걸린 감염병환자등은 감염병관리기관, 감염병전문병원 및 감염병관리시설을 갖춘 의료기관(이하 "감염병관리기관등"이라 한다)에서 입원치료를 받아야 한다. <개정 2010.1.18, 2018.3.27, 2020.8.11, 2020.8.12>

② 질병관리청장, 시 · 도지사 또는 시장 · 군수 · 구청장은 다음 각 호의 어느 하나에 해당하는 사람에게 자가(自家)치료, 제37조제1항제2호에 따라 설치 · 운영하는 시설에서의 치료(이하 "시설치료"라 한다) 또는 의료기관 입원치료를 하게 할 수 있다. <개정 2010.1.18, 2020.8.11, 2020.8.12>

1. 제1항에도 불구하고 의사가 자가치료 또는 시설치료가 가능하다고 판단하는 사람
2. 제1항에 따른 입원치료 대상자가 아닌 사람
3. 감염병의심자

③ 보건복지부장관, 질병관리청장, 시 · 도지사 또는 시장 · 군수 · 구청장은 다음 각 호의 어느 하나에 해당하는 경우 제1항 또는 제2항에 따라 치료 중인 사람을 다른 감염병관리기관등이나 감염병관리기관등이 아닌 의료기관으로 전원(轉院)하거나, 자가 또는 제37조제1항제2호에 따라 설치 · 운영하는 시설로 이송(이하 "전원등"이라 한다)하여 치료받게 할 수 있다. <신설 2020.8.12, 2020.9.29>

1. 중증도의 변경이 있는 경우
2. 의사가 입원치료의 필요성이 없다고 판단하는 경우
3. 격리병상이 부족한 경우 등 질병관리청장이 전원등의 조치가 필요하다고 인정하는 경우

④ 감염병환자등은 제3항에 따른 조치를 따라야 하며, 정당한 사유 없이 이를 거부할 경우 치료에 드는 비용은 본인이 부담한다. <신설 2020.8.12>

⑤ 제1항 및 제2항에 따른 입원치료, 자가치료, 시설치료의 방법 및 절차, 제3항에 따른 전원등의 방법 및 절차 등에 관하여 필요한 사항은 대통령령으로 정한다. <개정 2020.8.12>

영 **제23조(치료 및 격리의 방법 및 절차 등)** 법 제41조제1항 및 제2항에 따른 입원치료, 자가(自家)치료 및 시설치료, 법 제42조제2항에 따른 자가격리 및 시설격리의 방법 및 절차 등은 별표 2와 같다. <개정 2020.6.2, 2020.10.13>

[제목개정 2020.6.2]

영 **제23조의2(전원등의 방법 및 절차)** ① 법 제41조제1항에 따른 감염병관리기관등(이하 "감염병관리기관등"이라 한다)의 장, 감염병관리기관등이 아닌 의료기관의 장 또는 법 제37조제1항제2호에 따라 설치·운영하는 시설(이하 이 조에서 "시설"이라 한다)의 장은 법 제41조제3항 각 호의 어느 하나에 해당하는 경우 관할 특별자치도지사·시장·군수·구청장에게 같은 조 제1항 또는 제2항에 따라 해당 기관에서 치료 중인 사람에 대한 같은 조 제3항에 따른 전원(轉院) 또는 이송(이하 "전원등"이라 한다)의 조치를 요청할 수 있다.

② 특별자치도지사·시장·군수·구청장은 다음 각 호의 어느 하나에 해당하는 경우 관할구역 내에서 전원등의 조치를 할 수 있다.

1. 제1항에 따라 전원등의 조치를 요청받은 경우
2. 법 제41조제3항 각 호의 어느 하나에 해당하는 경우로서 관할구역 내에서 자가치료 중인 사람에 대해 전원등의 조치가 필요하다고 인정되는 경우

③ 시장·군수·구청장은 관할구역 내의 격리병상 및 시설이 부족하여 제2항에 따른 전원등의 조치를 하기 어려울 때에는 해당 시·군·구를 관할하는 시·도지사에게 전원등의 조치를 요청할 수 있다.

④ 시·도지사는 제3항에 따라 전원등의 조치를 요청받은 경우 관할구역 내에서 시·군·구 간 전원등의 조치를 할 수 있다.

⑤ 감염병관리기관등의 장, 감염병관리기관등이 아닌 의료기관의 장, 시설의 장 또는 시·도지사는 다음 각 호의 구분에 따라 보건복지부장관 또는 질병관리청장에게 전원등의 조치를 요청할 수 있다. <개정 2020.12.29>

1. 감염병관리기관등의 장, 감염병관리기관등이 아닌 의료기관의 장 또는 시설의 장: 제1항에도 불구하고 시·도 간 전원등의 조치가 긴급히 필요한 경우
2. 시·도지사: 관할구역 내의 격리병상 및 시설이 부족하여 제4항에 따른 전원등의 조치를 하기 어려운 경우

⑥ 보건복지부장관 또는 질병관리청장은 제5항에 따라 전원등의 조치를 요청받은 경우 시·도 간 전원등의 조치를 할 수 있다. <개정 2020.12.29>

⑦ 특별자치도지사·시장·군수·구청장은 관할구역에 주소를 둔 사람에 대해 제2항, 제4항 또는 제6항에 따라 전원등의 조치가 결정된 때에는 전원등 대상자와 그 보호자에게 입원·격리 장소의 변경 사항을 명시한 입원·격리통지서를 보내야 한다.

⑧ 감염병관리기관등의 장, 감염병관리기관등이 아닌 의료기관의 장 또는 시설의 장은 해당 기관에서 치료 중인 사람이 다른 의료기관 또는 시설로 전원되거나 이송되는 경우에는 해당 의료기관 또는 시설에 의무기록 등 치료에 필요한 정보를 제공해야 한다.

⑨ 제1항부터 제8항까지에서 규정한 사항 외에 전원등에 필요한 사항은 질병관리청장이 정하여 고시한다.

[본조신설 2020.10.13]

[종전 제23조의2는 제23조의3으로 이동 <2020.10.13>]

제41조의2(사업주의 협조의무) ① 사업주는 근로자가 이 법에 따라 입원 또는 격리되는 경우 「근로기준법」 제60조 외에 그 입원 또는 격리기간 동안 유급휴가를 줄 수 있다. 이 경우 사업주가 국가로부터 유급휴가를 위한 비용을 지원 받을 때에는 유급휴가를 주어야 한다.

② 사업주는 제1항에 따른 유급휴가를 이유로 해고나 그 밖의 불리한 처우를 하여서는 아니 되며, 유급휴가 기간에는 그 근로자를 해고하지 못한다. 다만, 사업을 계속할 수 없는 경우에는 그러하지 아니하다.

③ 국가는 제1항에 따른 유급휴가를 위한 비용을 지원할 수 있다.

④ 제3항에 따른 비용의 지원 범위 및 신청 · 지원 절차 등 필요한 사항은 대통령령으로 정한다.

[본조신설 2015.12.29]

영 **제23조의3(유급휴가 비용 지원 등)** ① 법 제41조의2제3항에 따라 사업주에게 주는 유급휴가 지원비용은 질병관리청장이 기획재정부장관과 협의하여 고시하는 금액에 근로자가 법에 따라 입원 또는 격리된 기간을 곱한 금액으로 한다. <개정 2020.9.11>

② 법 제41조의2제3항에 따라 비용을 지원받으려는 사업주는 보건복지부령으로 정하는 신청서(전자문서로 된 신청서를 포함한다)에 다음 각 호의 서류(전자문서로 된 서류를 포함한다)를 첨부하여 질병관리청장에게 제출하여야 한다. <개정 2020.9.11>

1. 근로자가 입원 또는 격리된 사실과 기간을 확인할 수 있는 서류
2. 재직증명서 등 근로자가 계속 재직하고 있는 사실을 증명하는 서류
3. 보수명세서 등 근로자에게 유급휴가를 준 사실을 증명하는 서류
4. 그 밖에 보건복지부장관이 유급휴가 비용지원을 위하여 특히 필요하다고 인정하는 서류

③ 질병관리청장은 제2항에 따른 신청서를 제출받은 경우에는 「전자정부법」 제36조제1항에 따라 행정정보의 공동이용을 통하여 사업자등록증을 확인하여야 한다. 다만, 사업주가 확인에 동의하지 아니하는 경우에는 그 서류를 첨부하도록 하여야 한다. <개정 2020.9.11>

④ 질병관리청장은 제2항에 따른 신청서를 제출받은 경우에는 유급휴가 비용지원 여부와 지원금액을 결정한 후 해당 사업주에게 서면으로 알려야 한다. <개정 2020.9.11>

⑤ 제2항부터 제4항까지에서 규정한 사항 외에 유급휴가 비용지원의 신청절차 및 결과통보 등에 필요한 사항은 보건복지부령으로 정한다.

[본조신설 2016.6.28]

[제23조의2에서 이동, 종전 제23조의3은 제23조의4로 이동 <2020.10.13>]

규칙 **제31조의6(유급휴가 비용지원 신청서)** 영 제23조의3제2항 각 호 외의 부분에 따른 신청서(전자문서로 된 신청서를 포함한다)는 별지 제21호의2서식과 같다. <개정 2020.10.7>

[본조신설 2016.6.30]

[제31조의5에서 이동 <2020.12.30>]

제42조(감염병에 관한 강제처분) ① 질병관리청장, 시 · 도지사 또는 시장 · 군수 · 구청장은 해당 공무원으로 하여금 다음 각 호의 어느 하나에 해당하는 감염병환자등이 있다고 인정되는 주거시설, 선박 · 항공기 · 열차 등 운송수단 또는 그 밖의 장소에 들어가 필요한 조사나 진찰을 하게 할 수 있으며, 그 진찰 결과 감염병환자등으로 인정될 때에는 동행하여 치료받게 하거나 입원시킬 수 있다. <개정 2010.1.18, 2018.3.27, 2020.8.11>

1. 제1급감염병
2. 제2급감염병 중 결핵, 홍역, 콜레라, 장티푸스, 파라티푸스, 세균성이질, 장출혈성대장균감염증, A형간염, 수막구균 감염증, 폴리오, 성홍열 또는 질병관리청장이 정하는 감염병
3. 삭제 <2018.3.27>
4. 제3급감염병 중 질병관리청장이 정하는 감염병
5. 세계보건기구 감시대상 감염병
6. 삭제 <2018.3.27>

② 질병관리청장, 시ㆍ도지사 또는 시장ㆍ군수ㆍ구청장은 제1급감염병이 발생한 경우 해당 공무원으로 하여금 감염병의심자에게 다음 각 호의 조치를 하게 할 수 있다. 이 경우 해당 공무원은 감염병 증상 유무를 확인하기 위하여 필요한 조사나 진찰을 할 수 있다. **<신설 2020.3.4, 2020.8.11, 2020.9.29>**

1. 자가(自家) 또는 시설에 격리

1의2. 제1호에 따른 격리에 필요한 이동수단의 제한

2. 유선ㆍ무선 통신, 정보통신기술을 활용한 기기 등을 이용한 감염병의 증상 유무 확인이나 위치정보의 수집. 이 경우 위치정보의 수집은 제1호에 따라 격리된 사람으로 한정한다.
3. 감염 여부 검사

③ 질병관리청장, 시ㆍ도지사 또는 시장ㆍ군수ㆍ구청장은 제2항에 따른 조사나 진찰 결과 감염병환자등으로 인정된 사람에 대해서는 해당 공무원과 동행하여 치료받게 하거나 입원시킬 수 있다. **<신설 2020.3.4, 2020.8.11>**

④ 질병관리청장, 시ㆍ도지사 또는 시장ㆍ군수ㆍ구청장은 제1항ㆍ제2항에 따른 조사ㆍ진찰이나 제13조제2항에 따른 검사를 거부하는 사람(이하 이 조에서 "조사거부자"라 한다)에 대해서는 해당 공무원으로 하여금 감염병관리기관에 동행하여 필요한 조사나 진찰을 받게 하여야 한다. **<개정 2015.12.29, 2020.3.4, 2020.8.11>**

⑤ 제1항부터 제4항까지에 따라 조사ㆍ진찰ㆍ격리ㆍ치료 또는 입원 조치를 하거나 동행하는 공무원은 그 권한을 증명하는 증표를 지니고 이를 관계인에게 보여주어야 한다. **<신설 2015.12.29, 2020.3.4>**

⑥ 질병관리청장, 시ㆍ도지사 또는 시장ㆍ군수ㆍ구청장은 제2항부터 제4항까지 및 제7항에 따른 조사ㆍ진찰ㆍ격리ㆍ치료 또는 입원 조치를 위하여 필요한 경우에는 관할 경찰서장에게 협조를 요청할 수 있다. 이 경우 요청을 받은 관할 경찰서장은 정당한 사유가 없으면 이에 따라야 한다. **<신설 2015.12.29, 2020.3.4, 2020.8.11>**

⑦ 질병관리청장, 시ㆍ도지사 또는 시장ㆍ군수ㆍ구청장은 조사거부자를 자가 또는 감염병관리시설에 격리할 수 있으며, 제4항에 따른 조사ㆍ진찰 결과 감염병환자등으로 인정될 때에는 감염병관리시설에서 치료받게 하거나 입원시켜야 한다. **<신설 2015.12.29, 2020.3.4, 2020.8.11>**

⑧ 질병관리청장, 시ㆍ도지사 또는 시장ㆍ군수ㆍ구청장은 감염병의심자 또는 조사거부자가 감염병환자등이 아닌 것으로 인정되면 제2항 또는 제7항에 따른 격리 조치를 즉시 해제하여야 한다. **<신설 2015.12.29, 2020.3.4, 2020.8.11>**

⑨ 질병관리청장, 시ㆍ도지사 또는 시장ㆍ군수ㆍ구청장은 제7항에 따라 조사거부자를 치료ㆍ입원시킨 경우 그 사실을 조사거부자의 보호자에게 통지하여야 한다. 이 경우 통지의 방법ㆍ절차 등에 관하여 필요한 사항은 제43조를 준용한다. **<신설 2015.12.29, 2020.3.4, 2020.8.11>**

⑩ 제8항에도 불구하고 정당한 사유 없이 격리 조치가 해제되지 아니하는 경우 감염병의심자 및 조사거부자는 구제청구를 할 수 있으며, 그 절차 및 방법 등에 대해서는 「인신보호법」을 준용한다. 이 경우 "감염병의심자 및 조사거부자"는 "피수용자"로, 격리 조치를 명한 "질병관리청장,

시 · 도지사 또는 시장 · 군수 · 구청장"은 "수용자"로 본다(다만, 「인신보호법」 제6조제1항제3호는 적용을 제외한다). <신설 2015.12.29, 2020.3.4, 2020.8.11>
⑪ 제1항부터 제4항까지 및 제7항에 따라 조사 · 진찰 · 격리 · 치료를 하는 기관의 지정 기준, 제2항에 따른 감염병의심자에 대한 격리나 증상여부 확인 방법 등 필요한 사항은 대통령령으로 정한다. <신설 2015.12.29, 2020.3.4>
⑫ 제2항제2호에 따라 수집된 위치정보의 저장 · 보호 · 이용 및 파기 등에 관한 사항은 「위치정보의 보호 및 이용 등에 관한 법률」을 따른다. <신설 2020.9.29>

영 **제23조의4(감염병환자등의 격리 등을 위한 감염병관리기관의 지정)** ① 법 제42조제4항 및 제7항에 따라 감염병환자등에 대한 조사 · 진찰을 하거나 격리 · 치료 등을 하는 감염병관리기관으로 지정받을 수 있는 기관은 법 제36조제1항 및 제2항에 따라 지정받은 감염병관리기관(이하 "감염병관리기관"이라 한다)으로서 감염병환자등을 위한 1인 병실[전실(前室) 및 음압시설(陰壓施設)을 갖춘 병실을 말한다]을 설치한 감염병관리기관으로 한다. <개정 2020.4.2, 2020.6.2>
② 질병관리청장, 시 · 도지사 또는 시장 · 군수 · 구청장은 법 제42조제11항에 따라 조사 · 진찰 · 격리 · 치료를 하는 감염병관리기관을 지정하는 경우에는 법 제39조의2에 따른 감염병관리시설에 대한 평가 결과를 고려하여야 한다. <개정 2020.4.2, 2020.9.11>
③ 질병관리청장, 시 · 도지사 또는 시장 · 군수 · 구청장은 법 제42조제11항에 따라 조사 · 진찰 · 격리 · 치료를 하는 감염병관리기관을 지정한 경우에는 질병관리청장이 정하는 바에 따라 지정서를 발급하여야 한다. <개정 2020.4.2, 2020.9.11>
[본조신설 2016.6.28]
[제23조의3에서 이동 〈2020.10.13〉]

제43조(감염병환자등의 입원 통지) ① 질병관리청장, 시 · 도지사 또는 시장 · 군수 · 구청장은 감염병환자등이 제41조에 따른 입원치료가 필요한 경우에는 그 사실을 입원치료 대상자와 그 보호자에게 통지하여야 한다. <개정 2010.1.18, 2020.8.11>
② 제1항에 따른 통지의 방법 · 절차 등에 관하여 필요한 사항은 보건복지부령으로 정한다.

규칙 **제32조(감염병환자등의 입원 통지 및 격리 통지)** 질병관리청장, 시 · 도지사 또는 시장 · 군수 · 구청장은 법 제43조 및 제43조의2에 따라 입원 통지 및 격리 통지를 하는 경우에는 별지 제22호서식의 입원 · 격리 통지서를 발급해야 한다. <개정 2020.9.11>
[전문개정 2020.6.4]

제43조의2(격리자에 대한 격리 통지) ① 질병관리청장, 시 · 도지사 또는 시장 · 군수 · 구청장은 제42조제2항 · 제3항 및 제7항, 제47조제3호 또는 제49조제1항제14호에 따른 입원 또는 격리 조치를 할 때에는 그 사실을 입원 또는 격리 대상자와 그 보호자에게 통지하여야 한다. <개정 2020.8.11>
② 제1항에 따른 통지의 방법 · 절차 등에 관하여 필요한 사항은 보건복지부령으로 정한다.
[본조신설 2020.3.4]

제44조(수감 중인 환자의 관리) 교도소장은 수감자로서 감염병에 감염된 자에게 감염병의 전파를 차단하기 위한 조치와 적절한 의료를 제공하여야 한다.

제45조(업무 종사의 일시 제한) ① 감염병환자등은 보건복지부령으로 정하는 바에 따라 업무의 성질상 일반인과 접촉하는 일이 많은 직업에 종사할 수 없고, 누구든지 감염병환자등을 그러한 직업에 고용할 수 없다.

② 제19조에 따른 성매개감염병에 관한 건강진단을 받아야 할 자가 건강진단을 받지 아니한 때에는 같은 조에 따른 직업에 종사할 수 없으며 해당 영업을 영위하는 자는 건강진단을 받지 아니한 자를 그 영업에 종사하게 하여서는 아니 된다.

규칙 **제33조(업무 종사의 일시 제한)** ① 법 제45조제1항에 따라 일시적으로 업무 종사의 제한을 받는 감염병환자등은 다음 각 호의 감염병에 해당하는 감염병환자등으로 하고, 그 제한 기간은 감염력이 소멸되는 날까지로 한다. <개정 2019.11.22>

1. 콜레라
2. 장티푸스
3. 파라티푸스
4. 세균성이질
5. 장출혈성대장균감염증
6. A형간염

② 법 제45조제1항에 따라 업무 종사의 제한을 받는 업종은 다음 각 호와 같다.

1. 「식품위생법」 제2조제12호에 따른 집단급식소
2. 「식품위생법」 제36제1항제3호 따른 식품접객업

제46조(건강진단 및 예방접종 등의 조치) 질병관리청장, 시 · 도지사 또는 시장 · 군수 · 구청장은 보건복지부령으로 정하는 바에 따라 다음 각 호의 어느 하나에 해당하는 사람에게 건강진단을 받거나 감염병 예방에 필요한 예방접종을 받게 하는 등의 조치를 할 수 있다. <개정 2010.1.18, 2015.7.6, 2020.8.11>

1. 감염병환자등의 가족 또는 그 동거인
2. 감염병 발생지역에 거주하는 사람 또는 그 지역에 출입하는 사람으로서 감염병에 감염되었을 것으로 의심되는 사람
3. 감염병환자등과 접촉하여 감염병에 감염되었을 것으로 의심되는 사람

규칙 **제34조(건강진단 등의 조치)** 법 제46조에 따라 질병관리청장, 시 · 도지사 또는 시장 · 군수 · 구청장이 건강진단을 받거나 감염병 예방에 필요한 예방접종을 받게 하는 등의 조치를 할 때에는 별지 제23호서식의 건강진단(예방접종) 명령서를 발급하여야 한다. <개정 2016.1.7, 2016.6.30, 2020.9.11>

제47조(감염병 유행에 대한 방역 조치) 질병관리청장, 시 · 도지사 또는 시장 · 군수 · 구청장은 감염병이 유행하면 감염병 전파를 막기 위하여 다음 각 호에 해당하는 모든 조치를 하거나 그에 필요한 일부 조치를 하여야 한다. <개정 2015.7.6, 2020.3.4, 2020.8.11>

1. 감염병환자등이 있는 장소나 감염병병원체에 오염되었다고 인정되는 장소에 대한 다음 각 목의 조치
   가. 일시적 폐쇄
   나. 일반 공중의 출입금지
   다. 해당 장소 내 이동제한
   라. 그 밖에 통행차단을 위하여 필요한 조치
2. 의료기관에 대한 업무 정지

3. 감염병의심자를 적당한 장소에 일정한 기간 입원 또는 격리시키는 것
4. 감염병병원체에 오염되었거나 오염되었다고 의심되는 물건을 사용·접수·이동하거나 버리는 행위 또는 해당 물건의 세척을 금지하거나 태우거나 폐기처분하는 것
5. 감염병병원체에 오염된 장소에 대한 소독이나 그 밖에 필요한 조치를 명하는 것
6. 일정한 장소에서 세탁하는 것을 막거나 오물을 일정한 장소에서 처리하도록 명하는 것

제48조(오염장소 등의 소독 조치) ① 육군·해군·공군 소속 부대의 장, 국방부직할부대의 장 및 제12조제1항 각 호의 어느 하나에 해당하는 사람은 감염병환자등이 발생한 장소나 감염병병원체에 오염되었다고 의심되는 장소에 대하여 의사, 한의사 또는 관계 공무원의 지시에 따라 소독이나 그 밖에 필요한 조치를 하여야 한다.
② 제1항에 따른 소독 등의 조치에 관하여 필요한 사항은 보건복지부령으로 정한다.

규칙 **제35조(소독의 기준 및 방법)** ① 법 제48조제2항에 따른 소독 등 조치의 기준은 별표 5와 같다. <개정 2014.12.31>
② 법 제48조제2항에 따른 소독 등 조치의 방법은 별표 6과 같다.
[제목개정 2014.12.31]

제8장 예방 조치

제49조(감염병의 예방 조치) ① 질병관리청장, 시·도지사 또는 시장·군수·구청장은 감염병을 예방하기 위하여 다음 각 호에 해당하는 모든 조치를 하거나 그에 필요한 일부 조치를 하여야 하며, 보건복지부장관은 감염병을 예방하기 위하여 제2호, 제2호의2부터 제2호의4까지, 제12호 및 제12호의2에 해당하는 조치를 할 수 있다. <개정 2015.7.6, 2015.12.29, 2020.3.4, 2020.8.11, 2020.8.12, 2020.9.29, 2021.3.9>
1. 관할 지역에 대한 교통의 전부 또는 일부를 차단하는 것
2. 흥행, 집회, 제례 또는 그 밖의 여러 사람의 집합을 제한하거나 금지하는 것
2의2. 감염병 전파의 위험성이 있는 장소 또는 시설의 관리자·운영자 및 이용자 등에 대하여 출입자 명단 작성, 마스크 착용 등 방역지침의 준수를 명하는 것
2의3. 버스·열차·선박·항공기 등 감염병 전파가 우려되는 운송수단의 이용자에 대하여 마스크 착용 등 방역지침의 준수를 명하는 것
2의4. 감염병 전파가 우려되어 지역 및 기간을 정하여 마스크 착용 등 방역지침 준수를 명하는 것
3. 건강진단, 시체 검안 또는 해부를 실시하는 것
4. 감염병 전파의 위험성이 있는 음식물의 판매·수령을 금지하거나 그 음식물의 폐기나 그 밖에 필요한 처분을 명하는 것
5. 인수공통감염병 예방을 위하여 살처분(殺處分)에 참여한 사람 또는 인수공통감염병에 드러난 사람 등에 대한 예방조치를 명하는 것

6. 감염병 전파의 매개가 되는 물건의 소지·이동을 제한·금지하거나 그 물건에 대하여 폐기, 소각 또는 그 밖에 필요한 처분을 명하는 것
7. 선박·항공기·열차 등 운송 수단, 사업장 또는 그 밖에 여러 사람이 모이는 장소에 의사를 배치하거나 감염병 예방에 필요한 시설의 설치를 명하는 것
8. 공중위생에 관계있는 시설 또는 장소에 대한 소독이나 그 밖에 필요한 조치를 명하거나 상수도·하수도·우물·쓰레기장·화장실의 신설·개조·변경·폐지 또는 사용을 금지하는 것
9. 쥐, 위생해충 또는 그 밖의 감염병 매개동물의 구제(驅除) 또는 구제시설의 설치를 명하는 것
10. 일정한 장소에서의 어로(漁撈)·수영 또는 일정한 우물의 사용을 제한하거나 금지하는 것
11. 감염병 매개의 중간 숙주가 되는 동물류의 포획 또는 생식을 금지하는 것
12. 감염병 유행기간 중 의료인·의료업자 및 그 밖에 필요한 의료관계요원을 동원하는 것

12의2. 감염병 유행기간 중 의료기관 병상, 연수원·숙박시설 등 시설을 동원하는 것

13. 감염병병원체에 오염된 건물에 대한 소독이나 그 밖에 필요한 조치를 명하는 것
14. 감염병의심자를 적당한 장소에 일정한 기간 입원 또는 격리시키는 것

② 시·도지사 또는 시장·군수·구청장은 제1항제8호 및 제10호에 따라 식수를 사용하지 못하게 하려면 그 사용금지기간 동안 별도로 식수를 공급하여야 하며, 제1항제1호·제2호·제6호·제8호·제10호 및 제11호에 따른 조치를 하려면 그 사실을 주민에게 미리 알려야 한다.

③ 시·도지사 또는 시장·군수·구청장은 제1항제2호의2의 조치를 따르지 아니한 관리자·운영자에게 해당 장소나 시설의 폐쇄를 명하거나 3개월 이내의 기간을 정하여 운영의 중단을 명할 수 있다. 다만, 운영중단 명령을 받은 자가 그 운영중단기간 중에 운영을 계속한 경우에는 해당 장소나 시설의 폐쇄를 명하여야 한다. **<신설 2020.9.29, 2021.3.9>**

④ 제3항에 따라 장소나 시설의 폐쇄 또는 운영 중단 명령을 받은 관리자·운영자는 정당한 사유가 없으면 이에 따라야 한다. **<신설 2021.3.9>**

⑤ 시·도지사 또는 시장·군수·구청장은 제3항에 따른 폐쇄 명령에도 불구하고 관리자·운영자가 그 운영을 계속하는 경우에는 관계 공무원에게 해당 장소나 시설을 폐쇄하기 위한 다음 각 호의 조치를 하게 할 수 있다. **<신설 2020.9.29, 2021.3.9>**

1. 해당 장소나 시설의 간판이나 그 밖의 표지판의 제거
2. 해당 장소나 시설이 제3항에 따라 폐쇄된 장소나 시설임을 알리는 게시물 등의 부착

⑥ 제3항에 따른 장소나 시설의 폐쇄를 명한 시·도지사 또는 시장·군수·구청장은 위기경보 또는 방역지침의 변경으로 장소 또는 시설 폐쇄의 필요성이 없어진 경우, 「재난 및 안전관리 기본법」 제11조의 지역위원회 심의를 거쳐 폐쇄 중단 여부를 결정할 수 있다. **<신설 2021.3.9>**

⑦ 제3항에 따른 행정처분의 기준은 그 위반행위의 종류와 위반 정도 등을 고려하여 보건복지부령으로 정한다. **<신설 2020.9.29, 2021.3.9>**

제49조의2(감염취약계층의 보호 조치) ① 보건복지부장관, 시·도지사 또는 시장·군수·구청장은 호흡기와 관련된 감염병으로부터 저소득층과 사회복지시설을 이용하는 어린이, 노인, 장애인 및 기타 보건복지부령으로 정하는 대상(이하 "감염취약계층"이라 한다)을 보호하기 위하여 「재난 및 안전관리 기본법」 제38조제2항에 따른 주의 이상의 위기경보가 발령된 경우 감염취약계층에게 의료·방역 물품(「약사법」에 따른 의약외품으로 한정한다) 지급 등 필요한 조치를 취할 수 있다. **<개정 2020.12.15>**

② 질병관리청장, 시 · 도지사 또는 시장 · 군수 · 구청장은 「재난 및 안전관리 기본법」 제38조제2항에 따른 주의 이상의 위기경보가 발령된 경우 감염취약계층이 이용하는 「사회복지사업법」 제2조제4호의 사회복지시설에 대하여 소독이나 그 밖에 필요한 조치를 명할 수 있다. <신설 2021.3.9>

③ 제1항에 따른 감염병의 종류, 감염취약계층의 범위 및 지급절차 등에 관하여 필요한 사항은 보건복지부령으로 정한다. <개정 2021.3.9>

[본조신설 2020.3.4]

제49조의3(의료인, 환자 및 의료기관 보호를 위한 한시적 비대면 진료) ① 의료업에 종사하는 의료인(「의료법」 제2조에 따른 의료인 중 의사 · 치과의사 · 한의사만 해당한다. 이하 이 조에서 같다)은 감염병과 관련하여 「재난 및 안전관리 기본법」 제38조제2항에 따른 심각 단계 이상의 위기경보가 발령된 때에는 환자, 의료인 및 의료기관 등을 감염의 위험에서 보호하기 위하여 필요하다고 인정하는 경우 「의료법」 제33조제1항에도 불구하고 보건복지부장관이 정하는 범위에서 유선 · 무선 · 화상통신, 컴퓨터 등 정보통신기술을 활용하여 의료기관 외부에 있는 환자에게 건강 또는 질병의 지속적 관찰, 진단, 상담 및 처방을 할 수 있다.

② 보건복지부장관은 위원회의 심의를 거쳐 제1항에 따른 한시적 비대면 진료의 지역, 기간 등 범위를 결정한다.

[본조신설 2020.12.15]

제50조(그 밖의 감염병 예방 조치) ① 육군 · 해군 · 공군 소속 부대의 장, 국방부직할부대의 장 및 제12조제1항제2호에 해당하는 사람은 감염병환자등이 발생하였거나 발생할 우려가 있으면 소독이나 그 밖에 필요한 조치를 하여야 하고, 특별자치도지사 또는 시장 · 군수 · 구청장과 협의하여 감염병 예방에 필요한 추가 조치를 하여야 한다. <개정 2015.7.6>

② 교육부장관 또는 교육감은 감염병 발생 등을 이유로 「학교보건법」 제2조제2호의 학교에 대하여 「초 · 중등교육법」 제64조에 따른 휴업 또는 휴교를 명령하거나 「유아교육법」 제31조에 따른 휴업 또는 휴원을 명령할 경우 질병관리청장과 협의하여야 한다. <신설 2015.7.6, 2020.8.11>

제51조(소독 의무) ① 특별자치도지사 또는 시장 · 군수 · 구청장은 감염병을 예방하기 위하여 청소나 소독을 실시하거나 쥐, 위생해충 등의 구제조치(이하 "소독"이라 한다)를 하여야 한다. 이 경우 소독은 사람의 건강과 자연에 유해한 영향을 최소화하여 안전하게 실시하여야 한다. <개정 2010.1.18, 2020.3.4>

② 제1항에 따른 소독의 기준과 방법은 보건복지부령으로 정한다. <신설 2020.3.4>

③ 공동주택, 숙박업소 등 여러 사람이 거주하거나 이용하는 시설 중 대통령령으로 정하는 시설을 관리 · 운영하는 자는 보건복지부령으로 정하는 바에 따라 감염병 예방에 필요한 소독을 하여야 한다. <개정 2010.1.18, 2020.3.4>

④ 제3항에 따라 소독을 하여야 하는 시설의 관리 · 운영자는 제52조제1항에 따라 소독업의 신고를 한 자에게 소독하게 하여야 한다. 다만, 「공동주택관리법」 제2조제1항제15호에 따른 주택관리업자가 제52조제1항에 따른 소독장비를 갖추었을 때에는 그가 관리하는 공동주택은 직접 소독할 수 있다. <개정 2015.8.11, 2020.3.4>

영 **제24조(소독을 해야 하는 시설)** 법 제51조제3항에 따라 감염병 예방에 필요한 소독을 해야 하는 시설은 다음 각 호와 같다. **<개정 2016.6.28, 2016.8.11, 2017.3.29, 2020.6.2, 2021.6.8>**

1. 「공중위생관리법」에 따른 숙박업소(객실 수 20실 이상인 경우만 해당한다), 「관광진흥법」에 따른 관광숙박업소
2. 「식품위생법 시행령」 제21조제8호(마목은 제외한다)에 따른 식품접객업 업소(이하 "식품접객업소"라 한다) 중 연면적 300제곱미터 이상의 업소
3. 「여객자동차 운수사업법」에 따른 시내버스·농어촌버스·마을버스·시외버스·전세버스·장의자동차, 「항공안전법」에 따른 항공기 및 「공항시설법」에 따른 공항시설, 「해운법」에 따른 여객선, 「항만법」에 따른 연면적 300제곱미터 이상의 대합실, 「철도사업법」 및 「도시철도법」에 따른 여객운송 철도차량과 역사(驛舍) 및 역 시설
4. 「유통산업발전법」에 따른 대형마트, 전문점, 백화점, 쇼핑센터, 복합쇼핑몰, 그 밖의 대규모 점포와 「전통시장 및 상점가 육성을 위한 특별법」에 따른 전통시장
5. 「의료법」 제3조제2항제3호에 따른 병원급 의료기관
6. 「식품위생법」 제2조제12호에 따른 집단급식소(한 번에 100명 이상에게 계속적으로 식사를 공급하는 경우만 해당한다)

6의2. 「식품위생법 시행령」 제21조제8호마목에 따른 위탁급식영업을 하는 식품접객업소 중 연면적 300제곱미터 이상의 업소

7. 「건축법 시행령」 별표 1 제2호라목에 따른 기숙사

7의2. 「화재예방, 소방시설 설치·유지 및 안전관리에 관한 법률 시행령」 별표 2 제8호가목에 따른 합숙소(50명 이상을 수용할 수 있는 경우만 해당한다)

8. 「공연법」에 따른 공연장(객석 수 300석 이상인 경우만 해당한다)
9. 「초·중등교육법」 제2조 및 「고등교육법」 제2조에 따른 학교
10. 「학원의 설립·운영 및 과외교습에 관한 법률」에 따른 연면적 1천제곱미터 이상의 학원
11. 연면적 2천제곱미터 이상의 사무실용 건축물 및 복합용도의 건축물
12. 「영유아보육법」에 따른 어린이집 및 「유아교육법」에 따른 유치원(50명 이상을 수용하는 어린이집 및 유치원만 해당한다)
13. 「공동주택관리법」에 따른 공동주택(300세대 이상인 경우만 해당한다)

[제목개정 2020.6.2]

규칙 **제36조(방역기동반의 운영 및 소독의 기준 등)** ① 법 제51조제1항에 따라 특별자치도지사 또는 시장·군수·구청장은 청소나 소독을 실시하거나 쥐, 위생해충 등의 구제조치(이하 "소독"이라 한다)를 실시하기 위하여 관할 보건소마다 방역기동반을 편성·운영할 수 있다.

② 법 제51조제1항 및 제4항 단서에 따른 소독의 기준은 별표 5와 같다. **<개정 2020.6.4>**

③ 법 제51조제1항 및 제4항 단서에 따른 소독의 방법은 별표 6과 같다. **<개정 2020.6.4>**

④ 법 제51조제3항에 따라 소독을 하여야 하는 시설을 관리·운영하는 자는 별표 7의 소독횟수 기준에 따라 소독을 하여야 한다 **<개정 2020.6.4>**

[제목개정 2014.12.31]

제52조(소독업의 신고 등) ① 소독을 업으로 하려는 자(제51조제4항 단서에 따른 주택관리업자는 제외한다)는 보건복지부령으로 정하는 시설·장비 및 인력을 갖추어 특별자치도지사 또는 시장·군수·구청장에게 신고하여야 한다. 신고한 사항을 변경하려는 경우에도 또한 같다. **<개정 2010.1.18, 2020.3.4>**

② 특별자치도지사 또는 시장 · 군수 · 구청장은 제1항에 따른 신고를 받은 경우 그 내용을 검토하여 이 법에 적합하면 신고를 수리하여야 한다. <신설 2020.3.4>

③ 특별자치도지사 또는 시장 · 군수 · 구청장은 제1항에 따라 소독업의 신고를 한 자(이하 "소독업자"라 한다)가 다음 각 호의 어느 하나에 해당하면 소독업 신고가 취소된 것으로 본다. <개정 2017.12.12, 2018.12.31, 2020.3.4, 2020.12.22>

1. 「부가가치세법」 제8조제8항에 따라 관할 세무서장에게 폐업 신고를 한 경우
2. 「부가가치세법」 제8조제9항에 따라 관할 세무서장이 사업자등록을 말소한 경우
3. 제53조1항에 따른 휴업이나 폐업 신고를 하지 아니하고 소독업에 필요한 시설 등이 없어진 상태가 6개월 이상 계속된 경우

④ 특별자치도지사 또는 시장 · 군수 · 구청장은 제3항에 따른 소독업 신고가 취소된 것으로 보기 위하여 필요한 경우 관할 세무서장에게 소독업자의 폐업여부에 대한 정보 제공을 요청할 수 있다. 이 경우 요청을 받은 관할 세무서장은 「전자정부법」 제36조제1항에 따라 소독업자의 폐업여부에 대한 정보를 제공하여야 한다. <신설 2017.12.12, 2020.3.4>

규칙 **제37조(소독업의 신고)** ① 법 제52조제1항 전단에 따라 소독을 업(業)으로 하려는 자가 갖추어야 하는 시설 · 장비 및 인력 기준은 별표 8과 같다.

② 법 제52조제1항에 따라 소독을 업으로 하려는 자는 별지 제24호서식의 소독업 신고서에 시설 · 장비 및 인력 명세서를 첨부하여 특별자치도지사 또는 시장 · 군수 · 구청장에게 제출하여야 한다.

③ 특별자치도지사 또는 시장 · 군수 · 구청장은 제1항에 따라 신고를 수리(受理)하였을 때에는 별지 제25호서식의 소독업 신고증을 신고자에게 발급하여야 한다.

규칙 **제38조(신고사항의 변경)** ① 법 제52조제1항 후단에 따라 소독업자가 신고사항을 변경하려는 경우에는 별지 제26호서식의 소독업 신고사항 변경신고서에 소독업 신고증과 변경사항을 증명할 수 있는 서류를 첨부하여 특별자치도지사 또는 시장 · 군수 · 구청장에게 제출하여야 한다.

② 제1항에 따른 변경신고를 받은 특별자치도지사 또는 시장 · 군수 · 구청장은 신고사항을 소독업 신고증 뒷면에 적어 이를 신고자에게 발급하여야 한다.

제53조(소독업의 휴업 등의 신고) ① 소독업자가 그 영업을 30일 이상 휴업하거나 폐업하려면 보건복지부령으로 정하는 바에 따라 특별자치도지사 또는 시장 · 군수 · 구청장에게 신고하여야 한다. <개정 2010.1.18, 2020.3.4>

② 소독업자가 휴업한 후 재개업을 하려면 보건복지부령으로 정하는 바에 따라 특별자치도지사 또는 시장 · 군수 · 구청장에게 신고하여야 한다. 이 경우 특별자치도지사 또는 시장 · 군수 · 구청장은 그 내용을 검토하여 이 법에 적합하면 신고를 수리하여야 한다. <신설 2020.3.4>

규칙 **제39조(소독업의 휴업 등의 신고)** ① 법 제53조에 따라 휴업 · 폐업 또는 재개업을 신고하려는 소독업자는 별지 제27호서식의 신고서(전자문서로 된 신고서를 포함한다)에 소독업 신고증을 첨부하여 특별자치도지사 또는 시장 · 군수 · 구청장에게 제출해야 한다. 다만, 폐업을 신고하려는 소독업자가 소독업 신고증을 분실한 경우에는 별지 제27호서식의 신고서에 분실 사유를 적으면 소독업 신고증을 첨부하지 않을 수 있다. <개정 2020.6.4>

② 제1항에도 불구하고 「부가가치세법 시행령」 제13조제5항에 따라 관할 세무서장이 송부한 제1항의 신고서를 관할 특별자치도지사 또는 시장 · 군수 · 구청장이 접수한 경우에는 제1항에 따라 신고서를 제출한 것으로 본다. <신설 2013.9.23>

③ 제1항 또는 제2항에 따른 신고서를 접수한 특별자치도지사 또는 시장·군수·구청장은 신고사항을 소독업 신고증 뒷면에 적어 이를 신고자에게 발급하여야 한다. 다만, 폐업신고인 경우에는 발급하지 아니한다. <개정 2013.9.23>

제54조(소독의 실시 등) ① 소독업자는 보건복지부령으로 정하는 기준과 방법에 따라 소독하여야 한다.
② 소독업자가 소독하였을 때에는 보건복지부령으로 정하는 바에 따라 그 소독에 관한 사항을 기록·보존하여야 한다.

규칙 제40조(소독의 기준 및 소독에 관한 사항의 기록 등) ① 법 제54조제1항에 따른 소독의 기준과 방법은 각각 별표 5 및 별표 6과 같다. <개정 2014.12.31>
② 법 제54조제1항에 따라 소독을 실시한 소독업자는 별지 제28호서식의 소독증명서를 소독을 실시한 시설의 관리·운영자에게 발급하여야 한다.
③ 소독업자는 법 제54조제2항에 따라 별지 제29호서식의 소독실시대장에 소독에 관한 사항을 기록하고, 이를 2년간 보존하여야 한다.
[제목개정 2014.12.31]

제55조(소독업자 등에 대한 교육) ① 소독업자(법인인 경우에는 그 대표자를 말한다. 이하 이 조에서 같다)는 소독에 관한 교육을 받아야 한다.
② 소독업자는 소독업무 종사자에게 소독에 관한 교육을 받게 하여야 한다.
③ 제1항 및 제2항에 따른 교육의 내용과 방법, 교육시간, 교육비 부담 등에 관하여 필요한 사항은 보건복지부령으로 정한다.

규칙 제41조(소독업자 등에 대한 교육) ① 법 제55조제1항에 따라 소독업자는 소독업의 신고를 한 날부터 6개월 이내에 별표 9의 교육과정에 따른 소독에 관한 교육을 받아야 한다. 다만, 신고를 한 날이 본문에 따른 교육을 받은 날(해당 교육이 종료된 날을 말한다)부터 3년이 지나지 아니한 경우에는 그러하지 아니하다. <개정 2013.9.23>
② 법 제55조제2항에 따라 소독업자는 소독업무 종사자에게 소독업무에 종사한 날부터 6개월 이내에 별표 9의 교육과정에 따른 소독에 관한 교육을 받게 해야 하고, 그 후에는 직전의 교육이 종료된 날부터 3년이 되는 날이 속하는 달의 말일까지 1회 이상 보수교육을 받게 해야 한다. <개정 2013.9.23, 2018.9.27, 2020.6.4>
③ 제1항과 제2항에 따른 소독업자 등에 대한 교육은 질병관리청장이 지정하는 기관이 실시하며, 질병관리청장이 교육기관을 지정하는 경우에는 별지 제30호서식의 교육기관 지정서를 교육기관에 발급해야 한다. <개정 2020.6.4, 2020.9.11>
④ 제1항과 제2항에 따른 교육에 필요한 경비는 교육을 받는 자가 부담한다.

제56조(소독업무의 대행) 특별자치도지사 또는 시장·군수·구청장은 제47조제5호, 제48조제1항, 제49조제1항제8호·제9호·제13호, 제50조 및 제51조제1항·제3항에 따라 소독을 실시하여야 할 경우에는 그 소독업무를 소독업자가 대행하게 할 수 있다. <개정 2015.7.6, 2020.3.4>
[시행일 2020.6.5]

제57조(서류제출 및 검사 등) ① 특별자치도지사 또는 시장·군수·구청장은 소속 공무원으로 하여금 소독업자에게 소독의 실시에 관한 관계 서류의 제출을 요구하게 하거나 검사 또는 질문을 하게 할 수 있다.
② 제1항에 따라 서류제출을 요구하거나 검사 또는 질문을 하려는 소속 공무원은 그 권한을 표시하는 증표를 지니고 이를 관계인에게 보여주어야 한다.

제58조(시정명령) 특별자치도지사 또는 시장·군수·구청장은 소독업자가 다음 각 호의 어느 하나에 해당하면 1개월 이상의 기간을 정하여 그 위반 사항을 시정하도록 명하여야 한다.
1. 제52조제1항에 따른 시설·장비 및 인력 기준을 갖추지 못한 경우
2. 제55조제1항에 따른 교육을 받지 아니하거나 소독업무 종사자에게 같은 조 제2항에 따른 교육을 받게 하지 아니한 경우

제59조(영업정지 등) ① 특별자치도지사 또는 시장·군수·구청장은 소독업자가 다음 각 호의 어느 하나에 해당하면 영업소의 폐쇄를 명하거나 6개월 이내의 기간을 정하여 영업의 정지를 명할 수 있다. 다만, 제5호에 해당하는 경우에는 영업소의 폐쇄를 명하여야 한다. <개정 2020.3.4>
1. 제52조제1항 후단에 따른 변경 신고를 하지 아니하거나 제53조제1항 및 제2항에 따른 휴업, 폐업 또는 재개업 신고를 하지 아니한 경우
2. 제54조제1항에 따른 소독의 기준과 방법에 따르지 아니하고 소독을 실시하거나 같은 조 제2항을 위반하여 소독실시 사항을 기록·보존하지 아니한 경우
3. 제57조에 따른 관계 서류의 제출 요구에 따르지 아니하거나 소속 공무원의 검사 및 질문을 거부·방해 또는 기피한 경우
4. 제58조에 따른 시정명령에 따르지 아니한 경우
5. 영업정지기간 중에 소독업을 한 경우

② 특별자치도지사·시장·군수·구청장은 제1항에 따른 영업소의 폐쇄명령을 받고도 계속하여 영업을 하거나 제52조제1항에 따른 신고를 하지 아니하고 소독업을 하는 경우에는 관계 공무원에게 해당 영업소를 폐쇄하기 위한 다음 각 호의 조치를 하게 할 수 있다.
1. 해당 영업소의 간판이나 그 밖의 영업표지 등의 제거·삭제
2. 해당 영업소가 적법한 영업소가 아님을 알리는 게시물 등의 부착

③ 제1항에 따른 행정처분의 기준은 그 위반행위의 종류와 위반 정도 등을 고려하여 보건복지부령으로 정한다. <개정 2010.1.18>

규칙 **제42조(행정처분의 기준)** ① 법 제49조제3항에 따른 행정처분의 세부 기준은 별표 10과 같다. <신설 2020.12.30>
② 법 제59조제3항에 따른 행정처분의 세부 기준은 별표 11과 같다. <개정 2020.12.30>

제9장 방역관, 역학조사관, 검역위원 및 예방위원 등

제60조(방역관) ① 질병관리청장 및 시 · 도지사는 감염병 예방 및 방역에 관한 업무를 담당하는 방역관을 소속 공무원 중에서 임명한다. 다만, 감염병 예방 및 방역에 관한 업무를 처리하기 위하여 필요한 경우에는 시장 · 군수 · 구청장이 방역관을 소속 공무원 중에서 임명할 수 있다. **<개정 2020.3.4, 2020.8.11>**

② 방역관은 제4조제2항제1호부터 제7호까지의 업무를 담당한다. 다만, 질병관리청 소속 방역관은 같은 항 제8호의 업무도 담당한다. **<개정 2020.8.11>**

③ 방역관은 감염병의 국내 유입 또는 유행이 예견되어 긴급한 대처가 필요한 경우 제4조제2항 제1호 및 제2호에 따른 업무를 수행하기 위하여 통행의 제한 및 주민의 대피, 감염병의 매개가 되는 음식물 · 물건 등의 폐기 · 소각, 의료인 등 감염병 관리인력에 대한 임무부여 및 방역물자의 배치 등 감염병 발생지역의 현장에 대한 조치권한을 가진다.

④ 감염병 발생지역을 관할하는 「국가경찰과 자치경찰의 조직 및 운영에 관한 법률」 제12조 및 제13조에 따른 경찰관서 및 「소방기본법」 제3조에 따른 소방관서의 장, 「지역보건법」 제10조에 따른 보건소의 장 등 관계 공무원 및 그 지역 내의 법인 · 단체 · 개인은 정당한 사유가 없으면 제3항에 따른 방역관의 조치에 협조하여야 한다. **<개정 2020.12.22>**

⑤ 제1항부터 제4항까지 규정한 사항 외에 방역관의 자격 · 직무 · 조치권한의 범위 등에 관하여 필요한 사항은 대통령령으로 정한다.

[전문개정 2015.7.6]

영 **제25조(방역관의 자격 및 직무 등)** ① 법 제60조제1항에 따른 방역관은 감염병 관련 분야의 경험이 풍부한 4급 이상 공무원 중에서 임명한다. 다만, 시 · 군 · 구 소속 방역관은 감염병 관련 분야의 경험이 풍부한 5급 이상 공무원 중에서 임명할 수 있다. **<개정 2016.1.6>**

② 법 제60조제3항에 따른 조치권한 외에 방역관이 가지는 감염병 발생지역의 현장에 대한 조치권한은 다음 각 호와 같다. **<개정 2016.1.6, 2020.6.2>**

1. 감염병의심자를 적당한 장소에 일정한 기간 입원조치 또는 격리조치
2. 감염병병원체에 오염된 장소 또는 건물에 대한 소독이나 그 밖에 필요한 조치
3. 일정한 장소에서 세탁하는 것을 막거나 오물을 일정한 장소에서 처리하도록 명하는 조치
4. 인수공통감염병 예방을 위하여 살처분에 참여한 사람 또는 인수공통감염병에 드러나 사람 등에 대한 예방조치

③ 삭제 **<2016.1.6>**

제60조의2(역학조사관) ① 감염병 역학조사에 관한 사무를 처리하기 위하여 질병관리청 소속 공무원으로 100명 이상, 시 · 도 소속 공무원으로 각각 2명 이상의 역학조사관을 두어야 한다. 이 경우 시 · 도 역학조사관 중 1명 이상은 「의료법」 제2조제1항에 따른 의료인 중 의사로 임명하여야 한다. **<개정 2018.3.27, 2020.3.4, 2020.8.11>**

② 시장 · 군수 · 구청장은 역학조사에 관한 사무를 처리하기 위하여 필요한 경우 소속 공무원으로 역학조사관을 둘 수 있다. 다만, 인구수 등을 고려하여 보건복지부령으로 정하는 기준을 충족하는 시 · 군 · 구의 장은 소속 공무원으로 1명 이상의 역학조사관을 두어야 한다. **<신설 2020.3.4>**

③ 역학조사관은 다음 각 호의 어느 하나에 해당하는 사람으로서 제18조의3에 따른 역학조사 교육 · 훈련 과정을 이수한 사람 중에서 임명한다. <개정 2020.3.4>

1. 방역, 역학조사 또는 예방접종 업무를 담당하는 공무원
2. 「의료법」 제2조제1항에 따른 의료인
3. 그 밖에 「약사법」 제2조제2호에 따른 약사, 「수의사법」 제2조제1호에 따른 수의사 등 감염병 · 역학 관련 분야의 전문가

④ 역학조사관은 감염병의 확산이 예견되는 긴급한 상황으로서 즉시 조치를 취하지 아니하면 감염병이 확산되어 공중위생에 심각한 위해를 가할 것으로 우려되는 경우 일시적으로 제47조제1호 각 목의 조치를 할 수 있다. <개정 2020.3.4>

⑤ 「국가경찰과 자치경찰의 조직 및 운영에 관한 법률」 제12조 및 제13조에 따른 경찰관서 및 「소방기본법」 제3조에 따른 소방관서의 장, 「지역보건법」 제10조에 따른 보건소의 장 등 관계 공무원은 정당한 사유가 없으면 제4항에 따른 역학조사관의 조치에 협조하여야 한다. <개정 2020.3.4, 2020.12.22>

⑥ 역학조사관은 제4항에 따른 조치를 한 경우 즉시 질병관리청장, 시 · 도지사 또는 시장 · 군수 · 구청장에게 보고하여야 한다. <개정 2020.3.4, 2020.8.11>

⑦ 질병관리청장, 시 · 도지사 또는 시장 · 군수 · 구청장은 제3항에 따라 임명된 역학조사관에게 예산의 범위에서 직무 수행에 필요한 비용 등을 지원할 수 있다. <개정 2020.3.4, 2020.8.11>

⑧ 제1항부터 제7항까지 규정한 사항 외에 역학조사관의 자격 · 직무 · 권한 · 비용지원 등에 관하여 필요한 사항은 대통령령으로 정한다. <개정 2020.3.4>

[본조신설 2015.7.6]

영 제26조(역학조사관의 자격 및 직무 등) ① 삭제 <2016.1.6>

② 역학조사관은 다음 각 호의 업무를 담당한다.

1. 역학조사 계획 수립
2. 역학조사 수행 및 결과 분석
3. 역학조사 실시 기준 및 방법의 개발
4. 역학조사 기술지도
5. 역학조사 교육훈련
6. 감염병에 대한 역학적인 연구

③ 삭제 <2016.1.6>

④ 질병관리청장, 시 · 도지사 및 시장 · 군수 · 구청장은 역학조사관에게 예산의 범위에서 연구비와 여비를 지급할 수 있다. <개정 2020.9.11, 2020.10.13>

규칙 제42조의2(역학조사관을 두어야 하는 시 · 군 · 구) 법 제60조의2제2항 단서에서 "보건복지부령으로 정하는 기준을 충족하는 시 · 군 · 구"란 인구 10만명 이상인 시 · 군 · 구를 말한다.

[본조신설 2020.6.4]

[종전 제42조의2는 제42조의3으로 이동 <2020.6.4>]

제60조의3(한시적 종사명령) ① 질병관리청장 또는 시 · 도지사는 감염병의 유입 또는 유행이 우려되거나 이미 발생한 경우 기간을 정하여 「의료법」 제2조제1항의 의료인에게 제36조 및 제37조에 따라 감염병관리기관으로 지정된 의료기관 또는 제8조의2에 따라 설립되거나 지정된 감염병전문병원 또는 감염병연구병원에서 방역업무에 종사하도록 명할 수 있다. <개정 2020.8.11>

② 질병관리청장, 시 · 도지사 또는 시장 · 군수 · 구청장은 감염병이 유입되거나 유행하는 긴급한 경우 제60조의2제3항제2호 또는 제3호에 해당하는 자를 기간을 정하여 방역관으로 임명하여 방역업무를 수행하게 할 수 있다. <개정 2020.3.4, 2020.8.11, 2020.9.29>

③ 질병관리청장, 시 · 도지사 또는 시장 · 군수 · 구청장은 감염병의 유입 또는 유행으로 역학조사인력이 부족한 경우 제60조의2제3항제2호 또는 제3호에 해당하는 자를 기간을 정하여 역학조사관으로 임명하여 역학조사에 관한 직무를 수행하게 할 수 있다. <개정 2020.3.4, 2020.8.11>

④ 제2항 또는 제3항에 따라 질병관리청장, 시 · 도지사 또는 시장 · 군수 · 구청장이 임명한 방역관 또는 역학조사관은 「국가공무원법」 제26조의5에 따른 임기제공무원으로 임용된 것으로 본다. <개정 2020.3.4, 2020.8.11>

⑤ 제1항에 따른 종사명령 및 제2항 · 제3항에 따른 임명의 기간 · 절차 등 필요한 사항은 대통령령으로 정한다.

[본조신설 2015.12.29]

영 **제26조의2(의료인에 대한 방역업무 종사명령)** ① 질병관리청장 또는 시 · 도지사는 법 제60조의3제1항에 따라 방역업무 종사명령을 하는 경우에는 방역업무 종사명령서를 발급하여야 한다. 이 경우 해당 명령서에는 방역업무 종사기관, 종사기간 및 종사업무 등이 포함되어야 한다. <개정 2020.9.11>

② 법 제60조의3제1항에 따른 방역업무 종사기간은 30일 이내로 한다. 다만, 본인이 사전에 서면으로 동의하는 경우에는 그 기간을 달리 정할 수 있다.

③ 질병관리청장 또는 시 · 도지사는 제2항에 따른 방역업무 종사기간을 연장하는 경우에는 해당 종사기간이 만료되기 전에 본인의 동의를 받아야 한다. 이 경우 그 연장기간은 30일을 초과할 수 없되, 본인이 동의하는 경우에는 그 연장기간을 달리 정할 수 있다. <개정 2020.9.11>

④ 질병관리청장 또는 시 · 도지사는 제3항에 따라 방역업무 종사기간을 연장하는 경우에는 방역업무 종사명령서를 새로 발급하여야 한다. <개정 2020.9.11>

[본조신설 2016.6.28]

영 **제26조의3(방역관 등의 임명)** ① 질병관리청장, 시 · 도지사 또는 시장 · 군수 · 구청장은 법 제60조의3제2항에 따라 방역관을 임명하는 경우에는 임명장을 발급해야 한다. 이 경우 해당 임명장에는 직무수행기간이 포함되어야 한다. <개정 2020.6.2, 2020.9.11, 2020.12.29>

② 질병관리청장, 시 · 도지사 또는 시장 · 군수 · 구청장은 법 제60조의3제3항에 따라 역학조사관을 임명하는 때에는 임명장을 발급해야 한다. 이 경우 해당 임명장에는 직무수행기간이 포함되어야 한다. <신설 2020.6.2, 2020.9.11>

③ 방역관 또는 역학조사관의 직무수행기간, 직무수행기간 연장 및 직무수행기간 연장에 따른 임명장의 발급 등에 관하여는 제26조의2제2항부터 제4항까지의 규정을 준용한다. <개정 2020.6.2>

[본조신설 2016.6.28]

규칙 **제42조의3(방역업무 종사명령서 및 임명장)** ① 영 제26조의2제1항 전단에 따른 방역업무 종사명령서는 별지 제30호의2서식과 같다.

② 영 제26조의3제1항 전단에 따른 방역관 또는 같은 조 제2항 전단에 따른 역학조사관에 대한 임명장은 다음 각 호의 구분에 따른다. <개정 2020.10.7>

1. 방역관: 별지 제30호의3서식
2. 역학조사관: 별지 제30호의4서식

[본조신설 2016.6.30]

[제42조의2에서 이동 <2020.6.4>]

제61조(검역위원) ① 시·도지사는 감염병을 예방하기 위하여 필요하면 검역위원을 두고 검역에 관한 사무를 담당하게 하며, 특별히 필요하면 운송수단 등을 검역하게 할 수 있다.

② 검역위원은 제1항에 따른 사무나 검역을 수행하기 위하여 운송수단 등에 무상으로 승선하거나 승차할 수 있다.

③ 제1항에 따른 검역위원의 임명 및 직무 등에 관하여 필요한 사항은 보건복지부령으로 정한다.

규칙 **제43조(검역위원의 임명 및 직무)** ① 법 제61조제1항에 따라 시·도지사는 보건·위생 분야에 종사하는 소속 공무원 중에서 검역위원을 임명할 수 있다.

② 검역위원의 직무는 다음 각 호와 같다.

1. 역학조사에 관한 사항
2. 감염병병원체에 오염된 장소의 소독에 관한 사항
3. 감염병환자등의 추적, 입원치료 및 감시에 관한 사항
4. 감염병병원체에 오염되거나 오염이 의심되는 물건 및 장소에 대한 수거, 파기, 매몰 또는 폐쇄에 관한 사항
5. 검역의 공고에 관한 사항

제62조(예방위원) ① 특별자치도지사 또는 시장·군수·구청장은 감염병이 유행하거나 유행할 우려가 있으면 특별자치도 또는 시·군·구(자치구를 말한다. 이하 같다)에 감염병 예방 사무를 담당하는 예방위원을 둘 수 있다.

② 제1항에 따른 예방위원은 무보수로 한다. 다만, 특별자치도 또는 시·군·구의 인구 2만명당 1명의 비율로 유급위원을 둘 수 있다.

③ 제1항에 따른 예방위원의 임명 및 직무 등에 관하여 필요한 사항은 보건복지부령으로 정한다.

규칙 **제44조(예방위원의 임명 및 직무)** ① 법 제62조제1항에 따라 특별자치도지사 또는 시장·군수·구청장은 다음 각 호의 어느 하나에 해당하는 사람 중에서 예방위원을 임명 또는 위촉할 수 있다.

1. 의사, 한의사, 수의사, 약사 또는 간호사
2. 「고등교육법」 제2조에 따른 학교에서 공중보건 분야 학과를 졸업한 사람
3. 공중보건 분야에 근무하고 있는 소속 공무원
4. 그 밖에 공중보건 분야에 관한 학식과 경험이 풍부하다고 인정하는 사람

② 예방위원의 직무는 다음 각 호와 같다.

1. 역학조사에 관한 사항
2. 감염병 발생의 정보 수집 및 판단에 관한 사항
3. 위생교육에 관한 사항
4. 감염병환자등의 관리 및 치료에 관한 기술자문에 관한 사항
5. 그 밖에 감염병 예방을 위하여 필요한 사항

제63조(한국건강관리협회) ① 제2조제6호에 따른 기생충감염병에 관한 조사·연구 등 예방사업을 수행하기 위하여 한국건강관리협회(이하 "협회"라 한다)를 둔다. <개정 2018.3.27>

② 협회는 법인으로 한다.

③ 협회에 관하여는 이 법에서 정한 사항 외에는 「민법」 중 사단법인에 관한 규정을 준용한다.

제10장 경비

제64조(특별자치도·시·군·구가 부담할 경비) 다음 각 호의 경비는 특별자치도와 시·군·구가 부담한다. <개정 2015.7.6, 2015.12.29, 2020.8.12, 2020.9.29>

1. 제4조제2항제13호에 따른 한센병의 예방 및 진료 업무를 수행하는 법인 또는 단체에 대한 지원 경비의 일부
2. 제24조제1항 및 제25조제1항에 따른 예방접종에 드는 경비
3. 제24조제2항 및 제25조제2항에 따라 의료기관이 예방접종을 하는 데 드는 경비의 전부 또는 일부
4. 제36조에 따라 특별자치도지사 또는 시장·군수·구청장이 지정한 감염병관리기관의 감염병관리시설의 설치·운영에 드는 경비
5. 제37조에 따라 특별자치도지사 또는 시장·군수·구청장이 설치한 격리소·요양소 또는 진료소 및 같은 조에 따라 지정된 감염병관리기관의 감염병관리시설 설치·운영에 드는 경비
6. 제47조제1호 및 제3호에 따른 교통 차단 또는 입원으로 인하여 생업이 어려운 사람에 대한 「국민기초생활 보장법」 제2조제6호에 따른 최저보장수준 지원
7. 제47조, 제48조, 제49조제1항제8호·제9호·제13호 및 제51조제1항에 따라 특별자치도·시·군·구에서 실시하는 소독이나 그 밖의 조치에 드는 경비
8. 제49조제1항제7호 및 제12호에 따라 특별자치도지사 또는 시장·군수·구청장이 의사를 배치하거나 의료인·의료업자·의료관계요원 등을 동원하는 데 드는 수당·치료비 또는 조제료

8의2. 제49조제1항제12호의2에 따라 특별자치도지사 또는 시장·군수·구청장이 동원한 의료기관 병상, 연수원·숙박시설 등 시설의 운영비 등 경비

9. 제49조제2항에 따른 식수 공급에 드는 경비
10. 제62조에 따른 예방위원의 배치에 드는 경비

10의2. 제70조의6제1항에 따라 특별자치도지사 또는 시장·군수·구청장이 실시하는 심리지원에 드는 경비

10의3. 제70조의6제2항에 따라 특별자치도지사 또는 시장·군수·구청장이 위탁하여 관계 전문기관이 심리지원을 실시하는 데 드는 경비

11. 그 밖에 이 법에 따라 특별자치도·시·군·구가 실시하는 감염병 예방 사무에 필요한 경비

제65조(시 · 도가 부담할 경비) 다음 각 호의 경비는 시 · 도가 부담한다. <개정 2015.12.29, 2018.3.27, 2020.8.12, 2020.9.29, 2020.12.15>

1. 제4조제2항제13호에 따른 한센병의 예방 및 진료 업무를 수행하는 법인 또는 단체에 대한 지원 경비의 일부
2. 제36조에 따라 시 · 도지사가 지정한 감염병관리기관의 감염병관리시설의 설치 · 운영에 드는 경비
3. 제37조에 따른 시 · 도지사가 설치한 격리소 · 요양소 또는 진료소 및 같은 조에 따라 지정된 감염병관리기관의 감염병관리시설 설치 · 운영에 드는 경비

3의2. 제39조의3에 따라 시 · 도지사가 지정한 감염병의심자 격리시설의 설치 · 운영에 드는 경비

4. 제41조 및 제42조에 따라 내국인 감염병환자등의 입원치료, 조사, 진찰 등에 드는 경비
5. 제46조에 따른 건강진단, 예방접종 등에 드는 경비
6. 제49조제1항제1호에 따른 교통 차단으로 생업이 어려운 자에 대한 「국민기초생활 보장법」 제2조제6호에 따른 최저보장수준 지원

6의2. 제49조제1항제12호에 따라 시 · 도지사가 의료인 · 의료업자 · 의료관계요원 등을 동원하는 데 드는 수당 · 치료비 또는 조제료

6의3. 제49조제1항제12호의2에 따라 시 · 도지사가 동원한 의료기관 병상, 연수원 · 숙박시설 등 시설의 운영비 등 경비

7. 제49조제2항에 따른 식수 공급에 드는 경비

7의2. 제60조의3제1항 및 제3항에 따라 시 · 도지사가 의료인 등을 방역업무에 종사하게 하는 데 드는 수당 등 경비

8. 제61조에 따른 검역위원의 배치에 드는 경비

8의2. 제70조의6제1항에 따라 시 · 도지사가 실시하는 심리지원에 드는 경비

8의3. 제70조의6제2항에 따라 시 · 도지사가 위탁하여 관계 전문기관이 심리지원을 실시하는 데 드는 경비

9. 그 밖에 이 법에 따라 시 · 도가 실시하는 감염병 예방 사무에 필요한 경비

제66조(시 · 도가 보조할 경비) 시 · 도(특별자치도는 제외한다)는 제64조에 따라 시 · 군 · 구가 부담할 경비에 관하여 대통령령으로 정하는 바에 따라 보조하여야 한다.

영 **제27조(시 · 도의 보조 비율)** 법 제66조에 따른 시 · 도(특별자치도는 제외한다)의 경비 보조액은 시 · 군 · 구가 부담하는 금액의 3분의 2로 한다.

제67조(국고 부담 경비) 다음 각 호의 경비는 국가가 부담한다. <개정 2019.12.3, 2020.3.4, 2020.8.11, 2020.8.12, 2020.9.29, 2020.12.15>

1. 제4조제2항제2호에 따른 감염병환자등의 진료 및 보호에 드는 경비
2. 제4조제2항제4호에 따른 감염병 교육 및 홍보를 위한 경비
3. 제4조제2항제8호에 따른 감염병 예방을 위한 전문인력의 양성에 드는 경비
4. 제16조제4항에 따른 표본감시활동에 드는 경비

4의2. 제18조의3에 따른 교육 · 훈련에 드는 경비

5. 제20조에 따른 해부에 필요한 시체의 운송과 해부 후 처리에 드는 경비

5의2. 제20조의2에 따라 시신의 장사를 치르는 데 드는 경비
6. 제33조에 따른 예방접종약품의 생산 및 연구 등에 드는 경비
6의2. 제33조의2제1항에 따른 필수예방접종약품등의 비축에 드는 경비
6의3. 제36조제1항에 따라 보건복지부장관이 지정한 감염병관리기관의 감염병관리시설의 설치 · 운영에 드는 경비
7. 제37조에 따라 보건복지부장관이 설치한 격리소 · 요양소 또는 진료소 및 같은 조에 따라 지정된 감염병관리기관의 감염병관리시설 설치 · 운영에 드는 경비
7의2. 제39조의3에 따라 질병관리청장이 지정한 감염병의심자 격리시설의 설치 · 운영에 드는 경비
8. 제40조제1항에 따라 위원회의 심의를 거친 품목의 비축 또는 장기구매를 위한 계약에 드는 경비
9. 삭제 <2020.8.12>
9의2. 제49조제1항제12호에 따라 국가가 의료인 · 의료업자 · 의료관계요원 등을 동원하는 데 드는 수당 · 치료비 또는 조제료
9의3. 제49조제1항제12호의2에 따라 국가가 동원한 의료기관 병상, 연수원 · 숙박시설 등 시설의 운영비 등 경비
9의4. 제60조의3제1항부터 제3항까지에 따라 국가가 의료인 등을 방역업무에 종사하게 하는 데 드는 수당 등 경비
9의5. 제70조의6제1항에 따라 국가가 실시하는 심리지원에 드는 경비
9의6. 제70조의6제2항에 따라 국가가 위탁하여 관계 전문기관이 심리지원을 실시하는 데 드는 경비
10. 제71조에 따른 예방접종 등으로 인한 피해보상을 위한 경비

제68조(국가가 보조할 경비) 국가는 다음 각 호의 경비를 보조하여야 한다.
1. 제4조제2항제13호에 따른 한센병의 예방 및 진료 업무를 수행하는 법인 또는 단체에 대한 지원 경비의 일부
2. 제65조 및 제66조에 따라 시 · 도가 부담할 경비의 2분의 1 이상

제69조(본인으로부터 징수할 수 있는 경비) 특별자치도지사 또는 시장 · 군수 · 구청장은 보건복지부령으로 정하는 바에 따라 제41조 및 제42조에 따른 입원치료비 외에 본인의 지병이나 본인에게 새로 발병한 질환 등으로 입원, 진찰, 검사 및 치료 등에 드는 경비를 본인이나 그 보호자로부터 징수할 수 있다.

규칙 **제45조(본인으로부터 징수할 수 있는 경비)** 법 제69조에 따라 본인이나 그 보호자로부터 징수할 수 있는 경비는 다음 각 호와 같다.
1. 진찰비, 치료비, 검사료
2. 수술비
3. 입원료
4. 그 밖에 진료에 든 경비

제70조(손실보상) ① 보건복지부장관, 시·도지사 및 시장·군수·구청장은 다음 각 호의 어느 하나에 해당하는 손실을 입은 자에게 제70조의2의 손실보상심의위원회의 심의·의결에 따라 그 손실을 보상하여야 한다. <개정 2015.12.29, 2018.3.27, 2020.8.11, 2020.8.12, 2020.12.15>

1. 제36조 및 제37조에 따른 감염병관리기관의 지정 또는 격리소 등의 설치·운영으로 발생한 손실

1의2. 제39조의3에 따른 감염병의심자 격리시설의 설치·운영으로 발생한 손실

2. 이 법에 따른 조치에 따라 감염병환자, 감염병의사환자 등을 진료한 의료기관의 손실
3. 이 법에 따른 의료기관의 폐쇄 또는 업무 정지 등으로 의료기관에 발생한 손실
4. 제47조제1호, 제4호 및 제5호, 제48조제1항, 제49조제1항제4호, 제6호부터 제10호까지, 제12호, 제12호의2 및 제13호에 따른 조치로 인하여 발생한 손실
5. 감염병환자등이 발생·경유하거나 질병관리청장, 시·도지사 또는 시장·군수·구청장이 그 사실을 공개하여 발생한 「국민건강보험법」 제42조에 따른 요양기관의 손실로서 제1호부터 제4호까지의 손실에 준하고, 제70조의2에 따른 손실보상심의위원회가 심의·의결하는 손실

② 제1항에 따른 손실보상금을 받으려는 자는 보건복지부령으로 정하는 바에 따라 손실보상 청구서에 관련 서류를 첨부하여 보건복지부장관, 시·도지사 또는 시장·군수·구청장에게 청구하여야 한다. <개정 2015.12.29>

③ 제1항에 따른 보상액을 산정함에 있어 손실을 입은 자가 이 법 또는 관련 법령에 따른 조치의무를 위반하여 그 손실을 발생시켰거나 확대시킨 경우에는 보상금을 지급하지 아니하거나 보상금을 감액하여 지급할 수 있다. <신설 2015.12.29>

④ 제1항에 따른 보상의 대상·범위와 보상액의 산정, 제3항에 따른 지급 제외 및 감액의 기준 등에 관하여 필요한 사항은 대통령령으로 정한다. <신설 2015.12.29>

영 **제28조(손실보상의 대상 및 범위 등)** ① 법 제70조제1항에 따른 손실보상의 대상 및 범위는 별표 2의2와 같다.

② 법 제70조의2제1항에 따른 손실보상심의위원회(이하 "심의위원회"라 한다)는 법 제70조제1항에 따라 손실보상액을 산정하기 위하여 필요한 경우에는 관계 분야의 전문기관이나 전문가로 하여금 손실 항목에 대한 감정, 평가 또는 조사 등을 하게 할 수 있다.

③ 심의위원회는 법 제70조제1항제1호부터 제3호까지의 손실에 대하여 보상금을 산정하는 경우에는 해당 의료기관의 연평균수입 및 영업이익 등을 고려하여야 한다.

[전문개정 2016.6.28]

영 **제28조의2(손실보상금의 지급제외 및 감액기준)** ① 법 제70조제3항에 따라 법 또는 관련 법령에 따른 조치의무를 위반하여 손실보상금을 지급하지 않거나 손실보상금을 감액하여 지급할 수 있는 위반행위의 종류는 다음 각 호와 같다. <개정 2020.12.29>

1. 법 제11조에 따른 보고·신고를 게을리하거나 방해한 경우 또는 거짓으로 보고·신고한 경우
2. 법 제12조에 따른 신고의무를 게을리하거나 같은 조 제1항 각 호에 따른 신고의무자의 신고를 방해한 경우
3. 법 제18조제3항에 따른 역학조사 시 금지행위를 한 경우
4. 법 제36조제3항 또는 제37조제2항에 따른 감염병관리시설을 설치하지 않은 경우
5. 법 제60조제4항에 따른 협조의무를 위반한 경우
6. 「의료법」 제59조제1항에 따른 지도와 명령을 위반한 경우

7. 그 밖에 법령상의 조치의무로서 보건복지부장관이 특히 중요하다고 인정하여 고시하는 조치의무를 위반한 경우

② 법 제70조제3항에 따라 손실보상금을 지급하지 아니하거나 감액을 하는 경우에는 제1항 각 호의 위반행위가 그 손실의 발생 또는 확대에 직접적으로 관련되는지 여부와 중대한 원인인지의 여부를 기준으로 한다.

③ 심의위원회는 제2항에 따라 제1항 각 호의 위반행위와 손실 발생 또는 손실 확대와의 인과관계를 인정하는 경우에는 해당 위반행위의 동기, 경위, 성격 및 유형 등을 종합적으로 고려하여야 한다.

④ 제2항 및 제3항에 따른 손실보상금 지급제외 및 감액기준 등에 필요한 세부사항은 보건복지부장관이 정하여 고시한다.

[본조신설 2016.6.28]

제70조의2(손실보상심의위원회) ① 제70조에 따른 손실보상에 관한 사항을 심의·의결하기 위하여 보건복지부 및 시·도에 손실보상심의위원회(이하 "심의위원회"라 한다)를 둔다.

② 위원회는 위원장 2인을 포함한 20인 이내의 위원으로 구성하되, 보건복지부에 설치된 심의위원회의 위원장은 보건복지부차관과 민간위원이 공동으로 되며, 시·도에 설치된 심의위원회의 위원장은 부시장 또는 부지사와 민간위원이 공동으로 된다.

③ 심의위원회 위원은 관련 분야에 대한 학식과 경험이 풍부한 사람과 관계 공무원 중에서 대통령령으로 정하는 바에 따라 보건복지부장관 또는 시·도지사가 임명하거나 위촉한다.

④ 심의위원회는 제1항에 따른 심의·의결을 위하여 필요한 경우 관계자에게 출석 또는 자료의 제출 등을 요구할 수 있다.

⑤ 그 밖의 심의위원회의 구성과 운영 등에 관하여 필요한 사항은 대통령령으로 정한다.

[본조신설 2015.12.29]

영 **제28조의3(손실보상심의위원회의 구성 및 운영)** ① 보건복지부에 두는 심의위원회의 위원은 보건복지부장관이 성별을 고려하여 다음 각 호의 사람 중에서 임명하거나 위촉한다.

1. 「의료법」에 따라 설립된 의료인 단체 및 의료기관 단체와 「약사법」에 따라 설립된 대한약사회 및 대한한약사회에서 추천하는 사람
2. 「비영리민간단체 지원법」에 따른 비영리민간단체로서 보건의료분야와 밀접한 관련이 있다고 보건복지부장관이 인정하는 단체에서 추천하는 사람
3. 「국민건강보험법」에 따른 국민건강보험공단의 이사장 또는 건강보험심사평가원의 원장이 추천하는 사람
4. 「고등교육법」에 따른 대학의 보건의료 관련 학과에서 부교수 이상 또는 이에 상당하는 직위에 재직 중이거나 재직하였던 사람
5. 감염병 예방 및 관리에 관한 전문지식과 경험이 풍부한 사람
6. 손실보상에 관한 전문지식과 경험이 풍부한 사람
7. 보건의료 정책을 담당하는 고위공무원단에 속하는 공무원

② 제1항제1호부터 제6호까지의 규정에 따른 위촉위원의 임기는 3년으로 한다. 다만, 위원의 해촉(解囑) 등으로 인하여 새로 위촉된 위원의 임기는 전임 위원 임기의 남은 기간으로 한다.

③ 보건복지부장관은 제1항에 따른 심의위원회의 위촉위원이 다음 각 호의 어느 하나에 해당하는 경우에는 해당 위촉위원을 해촉할 수 있다.

1. 심신장애로 인하여 직무를 수행할 수 없게 된 경우

2. 직무와 관련된 비위사실이 있는 경우
3. 직무태만, 품위손상이나 그 밖의 사유로 인하여 위원으로 적합하지 아니하다고 인정되는 경우
4. 위원 스스로 직무를 수행하는 것이 곤란하다고 의사를 밝히는 경우

④ 제1항에 따른 심의위원회의 위원장은 심의위원회를 대표하고, 심의위원회의 업무를 총괄한다.

⑤ 제1항에 따른 심의위원회의 회의는 재적위원 과반수의 요구가 있거나 심의위원회의 위원장이 필요하다고 인정할 때에 소집하고, 심의위원회의 위원장이 그 의장이 된다.

⑥ 제1항에 따른 심의위원회의 회의는 재적위원 과반수의 출석으로 개의(開議)하고, 출석위원 과반수의 찬성으로 의결한다.

⑦ 제1항에 따른 심의위원회는 업무를 효율적으로 수행하기 위하여 심의위원회에 관계 분야의 전문가로 구성되는 전문위원회를 둘 수 있다.

⑧ 제1항부터 제7항까지에서 규정한 사항 외에 제1항에 따른 심의위원회 및 전문위원회의 구성 · 운영 등에 필요한 사항은 심의위원회의 의결을 거쳐 심의위원회의 위원장이 정한다.

⑨ 법 제70조의2제1항에 따라 시 · 도에 두는 심의위원회의 구성 · 운영 등에 관하여는 제1항부터 제8항까지를 준용한다. 이 경우 "보건복지부장관"은 "시 · 도지사"로 본다.

[본조신설 2016.6.28]

규칙 **제46조(손실보상 청구)** ① 법 제70조제2항에 따라 손실보상을 청구하려는 자는 별지 제31호서식의 손실보상청구서(전자문서로 된 청구서를 포함한다)에 손실을 증명하는 서류(전자문서로 된 서류를 포함한다)를 첨부하여 보건복지부장관, 시 · 도지사 또는 시장 · 군수 · 구청장에게 제출하여야 한다.

② 제1항에 따른 청구서를 받은 보건복지부장관, 시 · 도지사 또는 시장 · 군수 · 구청장은 제출 서류에 흠결이 있거나 사실 확인 등이 필요한 경우에는 추가 자료의 제출을 요청할 수 있다.

③ 제1항 및 제2항에서 정한 사항 외에 손실보상 청구방법 및 청구절차에 필요한 세부사항은 보건복지부장관이 정하여 고시한다.

[전문개정 2016.6.30]

제70조의3(보건의료인력 등에 대한 재정적 지원) ① 질병관리청장, 시 · 도지사 및 시장 · 군수 · 구청장은 이 법에 따른 감염병의 발생 감시, 예방 · 관리 및 역학조사업무에 조력한 의료인, 의료기관 개설자 또는 약사에 대하여 예산의 범위에서 재정적 지원을 할 수 있다. <개정 2020.8.11, 2020.12.15>

② 질병관리청장, 시 · 도지사 및 시장 · 군수 · 구청장은 감염병 확산으로 인하여 「재난 및 안전관리 기본법」 제38조제2항에 따른 심각 단계 이상의 위기경보가 발령되는 경우 이 법에 따른 감염병의 발생 감시, 예방 · 방역 · 검사 · 치료 · 관리 및 역학조사 업무에 조력한 보건의료인력 및 보건의료기관 종사자(「보건의료인력지원법」 제2조제3호에 따른 보건의료인력 및 같은 조 제4호에 따른 보건의료기관 종사자를 말한다)에 대하여 예산의 범위에서 재정적 지원을 할 수 있다. <신설 2021.12.21>

③ 제1항 및 제2항에 따른 지원 내용, 절차, 방법 등 지원에 필요한 사항은 대통령령으로 정한다. <개정 2021.12.21>

[본조신설 2015.12.29]

[제목개정 2020.12.15, 2021.12.21]

영 **제28조의4(보건의료인력 등에 대한 지원 등)** ① 질병관리청장, 시 · 도지사 또는 시장 · 군수 · 구청장은 법 제70조의3제1항에 따라 감염병의 발생 감시, 예방 · 관리 또는 역학조사업무에 조력한 의

료인, 의료기관 개설자 또는 약사에게 수당 및 여비 등의 비용을 지원할 수 있다. <개정 2020.9.11, 2021.6.8>

② 질병관리청장, 시 · 도지사 및 시장 · 군수 · 구청장은 법 제70조의3제2항에 따라 감염병의 발생 감시, 예방 · 방역 · 검사 · 치료 · 관리 및 역학조사 업무에 조력한 보건의료인력 및 보건의료기관 종사자에게 수당 및 여비 등의 비용을 지원할 수 있다. <신설 2022.3.22>

③ 제1항 또는 제2항에 따른 지원을 받으려는 자는 감염병의 발생 감시, 예방 · 방역 · 검사 · 치료 · 관리 및 역학조사업무에 조력한 사실을 증명하는 자료를 첨부하여 질병관리청장, 시 · 도지사 또는 시장 · 군수 · 구청장에게 신청하여야 한다. <개정 2020.9.11, 2022.3.22>

④ 제3항에 따른 지원 신청을 받은 질병관리청장, 시 · 도지사 또는 시장 · 군수 · 구청장은 지원여부, 지원항목 및 지원금액 등을 결정하고, 그 사실을 신청인에게 알려야 한다. <개정 2020.9.11, 2022.3.22>

[본조신설 2016.6.28]

[제목개정 2022.3.22]

제70조의4(감염병환자등에 대한 생활지원) ① 질병관리청장, 시 · 도지사 및 시장 · 군수 · 구청장은 이 법에 따라 입원 또는 격리된 사람에 대하여 예산의 범위에서 치료비, 생활지원 및 그 밖의 재정적 지원을 할 수 있다. <개정 2020.8.11>

② 시 · 도지사 및 시장 · 군수 · 구청장은 제1항에 따른 사람 및 제70조의3제1항에 따른 의료인이 입원 또는 격리조치, 감염병의 발생 감시, 예방 · 관리 및 역학조사업무에 조력 등으로 자녀에 대한 돌봄 공백이 발생한 경우 「아이돌봄 지원법」에 따른 아이돌봄서비스를 제공하는 등 필요한 조치를 하여야 한다.

③ 제1항 및 제2항에 따른 지원 · 제공을 위하여 필요한 사항은 대통령령으로 정한다.

[본조신설 2015.12.29]

영 **제28조의5(감염병환자등에 대한 생활지원)** 질병관리청장, 시 · 도지사 또는 시장 · 군수 · 구청장은 법 제70조의4제1항에 따라 다음 각 호의 지원을 할 수 있다. 다만, 법 제41조의2제1항에 따라 유급휴가를 받은 경우에는 제2호에 따른 지원을 하지 아니한다. <개정 2020.9.11>

1. 치료비 및 입원비: 본인이 부담하는 치료비 및 입원비. 다만, 「국민건강보험법」에 따른 요양급여의 대상에서 제외되는 비용 등 보건복지부장관이 정하는 비용은 제외한다.
2. 생활지원비: 보건복지부장관이 기획재정부장관과 협의하여 고시하는 금액

[본조신설 2016.6.28]

제70조의5(손실보상금의 긴급지원) 보건복지부장관, 시 · 도지사 및 시장 · 군수 · 구청장은 심의위원회의 심의 · 의결에 따라 제70조제1항 각 호의 어느 하나에 해당하는 손실을 입은 자로서 경제적 어려움으로 자금의 긴급한 지원이 필요한 자에게 제70조제1항에 따른 손실보상금의 일부를 우선 지급할 수 있다.

[본조신설 2020.9.29]

제70조의6(심리지원) ① 보건복지부장관, 시·도지사 또는 시장·군수·구청장은 감염병환자등과 그 가족, 감염병의심자, 감염병 대응 의료인, 그 밖의 현장대응인력에 대하여 「정신건강증진 및 정신질환자 복지서비스 지원에 관한 법률」 제15조의2에 따른 심리지원(이하 "심리지원"이라 한다)을 할 수 있다.
② 보건복지부장관, 시·도지사 또는 시장·군수·구청장은 심리지원을 「정신건강증진 및 정신질환자 복지서비스 지원에 관한 법률」 제15조의2에 따른 국가트라우마센터 또는 대통령령으로 정하는 관계 전문기관에 위임 또는 위탁할 수 있다.
③ 제1항에 따른 현장대응인력의 범위와 제1항 및 제2항에 따른 심리지원에 관하여 필요한 사항은 대통령령으로 정한다.
[본조신설 2020.9.29]

영 **제28조의6(심리지원의 대상 등)** ① 법 제70조의6제1항에 따라 「정신건강증진 및 정신질환자 복지서비스 지원에 관한 법률」 제15조의2제1항에 따른 심리지원(이하 "심리지원"이라 한다)을 받을 수 있는 현장대응인력의 범위는 다음 각 호와 같다.
1. 법 제49조제1항제12호에 따라 감염병 유행기간 중 동원된 의료업자 및 의료관계요원
2. 법 제60조제1항 및 제60조의3제2항에 따른 방역관
3. 법 제60조의2제1항 · 제2항 및 제60조의3제3항에 따른 역학조사관
4. 그 밖에 감염병의 예방 또는 관리 업무를 담당하는 사람으로서 심리지원을 받을 필요가 있다고 보건복지부장관이 인정하는 사람

② 보건복지부장관, 시·도지사 또는 시장·군수·구청장은 법 제70조의6제2항에 따라 심리지원에 관한 권한 또는 업무를 다음 각 호의 기관에 위임하거나 위탁할 수 있다.
1. 「정신건강증진 및 정신질환자 복지서비스 지원에 관한 법률」 제3조제3호에 따른 정신건강복지센터
2. 「정신건강증진 및 정신질환자 복지서비스 지원에 관한 법률」 제3조제5호에 따른 정신의료기관
3. 「정신건강증진 및 정신질환자 복지서비스 지원에 관한 법률」 제15조의2에 따른 국가트라우마센터
4. 그 밖에 보건복지부장관이 심리지원에 관한 전문성이 있다고 인정하는 기관

③ 보건복지부장관, 시·도지사 또는 시장·군수·구청장은 제2항에 따라 심리지원에 관한 권한 또는 업무를 위임하거나 위탁한 경우에는 다음 각 호의 사항을 고시해야 한다.
1. 위임받거나 위탁받은 기관
2. 위임 또는 위탁한 내용.

[본조신설 2020.12.29]

제71조(예방접종 등에 따른 피해의 국가보상) ① 국가는 제24조 및 제25조에 따라 예방접종을 받은 사람 또는 제40조제2항에 따라 생산된 예방·치료 의약품을 투여받은 사람이 그 예방접종 또는 예방·치료 의약품으로 인하여 질병에 걸리거나 장애인이 되거나 사망하였을 때에는 대통령령으로 정하는 기준과 절차에 따라 다음 각 호의 구분에 따른 보상을 하여야 한다.
1. 질병으로 진료를 받은 사람: 진료비 전액 및 정액 간병비
2. 장애인이 된 사람: 일시보상금
3. 사망한 사람: 대통령령으로 정하는 유족에 대한 일시보상금 및 장제비

② 제1항에 따라 보상받을 수 있는 질병, 장애 또는 사망은 예방접종약품의 이상이나 예방접종 행위자 및 예방 · 치료 의약품 투여자 등의 과실 유무에 관계없이 해당 예방접종 또는 예방 · 치료 의약품을 투여받은 것으로 인하여 발생한 피해로서 질병관리청장이 인정하는 경우로 한다. <개정 2010.1.18, 2020.8.11>

③ 질병관리청장은 제1항에 따른 보상청구가 있은 날부터 120일 이내에 제2항에 따른 질병, 장애 또는 사망에 해당하는지를 결정하여야 한다. 이 경우 미리 위원회의 의견을 들어야 한다. <개정 2010.1.18, 2020.8.11>

④ 제1항에 따른 보상의 청구, 제3항에 따른 결정의 방법과 절차 등에 관하여 필요한 사항은 대통령령으로 정한다.

영 **제29조(예방접종 등에 따른 피해의 보상 기준)** 법 제71조제1항에 따라 보상하는 보상금의 지급 기준 및 신청기한은 다음 각 호의 구분과 같다. <**개정** 2019.7.9, 2020.6.2, 2020.9.11>

1. 진료비
   가. 지급 기준: 예방접종피해로 발생한 질병의 진료비 중 「국민건강보험법」에 따라 보험자가 부담하거나 지급한 금액을 제외한 잔액 또는 「의료급여법」에 따라 의료급여기금이 부담한 금액을 제외한 잔액. 다만, 제3호에 따른 일시보상금을 지급받은 경우에는 진료비를 지급하지 않는다.
   나. 신청기한: 해당 예방접종피해가 발생한 날부터 5년 이내
2. 간병비: 입원진료의 경우에 한정하여 1일당 5만원
3. 장애인이 된 사람에 대한 일시보상금
   가. 지급 기준
      1) 「장애인복지법」에 따른 장애인 중 장애의 정도가 심한 장애인: 사망한 사람에 대한 일시보상금의 100분의 100
      2) 「장애인복지법」에 따른 장애인 중 장애의 정도가 심하지 않은 장애인: 사망한 사람에 대한 일시보상금의 100분의 55
      3) 1) 및 2) 외의 장애인으로서 「국민연금법」, 「공무원연금법」, 「공무원 재해보상법」 및 「산업재해보상보험법」 등 질병관리청장이 정하여 고시하는 법률에서 정한 장애 등급이나 장해 등급에 해당하는 장애인: 사망한 사람에 대한 일시보상금의 100분의 20 범위에서 해당 장애 등급이나 장해 등급의 기준별로 질병관리청장이 정하여 고시하는 금액
   나. 신청기한: 장애진단을 받은 날부터 5년 이내
4. 사망한 사람에 대한 일시보상금
   가. 지급 기준: 사망 당시의 「최저임금법」에 따른 월 최저임금액에 240을 곱한 금액에 상당하는 금액
   나. 신청기한: 사망한 날부터 5년 이내
5. 장제비: 30만원

영 **제30조(예방접종 등에 따른 피해의 보상대상자)** ① 법 제71조제1항에 따라 보상을 받을 수 있는 사람은 다음 각 호의 구분에 따른다.

1. 법 제71조제1항제1호 및 제2호의 경우: 본인
2. 법 제71조제1항제3호의 경우: 유족 중 우선순위자

② 법 제71조제1항제3호에서 "대통령령으로 정하는 유족"이란 배우자(사실상 혼인관계에 있는 사람을 포함한다), 자녀, 부모, 손자 · 손녀, 조부모, 형제자매를 말한다.

③ 유족의 순위는 제2항에 열거한 순위에 따르되, 행방불명 등으로 지급이 어려운 사람은 제외하며, 우선순위의 유족이 2명 이상일 때에는 사망한 사람에 대한 일시보상금을 균등하게 배분한다.

영 **제31조(예방접종 등에 따른 피해의 보상 절차)** ① 법 제71조제1항에 따라 보상을 받으려는 사람은 보건복지부령으로 정하는 바에 따라 보상청구서에 피해에 관한 증명서류를 첨부하여 관할 특별자치도지사 또는 시장 · 군수 · 구청장에게 제출하여야 한다.

② 시장 · 군수 · 구청장은 제1항에 따라 받은 서류(이하 "피해보상청구서류"라 한다)를 시 · 도지사에게 제출하고, 피해보상청구서류를 받은 시 · 도지사와 제1항에 따라 피해보상청구서류를 받은 특별자치도지사는 지체 없이 예방접종으로 인한 피해에 관한 기초조사를 한 후 피해보상청구서류에 기초조사 결과 및 의견서를 첨부하여 질병관리청장에게 제출하여야 한다. <개정 2020.9.11>

③ 질병관리청장은 예방접종피해보상 전문위원회의 의견을 들어 보상 여부를 결정한 후 그 사실을 시 · 도지사에게 통보하고, 시 · 도지사(특별자치도지사는 제외한다)는 시장 · 군수 · 구청장에게 통보하여야 한다. 이 경우 통보를 받은 특별자치도지사 또는 시장 · 군수 · 구청장은 제1항에 따라 보상을 받으려는 사람에게 결정 내용을 통보하여야 한다. <개정 2015.1.6, 2020.9.11>

④ 질병관리청장은 제3항에 따라 보상을 하기로 결정한 사람에 대하여 제29조의 보상 기준에 따른 보상금을 지급한다. <개정 2020.9.11>

⑤ 이 영에서 규정한 사항 외에 예방접종으로 인한 피해보상 심의의 절차 및 방법에 관하여 필요한 사항은 질병관리청장이 정한다. <개정 2020.9.11>

규칙 **제47조(보상의 신청 등)** ① 법 제71조제1항 및 영 제31조제1항에 따라 진료비 및 간병비를 신청하려는 사람은 별지 제32호서식의 진료비 및 간병비 신청서에 다음 각 호의 서류를 첨부하여 관할 특별자치도지사 또는 시장 · 군수 · 구청장에게 제출하여야 한다. 이 경우 특별자치도지사 또는 시장 · 군수 · 구청장은 「전자정부법」 제36조제1항에 따른 행정정보의 공동이용을 통하여 주민등록표 등본 또는 가족관계증명서를 확인하여야 하며, 신청인이 확인에 동의하지 않는 경우에는 이를 첨부하도록 하여야 한다. <개정 2016.6.30>

1. 별지 제33호서식의 진료확인서 1부
2. 신청인과 본인과의 관계를 증명하는 서류 1부(주민등록표 등본 또는 가족관계증명서로 신청인과 본인의 관계를 증명할 수 없는 경우만 해당한다)

② 법 제71조제1항 및 영 제31조제1항에 따라 일시보상금 및 장제비를 신청하려는 사람은 별지 제34호서식의 일시보상금 및 장제비 신청서에 다음 각 호의 서류를 첨부하여 관할 특별자치도지사 또는 시장 · 군수 · 구청장에게 제출하여야 한다. 이 경우 특별자치도지사 또는 시장 · 군수 · 구청장은 「전자정부법」 제36조제1항에 따른 행정정보의 공동이용을 통하여 주민등록표 등본 또는 가족관계증명서를 확인하여야 하며, 신청인이 확인에 동의하지 않는 경우에는 이를 첨부하도록 하여야 한다. <개정 2016.6.30>

1. 사망 일시보상금 및 장제비의 경우
   가. 사망진단서
   나. 부검소견서
   다. 보상금 신청인이 유족임을 증명하는 서류(주민등록표 등본 또는 가족관계증명서로 유족임을 증명할 수 없는 경우만 해당한다)
2. 장애인 일시보상금의 경우

가. 의료기관이 발행한 진단서
나. 보상금 신청인과 본인의 관계를 증명하는 서류(주민등록표 등본 또는 가족관계증명서로 신청인과 본인의 관계를 증명할 수 없는 경우만 해당한다)

규칙 **제47조의2(감염병 차단을 위한 정보 제공 대상 등)** ① 질병관리본부장은 법 제76조의2제3항에 따라 다음 각 호의 대상에게 법 제76조의2제1항 및 제2항에 따라 수집한 정보를 제공할 수 있다. <개정 2018.9.27>

1. 중앙행정기관의 장
2. 지방자치단체의 장
3. 국민건강보험공단 이사장
4. 건강보험심사평가원 원장
5. 감염병 관련 업무 수행 중인「의료법」제2조에 따른 의료인, 의료기관 및 약국
6.「의료법」제28조에 따른 의료인 단체 및「약사법」제11조에 따른 약사회
7.「의료법」제52조에 따른 의료기관 단체

② 질병관리본부장은 제1항에 따라 정보를 제공하는 경우에 다음 각 호의 정보시스템을 활용할 수 있다. <신설 2018.9.27>

1. 국민건강보험공단의 정보시스템
2. 건강보험심사평가원의 정보시스템
3. 그 밖에 감염병 예방 및 감염 전파의 차단을 위하여 질병관리본부장이 필요하다고 인정하여 지정하는 기관의 정보시스템

③ 법 제76조의2제6항에 따른 정보의 파기 결과 통보는 서면으로 해야 한다. <개정 2018.9.27, 2020.3.4>

④ 법 제76조의2제7항에 따른 통지는 전자우편 · 서면 · 팩스 · 전화 또는 이와 유사한 방법 중 어느 하나의 방법으로 해야 한다. <개정 2019.9.27, 2020.3.4>

[본조신설 2016.1.7]

제72조(손해배상청구권과의 관계 등) ① 국가는 예방접종약품의 이상이나 예방접종 행위자, 예방 · 치료 의약품의 투여자 등 제3자의 고의 또는 과실로 인하여 제71조에 따른 피해보상을 하였을 때에는 보상액의 범위에서 보상을 받은 사람이 제3자에 대하여 가지는 손해배상청구권을 대위한다.

② 예방접종을 받은 자, 예방 · 치료 의약품을 투여받은 자 또는 제71조제1항제3호에 따른 유족이 제3자로부터 손해배상을 받았을 때에는 국가는 그 배상액의 범위에서 제71조에 따른 보상금을 지급하지 아니하며, 보상금을 잘못 지급하였을 때에는 해당 금액을 국세 징수의 예에 따라 징수할 수 있다.

제72조2(손해배상청구권) 보건복지부장관, 질병관리청장, 시 · 도지사 및 시장 · 군수 · 구청장은 이 법을 위반하여 감염병을 확산시키거나 확산 위험성을 증대시킨 자에 대하여 입원치료비, 격리비, 진단검사비, 손실보상금 등 이 법에 따른 예방 및 관리 등을 위하여 지출된 비용에 대해 손해배상을 청구할 권리를 갖는다.
[본조신설 2021.3.9]

제73조(국가보상을 받을 권리의 양도 등 금지) 제70조 및 제71조에 따라 보상받을 권리는 양도하거나 압류할 수 없다.

제11장 보칙

제74조(비밀누설의 금지) 이 법에 따라 건강진단, 입원치료, 진단 등 감염병 관련 업무에 종사하는 자 또는 종사하였던 자는 그 업무상 알게 된 비밀을 다른 사람에게 누설하거나 업무목적 외의 용도로 사용하여서는 아니 된다. <개정 2020.9.29>

제74조의2(자료의 제공 요청 및 검사) ① 질병관리청장, 시 · 도지사 또는 시장 · 군수 · 구청장은 감염병관리기관의 장 등에게 감염병관리시설, 제37조에 따른 격리소 · 요양소 또는 진료소, 제39조의3에 따른 감염병의심자 격리시설의 설치 및 운영에 관한 자료의 제공을 요청할 수 있으며, 소속 공무원으로 하여금 해당 시설에 출입하여 관계 서류나 시설 · 장비 등을 검사하게 하거나 관계인에게 질문을 하게 할 수 있다. <개정 2018.3.27, 2020.8.11, 2020.12.15>

② 제1항에 따라 출입 · 검사를 행하는 공무원은 그 권한을 표시하는 증표를 지니고 이를 관계인에게 제시하여야 한다.

[본조신설 2015.7.6]

제75조(청문) 특별자치도지사 또는 시장 · 군수 · 구청장은 제59조제1항에 따라 영업소의 폐쇄를 명하려면 청문을 하여야 한다.

제76조(위임 및 위탁) ① 이 법에 따른 보건복지부장관의 권한 또는 업무는 대통령령으로 정하는 바에 따라 그 일부를 질병관리청장 또는 시 · 도지사에게 위임하거나 관련 기관 또는 관련 단체에 위탁할 수 있다.

② 이 법에 따른 질병관리청장의 권한 또는 업무는 대통령령으로 정하는 바에 따라 그 일부를 시 · 도지사에게 위임하거나 관련 기관 또는 관련 단체에 위탁할 수 있다.

[전문개정 2020.8.11]

제76조의2(정보 제공 요청 및 정보 확인 등) ① 질병관리청장 또는 시 · 도지사는 감염병 예방 및 감염 전파의 차단을 위하여 필요한 경우 관계 중앙행정기관(그 소속기관 및 책임운영기관을 포함한다)의 장, 지방자치단체의 장(「지방교육자치에 관한 법률」 제18조에 따른 교육감을 포함한다), 「공공기관의 운영에 관한 법률」 제4조에 따른 공공기관, 의료기관 및 약국, 법인 · 단체 · 개인에 대하여 감염병환자등 및 감염병의심자에 관한 다음 각 호의 정보 제공을 요청할 수 있으며, 요청을 받은 자는 이에 따라야 한다. <개정 2016.12.2, 2020.3.4, 2020.8.11, 2020.9.29>

1. 성명, 「주민등록법」 제7조의2제1항에 따른 주민등록번호, 주소 및 전화번호(휴대전화번호를 포함한다) 등 인적사항
2. 「의료법」 제17조에 따른 처방전 및 같은 법 제22조에 따른 진료기록부등

3. 질병관리청장이 정하는 기간의 출입국관리기록
4. 그 밖에 이동경로를 파악하기 위하여 대통령령으로 정하는 정보

② 질병관리청장, 시 · 도지사 또는 시장 · 군수 · 구청장은 감염병 예방 및 감염 전파의 차단을 위하여 필요한 경우 감염병환자등 및 감염병의심자의 위치정보를 「국가경찰과 자치경찰의 조직 및 운영에 관한 법률」에 따른 경찰청, 시 · 도경찰청 및 경찰서(이하 이 조에서 "경찰관서"라 한다)의 장에게 요청할 수 있다. 이 경우 질병관리청장, 시 · 도지사 또는 시장 · 군수 · 구청장의 요청을 받은 경찰관서의 장은 「위치정보의 보호 및 이용 등에 관한 법률」 제15조 및 「통신비밀보호법」 제3조에도 불구하고 「위치정보의 보호 및 이용 등에 관한 법률」 제5조제7항에 따른 개인위치정보사업자, 「전기통신사업법」 제2조제8호에 따른 전기통신사업자에게 감염병환자등 및 감염병의심자의 위치정보를 요청할 수 있고, 요청을 받은 위치정보사업자와 전기통신사업자는 정당한 사유가 없으면 이에 따라야 한다. **<개정 2015.12.29, 2018.4.17, 2020.3.4, 2020.8.11, 2020.12.22>**

③ 질병관리청장은 제1항 및 제2항에 따라 수집한 정보를 관련 중앙행정기관의 장, 지방자치단체의 장, 국민건강보험공단 이사장, 건강보험심사평가원 원장, 「보건의료기본법」 제3조제4호의 보건의료기관(이하 "보건의료기관"이라 한다) 및 그 밖의 단체 등에게 제공할 수 있다. 이 경우 보건의료기관 등에 제공하는 정보는 감염병 예방 및 감염 전파의 차단을 위하여 해당 기관의 업무에 관련된 정보로 한정한다. **<개정 2020.3.4, 2020.8.11>**

④ 질병관리청장은 감염병 예방 및 감염 전파의 차단을 위하여 필요한 경우 제3항 전단에도 불구하고 다음 각 호의 정보시스템을 활용하여 보건의료기관에 제1항제3호에 따른 정보 및 같은 항 제4호에 따른 이동경로 정보를 제공하여야 한다. 이 경우 보건의료기관에 제공하는 정보는 해당 기관의 업무에 관련된 정보로 한정한다. **<신설 2020.3.4, 2020.8.11>**

1. 국민건강보험공단의 정보시스템
2. 건강보험심사평가원의 정보시스템
3. 감염병의 국내 유입 및 확산 방지를 위하여 질병관리청장이 필요하다고 인정하여 지정하는 기관의 정보시스템

⑤ 의료인, 약사 및 보건의료기관의 장은 의료행위를 하거나 의약품을 처방 · 조제하는 경우 제4항 각 호의 어느 하나에 해당하는 정보시스템을 통하여 같은 항에 따라 제공된 정보를 확인하여야 한다. **<신설 2020.3.4>**

⑥ 제3항 및 제4항에 따라 정보를 제공받은 자는 이 법에 따른 감염병 관련 업무 이외의 목적으로 정보를 사용할 수 없으며, 업무 종료 시 지체 없이 파기하고 질병관리청장에게 통보하여야 한다. **<개정 2020.3.4, 2020.8.11>**

⑦ 질병관리청장, 시 · 도지사 또는 시장 · 군수 · 구청장은 제1항 및 제2항에 따라 수집된 정보의 주체에게 다음 각 호의 사실을 통지하여야 한다. **<개정 2020.3.4, 2020.8.11>**

1. 감염병 예방 및 감염 전파의 차단을 위하여 필요한 정보가 수집되었다는 사실
2. 제1호의 정보가 다른 기관에 제공되었을 경우 그 사실
3. 제2호의 경우에도 이 법에 따른 감염병 관련 업무 이외의 목적으로 정보를 사용할 수 없으며, 업무 종료 시 지체 없이 파기된다는 사실

⑧ 제3항 및 제4항에 따라 정보를 제공받은 자가 이 법의 규정을 위반하여 해당 정보를 처리한 경우에는 「개인정보 보호법」에 따른다. **<개정 2020.3.4>**

⑨ 제3항에 따른 정보 제공의 대상 · 범위 및 제7항에 따른 통지의 방법 등에 관하여 필요한 사항은 보건복지부령으로 정한다. **<개정 2020.3.4>**

[본조신설 2015.7.6] [제목개정 2020.3.4]

영 **제32조(권한의 위임 및 업무의 위탁)** ① 보건복지부장관은 법 제76조제1항에 따라 다음 각 호의 권한을 질병관리청장에게 위임한다. <개정 2020.9.11, 2022.7.26>

1. 법 제8조의2제1항 · 제3항 및 이 영 제1조의3에 따른 중앙감염병병원의 운영 및 지원
2. 법 제8조의3 및 이 영 제1조의5에 따른 내성균 관리대책의 수립 · 추진
3. 법 제8조의4에 따른 의견 청취 및 자료 제출 요청 등 협조 요청

② 보건복지부장관은 법 제76조제1항에 따라 법 제70조에 따른 업무를 다음 각 호의 어느 하나에 해당하는 자에게 위탁할 수 있다. <신설 2015.1.6, 2016.1.6, 2020.6.2, 2020.9.11, 2020.10.13>

1. 「고등교육법」 제2조에 따른 학교
2. 「공공기관의 운영에 관한 법률」 제4조에 따른 공공기관
3. 「민법」 또는 다른 법률에 따라 설립된 비영리법인으로서 감염병의 예방 및 관리와 관련된 업무를 수행하는 법인
4. 「정부출연연구기관 등의 설립 · 운영 및 육성에 관한 법률」에 따른 정부출연연구기관
5. 그 밖에 감염병의 예방 및 관리 업무에 전문성이 있다고 보건복지부장관이 인정하는 기관 또는 단체

③ 질병관리청장은 법 제76조제2항에 따라 법 제71조제2항 · 제3항 및 이 영 제31조제3항 · 제4항에 따른 보상(법 제71조제1항제1호 및 이 영 제29조제1호가목에 따라 보상금으로 지급받을 수 있는 진료비가 30만원 미만인 보상으로 한정한다)의 결정 및 지급 권한을 시 · 도지사에게 위임한다. <신설 2022.1.25>

④ 질병관리청장은 법 제76조제2항에 따라 법 제4조제2항제4호부터 제9호까지 · 제14호부터 제17호까지, 제16조의2제2항, 제41조제3항, 제41조의2제3항, 제70조의3제1항 · 제2항, 제70조의4제1항 및 제71조제2항 · 제3항에 따른 업무의 전부 또는 일부를 다음 각 호의 어느 하나에 해당하는 자에게 위탁할 수 있다. <신설 2020.10.13, 2021.8.3, 2022.1.25, 2022.3.22>

1. 「고등교육법」 제2조에 따른 학교
2. 「공공기관의 운영에 관한 법률」 제4조에 따른 공공기관
3. 「민법」 또는 다른 법률에 따라 설립된 비영리법인으로서 감염병의 예방 및 관리와 관련된 업무를 수행하는 법인
4. 「정부출연연구기관 등의 설립 · 운영 및 육성에 관한 법률」에 따른 정부출연연구기관
5. 그 밖에 질병관리청장이 감염병의 예방 및 관리 업무에 전문성이 있다고 인정하는 기관 또는 단체

⑤ 보건복지부장관 및 질병관리청장은 제2항 및 제4항에 따라 업무를 위탁하는 경우 위탁받는 기관 및 위탁업무의 내용을 고시해야 한다. <신설 2015.1.6, 2020.9.11, 2020.10.13, 2022.1.25>

[제목개정 2015.1.6]

영 **제32조의2(제공 요청할 수 있는 정보)** 법 제76조의2제1항제4호에서 "대통령령으로 정하는 정보"란 다음 각 호의 정보를 말한다.

1. 「여신전문금융업법」 제2조제3호 · 제6호 및 제8호에 따른 신용카드 · 직불카드 · 선불카드 사용명세
2. 「대중교통의 육성 및 이용촉진에 관한 법률」 제10조의2제1항에 따른 교통카드 사용명세
3. 「개인정보 보호법」 제2조제7호에 따른 영상정보처리기기를 통하여 수집된 영상정보

[본조신설 2016.1.6]

[종전 제32조의2는 제32조의3으로 이동 <2016.1.6>]

제76조의3(준용규정) 제42조제6항은 제41조제1항, 제47조제3호, 제49조제1항제14호에 따른 입원 또는 격리에 관하여도 준용한다. <개정 2020.8.12>
[본조신설 2020.3.4]

제76조의4(벌칙 적용에서 공무원 의제) 심의위원회 위원 중 공무원이 아닌 사람은 「형법」 제127조 및 제129조부터 제132조까지의 규정을 적용할 때에는 공무원으로 본다.
[본조신설 2020.3.4]

영 **제32조의3(민감정보 및 고유식별정보의 처리)** ① 국가 및 지방자치단체(해당 업무가 위탁된 경우에는 해당 업무를 위탁받은 자를 포함한다)는 다음 각 호의 사무를 수행하기 위하여 불가피한 경우 「개인정보 보호법」 제23조에 따른 건강에 관한 정보, 같은 법 시행령 제19조제1호, 제2호 또는 제4호에 따른 주민등록번호, 여권번호 또는 외국인등록번호가 포함된 자료를 처리할 수 있다.
<개정 2020.6.2, 2021.6.8, 2021.8.3>

1. 법 제4조제2항제2호에 따른 감염병환자등의 진료 및 보호 사업에 관한 사무
2. 법 제4조제2항제8호에 따른 감염병 예방 및 관리 등을 위한 전문인력 양성 사업에 관한 사무
3. 법 제4조제2항제9호에 따른 감염병 관리정보 교류 등을 위한 국제협력 사업에 관한 사무

② 보건복지부장관, 질병관리청장, 시ㆍ도지사, 시장ㆍ군수ㆍ구청장(해당 업무가 위탁된 경우에는 해당 업무를 위탁받은 자를 포함한다), 보건소장 또는 법 제16조제1항에 따라 지정받은 감염병 표본감시기관은 다음 각 호의 사무를 수행하기 위하여 불가피한 경우 제1항 각 호 외의 부분에 따른 개인정보가 포함된 자료를 처리할 수 있다. <개정 2016.6.28, 2020.6.2, 2020.9.11, 2020.12.29, 2021.8.3>

1. 법 제11조부터 제13조까지 및 제15조에 따른 감염병환자등의 신고ㆍ보고ㆍ파악 및 관리에 관한 사무
2. 법 제16조에 따른 감염병 표본감시 등에 관한 사무
3. 법 제17조에 따른 실태조사에 관한 사무
4. 법 제18조에 따른 역학조사에 관한 사무
5. 법 제19조에 따른 건강진단에 관한 사무
6. 법 제20조에 따른 해부명령에 관한 사무
7. 법 제21조부터 제23조까지의 규정에 따른 고위험병원체에 관한 사무
8. 법 제24조, 제25조, 제26조의2, 제27조부터 제32조까지 및 제33조의2의 규정에 따른 예방접종에 관한 사무
9. 법 제36조 및 제37조에 따른 감염병관리기관 지정, 감염병관리시설, 격리소, 요양소 및 진료소의 설치ㆍ운영에 관한 사무

9의2. 법 제40조의5에 따른 감염병관리통합정보시스템의 구축ㆍ운영에 관한 사무

10. 법 제41조부터 제43조까지, 제45조부터 제47조까지, 제49조 및 제50조에 따른 감염병환자등의 관리 및 감염병의 방역ㆍ예방 조치에 관한 사무
11. 법 제52조 및 제53조에 따른 소독업의 신고에 관한 사무
12. 법 제55조에 따른 소독업자 등에 관한 교육에 관한 사무
13. 법 제70조부터 제72조까지의 규정에 따른 손실보상 및 예방접종 등에 따른 피해의 국가보상에 관한 사무

[본조신설 2014.8.6]
[제32조의2에서 이동 <2016.1.6>]

제12장 벌칙

제77조(벌칙) 다음 각 호의 어느 하나에 해당하는 자는 5년 이하의 징역 또는 5천만원 이하의 벌금에 처한다. <개정 2020.12.15>
1. 제22조제1항 또는 제2항을 위반하여 고위험병원체의 반입 허가를 받지 아니하고 반입한 자
2. 제23조의3제1항을 위반하여 보유허가를 받지 아니하고 생물테러감염병병원체를 보유한 자
3. 제40조의3제1항을 위반하여 의료 · 방역 물품을 수출하거나 국외로 반출한 자

[전문개정 2020.3.4]

제78조(벌칙) 다음 각 호의 어느 하나에 해당하는 자는 3년 이하의 징역 또는 3천만원 이하의 벌금에 처한다. <개정 2017.12.12, 2019.12.3, 2020.9.29>
1. 제23조제2항에 따른 허가를 받지 아니하거나 같은 조 제3항 본문에 따른 변경허가를 받지 아니하고 고위험병원체 취급시설을 설치 · 운영한 자
2. 제23조의3제3항에 따른 변경허가를 받지 아니한 자
3. 제74조를 위반하여 업무상 알게 된 비밀을 누설하거나 업무목적 외의 용도로 사용한 자

제79조(벌칙) 다음 각 호의 어느 하나에 해당하는 자는 2년 이하의 징역 또는 2천만원 이하의 벌금에 처한다. <개정 2019.12.3, 2020.3.4, 2021.3.9>

1\. 제18조제3항을 위반한 자

2\. 제21조제1항부터 제3항까지 또는 제22조제3항에 따른 신고를 하지 아니하거나 거짓으로 신고한 자

2의2. 제21조제5항에 따른 현장조사를 정당한 사유 없이 거부 · 방해 또는 기피한 자

2의3. 제23조제2항에 따른 신고를 하지 아니하고 고위험병원체 취급시설을 설치 · 운영한 자

3\. 제23조제8항에 따른 안전관리 점검을 거부 · 방해 또는 기피한 자

3의2. 제23조의2에 따른 고위험병원체 취급시설의 폐쇄명령 또는 운영정지명령을 위반한 자

3의3. 제49조제4항을 위반하여 정당한 사유 없이 폐쇄 명령에 따르지 아니한 자

4\. 제60조제6항을 위반한 자(다만, 공무원은 제외한다)

5\. 제76조의2제6항을 위반한 자

제79조의2(벌칙) 다음 각 호의 어느 하나에 해당하는 자는 1년 이하의 징역 또는 2천만원 이하의 벌금에 처한다. <개정 2019.12.3, 2020.9.29>
1. 제23조의4제1항을 위반하여 고위험병원체를 취급한 자
2. 제23조의4제2항을 위반하여 고위험병원체를 취급하게 한 자
3. 제76조의2제1항을 위반하여 질병관리청장 또는 시 · 도지사의 요청을 거부하거나 거짓자료를 제공한 의료기관 및 약국, 법인 · 단체 · 개인
4. 제76조의2제2항 후단을 위반하여 경찰관서의 장의 요청을 거부하거나 거짓자료를 제공한 자

[본조신설 2015.12.29]

제79조의3(벌칙) 다음 각 호의 어느 하나에 해당하는 자는 1년 이하의 징역 또는 1천만원 이하의 벌금에 처한다. <개정 2020.8.12>

1. 제41조제1항을 위반하여 입원치료를 받지 아니한 자
2. 삭제 <2020.8.12>
3. 제41조제3항을 위반하여 자가 또는 감염병관리시설에서 치료를 거부한 자
4. 제42조제1항 · 제2항제1호 · 제3항 또는 제7항에 따른 입원 또는 격리 조치를 거부한 자
5. 제47조제3호 또는 제49조제1항제14호에 따른 입원 또는 격리 조치를 위반한 자

[본조신설 2020.3.4]

제79조의4(벌칙) 다음 각 호의 어느 하나에 해당하는 자는 500만원 이하의 벌금에 처한다.

1. 제1급감염병 및 제2급감염병에 대하여 제11조에 따른 보고 또는 신고 의무를 위반하거나 거짓으로 보고 또는 신고한 의사, 치과의사, 한의사, 군의관, 의료기관의 장 또는 감염병병원체 확인기관의 장
2. 제1급감염병 및 제2급감염병에 대하여 제11조에 따른 의사, 치과의사, 한의사, 군의관, 의료기관의 장 또는 감염병병원체 확인기관의 장의 보고 또는 신고를 방해한 자

[본조신설 2018.3.27]

제80조(벌칙) 다음 각 호의 어느 하나에 해당하는 자는 300만원 이하의 벌금에 처한다. <개정 2018.3.27, 2020.3.4, 2020.8.12>

1. 제3급감염병 및 제4급감염병에 대하여 제11조에 따른 보고 또는 신고 의무를 위반하거나 거짓으로 보고 또는 신고한 의사, 치과의사, 한의사, 군의관, 의료기관의 장, 감염병병원체 확인기관의 장 또는 감염병 표본감시기관
2. 제3급감염병 및 제4급감염병에 대하여 제11조에 따른 의사, 치과의사, 한의사, 군의관, 의료기관의 장, 감염병병원체 확인기관의 장 또는 감염병 표본감시기관의 보고 또는 신고를 방해한 자

2의2. 제13조제2항에 따른 감염병병원체 검사를 거부한 자

3. 제37조제4항을 위반하여 감염병관리시설을 설치하지 아니한 자
4. 삭제 <2020.3.4>
5. 제42조에 따른 강제처분에 따르지 아니한 자(제42조제1항 · 제2항제1호 · 제3항 및 제7항에 따른 입원 또는 격리 조치를 거부한 자는 제외한다)
6. 제45조를 위반하여 일반인과 접촉하는 일이 많은 직업에 종사한 자 또는 감염병환자등을 그러한 직업에 고용한 자
7. 제47조(같은 조 제3호는 제외한다) 또는 제49조제1항(같은 항 제2호의2부터 제2호의4까지 및 제3호 중 건강진단에 관한 사항과 같은 항 제14호는 제외한다)에 따른 조치에 위반한 자
8. 제52조제1항에 따른 소독업 신고를 하지 아니하거나 거짓이나 그 밖의 부정한 방법으로 신고하고 소독업을 영위한 자
9. 제54조제1항에 따른 기준과 방법에 따라 소독하지 아니한 자

제81조(벌칙) 다음 각 호의 어느 하나에 해당하는 자는 200만원 이하의 벌금에 처한다. <개정 2015.7.6, 2019.12.3, 2021.3.9>

1. 삭제 <2018.3.27>
2. 삭제 <2018.3.27>
3. 제12조제1항에 따른 신고를 게을리한 자
4. 세대주, 관리인 등으로 하여금 제12조제1항에 따른 신고를 하지 아니하도록 한 자
5. 삭제 <2015.7.6>
6. 제20조에 따른 해부명령을 거부한 자
7. 제27조에 따른 예방접종증명서를 거짓으로 발급한 자
8. 제29조를 위반하여 역학조사를 거부 · 방해 또는 기피한 자

8의2. 제32조제2항을 위반하여 거짓이나 그 밖의 부정한 방법으로 예방접종을 받은 사람

9. 제45조제2항을 위반하여 성매개감염병에 관한 건강진단을 받지 아니한 자를 영업에 종사하게 한 자
10. 제46조 또는 제49조제1항제3호에 따른 건강진단을 거부하거나 기피한 자
11. 정당한 사유 없이 제74조의2제1항에 따른 자료 제공 요청에 따르지 아니하거나 거짓 자료를 제공한 자, 검사나 질문을 거부 · 방해 또는 기피한 자

제81조의2(형의 가중처벌) ① 단체나 다중(多衆)의 위력(威力)을 통하여 조직적 · 계획적으로 제79조제1호의 죄를 범한 경우 그 죄에서 정한 형의 2분의 1까지 가중한다.

② 제79조의3 각 호의 죄를 범하여 고의 또는 중과실로 타인에게 감염병을 전파시킨 경우 그 죄에서 정한 형의 2분의 1까지 가중한다.

[본조신설 2021.3.9]

제82조(양벌규정) 법인의 대표자나 법인 또는 개인의 대리인, 사용인, 그 밖의 종업원이 그 법인 또는 개인의 업무에 관하여 제77조부터 제81조까지의 어느 하나에 해당하는 위반행위를 하면 그 행위자를 벌하는 외에 그 법인 또는 개인에게도 해당 조문의 벌금형을 과(科)한다. 다만, 법인 또는 개인이 그 위반행위를 방지하기 위하여 해당 업무에 관하여 상당한 주의와 감독을 게을리하지 아니한 경우에는 그러하지 아니하다.

제83조(과태료) ① 다음 각 호의 어느 하나에 해당하는 자에게는 1천만원 이하의 과태료를 부과한다. <신설 2015.7.6, 2017.12.12, 2019.12.3>

1. 제23조제3항 단서 또는 같은 조 제4항에 따른 변경신고를 하지 아니한 자
2. 제23조제5항에 따른 신고를 하지 아니한 자
3. 제23조의3제3항 단서에 따른 변경신고를 하지 아니한 자
4. 제35조의2를 위반하여 거짓 진술, 거짓 자료를 제출하거나 고의적으로 사실을 누락 · 은폐한 자

② 제49조제1항제2호의2의 조치를 따르지 아니한 관리자 · 운영자에게는 300만원 이하의 과태료를 부과한다. <신설 2020.8.12>

③ 다음 각 호의 어느 하나에 해당하는 자에게는 100만원 이하의 과태료를 부과한다. <개정 2015.7.6, 2019.12.3, 2020.3.4, 2020.8.12>

1. 제28조제2항에 따른 보고를 하지 아니하거나 거짓으로 보고한 자
2. 제33조의3에 따른 보고를 하지 아니하거나 거짓으로 보고한 자

2의2. 제41조제3항에 따른 전원등의 조치를 거부한 자

3. 제51조제3항에 따른 소독을 하지 아니한 자
4. 제53조제1항 및 제2항에 따른 휴업 · 폐업 또는 재개업 신고를 하지 아니한 자
5. 제54조제2항에 따른 소독에 관한 사항을 기록 · 보존하지 아니하거나 거짓으로 기록한 자

④ 다음 각 호의 어느 하나에 해당하는 자에게는 10만원 이하의 과태료를 부과한다. **<신설 2020.8.12>**

1. 제49조제1항제2호의2 또는 제2호의3의 조치를 따르지 아니한 이용자
2. 제49조제1항제2호의4의 조치를 따르지 아니한 자

⑤ 제1항부터 제4항까지에 따른 과태료는 대통령령으로 정하는 바에 따라 질병관리청장, 관할 시 · 도지사 또는 시장 · 군수 · 구청장이 부과 · 징수한다. **<개정 2015.7.6, 2020.8.11, 2020.8.12>**

영 **제33조(과태료의 부과)** 법 제83조제1항부터 제4항까지의 규정에 따른 과태료의 부과기준은 별표 3과 같다. <개정 2018.6.12, 2020.10.13>

[전문개정 2016.1.6]

규칙 **제48조(규제의 재검토)** ① 질병관리청장은 다음 각 호의 사항에 대하여 다음 각 호의 기준일을 기준으로 3년마다(매 3년이 되는 해의 기준일과 같은 날 전까지를 말한다) 그 타당성을 검토하여 개선 등의 조치를 하여야 한다. **<개정 2015.1.5, 2020.9.11, 2021.12.30>**

1. 제6조제3항에 따른 보고 및 신고 대상 감염병: 2022년 3월 1일
2. 제8조에 따른 신고 대상 감염병 및 장소: 2022년 3월 1일
3. 제14조에 따른 표본감시기관 지정 기준 및 지정 취소: 2022년 3월 1일
4. 제17조의2에 따른 장사방법 제한 시신 및 장사방법: 2022년 3월 1일
5. 제19조의2에 따른 고위험병원체 전담관리자 요건: 2022년 3월 1일
6. 제35조제1항, 제36조제2항, 제40조제1항 및 별표 5에 따른 소독의 대상: 2014년 1월 1일
7. 제35조제2항, 제36조제3항, 제40조제1항 및 별표 6에 따른 소독의 방법: 2014년 1월 1일
8. 삭제 <2022.4.20>
9. 제42조, 별표 10 및 별표 11에 따른 행정처분 기준: 2022년 3월 1일

② 질병관리청장은 제37조제1항 및 별표 8에 따른 소독업의 시설 · 장비 및 인력 기준에 대하여 2019년 1월 1일을 기준으로 2년마다(매 2년이 되는 해의 1월 1일 전까지를 말한다) 그 타당성을 검토하여 개선 등의 조치를 해야 한다. **<개정 2018.12.28, 2020.9.11, 2022.4.20>**

[본조신설 2013.12.31]

부칙 **<법률 제18893호, 2022.6.10>**

이 법은 공포 후 6개월이 경과한 날부터 시행한다.

부칙 <대통령령 제32822호, 2022.7.26>

영 이 영은 공포한 날부터 시행한다.

부칙 <보건복지부령 제885호, 2022.5.4>

규칙 이 규칙은 공포한 날부터 시행한다.

시행령 별표

영 **[별표 1]** 중앙감염병병원 지정기준(제1조의3제2항 관련): 생략

영 **[별표 1의2]** 권역별 감염병병원의 지정기준(제1조의4제2항 관련): 생략

영 **[별표 1의3]** 역학조사의 방법(제14조 관련): 생략

영 **[별표 2]** 자가치료 및 입원치료의 방법 및 절차 등(제23조 관련): 생략

영 **[별표 2의2]** 손실보상의 대상 및 범위(제28조제1항 관련): 생략

영 **[별표 3]** 과태료의 부과기준(제33조 관련): 생략

시행규칙 별표

규칙 **[별표 1]** 고위험병원체의 종류(제5조 관련): 생략

규칙 **[별표 2]** 감염병의 진단 기준(제6조제4항 관련): 생략

규칙 **[별표 3]** 신고하여야 하는 예방접종 후 이상반응자의 범위(제7조제2항 관련): 생략

규칙 **[별표 3의2]** 역학조사관 교육 · 훈련 과정(제16조의 3 관련): 생략

규칙 **[별표 4]** 삭제 <2018.6.12>

규칙 **[별표 4의2]** 음압병실 설치 · 운영 기준(제31조제1항제11호가목 관련): 생략

규칙 **[별표 5]** 소독의 기준(제35조제1항, 제36조제2항 및 제40조제1항 관련) <개정 2019.9.27>

1. 콜레라, 장티푸스, 파라티푸스, 세균성이질, 장출혈성대장균, A형간염의 경우

가. 분뇨, 토사물(吐瀉物) 및 이의 처치에 사용한 기구, 천, 종이 등

나. 시체

다. 감염병환자 또는 시체에 사용한 의류, 침구, 운반기구 등
라. 간호인 또는 감염병환자와 접촉한 사람 및 이들이 사용한 의류, 침구 등
마. 감염병환자의 음식물찌꺼기, 감염병환자가 사용한 식기, 기구, 서적 등
바. 병실의 바닥 등
사. 우물, 주방, 주방기구, 물통 등
아. 화장실, 수세변기구, 쓰레기통, 하수구 등 불결한 장소
자. 옥내 및 옥외에 대한 청소
차. 고인 물이나 습기가 찬 장소에 대한 매몰 또는 배수
카. 실내의 충분한 채광 및 환기

2. 성홍열, 디프테리아, 수막구균성수막염의 경우

가. 콧물, 가래침, 고름, 부스럼딱지 및 이의 처치에 사용한 기구, 천, 종이 등
나. 시체
다. 감염병환자 또는 시체에 사용한 의류, 침구, 운반기구 등
라. 간호인 또는 감염병환자와 접촉한 사람 및 이들이 사용한 의류, 침구 등
마. 감염병환자의 음식물찌꺼기, 감염병환자가 사용한 식기, 기구, 서적 등
바. 병실의 바닥, 기구, 벽 등
사. 옥내 및 옥외에 대한 청소
아. 고인 물이나 습기가 찬 장소에 대한 매몰 또는 배수
자. 실내의 충분한 채광 및 환기

3. 발진티푸스의 경우

가. 콧물, 가래침 및 이의 처치에 사용한 기구, 천, 종이 등
나. 시체
다. 감염병환자 또는 시체에 사용한 의류, 침구, 운반기구 등
라. 간호인 또는 감염병환자와 접촉한 사람 및 이들이 사용한 의류, 침구 등
마. 병실의 바닥 등
바. 이가 서식하기 쉬운 물건
사. 옥내 및 옥외에 대한 청소
아. 고인 물이나 습기가 찬 장소에 대한 매몰 또는 배수
자. 실내의 충분한 채광 및 환기

4. 페스트의 경우

가. 혈액, 콧물, 가래침, 고름 및 이의 처치에 사용한 기구, 천, 종이 등
나. 시체
다. 감염병환자 또는 시체에 사용한 의류, 침구, 운반기구 등
라. 간호인 또는 감염병환자와 접촉한 사람 및 이들이 사용한 의류, 침구 등
마. 감염병환자가 사용한 식기, 기구, 서적 등
바. 병실의 바닥, 기구, 벽 등
사. 쥐가 서식하거나 지나다니는 장소
아. 이가 서식하기 쉬운 물건 또는 장소
자. 옥내 및 옥외에 대한 청소
차. 고인 물이나 습기가 찬 장소에 대한 매몰 또는 배수

카. 실내의 충분한 채광 및 환기

5. 일본뇌염, 말라리아의 경우

가. 하수구, 고인 물, 잡초, 농수로 등
나. 모기가 발생하고 서식하기 쉬운 장소
다. 옥내 및 옥외에 대한 청소
라. 고인 물이나 습기가 찬 장소에 대한 매몰 또는 배수
마. 실내의 충분한 채광 및 환기

규칙 [별표 6] 소독의 방법(제35조제2항, 제36조제3항 및 제40조제1항 관련) <개정 2019.9.27>

1. 청소

오물 또는 오염되었거나 오염이 의심되는 물건을 수집하여 「폐기물관리법」에 따라 위생적인 방법으로 안전하게 처리해야 한다.

2. 소독

가. 소각

오염되었거나 오염이 의심되는 소독대상 물건 중 소각해야 할 물건을 불에 완전히 태워야 한다.

나. 증기소독

유통증기(流通蒸氣)를 사용하여 소독기 안의 공기를 빼고 1시간 이상 섭씨 100도 이상의 습열소독을 해야 한다. 다만, 증기소독을 할 경우 더럽혀지고 손상될 우려가 있는 물건은 다른 방법으로 소독을 해야 한다.

다. 끓는 물 소독

소독할 물건을 30분 이상 섭씨 100도 이상의 물속에 넣어 살균해야 한다.

라. 약물소독

다음의 약품을 소독대상 물건에 뿌려야 한다.

1) 석탄산수(석탄산 3% 수용액)
2) 크레졸수(크레졸액 3% 수용액)
3) 승홍수(승홍 0.1%, 식염수 0.1%, 물 99.8% 혼합액)
4) 생석회(대한약전 규격품)
5) 크롤칼키수(크롤칼키 5% 수용액)
6) 포르마린(대한약전 규격품)
7) 그 밖의 소독약을 사용하려는 경우에는 석탄산 3% 수용액에 해당하는 소독력이 있는 약제를 사용해야 한다.

마. 일광소독

의류, 침구, 용구, 도서, 서류나 그 밖의 물건으로서 가목부터 라목까지의 규정에 따른 소독방법을 따를 수 없는 경우에는 일광소독을 해야 한다.

3. 질병매개곤충 방제(防除): 생략

4. 쥐의 방제: 생략

5. 소독약품의 사용

살균 · 살충 · 쥐잡기 등의 소독에 사용하는 상품화된 약품은 「생활화학제품 및 살생물제의 안전관리에 관한 법률」 제3조제4호에 따른 안전확인대상생활화학제품(살균제품 및 구제제품으로 한정한다) 또는 같은 조 제8호에 따른 살생물제품(살균제류 및 구제제류로 한정한다)으로서 환경부장관의 승인을 받은 제품을 용법 · 용량에 따라 안전하게 사용해야 한다.

규칙 [별표 7] 소독횟수 기준(제36조제4항 관련) <개정 2021.5.24>

소독을 해야 하는 시설의 종류	소독횟수	
	4월부터 9월까지	10월부터 3월까지
1. 「공중위생관리법」에 따른 숙박업소(객실 수 20실 이상인 경우만 해당한다), 「관광진흥법」에 따른 관광숙박업소 2. 「식품위생법 시행령」 제21조제8호(마목은 제외한다)에 따른 식품접객업 업소(이하 "식품접객업소"라 한다) 중 연면적 300제곱미터 이상의 업소 3. 「여객자동차 운수사업법」에 따른 시내버스 · 농어촌버스 · 마을버스 · 시외버스 · 전세버스 · 장의자동차, 「항공법」에 따른 항공기와 공항시설, 「해운법」에 따른 여객선, 「항만법」에 따른 연면적 300제곱미터 이상의 대합실, 「철도사업법」 및 「도시철도법」에 따른 여객운송 철도차량과 역사(驛舍) 및 역 시설 4. 「유통산업발전법」에 따른 대형마트, 전문점, 백화점, 쇼핑센터, 복합쇼핑몰, 그 밖의 대규모 점포와 「전통시장 및 상점가 육성을 위한 특별법」에 따른 전통시장 5. 「의료법」 제3조제2항제3호에 따른 병원급 의료기관	1회 이상/ 1개월	1회 이상/ 2개월
6. 「식품위생법」 제2조제12호에 따른 집단급식소(한 번에 100명 이상에게 계속적으로 식사를 공급하는 경우만 해당한다) 6의2. 「식품위생법 시행령」 제21조제8호마목에 따른 위탁급식영업을 하는 식품접객업소 중 연면적 300제곱미터 이상의 업소 7. 「건축법 시행령」 별표 1 제2호라목에 따른 기숙사 7의2. 「소방시설 설치 · 유지 및 안전관리에 관한 법률 시행령」 별표 2 제8호가목에 따른 합숙소(50명 이상을 수용할 수 있는 경우만 해당한다) 8. 「공연법」에 따른 공연장(객석 수 300석 이상인 경우만 해당한다) 9. 「초 · 중등교육법」 제2조 및 「고등교육법」 제2조에 따른 학교 10. 「학원의 설립 · 운영 및 과외교습에 관한 법률」에 따른 연면적 1천제곱미터 이상의 학원 11. 연면적 2천제곱미터 이상의 사무실용 건축물 및 복합용도의 건축물 12. 「영유아보육법」에 따른 어린이집 및 「유아교육법」에 따른 유치원(50명 이상을 수용하는 어린이집 및 유치원만 해당한다)	1회 이상/ 2개월	1회 이상/ 3개월
13. 「주택법」에 따른 공동주택(300세대 이상인 경우만 해당한다)	1회 이상/ 3개월	1회 이상/ 6개월

규칙 [별표 8] 소독업의 시설 · 장비 및 인력 기준(제37조제1항 관련): 생략

규칙 [별표 9] 교육과정(제41조제1항 및 제2항 관련)

교육대상	교육내용	교육시간
소독업자 및 소독업무 종사자	「감염병의 예방 및 관리에 관한 법률」, 감염병관리정책, 공중보건, 환경위생, 소독 장비 및 약품의 종류와 사용법, 소독대상 미생물과 소독방법, 쥐 · 벌레 등의 생태와 이를 없애는 방법, 소독작업의 안전수칙 및 해독방법. 다만, 공중보건 및 환경위생은 소독업자에만 해당한다.	16시간
〈보수교육〉 소독업무 종사자	「감염병의 예방 및 관리에 관한 법률」, 감염병관리정책, 소독 장비 및 약품의 종류와 사용법, 소독 실무 및 안전관리	8시간

규칙 [별표 10] 행정처분기준(제42조 관련): 생략

규칙 [별표 11] [별표 3]으로 이동 <2016.6.30>

법 [일부개정 2022.6.10 법률 제18895호]
시행령 [일부개정 2022.3.30 대통령령 32748호]
시행규칙 [일부개정 2022.7.1 보건복지부령 제899호]

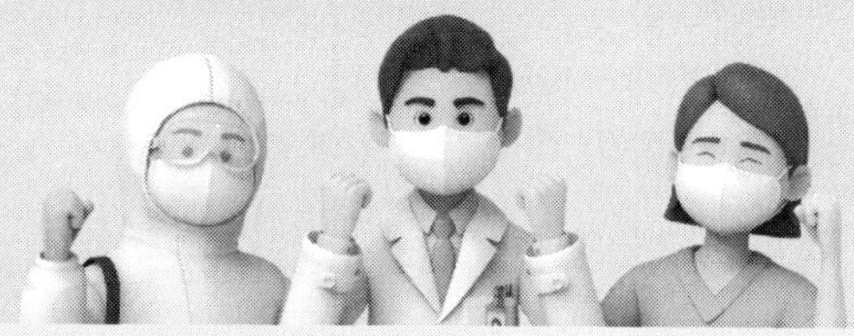

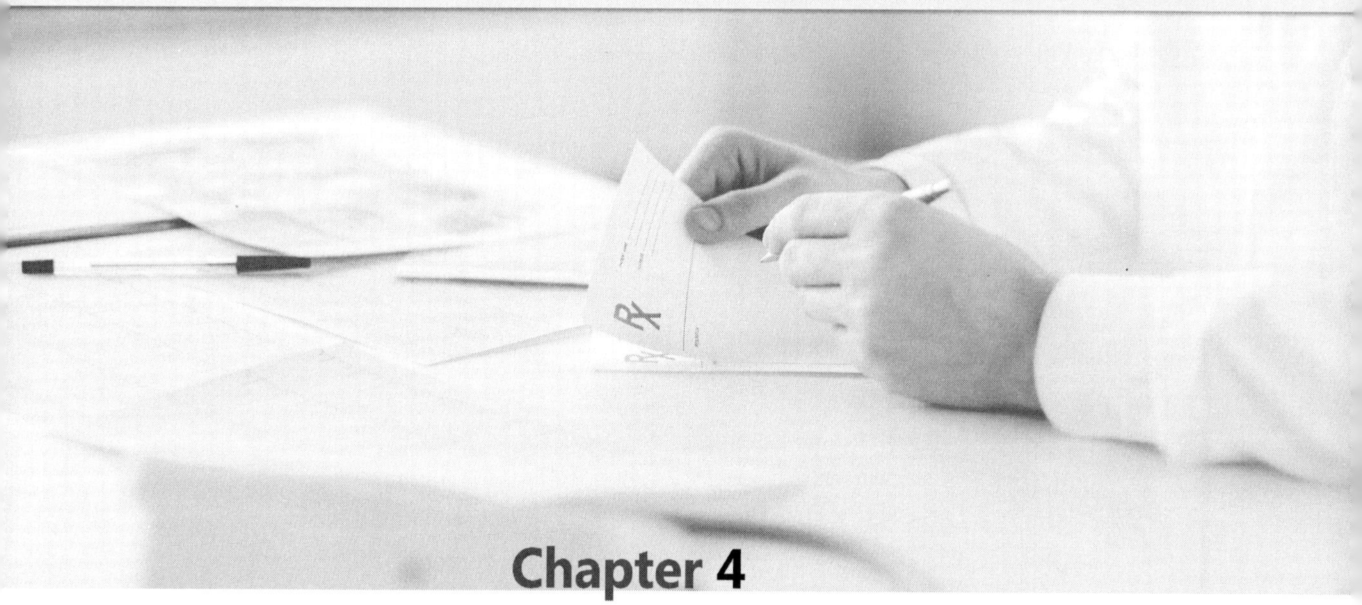

Chapter 4
국민건강보험법

학습목표

- 국민건강보험법의 목적과 개념을 정리한다.
- 국민건강보험법의 가입자와 적용범위, 사업장의 의무 등에 대해 정리한다.
- 국민건강보험공단 및 건강보험심사평가원의 역할 및 운영에 대해 정리한다.
- 보험급여와 요양기관, 진료비 청구와 지급 등에 대해 정리한다.
- 보험료와 부과징수, 납입고지, 체납, 이의신청, 벌칙 등에 대해 정리한다.

제1장 총칙

제1조(목적) 이 법은 국민의 질병·부상에 대한 예방·진단·치료·재활과 출산·사망 및 건강증진에 대하여 보험급여를 실시함으로써 국민보건 향상과 사회보장 증진에 이바지함을 목적으로 한다.

영 **제1조(목적)** 이 영은 「국민건강보험법」에서 위임된 사항과 그 시행에 필요한 사항을 규정함을 목적으로 한다.

규칙 **제1조(목적)** 이 규칙은 「국민건강보험법」 및 같은 법 시행령에서 위임된 사항과 그 시행에 필요한 사항을 규정함을 목적으로 한다. <개정 2015.7.24>

제2조(관장) 이 법에 따른 건강보험사업은 보건복지부장관이 맡아 주관한다.

제3조(정의) 이 법에서 사용하는 용어의 뜻은 다음과 같다.

1. "근로자"란 직업의 종류와 관계없이 근로의 대가로 보수를 받아 생활하는 사람(법인의 이사와 그 밖의 임원을 포함한다)으로서 공무원 및 교직원을 제외한 사람을 말한다.
2. "사용자"란 다음 각 목의 어느 하나에 해당하는 자를 말한다.
   가. 근로자가 소속되어 있는 사업장의 사업주
   나. 공무원이 소속되어 있는 기관의 장으로서 대통령령으로 정하는 사람
   다. 교직원이 소속되어 있는 사립학교(「사립학교교직원 연금법」 제3조에 규정된 사립학교를 말한다. 이하 이 조에서 같다)를 설립·운영하는 자
3. "사업장"이란 사업소나 사무소를 말한다.
4. "공무원"이란 국가나 지방자치단체에서 상시 공무에 종사하는 사람을 말한다.
5. "교직원"이란 사립학교나 사립학교의 경영기관에서 근무하는 교원과 직원을 말한다.

제3조의2(국민건강보험종합계획의 수립 등) ① 보건복지부장관은 이 법에 따른 건강보험(이하 "건강보험"이라 한다)의 건전한 운영을 위하여 제4조에 따른 건강보험정책심의위원회(이하 이 조에서 "건강보험정책심의위원회"라 한다)의 심의를 거쳐 5년마다 국민건강보험종합계획(이하 "종합계획"이라 한다)을 수립하여야 한다. 수립된 종합계획을 변경할 때도 또한 같다.

② 종합계획에는 다음 각 호의 사항이 포함되어야 한다.

1. 건강보험정책의 기본목표 및 추진방향
2. 건강보험 보장성 강화의 추진계획 및 추진방법
3. 건강보험의 중장기 재정 전망 및 운영
4. 보험료 부과체계에 관한 사항
5. 요양급여비용에 관한 사항
6. 건강증진 사업에 관한 사항
7. 취약계층 지원에 관한 사항
8. 건강보험에 관한 통계 및 정보의 관리에 관한 사항

9. 그 밖에 건강보험의 개선을 위하여 필요한 사항으로 대통령령으로 정하는 사항
③ 보건복지부장관은 종합계획에 따라 매년 연도별 시행계획(이하 "시행계획"이라 한다)을 건강보험정책심의위원회의 심의를 거쳐 수립 · 시행하여야 한다.
④ 보건복지부장관은 매년 시행계획에 따른 추진실적을 평가하여야 한다.
⑤ 보건복지부장관은 다음 각 호의 사유가 발생한 경우 관련 사항에 대한 보고서를 작성하여 지체 없이 국회 소관 상임위원회에 보고하여야 한다.
1. 제1항에 따른 종합계획의 수립 및 변경
2. 제3항에 따른 시행계획의 수립
3. 제4항에 따른 시행계획에 따른 추진실적의 평가
⑥ 보건복지부장관은 종합계획의 수립, 시행계획의 수립 · 시행 및 시행계획에 따른 추진실적의 평가를 위하여 필요하다고 인정하는 경우 관계 기관의 장에게 자료의 제출을 요구할 수 있다. 이 경우 자료의 제출을 요구받은 자는 특별한 사유가 없으면 이에 따라야 한다.
⑦ 그 밖에 제1항에 따른 종합계획의 수립 및 변경, 제3항에 따른 시행계획의 수립 · 시행 및 제4항에 따른 시행계획에 따른 추진실적의 평가 등에 필요한 사항은 대통령령으로 정한다.
[본조신설 2016.2.3]

영 **제2조(사용자인 기관장)** 「국민건강보험법」(이하 "법"이라 한다) 제3조제2호나목에서 "대통령령으로 정하는 사람"이란 별표 1에 따른 기관장을 말한다. 다만, 법 제13조에 따른 국민건강보험공단(이하 공단이라 한다)은 소관 업무를 능률적으로 처리하기 위하여 필요하다고 인정할 때에는 기관의 소재지, 인원, 그 밖의 사정을 고려하여 별표 1에 따른 기관장에게 소속되어 있는 기관의 장을 사용자인 기관의 장으로 따로 지정할 수 있다.

영 **제2조의2(국민건강보험종합계획의 수립 등)** ① 보건복지부장관은 법 제3조의2제1항 전단에 따른 국민건강보험종합계획(이하 "종합계획"이라 한다) 및 같은 조 제3항에 따른 연도별 시행계획(이하 "시행계획"이라 한다)을 수립하는 경우에는 다음 각 호의 구분에 따른 시기까지 수립하여야 한다.
1. 종합계획: 시행 연도 전년도의 9월 30일까지
2. 시행계획: 시행 연도 전년도의 12월 31일까지
② 보건복지부장관은 종합계획 및 시행계획을 수립하거나 변경한 경우에는 다음 각 호의 구분에 따른 방법으로 공표하여야 한다.
1. 종합계획: 관보에 고시
2. 시행계획: 보건복지부 인터넷 홈페이지에 게시
③ 보건복지부장관은 종합계획 및 시행계획을 수립하거나 변경한 경우에는 관계 중앙행정기관의 장, 공단의 이사장 및 법 제62조에 따른 건강보험심사평가원(이하 "심사평가원"이라 한다)의 원장에게 그 내용을 알려야 한다.
④ 보건복지부장관은 법 제3조의2제4항에 따라 시행계획에 따른 추진실적을 평가한 경우에는 그 평가결과를 다음에 수립하는 종합계획 및 시행계획에 각각 반영하여야 한다.
⑤ 제1항부터 제4항까지에서 규정한 사항 외에 종합계획 또는 시행계획의 수립 · 시행 · 평가 등에 필요한 세부사항은 보건복지부장관이 정하여 고시한다.
[본조신설 2016.8.2]

제4조(건강보험정책심의위원회) ① 건강보험정책에 관한 다음 각 호의 사항을 심의 · 의결하기 위하여 보건복지부장관 소속으로 건강보험정책심의위원회(이하 "심의위원회"라 한다)를 둔다. <개정 2016.2.3>

1. 제3조의2제1항 및 제3항에 따른 종합계획 및 시행계획에 관한 사항(심의에 한정한다)
2. 제41조제3항에 따른 요양급여의 기준
3. 제45조제3항 및 제46조에 따른 요양급여비용에 관한 사항
4. 제73조제1항에 따른 직장가입자의 보험료율
5. 제73조제3항에 따른 지역가입자의 보험료부과점수당 금액
6. 그 밖에 건강보험에 관한 주요 사항으로서 대통령령으로 정하는 사항

② 심의위원회는 위원장 1명과 부위원장 1명을 포함하여 25명의 위원으로 구성한다.

③ 심의위원회의 위원장은 보건복지부차관이 되고, 부위원장은 제4항제4호의 위원 중에서 위원장이 지명하는 사람이 된다.

④ 심의위원회의 위원은 다음 각 호에 해당하는 사람을 보건복지부장관이 임명 또는 위촉한다.

1. 근로자단체 및 사용자단체가 추천하는 각 2명
2. 시민단체(「비영리민간단체지원법」 제2조에 따른 비영리민간단체를 말한다. 이하 같다), 소비자단체, 농어업인단체 및 자영업자단체가 추천하는 각 1명
3. 의료계를 대표하는 단체 및 약업계를 대표하는 단체가 추천하는 8명
4. 다음 각 목에 해당하는 8명
   가. 대통령령으로 정하는 중앙행정기관 소속 공무원 2명
   나. 국민건강보험공단의 이사장 및 건강보험심사평가원의 원장이 추천하는 각 1명
   다. 건강보험에 관한 학식과 경험이 풍부한 4명

⑤ 심의위원회 위원(제4항제4호가목에 따른 위원은 제외한다)의 임기는 3년으로 한다. 다만, 위원의 사임 등으로 새로 위촉된 위원의 임기는 전임위원 임기의 남은 기간으로 한다.

⑥ 심의위원회의 운영 등에 필요한 사항은 대통령령으로 정한다.

영 **제3조(심의위원회의 심의 · 의결사항)** 법 제4조제1항제6호에서 "대통령령으로 정하는 사항"이란 다음 각 호의 사항을 말한다. <개정 2016.8.2>

1. 제21조제2항에 따른 요양급여 각 항목에 대한 상대가치점수
2. 제22조에 따른 약제 · 치료재료별 요양급여비용의 상한
3. 그 밖에 제23조에 따른 부가급여에 관한 사항 등 법 제5조제1항에 따른 건강보험에 관한 주요 사항으로서 법 제4조에 따른 건강보험정책심의위원회(이하 "심의위원회"라 한다)의 위원장이 회의에 부치는 사항

영 **제4조(공무원인 위원)** 법 제4조제4항제4호가목에서 "대통령령으로 정하는 중앙행정기관 소 속 공무원"이란 기획재정부와 보건복지부 소속의 3급 공무원 또는 고위공무원단에 속하는 일반직공무원 중에서 그 소속 기관의 장이 1명씩 지명하는 사람을 말한다.

영 **제4조의2(심의위원회 위원의 해임 및 해촉)** 보건복지부장관은 법 제4조제4항 각 호에 따른 심의위원회 위원이 다음 각 호의 어느 하나에 해당하는 경우에는 해당 심의위원회 위원을 해임하거나 해촉(解囑)할 수 있다.

1. 심신장애로 인하여 직무를 수행할 수 없게 된 경우

2. 직무와 관련된 비위사실이 있는 경우
3. 직무태만, 품위손상이나 그 밖의 사유로 인하여 위원으로 적합하지 아니하다고 인정되는 경우
4. 위원 스스로 직무를 수행하는 것이 곤란하다고 의사를 밝히는 경우

[본조신설 2015.12.31]

영 **제5조(심의위원회의 위원장 등)** ① 심의위원회의 위원장은 심의위원회를 대표하며, 그 업무를 총괄한다.

② 심의위원회의 부위원장은 위원장을 보좌하며, 위원장이 부득이한 사유로 직무를 수행할 수 없을 때에는 그 직무를 대행한다.

영 **제6조(심의위원회의 회의)** ① 심의위원회의 위원장은 심의위원회의 회의를 소집하고, 그 의장이 된다.

② 심의위원회의 회의는 재적위원 3분의 1 이상이 요구할 때 또는 위원장이 필요하다고 인정할 때에 소집한다.

③ 심의위원회의 회의는 재적위원 과반수의 출석으로 개의(開議)하고, 출석위원 과반수의 찬성으로 의결한다.

④ 심의위원회의 위원장은 제3항에 따른 의결에 참여하지 아니한다. 다만, 가부동수(可否同數)일 때에는 위원장이 정한다.

⑤ 심의위원회는 효율적인 심의를 위하여 필요한 경우에는 분야별로 소위원회를 구성할 수 있다.

⑥ 제1항부터 제5항까지에서 규정한 사항 외에 심의위원회와 소위원회의 운영 등에 필요한 사항은 심의위원회의 의결을 거쳐 위원장이 정한다.

영 **제7조(심의위원회의 간사)** ① 심의위원회의 사무를 처리하기 위하여 심의위원회에 간사 1명을 둔다.

② 간사는 보건복지부 소속 4급 이상 공무원 또는 고위공무원단에 속하는 일반직공무원 중에서 위원장이 지명한다.

영 **제8조(심의위원회 위원의 수당 등)** 심의위원회의 회의에 출석한 위원에게는 예산의 범위에서 수당·여비, 그 밖에 필요한 경비를 지급할 수 있다. 다만, 공무원인 위원이 소관 업무와 직접 관련하여 출석하는 경우에는 그러하지 아니하다.

제2장 가입자

제5조(적용 대상 등) ① 국내에 거주하는 국민은 건강보험의 가입자(이하 "가입자"라 한다) 또는 피부양자가 된다. 다만, 다음 각 호의 어느 하나에 해당하는 사람은 제외한다. **<개정 2016.2.3>**

1. 「의료급여법」에 따라 의료급여를 받는 사람(이하 "수급권자"라 한다)
2. 「독립유공자예우에 관한 법률」 및 「국가유공자 등 예우 및 지원에 관한 법률」에 따라 의료보호를 받는 사람(이하 "유공자등 의료보호대상자"라 한다). 다만, 다음 각 목의 어느 하나에 해당하는 사람은 가입자 또는 피부양자가 된다.

가. 유공자등 의료보호대상자 중 건강보험의 적용을 보험자에게 신청한 사람
나. 건강보험을 적용받고 있던 사람이 유공자등 의료보호대상자로 되었으나 건강보험의 적용배제신청을 보험자에게 하지 아니한 사람

② 제1항의 피부양자는 다음 각 호의 어느 하나에 해당하는 사람 중 직장가입자에게 주로 생계를 의존하는 사람으로서 보수나 소득이 없는 사람을 말한다.

1. 직장가입자의 배우자
2. 직장가입자의 직계존속(배우자의 직계존속을 포함한다)
3. 직장가입자의 직계비속(배우자의 직계비속을 포함한다)과 그 배우자
4. 직장가입자의 형제·자매

③ 제2항에 따른 피부양자 자격의 인정 기준, 취득·상실시기 및 그 밖에 필요한 사항은 보건복지부령으로 정한다.

규칙 **제2조(피부양자 자격의 인정기준 등)** ①「국민건강보험법」(이하 "법"이라 한다) 제5조제2항에 따른 피부양자 자격의 인정기준은 다음 각 호의 요건을 모두 충족하는 것으로 한다. <개정 2013.6.28, 2018.3.6>

1. 별표 1에 따른 부양요건에 해당할 것
2. 별표 1의2에 따른 소득 및 재산요건에 해당할 것

② 피부양자는 다음 각 호의 어느 하나에 해당하는 날에 그 자격을 취득한다.

1. 신생아의 경우: 출생한 날
2. 직장가입자의 자격 취득일 또는 가입자의 자격 변동일부터 90일 이내에 피부양자의 자격취득 신고를 한 경우: 직장가입자의 자격 취득일 또는 해당 가입자의 자격 변동일
3. 직장가입자의 자격 취득일 또는 가입자의 자격 변동일부터 90일을 넘겨 피부양자 자격취득 신고를 한 경우: 법 제13조에 따른 국민건강보험공단(이하 공단이라 한다)에 별지 제1호서식의 피부양자 자격(취득·상실) 신고서를 제출한 날. 다만, 천재지변, 질병·사고 등 공단이 정하는 본인의 책임이 없는 부득이한 사유로 90일을 넘겨 피부양자 자격취득 신고를 한 경우에는 직장가입자의 자격 취득일 또는 가입자의 자격 변동일로 한다.

③ 피부양자는 다음 각 호의 어느 하나에 해당하게 된 날에 그 자격을 상실한다.

1. 사망한 날의 다음 날
2. 대한민국의 국적을 잃은 날의 다음 날
3. 국내에 거주하지 아니하게 된 날의 다음 날
4. 직장가입자가 자격을 상실한 날
5. 법 제5조제1항제1호에 따른 수급권자가 된 날
6. 법 제5조제1항제2호에 따른 유공자등 의료보호대상자인 피부양자가 공단에 건강보험의 적용배제 신청을 한 날의 다음 날
7. 직장가입자 또는 다른 직장가입자의 피부양자 자격을 취득한 경우에는 그 자격을 취득한 날
8. 피부양자 자격을 취득한 사람이 본인의 신고에 따라 피부양자 자격 상실 신고를 한 경우에는 신고한 날의 다음 날
9. 제1항에 따른 요건을 충족하지 아니하는 경우에는 공단이 그 요건을 충족하지 아니한다고 확인한 날의 다음 날

④ 직장가입자가 피부양자 자격 취득 또는 상실 신고를 하거나 피부양자가 제3항제8호에 따른 자격

상실 신고를 하려면 별지 제1호서식의 피부양자 자격(취득 · 상실) 신고서에 다음 각 호의 서류(자격 취득 신고의 경우만 해당한다)를 첨부하여 공단에 제출하여야 한다. 다만, 공단이 법 제96조에 따라 국가 등으로부터 제공받은 자료로 피부양자 자격 취득 또는 상실 대상자를 확인할 수 있는 경우에는 신고서를 제출하지 아니한다. <개정 2013.6.28, 2018.3.6, 2018.6.29>

1. 가족관계등록부의 증명서 1부(주민등록표 등본으로 제1항 각 호의 요건 충족 여부를 확인할 수 없는 경우만 해당한다)
2. 「장애인복지법」 제32조에 따라 등록된 장애인, 「국가유공자 등 예우 및 지원에 관한 법률」 제4조 · 제73조 및 제74조에 따른 국가유공자 등(법률 제11041호로 개정되기 전의 「국가유공자 등 예우 및 지원에 관한 법률」 제73조의2에 따른 국가유공자 등을 포함한다)으로서 같은 법 제6조의4에 따른 상이등급 판정을 받은 사람과 「보훈보상대상자 지원에 관한 법률」 제2조에 따른 보훈보상대상자로서 같은 법 제6조에 따른 상이등급 판정을 받은 사람임을 증명할 수 있는 서류 1부(장애인, 국가유공자 등 또는 보훈보상대상자의 경우만 해당한다)
3. 폐업 사실을 입증할 수 있는 서류, 「도시 및 주거환경정비법」에 따른 주택재건축사업의 사업자등록증 사본 등 별표 1의2 제1호다목에 해당하는 사실을 확인하기 위하여 공단이 요구하는 서류(피부양자가 별표 1의2 제1호다목에 따른 인정을 받으려는 경우만 해당한다)

⑤ 삭제 <2013.6.28>

제6조(가입자의 종류) ① 가입자는 직장가입자와 지역가입자로 구분한다.

② 모든 사업장의 근로자 및 사용자와 공무원 및 교직원은 직장가입자가 된다. 다만, 다음 각 호의 어느 하나에 해당하는 사람은 제외한다. <개정 2016.5.29>

1. 고용 기간이 1개월 미만인 일용근로자
2. 「병역법」에 따른 현역병(지원에 의하지 아니하고 임용된 하사를 포함한다), 전환복무된 사람 및 군간부후보생
3. 선거에 당선되어 취임하는 공무원으로서 매월 보수 또는 보수에 준하는 급료를 받지 아니하는 사람
4. 그 밖에 사업장의 특성, 고용 형태 및 사업의 종류 등을 고려하여 대통령령으로 정하는 사업장의 근로자 및 사용자와 공무원 및 교직원

③ 지역가입자는 직장가입자와 그 피부양자를 제외한 가입자를 말한다.

④ 제2항제4호에 따른 근로자 및 사용자는 대통령령으로 정하는 절차에 따라 직장가입자가 되거나 탈퇴할 수 있다.

영 **제9조(직장가입자에서 제외되는 사람)** 법 제6조제2항제4호에서 "대통령령으로 정하는 사업장의 근로자 및 사용자와 공무원 및 교직원"이란 다음 각 호의 어느 하나에 해당하는 사람을 말한다.

1. 비상근 근로자 또는 1개월 동안의 소정(所定)근로시간이 60시간 미만인 단시간근로자
2. 비상근 교직원 또는 1개월 동안의 소정근로시간이 60시간 미만인 시간제공무원 및 교직원
3. 소재지가 일정하지 아니한 사업장의 근로자 및 사용자
4. 근로자가 없거나 제1호에 해당하는 근로자만을 고용하고 있는 사업장의 사업주

규칙 **제3조(사업장의 적용 · 변경 · 탈퇴 신고)** ① 사용자는 해당 사업장이 법 제6조제2항에 따라 직장가입자가 되는 근로자 · 공무원 및 교직원을 사용하는 사업장이 된 경우에는 그 때부터 14일 이내에 별지 제2호서식의 사업장(기관) 적용신고서에 통장 사본 1부(자동이체를 신청하는 경우만 해

당한다)를 첨부하여 공단에 제출하여야 한다. 이 경우 공단은 「전자정부법」 제36조제2항에 따른 행정정보의 공동이용을 통하여 사업자등록증 및 법인 등기사항증명서를 확인하여야 하며, 신고인이 사업자등록증을 확인하는 것에 동의하지 아니하는 경우에는 그 사본을 첨부하도록 하여야 한다.

② 사용자는 제1항에 따라 공단에 신고한 내용이 변경된 경우에는 변경된 날부터 14일 이내에 별지 제3호서식의 사업장(기관)변경신고서를 공단에 제출하여야 한다. 이 경우 공단은 「전자정부법」 제36조제2항에 따른 행정정보의 공동이용을 통하여 사업자등록증 및 법인 등기사항증명서를 확인하여야 하며, 신고인이 사업자등록증을 확인하는 것에 동의하지 아니하는 경우에는 그 사본을 첨부하도록 하여야 한다.

③ 사용자는 사업장이 다음 각 호의 어느 하나에 해당하게 된 경우에는 그 날부터 14일 이내에 별지 제4호서식의 사업장 탈퇴신고서에 사업장 탈퇴 사실을 증명할 수 있는 서류를 첨부하여 공단에 제출하여야 한다. 이 경우 공단은 「전자정부법」 제36조제2항에 따른 행정정보의 공동이용을 통하여 휴업 · 폐업 사실 증명원(사업장이 휴업 · 폐업한 경우만 해당한다) 및 법인 등기사항증명서를 확인하여야 하며, 신고인이 휴업 · 폐업 사실 증명원을 확인하는 것에 동의하지 아니하는 경우에는 이를 첨부하도록 하여야 한다.

1. 사업장이 휴업 · 폐업되는 경우
2. 사업장이 합병되는 경우
3. 사업장이 폐쇄되는 경우
4. 사업장에 근로자가 없게 되거나 「국민건강보험법 시행령」(이하 "영"이라 한다) 제9조제1호에 따른 근로자만을 고용하게 되는 경우

규칙 **제4조(가입자 자격의 취득 · 변동 · 상실의 신고)** ① 세대주는 그 세대의 구성원이 법 제6조제3항 · 제8조제1항 및 제9조제1항에 따라 지역가입자의 자격을 취득한 경우 또는 지역가입자로 자격이 변동된 경우에는 별지 제5호서식의 지역가입자 자격 취득 · 변동 신고서에 보험료 감면 증명자료를 첨부(법 제74조 및 제75조에 따라 보험료가 면제되거나 일부를 경감받는 사람만 해당하며, 공단이 법 제96조에 따라 국가 등으로부터 제공받은 자료로 보험료 감면 대상자임을 확인할 수 있는 경우에는 첨부하지 않는다)하여 공단에 제출하여야 한다. 다만, 제4항제2호에 따라 사용자가 별지 제8호서식의 직장가입자 자격상실 신고서를 공단에 제출한 경우에는 별지 제5호서식의 지역가입자자격취득 · 변동신고서를 제출한 것으로 본다.

② 사용자는 법 제6조제2항 · 제4항, 제8조제1항 및 제9조제1항에 따라 근로자 · 공무원 및 교직원이 다음 각 호의 어느 하나에 해당하는 경우에는 별지 제6호서식의 직장가입자 자격취득 신고서를 공단에 제출하여야 한다. 이 경우 제2조제1항 각 호의 요건을 갖추었는지 여부를 주민등록표 등본으로 확인할 수 없을 때에는 가족관계등록부의 증명서 1부를 첨부해야 한다. <개정 2018. 12.18>

1. 직장가입자가 아닌 사람이 직장가입자인 근로자 · 사용자 · 공무원 및 교직원이 된 경우
2. 직장가입자인 근로자 · 사용자가 다른 사업장의 직장가입자가 되거나 직장가입자인 공무원 · 교직원이 된 경우
3. 직장가입자인 공무원 · 교직원이 직장가입자인 근로자 · 사용자가 되거나 소속 기관장을 달리하는 기관으로 전출된 경우

③ 법 제9조제3항에 따라 국방부장관 또는 법무부장관이 공단에 통지하여야 할 사항은 다음 각 호와 같다.

1. 국방부장관: 법 제54조제3호에 해당하는 사람의 성명 · 주민등록번호 · 입대일 · 전역일 및 전환복무일
2. 법무부장관: 법 제54조제4호에 해당하는 사람의 성명 · 주민등록번호 · 입소일 · 출소일 · 수용기관명칭 · 코드 및 신분 구분

④ 법 제10조제2항에 따른 자격상실의 신고는 다음 각 호의 구분에 따라 하여야 한다.

1. 지역가입자: 세대주가 별지 제7호서식의 지역가입자 자격상실 신고서를 공단에 제출
2. 직장가입자: 사용자가 별지 제8호서식의 직장가입자 자격상실 신고서를 공단에 제출

⑤ 사용자는 제2항에 따라 공단에 신고한 직장가입자의 내용이 변경된 경우에는 변경된 날부터 14일 이내에 별지 제9호서식의 직장가입자 내용변경 신고서를 공단에 제출하여야 한다.

제7조(사업장의 신고) 사업장의 사용자는 다음 각 호의 어느 하나에 해당하게 되면 그 때부터 14일 이내에 보건복지부령으로 정하는 바에 따라 보험자에게 신고하여야 한다. 제1호에 해당되어 보험자에게 신고한 내용이 변경된 경우에도 또한 같다.

1. 제6조제2항에 따라 직장가입자가 되는 근로자 · 공무원 및 교직원을 사용하는 사업장(이하 "적용대상사업장"이라 한다)이 된 경우
2. 휴업 · 폐업 등 보건복지부령으로 정하는 사유가 발생한 경우

제8조(자격의 취득 시기 등) ① 가입자는 국내에 거주하게 된 날에 직장가입자 또는 지역가입자의 자격을 얻는다. 다만, 다음 각 호의 어느 하나에 해당하는 사람은 그 해당되는 날에 각각 자격을 얻는다.

1. 수급권자이었던 사람은 그 대상자에서 제외된 날
2. 직장가입자의 피부양자이었던 사람은 그 자격을 잃은 날
3. 유공자등 의료보호대상자이었던 사람은 그 대상자에서 제외된 날
4. 제5조제1항제2호가목에 따라 보험자에게 건강보험의 적용을 신청한 유공자등 의료보호대상자는 그 신청한 날

② 제1항에 따라 자격을 얻은 경우 그 직장가입자의 사용자 및 지역가입자의 세대주는 그 명세를 보건복지부령으로 정하는 바에 따라 자격을 취득한 날부터 14일 이내에 보험자에게 신고하여야 한다.

제9조(자격의 변동 시기 등) ① 가입자는 다음 각 호의 어느 하나에 해당하게 된 날에 그 자격이 변동된다.

1. 지역가입자가 적용대상사업장의 사용자로 되거나, 근로자 · 공무원 또는 교직원(이하 "근로자등"이라 한다)으로 사용된 날
2. 직장가입자가 다른 적용대상사업장의 사용자로 되거나 근로자등으로 사용된 날
3. 직장가입자인 근로자등이 그 사용관계가 끝난 날의 다음 날
4. 적용대상사업장에 제7조제2호에 따른 사유가 발생한 날의 다음 날
5. 지역가입자가 다른 세대로 전입한 날

② 제1항에 따라 자격이 변동된 경우 직장가입자의 사용자와 지역가입자의 세대주는 다음 각 호의 구분에 따라 그 명세를 보건복지부령으로 정하는 바에 따라 자격이 변동된 날부터 14일 이내에 보험자에게 신고하여야 한다.

1. 제1항제1호 및 제2호에 따라 자격이 변동된 경우: 직장가입자의 사용자
2. 제1항제3호부터 제5호까지의 규정에 따라 자격이 변동된 경우: 지역가입자의 세대주

③ 법무부장관 및 국방부장관은 직장가입자나 지역가입자가 제54조 제3호 또는 제4호에 해당하면 보건복지부령으로 정하는 바에 따라 그 사유에 해당된 날부터 1개월 이내에 보험자에게 알려야 한다.

제9조의2(자격 취득 · 변동 사항의 고지) 공단은 제96조제1항에 따라 제공받은 자료를 통하여 가입자 자격의 취득 또는 변동 여부를 확인하는 경우에는 자격 취득 또는 변동 후 최초로 제79조에 따른 납부의무자에게 보험료 납입 고지를 할 때 보건복지부령으로 정하는 바에 따라 자격 취득 또는 변동에 관한 사항을 알려야 한다.

[본조신설 2019.1.15]

규칙 **제4조의2(가입자 자격의 취득 · 변동의 고지사항)** 공단은 법 제9조의2에 따라 자격 취득 또는 변동에 관한 사항을 알리는 경우에는 제48조에 따른 납입고지서에 다음 각 호의 사항을 명시해야 한다.

1. 가입자 자격의 취득 또는 변동이 발생한 가입자의 성명
2. 취득 또는 변동이 발생한 자격

[본조신설 2019.6.12]

제10조(자격의 상실 시기 등) ① 가입자는 다음 각 호의 어느 하나에 해당하게 된 날에 그 자격을 잃는다.

1. 사망한 날의 다음 날
2. 국적을 잃은 날의 다음 날
3. 국내에 거주하지 아니하게 된 날의 다음 날
4. 직장가입자의 피부양자가 된 날
5. 수급권자가 된 날
6. 건강보험을 적용받고 있던 사람이 유공자등 의료보호대상자가 되어 건강보험의 적용배제신청을 한 날

② 제1항에 따라 자격을 잃은 경우 직장가입자의 사용자와 지역가입자의 세대주는 그 명세를 보건복지부령으로 정하는 바에 따라 자격을 잃은 날부터 14일 이내에 보험자에게 신고하여야 한다.

제11조(자격취득 등의 확인) ① 가입자 자격의 취득 · 변동 및 상실은 제8조부터 제10조까지의 규정에 따른 자격의 취득 · 변동 및 상실의 시기로 소급하여 효력을 발생한다. 이 경우 보험자는 그 사실을 확인할 수 있다.

② 가입자나 가입자이었던 사람 또는 피부양자나 피부양자이었던 사람은 제1항에 따른 확인을 청구할 수 있다.

제12조(건강보험증) ① 국민건강보험공단은 가입자 또는 피부양자가 신청하는 경우 건강보험증을 발급하여야 한다. **<개정 2018.12.11>**

② 가입자 또는 피부양자가 요양급여를 받을 때에는 제1항의 건강보험증을 제42조제1항에 따른 요양기관(이하 "요양기관"이라 한다)에 제출하여야 한다. 다만, 천재지변이나 그 밖의 부득이한 사유가 있으면 그러하지 아니하다.

③ 가입자 또는 피부양자는 제2항 본문에도 불구하고 주민등록증, 운전면허증, 여권, 그 밖에 보건복지부령으로 정하는 본인 여부를 확인할 수 있는 신분증명서(이하 "신분증명서"라 한다)로 요양기관이 그 자격을 확인할 수 있으면 건강보험증을 제출하지 아니할 수 있다.

④ 가입자·피부양자는 제10조제1항에 따라 자격을 잃은 후 자격을 증명하던 서류를 사용하여 보험급여를 받아서는 아니 된다. **<신설 2013.5.22>**

⑤ 누구든지 건강보험증이나 신분증명서를 다른 사람에게 양도(讓渡)하거나 대여하여 보험급여를 받게 하여서는 아니 된다. **<신설 2013.5.22>**

⑥ 누구든지 건강보험증이나 신분증명서를 양도 또는 대여를 받거나 그 밖에 이를 부정하게 사용하여 보험급여를 받아서는 아니 된다. **<개정 2013.5.22>**

⑦ 제1항에 따른 건강보험증의 신청 절차와 방법, 서식과 그 교부 및 사용 등에 필요한 사항은 보건복지부령으로 정한다. **<개정 2013.5.22, 2018.12.11>**

규칙 **제5조(건강보험증의 발급 신청 등)** ① 가입자 또는 피부양자는 법 제12조제1항에 따른 건강보험증을 발급받으려면 별지 제10호서식의 건강보험증 발급 신청서를 공단에 제출해야 한다. 이 경우 「정보통신망 이용촉진 및 정보보호 등에 관한 법률」 제2조제1항제1호에 따른 정보통신망(이하 "정보통신망"이라 한다)을 통하여 해당 서류를 제출할 수 있다.

② 공단은 제1항에 따른 신청을 받으면 지체 없이 별지 제11호서식 또는 별지 제11호의2서식의 건강보험증을 신청인에게 발급해야 한다. **<개정 2020.10.30>**

③ 공단은 법 제96조에 따라 제공받은 자료를 이용하여 가입자 또는 피부양자의 자격 취득·변동 사실을 확인한 경우에는 제2항에도 불구하고 가입자 또는 피부양자의 신청 없이 별지 제11호서식의 건강보험증을 발급할 수 있다.

④ 제2항 또는 제3항에 따라 건강보험증을 발급받은 가입자 또는 피부양자는 건강보험증에 기재된 내용이 변경된 경우에는 변경된 날부터 30일 이내에 별지 제10호서식의 건강보험증 기재사항 변경 신청서를 공단에 제출해야 한다.

[전문개정 2019.6.12]

규칙 **제6조** 삭제 <2019.6.12>

규칙 **제7조(건강보험증을 대체하는 신분증명서)** 법 제12조제3항에서 "보건복지부령으로 정하는 본인 여부를 확인할 수 있는 신분증명서"란 다음 각 호의 증명서 또는 서류를 말한다. 이 경우 그 증명서 또는 서류에 유효기간이 적혀 있는 경우에는 그 유효기간이 지나지 않아야 한다. **<개정 2020.10.30>**

1. 행정기관이나 공공기관이 발행한 증명서로서 사진이 붙어 있고, 주민등록번호 또는 외국인등록번호가 포함되어 본인임을 확인할 수 있는 국가유공자증, 장애인 등록증, 외국인 등록증, 그 밖에 신분을 확인할 수 있는 증명서
2. 행정기관이나 공공기관이 기록·관리하는 것으로서 사진이 붙어 있고, 주민등록번호 또는 외국인등록번호가 포함되어 본인임을 확인할 수 있는 서류

제3장 국민건강보험공단

제13조(보험자) 건강보험의 보험자는 국민건강보험공단(이하 "공단"이라 한다)으로 한다.

제14조(업무 등) ① 공단은 다음 각 호의 업무를 관장한다. <개정 2017.2.8>

1. 가입자 및 피부양자의 자격 관리
2. 보험료와 그 밖에 이 법에 따른 징수금의 부과·징수
3. 보험급여의 관리
4. 가입자 및 피부양자의 질병의 조기발견·예방 및 건강관리를 위하여 요양급여 실시 현황과 건강검진 결과 등을 활용하여 실시하는 예방사업으로서 대통령령으로 정하는 사업
5. 보험급여 비용의 지급
6. 자산의 관리·운영 및 증식사업
7. 의료시설의 운영
8. 건강보험에 관한 교육훈련 및 홍보
9. 건강보험에 관한 조사연구 및 국제협력
10. 이 법에서 공단의 업무로 정하고 있는 사항
11. 「국민연금법」, 「고용보험 및 산업재해보상보험의 보험료징수 등에 관한 법률」, 「임금채권보장법」 및 「석면피해구제법」(이하 "징수위탁근거법"이라 한다)에 따라 위탁받은 업무
12. 그 밖에 이 법 또는 다른 법령에 따라 위탁받은 업무
13. 그 밖에 건강보험과 관련하여 보건복지부장관이 필요하다고 인정한 업무

② 제1항제6호에 따른 자산의 관리·운영 및 증식사업은 안정성과 수익성을 고려하여 다음 각 호의 방법에 따라야 한다.

1. 체신관서 또는 「은행법」에 따른 은행에의 예입 또는 신탁
2. 국가·지방자치단체 또는 「은행법」에 따른 은행이 직접 발행하거나 채무이행을 보증하는 유가증권의 매입
3. 특별법에 따라 설립된 법인이 발행하는 유가증권의 매입
4. 「자본시장과 금융투자업에 관한 법률」에 따른 신탁업자가 발행하거나 같은 법에 따른 집합투자업자가 발행하는 수익증권의 매입
5. 공단의 업무에 사용되는 부동산의 취득 및 일부 임대
6. 그 밖에 공단 자산의 증식을 위하여 대통령령으로 정하는 사업

③ 공단은 특정인을 위하여 업무를 제공하거나 공단 시설을 이용하게 할 경우 공단의 정관으로 정하는 바에 따라 그 업무의 제공 또는 시설의 이용에 대한 수수료와 사용료를 징수할 수 있다.

④ 공단은 「공공기관의 정보공개에 관한 법률」에 따라 건강보험과 관련하여 보유·관리하고 있는 정보를 공개한다.

[시행일: 2017.8.9] 제14조제1항제4호

영 **제9조의2(공단의 업무)** 법 제14조제1항제4호에서 "대통령령으로 정하는 사업"이란 다음 각 호의 사업을 말한다.

1. 가입자 및 피부양자의 건강관리를 위한 전자적 건강정보시스템의 구축 · 운영
2. 생애주기별 · 사업장별 · 직능별 건강관리 프로그램 또는 서비스의 개발 및 제공
3. 연령별 · 성별 · 직업별 주요 질환에 대한 정보 수집, 분석 · 연구 및 관리방안 제공
4. 고혈압 · 당뇨 등 주요 만성질환에 대한 정보 제공 및 건강관리 지원
5. 「지역보건법」 제2조제1호에 따른 지역보건의료기관과의 연계 · 협력을 통한 지역별 건강관리 사업 지원
6. 그 밖에 제1호부터 제5호까지에 준하는 사업으로서 가입자 및 피부양자의 건강관리를 위하여 보건복지부장관이 특히 필요하다고 인정하는 사업

[본조신설 2017.8.1]

제15조(법인격 등) ① 공단은 법인으로 한다.
② 공단은 주된 사무소의 소재지에서 설립등기를 함으로써 성립한다.

제16조(사무소) ① 공단의 주된 사무소의 소재지는 정관으로 정한다.
② 공단은 필요하면 정관으로 정하는 바에 따라 분사무소를 둘 수 있다.

제17조(정관) ① 공단의 정관에는 다음 각 호의 사항을 적어야 한다.

1. 목적
2. 명칭
3. 사무소의 소재지
4. 임직원에 관한 사항
5. 이사회의 운영
6. 재정운영위원회에 관한 사항
7. 보험료 및 보험급여에 관한 사항
8. 예산 및 결산에 관한 사항
9. 자산 및 회계에 관한 사항
10. 업무와 그 집행
11. 정관의 변경에 관한 사항
12. 공고에 관한 사항

② 공단은 정관을 변경하려면 보건복지부장관의 인가를 받아야 한다.

제18조(등기) 공단의 설립등기에는 다음 각 호의 사항을 포함하여야 한다.

1. 목적
2. 명칭
3. 주된 사무소 및 분사무소의 소재지
4. 이사장의 성명 · 주소 및 주민등록번호

제19조(해산) 공단의 해산에 관하여는 법률로 정한다.

제20조(임원) ① 공단은 임원으로서 이사장 1명, 이사 14명 및 감사 1명을 둔다. 이 경우 이사장, 이사 중 5명 및 감사는 상임으로 한다.
② 이사장은 「공공기관의 운영에 관한 법률」 제29조에 따른 임원추천위원회(이하 "임원추천위원회"라 한다)가 복수로 추천한 사람 중에서 보건복지부장관의 제청으로 대통령이 임명한다.
③ 상임이사는 보건복지부령으로 정하는 추천 절차를 거쳐 이사장이 임명한다.
④ 비상임이사는 다음 각 호의 사람을 보건복지부장관이 임명한다.
1. 노동조합 · 사용자단체 · 시민단체 · 소비자단체 · 농어업인단체 및 노인단체가 추천하는 각 1명
2. 대통령령으로 정하는 바에 따라 추천하는 관계 공무원 3명
⑤ 감사는 임원추천위원회가 복수로 추천한 사람 중에서 기획재정부장관의 제청으로 대통령이 임명한다.
⑥ 제4항에 따른 비상임이사는 정관으로 정하는 바에 따라 실비변상(實費辨償)을 받을 수 있다.
⑦ 이사장의 임기는 3년, 이사(공무원인 이사는 제외한다)와 감사의 임기는 각각 2년으로 한다.

영 **제10조(공무원인 임원)** 법 제20조제4항제2호에 따라 기획재정부장관, 보건복지부장관 및 인사혁신처장은 해당 기관 소속의 3급 공무원 또는 고위공무원단에 속하는 일반직공무원 중에서 각 1명씩을 지명하는 방법으로 공단의 비상임이사를 추천한다. <개정 2013.3.23, 2014.11.19, 2015.6.30>

규칙 **제8조(상임이사 후보 추천 절차 등)** ① 법 제20조제3항에 따른 상임이사 후보를 추천하기 위하여 공단에 상임이사추천위원회(이하 "상임이사추천위원회"라 한다)를 둔다.
② 상임이사추천위원회는 위원장을 포함한 5명의 위원으로 구성한다. 이 경우 위원장은 공단의 인사업무를 담당하는 상임이사(인사업무를 담당하는 상임이사 후보를 추천하는 경우에는 이사장이 지명하는 이사)로 하고, 위원은 이사장이 위촉하는 다음 각 호의 사람으로 한다.
1. 공단의 비상임이사 2명
2. 공단의 업무에 관한 전문지식과 경험이 풍부한 사람으로서 공단의 임직원이 아닌 사람 2명
③ 제1항과 제2항에서 규정한 사항 외에 후보자 심사 및 추천 방법, 위원의 제척(除斥) · 기피 · 회피 등 상임이사추천위원회 운영 등에 필요한 사항은 공단의 정관 또는 내규(內規)로 정한다.

제21조(징수이사) ① 상임이사 중 제14조제1항제2호 및 제11호의 업무를 담당하는 이사(이하 "징수이사"라 한다)는 경영, 경제 및 사회보험에 관한 학식과 경험이 풍부한 사람으로서 보건복지부령으로 정하는 자격을 갖춘 사람 중에서 선임한다.
② 징수이사 후보를 추천하기 위하여 공단에 이사를 위원으로 하는 징수이사추천위원회(이하 "추천위원회"라 한다)를 둔다. 이 경우 추천위원회의 위원장은 이사장이 지명하는 이사로 한다.
③ 추천위원회는 주요 일간신문에 징수이사 후보의 모집 공고를 하여야 하며, 이와 별도로 적임자로 판단되는 징수이사 후보를 조사하거나 전문단체에 조사를 의뢰할 수 있다.
④ 추천위원회는 제3항에 따라 모집한 사람을 보건복지부령으로 정하는 징수이사 후보 심사기준에 따라 심사하여야 하며, 징수이사 후보로 추천될 사람과 계약 조건에 관하여 협의하여야 한다.
⑤ 이사장은 제4항에 따른 심사와 협의 결과에 따라 징수이사 후보와 계약을 체결하여야 하며, 이 경우 제20조제3항에 따른 상임이사의 임명으로 본다.

⑥ 제4항에 따른 계약 조건에 관한 협의, 제5항에 따른 계약 체결 등에 필요한 사항은 보건복지부령으로 정한다.

규칙 **제9조(징수이사 후보의 자격기준 및 심사기준 등)** ① 법 제21조제1항에서 "보건복지부령으로 정하는 자격을 갖춘 사람"이란 법 제21조제2항에 따른 징수이사추천위원회(이하 "징수이사추천위원회"라 한다)가 정하는 단위 부서장 이상의 경력이 있는 사람으로서 법 제14조제1항제2호 및 제11호에 따른 업무에 관한 전문지식 및 경험을 갖추고 경영혁신을 추진할 수 있는 사람을 말한다.

② 법 제21조제4항에 따른 심사는 징수이사추천위원회가 징수이사 후보가 다음 각 호의 요소를 갖추고 있는지를 평가하여 이를 점수로 환산하는 방법으로 한다. 이 경우 각 호의 요소별 배점이나 그 밖에 심사에 필요한 사항은 징수이사추천위원회가 정한다.

1. 경영, 경제 및 사회보험에 관한 학식
2. 문제에 대한 예측 및 예방조치 능력
3. 조직관리 능력
4. 그 밖에 징수이사로서의 자질과 능력을 평가할 수 있는 것으로서 징수이사추천위원회가 정하는 요소

③ 징수이사추천위원회는 법 제21조제4항에 따라 징수이사 후보로 추천될 사람과 다음 각 호의 계약 조건에 대하여 협의하여야 한다.

1. 법에 따라 징수하는 보험료, 「국민연금법」, 「고용보험 및 산업재해보상보험의 보험료징수 등에 관한 법률」, 「임금채권보장법」, 「석면피해구제법」의 위탁에 따라 징수하는 연금보험료, 고용보험료, 산업재해보상보험료, 부담금 및 분담금 등의 징수 목표 및 민원관리에 관한 사항
2. 보수와 상벌 등 근로 조건에 관한 사항
3. 해임 사유에 관한 사항
4. 그 밖에 고용관계의 성립 · 소멸 등에 필요한 사항

④ 징수이사추천위원회의 회의는 재적위원 과반수의 출석으로 개의(開議)하고, 출석위원 과반수의 찬성으로 의결한다.

제22조(임원의 직무) ① 이사장은 공단을 대표하고 업무를 총괄하며, 임기 중 공단의 경영성과에 대하여 책임을 진다.

② 상임이사는 이사장의 명을 받아 공단의 업무를 집행한다.

③ 이사장이 부득이한 사유로 그 직무를 수행할 수 없을 때에는 정관으로 정하는 바에 따라 상임이사 중 1명이 그 직무를 대행하고, 상임이사가 없거나 그 직무를 대행할 수 없을 때에는 정관으로 정하는 임원이 그 직무를 대행한다.

④ 감사는 공단의 업무, 회계 및 재산 상황을 감사한다.

제23조(임원 결격사유) 다음 각 호의 어느 하나에 해당하는 사람은 공단의 임원이 될 수 없다.

1. 대한민국 국민이 아닌 사람
2. 「공공기관의 운영에 관한 법률」 제34조제1항 각 호의 어느 하나에 해당하는 사람

제24조(임원의 당연퇴임 및 해임) ① 임원이 제23조 각 호의 어느 하나에 해당하게 되거나 임명 당시 그에 해당하는 사람으로 확인되면 그 임원은 당연퇴임한다.
② 임명권자는 임원이 다음 각 호의 어느 하나에 해당하면 그 임원을 해임할 수 있다.
1. 신체장애나 정신장애로 직무를 수행할 수 없다고 인정되는 경우
2. 직무상 의무를 위반한 경우
3. 고의나 중대한 과실로 공단에 손실이 생기게 한 경우
4. 직무 여부와 관계없이 품위를 손상하는 행위를 한 경우
5. 이 법에 따른 보건복지부장관의 명령을 위반한 경우

제25조(임원의 겸직 금지 등) ① 공단의 상임임원과 직원은 그 직무 외에 영리를 목적으로 하는 사업에 종사하지 못한다.
② 공단의 상임임원이 임명권자 또는 제청권자의 허가를 받거나 공단의 직원이 이사장의 허가를 받은 경우에는 비영리 목적의 업무를 겸할 수 있다.

제26조(이사회) ① 공단의 주요 사항(「공공기관의 운영에 관한 법률」 제17조제1항 각 호의 사항을 말한다)을 심의 · 의결하기 위하여 공단에 이사회를 둔다.
② 이사회는 이사장과 이사로 구성한다.
③ 감사는 이사회에 출석하여 발언할 수 있다.
④ 이사회의 의결 사항 및 운영 등에 필요한 사항은 대통령령으로 정한다.

영 **제11조(이사회의 심의 · 의결사항)** 법 제26조제4항에 따라 다음 각 호의 사항은 공단의 이사회(이하 "이사회"라 한다)의 심의 · 의결을 거쳐야 한다. 다만, 법 제4조제1항에 따른 심의위원회의 심의 · 의결사항 및 법 제33조에 따른 재정운영위원회(이하 "재정운영위원회"라 한다)의 심의 · 의결사항은 제외한다.
1. 사업운영계획 등 공단 운영의 기본방침에 관한 사항
2. 예산 및 결산에 관한 사항
3. 정관 변경에 관한 사항
4. 규정의 제정 · 개정 및 폐지에 관한 사항
5. 보험료와 그 밖의 법에 따른 징수금(이하 "보험료등"이라 한다) 및 보험급여에 관한 사항
6. 법 제37조에 따른 차입금에 관한 사항
7. 법 제38조에 따른 준비금, 그 밖에 중요재산의 취득 · 관리 및 처분에 관한 사항
8. 그 밖에 공단 운영에 관한 중요 사항

영 **제12조(이사회의 회의)** ① 이사회의 회의는 정기회의와 임시회의로 구분한다.
② 정기회의는 매년 2회 정관으로 정하는 시기에 이사회의 의장이 소집한다.
③ 임시회의는 재적이사(이사장을 포함한다. 이하 같다) 3분의 1 이상이 요구할 때 또는 이사장이 필요하다고 인정할 때에 이사회의 의장이 소집한다.
④ 이사회의 회의는 재적이사 과반수의 출석으로 개의하고, 재적이사 과반수의 찬성으로 의결한다.
⑤ 이사회의 의장은 이사장이 된다.
⑥ 이사회의 회의 소집 절차 등 이사회 운영에 필요한 그 밖의 사항은 공단의 정관으로 정한다.

제27조(직원의 임면) 이사장은 정관으로 정하는 바에 따라 직원을 임면(任免)한다.

제28조(벌칙 적용 시 공무원 의제) 공단의 임직원은 「형법」 제129조부터 제132조까지의 규정을 적용할 때 공무원으로 본다.

제29조(규정 등) 공단의 조직 · 인사 · 보수 및 회계에 관한 규정은 이사회의 의결을 거쳐 보건복지부장관의 승인을 받아 정한다.

제30조(대리인의 선임) 이사장은 공단 업무에 관한 모든 재판상의 행위 또는 재판 외의 행위를 대행하게 하기 위하여 공단의 이사 또는 직원 중에서 대리인을 선임할 수 있다.

제31조(대표권의 제한) ① 이사장은 공단의 이익과 자기의 이익이 상반되는 사항에 대하여는 공단을 대표하지 못한다. 이 경우 감사가 공단을 대표한다.
② 공단과 이사장 사이의 소송은 제1항을 준용한다.

제32조(이사장 권한의 위임) 이 법에 규정된 이사장의 권한 중 급여의 제한, 보험료의 납입고지 등 대통령령으로 정하는 사항은 정관으로 정하는 바에 따라 분사무소의 장에게 위임할 수 있다.

영 **제13조(이사장 권한의 위임)** 법 제32조에서 "대통령령으로 정하는 사항"이란 다음 각 호의 권한을 말한다.

1. 법 제5조 및 제8조부터 제10조까지의 규정에 따른 자격 관리에 관한 권한
2. 법 제7조에 따른 사업장 관리에 관한 권한
3. 법 제53조에 따른 보험급여의 제한에 관한 권한
4. 법 제57조 · 제69조 · 제79조 및 제81조에 따른 보험료 등의 부과 · 징수, 납입 고지, 독촉 및 국세체납 처분의 예에 따른 징수에 관한 권한
5. 법 제58조에 따른 손해배상을 청구할 권리의 행사에 관한 권한
6. 법 제75조에 따른 보험료의 경감에 관한 권한
7. 법 제82조에 따른 분할납부 승인 및 승인취소에 관한 권한
8. 법 제109조 및 제110조에 따른 가입자 및 피부양자의 자격관리, 보험급여 제한 및 보험료의 부과 · 징수에 관한 권한
9. 「국민연금법」, 「고용보험 및 산업재해보상보험의 보험료징수 등에 관한 법률」, 「임금채권보장법」 및 「석면피해구제법」(이하 "징수위탁근거법"이라 한다)에 따라 위탁받은 연금보험료, 고용보험료, 산업재해보상보험료, 부담금 및 분담금 등(이하 "징수위탁보험료등"이라 한다)의 납입 고지 및 독촉 · 체납처분 등 징수에 관한 권한
10. 그 밖에 법에 따른 공단 업무의 효율적인 수행을 위하여 공단의 정관으로 정하는 권한

제33조(재정운영위원회) ① 제45조제1항에 따른 요양급여비용의 계약 및 제84조에 따른 결손처분 등 보험재정에 관련된 사항을 심의 · 의결하기 위하여 공단에 재정운영위원회를 둔다.
② 재정운영위원회의 위원장은 제34조제1항제3호에 따른 위원 중에서 호선(互選)한다.

제34조(재정운영위원회의 구성 등) ① 재정운영위원회는 다음 각 호의 위원으로 구성한다.
1. 직장가입자를 대표하는 위원 10명
2. 지역가입자를 대표하는 위원 10명
3. 공익을 대표하는 위원 10명

② 제1항에 따른 위원은 다음 각 호의 사람을 보건복지부장관이 임명하거나 위촉한다.
1. 제1항제1호의 위원은 노동조합과 사용자단체에서 추천하는 각 5명
2. 제1항제2호의 위원은 대통령령으로 정하는 바에 따라 농어업인 단체 · 도시자영업자단체 및 시민단체에서 추천하는 사람
3. 제1항제3호의 위원은 대통령령으로 정하는 관계 공무원 및 건강보험에 관한 학식과 경험이 풍부한 사람

③ 재정운영위원회 위원(공무원인 위원은 제외한다)의 임기는 2년으로 한다. 다만, 위원의 사임 등으로 새로 위촉된 위원의 임기는 전임위원 임기의 남은 기간으로 한다.

④ 재정운영위원회의 운영 등에 필요한 사항은 대통령령으로 정한다.

영 **제14조(재정운영위원회의 구성)** ① 법 제34조제2항제2호에 따라 농어업인 단체, 도시자영업자단체 및 시민단체는 다음 각 호의 구분에 따라 같은 조 제1항제2호에 따른 위원을 추천한다.
1. 농어업인 단체 및 도시자영업자단체: 각각 3명씩 추천
2. 시민단체: 4명 추천

② 법 제34조제2항제3호에서 "대통령령으로 정하는 관계 공무원"이란 기획재정부장관 및 보건복지부장관이 해당 기관 소속의 4급 이상 공무원 또는 고위공무원단에 속하는 일반직공무원 중에서 각각 1명씩 지명하는 사람을 말한다.

영 **제15조(재정운영위원회의 운영)** ① 재정운영위원회의 회의는 정기회의와 임시회의로 구분한다.

② 정기회의는 매년 1회 정관으로 정하는 시기에 재정운영위원회의 위원장이 소집한다.

③ 임시회의는 공단 이사장 또는 재적위원 3분의 1 이상이 요구할 때 또는 재정운영위원회의 위원장이 필요하다고 인정할 때에 위원장이 소집한다.

④ 재정운영위원회의 위원장은 재정운영위원회 회의의 의장이 되며, 회의는 재적위원 과반수의 출석으로 개의하고, 출석위원 과반수의 찬성으로 의결한다.

⑤ 재정운영위원회의 회의 소집 절차 등 재정운영위원회 운영에 필요한 그 밖의 사항은 공단의 정관으로 정한다.

영 **제16조(재정운영위원회의 간사)** ① 재정운영위원회의 사무를 처리하기 위하여 재정운영위원회에 간사 1명을 둔다.

② 간사는 공단 소속 직원 중에서 위원장이 지명한다.

영 **제17조(재정운영위원회의 회의록)** ① 위원장은 재정운영위원회의 회의록을 작성하여 보관하여야 한다.

② 제1항에 따른 회의록에는 회의 경과, 심의사항 및 의결사항을 기록하고 위원장과 출석한 위원이 서명하거나 날인하여야 한다.

제35조(회계) ① 공단의 회계연도는 정부의 회계연도에 따른다.

② 공단은 직장가입자와 지역가입자의 재정을 통합하여 운영한다.

③ 공단은 건강보험사업 및 징수위탁근거법의 위탁에 따른 국민연금사업 · 고용보험사업 · 산업재해보상보험사업 · 임금채권보장사업에 관한 회계를 공단의 다른 회계와 구분하여 각각 회계처리하여야 한다. <개정 2018.1.16>

제36조(예산) 공단은 회계연도마다 예산안을 편성하여 이사회의 의결을 거친 후 보건복지부장관의 승인을 받아야 한다. 예산을 변경할 때에도 또한 같다. <개정 2016.3.22>

제37조(차입금) 공단은 지출할 현금이 부족한 경우에는 차입할 수 있다. 다만, 1년 이상 장기로 차입하려면 보건복지부장관의 승인을 받아야 한다.

제38조(준비금) ① 공단은 회계연도마다 결산상의 잉여금 중에서 그 연도의 보험급여에 든 비용의 100분의 5 이상에 상당하는 금액을 그 연도에 든 비용의 100분의 50에 이를 때까지 준비금으로 적립하여야 한다.

② 제1항에 따른 준비금은 부족한 보험급여 비용에 충당하거나 지출할 현금이 부족할 때 외에는 사용할 수 없으며, 현금 지출에 준비금을 사용한 경우에는 해당 회계연도 중에 이를 보전(補塡)하여야 한다.

③ 제1항에 따른 준비금의 관리 및 운영 방법 등에 필요한 사항은 보건복지부장관이 정한다.

제39조(결산) ① 공단은 회계연도마다 결산보고서와 사업보고서를 작성하여 다음해 2월 말일까지 보건복지부장관에게 보고하여야 한다.

② 공단은 제1항에 따라 결산보고서와 사업보고서를 보건복지부장관에게 보고하였을 때에는 보건복지부령으로 정하는 바에 따라 그 내용을 공고하여야 한다.

규칙 **제10조(결산보고서 등의 공고)** 공단은 법 제39조제2항에 따라 결산보고서 및 사업보고서를 작성하여 보건복지부장관에게 보고한 경우에는 그 개요를 「신문 등의 진흥에 관한 법률」 제9조제1항에 따라 전국을 보급지역으로 등록한 일반일간신문, 인터넷 홈페이지나 그 밖의 효과적인 방법으로 공고해야 한다. <개정 2021.1.7>

제39조의2(재난적의료비 지원사업에 대한 출연) 공단은 「재난적의료비 지원에 관한 법률」에 따른 재난적의료비 지원사업에 사용되는 비용에 충당하기 위하여 매년 예산의 범위에서 출연할 수 있다. 이 경우 출연 금액의 상한 등에 필요한 사항은 대통령령으로 정한다.

[본조신설 2018.1.16]

영 **제17조의2(재난적의료비 지원사업에 대한 출연 금액의 상한)** 법 제39조의2에 따라 공단이 「재난적의료비 지원에 관한 법률」에 따른 재난적의료비 지원사업에 출연하는 금액의 상한은 전전년도 보험료 수입액의 1천분의 1로 한다.

[본조신설 2021.10.14]

제40조(「민법」의 준용) 공단에 관하여 이 법과 「공공기관의 운영에 관한 법률」에서 정한 사항 외에는 「민법」 중 재단법인에 관한 규정을 준용한다.

제4장 보험급여

제41조(요양급여) ① 가입자와 피부양자의 질병, 부상, 출산 등에 대하여 다음 각 호의 요양급여를 실시한다.

1. 진찰·검사
2. 약제(藥劑)·치료재료의 지급
3. 처치·수술 및 그 밖의 치료
4. 예방·재활
5. 입원
6. 간호
7. 이송(移送)

② 제1항에 따른 요양급여(이하 "요양급여"라 한다)의 범위(이하 "요양급여대상"이라 한다)는 다음 각 호와 같다. <신설 2016.2.3>

1. 제1항 각 호의 요양급여(제1항제2호의 약제는 제외한다): 제4항에 따라 보건복지부장관이 비급여대상으로 정한 것을 제외한 일체의 것
2. 제1항제2호의 약제: 제41조의3에 따라 요양급여대상으로 보건복지부장관이 결정하여 고시한 것

③ 요양급여의 방법·절차·범위·상한 등의 기준은 보건복지부령으로 정한다. <개정 2016.2.3>

④ 보건복지부장관은 제3항에 따라 요양급여의 기준을 정할 때 업무나 일상생활에 지장이 없는 질환에 대한 치료 등 보건복지부령으로 정하는 사항은 요양급여대상에서 제외되는 사항(이하 "비급여대상"이라 한다)으로 정할 수 있다. <개정 2016.2.3>

제41조의2(약제에 대한 요양급여비용 상한금액의 감액 등) ① 보건복지부장관은 「약사법」 제47조제2항의 위반과 관련된 제41조제1항제2호의 약제에 대하여는 요양급여비용 상한금액(제41조제3항에 따라 약제별 요양급여비용의 상한으로 정한 금액을 말한다. 이하 같다)의 100분의 20을 넘지 아니하는 범위에서 그 금액의 일부를 감액할 수 있다. <신설 2018.3.27>

② 보건복지부장관은 제1항에 따라 요양급여비용의 상한금액이 감액된 약제가 감액된 날부터 5년의 범위에서 대통령령으로 정하는 기간 내에 다시 제1항에 따른 감액의 대상이 된 경우에는 요양급여비용 상한금액의 100분의 40을 넘지 아니하는 범위에서 요양급여비용 상한금액의 일부를 감액할 수 있다. <신설 2018.3.27>

③ 보건복지부장관은 제2항에 따라 요양급여비용의 상한금액이 감액된 약제가 감액된 날부터 5년의 범위에서 대통령령으로 정하는 기간 내에 다시 「약사법」 제47조제2항의 위반과 관련된 경우에는 해당 약제에 대하여 1년의 범위에서 기간을 정하여 요양급여의 적용을 정지할 수 있다. <개정 2018.3.27>

④ 제1항부터 제3항까지의 규정에 따른 요양급여비용 상한금액의 감액 및 요양급여 적용 정지의 기준, 절차, 그 밖에 필요한 사항은 대통령령으로 정한다. <개정 2018.3.27>

[본조신설 2014.1.1]

영 **제18조의2(약제에 대한 요양급여비용 상한금액의 감액 및 요양급여의 적용 정지 기준 등)** ① 보건복지부장관은 법 제41조의2에 따라 약제에 대한 요양급여비용의 상한금액(법 제41조제3항에 따라 약제별 요양급여비용의 상한으로 정한 금액을 말한다. 이하 "상한금액"이라 한다)을 감액하거나 요양급여의 적용을 정지한 경우에는 그 사실을 공단과 심사평가원에 통보하여 상한금액 감액 및 요양급여의 적용 정지 내역을 기록·관리하도록 하여야 한다.

② 법 제41조의2제2항 및 제3항에서 "대통령령으로 정하는 기간"이란 각각 5년을 말한다. <개정 2019.6.11>

③ 보건복지부장관은 법 제41조의2제1항 또는 제2항에 따른 상한금액 감액의 대상이 되는 약제 중 다음 각 호의 어느 하나에 해당하는 약제에 대해서는 상한금액을 감액하지 아니할 수 있다.

1. 퇴장방지의약품(환자의 진료에 반드시 필요하나 경제성이 없어 「약사법」에 따른 제조업자·위탁제조판매업자·수입자가 생산 또는 수입을 기피하는 약제로서 보건복지부장관이 지정·고시하는 의약품을 말한다. 이하 같다)
2. 희귀의약품(적절한 대체의약품이 없어 긴급히 생산 또는 수입하여야 하는 약제로서 식품의약품안전처장이 정하는 의약품을 말한다. 이하 같다)
3. 저가의약품(상한금액이 보건복지부장관이 정하여 고시하는 기준금액 이하인 약제로서 보건복지부장관이 정하여 고시하는 의약품을 말한다)

④ 법 제41조의2제1항부터 제3항까지의 규정에 따른 약제에 대한 상한금액의 감액 및 요양급여의 적용 정지 기준은 별표 4의2와 같다.

[전문개정 2018.9.28]

제41조의3(행위·치료재료 및 약제에 대한 요양급여대상 여부의 결정) ① 제42조에 따른 요양기관, 치료재료의 제조업자·수입업자 등 보건복지부령으로 정하는 자는 요양급여대상 또는 비급여대상으로 결정되지 아니한 제41조제1항제1호·제3호·제4호의 요양급여에 관한 행위 및 제41조제1항제2호의 치료재료(이하 "행위·치료재료"라 한다)에 대하여 요양급여대상 여부의 결정을 보건복지부장관에게 신청하여야 한다.

② 「약사법」에 따른 약제의 제조업자·수입업자 등 보건복지부령으로 정하는 자는 요양급여대상에 포함되지 아니한 제41조제1항제2호의 약제(이하 이 조에서 "약제"라 한다)에 대하여 보건복지부장관에게 요양급여대상 여부의 결정을 신청할 수 있다.

③ 제1항 및 제2항에 따른 신청을 받은 보건복지부장관은 정당한 사유가 없으면 보건복지부령으로 정하는 기간 이내에 요양급여대상 또는 비급여대상의 여부를 결정하여 신청인에게 통보하여야 한다.

④ 보건복지부장관은 제1항 및 제2항에 따른 신청이 없는 경우에도 환자의 진료상 반드시 필요하다고 보건복지부령으로 정하는 경우에는 직권으로 행위·치료재료 및 약제의 요양급여대상의 여부를 결정할 수 있다.

⑤ 제1항 및 제2항에 따른 요양급여대상 여부의 결정 신청의 시기, 절차, 방법 및 업무의 위탁 등에 필요한 사항과 제3항과 제4항에 따른 요양급여대상 여부의 결정 절차 및 방법 등에 관한 사항은 보건복지부령으로 정한다.

[본조신설 2016.2.3]

제41조의4(선별급여) ① 요양급여를 결정함에 있어 경제성 또는 치료효과성 등이 불확실하여 그 검증을 위하여 추가적인 근거가 필요하거나, 경제성이 낮아도 가입자와 피부양자의 건강회복에 잠

재적 이득이 있는 등 대통령령으로 정하는 경우에는 예비적인 요양급여인 선별급여로 지정하여 실시할 수 있다.

② 보건복지부장관은 대통령령으로 정하는 절차와 방법에 따라 제1항에 따른 선별급여(이하 "선별급여"라 한다)에 대하여 주기적으로 요양급여의 적합성을 평가하여 요양급여 여부를 다시 결정하고, 제41조제3항에 따른 요양급여의 기준을 조정하여야 한다.

[본조신설 2016.3.22]

영 **제18조의4(선별급여)** ① 법 제41조의4제1항에 따른 선별급여(이하 "선별급여"라 한다)를 실시할 수 있는 경우는 다음 각 호와 같다.

1. 경제성 또는 치료효과성 등이 불확실하여 그 검증을 위하여 추가적인 근거가 필요한 경우
2. 경제성이 낮아도 가입자와 피부양자의 건강회복에 잠재적 이득이 있는 경우
3. 제1호 또는 제2호에 준하는 경우로서 요양급여에 대한 사회적 요구가 있거나 국민건강 증진의 강화를 위하여 보건복지부장관이 특히 필요하다고 인정하는 경우

② 법 제41조의4제2항에 따른 선별급여의 적합성평가(이하 "적합성평가"라 한다)는 다음 각 호의 구분에 따른다.

1. 평가주기: 선별급여를 실시한 날부터 5년마다 평가할 것. 다만, 보건복지부장관은 해당 선별급여의 내용·성격 또는 효과 등을 고려하여 신속한 평가가 필요하다고 인정하는 경우에는 그 평가주기를 달리 정할 수 있다.
2. 평가항목: 다음 각 목의 사항을 평가할 것
   가. 치료 효과 및 치료 과정의 개선에 관한 사항
   나. 비용 효과에 관한 사항
   다. 다른 요양급여와의 대체가능성에 관한 사항
   라. 국민건강에 대한 잠재적 이득에 관한 사항
   마. 그 밖에 가목부터 라목까지의 규정에 준하는 사항으로서 보건복지부장관이 적합성평가를 위하여 특히 필요하다고 인정하는 사항
3. 평가방법: 서면평가의 방법으로 실시할 것. 다만, 보건복지부장관이 필요하다고 인정하는 경우에는 현장조사·문헌조사 또는 설문조사 등의 방법을 추가하여 실시할 수 있다.

③ 보건복지부장관은 적합성평가와 관련하여 전문적·심층적 검토가 필요하다고 인정하는 경우에는 보건의료 관련 연구기관·단체 또는 전문가 등에게 그 평가를 의뢰하여 실시할 수 있다.

④ 보건복지부장관은 적합성평가를 위하여 필요하다고 인정하는 경우에는 관계 중앙행정기관, 지방자치단체, 「공공기관의 운영에 관한 법률」에 따른 공공기관 또는 보건의료 관련 법인·단체·전문가 등에게 필요한 자료 또는 의견의 제출을 요청할 수 있다.

⑤ 제2항부터 제4항까지에서 규정한 사항 외에 적합성평가의 절차 및 방법 등에 필요한 사항은 보건복지부장관이 정하여 고시한다.

[본조신설 2017.3.20]

제41조의5(방문요양급여) 가입자 또는 피부양자가 질병이나 부상으로 거동이 불편한 경우 등 보건복지부령으로 정하는 사유에 해당하는 경우에는 가입자 또는 피부양자를 직접 방문하여 제41조에 따른 요양급여를 실시할 수 있다.

[본조신설 2018.12.11]

제42조(요양기관) ① 요양급여(간호와 이송은 제외한다)는 다음 각 호의 요양기관에서 실시한다. 이 경우 보건복지부장관은 공익이나 국가정책에 비추어 요양기관으로 적합하지 아니한 대통령령으로 정하는 의료기관 등은 요양기관에서 제외할 수 있다.

1. 「의료법」에 따라 개설된 의료기관
2. 「약사법」에 따라 등록된 약국
3. 「약사법」 제91조에 따라 설립된 한국희귀 · 필수의약품센터
4. 「지역보건법」에 따른 보건소 · 보건의료원 및 보건지소
5. 「농어촌 등 보건의료를 위한 특별조치법」에 따라 설치된 보건진료소

② 보건복지부장관은 효율적인 요양급여를 위하여 필요하면 보건복지부령으로 정하는 바에 따라 시설 · 장비 · 인력 및 진료과목 등 보건복지부령으로 정하는 기준에 해당하는 요양기관을 전문요양기관으로 인정할 수 있다. 이 경우 해당 전문요양기관에 인정서를 발급하여야 한다.

③ 보건복지부장관은 제2항에 따라 인정받은 요양기관이 다음 각 호의 어느 하나에 해당하는 경우에는 그 인정을 취소한다.

1. 제2항 전단에 따른 인정기준에 미달하게 된 경우
2. 제2항 후단에 따라 발급받은 인정서를 반납한 경우

④ 제2항에 따라 전문요양기관으로 인정된 요양기관 또는 「의료법」 제3조의4에 따른 상급종합병원에 대하여는 제41조제3항에 따른 요양급여의 절차 및 제45조에 따른 요양급여비용을 다른 요양기관과 달리 할 수 있다. <개정 2016.2.3>

⑤ 제1항 · 제2항 및 제4항에 따른 요양기관은 정당한 이유 없이 요양급여를 거부하지 못한다.

영 **제18조(요양기관에서 제외되는 의료기관 등)** ① 법 제42조제1항 각 호 외의 부분 후단에서 "대통령령으로 정하는 의료기관 등"이란 다음 각 호의 의료기관 또는 약국을 말한다.

1. 「의료법」 제35조에 따라 개설된 부속 의료기관
2. 「사회복지사업법」 제34조에 따른 사회복지시설에 수용된 사람의 진료를 주된 목적으로 개설된 의료기관
3. 제19조제1항에 따른 본인부담액을 받지 아니하거나 경감하여 받는 등의 방법으로 가입자나 피부양자를 유인(誘引)하는 행위 또는 이와 관련하여 과잉 진료행위를 하거나 부당하게 많은 진료비를 요구하는 행위를 하여 다음 각 목의 어느 하나에 해당하는 업무정지 처분 등을 받은 의료기관
   가. 법 제98조에 따른 업무정지 또는 법 제99조에 따른 과징금 처분을 5년 동안 2회 이상 받은 의료기관
   나. 「의료법」 제66조에 따른 면허자격정지 처분을 5년 동안 2회 이상 받은 의료인이 개설 · 운영하는 의료기관
4. 법 제98조에 따른 업무정지 처분 절차가 진행 중이거나 업무정지 처분을 받은 요양기관의 개설자가 개설한 의료기관 또는 약국

② 제1항제1호 및 제2호에 따른 의료기관은 요양기관에서 제외되려면 보건복지부장관이 정하는 바에 따라 요양기관 제외신청을 하여야 한다.

③ 의료기관 등이 요양기관에서 제외되는 기간은 제1항제3호의 경우에는 1년 이하로 하고, 제1항제4호의 경우에는 해당 업무정지기간이 끝나는 날까지로 한다.

제42조의2(요양기관의 선별급여 실시에 대한 관리) ① 제42조제1항에도 불구하고, 선별급여 중 자료의 축적 또는 의료 이용의 관리가 필요한 경우에는 보건복지부장관이 해당 선별급여의 실시 조건을 사전에 정하여 이를 충족하는 요양기관만이 해당 선별급여를 실시할 수 있다.
② 제1항에 따라 선별급여를 실시하는 요양기관은 제41조의4제2항에 따른 해당 선별급여의 평가를 위하여 필요한 자료를 제출하여야 한다.
③ 보건복지부장관은 요양기관이 제1항에 따른 선별급여의 실시 조건을 충족하지 못하거나 제2항에 따른 자료를 제출하지 아니할 경우에는 해당 선별급여의 실시를 제한할 수 있다.
④ 제1항에 따른 선별급여의 실시 조건, 제2항에 따른 자료의 제출, 제3항에 따른 선별급여의 실시 제한 등에 필요한 사항은 보건복지부령으로 정한다.
[본조신설 2016.3.22]

영 **제18조의3** 삭제 <2018.9.28>

규칙 **제11조(요양기관의 인정 등)** ① 법 제42조제2항에 따른 전문요양기관의 인정기준은 별표 2와 같다.
② 법 제42조제2항에 따라 전문요양기관으로 인정받으려는 요양기관은 별지 제12호서식의 전문요양기관 인정신청서에 다음 각 호의 서류를 첨부하여 보건복지부장관에게 제출하여야 한다.
1. 시설, 장비 및 진료과목별 인력 현황 1부
2. 최근 6개월 동안의 입원환자 진료실적 1부
③ 보건복지부장관은 요양기관을 전문요양기관으로 인정한 경우에는 별지 제13호서식의 전문요양기관 인정서를 발급하여야 한다.
④ 제1항부터 제3항까지의 규정에 따른 인정기준의 세부 내용, 그 밖에 전문요양기관의 인정에 필요한 사항은 보건복지부장관이 정하여 고시한다.

제43조(요양기관 현황에 대한 신고) ① 요양기관은 제47조에 따라 요양급여비용을 최초로 청구하는 때에 요양기관의 시설·장비 및 인력 등에 대한 현황을 제62조에 따른 건강보험심사평가원(이하 "심사평가원"이라 한다)에 신고하여야 한다.
② 요양기관은 제1항에 따라 신고한 내용(제45조에 따른 요양급여비용의 증감에 관련된 사항만 해당한다)이 변경된 경우에는 그 변경된 날부터 15일 이내에 보건복지부령으로 정하는 바에 따라 심사평가원에 신고하여야 한다.
③ 제1항 및 제2항에 따른 신고의 범위, 대상, 방법 및 절차 등에 필요한 사항은 보건복지부령으로 정한다.

규칙 **제12조(요양기관 현황 신고 등)** ① 요양기관은 법 제43조제1항에 따라 시설·장비 및 인력 등에 대한 현황을 신고하려면 별지 제14호서식의 요양기관 현황신고서[약국 및 「약사법」 제91조제1항에 따라 설립된 한국희귀·필수의약품센터(이하 "한국희귀·필수의약품센터"라 한다)의 경우에는 별지 제15호서식의 요양기관 현황 신고서(약국 및 한국희귀·필수의약품센터용)를 말한다] 및 별지 제16호서식의 의료장비 현황(변경) 신고서에 다음 각 호의 구분에 따른 서류를 첨부하여 건강보험심사평가원(이하 "심사평가원"이라 한다)에 제출하여야 한다. 다만, 법 제42조제1항제4호 및 제5호에 따른 요양기관은 다음 각 호의 구분에 따른 서류를 첨부하지 아니한다. <개정 2018.6.29>

1. 요양기관 현황 신고서의 경우에는 다음 각 목의 서류
   가. 의료기관 개설신고증, 의료기관 개설허가증, 약국 개설등록증 또는 한국희귀 · 필수의약품 센터 설립허가증 사본 1부
   나. 삭제 <2018.9.28>
   다. 요양기관의 인력에 관한 면허나 자격을 확인할 수 있는 서류
   라. 통장 사본 1부
2. 의료장비 현황 신고서의 경우에는 다음 각 목의 서류
   가. 장비의 허가 · 신고 · 등록을 확인할 수 있는 서류
   나. 장비의 검사나 검사면제에 관한 사항을 확인할 수 있는 서류
   다. 장비를 구입하였거나 임차한 사실을 확인할 수 있는 서류

② 요양기관은 법 제43조제2항에 따라 요양기관의 인력 · 시설 · 장비 등의 내용이 변경된 경우에는 별지 16호서식의 의료장비 현황(변경) 신고서 및 별지 제17호서식의 요양기관 현황 변경신고서에 변경된 사항을 증명하는 서류를 첨부하여 심사평가원에 제출하여야 한다. 다만, 요양급여비용 수령 계좌를 변경하려는 경우에는 개설자나 대표자의 인감증명서(법인인 경우에는 법인 인감증명서를 말한다) 또는 「본인서명사실 확인 등에 관한 법률」 제2조제3호에 따른 본인서명사실확인서를 첨부하여야 하며, 별지 제17호서식의 요양기관 현황 변경신고서에 그 등록된 인감을 날인하거나 본인서명사실확인서와 동일한 서명을 하여야 한다. **<개정 2018.6.29>**

③ 제1항 및 제2항에 따른 신고서를 제출받은 심사평가원은 「전자정부법」 제36조제2항에 따른 행정정보의 공동이용을 통하여 사업자등록증(신고인이 법 제42조제1항제4호 및 제5호에 따른 요양기관인 경우는 제외한다) 및 법인 등기사항증명서(법인인 경우만 해당한다)를 확인하여야 하며, 신고인이 사업자등록증을 확인하는 것에 동의하지 아니하는 경우에는 그 사본을 첨부하도록 하여야 한다. **<신설 2018.9.28>**

④ 제1항 및 제2항에도 불구하고 심사평가원은 특별시장 · 광역시장 · 특별자치시장 · 도지사 · 특별자치도지사(이하 "시 · 도지사"라 한다) 또는 시장 · 군수 · 구청장(자치구의 구청장을 말한다. 이하 같다)으로부터 다음 각 호의 사항을 통보받은 경우에는 요양기관이 별표 2의2 각 호의 구분에 따라 요양기관 현황(변경) 신고서 또는 의료장비 현황(변경) 신고서 및 첨부 서류를 심사평가원에 제출한 것으로 본다. **<신설 2018.6.29, 2018.9.28, 2020.10.30>**

1. 「의료법 시행규칙」 제30조의2제2항에 따라 처리한 사항
2. 「약사법 시행규칙」 제9조의2제2항에 따라 처리한 사항
3. 「진단용 방사선 발생장치의 안전관리에 관한 규칙」 제3조의2제2항에 따라 처리한 사항
4. 「특수의료장비의 설치 및 운영에 관한 규칙」 제4조의2제2항에 따라 처리한 사항
5. 「약사법」 제23조제5항에 따라 보건복지부장관이 정하는 의료기관이 없는 지역 또는 약국이 없는 지역에 해당한다는 사실

⑤ 심사평가원은 제2항에 따라 제출받은 요양기관 현황 변경 신고사항 중 다음 각 호의 사항을 소관 시 · 도지사 또는 시장 · 군수 · 구청장에게 통보하여야 한다. **<신설 2015.7.24, 2018.9.28>**

1. 「의료법」 제33조제5항 및 같은 법 시행규칙 제26조제1항제2호에 따른 의료기관 개설자가 입원, 해외 출장 등으로 다른 의사 · 치과의사 · 한의사 또는 조산사에게 진료하게 할 경우 그 기간 및 해당 의사 등의 인적 사항
2. 「의료법」 제33조제5항 및 같은 법 시행규칙 제26조제1항제6호에 따른 의료기관의 의료인 수
3. 「의료법」 제33조제5항 및 같은 법 시행규칙 제28조제1항제5호에 따른 의료기관의 의료인 수

⑥ 심사평가원은 제1항과 제2항에 따라 신고받은 사항 중 요양급여비용 지급을 위하여 필요한 다음

각 호의 사항을 공단에 통보하여야 한다. <개정 2015.7.24, 2018.9.28>

1. 요양기관의 명칭, 기호 및 소재지
2. 대표자의 성명 및 주민등록번호
3. 개설 신고(허가 · 등록)일, 폐업일
4. 사업자등록번호
5. 금융기관의 계좌명세 등

⑦ 요양기관이 제1항 및 제2항에 따라 심사평가원에 신고하여야 하는 장비 등 요양기관의 현황을 관리하는 데에 필요한 사항은 보건복지부장관이 정하여 고시한다. <개정 2015.7.24, 2018.9.28>

규칙 **제12조의2(보건의료자원 통합신고포털의 설치 · 운영)** ① 심사평가원은 제12조에 따른 요양기관 현황신고 등과 관련된 업무를 처리하기 위하여 「전자정부법」 제9조제2항에 따른 전자민원창구(이하 "보건의료자원 통합신고포털"이라 한다)를 설치하여 운영할 수 있다.

② 요양기관은 보건의료자원 통합신고포털을 통하여 제12조제1항부터 제4항까지의 규정에 따른 요양기관 현황 등에 대하여 신고하거나 그 내역 등을 확인할 수 있다. <개정 2020.9.8>

③ 보건복지부장관, 시 · 도지사, 시장 · 군수 · 구청장 및 심사평가원은 보건의료자원 통합신고포털과 보건복지부장관 및 각 지방자치단체가 운영하는 정보시스템을 연계하여 다음 각 호의 업무를 처리할 수 있다. <개정 2020.9.8>

1. 시 · 도지사 및 시장 · 군수 · 구청장이 제12조제4항에 따라 심사평가원에 하는 통보
2. 심사평가원이 제12조제5항에 따라 시 · 도지사 및 시장 · 군수 · 구청장에 하는 통보
3. 심사평가원이 법 제96조제2항 및 영 제69조의2에 따라 요청하는 영 별표 4의3 제2호마목 · 카목 및 타목에 해당하는 자료의 제공
4. 그 밖에 요양기관의 시설 · 장비 및 인력 등 보건의료자원의 통합신고를 위하여 필요하다고 심사평가원이 보건복지부장관의 승인을 받아 정한 사항

④ 보건복지부장관, 시 · 도지사, 시장 · 군수 · 구청장 및 심사평가원은 제3항 각 호의 업무를 위하여 불가피한 경우 「개인정보 보호법 시행령」 제19조제1호 또는 제4호에 따른 주민등록번호 또는 외국인등록번호가 포함된 자료를 처리할 수 있다.

⑤ 보건의료자원 통합신고포털의 설치 · 운영 방법, 정보시스템의 연계 운영 방법, 그 밖에 보건의료자원 통합신고포털을 관리하는 데에 필요한 사항은 보건복지부장관이 정하여 고시한다.

[본조신설 2015.7.24]

제44조(비용의 일부부담) ① 요양급여를 받는 자는 대통령령으로 정하는 바에 따라 비용의 일부(이하 "본인일부부담금"이라 한다)를 본인이 부담한다. 이 경우 선별급여에 대해서는 다른 요양급여에 비하여 본인일부부담금을 상향 조정할 수 있다. <개정 2016.3.22>

② 제1항에 따라 본인이 연간 부담하는 본인일부부담금의 총액이 대통령령으로 정하는 금액(이하 이 조에서 "본인부담상한액"이라 한다)을 초과한 경우에는 공단이 그 초과 금액을 부담하여야 한다. <신설 2016.3.22>

③ 제2항에 따른 본인부담상한액은 가입자의 소득수준 등에 따라 정한다. <신설 2016.3.22>

④ 제2항에 따른 본인일부부담금 총액 산정 방법, 본인부담상한액을 넘는 금액의 지급 방법 및 제3항에 따른 가입자의 소득수준 등에 따른 본인부담상한액 설정 등에 필요한 사항은 대통령령으로 정한다. <신설 2016.3.22>

영 **제19조(비용의 본인부담)** ① 법 제44조제1항에 따른 본인일부부담금(이하 "본인일부부담금"이라 한다)의 부담률 및 부담액은 별표 2와 같다.

② 본인일부부담금은 요양기관의 청구에 따라 요양급여를 받는 사람이 요양기관에 납부한다. 이 경우 요양기관은 법 제41조제3항 및 제4항에 따라 보건복지부령으로 정하는 요양급여사항 또는 비급여사항 외에 입원보증금 등 다른 명목으로 비용을 청구해서는 아니 된다.

③ 법 제44조제2항에 따른 본인일부부담금의 총액은 요양급여를 받는 사람이 연간 부담하는 본인일부부담금을 모두 더한 금액으로 한다. 다만, 다음 각 호의 어느 하나에 해당하는 본인일부부담금은 더하지 않는다. <개정 2018.6.26, 2019.4.2, 2019.6.11, 2019.10.22, 2020.10.7, 2021.6.29>

1. 별표 2 제1호가목1)에 따라 상급종합병원 · 종합병원 · 병원 · 한방병원 · 요양병원(「장애인복지법」 제58조제1항제4호에 따른 장애인 의료재활시설로서 「의료법」 제3조의2의 요건을 갖춘 의료기관인 요양병원으로 한정한다) · 정신병원 일반입원실의 2인실 · 3인실 및 정신과 입원실의 2인실 · 3인실을 이용한 경우 그 입원료로 부담한 금액
2. 별표 2 제3호라목5) · 6) · 9) 및 10)에 따라 부담한 금액
3. 별표 2 제3호사목, 거목 및 너목에 따라 부담한 금액
4. 별표 2 제4호에 따라 부담한 금액
5. 별표 2 제6호에 따라 부담한 금액

④ 법 제44조제2항에 따른 본인부담상한액(이하 "본인부담상한액"이라 한다)은 별표 3의 산정방법에 따라 산정된 금액을 말한다.

⑤ 법 제44조제2항에 따라 공단이 본인부담상한액을 넘는 금액을 지급하는 경우에는 요양급여를 받은 사람이 지정하는 예금계좌(「우체국예금 · 보험에 관한 법률」에 따른 체신관서 및 「은행법」에 따른 은행에서 개설된 예금계좌 등 보건복지부장관이 정하는 예금계좌를 말한다)로 지급해야 한다. 다만, 해당 예금계좌로 입금할 수 없는 불가피한 사유가 있는 경우에는 보건복지부장관이 정하는 방법으로 지급할 수 있다. <개정 2019.6.11>

⑥ 제2항 및 제5항에서 정한 사항 외에 본인일부부담금의 납부방법이나 본인부담상한액을 넘는 금액의 지급방법 등에 필요한 사항은 보건복지부장관이 정하여 고시한다.

[전문개정 2017.3.20]

규칙 **제13조(외래진료 등의 경우 요양급여비용 총액에 관한 조건 등)** ① 외래진료 및 고가(高價)의 특수의료장비를 이용한 진료의 경우에 영 별표 2 제1호나목 및 제3호파목에 따른 요양급여비용 총액에 관한 조건 및 본인부담액은 별표 3과 같다. <개정 2018.6.29>

② 약국 또는 한국희귀 · 필수의약품센터를 이용한 경우에 영 별표 2 제1호다목에 따른 요양급여비용 총액에 관한 조건 및 본인부담액은 별표 4와 같다. <개정 2018.6.29>

규칙 **제14조(본인부담액 경감 인정)** ① 영 별표 2 제3호라목에 따라 본인부담액을 경감받을 수 있는 요건을 갖춘 희귀난치성질환자등은 본인부담액 경감 인정을 받으려면 경감 인정 신청서(전자문서를 포함한다)에 다음 각 호의 서류(전자문서를 포함한다)를 첨부하여 특별자치도지사 · 시장 · 군수 · 구청장에게 제출하여야 한다. <개정 2013.9.30, 2015.7.24, 2015.12.31>

1. 영 별표 2 제3호라목에 따른 부양의무자(이하 "부양의무자"라 한다)와의 관계를 확인할 수 있는 가족관계등록부의 증명서(세대별 주민등록표 등본으로 부양의무자와의 관계를 확인할 수 없는 경우만 해당한다)
2. 임대차계약서(주택을 임대하거나 임차하고 있는 사람만 해당한다)
3. 요양기관이 발급한 진단서 1부(6개월 이상 치료를 받고 있거나 6개월 이상 치료가 필요한 사

람만 해당한다)

② 제1항에 따른 신청인의 가족, 친족, 이해관계인 또는 「사회복지사업법」 제14조에 따른 사회복지 전담공무원은 신청인이 신체적·정신적인 이유로 신청을 할 수 없는 경우에는 신청인을 대신하여 제1항에 따른 신청을 할 수 있다. 이 경우 다음 각 호의 구분에 따른 서류를 제시하거나 제출하여야 한다.

1. 신청인의 가족·친족 또는 이해관계인: 신청인과의 관계를 증명하는 서류
2. 사회복지 전담공무원: 공무원임을 증명하는 신분증

③ 제1항과 제2항에 따른 신청을 받은 특별자치도지사·시장·군수·구청장은 신청인이 제15조에 따른 기준에 해당하는지를 확인하여 부득이한 사유가 없으면 그 결과를 신청일부터 30일 이내에 공단에 통보하여야 한다. 다만, 다음 각 호의 어느 하나에 해당하는 경우에는 신청일부터 60일 이내에 통보할 수 있다. <개정 2015.12.31>

1. 부양의무자의 소득 조사에 시간이 걸리는 특별한 사유가 있는 경우
2. 제1항에 따른 경감 인정 신청서를 제출한 희귀난치성질환자등 또는 부양의무자가 같은 항 또는 관계 법령에 따른 조사나 자료제출 요구를 거부·방해 또는 기피하는 경우

④ 공단은 제3항에 따른 확인 결과를 통보받았을 때에는 부득이한 사유가 없으면 통보를 받은 날부터 7일 이내에 영 별표 2 제3호라목에 따른 인정 여부를 결정하여 그 결과를 신청인에게 통보하여야 한다. <개정 2015.12.31>

⑤ 제1항부터 제4항까지에서 규정한 사항 외에 본인부담액의 경감 인정 절차 등에 관하여 필요한 사항은 보건복지부장관이 정한다.

규칙 **제15조(본인부담액 경감 대상자의 기준)** 영 별표 2 제3호라목에 따른 소득인정액 산정의 기준이 되는 세대의 범위, 소득 및 재산의 범위, 소득인정액 산정방법 및 부양의무자가 부양능력이 없거나 부양을 받을 수 없는 경우의 구체적인 기준은 별표 5와 같다.

규칙 **제16조(요양급여비용의 본인부담)** 영 별표 2 제6호에 따라 본인이 요양급여비용을 부담하는 항목 및 부담률은 별표 6과 같다. <개정 2013.12.18, 2016.12.30>

규칙 **제17조(본인부담액 경감 적용 시기)** 공단은 제14조제4항에 따라 본인부담액 경감 인정 결정을 한 사람에 대해서는 경감 인정 결정을 한 날부터 발생하는 본인부담액부터 경감한다.

제45조(요양급여비용의 산정 등) ① 요양급여비용은 공단의 이사장과 대통령령으로 정하는 의약계를 대표하는 사람들의 계약으로 정한다. 이 경우 계약기간은 1년으로 한다.

② 제1항에 따라 계약이 체결되면 그 계약은 공단과 각 요양기관 사이에 체결된 것으로 본다.

③ 제1항에 따른 계약은 그 직전 계약기간 만료일이 속하는 연도의 5월 31일까지 체결하여야 하며, 그 기한까지 계약이 체결되지 아니하는 경우 보건복지부장관이 그 직전 계약기간 만료일이 속하는 연도의 6월 30일까지 심의위원회의 의결을 거쳐 요양급여비용을 정한다. 이 경우보건복지부장관이 정하는 요양급여비용은 제1항 및 제2항에 따라 계약으로 정한 요양급여비용으로 본다. <개정 2013.5.22>

④ 제1항 또는 제3항에 따라 요양급여비용이 정해지면 보건복지부장관은 그 요양급여비용의 명세를 지체 없이 고시하여야 한다.

⑤ 공단의 이사장은 제33조에 따른 재정운영위원회의 심의·의결을 거쳐 제1항에 따른 계약을 체결하여야 한다.

⑥ 심사평가원은 공단의 이사장이 제1항에 따른 계약을 체결하기 위하여 필요한 자료를 요청하면 그 요청에 성실히 따라야 한다.
⑦ 제1항에 따른 계약의 내용과 그 밖에 필요한 사항은 대통령령으로 정한다.

영 **제20조(요양급여비용계약의 당사자)** 법 제45조제1항에 따른 요양급여비용의 계약 당사자인 의약계를 대표하는 사람은 다음 각 호와 같다. <개정 2018.6.26, 2021.6.29>

1. 「의료법」 제3조제2항제1호가목에 따른 의원에 대한 요양급여비용: 같은 법 제28조제1항에 따른 의사회의 장
2. 「의료법」 제3조제2항제1호나목 및 제3호나목에 따른 치과의원 및 치과병원에 대한 요양급여비용: 같은 법 제28조제1항에 따른 치과의사회의 장
3. 「의료법」 제3조제2항제1호다목 및 제3호다목에 따른 한의원 및 한방병원에 대한 요양급여비용: 같은 법 제28조제1항에 따른 한의사회의 장
4. 「의료법」 제3조제2항제2호에 따른 조산원에 대한 요양급여비용: 같은 법 제28조제1항에 따른 조산사회 또는 간호사회의 장 중 1명
5. 「의료법」 제3조제2항제3호가목 및 라목부터 바목까지의 규정에 따른 병원 · 요양병원 · 정신병원 및 종합병원에 대한 요양급여비용: 같은 법 제52조에 따른 단체의 장
6. 「약사법」 제2조제3호에 따른 약국 및 같은 법 제91조에 따른 한국희귀 · 필수의약품센터에 대한 요양급여비용: 같은 법 제11조제1항에 따른 대한약사회의 장
7. 「지역보건법」에 따른 보건소 · 보건의료원 및 보건지소와 「농어촌 등 보건의료를 위한 특별조치법」에 따라 설치된 보건진료소에 대한 요양급여비용: 보건복지부장관이 지정하는 사람

영 **제21조(계약의 내용 등)** ① 법 제45조제1항에 따른 계약은 공단의 이사장과 제20조 각 호에 따른 사람이 유형별 요양기관을 대표하여 체결하며, 계약의 내용은 요양급여의 각 항목에 대한 상대가치점수의 점수당 단가를 정하는 것으로 한다.

② 제1항에 따른 요양급여 각 항목에 대한 상대가치점수는 요양급여에 드는 시간 · 노력 등 업무량, 인력 · 시설 · 장비 등 자원의 양, 요양급여의 위험도 및 요양급여에 따른 사회적 편익 등을 고려하여 산정한 요양급여의 가치를 각 항목 사이에 상대적인 점수로 나타낸 것으로 하며, 보건복지부장관이 심의위원회의 심의 · 의결을 거쳐 보건복지부령으로 정하는 바에 따라 고시한다. <개정 2017.3.20>

③ 제2항에도 불구하고 다음 각 호의 경우에는 다음 각 호의 구분에 따른 방법으로 요양급여의 상대가치점수를 산정할 수 있다. <개정 2017.7.24, 2019.7.2, 2021.6.29>

1. 「의료법」 제3조제2항제3호라목에 따른 요양병원(「장애인복지법」 제58조제1항제4호에 따른 장애인 의료재활시설로서 「의료법」 제3조의2의 요건을 갖춘 의료기관인 요양병원은 제외한다)에서 입원진료를 받는 경우: 해당 진료에 필요한 요양급여 각 항목의 점수와 약제 · 치료재료의 비용을 합산하여 증세의 경중도(輕重度)의 구분에 따른 1일당 상대가치점수로 산정
2. 「의료법」 제3조제2항제1호가목에 따른 의원, 같은 항 제3호가목 및 라목부터 바목까지의 규정에 따른 병원 · 요양병원 · 정신병원 · 종합병원, 같은 법 제3조의4에 따른 상급종합병원 또는 「지역보건법」 제12조에 따른 보건의료원에서 보건복지부장관이 정하여 고시하는 질병군[진단명, 시술명, 중증도(重症度), 나이 등을 기준으로 분류한 환자집단을 말한다]에 대하여 입원진료를 받는 경우: 해당 진료에 필요한 요양급여 각 항목의 점수와 약제 · 치료재료의 비용을 포괄하여 입원 건당 하나의 상대가치점수로 산정

3. 「호스피스 · 완화의료 및 임종과정에 있는 환자의 연명의료결정에 관한 법률」 제28조에 따라 호스피스 · 완화의료를 받는 경우: 해당 진료에 필요한 요양급여 각 항목의 점수와 약제 · 치료재료의 비용을 합산하여 1일당 상대가치점수로 산정

④ 제1항에 따라 계약을 체결할 때 상대가치점수가 고시되지 아니한 새로운 요양급여 항목의 비용에 대한 계약은 제2항에 따라 보건복지부장관이 같은 항목의 상대가치점수를 고시하는 날에 체결된 것으로 본다. 이 경우 그 계약은 그 고시일 이후 최초로 실시된 해당 항목의 요양급여부터 적용한다.

제46조(약제 · 치료재료에 대한 요양급여비용의 산정) 제41조제1항제2호의 약제 · 치료재료(이하 "약제 · 치료재료"라 한다)에 대한 요양급여비용은 제45조에도 불구하고 요양기관의 약제 · 치료재료 구입금액 등을 고려하여 대통령령으로 정하는 바에 따라 달리 산정할 수 있다.

영 **제22조(약제 · 치료재료의 요양급여비용)** ① 법 제46조에 따라 법 제41조제1항제2호의 약제 · 치료재료(제21조제2항 및 제3항에 따른 상대가치점수가 적용되는 약제 · 치료재료는 제외한다. 이하 이 조에서 같다)에 대한 요양급여비용은 다음 각 호의 구분에 따라 결정한다. 이 경우 구입금액(요양기관이 해당 약제 및 치료재료를 구입한 금액을 말한다. 이하 이 조에서 같다)이 상한금액(보건복지부장관이 심의위원회의 심의를 거쳐 해당 약제 및 치료재료별 요양급여비용의 상한으로 고시하는 금액을 말한다. 이하 같다)보다 많을 때에는 구입금액은 상한금액과 같은 금액으로 한다. <개정 2013.1.28, 2013.3.23, 2014.8.29>

1. 한약제: 상한금액
2. 한약제 외의 약제: 구입금액
3. 삭제 <2014.8.29>
4. 치료재료: 구입금액

② 제1항에 따른 약제 및 치료재료에 대한 요양급여비용의 결정 기준 · 절차, 그 밖에 필요한 사항은 보건복지부장관이 정하여 고시한다.

제47조(요양급여비용의 청구와 지급 등) ① 요양기관은 공단에 요양급여비용의 지급을 청구할 수 있다. 이 경우 제2항에 따른 요양급여비용에 대한 심사청구는 공단에 대한 요양급여비용의 청구로 본다.

② 제1항에 따라 요양급여비용을 청구하려는 요양기관은 심사평가원에 요양급여비용의 심사청구를 하여야 하며, 심사청구를 받은 심사평가원은 이를 심사한 후 지체 없이 그 내용을 공단과 요양기관에 알려야 한다.

③ 제2항에 따라 심사 내용을 통보받은 공단은 지체 없이 그 내용에 따라 요양급여비용을 요양기관에 지급한다. 이 경우 이미 낸 본인일부부담금이 제2항에 따라 통보된 금액보다 더 많으면 요양기관에 지급할 금액에서 더 많이 낸 금액을 공제하여 해당 가입자에게 지급하여야 한다.

④ 공단은 제3항에 따라 가입자에게 지급하여야 하는 금액을 그 가입자가 내야 하는 보험료와 그 밖에 이 법에 따른 징수금(이하 "보험료등"이라 한다)과 상계(相計)할 수 있다.

⑤ 공단은 심사평가원이 제47조의4에 따라 요양급여의 적정성을 평가하여 공단에 통보하면 그 평가 결과에 따라 요양급여비용을 가산하거나 감액 조정하여 지급한다. 이 경우 평가 결과에 따라 요양급여비용을 가산하거나 감액하여 지급하는 기준은 보건복지부령으로 정한다. <개정 2022.6.10>

⑥ 요양기관은 제2항에 따른 심사청구를 다음 각 호의 단체가 대행하게 할 수 있다.
1. 「의료법」 제28조제1항에 따른 의사회 · 치과의사회 · 한의사회 · 조산사회 또는 같은 조 제6항에 따라 신고한 각각의 지부 및 분회
2. 「의료법」 제52조에 따른 의료기관 단체
3. 「약사법」 제11조에 따른 약사회 또는 같은 법 제14조에 따라 신고한 지부 및 분회

⑦ 제1항부터 제6항까지의 규정에 따른 요양급여비용의 청구 · 심사 · 지급 등의 방법과 절차에 필요한 사항은 보건복지부령으로 정한다.

[시행일: 2022.12.11] 제47조

규칙 **제18조(요양급여비용의 가감지급 기준)** 법 제47조제5항 후단에 따라 요양급여의 적정성 평가 결과에 따라 요양급여비용을 가산하거나 감액하여 지급하는 금액은 평가대상 요양기관의 평가연도(평가기간이 2개년 이상인 경우에는 마지막 연도를 말한다)에 대한 심사결정 공단부담액의 100분의 10 범위에서 보건복지부장관이 정하여 고시한 기준에 따라 산정한 금액으로 한다. <**개정** 2016.9.23>

규칙 **제19조(요양급여비용의 청구)** ① 법 제47조제1항에 따라 요양기관 또는 같은 조 제6항에 따른 대행청구단체가 요양급여비용을 청구하려면 요양급여비용 심사청구서에 급여를 받은 사람에 대한 요양급여비용 명세서를 첨부하여 심사평가원에 제출하여야 한다.

② 요양기관 또는 대행청구단체는 제1항에 따른 요양급여비용 명세서에 다음 각 호의 사항을 적어야 한다.
1. 가입자(지역가입자의 경우에는 세대주를 말한다)의 성명 및 건강보험증 번호
2. 요양급여를 받은 사람의 성명 및 주민등록번호
3. 질병명 또는 부상명
4. 요양 개시 연월일 및 요양 일수
5. 요양급여비용의 내용
6. 본인부담금 및 비용청구액
7. 처방전 내용 등

③ 요양급여비용의 청구방법, 요양급여비용 심사청구서 및 요양급여비용 명세서의 서식 · 작성요령, 그 밖에 요양급여비용의 청구에 필요한 사항은 보건복지부장관이 정하여 고시한다.

규칙 **제20조(요양급여비용의 심사 · 지급)** ① 심사평가원은 요양급여비용에 대한 심사청구를 받으면 그 심사청구 내용이 법 제41조제2항부터 제4항까지에 따른 요양급여의 기준 및 법 제45조제4항에 따라 보건복지부장관이 고시한 요양급여비용의 명세에 적합한지를 보건복지부장관이 정하여 고시한 바에 따라 심사한다. 이 경우 심사평가원의 원장은 제12조, 제19조 및 법 제96조에 따라 제공받은 자료의 사실 여부를 확인할 필요가 있으면 소속 직원으로 하여금 현장 조사를 통하여 해당 사항을 확인하게 할 수 있다. <**개정** 2016.7.27, 2019.10.24>

② 심사평가원의 원장은 제1항에 따라 심사를 하는 경우에는 요양급여비용에 대한 심사청구를 받은 날부터 40일(정보통신망을 통하여 통보하는 경우에는 15일) 이내에 심사하여 그 내용이 기재된 요양급여비용 심사결과통보서를 공단 및 해당 요양기관에 각각 송부하여야 하며, 요양급여비용 심사결과통보서를 받은 공단은 지체 없이 요양급여비용 지급명세가 기재된 요양급여비용 지급통보서에 따른 요양급여비용을 해당 요양기관에 지급하여야 한다. 이 경우 심사기간을 산정할 때 심사평가원의 원장이 요양급여비용에 대한 심사를 청구한 요양기관에 심사에 필요한 자료를 요

청한 경우 등 특별한 사유가 있는 경우에는 그에 걸리는 기간은 제외한다.

③ 공단은 법 제47조제3항에 따라 요양기관에 지급할 요양급여비용에서 과다하게 납부된 본인부담액을 공제한 경우에는 그 공제 내용을 요양기관에 통보하여야 한다.

④ 요양급여비용 심사결과통보서 및 요양급여비용 지급통보서의 서식과 요양급여비용의 심사 · 지급에 필요한 사항은 보건복지부장관이 정하여 고시한다.

규칙 **제21조(요양급여비용 지급 등의 특례)** ① 보건복지부장관은 제19조제1항에 따른 요양기관 또는 대행청구단체의 요양급여비용 청구가 있음에도 불구하고 천재지변 · 파업 등 특별한 사유로 심사평가원이 제20조제2항에 따른 기간 내에 요양급여비용 심사를 하는 것이 불가능하거나 현저히 곤란하다고 판단하는 경우에는 공단으로 하여금 요양급여비용의 전부 또는 일부를 요양기관에 우선 지급하게 할 수 있다.

② 심사평가원은 공단이 제1항에 따라 요양급여비용을 요양기관에 우선 지급한 후 그 요양급여비용에 대하여 심사한 경우에는 요양급여비용 심사결과통보서를 공단 및 해당 요양기관에 각각 송부하여야 한다. 이 경우 공단은 심사평가원의 심사결과에 따라 제1항에 따라 요양기관에 지급한 요양급여비용을 정산하여야 한다.

③ 제1항과 제2항에 따른 요양급여비용의 청구, 지급 및 정산의 방법 · 절차 등에 관하여 필요한 사항은 보건복지부장관이 정하여 고시한다.

규칙 **제22조(정보통신망 등에 의한 통보)** ① 요양기관은 요양급여비용 심사청구서 및 명세서 등의 서류를 전산매체 또는 정보통신망을 통하여 공단 또는 심사평가원에 제출할 수 있다. 이 경우 영 제28조제2항에 따라 전산 관리에 관하여 보건복지부장관이 고시한 기준에 따라 적정하다고 결정된 소프트웨어를 사용해야 한다. <개정 2017.9.7, 2019.6.12>

② 심사평가원은 요양급여비용 심사결과통보서 등을, 공단은 요양급여비용 지급통보서 등을 전산매체 또는 정보통신망을 이용하여 요양기관에 송부할 수 있다.

제47조의2(요양급여비용의 지급 보류) ① 제47조제3항에도 불구하고 공단은 요양급여비용의 지급을 청구한 요양기관이 「의료법」 제4조제2항, 제33조제2항 · 제8항 또는 「약사법」 제20조제1항, 제21조제1항을 위반하였다는 사실을 수사기관의 수사 결과로 확인한 경우에는 해당 요양기관이 청구한 요양급여비용의 지급을 보류할 수 있다. 이 경우 요양급여비용 지급 보류 처분의 효력은 해당 요양기관이 그 처분 이후 청구하는 요양급여비용에 대해서도 미친다. <개정 2020.12.29>

② 공단은 제1항에 따라 요양급여비용의 지급을 보류하기 전에 해당 요양기관에 의견 제출의 기회를 주어야 한다.

③ 법원의 무죄 판결이 확정되는 등 대통령령으로 정하는 사유로 제1항에 따른 요양기관이 「의료법」 제4조제2항, 제33조제2항 · 제8항 또는 「약사법」 제20조제1항, 제21조제1항을 위반한 혐의가 입증되지 아니한 경우에는 공단은 지급 보류된 요양급여비용에 지급 보류된 기간 동안의 이자를 가산하여 해당 요양기관에 지급하여야 한다. <개정 2020.12.29>

④ 제1항 및 제2항에 따른 지급 보류 절차 및 의견 제출의 절차 등에 필요한 사항, 제3항에 따른 지급 보류된 요양급여비용 및 이자의 지급 절차와 이자의 산정 등에 필요한 사항은 대통령령으로 정한다.

[본조신설 2014.5.20]

영 **제22조의2(요양급여비용의 지급 보류 등)** ① 공단은 법 제47조의2제1항 전단에 따라 요양급여비용의 지급을 보류하려는 경우에는 해당 요양기관에 미리 다음 각 호의 사항을 적은 문서로 통지해야 한다. <개정 2021.6.29>

1. 해당 요양기관의 명칭, 대표자 및 주소
2. 지급 보류의 원인이 되는 사실과 지급 보류의 대상이 되는 요양급여비용 및 법적 근거
3. 제2호의 사항에 대하여 의견을 제출할 수 있다는 뜻과 의견을 제출하지 아니하는 경우의 처리 방법

② 제1항에 따라 통지를 받은 요양기관은 지급 보류에 이의가 있는 경우에는 통지를 받은 날부터 7일 이내에 요양급여비용의 지급 보류에 대한 의견서에 이의 신청의 취지와 이유를 적고 필요한 자료를 첨부하여 공단에 제출하여야 한다.

③ 공단은 제2항에 따라 요양기관이 제출한 의견서를 검토한 후 그 결과를 문서로 통보하여야 한다.

④ 법 제47조의2제3항에서 "법원의 무죄 판결이 확정되는 등 대통령령으로 정하는 사유"란 다음 각 호의 어느 하나에 해당하는 사유를 말한다. 다만, 제2호 또는 제3호의 경우 불송치 또는 불기소를 받은 이후 해당 사건이 다시 수사 및 기소되어 법원의 판결에 따라 유죄가 확정된 경우는 제외한다. <개정 2020.12.29>

1. 무죄 판결의 확정
2. 불송치(혐의없음 또는 죄가안됨으로 한정한다. 이하 같다)
3. 불기소(혐의없음 또는 죄가안됨으로 한정한다. 이하 같다)

⑤ 법 제47조의2제1항 전단에 따라 요양급여비용의 지급 보류 결정을 받은 요양기관은 무죄 판결이나 불송치 또는 불기소를 받은 경우 그 사실을 공단에 통지해야 한다. <개정 2020.12.29, 2021.6.29>

⑥ 제5항에 따라 통지를 받은 공단은 지체 없이 지급 보류된 요양급여비용과 지급 보류된 기간 동안의 이자를 지급하여야 한다. 이 경우 이자는 지급 보류된 요양급여비용에 지급 보류한 날부터 지급하는 날까지의 기간에 대한 「국세기본법 시행령」 제43조의3제2항에 따른 국세환급가산금의 이자율을 곱하여 산정한 금액으로 한다.

⑦ 제1항부터 제6항까지에서 규정한 사항 외에 요양급여비용의 지급 보류 등에 필요한 해당 요양기관에 통지할 의견서 서식과 의견이 제출된 경우의 처리방법 등 세부사항은 공단이 정한다.

[본조신설 2014.11.20]

제47조의3(요양급여비용의 차등 지급) 지역별 의료자원의 불균형 및 의료서비스 격차의 해소 등을 위하여 지역별로 요양급여비용을 달리 정하여 지급할 수 있다.

[본조신설 2020.12.29]

제47조의4(요양급여의 적정성 평가) ① 심사평가원은 요양급여에 대한 의료의 질을 향상시키기 위하여 요양급여의 적정성 평가(이하 이 조에서 "평가"라 한다)를 실시할 수 있다.

② 심사평가원은 요양기관의 인력 · 시설 · 장비, 환자안전 등 요양급여와 관련된 사항을 포함하여 평가할 수 있다.

③ 심사평가원은 평가 결과를 평가대상 요양기관에 통보하여야 하며, 평가 결과에 따라 요양급여비용을 가산 또는 감산할 경우에는 그 결정사항이 포함된 평가 결과를 가감대상 요양기관 및 공단에 통보하여야 한다.

④ 제1항부터 제3항까지에 따른 평가의 기준 · 범위 · 절차 · 방법 등에 필요한 사항은 보건복지부령으로 정한다.

[본조신설 2022.6.10] [시행일: 2022.12.11] 제47조의4

제48조(요양급여 대상 여부의 확인 등) ① 가입자나 피부양자는 본인일부부담금 외에 자신이 부담한 비용이 제41조제4항에 따라 요양급여 대상에서 제외되는 비용인지 여부에 대하여 심사평가원에 확인을 요청할 수 있다. <개정 2016.2.3>

② 제1항에 따른 확인 요청을 받은 심사평가원은 그 결과를 요청한 사람에게 알려야 한다. 이 경우 확인을 요청한 비용이 요양급여 대상에 해당되는 비용으로 확인되면 그 내용을 공단 및 관련 요양기관에 알려야 한다.

③ 제2항 후단에 따라 통보받은 요양기관은 받아야 할 금액보다 더 많이 징수한 금액(이하 "과다본인부담금"이라 한다)을 지체 없이 확인을 요청한 사람에게 지급하여야 한다. 다만, 공단은 해당 요양기관이 과다본인부담금을 지급하지 아니하면 해당 요양기관에 지급할 요양급여비용에서 과다본인부담금을 공제하여 확인을 요청한 사람에게 지급할 수 있다.

④ 제1항부터 제3항까지에 따른 확인 요청의 범위, 방법, 절차, 처리기간 등 필요한 사항은 보건복지부령으로 정한다. <신설 2022.6.10>

[시행일: 2022.12.11]

제49조(요양비) ① 공단은 가입자나 피부양자가 보건복지부령으로 정하는 긴급하거나 그 밖의 부득이한 사유로 요양기관과 비슷한 기능을 하는 기관으로서 보건복지부령으로 정하는 기관(제98조제1항에 따라 업무정지기간 중인 요양기관을 포함한다. 이하 "준요양기관"이라 한다)에서 질병 · 부상 · 출산 등에 대하여 요양을 받거나 요양기관이 아닌 장소에서 출산한 경우에는 그 요양급여에 상당하는 금액을 보건복지부령으로 정하는 바에 따라 가입자나 피부양자에게 요양비로 지급한다. <개정 2020.12.29>

② 준요양기관은 보건복지부장관이 정하는 요양비 명세서나 요양 명세를 적은 영수증을 요양을 받은 사람에게 내주어야 하며, 요양을 받은 사람은 그 명세서나 영수증을 공단에 제출하여야 한다. <개정 2020.12.29>

③ 제1항 및 제2항에도 불구하고 준요양기관은 요양을 받은 가입자나 피부양자의 위임이 있는 경우 공단에 요양비의 지급을 직접 청구할 수 있다. 이 경우 공단은 지급이 청구된 내용의 적정성을 심사하여 준요양기관에 요양비를 지급할 수 있다. <신설 2020.12.29>

④ 제3항에 따른 준요양기관의 요양비 지급 청구, 공단의 적정성 심사 등에 필요한 사항은 보건복지부령으로 정한다. <신설 2020.12.29>

규칙 **제23조(요양비)** ① 법 제49조제1항에서 "보건복지부령으로 정하는 긴급하거나 그 밖의 부득이한 사유"란 다음 각 호의 어느 하나에 해당하는 경우를 말한다. <2018.6.29, 2019.12.31>

1. 요양기관을 이용할 수 없거나 요양기관이 없는 경우
2. 만성신부전증 환자가 의사의 처방전에 따라 복막관류액 또는 자동복막투석에 사용되는 소모성 재료를 요양기관 외의 의약품판매업소에서 구입 · 사용한 경우
3. 산소치료를 필요로 하는 환자가 의사의 산소치료 처방전에 따라 보건복지부장관이 정하여 고시하는 방법으로 가정에서 산소치료를 받는 경우

4. 당뇨병 환자가 의사의 처방전에 따라 혈당검사 또는 인슐린주사에 사용되는 소모성 재료를 요양기관 외의 의료기기판매업소에서 구입 · 사용한 경우
5. 선천성 신경인성 방광환자가 의사의 처방전에 따라 자가도뇨에 사용되는 소모성 재료를 요양기관 외의 의료기기판매업소에서 구입 · 사용한 경우
6. 보건복지부장관이 정하여 고시하는 질환이 있는 사람으로서 인공호흡기 또는 기침유발기를 필요로 하는 환자가 의사의 처방전에 따라 인공호흡기 또는 기침유발기를 대여받아 사용하는 경우
7. 수면무호흡증 환자가 의사의 처방전에 따라 양압기(수면 중 좁아진 기도에 지속적으로 공기를 불어 넣어 기도를 확보해 주는 기구를 말한다)를 대여 받아 사용하는 경우

② 법 제49조제1항에서 "보건복지부령으로 정하는 기관"(이하 "준요양기관"이라 한다)이란 다음 각 호의 어느 하나에 해당하는 기관을 말한다. <**개정 2018.6.29, 2019.12.31, 2021.6.30**>
1. 법 제42조제1항 후단에 따라 요양기관에서 제외된 의료기관 등
2. 만성신부전증 환자 중 복막투석으로 요양급여를 받고 있는 사람에게 다음 각 목의 물품을 판매하는 요양기관 외의 의약품판매업소(나목의 경우 공단에 등록한 의약품판매업소만 해당한다)
   가. 복막관류액
   나. 자동복막투석에 사용되는 소모성 재료
3. 산소치료를 필요로 하는 환자에게 가정에서 의료용 산소발생기 등으로 산소치료 서비스를 제공하는 요양기관 외의 기관으로서 공단에 등록한 기관(해당 환자가 제공받는 경우만 해당한다)
4. 당뇨병 환자에게 혈당검사 또는 인슐린주사에 사용되는 소모성 재료나 당뇨병 관리기기를 판매하는 요양기관 외의 의료기기판매업소로서 공단에 등록한 업소
5. 신경인성 방광환자에게 자가도뇨에 사용되는 소모성 재료를 판매하는 요양기관 외의 의료기기판매업소로서 공단에 등록한 업소
6. 인공호흡기 또는 기침유발기를 필요로 하는 환자에게 이를 대여하는 요양기관 외의 기관으로서 공단에 등록한 기관
7. 양압기를 필요로 하는 환자에게 이를 대여하는 요양기관 외의 기관으로서 공단에 등록한 기관

③ 가입자나 피부양자가 법 제49조제1항에 따른 요양비를 지급받으려면 다음 각 호의 서류를 공단에 제출해야 한다. 다만, 제1항 제3호 · 제6호 및 제7호에 해당하여 요양비를 지급받은 사람이 같은 종류의 요양비를 지급받으려는 경우로서 이미 제출한 처방전의 처방기간이 지나지 않은 경우에는 처방전을 제출하지 않을 수 있다. <**개정 2018.6.29, 2019.6.12, 2019.12.31, 2021.2.26**>
1. 제1항제1호에 해당하는 사유로 질병 · 부상 · 출산[사산(死産)의 경우에는 임신 16주 이상인 경우를 말한다]에 대하여 요양을 받은 경우에는 별지 제18호서식의 요양비 지급청구서와 다음 각 목의 서류
   가. 요양비 명세서 또는 세금계산서(약국의 경우에는 처방전과 세금계산서를 말한다) 사본 1부
   나. 요양기관에서 요양을 받을 수 없었던 사유를 증명할 수 있는 서류 1부
2. 제1항제2호 또는 제5호에 해당하는 경우에는 별지 제18호서식의 요양비 지급청구서와 다음 각 목의 서류
   가. 의사의 처방전 1부
   나. 세금계산서, 현금영수증 등 가입자나 피부양자가 지출한 금액 명세를 확인할 수 있는 서류 각 1부

3. 제1항제3호에 해당하는 경우에는 별지 제19호서식의 요양비 지급청구서와 다음 각 목의 서류
   가. 의사의 처방전 1부
   나. 산소치료를 하였음을 증명할 수 있는 서류 1부
   다. 세금계산서, 현금영수증 등 가입자나 피부양자가 지출한 금액 명세를 확인할 수 있는 서류 각 1부
4. 제1항제4호에 해당하는 경우에는 별지 제19호의2서식 또는 별지 제19호의3서식의 요양비 지급청구서와 다음 각 목의 서류
   가. 의사의 처방전 1부
   나. 세금계산서, 현금영수증 등 가입자나 피부양자가 지출한 금액 명세를 확인할 수 있는 서류 각 1부
5. 제1항제6호에 해당하는 경우에는 별지 제19호의3서식의 요양비지급청구서와 다음 각 목의 서류
   가. 의사의 처방전 1부
   나. 인공호흡기 또는 기침유발기를 대여하였음을 증명할 수 있는 서류 1부
   다. 세금계산서, 현금영수증 등 가입자나 피부양자가 지출한 금액 명세를 확인할 수 있는 서류 각 1부
6. 제1항제7호에 해당하는 경우에는 별지 제19호의5서식의 요양비 지급청구서와 다음 각 목의 서류
   가. 의사의 처방전 1부
   나. 양압기를 대여하였음을 증명할 수 있는 서류 1부
   다. 세금계산서, 현금영수증 등 가입자나 피부양자가 지출한 금액 명세를 확인할 수 있는 서류 각 1부
7. 요양기관 외의 장소에서 출산한 경우에는 별지 제18호서식의 요양비 지급청구서와 출산 사실을 증명할 수 있는 서류 1부

④ 준요양기관이 법 제49조제3항에 따라 공단에 요양비의 지급을 직접 청구하는 경우에는 다음 각 호의 서류를 공단에 제출해야 한다. **<신설 2021.6.30>**
1. 제3항 각 호에 따른 서류
2. 별지 제19호의6서식의 요양비 지급청구 위임장 1부
3. 가입자나 피부양자의 신분증 사본 1부
4. 준요양기관의 대표자 신분증이나 사업자등록증 사본 1부

⑤ 요양비의 지급금액은 보건복지부장관이 정하여 고시하는 금액으로 한다. **<개정 2021.6.30>**

⑥ 공단은 제3항 및 제4항에 따른 요양비의 지급청구를 받으면 청구된 내용의 적정성을 지체 없이 확인한 후 요양비를 지급해야 한다. 다만, 공단은 제2항제1호에 따른 의료기관 등 및 법 제98조제1항에 따라 업무정지 중인 요양기관에서 요양을 받은 경우의 요양비에 대해서는 심사평가원의 심사를 거쳐 지급해야 한다. **<개정 2021.6.30>**

⑦ 제1항부터 제6항까지에서 규정한 사항 외에 요양비의 지급 기준, 절차, 방법, 의약품판매업소 등의 등록기준, 등록절차, 등록취소, 그 밖에 필요한 사항은 보건복지부장관이 정하여 고시한다.

제50조(부가급여) 공단은 이 법에서 정한 요양급여 외에 대통령령으로 정하는 바에 따라 임신·출산 진료비, 장제비, 상병수당, 그 밖의 급여를 실시할 수 있다. **<개정 2013.5.22>**

영 **제23조(부가급여)** ① 법 제50조에 따른 부가급여는 임신 · 출산(유산 및 사산을 포함한다. 이하 같다) 진료비로 한다. <개정 2017.9.19>

② 제1항에 따른 임신 · 출산 진료비 지원 대상은 다음 각 호와 같다. <개정 2018.12.24, 2021.6.29>

1. 임신 · 출산한 가입자 또는 피부양자
2. 2세 미만인 가입자 또는 피부양자(이하 "2세 미만 영유아"라 한다)의 법정대리인(출산한 가입자 또는 피부양자가 사망한 경우에 한정한다)

③ 공단은 제2항 각 호의 어느 하나에 해당하는 사람에게 다음 각 호의 구분에 따른 비용을 결제할 수 있는 임신 · 출산 진료비 이용권(이하 "이용권"이라 한다)을 발급할 수 있다. <개정 2018.12.24, 2020.6.2, 2021.6.29>

1. 임신 · 출산한 가입자 또는 피부양자의 진료에 드는 비용
2. 임신 · 출산한 가입자 또는 피부양자의 약제 · 치료재료의 구입에 드는 비용
3. 2세 미만 영유아의 진료에 드는 비용
4. 2세 미만 영유아에게 처방된 약제 · 치료재료의 구입에 드는 비용

④ 이용권을 발급받으려는 사람(이하 이 조에서 "신청인"이라 한다)은 보건복지부령으로 정하는 발급 신청서에 제2항 각 호의 어느 하나에 해당한다는 사실을 확인할 수 있는 증명서를 첨부해 공단에 제출해야 한다. <개정 2018.12.24>

⑤ 제4항에 따라 이용권 발급 신청을 받은 공단은 신청인이 제2항 각 호의 어느 하나에 해당하는지를 확인한 후 신청인에게 이용권을 발급해야 한다. <개정 2018.12.24>

⑥ 이용권을 사용할 수 있는 기간은 제5항에 따라 이용권을 발급받은 날부터 다음 각 호의 구분에 따른 날까지로 한다. <개정 2018.12.24, 2021.6.29>

1. 임신 · 출산한 가입자 또는 피부양자: 출산일(유산 및 사산의 경우 그 해당일부터 1년이 되는 날)
2. 2세 미만 영유아의 법정대리인: 2세 미만 영유아의 출생일부터 2년이 되는 날

⑦ 이용권으로 결제할 수 있는 금액의 상한은 다음 각 호의 구분에 따른다. 다만, 보건복지부장관이 필요하다고 인정하여 고시하는 경우에는 다음 각 호의 상한을 초과하여 결제할 수 있다. <개정 2018.12.24, 2021.6.29>

1. 하나의 태아를 임신 · 출산한 경우: 100만원
2. 둘 이상의 태아를 임신 · 출산한 경우: 140만원

⑧ 제2항부터 제7항까지에서 규정한 사항 외에 임신 · 출산 진료비의 지급 절차와 방법, 이용권의 발급과 사용 등에 필요한 사항은 보건복지부령으로 정한다. <개정 2016.6.30>

영 **제24조** 삭제 <2018.12.24>

규칙 **제24조(임신 · 출산 진료비 이용권의 신청 및 발급 등)** ① 영 제23조제4항에 따라 임신 · 출산 진료비 이용권(이하 "이용권"이라 한다)의 발급을 신청하려는 사람은 산부인과전문의 또는 「의료법」 제6조에 따른 조산사가 임신 · 출산 사실을 확인한 신청서를 공단에 제출해야 한다. 이 경우 임신 사실은 산부인과전문의만 확인할 수 있다.

② 영 제23조제5항에 따라 이용권을 발급받은 사람은 영 제23조제3항 각 호의 비용을 결제하려는 경우 요양기관에 이용권을 제시해야 한다.

③ 공단은 임신 · 출산과 관련된 진료 등의 사실을 확인한 후 지체 없이 요양기관에게 제2항에 따라 결제된 비용을 지급해야 한다.

④ 제1항부터 제3항까지에서 규정한 사항 외에 이용권의 신청 및 발급 등에 필요한 세부적인 사항은 보건복지부장관이 정하여 고시한다.

[전문개정 2018.12.31]

규칙 **제25조** 삭제 <2019.6.12>

제51조(장애인에 대한 특례) ① 공단은 「장애인복지법」에 따라 등록한 장애인인 가입자 및 피부양자에게는 「장애인·노인 등을 위한 보조기기 지원 및 활용촉진에 관한 법률」 제3조제2호에 따른 보조기기(이하 이 조에서 "보조기기"라 한다)에 대하여 보험급여를 할 수 있다. **<개정 2019.4.23>**

② 장애인인 가입자 또는 피부양자에게 보조기기를 판매한 자는 가입자나 피부양자의 위임이 있는 경우 공단에 보험급여를 직접 청구할 수 있다. 이 경우 공단은 지급이 청구된 내용의 적정성을 심사하여 보조기기를 판매한 자에게 보조기기에 대한 보험급여를 지급할 수 있다. **<신설 2020.12.29>**

③ 제1항에 따른 보조기기에 대한 보험급여의 범위·방법·절차, 제2항에 따른 보조기기 판매업자의 보험급여 청구, 공단의 적정성 심사 및 그 밖에 필요한 사항은 보건복지부령으로 정한다. **<개정 2019.4.23, 2020.12.29>**

규칙 **제26조(장애인 보조기기에 대한 보험급여기준 등)** ① 법 제51조제2항에 따른 보조기기(소모품을 포함하며, 이하 "보조기기"라 한다)에 대한 보험급여의 범위 및 공단의 부담금액 등은 별표 7과 같다. **<개정 2019.10.24>**

② 보조기기[제3항에 따른 활동형 수동휠체어, 틸팅형 수동휠체어(등받이 및 좌석 경사 조절형 수동휠체어를 말한다), 리클라이닝형 수동휠체어(등받이 경사 조절형 수동휠체어를 말한다), 전동휠체어, 전동스쿠터, 자세보조용구 및 이동식전동리프트는 제외한다]에 대한 보험급여를 받으려는 사람은 별지 제21호서식의 보조기기 급여 지급청구서에 다음 각 호의 서류를 첨부하여 공단에 제출해야 한다. **<개정 2018.12.31, 2019.10.24, 2021.2.26, 2021.6.30>**

1. 「의료법」 제77조제4항 및 「전문의의 수련 및 자격 인정 등에 관한 규정」 제3조에 따른 전문과목 중 보조기기 유형별로 보건복지부장관이 정하여 고시하는 과목의 전문의가 발행한 별지 제22호서식 및 별지 제22호의2서식부터 별지 제22호의4서식까지에 따른 보조기기 처방전과 해당 검사 결과 관련 서류 1부. 다만, 지팡이·목발·흰지팡이 또는 보조기기의 소모품[전동휠체어 및 전동스쿠터용 전지(電池)로 한정한다]에 대한 보험급여를 받으려는 경우에는 제외한다.

1의2. 별지 제23호서식의 보조기기 검수확인서 1부. 다만, 지팡이·목발·흰지팡이 또는 보조기기의 소모품(전동휠체어 및 전동스쿠터용 전지로 한정한다), 일반형 수동휠체어, 욕창예방방석, 욕창예방매트리스, 전·후방보행차, 돋보기 또는 망원경에 대한 보험급여를 받으려는 경우에는 제외한다.

2. 요양기관 또는 보조기기 제조·판매자가 발행한 세금계산서, 현금영수증 등 가입자나 피부양자가 지출한 금액 명세를 확인할 수 있는 서류 각 1부

3. 별표 7 제1호나목 전단에 따른 보조기기에 대한 보험급여를 받으려는 경우에는 표준코드와 바코드를 확인할 수 있는 보조기기 사진 1장

③ 보조기기 중 활동형 수동휠체어, 틸팅형 수동휠체어, 리클라이닝형 수동휠체어, 전동휠체어, 전동스쿠터, 자세보조용구 및 이동식전동리프트에 대한 보험급여를 받으려는 사람은 별지 제24호서식의 보조기기 급여 사전 승인 신청서에 별지 제22호서식 및 별지 제22호의2서식부터 별지 제22호의4서식까지에 따른 보조기기 처방전과 해당 검사 결과 관련 서류를 첨부하여 공단에 보

조기기 급여 사전 승인을 신청해야 한다. <신설 2018.6.29, 2019.10.24, 2021.6.30>

④ 공단은 제3항에 따른 신청을 받으면 해당 처방전에 적힌 장애상태 등을 확인하여 신청인이 급여 대상에 해당하는지를 결정 · 통보해야 하고, 급여 대상으로 통보받은 신청인은 별지 제21호서식의 보조기기 급여비 지급청구서에 다음 각 호의 서류를 첨부하여 공단에 제출해야 한다. <신설 2018.12.31, 2019.10.24, 2021.2.26>

1. 별지 제23호서식의 보조기기 검수확인서(자세보조용구만 해당한다)
2. 별표 7 제1호나목 전단에 따른 보조기기에 대한 보험급여를 받으려는 경우에는 표준코드와 바코드를 확인할 수 있는 보조기기 사진 1장
3. 별표 7 제1호다목에 따라 공단에 등록한 보조기기 업소에서 발행한 세금계산서, 현금영수증 등 가입자나 피부양자가 지출한 금액 명세를 확인할 수 있는 서류 각 1부

⑤ 보조기기 판매업자가 법 제51조제2항 전단에 따라 공단에 보조기기 보험급여의 지급을 직접 청구하는 경우에는 다음 각 호의 서류를 공단에 제출해야 한다. <개정 2021.6.30>

1. 제2항 각 호의 서류 또는 제4항 각 호의 서류 1부
2. 별지 제21호의2서식의 보조기기 급여 지급청구 위임장 1부
3. 가입자나 피부양자의 신분증 사본 1부
4. 보조기기 판매업자의 대표자 신분증 사본 1부
5. 「장애인복지법」에 따라 개설된 의지(義肢) · 보조기 제조 · 수리업자이거나 「의료기기법」에 따라 허가받은 수입 · 제조 · 판매업자(보조기기 소모품 중 전동휠체어 및 전동스쿠터용 전지의 경우는 「의료기기법」에 따라 신고한 수리업자를 말한다)임을 증명하는 서류 1부. 다만, 다음 각 목의 어느 하나에 해당하는 경우에는 제외한다.
   가. 별표 7 제1호다목에 따라 공단에 등록한 보조기기 판매업자
   나. 지팡이, 목발 또는 흰지팡이를 판매한 경우
   다. 보조기기를 제조 · 수입한 자로서 해당 보조기기의 소모품 중 전동휠체어 및 전동스쿠터용 전지를 판매한 경우

⑥ 공단은 제2항, 제4항 및 제5항에 따른 지급청구를 받으면 청구된 내용의 적정성을 지체 없이 확인한 후 지급청구를 한 사람 또는 보조기기 판매업자에게 제1항에 따른 공단의 부담금액을 지급해야 한다. <개정 2019.10.24, 2021.6.30>

⑦ 제1항부터 제6항까지에서 규정한 사항 외에 보조기기의 급여 기준 및 방법에 관한 세부적인 사항은 보건복지부장관이 정하여 고시한다. <개정 2013.9.30, 2019.10.24>

[제목개정 2019.10.24]

제52조(건강검진) ① 공단은 가입자와 피부양자에 대하여 질병의 조기 발견과 그에 따른 요양급여를 하기 위하여 건강검진을 실시한다.

② 제1항에 따른 건강검진의 종류 및 대상은 다음 각 호와 같다. <신설 2018.12.11>

1. 일반건강검진: 직장가입자, 세대주인 지역가입자, 20세 이상인 지역가입자 및 20세 이상인 피부양자
2. 암검진: 「암관리법」 제11조제2항에 따른 암의 종류별 검진주기와 연령 기준 등에 해당하는 사람
3. 영유아건강검진: 6세 미만의 가입자 및 피부양자

③ 제1항에 따른 건강검진의 검진항목은 성별, 연령 등의 특성 및 생애 주기에 맞게 설계되어야 한다. <신설 2018.12.11>

④ 제1항에 따른 건강검진의 횟수 · 절차와 그 밖에 필요한 사항은 대통령령으로 정한다. <개정 2018. 12.11>

영 **제25조(건강검진)** ① 법 제52조에 따른 건강검진(이하 "건강검진"이라 한다)은 2년마다 1회 이상 실시하되, 사무직에 종사하지 않는 직장가입자에 대해서는 1년에 1회 실시한다. 다만, 암검진은 「암관리법 시행령」에서 정한 바에 따르며, 영유아건강검진은 영유아의 나이 등을 고려하여 보건복지부장관이 정하여 고시하는 바에 따라 검진주기와 검진횟수를 다르게 할 수 있다.

② 건강검진은 「건강검진기본법」 제14조에 따라 지정된 건강검진기관(이하 "검진기관"이라 한다)에서 실시해야 한다.

③ 공단은 건강검진을 실시하려면 건강검진의 실시에 관한 사항을 다음 각 호의 구분에 따라 통보해야 한다.

1. 일반건강검진 및 암검진: 직장가입자에게 실시하는 건강검진의 경우에는 해당 사용자에게, 직장가입자의 피부양자 및 지역가입자에게 실시하는 건강검진의 경우에는 검진을 받는 사람에게 통보
2. 영유아건강검진: 직장가입자의 피부양자인 영유아에게 실시하는 건강검진의 경우에는 그 직장가입자에게, 지역가입자인 영유아에게 실시하는 건강검진의 경우에는 해당 세대주에게 통보

④ 건강검진을 실시한 검진기관은 공단에 건강검진의 결과를 통보해야 하며, 공단은 이를 건강검진을 받은 사람에게 통보해야 한다. 다만, 검진기관이 건강검진을 받은 사람에게 직접 통보한 경우에는 공단은 그 통보를 생략할 수 있다.

⑤ 건강검진의 검사항목, 방법, 그에 드는 비용, 건강검진 결과 등의 통보 절차, 그 밖에 건강검진을 실시하는 데 필요한 사항은 보건복지부장관이 정하여 고시한다.

[전문개정 2018.12.24]

제53조(급여의 제한) ① 공단은 보험급여를 받을 수 있는 사람이 다음 각 호의 어느 하나에 해당하면 보험급여를 하지 아니한다.

1. 고의 또는 중대한 과실로 인한 범죄행위에 그 원인이 있거나 고의로 사고를 일으킨 경우
2. 고의 또는 중대한 과실로 공단이나 요양기관의 요양에 관한 지시에 따르지 아니한 경우
3. 고의 또는 중대한 과실로 제55조에 따른 문서와 그 밖의 물건의 제출을 거부하거나 질문 또는 진단을 기피한 경우
4. 업무 또는 공무로 생긴 질병 · 부상 · 재해로 다른 법령에 따른 보험급여나 보상(報償) 또는 보상(補償)을 받게 되는 경우

② 공단은 보험급여를 받을 수 있는 사람이 다른 법령에 따라 국가나 지방자치단체로부터 보험급여에 상당하는 급여를 받거나 보험급여에 상당하는 비용을 지급받게 되는 경우에는 그 한도에서 보험급여를 하지 아니한다.

③ 공단은 가입자가 대통령령으로 정하는 기간 이상 다음 각 호의 보험료를 체납한 경우 그 체납한 보험료를 완납할 때까지 그 가입자 및 피부양자에 대하여 보험급여를 실시하지 아니할 수 있다. 다만, 월별 보험료의 총체납횟수(이미 납부된 체납보험료는 총체납횟수에서 제외하며, 보험료의 체납기간은 고려하지 아니한다)가 대통령령으로 정하는 횟수 미만이거나 가입자 및 피부양자의 소득 · 재산 등이 대통령령으로 정하는 기준 미만인 경우에는 그러하지 아니하다. <개정 2018.12.11>

1. 제69조제4항제2호에 따른 소득월액보험료

2. 제69조제5항에 따른 세대단위의 보험료

④ 공단은 제77조제1항제1호에 따라 납부의무를 부담하는 사용자가 제69조제4항제1호에 따른 보수월액보험료를 체납한 경우에는 그 체납에 대하여 직장가입자 본인에게 귀책사유가 있는 경우에 한하여 제3항의 규정을 적용한다. 이 경우 당해 직장가입자의 피부양자에게도 제3항의 규정을 적용한다.

⑤ 제3항 및 제4항에도 불구하고 제82조에 따라 공단으로부터 분할납부 승인을 받고 그 승인된 보험료를 1회 이상 낸 경우에는 보험급여를 할 수 있다. 다만, 제82조에 따른 분할납부 승인을 받은 사람이 정당한 사유 없이 5회(같은 조 제1항에 따라 승인받은 분할납부 횟수가 5회 미만인 경우에는 해당 분할납부 횟수를 말한다. 이하 이 조에서 같다) 이상 그 승인된 보험료를 내지 아니한 경우에는 그러하지 아니하다. <개정 2019.4.23>

⑥ 제3항 및 제4항에 따라 보험급여를 하지 아니하는 기간(이하 이 항에서 "급여제한기간"이라 한다)에 받은 보험급여는 다음 각 호의 어느 하나에 해당하는 경우에만 보험급여로 인정한다.

1. 공단이 급여제한기간에 보험급여를 받은 사실이 있음을 가입자에게 통지한 날부터 2개월이 지난 날이 속한 달의 납부기한 이내에 체납된 보험료를 완납한 경우
2. 공단이 급여제한기간에 보험급여를 받은 사실이 있음을 가입자에게 통지한 날부터 2개월이 지난 날이 속한 달의 납부기한 이내에 제82조에 따라 분할납부 승인을 받은 체납보험료를 1회 이상 낸 경우. 다만, 제82조에 따른 분할납부 승인을 받은 사람이 정당한 사유 없이 5회 이상 그 승인된 보험료를 내지 아니한 경우에는 그러하지 아니하다.

영 **제26조(급여의 제한)** ① 법 제53조제3항 각 호 외의 부분 본문에서 "대통령령으로 정하는 기간"이란 1개월을 말한다.

② 법 제53조제3항 각 호 외의 부분 단서에서 "대통령령으로 정하는 횟수"란 6회를 말한다.

③ 법 제53조제3항 각 호 외의 부분 단서에서 "대통령령으로 정하는 기준 미만인 경우"란 다음 각 호의 요건을 모두 충족한 경우를 말한다. 이 경우 소득은 제41조제1항에 따른 소득을 말하고, 재산은 제42조제3항제1호에 따른 재산을 말한다. <신설 2019.6.11, 2021.12.31>

1. 법 제53조제3항제2호의 보험료를 체납한 가입자가 속한 세대의 소득이 100만원 미만이고, 그 세대의 재산에 대한 「지방세법」 제10조의2부터 제10조의6까지의 규정에 따른 과세표준(이하 "과세표준"이라 한다)이 100만원 미만일 것. 다만, 가입자가 미성년자, 65세 이상인 사람 또는 「장애인복지법」에 따라 등록한 장애인인 경우에는 그 소득 및 재산에 대한 과세표준이 각각 공단이 정하는 금액 미만일 것
2. 법 제53조제3항제2호의 보험료를 체납한 가입자가 「소득세법」 제168조제1항에 따른 사업자등록을 한 사업에서 발생하는 소득이 없을 것

④ 제3항에 따른 소득 및 재산의 확인 절차, 방법 및 시기 등에 관한 구체적인 사항은 공단이 정한다. <신설 2019.6.11>

[제목개정 2019.6.11] [시행일: 2023.1.1] 관련법 개정

영 **제26조의2(요양비등수급계좌의 신청 방법 및 절차 등)** ① 법 제56조의2제1항 본문에 따라 요양비등을 수급자 명의의 지정된 계좌(이하 "요양비등수급계좌"라 한다)로 받으려는 사람은 요양비 지급청구서와 보조기기 급여 지급청구서 등에 요양비등수급계좌의 계좌번호를 기재하고, 예금통장(계좌번호가 기록되어 있는 면을 말한다) 사본을 첨부하여 공단에 제출해야 한다. 요양비등수급계좌를 변경하는 경우에도 또한 같다. <개정 2019.6.11, 2022.8.31>

② 공단은 법 제56조의2제1항 단서에 따라 수급자가 요양비등수급계좌를 개설한 금융기관이 폐업 또는 업무정지나 정보통신장애 등으로 정상영업이 불가능하거나 이에 준하는 불가피한 사유로 이체할 수 없을 때에는 직접 현금으로 지급한다.

[본조신설 2014.11.20]

규칙 **제27조(급여 제한에 관한 통지)** ① 공단은 법 제53조에 따라 보험급여를 제한하는 경우에는 문서로 그 내용과 사유를 가입자에게 알려야 한다.

② 공단은 법 제79조에 따라 보험료의 납입고지를 할 때에는 법 제53조제3항에 따른 급여 제한의 내용을 안내하여야 한다.

제54조(급여의 정지) 보험급여를 받을 수 있는 사람이 다음 각 호의 어느 하나에 해당하면 그 기간에는 보험급여를 하지 아니한다. 다만, 제3호 및 제4호의 경우에는 제60조에 따른 요양급여를 실시한다. <개정 2020.4.7>

1. 삭제 <2020.4.7>
2. 국외에 체류하는 경우
3. 제6조제2항제2호에 해당하게 된 경우
4. 교도소, 그 밖에 이에 준하는 시설에 수용되어 있는 경우

제55조(급여의 확인) 공단은 보험급여를 할 때 필요하다고 인정되면 보험급여를 받는 사람에게 문서와 그 밖의 물건을 제출하도록 요구하거나 관계인을 시켜 질문 또는 진단하게 할 수 있다.

제56조(요양비 등의 지급) 공단은 이 법에 따라 지급의무가 있는 요양비 또는 부가급여의 청구를 받으면 지체 없이 이를 지급하여야 한다.

제56조의2(요양비등수급계좌) ① 공단은 이 법에 따른 보험급여로 지급되는 현금(이하 "요양비등"이라 한다)을 받는 수급자의 신청이 있는 경우에는 요양비등을 수급자 명의의 지정된 계좌(이하 "요양비등수급계좌"라 한다)로 입금하여야 한다. 다만, 정보통신장애나 그 밖에 대통령령으로 정하는 불가피한 사유로 요양비등수급계좌로 이체할 수 없을 때에는 직접 현금으로 지급하는 등 대통령령으로 정하는 바에 따라 요양비등을 지급할 수 있다.

② 요양비등수급계좌가 개설된 금융기관은 요양비등수급계좌에 요양비등만이 입금되도록 하고, 이를 관리하여야 한다.

③ 제1항 및 제2항에 따른 요양비등수급계좌의 신청 방법 · 절차와 관리에 필요한 사항은 대통령령으로 정한다.

[본조신설 2014.5.20]

제57조(부당이득의 징수) ① 공단은 속임수나 그 밖의 부당한 방법으로 보험급여를 받은 사람 · 준요양기관 및 보조기기 판매업자나 보험급여 비용을 받은 요양기관에 대하여 그 보험급여나 보험급여 비용에 상당하는 금액의 전부 또는 일부를 징수한다. <개정 2020.12.29>

② 공단은 제1항에 따라 속임수나 그 밖의 부당한 방법으로 보험급여 비용을 받은 요양기관이 다음 각 호의 어느 하나에 해당하는 경우에는 해당 요양기관을 개설한 자에게 그 요양기관과 연대하

여 같은 항에 따른 징수금을 납부하게 할 수 있다. <신설 2013.5.22, 2020.12.29>
1. 「의료법」 제33조제2항을 위반하여 의료기관을 개설할 수 없는 자가 의료인의 면허나 의료법인 등의 명의를 대여받아 개설·운영하는 의료기관
2. 「약사법」 제20조제1항을 위반하여 약국을 개설할 수 없는 자가 약사 등의 면허를 대여받아 개설·운영하는 약국
3. 「의료법」 제4조제2항 또는 제33조제8항을 위반하여 개설·운영하는 의료기관
4. 「약사법」 제21조제1항을 위반하여 개설·운영하는 약국

③ 사용자나 가입자의 거짓 보고나 거짓 증명(제12조제5항을 위반하여 건강보험증이나 신분증명서를 양도·대여하여 다른 사람이 보험급여를 받게 하는 것을 포함한다), 요양기관의 거짓 진단 또는 준요양기관이나 보조기기를 판매한 자의 속임수 및 그 밖의 부당한 방법으로 보험급여가 실시된 경우 공단은 이들에게 보험급여를 받은 사람과 연대하여 제1항에 따른 징수금을 내게 할 수 있다. <개정 2013.5.22, 2018.12.11, 2020.12.29>

④ 공단은 속임수나 그 밖의 부당한 방법으로 보험급여를 받은 사람과 같은 세대에 속한 가입자(속임수나 그 밖의 부당한 방법으로 보험급여를 받은 사람이 피부양자인 경우에는 그 직장가입자를 말한다)에게 속임수나 그 밖의 부당한 방법으로 보험급여를 받은 사람과 연대하여 제1항에 따른 징수금을 내게 할 수 있다. <개정 2013.5.22>

⑤ 요양기관이 가입자나 피부양자로부터 속임수나 그 밖의 부당한 방법으로 요양급여비용을 받은 경우 공단은 해당 요양기관으로부터 이를 징수하여 가입자나 피부양자에게 지체 없이 지급하여야 한다. 이 경우 공단은 가입자나 피부양자에게 지급하여야 하는 금액을 그 가입자 및 피부양자가 내야 하는 보험료등과 상계할 수 있다. <개정 2013.5.22>

제57조의2(부당이득 징수금 체납자의 인적사항등 공개) ① 공단은 제57조제2항 각 호의 어느 하나에 해당하여 같은 조 제1항 및 제2항에 따라 징수금을 납부할 의무가 있는 요양기관 또는 요양기관을 개설한 자가 제79조제1항에 따라 납입 고지 문서에 기재된 납부기한의 다음 날부터 1년이 경과한 징수금을 1억원 이상 체납한 경우 징수금 발생의 원인이 되는 위반행위, 체납자의 인적사항 및 체납액 등 대통령령으로 정하는 사항(이하 이 조에서 "인적사항등"이라 한다)을 공개할 수 있다. 다만, 체납된 징수금과 관련하여 제87조에 따른 이의신청, 제88조에 따른 심판청구가 제기되거나 행정소송이 계류 중인 경우 또는 그 밖에 체납된 금액의 일부 납부 등 대통령령으로 정하는 사유가 있는 경우에는 그러하지 아니하다.

② 제1항에 따른 인적사항등의 공개 여부를 심의하기 위하여 공단에 부당이득징수금체납정보공개심의위원회를 둔다.

③ 공단은 부당이득징수금체납정보공개심의위원회의 심의를 거친 인적사항등의 공개대상자에게 공개대상자임을 서면으로 통지하여 소명의 기회를 부여하여야 하며, 통지일부터 6개월이 경과한 후 체납자의 납부이행 등을 고려하여 공개대상자를 선정한다.

④ 제1항에 따른 인적사항등의 공개는 관보에 게재하거나 공단 인터넷 홈페이지에 게시하는 방법으로 한다.

⑤ 제1항부터 제4항까지에서 규정한 사항 외에 인적사항등의 공개 절차 및 부당이득징수금체납정보공개심의위원회의 구성·운영 등에 필요한 사항은 대통령령으로 정한다.

[본조신설 2019.12.3]

영 **제26조의3(부당이득 징수금 체납자의 인적사항 공개 및 공개 제외 사유 등)** ① 법 제57조의2제1항 본문에서 "대통령령으로 정하는 사항"이란 징수금 발생의 원인이 되는 위반행위, 체납자의 성명(법인의 대표자 성명을 포함한다), 상호(법인의 명칭을 포함한다), 나이, 주소, 체납액(체납된 징수금, 연체금 및 체납처분비를 말한다. 이하 이 조에서 같다)의 종류 · 납부기한 · 금액 및 체납요지 등을 말한다.

② 법 제57조의2제1항 단서에서 "체납된 금액의 일부 납부 등 대통령령으로 정하는 사유가 있는 경우"란 다음 각 호의 어느 하나에 해당하는 경우를 말한다.

1. 법 제57조의2제3항에 따른 통지 당시 체납액의 100분의 10 이상을 그 통지일부터 6개월 이내에 납부한 경우
2. 「채무자 회생 및 파산에 관한 법률」 제243조에 따른 회생계획인가의 결정에 따라 체납액의 징수를 유예받고 그 유예기간 중에 있거나 체납액을 회생계획의 납부일정에 따라 납부하고 있는 경우
3. 징수금 발생의 원인이 되는 위반행위로 인하여 수사가 진행 중이거나 형사재판이 계속 중인 경우
4. 재해 등으로 재산에 심한 손실을 입은 경우 등으로서 법 제57조의2제2항에 따른 부당이득징수금체납정보공개심의위원회(이하 "부당이득징수금체납정보공개심의위원회"라 한다)가 같은 조 제1항에 따른 인적사항등을 공개할 실익이 없다고 인정하는 경우

③ 공단은 법 제57조의2제3항에 따른 통지를 할 때에는 체납액의 납부를 촉구하고, 같은 조 제1항 단서에 따른 경우에 해당하면 그에 관한 소명자료를 제출하도록 안내해야 한다.

[본조신설 2020.6.2]

영 **제26조의4(부당이득징수금체납정보공개심의위원회의 구성 및 운영)** ① 부당이득징수금체납정보공개심의위원회는 위원장 1명을 포함한 9명의 위원으로 구성한다.

② 부당이득징수금체납정보공개심의위원회의 위원장은 공단의 임원 중 해당 업무를 담당하는 상임이사가 되고, 위원은 공단의 이사장이 임명하거나 위촉하는 다음 각 호의 사람으로 한다.

1. 공단 소속 직원 3명
2. 보험급여 비용의 부당이득 징수에 관한 사무를 담당하는 보건복지부 소속 4급 또는 5급 공무원 1명
3. 법률, 회계 또는 사회보험에 관한 학식과 경험이 풍부한 사람 4명

③ 제2항제3호에 따른 위원의 임기는 2년으로 하며, 한 차례만 연임할 수 있다.

④ 부당이득징수금체납정보공개심의위원회의 회의는 위원장을 포함한 재적위원 과반수의 출석으로 개의하고, 출석위원 과반수의 찬성으로 의결한다.

⑤ 제1항부터 제4항까지에서 규정한 사항 외에 부당이득징수금체납정보공개심의위원회의 구성 및 운영에 필요한 사항은 공단이 정한다.

[본조신설 2020.6.2]

제58조(구상권) ① 공단은 제3자의 행위로 보험급여사유가 생겨 가입자 또는 피부양자에게 보험급여를 한 경우에는 그 급여에 들어간 비용 한도에서 그 제3자에게 손해배상을 청구할 권리를 얻는다.

② 제1항에 따라 보험급여를 받은 사람이 제3자로부터 이미 손해배상을 받은 경우에는 공단은 그 배상액 한도에서 보험급여를 하지 아니한다.

규칙 **제28조(제3자의 행위로 인한 급여 통보)** 법 제58조에 따라 가입자(지역가입자의 경우에는 세대주를 포함한다)는 자신이나 피부양자에 대한 보험급여 사유가 제3자의 행위로 인한 것인 경우에는 별지 제25호서식의 제3자의 행위로 인한 급여 통보서를 지체 없이 공단에 제출하여야 한다.

제59조(수급권 보호) ① 보험급여를 받을 권리는 양도하거나 압류할 수 없다. <개정 2014.5.20>
② 제56조의2제1항에 따라 요양비등수급계좌에 입금된 요양비등은 압류할 수 없다. <신설 2014.5.20>

제60조(현역병 등에 대한 요양급여비용의 지급) ① 공단은 제54조제3호 및 제4호에 해당하는 사람이 요양기관에서 대통령령으로 정하는 치료 등(이하 이 조에서 "요양급여"라 한다)을 받은 경우 그에 따라 공단이 부담하는 비용(이하 이 조에서 "요양급여비용"이라 한다)과 제49조에 따른 요양비를 법무부장관 · 국방부장관 · 경찰청장 · 소방청장 또는 해양경찰청장으로부터 예탁 받아 지급할 수 있다. 이 경우 법무부장관 · 국방부장관 · 경찰청장 · 소방청장 또는 해양경찰청장은 예산상 불가피한 경우 외에는 연간(年間) 들어갈 것으로 예상되는 요양급여비용과 요양비를 대통령령으로 정하는 바에 따라 미리 공단에 예탁하여야 한다. <개정 2014.11.19, 2017.7.26, 2018.12.11>
② 요양급여, 요양급여비용 및 요양비 등에 관한 사항은 제41조, 제41조의4, 제42조, 제42조의2, 제44조부터 제47조까지, 제47조의2, 제48조, 제49조, 제55조, 제56조, 제56조의2 및 제59조제2항을 준용한다. <개정 2016.3.22, 2018.12.11>
[제목개정 2018.12.11]

영 **제27조(현역병 등에 대한 요양급여비용의 지급)** ① 법 제60조제1항 전단에서 "대통령령으로 정하는 치료 등"이란 법 제41조제1항제1호부터 제3호까지 및 제5호에 따른 요양급여를 말한다.
② 법 제60조제1항 후단에 따라 법무부장관 · 국방부장관 · 경찰청장 · 소방청장 또는 해양경찰청장(이하 이 조에서 "기관장"이라 한다)은 해당 기관에서 연간 들어갈 것으로 예상되는 요양급여비용과 법 제49조에 따른 요양비(이하 "요양비"라 한다)를 공단이 지정한 계좌에 예탁해야 한다. <개정 2017.7.26, 2019.6.11>
③ 공단은 예탁금 집행 현황을 분기별로 보건복지부장관 및 해당 기관장에게 통보하여야 한다.
④ 공단은 제2항에 따라 기관장이 예탁한 요양급여비용과 요양비가 공단이 부담해야 할 요양급여비용과 요양비에 미치지 못할 때에는 기관장에게 이를 즉시 청구하고, 기관장은 공단의 청구에 따라 요양급여비용과 요양비를 공단에 지급해야 한다. <개정 2019.6.11>
⑤ 공단은 제2항에 따라 기관장이 예탁한 요양급여비용과 요양비에서 발생한 이자를 공단이 부담해야 할 요양급여비용에 사용할 수 있다. <개정 2019.6.11>

제61조(요양급여비용의 정산) 공단은 「산업재해보상보험법」 제10조에 따른 근로복지공단이 이 법에 따라 요양급여를 받을 수 있는 사람에게 「산업재해보상보험법」 제40조에 따른 요양급여를 지급한 후 그 지급결정이 취소되어 해당 요양급여의 비용을 청구하는 경우에는 그 요양급여가 이 법에 따라 실시할 수 있는 요양급여에 상당한 것으로 인정되면 그 요양급여에 해당하는 금액을 지급할 수 있다.

제5장 건강보험심사평가원

제62조(설립) 요양급여비용을 심사하고 요양급여의 적정성을 평가하기 위하여 건강보험심사평가원을 설립한다.

제63조(업무 등) ① 심사평가원은 다음 각 호의 업무를 관장한다. <개정 2022.6.10>
1. 요양급여비용의 심사
2. 요양급여의 적정성 평가
3. 심사기준 및 평가기준의 개발
4. 제1호부터 제3호까지의 규정에 따른 업무와 관련된 조사연구 및 국제협력
5. 다른 법률에 따라 지급되는 급여비용의 심사 또는 의료의 적정성 평가에 관하여 위탁받은 업무
6. 그 밖에 이 법 또는 다른 법령에 따라 위탁받은 업무
7. 건강보험과 관련하여 보건복지부장관이 필요하다고 인정한 업무
8. 그 밖에 보험급여 비용의 심사와 보험급여의 적정성 평가와 관련하여 대통령령으로 정하는 업무

② 제1항제8호에 따른 보험급여의 적정성 평가의 기준 · 절차 · 방법 등에 필요한 사항은 보건복지부장관이 정하여 고시한다. <개정 2022.6.10>
[시행일: 2022.12.11] 제63조

영 **제28조(업무)** ① 법 제63조제1항제7호에서 "대통령령으로 정하는 업무"란 다음 각 호의 업무를 말한다. <개정 2013.1.28>
1. 법 제47조에 따른 요양급여비용의 심사청구와 관련된 소프트웨어의 개발 · 공급 · 검사 등 전산 관리
2. 법 제49조제1항에 따라 지급되는 요양비 중 보건복지부령으로 정하는 기관에서 받은 요양비에 대한 심사
3. 법 제63조제1항제2호에 따른 요양급여의 적정성 평가 결과의 공개
4. 법 제63조제1항제1호부터 제6호까지 및 이 항 제1호부터 제3호까지의 업무를 수행하기 위한 환자 분류체계의 개발 · 관리
5. 법 제63조제1항제1호부터 제6호까지 및 이 항 제1호부터 제4호까지의 업무와 관련된 교육 · 홍보

② 제1항제1호 · 제3호 · 제4호에 따른 전산 관리, 적정성 평가 결과의 공개 및 환자 분류체계의 개발 · 관리의 절차 · 기준 · 방법과 그 밖에 필요한 사항은 보건복지부장관이 정하여 고시한다. <개정 2013.1.28>

규칙 **제29조(요양급여 등의 적정성 평가)** ① 심사평가원은 법 제63조제1항에 따른 요양급여 등의 적정성에 대한 평가를 하는 경우에는 의약학적 측면과 비용효과적 측면에서 요양급여를 적정하게 하였는지를 평가하여야 한다.

② 제1항에 따른 평가는 요양기관별 · 진료과목별 또는 상병(傷病)별로 구분하여 평가한다.

규칙 **제30조(요양비의 심사 대상)** 영 제28조제1항제2호에서 "보건복지부령으로 정하는 기관"이란 법 제98조제1항에 따라 업무정지 중인 요양기관 및 영 제18조제1항에 따라 요양기관에서 제외된 의료기관을 말한다.

제64조(법인격 등) ① 심사평가원은 법인으로 한다.
② 심사평가원은 주된 사무소의 소재지에서 설립등기를 함으로써 성립한다.

제65조(임원) ① 심사평가원에 임원으로서 원장, 이사 15명 및 감사 1명을 둔다. 이 경우 원장, 이사 중 4명 및 감사는 상임으로 한다. <개정 2016.2.3>
② 원장은 임원추천위원회가 복수로 추천한 사람 중에서 보건복지부장관의 제청으로 대통령이 임명한다.
③ 상임이사는 보건복지부령으로 정하는 추천 절차를 거쳐 원장이 임명한다.
④ 비상임이사는 다음 각 호의 사람 중에서 10명과 대통령령으로 정하는 바에 따라 추천한 관계 공무원 1명을 보건복지부장관이 임명한다.
1. 공단이 추천하는 1명
2. 의약관계단체가 추천하는 5명
3. 노동조합 · 사용자단체 · 소비자단체 및 농어업인단체가 추천하는 각 1명
⑤ 감사는 임원추천위원회가 복수로 추천한 사람 중에서 기획재정부장관의 제청으로 대통령이 임명한다.
⑥ 제4항에 따른 비상임이사는 정관으로 정하는 바에 따라 실비변상을 받을 수 있다.
⑦ 원장의 임기는 3년, 이사(공무원인 이사는 제외한다)와 감사의 임기는 각각 2년으로 한다.

영 **제29조(공무원인 임원)** 법 제65조제4항에 따라 보건복지부장관은 보건복지부의 3급 공무원 또는 고위공무원단에 속하는 공무원 중에서 1명을 지명하는 방법으로 심사평가원의 비상임이사를 추천한다. <개정 2016.8.2>

규칙 **제31조(상임이사 후보의 추천 절차 등)** 법 제65조제3항에 따른 심사평가원의 상임이사 추천 등에 관하여는 제8조를 준용한다. 이 경우 "공단"은 "심사평가원"으로, "이사장"은 "원장"으로 본다.

제66조(진료심사평가위원회) ① 심사평가원의 업무를 효율적으로 수행하기 위하여 심사평가원에 진료심사평가위원회(이하 "심사위원회"라 한다)를 둔다.
② 심사위원회는 위원장을 포함하여 90명 이내의 상근 심사위원과 1천명 이내의 비상근 심사위원으로 구성하며, 진료과목별 분과위원회를 둘 수 있다. <개정 2016.2.3>
③ 제2항에 따른 상근 심사위원은 심사평가원의 원장이 보건복지부령으로 정하는 사람 중에서 임명한다.
④ 제2항에 따른 비상근 심사위원은 심사평가원의 원장이 보건복지부령으로 정하는 사람 중에서 위촉한다.
⑤ 심사평가원의 원장은 심사위원이 다음 각 호의 어느 하나에 해당하면 그 심사위원을 해임 또는 해촉할 수 있다.
1. 신체장애나 정신장애로 직무를 수행할 수 없다고 인정되는 경우
2. 직무상 의무를 위반하거나 직무를 게을리한 경우

> 3. 고의나 중대한 과실로 심사평가원에 손실이 생기게 한 경우
> 4. 직무 여부와 관계없이 품위를 손상하는 행위를 한 경우
>
> ⑥ 제1항부터 제5항까지에서 규정한 사항 외에 심사위원회 위원의 자격 · 임기 및 심사위원회의 구성 · 운영 등에 필요한 사항은 보건복지부령으로 정한다.

규칙 **제32조(심사위원회 위원의 자격)** 법 제66조제1항에 따른 진료심사평가위원회(이하 "심사위원회"라 한다)의 위원은 법 제23조 각 호에 해당하지 아니하는 사람으로서 다음 각 호의 어느 하나에 해당하는 사람이어야 한다.

1. 의사 면허를 취득한 후 10년이 지난 사람으로서 의과대학 또는 의료기관에서 종사한 사람
2. 치과의사 면허를 취득한 후 10년이 지난 사람으로서 치과대학 또는 의료기관에서 종사한 사람
3. 한의사 면허를 취득한 후 10년이 지난 사람으로서 한의과대학 또는 의료기관에서 종사한 사람
4. 약사 면허를 취득한 후 10년이 지난 사람으로서 약학대학 · 의료기관 · 약국 또는 한국희귀 · 필수의약품센터에서 종사한 사람
5. 「고등교육법」 제2조제1호부터 제3호까지의 학교에서 전임강사 이상의 경력을 가진 사람으로서 보건의약관련 분야에 10년 이상 종사한 사람
6. 보건의약 또는 건강보험과 관련된 분야에 10년 이상 종사한 사람 중 보건복지부장관이 심사위원 자격이 있다고 인정하는 사람

규칙 **제33조(심사위원의 임명 및 위촉)** ① 법 제66조제3항에서 "보건복지부령으로 정하는 사람"이란 다음 각 호의 사람을 말한다.

1. 심사평가원 원장이 공개경쟁의 방법으로 선발한 사람
2. 공단 또는 의약계단체가 추천한 사람

② 법 제66조제4항에서 "보건복지부령으로 정하는 사람"이란 관련 의약분야별 전문학회 또는 의약계단체, 공단, 소비자단체 및 심사평가원 이사회가 추천하는 사람을 말한다.

③ 제1항제1호에 따라 공개경쟁의 방법으로 상근 심사위원을 임명하는 절차 · 방법 등은 심사평가원의 정관으로 정한다.

규칙 **제34조(심사위원의 임기)** 법 제66조제6항에 따라 심사위원의 임기는 2년으로 한다.

규칙 **제35조(심사위원회의 위원장)** ① 심사위원회에는 위원장 1명을 둔다.

② 심사위원회의 위원장은 심사평가원의 원장이 임명한다.

③ 심사위원회의 위원장이 부득이한 사유로 그 직무를 수행할 수 없을 때에는 심사평가원의 원장이 지명하는 위원이 그 직무를 대행한다.

④ 심사위원회 위원장의 임기는 2년으로 한다. <신설 2017.4.10>

규칙 **제36조(심사위원회의 회의 등)** ① 심사위원회와 법 제66조제2항에 따른 진료과목별 분과위원회의 회의는 재적위원 3분의 1 이상이 요구할 때 또는 심사평가원 원장이나 심사위원회 위원장이 요구할 때에 소집한다.

② 위원장 및 분과위원회의 위원장은 제1항에 따른 각 회의의 의장이 되며, 각 회의는 재적위원 과반수의 출석으로 개의하고, 출석위원 과반수의 찬성으로 의결한다.

③ 제1항과 제2항에서 규정한 사항 외에 심사위원회와 분과위원회의 구성 · 운영 등에 필요한 사항은 심사평가원의 정관으로 정한다.

규칙 **제37조(심사위원의 보수 등)** 심사위원에게는 예산의 범위에서 보수 · 수당 · 여비, 그 밖에 필요한 경비를 지급할 수 있다.

제67조(자금의 조달 등) ① 심사평가원은 제63조제1항에 따른 업무(같은 항 제5호에 따른 업무는 제외한다)를 하기 위하여 공단으로부터 부담금을 징수할 수 있다.
② 심사평가원은 제63조제1항제5호에 따라 급여비용의 심사 또는 의료의 적정성 평가에 관한 업무를 위탁받은 경우에는 위탁자로부터 수수료를 받을 수 있다.
③ 제1항과 제2항에 따른 부담금 및 수수료의 금액 · 징수 방법 등에 필요한 사항은 보건복지부령으로 정한다.

규칙 **제38조(부담금 등)** ① 법 제67조제1항에 따른 부담금(이하 이 조에서 "부담금"이라 한다)은 법 제36조 및 제68조에 따라 보건복지부장관이 승인한 심사평가원의 예산에 계상(計上)된 금액으로 하되, 공단의 전전년도 보험료 수입의 1천분의 30을 넘을 수 없다.
② 법 제67조제2항에 따른 수수료는 심사평가원 원장이 업무를 위탁한 자와 계약으로 정하는 금액으로 하되, 의료급여비용 심사에 관한 비용은 보건복지부장관이 정하는 바에 따른다.
③ 심사평가원은 부담금이 회계연도가 시작되기 전까지 확정되지 아니한 경우에는 전년도 부담금에 준하여 해당 연도 부담금을 징수하고 부담금 확정 후 정산한다.
④ 심사평가원은 부담금을 분기별로 징수하고, 제2항에 따른 수수료는 월별로 징수한다.
⑤ 부담금 및 수수료의 징수 · 납부 절차 및 방법 등에 관하여 필요한 사항은 보건복지부장관이 정하는 바에 따른다.

제68조(준용 규정) 심사평가원에 관하여 제14조제3항 · 제4항, 제16조, 제17조(같은 조 제1항제6호 및 제7호는 제외한다), 제18조, 제19조, 제22조부터 제32조까지, 제35조제1항, 제36조, 제37조, 제39조 및 제40조를 준용한다. 이 경우 "공단"은 "심사평가원"으로, "이사장"은 "원장"으로 본다. <개정 2013.5.22>

영 **제30조(원장 권한의 위임)** 법 제68조에 따라 준용되는 법 제32조에 따라 심사평가원의 원장이 분사무소의 장에게 위임할 수 있는 사항은 다음 각 호의 요양기관을 제외한 요양기관의 법 제47조제2항에 따른 요양급여비용에 대한 심사 권한과 법 제87조제2항에 따른 이의신청에 대한 결정 권한으로 한다.
1. 「의료법」 제3조의4에 따른 상급종합병원
2. 그 밖에 심사평가원의 정관으로 정하는 요양기관

영 **제31조(준용 규정)** 심사평가원 이사회의 심의 · 의결사항 및 회의에 관하여는 제11조(제5호는 제외한다) 및 제12조를 준용한다. 이 경우 "공단"은 "심사평가원"으로, "이사장"은 "원장"으로 본다.

규칙 **제39조(준용 규정)** 심사평가원의 결산보고서 등의 공고에 관하여는 제10조를 준용한다. 이 경우 "공단"은 "심사평가원"으로 본다.

제6장 보험료

제69조(보험료) ① 공단은 건강보험사업에 드는 비용에 충당하기 위하여 제77조에 따른 보험료의 납부의무자로부터 보험료를 징수한다.

② 제1항에 따른 보험료는 가입자의 자격을 취득한 날이 속하는 달의 다음 달부터 가입자의 자격을 잃은 날의 전날이 속하는 달까지 징수한다. 다만, 가입자의 자격을 매월 1일에 취득한 경우 또는 제5조제1항제2호가목에 따른 건강보험 적용 신청으로 가입자의 자격을 취득하는 경우에는 그 달부터 징수한다. <개정 2019.12.3>

③ 제1항 및 제2항에 따라 보험료를 징수할 때 가입자의 자격이 변동된 경우에는 변동된 날이 속하는 달의 보험료는 변동되기 전의 자격을 기준으로 징수한다. 다만, 가입자의 자격이 매월 1일에 변동된 경우에는 변동된 자격을 기준으로 징수한다.

④ 직장가입자의 월별 보험료액은 다음 각 호에 따라 산정한 금액으로 한다. <개정 2017.4.18>

1. 보수월액보험료: 제70조에 따라 산정한 보수월액에 제73조제1항 또는 제2항에 따른 보험료율을 곱하여 얻은 금액
2. 소득월액보험료: 제71조에 따라 산정한 소득월액에 제73조제1항 또는 제2항에 따른 보험료율을 곱하여 얻은 금액

⑤ 지역가입자의 월별 보험료액은 세대 단위로 산정하되, 지역가입자가 속한 세대의 월별 보험료액은 제72조에 따라 산정한 보험료부과점수에 제73조제3항에 따른 보험료부과점수당 금액을 곱한 금액으로 한다.

⑥ 제4항 및 제5항에 따른 월별 보험료액은 가입자의 보험료 평균액의 일정비율에 해당하는 금액을 고려하여 대통령령으로 정하는 기준에 따라 상한 및 하한을 정한다. <신설 2017.4.18>

영 **제32조(월별 보험료액의 상한과 하한)** 법 제69조제6항에 따른 월별 보험료액의 상한 및 하한은 다음 각 호의 구분에 따른다. <개정 2022.8.31>

1. 월별 보험료액의 상한은 다음 각 목과 같다.
   가. 직장가입자의 보수월액보험료: 보험료가 부과되는 연도의 전전년도 직장가입자 평균 보수월액보험료(이하 이 조에서 "전전년도 평균 보수월액보험료"라 한다)의 30배에 해당하는 금액을 고려하여 보건복지부장관이 정하여 고시하는 금액
   나. 직장가입자의 소득월액보험료 및 지역가입자의 월별 보험료액: 보험료가 부과되는 연도의 전전년도 평균 보수월액보험료의 15배에 해당하는 금액을 고려하여 보건복지부장관이 정하여 고시하는 금액
2. 월별 보험료액의 하한은 다음 각 목과 같다.
   가. 직장가입자의 경우 보수월액보험료: 보험료가 부과되는 연도의 전전년도 평균 보수월액보험료의 1천분의 80 이상 1천분의 85 미만의 범위에서 보건복지부장관이 정하여 고시하는 금액
   나. 지역가입자의 월별 보험료액: 가목에 따른 보수월액보험료의 100분의 90 이상 100분의 100 이하의 범위에서 보건복지부장관이 정하여 고시하는 금액

[전문개정 2018.3.6]

제70조(보수월액) ① 제69조제4항제1호에 따른 직장가입자의 보수월액은 직장가입자가 지급받는 보수를 기준으로 하여 산정한다. <개정 2017.4.18>

② 휴직이나 그 밖의 사유로 보수의 전부 또는 일부가 지급되지 아니하는 가입자(이하 "휴직자등"이라 한다)의 보수월액보험료는 해당 사유가 생기기 전 달의 보수월액을 기준으로 산정한다.

③ 제1항에 따른 보수는 근로자등이 근로를 제공하고 사용자 · 국가 또는 지방자치단체로부터 지급받는 금품(실비변상적인 성격을 갖는 금품은 제외한다)으로서 대통령령으로 정하는 것을 말한다. 이 경우 보수 관련 자료가 없거나 불명확한 경우 등 대통령령으로 정하는 사유에 해당하면 보건복지부장관이 정하여 고시하는 금액을 보수로 본다.

④ 제1항에 따른 보수월액의 산정 및 보수가 지급되지 아니하는 사용자의 보수월액의 산정 등에 필요한 사항은 대통령령으로 정한다.

영 **제33조(보수에 포함되는 금품 등)** ① 법 제70조제3항 전단에서 "대통령령으로 정하는 것"이란 근로의 대가로 받은 봉급, 급료, 보수, 세비(歲費), 임금, 상여, 수당, 그 밖에 이와 유사한 성질의 금품으로서 다음 각 호의 것을 제외한 것을 말한다. <개정 2015.6.30>

1. 퇴직금
2. 현상금, 번역료 및 원고료
3. 「소득세법」에 따른 비과세근로소득. 다만, 「소득세법」 제12조제3호차목 · 파목 및 거목에 따라 비과세되는 소득은 제외한다.

② 법 제70조제3항 후단에서 "보수 관련 자료가 없거나 불명확한 경우 등 대통령령으로 정하는 사유"란 다음 각 호의 어느 하나에 해당하는 경우를 말한다.

1. 보수 관련 자료가 없거나 불명확한 경우
2. 「최저임금법」 제5조에 따른 최저임금액 등을 고려할 때 보수 관련 자료의 신뢰성이 없다고 공단이 인정하는 경우

③ 보수의 전부 또는 일부가 현물(現物)로 지급되는 경우에는 그 지역의 시가(時價)를 기준으로 공단이 정하는 가액(價額)을 그에 해당하는 보수로 본다.

④ 법 제70조제3항 후단에 따라 보건복지부장관이 고시하는 금액이 적용되는 기간 중에 사업장 근로자의 보수가 확인되는 경우에는 공단이 확인한 날이 속하는 달의 다음 달부터 그 고시 금액을 적용하지 아니한다.

영 **제34조(직장가입자에 대한 보수월액보험료 부과의 원칙)** ① 법 제70조제1항에 따라 직장가입자에 대한 보수월액보험료는 매년 다음 각 호의 구분에 따라 산정된 보수월액을 기준으로 하여 부과하고, 다음 해에 확정되는 해당 연도의 보수 총액을 기준으로 제39조에 따라 보수월액을 다시 산정하여 정산한다. 다만, 법 제70조제3항 후단에 따라 보건복지부장관이 고시하는 금액이 적용되는 직장가입자에 대해서는 그 고시하는 금액이 적용되는 기간 동안 부과한 보수월액보험료의 정산을 생략할 수 있다.

1. 직장가입자의 자격을 취득하거나, 다른 직장가입자로 자격이 변동되거나, 지역가입자에서 직장가입자로 자격이 변동된 사람: 제37조에 따른 자격 취득 또는 변동 시의 보수월액
2. 제1호에 해당하지 아니하는 직장가입자: 전년도에 받은 보수의 총액을 기준으로 제36조에 따라 산정한 보수월액

② 제1항 각 호에 따른 보수월액의 적용기간은 다음 각 호와 같다. <개정 2013.9.26>

1. 제1항제1호의 가입자: 자격 취득 또는 변동일이 속하는 달(매월 2일 이후에 자격이 변동된 경우에는 그 자격 변동일이 속한 달의 다음 달을 말한다)부터 다음 해 3월까지
2. 제1항제2호의 가입자: 매년 4월부터 다음 해 3월까지

영 **제35조(보수월액 산정을 위한 보수 등의 통보)** ① 사용자는 법 제70조제1항에 따른 보수월액의 산정을 위하여 매년 3월 10일까지 전년도 직장가입자에게 지급한 보수의 총액(법 제70조 및 이 영 제33조에 따라 산정된 금액으로서 가입자별로 1월부터 12월까지 지급한 보수의 총액을 말한다. 이하 같다)과 직장가입자가 해당 사업장 · 국가 · 지방자치단체 · 사립학교 또는 그 학교경영기관(이하 "사업장등"이라 한다)에 종사한 기간 등 보수월액 산정에 필요한 사항을 공단에 통보하여야 한다. 이 경우 법 제70조제3항 후단의 적용을 받는 직장가입자에 대해서는 통보를 생략할 수 있다. <개정 2013.9.26>

② 사용자는 법 제70조제1항에 따른 보수월액 산정을 위하여 그 사업장이 다음 각 호의 어느 하나에 해당하면 그때까지 사용 · 임용 또는 채용한 모든 직장가입자(제3호의 경우에는 해당 직장가입자를 말한다)에게 지급한 보수의 총액 등 보수월액 산정에 필요한 사항을 공단에 통보하여야 한다.

1. 사업장이 폐업 · 도산하거나 이에 준하는 사유가 발생한 경우
2. 사립학교가 폐교된 경우
3. 일부 직장가입자가 퇴직한 경우

규칙 **제40조(보수 총액 등의 통보)** 사용자는 영 제35조에 따라 직장가입자의 보수 총액 및 종사기간 등을 공단에 통보할 때에는 다음 각 호의 구분에 따른 서류를 공단에 제출하여야 한다.

1. 사용관계가 계속되는 경우: 별지 제26호서식의 직장가입자 보수 총액 통보서
2. 연도 중 영 제35조제2항 각 호의 어느 하나에 해당하게 된 경우: 별지 제8호서식의 직장가입자 자격상실 신고서

영 **제36조(보수월액의 결정 등)** ① 공단은 제35조에 따라 통보받은 보수의 총액을 전년도 중 직장가입자가 그 사업장등에 종사한 기간의 개월수로 나눈 금액을 매년 보수월액으로 결정한다. 다만, 사용자가 그 사업장등의 해당 연도 보수의 평균 인상률 또는 인하율을 공단에 통보한 경우에는 본문에 따라 계산한 금액에 그 평균 인상률 또는 인하율을 반영하여 산정한 금액을 매년 보수월액으로 결정한다.

② 사용자는 해당 직장가입자의 보수가 인상되거나 인하되었을 때에는 공단에 보수월액의 변경을 신청할 수 있다. 다만, 상시 100명 이상의 근로자가 소속되어 있는 사업장의 사용자는 다음 각 호에 따라 공단에 그 보수월액의 변경을 신청하여야 한다. <개정 2015.12.22>

1. 해당 월의 보수가 14일 이전에 변경된 경우: 해당 월의 15일까지
2. 해당 월의 보수가 15일 이후에 변경된 경우: 해당 월의 다음 달 15일까지

③ 공단은 사용자가 제35조에 따른 통보를 하지 아니하거나 통보 내용이 사실과 다른 경우에는 법 제94조에 따라 그 사실을 조사하여 보수월액을 산정 · 변경할 수 있으며, 제2항에 따른 보수월액의 변경신청을 받은 경우에는 보수가 인상된 달 또는 인하된 달부터 보수월액을 변경할 수 있다.

④ 직장가입자가 둘 이상의 건강보험 적용 사업장에서 보수를 받고 있는 경우에는 각 사업장에서 받고 있는 보수를 기준으로 각각 보수월액을 결정한다.

⑤ 직장가입자의 보수월액을 제33조부터 제38조까지의 규정에 따라 산정하기 곤란하거나 보수를 확인할 수 있는 자료가 없는 경우 보수월액의 산정방법과 보수의 인상 · 인하 시 보수월액의 변경신청 등 필요한 사항은 재정운영위원회의 의결을 거쳐 공단의 정관으로 정한다.

영 **제37조(직장가입자의 자격 취득·변동 시 보수월액의 결정)** 공단은 직장가입자의 자격을 취득하거나, 다른 직장가입자로 자격이 변동되거나, 지역가입자에서 직장가입자로 자격이 변동된 사람이 있을 때에는 다음 각 호의 구분에 따른 금액을 해당 직장가입자의 보수월액으로 결정한다.

1. 연·분기·월·주 또는 그 밖의 일정기간으로 보수가 정해지는 경우: 그 보수액을 그 기간의 총 일수로 나눈 금액의 30배에 상당하는 금액
2. 일(日)·시간·생산량 또는 도급(都給)으로 보수가 정해지는 경우: 직장가입자의 자격을 취득하거나 자격이 변동된 달의 전 1개월 동안에 그 사업장에서 해당 직장가입자와 같은 업무에 종사하고 같은 보수를 받는 사람의 보수액을 평균한 금액
3. 제1호 및 제2호에 따라 보수월액을 산정하기 곤란한 경우: 직장가입자의 자격을 취득하거나 자격이 변동된 달의 전 1개월 동안 같은 업무에 종사하고 있는 사람이 받는 보수액을 평균한 금액

영 **제38조(보수가 지급되지 않는 사용자의 보수월액 결정)** ① 법 제70조제4항에 따른 보수가 지급되지 아니하는 사용자의 보수월액은 다음 각 호의 방법으로 산정한다. 이 경우 사용자는 매년 5월 31일까지[「소득세법」 제70조의2에 따라 세무서장에게 성실신고확인서를 제출한 사용자(이하 이 항에서 "성실신고사용자"라 한다)인 경우에는 6월 30일까지] 수입을 증명할 수 있는 자료를 제출하거나 수입금액을 공단에 통보하여야 하며, 산정된 보수월액은 매년 6월부터 다음 해 5월까지(성실신고사용자의 경우에는 매년 7월부터 다음 해 6월까지) 적용한다. <개정 2013.9.26>

1. 해당 연도 중 해당 사업장에서 발생한 보건복지부령으로 정하는 수입으로서 객관적인 자료를 통하여 확인된 금액
2. 수입을 확인할 수 있는 객관적인 자료가 없는 경우에는 사용자의 신고금액

② 보수가 지급되지 아니하는 사용자의 보수월액을 결정하거나 변경하는 절차 등에 관하여는 제34조제1항, 제35조제2항 및 제36조를 준용한다. <신설 2013.9.26>

③ 제1항 및 제2항에도 불구하고 다음 각 호의 어느 하나에 해당하는 경우 사용자의 보수월액은 그 각 호에서 정하는 금액으로 한다. <개정 2020.12.29>

1. 제1항제1호 및 제2호에 따른 확인금액 또는 신고금액을 기준으로 산정한 보수월액이 해당 사업장에서 가장 높은 보수월액을 적용받는 근로자의 보수월액보다 낮은 경우(제2호나목에 해당하는 경우는 제외한다): 해당 사업장에서 가장 높은 보수월액을 적용받는 근로자의 보수월액
2. 다음 각 목의 어느 하나에 해당하는 경우: 해당 사업장 근로자의 보수월액을 평균한 금액
   가. 사용자가 제1항 각 호 외의 부분 후단에 따른 자료 제출과 수입금액 통보를 하지 않고, 같은 항 제1호에 따른 수입을 확인할 수 있는 객관적인 자료도 없는 경우
   나. 제1항제1호에 따른 확인금액이 0원 이하인 경우

[제목개정 2020.12.29]

영 **제39조(보수월액보험료의 정산 및 분할납부)** ① 공단은 원래 산정·징수한 보수월액보험료의 금액이 제34조부터 제38조까지의 규정에 따라 다시 산정한 보수월액보험료의 금액을 초과하는 경우에는 그 초과액을 사용자에게 반환하여야 하며, 부족한 경우에는 그 부족액을 사용자로부터 추가로 징수하여야 한다.

② 사용자는 직장가입자의 사용·임용·채용 관계가 끝난 경우에는 해당 직장가입자가 납부한 보수월액보험료를 다시 산정하여 근로자와 정산한 후 공단과 정산 절차를 거쳐야 한다. 다만, 법 제70조제3항 후단에 따라 보건복지부장관이 고시하는 금액이 적용되는 직장가입자에 대해서는 그 고시하는 금액이 적용되는 기간에 부과한 보수월액보험료의 정산을 생략할 수 있다.

③ 사용자는 제1항에 따라 반환받은 금액 또는 추가 납부한 금액 중 직장가입자가 반환받을 금액 및

부담하여야 할 금액에 대해서는 해당 직장가입자와 정산하여야 한다.

④ 공단은 제1항에 따라 추가로 징수해야 할 금액(이하 "추가징수금액"이라 한다) 중 직장가입자가 부담하는 금액이 해당 직장가입자가 부담하는 보수월액보험료(추가징수금액을 고지하는 날이 속하는 달의 보수월액보험료를 말한다) 이상인 경우에는 다음 각 호의 구분에 따라 납부하게 할 수 있다. 다만, 「재난 및 안전관리 기본법」 제38조제2항에 따른 주의 이상의 위기경보가 발령된 경우 등 보건복지부장관이 정하여 고시하는 경우에는 추가징수금액을 10회로 분할하여 납부하게 할 수 있다. <개정 2018.3.20, 2021.10.14>

1. 제34조제1항 본문에 따라 다음 해에 확정되는 해당 연도의 보수 총액을 기준으로 한 정산(이하 "연말정산"이라 한다)에 따른 추가징수금액: 5회로 분할하여 납부. 다만, 사용자의 신청에 따라 1회에 전액 납부하거나 10회 이내의 범위에서 분할하여 납부할 수 있다.
2. 연말정산을 제외한 정산에 따른 추가징수금액: 1회에 전액 납부. 다만, 사용자의 신청에 따라 10회 이내의 범위에서 분할하여 납부할 수 있다.

⑤ 제1항부터 제4항까지에서 규정한 사항 외에 보수월액보험료의 정산 및 분할납부에 필요한 세부사항은 공단의 정관으로 정한다. <신설 2018.3.20>

영 **제40조(공무원의 전출 시의 보수월액보험료 납부)** 공무원인 직장가입자가 다른 기관으로 전출된 경우 전출된 날이 속하는 달의 보수월액보험료는 전출 전 기관의 장이 전출된 공무원에게 지급할 보수에서 이를 공제하여 납부한다. 다만, 전출한 기관의 장이 전출한 날이 속하는 달의 보수를 지급하지 아니한 경우에는 전입받은 기관의 장이 보수에서 공제하여 납부한다.

규칙 **제41조(보수월액의 변경신청)** 사용자는 영 제36조에 따라 직장가입자의 보수월액 변경을 신청하려면 별지 제27호서식의 직장가입자 보수월액 변경신청서를 공단에 제출하여야 한다.

규칙 **제42조(보수월액의 결정 · 변경 등의 통지)** 공단은 영 제36조부터 제40조까지의 규정에 따라 가입자의 보수월액을 결정 · 변경한 경우 또는 보수월액보험료의 초과액을 반환하거나 보수월액보험료의 부족액을 추가 징수하는 경우에는 지체 없이 그 사실을 문서로 사용자에게 알려야 하며, 통지를 받은 사용자는 지체 없이 직장가입자에게 알려야 한다.

규칙 **제43조(보수가 지급되지 아니하는 사용자의 소득)** 영 제38조제1항제1호에서 "보건복지부령으로 정하는 수입"이란 「소득세법」 제19조에 따른 사업소득을 말한다.

제71조(소득월액) ① 소득월액은 제70조에 따른 보수월액의 산정에 포함된 보수를 제외한 직장가입자의 소득(이하 "보수외소득"이라 한다)이 대통령령으로 정하는 금액을 초과하는 경우 다음의 계산식에 따라 산정한다. <개정 2017.4.18>

(연간 보수외소득 – 대통령령으로 정하는 금액) × 1/12

② 소득월액을 산정하는 기준, 방법 등 소득월액의 산정에 필요한 사항은 대통령령으로 정한다.

영 **제41조(소득월액)** ① 법 제71조제1항에 따른 소득월액(이하 "소득월액"이라 한다) 산정에 포함되는 소득은 다음 각 호와 같다. 이 경우 「소득세법」에 따른 비과세소득은 제외한다. <개정 2020.10.7, 2022.6.30>

1. 이자소득: 「소득세법」 제16조에 따른 소득
2. 배당소득: 「소득세법」 제17조에 따른 소득
3. 사업소득: 「소득세법」 제19조에 따른 소득

4. 근로소득: 「소득세법」 제20조에 따른 소득
5. 연금소득: 「소득세법」 제20조의3에 따른 소득. 다만, 같은 조 제1항제1호의 공적연금소득의 경우에는 같은 조 제2항을 적용하지 않고 해당 과세기간에 발생한 연금소득 전부를 연금소득으로 한다.
6. 기타소득: 「소득세법」 제21조에 따른 소득

② 제1항 각 호의 소득의 구체적인 산정방법은 보건복지부령으로 정한다. **<신설 2020.10.7>**

③ 제1항 각 호의 소득 자료의 반영시기는 다음 각 호의 구분에 따른다. 다만, 천재지변 등 부득이한 사유가 발생한 경우에는 공단의 정관으로 정하는 바에 따라 반영시기를 조정할 수 있다. **<신설 2022.8.31>**

1. 매년 1월부터 10월까지의 소득월액 산정 시: 소득월액보험료가 부과되는 연도의 전전년도 자료. 다만, 제1항제5호의 연금소득 자료는 소득월액보험료가 부과되는 연도의 전년도 자료로 한다.
2. 매년 11월 및 12월의 소득월액 산정 시: 소득월액보험료가 부과되는 연도의 전년도 자료

④ 법 제71조제1항 계산식 외의 부분 및 같은 항의 계산식에서 "대통령령으로 정하는 금액"이란 각각 연간 2천만원을 말한다. **<개정 2018.3.6, 2020.10.7, 2022.8.31>**

⑤ 소득월액은 법 제71조제1항의 계산식을 적용하여 산출한 금액을 보건복지부령으로 정하는 방법에 따라 평가하여 산정한다. **<개정 2018.3.6, 2020.10.7, 2022.8.31>**

⑥ 제1항부터 제5항까지에서 규정한 사항 외에 소득 자료의 구체적인 종류 등 소득월액의 산정에 필요한 세부 사항은 공단의 정관으로 정한다. **<신설 2022.8.31>**

규칙 **제44조 (소득 산정방법 및 평가기준)** ① 영 제41조제2항에 따라 법 제71조제1항에 따른 소득월액(이하 "소득월액"이라 한다) 산정에 포함되는 소득은 다음 각 호의 구분에 따른 금액을 합산한 금액으로 한다. 다만, 제1호 및 제2호에도 불구하고 「소득세법」 제14조제3항제6호에 따른 소득이 1천만원 이하인 경우에는 해당 이자소득과 배당소득은 합산하지 않는다. **<신설 2020.10.30, 2022.7.1>**

1. 영 제41조제1항제1호의 이자소득: 「소득세법」 제16조제2항에 따라 산정한 이자소득금액
2. 영 제41조제1항제2호의 배당소득: 「소득세법」 제17조제3항에 따라 산정한 배당소득금액
3. 영 제41조제1항제3호의 사업소득: 「소득세법」 제19조제2항에 따라 산정한 사업소득금액. 다만, 「소득세법」 제64조의2제1항제2호의 세액이 적용되는 같은 법 제14조제3항제7호에 따른 분리과세 주택임대소득에 대한 사업소득금액은 같은 법 제64조의2제2항에 따라 산정한다.
4. 영 제41조제1항제4호의 근로소득: 「소득세법」 제20조제1항 각 호에 따른 소득의 금액의 합계액
5. 영 제41조제1항제5호의 연금소득: 「소득세법」 제20조의3제1항 각 호에 따른 소득의 금액의 합계액
6. 영 제41조제1항제6호의 기타소득: 「소득세법」 제21조제3항에 따라 산정한 기타소득금액

② 영 제41조제4항에 따라 소득월액은 다음 각 호의 구분에 따라 평가한 금액을 합산한 금액으로 한다. 이 경우 각 호의 구분에 따른 소득은 법 제71조제1항의 계산식을 적용하여 산출한 금액에 법 제71조제1항에 따른 연간 보수외소득에서 각 호의 구분에 따른 소득이 차지하는 비율을 곱하여 산출한 금액으로 한다. **<개정 2018.3.6, 2020.10.30, 2022.9.1>**

1. 영 제41조제1항제1호부터 제3호까지 및 제6호의 소득: 해당 소득 전액
2. 영 제41조제1항제4호 및 제5호의 소득: 해당 소득의 100분의 50

③ 영 별표 4 제1호가목에 따라 영 제42조제2항에 따른 소득을 평가하는 방법에 관하여는 제2항 전단을 준용한다. **<개정 2018.3.6, 2020.10.30>**

[제목개정 2020.10.30]

규칙 **제45조(보증금 및 월세금액의 평가방법)** 영 별표 4 제1호나목2)에서 "보건복지부령으로 정하는 기준"이란 별표 8에 따른 보증금 및 월세금액의 평가방법을 말한다.

제72조(보험료부과점수) ① 제69조제5항에 따른 보험료부과점수는 지역가입자의 소득 및 재산을 기준으로 산정한다. 다만, 대통령령으로 정하는 지역가입자가 실제 거주를 목적으로 대통령령으로 정하는 기준 이하의 주택을 구입 또는 임차하기 위하여 「금융실명거래 및 비밀보장에 관한 법률」 제2조제1호에 따른 금융회사등(이하 "금융회사등"이라 한다)으로부터 대출을 받고 그 사실을 공단에 통보하는 경우에는 해당 대출금액을 대통령령으로 정하는 바에 따라 평가하여 보험료부과점수 산정 시 제외한다. **<개정 2017.4.18, 2019.12.3>**

② 제1항에 따라 보험료부과점수의 산정방법과 산정기준을 정할 때 법령에 따라 재산권의 행사가 제한되는 재산에 대하여는 다른 재산과 달리 정할 수 있다.

③ 지역가입자는 제1항 단서에 따라 공단에 통보할 때 「신용정보의 이용 및 보호에 관한 법률」 제2조제1호에 따른 신용정보, 「금융실명거래 및 비밀보장에 관한 법률」 제2조제2호에 따른 금융자산, 같은 조 제3호에 따른 금융거래의 내용에 대한 자료 · 정보 중 대출금액 등 대통령령으로 정하는 자료 · 정보(이하 "금융정보등"이라 한다)를 공단에 제출하여야 하며, 제1항 단서에 따른 보험료부과점수 산정을 위하여 필요한 금융정보등을 공단에 제공하는 것에 대하여 동의한다는 서면을 함께 제출하여야 한다. **<신설 2019.12.3, 2022.6.10>**

④ 제1항 및 제2항에 따른 보험료부과점수의 산정방법 · 산정기준 등에 필요한 사항은 대통령령으로 정한다. **<개정 2019.12.3>**

영 **제42조(보험료부과점수의 산정기준)** ① 법 제72조제1항에 따른 보험료부과점수는 다음 각 호의 사항을 고려하여 산정하되, 구체적인 산정방법은 별표 4와 같다.

1. 소득
2. 재산
3. 삭제 **<2018.3.6>**

② 제1항제1호에 따른 소득의 구체적인 종류 · 범위 · 산정방법 · 반영시기 및 소득 조정 등에 관하여는 제41조제1항부터 제3항까지 및 제41조의2를 준용한다. 이 경우 "소득월액"은 "보험료부과점수"로, "소득월액보험료"는 "월별 보험료액"으로, "직장가입자"는 "지역가입자"로 본다. **<개정 2022.8.31>**

③ 제1항제2호에 따른 재산은 다음 각 호와 같다. **<개정 2018.3.6, 2019.6.11, 2022.8.31>**

1. 「지방세법」 제105조에 따른 재산세의 과세대상이 되는 토지, 건축물, 주택, 선박 및 항공기. 다만, 종중재산(宗中財産), 마을 공동재산, 그 밖에 이에 준하는 공동의 목적으로 사용하는 건축물 및 토지는 제외한다.
2. 주택을 소유하지 아니한 지역가입자의 경우에는 임차주택에 대한 보증금 및 월세금액
3. 「지방세법 시행령」 제123조제1호에 따른 승용자동차 및 같은 조 제2호에 따른 그 밖의 승용자동차. 다만, 다음 각 목의 어느 하나에 해당하는 경우에는 제외한다.
   가. 사용연수가 9년 이상인 경우
   나. 과세표준에 「지방세법 시행령」 제4조제1항제3호에 따른 차량의 경과연수별 잔존가치율을 고려하여 보건복지부장관이 고시하는 비율을 적용하여 산정된 차량의 가액이 4천만원 미만인 경우
   다. 「국가유공자 등 예우 및 지원에 관한 법률」 제4조 · 제73조 및 제74조에 따른 국가유공자등(법률 제11041호로 개정되기 전의 「국가유공자 등 예우 및 지원에 관한 법률」 제73조의

2에 따른 국가유공자 등을 포함한다)으로서 같은 법 제6조의4에 따른 상이등급 판정을 받은 사람과 「보훈보상대상자 지원에 관한 법률」 제2조에 따른 보훈보상대상자로서 같은 법 제6조에 따른 상이등급 판정을 받은 사람이 소유한 자동차

라. 「장애인복지법」에 따라 등록한 장애인이 소유한 자동차

마. 「지방세특례제한법」 제4조에 따라 과세하지 아니하는 자동차

바. 「지방세법 시행령」 제122조에 따른 영업용 자동차

④ 제1항부터 제3항까지에서 규정한 사항 외에 소득 자료의 구체적인 종류 등 보험료부과점수의 산정에 필요한 세부 사항은 공단의 정관으로 정한다. **<개정 2018.3.6, 2022.8.31>**

영 **제42조의2(주택 관련 대출금액의 보험료부과점수 제외)** ① 법 제72조제1항 단서에서 "대통령령으로 정하는 지역가입자"란 다음 각 호의 어느 하나에 해당하는 지역가입자를 말한다.

1. 보건복지부장관이 정하여 고시하는 1세대 1주택 세대에 속하는 지역가입자로서 다음 각 목의 요건을 모두 갖춘 지역가입자(이하 "1세대1주택자"라 한다)

가. 해당 세대가 소유한 주택에 거주하기 위하여 소유자(소유자와 주민등록상 동일 세대를 구성하는 배우자나 직계존비속을 포함한다)가 「금융실명거래 및 비밀보장에 관한 법률」에 따른 금융회사등(이하 "금융회사등"이라 한다)으로부터 주택을 담보로 하는 대출 등 보건복지부장관이 정하여 고시하는 대출(이하 "주택담보대출등"이라 한다)을 받을 것

나. 주택 소유권을 취득한 날과 주민등록표 등본의 전입일(외국인의 경우에는 「출입국관리법」에 따른 외국인등록표의 체류지 등록일 또는 변경신고일, 「재외동포의 출입국과 법적 지위에 관한 법률」에 따른 국내거소신고일 또는 이전신고일을 말하며, 이하 "전입일등"이라 한다) 중 빠른 날부터 전후 3개월 이내에 주택담보대출등을 받을 것

2. 보건복지부장관이 정하여 고시하는 1세대 무주택 세대에 속하는 지역가입자로서 다음 각 목의 요건을 모두 갖춘 지역가입자(이하 "1세대무주택자"라 한다)

가. 해당 세대가 임차한 주택에 거주하기 위하여 임차인(임차인과 주민등록상 동일 세대를 구성하는 배우자나 직계존비속을 포함한다)이 금융회사등으로부터 임차주택의 보증금을 담보로 하는 대출 등 보건복지부장관이 정하여 고시하는 대출(이하 "보증금담보대출등"이라 한다)을 받을 것

나. 「주택임대차보호법」 제3조의2제2항에 따른 임대차계약증서의 입주일과 전입일등 중 빠른 날부터 전후 3개월(임대차계약을 변경 · 연장 또는 갱신하면서 대출받는 경우에는 임대차계약 변경일, 연장일 또는 갱신일부터 전후 3개월을 말한다) 이내에 보증금담보대출등을 받을 것

② 법 제72조제1항 단서에서 "대통령령으로 정하는 기준 이하의 주택"이란 다음 각 호의 구분에 따른 요건을 충족하는 주택을 말한다. **<개정 2022.8.31>**

1. 1세대1주택자의 경우: 주택담보대출등을 받아 구입한 주택의 재산세 과세표준금액이 「소득세법」 제52조제5항 본문에 따른 주택 기준시가에 「지방세법 시행령」 제109조의 공정시장가액비율을 곱한 금액 이하일 것
2. 1세대무주택자의 경우: 보증금담보대출등을 받아 임차한 임차주택의 보증금 및 월세금액을 보건복지부령으로 정하는 기준에 따라 평가한 금액이 「소득세법」 제52조제5항 본문에 따른 주택 기준시가의 30퍼센트 이하인 주택일 것

③ 법 제72조제1항 단서에 따라 대출금액을 평가한 금액은 다음 각 호의 구분에 따른 금액으로 한다. **<개정 2022.8.31>**

1. 1세대1주택자의 경우: 주택담보대출등 금액의 합산액에 「지방세법 시행령」 제109조의 공정시

장가액비율을 곱한 금액. 이 경우 그 금액이 해당 주택의 재산세 과세표준금액보다 큰 경우에는 재산세 과세표준금액으로 하며, 그 금액이 5천만원을 넘는 경우에는 5천만원으로 한다.

2. 1세대무주택자의 경우: 보증금담보대출등 금액의 합산액의 30퍼센트. 이 경우 그 금액이 보증금의 30퍼센트에 해당하는 금액보다 큰 경우에는 보증금의 30퍼센트로 한다.

④ 법 제72조제3항에서 "대출금액 등 대통령령으로 정하는 자료 · 정보"란 다음 각 호의 자료 · 정보를 말한다.

1. 주택담보대출등 또는 보증금담보대출등을 받은 사람의 성명과 주민등록번호
2. 주택담보대출등 또는 보증금담보대출등의 종류, 기간, 금액, 담보 등 현황에 관한 정보
3. 그 밖에 보험료부과점수 산정에 필요한 자료 · 정보로서 보건복지부장관이 정하여 고시하는 자료 · 정보

⑤ 제1항부터 제4항까지에서 규정한 사항 외에 법 제72조제1항 단서에 따른 대출금액 평가에 필요한 세부 사항은 보건복지부장관이 정하여 고시한다.

[본조신설 2022.6.30]

[종전 제42조의2는 제42조의3으로 이동 <2022.6.30>]

[시행일: 2022.11.1] 제42조의2제2항제1호, 제42조의2제3항제1호

제72조의2(보험료부과제도개선위원회) ① 보험료부과와 관련된 제도 개선을 위하여 보건복지부장관 소속으로 관계 중앙행정기관 소속 공무원 및 민간전문가로 구성된 보험료부과제도개선위원회(이하 "제도개선위원회"라 한다)를 둔다.

② 제도개선위원회는 다음 각 호의 사항을 심의한다.

1. 가입자의 소득 파악 실태에 관한 조사 및 연구에 관한 사항
2. 가입자의 소득 파악 및 소득에 대한 보험료 부과 강화를 위한 개선 방안에 관한 사항
3. 그 밖에 보험료부과와 관련된 제도 개선 사항으로서 위원장이 회의에 부치는 사항

③ 보건복지부장관은 제1항에 따른 제도개선위원회 운영 결과를 국회에 보고하여야 한다.

④ 제도개선위원회의 구성 · 운영 등에 관하여 필요한 사항은 대통령령으로 정한다.

[본조신설 2017.4.18]

제72조의3(보험료 부과제도에 대한 적정성 평가) ① 보건복지부장관은 제5조에 따른 피부양자 인정기준(이하 이 조에서 "인정기준"이라 한다)과 제69조부터 제72조까지의 규정에 따른 보험료, 보수월액, 소득월액 및 보험료부과점수의 산정 기준 및 방법 등(이하 이 조에서 "산정기준"이라 한다)에 대하여 적정성을 평가하고, 이 법 시행일로부터 4년이 경과한 때 이를 조정하여야 한다.

② 보건복지부장관은 제1항에 따른 적정성 평가를 하는 경우에는 다음 각 호를 종합적으로 고려하여야 한다.

1. 제72조의2제2항제2호에 따라 제도개선위원회가 심의한 가입자의 소득 파악 현황 및 개선 방안
2. 공단의 소득 관련 자료 보유 현황
3. 「소득세법」 제4조에 따른 종합소득(종합과세되는 종합소득과 분리과세되는 종합소득을 포함한다) 과세 현황
4. 직장가입자에게 부과되는 보험료와 지역가입자에게 부과되는 보험료 간 형평성
5. 제1항에 따른 인정기준 및 산정기준의 조정으로 인한 보험료 변동
6. 그 밖에 적정성 평가 대상이 될 수 있는 사항으로서 보건복지부장관이 정하는 사항

> ③ 제1항에 따른 적정성 평가의 절차, 방법 및 그 밖에 적정성 평가를 위하여 필요한 사항은 대통령령으로 정한다.
> [본조신설 2017.4.18]

영 제42조의3(보험료부과제도개선위원회의 구성 등) ① 법 제72조의2에 따른 보험료부과제도개선위원회(이하 "제도개선위원회"라 한다)는 성별을 고려하여 위원장 1명과 부위원장 1명을 포함하여 19명 이내의 위원으로 구성한다.

② 제도개선위원회 위원장은 보건복지부차관이 되고, 부위원장은 위원 중에서 위원장이 지명하는 사람이 된다.

③ 제도개선위원회 위원장은 제도개선위원회를 대표하며, 그 업무를 총괄한다.

④ 제도개선위원회 부위원장은 위원장을 보좌하며, 위원장이 부득이한 사유로 직무를 수행할 수 없을 때에는 그 직무를 대행한다.

⑤ 제도개선위원회 위원은 다음 각 호의 구분에 따라 보건복지부장관이 임명 또는 위촉한다.

1. 기획재정부, 보건복지부, 고용노동부, 국토교통부, 국무조정실, 인사혁신처, 금융위원회 및 국세청 소속의 3급 공무원 또는 고위공무원단에 속하는 일반직공무원 중에서 그 소속 기관의 장이 1명씩 지명하는 사람
2. 보험료 부과체계, 조세, 주택, 금융 또는 연금제도 등에 관한 학식과 경험이 풍부한 사람 9명 이내
3. 공단의 이사장이 추천하는 사람 1명

⑥ 제도개선위원회 위원(제5항제1호에 따른 위원은 제외한다)의 임기는 2년으로 하며, 두 차례만 연임할 수 있다.

⑦ 제도개선위원회 위원(제5항제1호에 따른 위원은 제외한다)의 사임 등으로 새로 위촉된 제도개선위원회 위원의 임기는 전임위원 임기의 남은 기간으로 한다.

[본조신설 2018.3.6]

[제42조의2에서 이동, 종전 제42조의3은 제42조의4로 이동 <2022.6.30>]

영 제42조의4(제도개선위원회 위원의 해임 및 해촉) 보건복지부장관은 제도개선위원회 위원이 다음 각 호의 어느 하나에 해당하는 경우에는 해당 위원을 해임하거나 해촉할 수 있다.

1. 심신장애로 인하여 직무를 수행할 수 없게 된 경우
2. 직무와 관련된 비위사실이 있는 경우
3. 직무태만, 품위손상이나 그 밖의 사유로 인하여 위원으로 적합하지 아니하다고 인정되는 경우
4. 위원 스스로 직무를 수행하는 것이 곤란하다고 의사를 밝히는 경우

[본조신설 2018.3.6]

[제42조의3에서 이동, 종전 제42조의4는 제42조의5로 이동 <2022.6.30>]

영 제42조의5(제도개선위원회의 회의) ① 제도개선위원회 위원장은 제도개선위원회의 회의를 소집하고, 그 의장이 된다.

② 제도개선위원회의 회의는 재적위원 3분의 1 이상이 요구할 때 또는 위원장이 필요하다고 인정할 때에 소집한다.

③ 제도개선위원회의 회의는 재적위원 과반수의 출석으로 개의(開議)하고 출석위원 과반수의 찬성으로 의결한다.

④ 제도개선위원회의 효율적인 심의를 위하여 필요한 경우에는 전문위원회를 구성 · 운영할 수 있다.

⑤ 제1항부터 제4항까지에서 규정한 사항 외에 제도개선위원회와 전문위원회의 구성 · 운영 등에 필요한 사항은 제도개선위원회의 의결을 거쳐 위원장이 정한다.

[본조신설 2018.3.6]

영 **제42조의6(간사)** ① 제도개선위원회의 사무를 처리하기 위하여 제도개선위원회에 간사 1명을 둔다.

② 간사는 보건복지부 소속 3급 또는 4급 공무원 중에서 보건복지부장관이 임명한다.

[본조신설 2018.3.6]

[제42조의5에서 이동, 종전 제42조의6은 제42조의7로 이동 <2022.6.30>]

영 **제42조의7(보험료 부과제도에 대한 적정성 평가)** ① 보건복지부장관은 법 제72조의3제1항에 따른 적정성 평가(이하 "적정성 평가"라 한다)를 위한 조사 및 연구를 실시할 수 있다.

② 보건복지부장관은 제1항에 따라 실시하는 조사 및 연구를 보험료 부과제도에 관한 전문성을 갖춘 연구기관, 대학, 비영리법인 또는 단체 등에 의뢰하여 실시할 수 있다.

③ 보건복지부장관은 관계 중앙행정기관, 지방자치단체 및 「공공기관의 운영에 관한 법률」에 따른 공공기관 등에 대하여 적정성 평가에 관한 의견 또는 자료의 제출을 요청할 수 있다.

④ 보건복지부장관은 제1항에 따른 적정성 평가를 실시한 경우 그 결과를 제도개선위원회에 알려야 한다.

[본조신설 2018.3.6]

[제42조의6에서 이동 <2022.6.30>]

영 **제43조(지역가입자의 세대 분리)** 공단은 지역가입자가 다음 각 호의 어느 하나의 사람에 해당하는 경우에는 그 가입자를 해당 세대에서 분리하여 별도 세대로 구성할 수 있다. <개정 2017.3.20, 2020.6.30, 2020.10.7>

1. 해당 세대와 가계단위 및 생계를 달리하여 공단에 세대 분리를 신청한 사람
2. 별표 2 제3호라목에 따른 희귀난치성질환자등으로서 본인부담액을 경감받는 사람
3. 「병역법」 제21조 또는 제26조에 따라 소집되어 상근예비역 또는 사회복무요원으로 복무하는 사람
4. 「대체역의 편입 및 복무 등에 관한 법률」 제17조에 따라 소집되어 대체복무요원으로 복무하는 사람

제73조(보험료율 등) ① 직장가입자의 보험료율은 1천분의 80의 범위에서 심의위원회의 의결을 거쳐 대통령령으로 정한다.

② 국외에서 업무에 종사하고 있는 직장가입자에 대한 보험료율은 제1항에 따라 정해진 보험료율의 100분의 50으로 한다.

③ 지역가입자의 보험료부과점수당 금액은 심의위원회의 의결을 거쳐 대통령령으로 정한다.

영 **제44조(보험료율 및 보험료부과점수당 금액)** ① 법 제73조제1항에 따른 직장가입자의 보험료율은 1만분의 699로 한다. <개정 2018.12.24, 2019.12.31, 2020.12.29, 2021.12.7>

② 법 제73조제3항에 따른 지역가입자의 보험료부과점수당 금액은 205.3원으로 한다. <개정 2017.12.29, 2018.12.24, 2019.12.31, 2020.12.29, 2021.12.7>

제74조(보험료의 면제) ① 공단은 직장가입자가 제54조제2호부터 제4호까지의 어느 하나에 해당하는 경우(같은 조 제2호에 해당하는 경우에는 1개월 이상의 기간으로서 대통령령으로 정하는 기간 이상 국외에 체류하는 경우에 한정한다. 이하 이 조에서 같다) 그 가입자의 보험료를 면제한다. 다만, 제54조제2호에 해당하는 직장가입자의 경우에는 국내에 거주하는 피부양자가 없을 때에만 보험료를 면제한다. <개정 2020.4.7>

② 지역가입자가 제54조제2호부터 제4호까지의 어느 하나에 해당하면 그 가입자가 속한 세대의 보험료를 산정할 때 그 가입자의 제72조에 따른 보험료부과점수를 제외한다.

③ 제1항에 따른 보험료의 면제나 제2항에 따라 보험료의 산정에서 제외되는 보험료부과점수에 대하여는 제54조제2호부터 제4호까지의 어느 하나에 해당하는 급여정지 사유가 생긴 날이 속하는 달의 다음 달부터 사유가 없어진 날이 속하는 달까지 적용한다. 다만, 다음 각 호의 어느 하나에 해당하는 경우에는 그 달의 보험료를 면제하지 아니하거나 보험료의 산정에서 보험료부과점수를 제외하지 아니한다. <개정 2020.4.7>

1. 급여정지 사유가 매월 1일에 없어진 경우
2. 제54조제2호에 해당하는 가입자 또는 그 피부양자가 국내에 입국하여 입국일이 속하는 달에 보험급여를 받고 그 달에 출국하는 경우

영 **제44조의2(보험료가 면제되는 국외 체류기간)** 법 제74조제1항 본문에서 "대통령령으로 정하는 기간"이란 3개월을 말한다. 다만, 업무에 종사하기 위해 국외에 체류하는 경우라고 공단이 인정하는 경우에는 1개월을 말한다. <개정 2021.10.14>

[본조신설 2020.7.7]

제75조(보험료의 경감 등) ① 다음 각 호의 어느 하나에 해당하는 가입자 중 보건복지부령으로 정하는 가입자에 대하여는 그 가입자 또는 그 가입자가 속한 세대의 보험료의 일부를 경감할 수 있다.

1. 섬ㆍ벽지(僻地)ㆍ농어촌 등 대통령령으로 정하는 지역에 거주하는 사람
2. 65세 이상인 사람
3. 「장애인복지법」에 따라 등록한 장애인
4. 「국가유공자 등 예우 및 지원에 관한 법률」 제4조제1항제4호, 제6호, 제12호, 제15호 및 제17호에 따른 국가유공자
5. 휴직자
6. 그 밖에 생활이 어렵거나 천재지변 등의 사유로 보험료를 경감할 필요가 있다고 보건복지부장관이 정하여 고시하는 사람

② 제77조에 따른 보험료 납부의무자가 다음 각 호의 어느 하나에 해당하는 경우에는 대통령령으로 정하는 바에 따라 보험료를 감액하는 등 재산상의 이익을 제공할 수 있다. <신설 2013.5.22>

1. 제79조제2항에 따라 보험료의 납입 고지를 전자문서로 받는 경우
2. 보험료를 계좌 또는 신용카드 자동이체의 방법으로 내는 경우

③ 제1항에 따른 보험료 경감의 방법ㆍ절차 등에 필요한 사항은 보건복지부장관이 정하여 고시한다. <개정 2013.5.22>

[제목개정 2013.5.22]

영 **제45조(보험료 경감 대상지역)** 법 제75조제1항제1호에서 "섬ㆍ벽지(僻地)ㆍ농어촌 등 대통령령으로 정하는 지역"이란 다음 각 호의 어느 하나에 해당하는 지역을 말한다. <개정 2015.6.30>

1. 요양기관까지의 거리가 멀거나 대중교통으로 이동하는 시간이 오래 걸리는 지역으로서 보건복지부장관이 정하여 고시하는 섬 · 벽지 지역
2. 다음 각 목의 어느 하나에 해당하는 농어촌지역
   가. 군 및 도농복합 형태 시의 읍 · 면 지역
   나. 「지방자치법」 제2조제1항제2호에 따른 시와 군의 지역 중 동(洞) 지역으로서 「국토의 계획 및 이용에 관한 법률」 제36조제1항제1호에 따라 지정된 주거지역 · 상업지역 및 공업지역을 제외한 지역
   다. 「농어촌주민의 보건복지 증진을 위한 특별법」 제33조에 해당하는 지역
3. 요양기관의 이용이 제한되는 근무지의 특성을 고려하여 보건복지부장관이 인정하는 지역

영 **제45조의2(계좌이체자 등에 대한 보험료 감액 등)** 공단은 법 제75조제2항에 따라 전자문서로 납입고지를 받거나 계좌 또는 신용카드 자동이체의 방법으로 보험료를 내는 납부의무자에 대해서는 그에 따라 절감되는 우편요금 등 행정비용의 범위에서 공단의 정관으로 정하는 바에 따라 보험료를 감액하거나 감액하는 금액에 상당하는 금품을 제공할 수 있다. **<개정 2013.9.26, 2019.10.22>**

규칙 **제46조(보험료 경감 대상자)** 법 제75조제1항 각 호 외의 부분에서 "보건복지부령으로 정하는 가입자"란 다음 각 호의 어느 하나에 해당하는 사람을 말한다. **<개정 2015.6.30>**

1. 영 제45조제1호에 해당하는 지역에 거주하는 가입자
2. 영 제45조제2호에 해당하는 지역에 거주하는 지역가입자로서 다음 각 목의 어느 하나에 해당하는 사람. 다만, 영 제45조제2호나목 및 다목에 해당하는 지역의 경우 라목에 해당하는 사람은 제외한다.
   가. 「농어업 · 농어촌 및 식품산업 기본법」 제3조제2호에 따른 농어업인
   나. 「수산업법」 제2조제12호에 따른 어업인
   다. 「광업법」 제3조제2호에 따른 광업에 종사하는 사람
   라. 「소득세법」 제19조에 따른 사업소득이 연간 500만원 이하인 사람
3. 영 제45조제3호에 해당하는 지역에 거주하는 직장가입자로서 보건복지부장관이 정하여 고시하는 사람
4. 법 제75조제1항제2호부터 제4호까지에 해당하는 지역가입자
5. 법 제75조제1항제5호에 해당하는 직장가입자 중 휴직기간이 1개월 이상인 사람
6. 법 제75조제1항제6호에 해당하는 가입자

제76조(보험료의 부담) ① 직장가입자의 보수월액보험료는 직장가입자와 다음 각 호의 구분에 따른 자가 각각 보험료액의 100분의 50씩 부담한다. 다만, 직장가입자가 교직원으로서 사립학교에 근무하는 교원이면 보험료액은 그 직장가입자가 100분의 50을, 제3조제2호다목에 해당하는 사용자가 100분의 30을, 국가가 100분의 20을 각각 부담한다. **<개정 2014.1.1>**

1. 직장가입자가 근로자인 경우에는 제3조제2호가목에 해당하는 사업주
2. 직장가입자가 공무원인 경우에는 그 공무원이 소속되어 있는 국가 또는 지방자치단체
3. 직장가입자가 교직원(사립학교에 근무하는 교원은 제외한다)인 경우에는 제3조제2호다목에 해당하는 사용자

② 직장가입자의 소득월액보험료는 직장가입자가 부담한다.
③ 지역가입자의 보험료는 그 가입자가 속한 세대의 지역가입자 전원이 연대하여 부담한다.

④ 직장가입자가 교직원인 경우 제3조제2호다목에 해당하는 사용자가 부담액 전부를 부담할 수 없으면 그 부족액을 학교에 속하는 회계에서 부담하게 할 수 있다. **<신설 2014.1.1>**

제77조(보험료 납부의무) ① 직장가입자의 보험료는 다음 각 호의 구분에 따라 그 각 호에서 정한 자가 납부한다.

1. 보수월액보험료: 사용자. 이 경우 사업장의 사용자가 2명 이상인 때에는 그 사업장의 사용자는 해당 직장가입자의 보험료를 연대하여 납부한다.
2. 소득월액보험료: 직장가입자

② 지역가입자의 보험료는 그 가입자가 속한 세대의 지역가입자 전원이 연대하여 납부한다. 다만, 소득 및 재산이 없는 미성년자와 소득 및 재산 등을 고려하여 대통령령으로 정하는 기준에 해당하는 미성년자는 납부의무를 부담하지 아니한다. **<개정 2017.4.18>**

③ 사용자는 보수월액보험료 중 직장가입자가 부담하여야 하는 그 달의 보험료액을 그 보수에서 공제하여 납부하여야 한다. 이 경우 직장가입자에게 공제액을 알려야 한다.

제77조의2(제2차 납부의무) ① 법인의 재산으로 그 법인이 납부하여야 하는 보험료, 연체금 및 체납처분비를 충당하여도 부족한 경우에는 해당 법인에게 보험료의 납부의무가 부과된 날 현재의 무한책임사원 또는 과점주주(「국세기본법」 제39조 각 호의 어느 하나에 해당하는 자를 말한다)가 그 부족한 금액에 대하여 제2차 납부의무를 진다. 다만, 과점주주의 경우에는 그 부족한 금액을 그 법인의 발행주식 총수(의결권이 없는 주식은 제외한다) 또는 출자총액으로 나눈 금액에 해당 과점주주가 실질적으로 권리를 행사하는 주식 수(의결권이 없는 주식은 제외한다) 또는 출자액을 곱하여 산출한 금액을 한도로 한다.

② 사업이 양도·양수된 경우에 양도일 이전에 양도인에게 납부의무가 부과된 보험료, 연체금 및 체납처분비를 양도인의 재산으로 충당하여도 부족한 경우에는 사업의 양수인이 그 부족한 금액에 대하여 양수한 재산의 가액을 한도로 제2차 납부의무를 진다. 이 경우 양수인의 범위 및 양수한 재산의 가액은 대통령령으로 정한다.

[본조신설 2016.2.3]

영 **제46조(지역가입자의 보험료 연대납부의무 면제 대상 미성년자)** 법 제77조제2항 단서에서 "대통령령으로 정하는 기준에 해당하는 미성년자"란 다음 각 호의 어느 하나에 해당하는 미성년자를 말한다. 다만, 제41조제1항제2호의 배당소득 또는 같은 항 제3호의 사업소득으로서 「소득세법」 제168조제1항에 따른 사업자등록을 한 사업에서 발생하는 소득이 있는 미성년자는 제외한다. **<개정 2015.12.22, 2018.12.24>**

1. 다음 각 목의 요건을 모두 갖춘 미성년자
   가. 제42조제1항제1호에 따른 소득의 합이 연간 100만원 이하일 것
   나. 제42조제1항제2호에 따른 재산 중 같은 조 제3항제1호 및 제3호에 해당하는 재산이 없을 것
2. 부모가 모두 사망한 미성년자로서 제1호가목의 요건을 갖춘 미성년자

영 **제46조의2(사업의 양도·양수에 따른 제2차 납부의무)** ① 법 제77조의2제2항 후단에 따라 제2차 납부의무를 지는 사업의 양수인은 사업장별로 그 사업에 관한 모든 권리(미수금에 관한 것은 제외한다)와 모든 의무(미지급금에 관한 것은 제외한다)를 포괄적으로 승계한 자로 한다.

② 법 제77조의2제2항 후단에 따라 제2차 납부의무의 한도가 되는 사업양수 재산의 가액은 다음 각 호의 금액으로 한다. 다만, 제2호에 따른 금액은 제1호에 따른 금액이 없거나 불분명한 경우에 한정하여 적용한다.

1. 양수인이 양도인에게 지급하였거나 지급하여야 할 금액이 있는 경우에는 그 금액
2. 양수한 자산 및 부채를 공단이 「상속세 및 증여세법」 제60조부터 제66조까지의 규정을 준용하여 평가한 후 그 자산총액에서 부채총액을 뺀 가액

③ 제2항에도 불구하고 다음 각 호의 어느 하나에 해당하는 경우에 사업양수 재산의 가액은 같은 항 제1호의 방법에 따라 산정한 금액과 제2호의 방법에 따라 산정한 금액 중 큰 금액으로 한다.

1. 제2항제1호에 따른 금액과 「상속세 및 증여세법」 제60조에 따른 시가의 차액이 3억원 이상인 경우
2. 제2항제1호에 따른 금액과 「상속세 및 증여세법」 제60조에 따른 시가의 차액이 그 시가의 100분의 30에 상당하는 금액 이상인 경우

[본조신설 2016.8.2]

[종전 제46조의2는 제46조의3으로 이동 <2016.8.2>]

영 **제46조의3(가산금)** ① 법 제78조의2제1항 각 호 외의 부분에서 "대통령령으로 정하는 사유"란 다음 각 호의 어느 하나에 해당하는 경우를 말한다.

1. 근로자, 공무원 또는 교직원이 아닌 경우
2. 법 제6조제2항 각 호의 어느 하나에 해당하는 경우

② 법 제78조의2제2항에서 "가산금이 소액이거나 그 밖에 가산금을 징수하는 것이 적절하지 아니하다고 인정되는 등 대통령령으로 정하는 경우"란 다음 각 호의 어느 하나에 해당하는 경우를 말한다.

1. 가산금(법 제78조의2제1항에 따른 가산금을 말한다. 이하 같다)이 3천원 미만인 경우
2. 가산금을 징수하는 것이 적절하지 아니하다고 공단이 인정하는 부득이한 사유가 있는 경우

[본조신설 2016.9.22]

[종전 제46조의3은 제46조의4로 이동 <2016.9.22>]

영 **제46조의4(신용카드등에 의한 보험료등의 납부)** ① 삭제 <2017.3.20>

② 법 제79조의2제1항에서 "대통령령으로 정하는 기관 등"이란 다음 각 호의 기관을 말한다.

1. 「민법」 제32조에 따라 금융위원회의 허가를 받아 설립된 금융결제원
2. 정보통신망을 이용하여 신용카드, 직불카드 등(이하 이 조에서 "신용카드등"이라 한다)에 의한 결제를 수행하는 기관 중 시설, 업무수행능력 및 자본금 규모 등을 고려하여 공단이 지정하는 기관

③ 법 제79조의2제3항에 따른 납부대행 수수료는 공단이 납부대행기관의 운영경비 등을 종합적으로 고려하여 승인한다. 이 경우 납부대행 수수료는 해당 보험료등 납부금액의 1천분의 10을 초과할 수 없다.

④ 공단은 신용카드등에 의한 보험료등의 납부에 필요한 사항을 정할 수 있다.

[본조신설 2014.8.29]

[제46조의3에서 이동 <2016.9.22>]

영 **제46조의5(보험료등의 체납처분 전 통보 예외)** 법 제81조제4항 단서에서 "대통령령으로 정하는 경우"란 보험료등을 체납한 자가 다음 각 호의 어느 하나에 해당하는 경우를 말한다.

1. 국세의 체납으로 체납처분을 받는 경우
2. 지방세 또는 공과금의 체납으로 체납처분을 받는 경우
3. 강제집행을 받는 경우
4. 「어음법」 및 「수표법」에 따른 어음교환소에서 거래정지처분을 받는 경우
5. 경매가 시작된 경우
6. 법인이 해산한 경우
7. 재산의 은닉·탈루, 거짓 계약이나 그 밖의 부정한 방법으로 체납처분의 집행을 면하려는 행위가 있다고 인정되는 경우

[본조신설 2018.9.28]

제78조(보험료의 납부기한) ① 제77조제1항 및 제2항에 따라 보험료 납부의무가 있는 자는 가입자에 대한 그 달의 보험료를 그 다음 달 10일까지 납부하여야 한다. 다만, 직장가입자의 소득월액보험료 및 지역가입자의 보험료는 보건복지부령으로 정하는 바에 따라 분기별로 납부할 수 있다. <개정 2013.5.22>

② 공단은 제1항에도 불구하고 납입 고지의 송달 지연 등 보건복지부령으로 정하는 사유가 있는 경우 납부의무자의 신청에 따라 제1항에 따른 납부기한부터 1개월의 범위에서 납부기한을 연장할 수 있다. 이 경우 납부기한 연장을 신청하는 방법, 절차 등에 필요한 사항은 보건복지부령으로 정한다. <신설 2013.5.22>

제78조의2(가산금) ① 사업장의 사용자가 대통령령으로 정하는 사유에 해당되어 직장가입자가 될 수 없는 자를 제8조제2항 또는 제9조제2항을 위반하여 거짓으로 보험자에게 직장가입자로 신고한 경우 공단은 제1호의 금액에서 제2호의 금액을 뺀 금액의 100분의 10에 상당하는 가산금을 그 사용자에게 부과하여 징수한다.

1. 사용자가 직장가입자로 신고한 사람이 직장가입자로 처리된 기간 동안 그 가입자가 제69조제5항에 따라 부담하여야 하는 보험료의 총액
2. 제1호의 기간 동안 공단이 해당 가입자에 대하여 제69조제4항에 따라 산정하여 부과한 보험료의 총액

② 제1항에도 불구하고, 공단은 가산금이 소액이거나 그 밖에 가산금을 징수하는 것이 적절하지 아니하다고 인정되는 등 대통령령으로 정하는 경우에는 징수하지 아니할 수 있다.

[본조신설 2016.3.22]

규칙 **제47조(보험료의 분기별 납부)** ① 법 제78조제1항 단서에 따라 보험료(직장가입자의 경우에는 소득월액보험료를 말한다. 이하 이 조에서 같다)를 분기별로 납부하려는 직장가입자 및 지역가입자는 분기가 시작되는 달의 전달 말일까지 별지 제28호서식의 건강보험료 분기납부 신청서를 공단에 제출하여야 한다. <개정 2013.9.30>

② 법 제78조제1항 단서에 따라 분기별로 납부하는 보험료의 납부기한은 해당 분기가 끝나는 달의 다음 달 10일로 한다. <개정 2013.9.30>

③ 공단은 분기별로 납부하는 보험료의 납부의무자가 제2항에 따른 납부기한까지 보험료를 내지 아니하면 공단의 정관으로 정하는 절차에 따라 납부 의사를 확인한 후 분기별 납부를 제한할 수 있다.

규칙 **제48조(보험료등의 납입고지 기한)** 공단은 법 제79조에 따라 보험료와 그 밖에 법에 따른 징수금

(이하 "보험료등"이라 한다)의 납입고지를 할 때에는 납부의무자에게 보험료등의 납부기한 10일 전까지 납입고지서를 발급하여야 한다.

규칙 **제48조의2(납부기한의 연장)** ① 법 제78조제2항 전단에서 "납입 고지의 송달 지연 등 보건복지부령으로 정하는 사유가 있는 경우"란 다음 각 호의 어느 하나에 해당하는 경우를 말한다.

1. 납부의무자의 책임 없는 사유로 납입고지서가 납부기한이 지나서 송달된 경우
2. 자동 계좌이체의 방법으로 보험료를 내는 경우로서 정보통신망의 장애 등 납부의무자의 책임 없는 사유로 납부기한까지 이체되지 아니한 경우
3. 그 밖에 보건복지부장관이 인정하는 부득이한 사유가 있는 경우

② 제1항 각 호의 사유로 납부기한의 연장을 신청하려는 사람은 해당 보험료의 납부기한으로부터 1개월 이내에 별지 제28호의2서식의 보험료 납부기한 연장신청서를 공단에 제출하여야 한다.

③ 공단은 제2항에 따른 납부기한 연장 신청을 받으면 그 연장 여부를 결정하여 지체 없이 납부의무자에게 문서 등으로 통지하여야 한다.

[본조신설 2013.9.30]

제79조(보험료등의 납입 고지) ① 공단은 보험료등을 징수하려면 그 금액을 결정하여 납부의무자에게 다음 각 호의 사항을 적은 문서로 납입 고지를 하여야 한다.

1. 징수하려는 보험료등의 종류
2. 납부해야 하는 금액
3. 납부기한 및 장소

② 공단은 제1항에 따른 납입 고지를 할 때 납부의무자의 신청이 있으면 전자문서교환방식 등에 의하여 전자문서로 고지할 수 있다. 이 경우 전자문서 고지에 대한 신청 방법 · 절차 등에 필요한 사항은 보건복지부령으로 정한다. <개정 2016.2.3>

③ 공단이 제2항에 따라 전자문서로 고지하는 경우에는 전자문서가 보건복지부령으로 정하는 정보통신망에 저장되거나 납부의무자가 지정한 전자우편주소에 입력된 때에 납입 고지가 그 납부의무자에게 도달된 것으로 본다.

④ 직장가입자의 사용자가 2명 이상인 경우 또는 지역가입자의 세대가 2명 이상으로 구성된 경우 그 중 1명에게 한 고지는 해당 사업장의 다른 사용자 또는 세대 구성원인 다른 지역가입자 모두에게 효력이 있는 것으로 본다.

⑤ 휴직자등의 보험료는 휴직 등의 사유가 끝날 때까지 보건복지부령으로 정하는 바에 따라 납입 고지를 유예할 수 있다.

⑥ 공단은 제77조의2에 따른 제2차 납부의무자에게 납입의 고지를 한 경우에는 해당 법인인 사용자 및 사업 양도인에게 그 사실을 통지하여야 한다. <개정 2016.2.3>

규칙 **제49조(납입고지서의 전자고지 등)** ① 법 제79조제2항에 따른 전자문서를 통한 납입고지(이하 "전자고지"라 한다)를 신청 · 변경 · 해지하려는 사람은 별지 제29호서식의 전자고지 서비스 신규 · 변경 · 해지 신청서를 공단에 제출하여야 한다. 다만, 제3조제1항에 따라 사업장 적용신고를 하거나 제4조제1항에 따라 지역가입자의 자격 취득 또는 변동 신고를 할 때에 전자고지를 신청한 경우에는 신청서를 제출한 것으로 본다.

② 공단은 제1항에 따라 전자고지 신청을 접수한 경우에는 그 신청에 따라 전자우편, 휴대전화, 공단이 관리하는 전자문서교환시스템 또는 건강보험 업무를 수행하기 위하여 공단이 관리 · 운영하는 정보통신망을 통해 전자고지를 해야 한다. 다만, 공단은 정보통신망의 장애 등으로 전자

고지가 불가능한 경우에는 문서로 보험료등에 대한 납입고지를 할 수 있다. <개정 2015.12.31, 2022.10.26>

③ 전자고지의 개시 및 해지는 제1항에 따른 신청서를 접수한 날의 다음 날부터 적용한다.

④ 전자고지의 신청을 해지한 사람은 해지한 날부터 30일이 지난 날 이후에 전자고지를 다시 신청할 수 있다.

⑤ 법 제79조제3항에서 "보건복지부령으로 정하는 정보통신망"이란 공단이 관리하는 전자문서교환시스템 또는 건강보험 업무를 수행하기 위하여 공단이 관리 · 운영하는 정보통신망을 말한다. <개정 2022.10.26>

규칙 **제50조(보수월액보험료 납입고지 유예와 그 해지 신청 등)** ① 사용자는 법 제79조제5항에 따라 휴직이나 그 밖의 사유로 보수의 전부 또는 일부가 지급되지 아니하는 직장가입자(이하 "휴직자등"이라 한다)의 보수월액보험료에 대한 납입고지를 유예받으려면 휴직 등의 사유가 발생한 날부터 14일 이내에 별지 제30호서식의 휴직자등 직장가입자 보험료 납입고지 유예(유예 해지) 신청서를 공단에 제출하여야 한다.

② 사용자는 제1항에 따른 신청서가 제출된 후 납입 고지 유예 사유가 없어진 경우에는 그 사유가 없어진 날부터 14일 이내에 별지 제30호서식의 휴직자등 직장가입자 보험료 납입고지 유예(유예 해지) 신청서를 공단에 제출하여야 한다.

③ 제1항의 신청에 따라 납입고지가 유예되는 보수월액보험료는 그 사유가 발생한 날이 속하는 달의 다음 달(사유가 발생한 날이 매월 1일인 경우에는 그 사유가 발생한 날이 속하는 달을 말한다)부터 그 사유가 없어진 날이 속하는 달(사유가 없어진 날이 매월 1일인 경우에는 그 사유가 없어진 날이 속하는 달의 직전 달을 말한다)까지에 해당하는 보수월액보험료 및 그 기간 중 영 제39조제1항에 따른 추가 징수 보수월액보험료로 한다.

④ 공단은 제3항에 따라 납입고지가 유예된 보수월액보험료를 법 제70조제2항에 따른 보수월액과 납입고지 유예기간 중의 보험료율을 적용하여 산정한다.

⑤ 사용자는 제3항에 따라 납입고지가 유예된 보수월액보험료를 그 사유가 없어진 후 보수가 지급되는 최초의 달의 보수에서 공제하여 납부하여야 한다. 다만, 납입고지가 유예된 보수월액보험료가 해당 직장가입자의 월 보수월액보험료의 3배 이상이고 해당 직장가입자가 원하는 경우에는 제2항에 따른 납입 고지 유예 해지 신청을 할 때에 해당 보수월액보험료의 분할납부를 함께 신청하여야 한다.

⑥ 사용자가 제5항 단서에 따라 분할납부를 신청한 경우에는 10회의 범위에서 해당 보수월액보험료를 균등하게 분할하여 납부할 수 있다. 이 경우 매월 분할납부하는 금액은 해당 직장가입자의 월 보수월액보험료 이상이어야 한다.

제79조의2(신용카드등으로 하는 보험료등의 납부) ① 공단이 납입 고지한 보험료등을 납부하는 자는 보험료등의 납부를 대행할 수 있도록 대통령령으로 정하는 기관 등(이하 이 조에서 "보험료등납부대행기관"이라 한다)을 통하여 신용카드, 직불카드 등(이하 이 조에서 "신용카드등"이라 한다)으로 납부할 수 있다. <개정 2017.2.8>

② 제1항에 따라 신용카드등으로 보험료등을 납부하는 경우에는 보험료등납부대행기관의 승인일을 납부일로 본다.

③ 보험료등납부대행기관은 보험료등의 납부자로부터 보험료등의 납부를 대행하는 대가로 수수료를 받을 수 있다.

④ 보험료등납부대행기관의 지정 및 운영, 수수료 등에 필요한 사항은 대통령령으로 정한다.
[본조신설 2014.5.20]

제80조(연체금) ① 공단은 보험료등의 납부의무자가 납부기한까지 보험료등을 내지 아니하면 그 납부기한이 지난 날부터 매 1일이 경과할 때마다 다음 각 호에 해당하는 연체금을 징수한다. <개정 2016.2.3, 2019.1.15>

1. 제69조에 따른 보험료 또는 제53조제3항에 따른 보험급여 제한 기간 중 받은 보험급여에 대한 징수금을 체납한 경우: 해당 체납금액의 1천500분의 1에 해당하는 금액. 이 경우 연체금은 해당 체납금액의 1천분의 20을 넘지 못한다.
2. 제1호 외에 이 법에 따른 징수금을 체납한 경우: 해당 체납금액의 1천분의 1에 해당하는 금액. 이 경우 연체금은 해당 체납금액의 1천분의 30을 넘지 못한다.

② 공단은 보험료등의 납부의무자가 체납된 보험료등을 내지 아니하면 납부기한 후 30일이 지난 날부터 매 1일이 경과할 때마다 다음 각 호에 해당하는 연체금을 제1항에 따른 연체금에 더하여 징수한다. <개정 2016.2.3, 2019.1.15>

1. 제69조에 따른 보험료 또는 제53조제3항에 따른 보험급여 제한 기간 중 받은 보험급여에 대한 징수금을 체납한 경우: 해당 체납금액의 6천분의 1에 해당하는 금액. 이 경우 연체금은 해당 체납금액의 1천분의 50을 넘지 못한다.
2. 제1호 외에 이 법에 따른 징수금을 체납한 경우: 해당 체납금액의 3천분의 1에 해당하는 금액. 이 경우 연체금은 해당 체납금액의 1천분의 90을 넘지 못한다.

③ 공단은 제1항 및 제2항에도 불구하고 천재지변이나 그 밖에 보건복지부령으로 정하는 부득이한 사유가 있으면 제1항 및 제2항에 따른 연체금을 징수하지 아니할 수 있다.

규칙 **제51조(연체금 징수의 예외)** 법 제80조제3항에서 "보건복지부령으로 정하는 부득이한 사유"란 다음 각 호의 어느 하나에 해당하는 경우를 말한다. <개정 2018.12.18>

1. 전쟁 또는 사변으로 인하여 체납한 경우
2. 연체금의 금액이 공단의 정관으로 정하는 금액 이하인 경우
3. 사업장 또는 사립학교의 폐업 · 폐쇄 또는 폐교로 체납액을 징수할 수 없는 경우
4. 화재로 피해가 발생해 체납한 경우
5. 그 밖에 보건복지부장관이 연체금을 징수하기 곤란한 부득이한 사유가 있다고 인정하는 경우

제81조(보험료등의 독촉 및 체납처분) ① 공단은 제57조, 제77조, 제77조의2, 제78조의2 및 제101조에 따라 보험료등을 내야 하는 자가 보험료등을 내지 아니하면 기한을 정하여 독촉할 수 있다. 이 경우 직장가입자의 사용자가 2명 이상인 경우 또는 지역가입자의 세대가 2명 이상으로 구성된 경우에는 그 중 1명에게 한 독촉은 해당 사업장의 다른 사용자 또는 세대 구성원인 다른 지역가입자 모두에게 효력이 있는 것으로 본다. <개정 2016.2.3, 2016.3.22>

② 제1항에 따라 독촉할 때에는 10일 이상 15일 이내의 납부기한을 정하여 독촉장을 발부하여야 한다.

③ 공단은 제1항에 따른 독촉을 받은 자가 그 납부기한까지 보험료등을 내지 아니하면 보건복지부장관의 승인을 받아 국세 체납처분의 예에 따라 이를 징수할 수 있다.

④ 공단은 제3항에 따라 체납처분을 하기 전에 보험료등의 체납 내역, 압류 가능한 재산의 종류, 압류 예정 사실 및 「국세징수법」 제41조제18호에 따른 소액금융재산에 대한 압류금지 사실 등이 포함된 통보서를 발송하여야 한다. 다만, 법인 해산 등 긴급히 체납처분을 할 필요가 있는 경우로서 대통령령으로 정하는 경우에는 그러하지 아니하다. <신설 2018.3.27, 2020.12.29>

⑤ 공단은 제3항에 따른 국세 체납처분의 예에 따라 압류한 재산의 공매에 대하여 전문지식이 필요하거나 그 밖에 특수한 사정으로 직접 공매하는 것이 적당하지 아니하다고 인정하는 경우에는 「한국자산관리공사 설립 등에 관한 법률」에 따라 설립된 한국자산관리공사(이하 "한국자산관리공사"라 한다)에 공매를 대행하게 할 수 있다. 이 경우 공매는 공단이 한 것으로 본다. <개정 2018.3.27, 2019.11.26>

⑥ 공단은 제5항에 따라 한국자산관리공사가 공매를 대행하면 보건복지부령으로 정하는 바에 따라 수수료를 지급할 수 있다. <개정 2018.3.27>

규칙 **제52조(체납자에 대한 공매대행의 통지 등)** ① 공단은 법 제81조제5항에 따라 압류재산의 공매를 대행하게 하는 경우에는 다음 각 호의 사항을 적어 「금융회사부실자산 등의 효율적 처리 및 한국자산관리공사의 설립에 관한 법률」에 따라 설립된 한국자산관리공사(이하 "한국자산관리공사"라 한다)에 공매대행을 의뢰하여야 한다.

1. 체납자의 성명, 주소 또는 거소
2. 공매할 재산의 종류 · 수량 · 품질 및 소재지
3. 압류에 관계되는 보험료등의 납부 연도 · 금액 및 납부기한
4. 그 밖에 공매대행에 필요한 사항

② 공단은 제1항에 따라 공매대행을 의뢰한 경우에는 그 사실을 체납자, 담보물 소유자 및 그 재산에 전세권 · 질권 · 저당권 또는 그 밖의 권리를 가진 자와 압류한 재산을 보관하고 있는 자에게 알려야 한다.

③ 공단이 점유하고 있거나 제3자로 하여금 보관하게 한 압류재산은 한국자산관리공사에 인도할 수 있으며, 이를 인수한 한국자산관리공사는 인계 · 인수서를 작성하여야 한다. 다만, 제3자로 하여금 보관하게 한 재산에 대해서는 그 제3자가 발행하는 그 재산의 보관증을 인도함으로써 압류재산의 인도를 갈음할 수 있다.

규칙 **제53조(공매대행 수수료)** 공단은 법 제81조제6항에 따른 수수료 산정에 관하여는 「국세징수법 시행규칙」 제41조의5를 준용한다.

규칙 **제54조(공매대행의 세부 사항)** 이 규칙에서 규정한 사항 외에 한국자산관리공사가 공매를 대행하는 데에 필요한 사항은 공단이 한국자산관리공사와 협의하여 정한다.

제81조의2(체납 또는 결손처분 자료의 제공) ① 공단은 보험료 징수 또는 공익목적을 위하여 필요한 경우에 「신용정보의 이용 및 보호에 관한 법률」 제25조제2항제1호의 종합신용정보집중기관이 다음 각 호의 어느 하나에 해당하는 체납자 또는 결손처분자의 인적사항 · 체납액 또는 결손처분액에 관한 자료(이하 이 조에서 "체납등 자료"라 한다)를 요구할 때에는 그 자료를 제공할 수 있다. 다만, 체납된 보험료나 이 법에 따른 그 밖의 징수금과 관련하여 행정심판 또는 행정소송이 계류 중인 경우, 그 밖에 대통령령으로 정하는 사유가 있을 때에는 그러하지 아니하다.

1. 이 법에 따른 납부기한의 다음 날부터 1년이 지난 보험료, 이 법에 따른 그 밖의 징수금과 체납처분비의 총액이 500만원 이상인 자
2. 제84조에 따라 결손처분한 금액의 총액이 500만원 이상인 자

② 체납등 자료의 제공절차에 필요한 사항은 대통령령으로 정한다.

③ 제1항에 따라 체납등 자료를 제공받은 자는 이를 업무 외의 목적으로 누설하거나 이용하여서는 아니 된다.

[본조신설 2013.5.22]

제81조의3(보험료의 납부증명) ① 제77조에 따른 보험료의 납부의무자(이하 이 조에서 "납부의무자"라 한다)는 국가, 지방자치단체 또는 「공공기관의 운영에 관한 법률」 제4조에 따른 공공기관(이하 이 조에서 "공공기관"이라 한다)으로부터 공사 · 제조 · 구매 · 용역 등 대통령령으로 정하는 계약의 대가를 지급받는 경우에는 보험료와 그에 따른 연체금 및 체납처분비의 납부사실을 증명하여야 한다. 다만, 납부의무자가 계약대금의 전부 또는 일부를 체납한 보험료로 납부하려는 경우 등 대통령령으로 정하는 경우에는 그러하지 아니하다.

② 납부의무자가 제1항에 따라 납부사실을 증명하여야 할 경우 제1항의 계약을 담당하는 주무관서 또는 공공기관은 납부의무자의 동의를 받아 공단에 조회하여 보험료와 그에 따른 연체금 및 체납처분비의 납부여부를 확인하는 것으로 제1항에 따른 납부증명을 갈음할 수 있다.

[본조신설 2016.2.3]

영 **제47조(체납 또는 결손처분 자료 제공의 제외 사유)** 법 제81조의2제1항 각 호 외의 부분 단서에서 "대통령령으로 정하는 사유가 있을 때"란 다음 각 호의 어느 하나에 해당하는 때를 말한다.

1. 체납자가 「채무자 회생 및 파산에 관한 법률」 제243조에 따른 회생계획인가의 결정에 따라 체납액의 징수를 유예받고 그 유예기간 중에 있거나 체납액을 회생계획의 납부일정에 따라 내고 있는 때
2. 체납자가 다음 각 목의 어느 하나에 해당하는 사유로 체납액을 낼 수 없다고 공단이 인정하는 때
   가. 재해 또는 도난으로 재산이 심하게 손실되었을 때
   나. 사업이 현저하게 손실을 입거나 중대한 위기에 처하였을 때

[본조신설 2013.9.26]

[종전 제47조는 제45조의2로 이동 <2013.9.26>]

영 **제47조의2(체납 또는 결손처분 자료의 제공절차)** ① 「신용정보의 이용 및 보호에 관한 법률」 제25조제2항제1호의 종합신용정보집중기관(이하 "신용정보집중기관"이라 한다)은 법 제81조의2제1항에 따라 보험료등의 체납자 또는 결손처분자의 인적사항 · 체납액 또는 결손처분액에 관한 자료(이하 "체납등 자료"라 한다)를 공단에 요구하려면 다음 각 호의 사항을 적은 문서로 하여야 한다.

1. 신용정보집중기관의 명칭 및 주소
2. 요구하는 체납등 자료의 내용 및 용도

② 공단은 제1항의 요구에 따라 신용정보집중기관에 체납등 자료를 제공할 때에는 문서로 제공하거나 정보통신망을 이용하여 전자적인 형태의 파일(자기테이프, 자기디스크, 그 밖에 이와 유사한 매체에 체납등 자료가 기록 · 보관된 것을 말한다)로 제공할 수 있다.

③ 공단은 제2항에 따라 체납등 자료를 제공한 후 체납액의 납부, 결손처분의 취소 등의 사유가 발생한 경우에는 해당 사실을 그 사유가 발생한 날부터 15일 이내에 해당 체납등 자료를 제공한 신용정보집중기관에 알려야 한다.

④ 제1항부터 제3항까지에서 규정한 사항 외에 체납등 자료의 제공에 필요한 사항은 공단이 정한다.

[본조신설 2013.9.26]

영 **제47조의3(보험료의 납부증명 등)** ① 법 제81조의3제1항 본문에서 "공사·제조·구매·용역 등 대통령령으로 정하는 계약"이란 다음 각 호의 어느 하나에 해당하는 계약을 말한다. <개정 2016. 11.29>

1. 「국가를 당사자로 하는 계약에 관한 법률」 제2조에 따른 계약. 다만, 「국고금 관리법 시행령」 제31조에 따른 관서운영경비로 그 대가를 지급받는 계약은 제외한다.
2. 「지방자치단체를 당사자로 하는 계약에 관한 법률」 제2조에 따른 계약. 다만, 「지방회계법 시행령」 제38조에 따른 일상경비로 그 대가를 지급받는 계약은 제외한다.
3. 「공공기관의 운영에 관한 법률」에 따른 공공기관이 체결하는 계약. 다만, 일상경비적 성격의 자금으로서 보건복지부장관이 정하여 고시하는 자금으로 그 대가를 지급받는 계약은 제외한다.

② 법 제81조의3제1항 단서에서 "납부의무자가 계약대금의 전부 또는 일부를 체납한 보험료로 납부하려는 경우 등 대통령령으로 정하는 경우"란 다음 각 호의 어느 하나에 해당하는 경우를 말한다.

1. 납부의무자가 지급받는 대가의 전부를 보험료와 그에 따른 연체금 및 체납처분비로 납부하거나 그 대가의 일부를 보험료와 그에 따른 연체금 및 체납처분비 전액으로 납부하려는 경우
2. 법 제81조에 따른 체납처분에 따라 공단이 그 계약 대가를 지급받는 경우
3. 「채무자 회생 및 파산에 관한 법률」에 따른 파산관재인이 납부증명을 하지 못하여 관할법원이 파산절차를 원활하게 진행하기 곤란하다고 인정하는 경우로서 파산관재인이 공단에 납부증명의 예외를 요청하는 경우
4. 「채무자 회생 및 파산에 관한 법률」에 따른 회생계획에서 보험료와 그에 따른 연체금 및 체납처분비의 징수를 유예하거나 체납처분에 의한 재산의 환가를 유예하는 내용을 정한 경우. 이 경우 납부사실을 증명하지 아니하여도 되는 보험료와 그에 따른 연체금 및 체납처분비는 해당 징수유예 또는 환가유예된 금액만 해당한다.

③ 법 제77조에 따른 보험료 납부의무자가 법 제81조의3제1항 본문에 따라 보험료와 그에 따른 연체금 및 체납처분비 납부사실의 증명을 받으려는 경우에는 보건복지부장관이 정하여 고시하는 바에 따라 공단에 그 증명을 요청하여야 한다. 다만, 계약 대가를 지급받는 자가 원래의 계약자가 아닌 경우에는 다음 각 호의 구분에 따른 자가 납부사실의 증명을 요청하여야 한다.

1. 채권양도로 인한 경우: 양도인과 양수인
2. 법원의 전부명령(轉付命令)에 따르는 경우: 압류채권자
3. 「하도급거래 공정화에 관한 법률」 제14조제1항제1호 및 제2호에 따라 건설공사의 하도급대금을 직접 지급받는 경우: 수급사업자

[본조신설 2016.8.2]

제81조의4(서류의 송달) 제79조 및 제81조에 관한 서류의 송달에 관하여는 「국세기본법」 제8조(같은 조 제2항 단서는 제외한다)부터 제12조까지의 규정을 준용한다. 다만, 우편송달에 의하는 경우 그 방법은 대통령령으로 정하는 바에 따른다.

[본조신설 2019.4.23]

영 **제47조의4(우편송달)** 공단이 법 제81조의4 단서에 따라 법 제79조 및 제81조에 따른 서류를 우편으로 송달할 때에는 일반우편으로 송달할 수 있다.

[본조신설 2019.10.22]

제82조(체납보험료의 분할납부) ① 공단은 보험료를 3회 이상 체납한 자가 신청하는 경우 보건복지부령으로 정하는 바에 따라 분할납부를 승인할 수 있다. <개정 2018.3.27>

② 공단은 보험료를 3회 이상 체납한 자에 대하여 제81조제3항에 따른 체납처분을 하기 전에 제1항에 따른 분할납부를 신청할 수 있음을 알리고, 보건복지부령으로 정하는 바에 따라 분할납부 신청의 절차 · 방법 등에 관한 사항을 안내하여야 한다. <신설 2018.3.27>

③ 공단은 제1항에 따라 분할납부 승인을 받은 자가 정당한 사유 없이 5회(제1항에 따라 승인받은 분할납부 횟수가 5회 미만인 경우에는 해당 분할납부 횟수를 말한다) 이상 그 승인된 보험료를 납부하지 아니하면 그 분할납부의 승인을 취소한다. <개정 2018.3.27, 2019.4.23>

④ 분할납부의 승인과 취소에 관한 절차 · 방법 · 기준 등에 필요한 사항은 보건복지부령으로 정한다. <개정 2018.3.27>

규칙 **제55조(체납보험료 분할납부의 승인 등)** ① 법 제82조에 따라 보험료를 3회 이상 체납한 자가 보험료 분할납부의 승인을 받으려는 경우에는 별지 제31호서식의 건강보험 체납보험료 분할납부 신청서를 공단에 제출하여야 한다.

② 공단은 법 제82조제2항에 따라 체납 보험료 분할납부 신청의 절차 · 방법 등에 관한 사항을 법 제79조에 따라 보험료등을 징수할 때 납입 고지하는 문서와 법 제81조제4항에 따라 체납처분을 하기 전에 발송하는 통보서에 적어 안내하여야 하며, 필요한 경우에는 별도의 문서에 적거나 전화통화, 휴대전화 문자전송 등의 방법으로 추가 안내할 수 있다. <신설 2018.9.28>

③ 공단은 제1항에 따라 분할납부를 신청한 자가 법 제82조제3항에 따라 승인이 취소된 적이 있으면 분할납부의 승인을 하지 아니할 수 있다. <개정 2018.9.28>

④ 공단은 제1항에 따라 분할납부를 신청한 자가 제3항에 해당하지 아니하는 경우에는 특별한 사유가 없으면 분할납부를 승인하여야 한다. 이 경우 분할납부하는 횟수는 24회 이내로 정하고, 매월 납부할 금액(이하 "분할보험료"라 한다)은 해당 월별로 고지된 보험료(연체금을 포함한다) 이상으로 정하여 신청인에게 통보하여야 한다. <개정 2018.9.28>

⑤ 공단은 제4항에 따라 분할납부 승인을 받은 자(이하 "분할납부자"라 한다)에게 매회 납부기일 10일 전까지 분할보험료 납입고지서를 발급하여야 한다. 다만, 분할납부자가 분할납부 승인을 신청할 때에 분할횟수에 해당하는 납입고지서를 모두 발급해 줄 것을 요청하면 이를 한꺼번에 발급할 수 있다. <개정 2018.9.28>

⑥ 공단은 법 제82조제3항에 따라 분할납부의 승인을 취소한 경우에는 지체 없이 그 사실을 해당 분할납부자에게 통보하여야 한다. <개정 2018.9.28>

제83조(고액 · 상습체납자의 인적사항 공개) ① 공단은 이 법에 따른 납부기한의 다음 날부터 1년이 경과한 보험료, 연체금과 체납처분비(제84조에 따라 결손처분한 보험료, 연체금과 체납처분비로서 징수권 소멸시효가 완성되지 아니한 것을 포함한다)의 총액이 1천만원 이상인 체납자가 납부능력이 있음에도 불구하고 체납한 경우 그 인적사항 · 체납액 등(이하 이 조에서 "인적사항등"이라 한다)을 공개할 수 있다. 다만, 체납된 보험료, 연체금과 체납처분비와 관련하여 제87조에 따른 이의신청, 제88조에 따른 심판청구가 제기되거나 행정소송이 계류 중인 경우 또는 그 밖에

> 체납된 금액의 일부 납부 등 대통령령으로 정하는 사유가 있는 경우에는 그러하지 아니하다. <개정 2019.4.23>
> ② 제1항에 따른 체납자의 인적사항등에 대한 공개 여부를 심의하기 위하여 공단에 보험료정보공개심의위원회를 둔다.
> ③ 공단은 보험료정보공개심의위원회의 심의를 거친 인적사항등의 공개대상자에게 공개대상자임을 서면으로 통지하여 소명의 기회를 부여하여야 하며, 통지일부터 6개월이 경과한 후 체납액의 납부이행 등을 감안하여 공개대상자를 선정한다.
> ④ 제1항에 따른 체납자 인적사항등의 공개는 관보에 게재하거나 공단 인터넷 홈페이지에 게시하는 방법에 따른다.
> ⑤ 제1항부터 제4항까지의 규정에 따른 체납자 인적사항등의 공개와 관련한 납부능력의 기준, 공개절차 및 위원회의 구성·운영 등에 필요한 사항은 대통령령으로 정한다.

영 **제48조(고액·상습체납자의 인적사항 공개 및 공개 제외 사유 등)** ① 법 제83조제1항 단서에서 "체납된 금액의 일부 납부 등 대통령령으로 정하는 사유가 있는 경우"란 다음 각 호의 어느 하나에 해당하는 경우를 말한다. <개정 2020.6.2>

1. 법 제83조제3항에 따른 통지 당시 체납된 보험료, 연체금 및 체납처분비(이하 이 조에서 "체납액"이라 한다)의 100분의 30 이상을 그 통지일부터 6개월 이내에 납부한 경우
2. 「채무자 회생 및 파산에 관한 법률」 제243조에 따른 회생계획인가의 결정에 따라 체납액의 징수를 유예받고 그 유예기간 중에 있거나 체납액을 회생계획의 납부일정에 따라 내고 있는 경우
3. 재해 등으로 재산에 심한 손실을 입었거나 사업이 중대한 위기에 처한 경우 등으로서 법 제83조제2항에 따른 보험료정보공개심의위원회(이하 "보험료정보공개심의위원회"라 한다)가 체납자의 인적사항·체납액 등(이하 "인적사항등"이라 한다)을 공개할 실익이 없다고 인정하는 경우

② 공단과 보험료정보공개심의위원회는 법 제83조제3항에 따른 인적사항등의 공개대상자를 선정할 때에는 체납자의 재산상태, 소득수준, 미성년자 여부, 그 밖의 사정을 종합적으로 고려하여 납부능력이 있는지를 판단하여야 한다.

③ 공단은 법 제83조제3항에 따라 인적사항등 공개대상자임을 통지할 때에는 체납액의 납부를 촉구하고, 같은 조 제1항 단서에 따른 인적사항등의 공개 제외 사유에 해당하면 그에 관한 소명자료를 제출하도록 안내하여야 한다.

④ 공단은 법 제83조제4항에 따라 인적사항등을 공개할 때에는 체납자의 성명, 상호(법인의 명칭을 포함한다), 나이, 주소, 체납액의 종류·납부기한·금액, 체납요지 등을 공개하여야 하고, 체납자가 법인인 경우에는 법인의 대표자를 함께 공개하여야 한다.

영 **제49조(보험료정보공개심의위원회의 구성 및 운영)** ① 위원회는 위원장 1명을 포함한 11명의 위원으로 구성한다.

② 보험료정보공개심의위원회의 위원장은 공단의 임원 중 해당 업무를 담당하는 상임이사가 되고, 위원은 공단의 이사장이 임명하거나 위촉하는 다음 각 호의 사람으로 한다.

1. 공단 소속 직원 4명
2. 보험료 징수에 관한 사무를 담당하는 보건복지부 소속 3급 또는 4급 공무원 1명
3. 국세청의 3급 또는 4급 공무원 1명
4. 법률, 회계 또는 사회보험에 관한 학식과 경험이 풍부한 사람 4명

③ 제2항제4호에 따른 위원의 임기는 2년으로 한다.

④ 보험료정보공개심의위원회의 회의는 재적위원 과반수의 출석으로 개의하고, 출석위원 과반수의

찬성으로 의결한다.

⑤ 제1항부터 제4항까지에서 규정한 사항 외에 보험료정보공개심의위원회의 구성 및 운영에 필요한 사항은 공단이 정한다.

제84조(결손처분) ① 공단은 다음 각 호의 어느 하나에 해당하는 사유가 있으면 재정운영위원회의 의결을 받아 보험료등을 결손처분할 수 있다.

1. 체납처분이 끝나고 체납액에 충당될 배분금액이 그 체납액에 미치지 못하는 경우
2. 해당 권리에 대한 소멸시효가 완성된 경우
3. 그 밖에 징수할 가능성이 없다고 인정되는 경우로서 대통령령으로 정하는 경우

② 공단은 제1항제3호에 따라 결손처분을 한 후 압류할 수 있는 다른 재산이 있는 것을 발견한 때에는 지체 없이 그 처분을 취소하고 체납처분을 하여야 한다.

영 **제50조(결손처분)** 법 제84조제1항제3호에서 "대통령령으로 정하는 경우"란 다음 각 호의 경우를 말한다.

1. 체납자의 재산이 없거나 체납처분의 목적물인 총재산의 견적가격이 체납처분비에 충당하고 나면 남을 여지가 없음이 확인된 경우
2. 체납처분의 목적물인 총재산이 보험료등보다 우선하는 국세, 지방세, 전세권 · 질권 · 저당권 또는 「동산 · 채권 등의 담보에 관한 법률」에 따른 담보권에 따라 담보된 채권 등의 변제에 충당하고 나면 남을 여지가 없음이 확인된 경우
3. 그 밖에 징수할 가능성이 없다고 재정운영위원회에서 의결한 경우

제85조(보험료등의 징수 순위) 보험료등은 국세와 지방세를 제외한 다른 채권에 우선하여 징수한다. 다만, 보험료등의 납부기한 전에 전세권 · 질권 · 저당권 또는 「동산 · 채권 등의 담보에 관한 법률」에 따른 담보권의 설정을 등기 또는 등록한 사실이 증명되는 재산을 매각할 때에 그 매각대금 중에서 보험료등을 징수하는 경우 그 전세권 · 질권 · 저당권 또는 「동산 · 채권 등의 담보에 관한 법률」에 따른 담보권으로 담보된 채권에 대하여는 그러하지 아니하다.

제86조(보험료등의 충당과 환급) ① 공단은 납부의무자가 보험료등 · 연체금 또는 체납처분비로 낸 금액 중 과오납부(過誤納付)한 금액이 있으면 대통령령으로 정하는 바에 따라 그 과오납금을 보험료등 · 연체금 또는 체납처분비에 우선 충당하여야 한다. **<개정 2019.12.3>**

② 공단은 제1항에 따라 충당하고 남은 금액이 있는 경우 대통령령으로 정하는 바에 따라 납부의무자에게 환급하여야 한다. **<개정 2019.12.3>**

③ 제1항 및 제2항의 경우 과오납금에 대통령령으로 정하는 이자를 가산하여야 한다. **<신설 2019.12.3>**

영 **제51조(과오납금의 충당 순서)** ① 공단은 법 제86조제2항 전단에 따라 같은 조 제1항에 따른 환급금을 다음 각 호의 구분에 따라 각 목의 순서대로 충당하여야 한다. **<개정 2016.9.22, 2020.6.2>**

1. 보험료와 그에 따른 연체금을 과오납부(過誤納付)한 경우
   가. 체납처분비
   나. 체납된 보험료와 그에 따른 연체금
   다. 앞으로 내야 할 1개월분의 보험료(납부의무자가 동의한 경우만 해당한다)
2. 법 제57조에 따른 징수금(이하 이 호에서 "징수금"이라 한다)과 그에 따른 연체금을 과오납부한 경우

가. 체납처분비
나. 체납된 징수금과 그에 따른 연체금
3. 가산금과 그에 따른 연체금을 과오납부한 경우
가. 체납처분비
나. 체납된 가산금과 그에 따른 연체금

② 공단은 제1항제1호부터 제3호까지의 규정에 따라 충당한 후 남은 금액이 있는 경우에는 다음 각 호의 구분에 따라 충당할 수 있다. <개정 2016.9.22>

1. 제1항제1호에 따라 충당하고 남은 금액이 있는 경우: 같은 항 제2호 각 목의 순서에 따라 충당하고, 그 다음에 같은 항 제3호 각 목의 순서에 따라 충당할 것
2. 제1항제2호에 따라 충당하고 남은 금액이 있는 경우: 같은 항 제1호 각 목의 순서에 따라 충당하고, 그 다음에 같은 항 제3호 각 목의 순서에 따라 충당할 것
3. 제1항제3호에 따라 충당하고 남은 금액이 있는 경우: 같은 항 제1호 각 목의 순서에 따라 충당하고, 그 다음에 같은 항 제2호 각 목의 순서에 따라 충당할 것

[제목개정 2020.6.2]

영 제52조(과오납금의 충당 · 지급 시 가산 이자 등) ① 공단은 법 제86조제1항에 따라 과오납금을 보험료등 · 연체금 또는 체납처분비에 충당하거나 같은 조 제2항에 따라 충당하고 남은 금액을 환급하려는 경우에는 그 사실을 문서로 납부의무자에게 알려야 한다. <신설 2020.6.2>

② 법 제86조제3항에서 "대통령령으로 정하는 이자"란 다음 각 호의 구분에 따른 날부터 과오납금을 보험료등 · 연체금 또는 체납처분비에 충당하는 날(환급의 경우에는 환급통지서를 발송한 날을 말한다)까지의 기간에 대하여 과오납금에 「국세기본법 시행령」 제43조의3제2항 본문에 따른 국세환급가산금의 이자율을 곱하여 산정한 금액을 말한다. <개정 2013.9.26, 2020.6.2>

1. 보험료등, 연체금 또는 체납처분비가 2회 이상 분할 납부된 경우에는 다음 각 목의 구분에 따른 분할납부일의 다음 날
가. 해당 환급금이 최종 분할납부된 금액보다 적거나 같은 경우: 최종 분할납부일
나. 해당 환급금이 최종 분할납부된 금액보다 많은 경우: 해당 환급금이 가목의 경우에 해당될 때까지 최근 분할납부일의 순서로 소급하여 산정한 각 분할납부일
2. 공단이 제39조제1항에 따라 그 초과액을 사용자에게 반환하는 경우에는 다음 각 목의 구분에 따른 날
가. 사용자가 제35조 및 제38조에 따라 직장가입자에게 지급한 보수의 총액 등을 그 통보기한까지 공단에 통보한 경우 그 통보기한일부터 7일이 지난 날. 다만, 그 통보기한을 지나서 통보한 경우에는 통보일부터 7일이 지난 날
나. 사용자가 제36조제2항(제38조제2항에서 준용하는 경우를 포함한다)에 따라 공단에 보수월액 변경을 신청한 경우 그 신청일부터 7일이 지난 날
3. 제38조제2항에서 준용하는 제35조제2항 각 호의 사유로 사용자의 보수월액보험료를 정산하는 경우나 직장가입자의 사용 · 임용 · 채용 관계가 끝나 공단이 제39조제2항에 따라 사용자와 보수월액보험료를 다시 정산하여 반환하는 경우에는 다음 각 목의 구분에 따른 날
가. 법 제9조제1항에 따른 자격 변동이 있는 경우: 자격 변동 신고를 한 날부터 7일이 지난 날
나. 법 제10조제1항에 따른 자격 상실이 있는 경우: 자격 상실 신고를 한 날부터 7일이 지난 날
4. 제1호부터 제3호까지의 규정 외의 경우에는 과오납부한 날의 다음 날

[제목개정 2020.6.2]

제7장 이의신청 및 심판청구 등

제87조(이의신청) ① 가입자 및 피부양자의 자격, 보험료등, 보험급여, 보험급여 비용에 관한 공단의 처분에 이의가 있는 자는 공단에 이의신청을 할 수 있다.
② 요양급여비용 및 요양급여의 적정성 평가 등에 관한 심사평가원의 처분에 이의가 있는 공단, 요양기관 또는 그 밖의 자는 심사평가원에 이의신청을 할 수 있다.
③ 제1항 및 제2항에 따른 이의신청(이하 "이의신청"이라 한다)은 처분이 있음을 안 날부터 90일 이내에 문서(전자문서를 포함한다)로 하여야 하며 처분이 있은 날부터 180일을 지나면 제기하지 못한다. 다만, 정당한 사유로 그 기간에 이의신청을 할 수 없었음을 소명한 경우에는 그러하지 아니하다.
④ 제3항 본문에도 불구하고 요양기관이 제48조에 따른 심사평가원의 확인에 대하여 이의신청을 하려면 같은 조 제2항에 따라 통보받은 날부터 30일 이내에 하여야 한다.
⑤ 제1항부터 제4항까지에서 규정한 사항 외에 이의신청의 방법·결정 및 그 결정의 통지 등에 필요한 사항은 대통령령으로 정한다.

영 **제53조(이의신청위원회)** 법 제87조제1항 및 제2항에 따른 이의신청을 효율적으로 처리하기 위하여 공단 및 심사평가원에 각각 이의신청위원회를 설치한다.

영 **제54조(이의신청위원회의 구성 등)** ① 제53조에 따른 이의신청위원회(이하 "이의신청위원회"라 한다)는 각각 위원장 1명을 포함한 25명의 위원으로 구성한다.
② 공단에 설치하는 이의신청위원회의 위원장은 공단의 이사장이 지명하는 공단의 상임이사가 되고, 위원은 공단의 이사장이 임명하거나 위촉하는 다음 각 호의 사람으로 한다.
1. 공단의 임직원 1명
2. 사용자단체 및 근로자단체가 각각 4명씩 추천하는 8명
3. 시민단체, 소비자단체, 농어업인단체 및 자영업자단체가 각각 2명씩 추천하는 8명
4. 변호사, 사회보험 및 의료에 관한 학식과 경험이 풍부한 사람 7명

③ 심사평가원에 설치하는 이의신청위원회의 위원장은 심사평가원의 원장이 지명하는 심사평가원의 상임이사가 되고, 위원은 심사평가원의 원장이 임명하거나 위촉하는 다음 각 호의 사람으로 한다.
1. 심사평가원의 임직원 1명
2. 가입자를 대표하는 단체(시민단체를 포함한다)가 추천하는 사람 5명
3. 변호사, 사회보험에 관한 학식과 경험이 풍부한 사람 4명
4. 의약 관련 단체가 추천하는 사람 14명

④ 제2항과 제3항에 따라 위촉된 위원의 임기는 3년으로 한다.

영 **제55조(이의신청위원회의 운영)** ① 이의신청위원회의 위원장은 이의신청위원회 회의를 소집하고, 그 의장이 된다. 이 경우 위원장이 부득이한 사유로 직무를 수행할 수 없을 때에는 위원장이 지명하는 위원이 그 직무를 대행한다.
② 이의신청위원회의 회의는 위원장과 위원장이 회의마다 지명하는 6명의 위원으로 구성한다.
③ 이의신청위원회의 회의는 제2항에 따른 구성원 과반수의 출석으로 개의하고, 출석위원 과반수의 찬성으로 의결한다.

④ 이의신청위원회의 회의에 출석한 위원장 및 소속 임직원을 제외한 나머지 위원에게는 예산의 범위에서 수당과 여비, 그 밖에 필요한 경비를 지급할 수 있다.

⑤ 이의신청위원회의 회의에 부치는 안건의 범위, 그 밖에 이의신청위원회의 운영에 필요한 사항은 이의신청위원회의 의결을 거쳐 위원장이 정한다.

영 **제56조(이의신청 등의 방식)** 법 제87조제1항 및 제2항에 따른 이의신청 및 그에 대한 결정은 보건복지부령으로 정하는 서식에 따른다.

영 **제57조(이의신청 결정의 통지)** 공단과 심사평가원은 이의신청에 대한 결정을 하였을 때에는 지체 없이 신청인에게 결정서의 정본(正本)을 보내고, 이해관계인에게는 그 사본을 보내야 한다.

영 **제58조(이의신청 결정기간)** ① 공단과 심사평가원은 이의신청을 받은 날부터 60일 이내에 결정을 하여야 한다. 다만, 부득이한 사정이 있는 경우에는 30일의 범위에서 그 기간을 연장할 수 있다.

② 공단과 심사평가원은 제1항 단서에 따라 결정기간을 연장하려면 결정기간이 끝나기 7일 전까지 이의신청을 한 자에게 그 사실을 알려야 한다.

규칙 **제56조(이의신청의 서식 등)** 법 제87조제1항 · 제2항 및 영 제56조에 따라 공단의 처분에 대한 이의신청과 그 결정은 별지 제32호서식 및 별지 제33호서식에 따르고, 심사평가원의 처분 중 요양급여비용의 심사에 대한 이의신청과 그 결정은 별지 제34호서식 및 별지 제35호서식, 요양급여의 적정성 평가에 대한 이의신청과 그 결정은 별지 제36호서식 및 별지 제37호서식에 따른다.

제88조(심판청구) ① 이의신청에 대한 결정에 불복하는 자는 제89조에 따른 건강보험분쟁조정위원회에 심판청구를 할 수 있다. 이 경우 심판청구의 제기기간 및 제기방법에 관하여는 제87조제3항을 준용한다.

② 제1항에 따라 심판청구를 하려는 자는 대통령령으로 정하는 심판청구서를 제87조제1항 또는 제2항에 따른 처분을 한 공단 또는 심사평가원에 제출하거나 제89조에 따른 건강보험분쟁조정위원회에 제출하여야 한다.

③ 제1항 및 제2항에서 규정한 사항 외에 심판청구의 절차 · 방법 · 결정 및 그 결정의 통지 등에 필요한 사항은 대통령령으로 정한다.

영 **제59조(심판청구서의 제출 등)** ① 법 제88조제1항에 따라 심판청구를 하려는 자는 다음 각 호의 사항을 적은 심판청구서를 공단, 심사평가원 또는 법 제89조에 따른 건강보험분쟁조정위원회(이하 "분쟁조정위원회"라 한다)에 제출하여야 한다. 이 경우 정당한 권한이 없는 자에게 심판청구서가 제출되었을 때에는 심판청구서를 받은 자는 그 심판청구서를 정당한 권한이 있는 자에게 보내야 한다.

1. 청구인과 처분을 받은 자의 성명 · 주민등록번호 및 주소(법인인 경우에는 법인의 명칭, 법인등록번호 및 주사무소의 소재지를 말한다. 이하 제60조제1호에서 같다)
2. 처분을 한 자(공단 이사장 또는 심사평가원 원장의 위임을 받아 분사무소의 장이 처분을 한 경우에는 그 분사무소의 장을 말한다. 이하 같다)
3. 처분의 요지 및 처분이 있음을 안 날
4. 심판청구의 취지 및 이유
5. 청구인이 처분을 받은 자가 아닌 경우에는 처분을 받은 자와의 관계
6. 첨부서류의 표시
7. 심판청구에 관한 고지의 유무 및 그 내용

② 공단과 심사평가원은 제1항에 따라 심판청구서를 받으면 그 심판청구서를 받은 날부터 10일 이내에 그 심판청구서에 처분을 한 자의 답변서 및 이의신청 결정서 사본을 첨부하여 분쟁조정위원회에 제출하여야 한다.

③ 분쟁조정위원회는 제1항에 따라 심판청구서를 받으면 지체 없이 그 사본 또는 부본(副本)을 공단 또는 심사평가원 및 이해관계인에게 보내고, 공단 또는 심사평가원은 그 사본 또는 부본을 받은 날부터 10일 이내에 처분을 한 자의 답변서 및 이의신청 결정서 사본을 분쟁조정위원회에 제출하여야 한다.

④ 제1항 후단에 따라 심판청구서를 정당한 권한이 있는 자에게 보냈을 때에는 지체 없이 그 사실을 청구인에게 알려야 한다.

⑤ 법 제88조제1항 후단에 따른 심판청구 제기기간을 계산할 때에는 제1항에 따라 공단, 심사평가원, 분쟁조정위원회 또는 정당한 권한이 없는 자에게 심판청구서가 제출된 때에 심판청구가 제기된 것으로 본다.

영 **제60조(심판청구 결정의 통지)** 분쟁조정위원회의 위원장은 심판청구에 대하여 결정을 하였을 때에는 다음 각 호의 사항을 적은 결정서에 서명 또는 기명날인하여 지체 없이 청구인에게는 결정서의 정본을 보내고, 처분을 한 자 및 이해관계인에게는 그 사본을 보내야 한다.

1. 청구인의 성명 · 주민등록번호 및 주소
2. 처분을 한 자
3. 결정의 주문(主文)
4. 심판청구의 취지
5. 결정 이유
6. 결정 연월일

영 **제61조(심판청구 결정기간)** ① 분쟁조정위원회는 제59조제1항에 따라 심판청구서가 제출된 날부터 60일 이내에 결정을 하여야 한다. 다만, 부득이한 사정이 있는 경우에는 30일의 범위에서 그 기간을 연장할 수 있다.

② 제1항 단서에 따라 결정기간을 연장하려면 결정기간이 끝나기 7일 전까지 청구인에게 그 사실을 알려야 한다.

제89조(건강보험분쟁조정위원회) ① 제88조에 따른 심판청구를 심리 · 의결하기 위하여 보건복지부에 건강보험분쟁조정위원회(이하 "분쟁조정위원회"라 한다)를 둔다.

② 분쟁조정위원회는 위원장을 포함하여 60명 이내의 위원으로 구성하고, 위원장을 제외한 위원 중 1명은 당연직위원으로 한다. 이 경우 공무원이 아닌 위원이 전체 위원의 과반수가 되도록 하여야 한다. **<개정 2014.1.1, 2018.12.11>**

③ 분쟁조정위원회의 회의는 위원장, 당연직위원 및 위원장이 매 회의마다 지정하는 7명의 위원을 포함하여 총 9명으로 구성하되, 공무원이 아닌 위원이 과반수가 되도록 하여야 한다. **<개정 2018.12.11>**

④ 분쟁조정위원회는 제3항에 따른 구성원 과반수의 출석과 출석위원 과반수의 찬성으로 의결한다.

⑤ 분쟁조정위원회를 실무적으로 지원하기 위하여 분쟁조정위원회에 사무국을 둔다. **<신설 2014.1.1>**

⑥ 제1항부터 제5항까지에서 규정한 사항 외에 분쟁조정위원회 및 사무국의 구성 및 운영 등에 필요한 사항은 대통령령으로 정한다. **<개정 2014.1.1>**

> ⑦ 분쟁조정위원회의 위원 중 공무원이 아닌 사람은 「형법」 제129조부터 제132조까지의 규정을 적용할 때 공무원으로 본다. <신설 2016.2.3>

영 **제62조(분쟁조정위원회의 구성 등)** ① 분쟁조정위원회의 위원장은 보건복지부장관의 제청으로 대통령이 임명하고, 위원은 다음 각 호의 사람 중에서 보건복지부장관이 임명하거나 위촉한다. <개정 2014.6.30>

1. 4급 이상 공무원 또는 고위공무원단에 속하는 일반직공무원으로 재직 중이거나 재직하였던 사람
2. 판사·검사 또는 변호사 자격이 있는 사람
3. 「고등교육법」 제2조제1호부터 제3호까지의 규정에 따른 학교에서 사회보험 또는 의료와 관련된 분야에 부교수 이상으로 재직하고 있는 사람
4. 사회보험 또는 의료에 관한 학식과 경험이 풍부한 사람

② 법 제89조제2항에 따른 당연직위원은 제1항제1호의 위원 중 법 제88조에 따른 심판청구에 관한 업무를 담당하는 공무원으로 한다.

영 **제62조의2(분쟁조정위원회 위원의 해임 및 해촉)** 보건복지부장관은 제62조제1항 각 호에 따른 분쟁조정위원회 위원이 다음 각 호의 어느 하나에 해당하는 경우에는 해당 분쟁조정위원회 위원을 해임하거나 해촉할 수 있다.

1. 심신장애로 인하여 직무를 수행할 수 없게 된 경우
2. 직무와 관련된 비위사실이 있는 경우
3. 직무태만, 품위손상이나 그 밖의 사유로 인하여 위원으로 적합하지 아니하다고 인정되는 경우
4. 제65조의2제1항 각 호의 어느 하나에 해당하는 데에도 불구하고 회피하지 아니한 경우
5. 위원 스스로 직무를 수행하는 것이 곤란하다고 의사를 밝히는 경우

[본조신설 2015.12.31]

영 **제63조(분쟁조정위원회 위원장의 직무)** ① 분쟁조정위원회의 위원장은 분쟁조정위원회를 대표하고, 분쟁조정위원회의 사무를 총괄한다.

② 분쟁조정위원회의 위원장이 부득이한 사유로 직무를 수행할 수 없을 때에는 위원장이 지명하는 위원이 그 직무를 대행한다.

영 **제64조(분쟁조정위원회 위원의 임기)** 분쟁조정위원회 위원의 임기는 3년으로 한다. 다만, 제62조제1항제1호에 따른 위원 중 공무원인 위원의 임기는 그 직위에 재임하는 기간으로 한다.

영 **제65조(분쟁조정위원회의 회의)** ① 분쟁조정위원회의 위원장은 분쟁조정위원회의 회의를 소집하고, 그 의장이 된다.

② 이 영에서 규정한 사항 외에 분쟁조정위원회 운영에 필요한 사항은 분쟁조정위원회의 의결을 거쳐 위원장이 정한다.

영 **제65조의2(분쟁조정위원회 위원의 제척·기피·회피)** ① 분쟁조정위원회의 위원(이하 이 조에서 "위원"이라 한다)이 다음 각 호의 어느 하나에 해당하는 경우에는 분쟁조정위원회의 심리·의결에서 제척(除斥)된다.

1. 위원 또는 그 배우자나 배우자였던 사람이 해당 안건의 당사자가 되거나 그 안건의 당사자와 공동권리자 또는 공동의무자인 경우
2. 위원이 해당 안건의 당사자와 친족이거나 친족이었던 경우
3. 위원이 해당 안건에 대하여 증언·진술·자문·연구 또는 용역을 한 경우

4. 위원이나 위원이 속한 법인이 해당 안건의 당사자의 대리인이거나 대리인이었던 경우
5. 위원이 해당 안건의 원인이 된 처분이나 부작위에 관여하거나 관여하였던 경우

② 당사자는 위원에게 공정한 심리·의결을 기대하기 어려운 사정이 있는 경우에는 분쟁조정위원회에 기피(忌避) 신청을 할 수 있고, 분쟁조정위원회는 의결로 이를 결정한다. 이 경우 기피 신청의 대상인 위원은 그 의결에 참여하지 못한다.

③ 위원은 제1항 각 호에 따른 제척 사유에 해당하는 경우에는 스스로 해당 안건의 심리·의결에서 회피(回避)하여야 한다.

[본조신설 2014.6.30]

영 **제66조(분쟁조정위원회의 간사)** ① 분쟁조정위원회의 사무를 처리하기 위하여 분쟁조정위원회에 간사 1명을 둔다.

② 간사는 보건복지부 소속 공무원 중에서 보건복지부장관이 지명한다.

영 **제67조(분쟁조정위원회 위원의 수당)** 분쟁조정위원회에 출석한 위원에게는 예산의 범위에서 수당과 여비, 그 밖에 필요한 경비를 지급할 수 있다. 다만, 공무원인 위원이 소관 업무와 직접 관련하여 출석하는 경우에는 그러하지 아니하다.

제90조(행정소송) 공단 또는 심사평가원의 처분에 이의가 있는 자와 제87조에 따른 이의신청 또는 제88조에 따른 심판청구에 대한 결정에 불복하는 자는 「행정소송법」에서 정하는 바에 따라 행정소송을 제기할 수 있다.

제8장 보칙

제91조(시효) ① 다음 각 호의 권리는 3년 동안 행사하지 아니하면 소멸시효가 완성된다. <개정 2016.3.22>

1. 보험료, 연체금 및 가산금을 징수할 권리
2. 보험료·연체금으로 과오납부한 금액을 환급받을 권리
3. 보험급여를 받을 권리
4. 보험급여 비용을 받을 권리
5. 제47조제3항 후단에 따라 과다납부된 본인일부부담금을 돌려받을 권리
6. 제61조에 따른 근로복지공단의 권리

② 제1항에 따른 시효는 다음 각 호의 어느 하나의 사유로 중단된다.

1. 보험료의 고지 또는 독촉
2. 보험급여 또는 보험급여 비용의 청구

③ 휴직자등의 보수월액보험료를 징수할 권리의 소멸시효는 제79조제5항에 따라 고지가 유예된 경우 휴직 등의 사유가 끝날 때까지 진행하지 아니한다.

④ 제1항에 따른 소멸시효기간, 제2항에 따른 시효 중단 및 제3항에 따른 시효 정지에 관하여 이 법에서 정한 사항 외에는 「민법」에 따른다.

제92조(기간 계산) 이 법이나 이 법에 따른 명령에 규정된 기간의 계산에 관하여 이 법에서 정한 사항 외에는 「민법」의 기간에 관한 규정을 준용한다.

제93조(근로자의 권익 보호) 제6조제2항 각 호의 어느 하나에 해당하지 아니하는 모든 사업장의 근로자를 고용하는 사용자는 그가 고용한 근로자가 이 법에 따른 직장가입자가 되는 것을 방해하거나 자신이 부담하는 부담금이 증가되는 것을 피할 목적으로 정당한 사유 없이 근로자의 승급 또는 임금 인상을 하지 아니하거나 해고나 그 밖의 불리한 조치를 할 수 없다.

제94조(신고 등) ① 공단은 사용자, 직장가입자 및 세대주에게 다음 각 호의 사항을 신고하게 하거나 관계 서류(전자적 방법으로 기록된 것을 포함한다. 이하 같다)를 제출하게 할 수 있다. <개정 2013.5.22>

1. 가입자의 거주지 변경
2. 가입자의 보수 · 소득
3. 그 밖에 건강보험사업을 위하여 필요한 사항

② 공단은 제1항에 따라 신고한 사항이나 제출받은 자료에 대하여 사실 여부를 확인할 필요가 있으면 소속 직원이 해당 사항에 관하여 조사하게 할 수 있다.

③ 제2항에 따라 조사를 하는 소속 직원은 그 권한을 표시하는 증표를 지니고 관계인에게 보여주어야 한다.

제95조(소득 축소 · 탈루 자료의 송부 등) ① 공단은 제94조제1항에 따라 신고한 보수 또는 소득 등에 축소 또는 탈루(脫漏)가 있다고 인정하는 경우에는 보건복지부장관을 거쳐 소득의 축소 또는 탈루에 관한 사항을 문서로 국세청장에게 송부할 수 있다.

② 국세청장은 제1항에 따라 송부받은 사항에 대하여 「국세기본법」 등 관련 법률에 따른 세무조사를 하면 그 조사 결과 중 보수 · 소득에 관한 사항을 공단에 송부하여야 한다.

③ 제1항 및 제2항에 따른 송부 절차 등에 필요한 사항은 대통령령으로 정한다.

영 **제68조(소득 축소 · 탈루 자료의 송부 절차)** ① 공단은 법 제95조제1항에 따라 다음 각 호의 어느 하나에 해당하는 경우에는 제2항에 따른 소득축소탈루심사위원회의 심사를 거쳐 관련 자료를 보건복지부장관에게 제출하고 국세청장에게 송부하여야 한다.

1. 법 제94조제1항에 따라 사용자, 직장가입자 및 세대주가 신고한 보수 또는 소득 등(이하 "소득등"이라 한다)이 다음 각 목의 어느 하나에 해당하는 경우
   가. 국세청에 신고한 소득등과 차이가 있는 경우
   나. 해당 업종 · 직종별 평균 소득등보다 낮은 경우
   다. 임금대장이나 그 밖의 소득 관련 서류 또는 장부 등의 내용과 다른 경우
2. 다음 각 목의 어느 하나에 해당하는 경우로서 소득등의 축소 또는 탈루가 있다고 인정되는 경우
   가. 법 제94조제1항에 따른 자료 제출을 하지 아니하거나 3개월 이상 늦게 제출한 경우
   나. 법 제94조제2항에 따른 조사를 3회 이상 거부 · 방해 · 기피한 경우

② 법 제95조제1항에 따른 소득등의 축소 또는 탈루 여부에 관한 사항을 심사하기 위하여 공단에 소득축소탈루심사위원회(이하 "소득축소탈루심사위원회"라 한다)를 둔다.

③ 소득축소탈루심사위원회는 위원장 1명을 포함한 5명의 위원으로 구성한다.

④ 소득축소탈루심사위원회의 위원장은 공단 소속 임직원 중에서 공단의 이사장이 임명한다.
⑤ 소득축소탈루심사위원회의 위원은 공단의 이사장이 임명하거나 위촉하는 다음 각 호의 사람으로 한다.
1. 공단의 직원 1명
2. 보건복지부 및 국세청 소속의 5급 이상 공무원 또는 고위공무원단에 속하는 일반직공무원 중에서 소속 기관의 장이 각각 1명씩 지명하는 사람 2명
3. 세무사 또는 공인회계사 1명
⑥ 제3항부터 제5항까지에서 규정한 사항 외에 소득축소탈루심사위원회 운영에 필요한 사항은 공단의 이사장이 정한다.

영 **제69조(국세청 회신자료의 반영)** 법 제95조제2항에 따라 국세청장으로부터 보수·소득에 관한 사항을 송부받은 공단은 그 결과를 해당 가입자의 보수 또는 소득에 반영하여야 한다.

영 **제69조의2(제공 요청 자료 등)** ① 법 제96조제1항에서 "대통령령으로 정하는 자료"란 별표 4의3 제1호에 따른 자료를 말한다.
② 법 제96조제2항에서 "대통령령으로 정하는 자료"란 별표 4의3 제2호에 따른 자료를 말한다.
③ 법 제96조제1항 또는 제2항에 따라 자료의 제공을 요청받은 국가, 지방자치단체, 요양기관, 「보험업법」에 따른 보험회사 및 보험료율 산출 기관, 「공공기관의 운영에 관한 법률」에 따른 공공기관, 그 밖의 공공단체 등은 제1항 또는 제2항의 자료가 디스켓, 자기테이프, 마이크로필름, 광디스크 등 전산기록장치 또는 전산프로그램을 이용하여 저장되어 있는 경우에는 해당 형태로 자료를 제공할 수 있다.
[본조신설 2014.11.20]

규칙 **제57조(소득 축소·탈루 자료 송부의 서식 등)** 공단이 법 제95조제1항에 따라 국세청장에게 소득 축소·탈루 자료를 송부할 때에는 별지 제38호서식의 소득 축소·탈루 혐의자료 통보서에 따른다. 이 경우 사용자나 세대주가 공단에 신고하거나 제출한 보수 또는 소득에 관한 자료와 공단이 조사한 증명자료를 첨부하여야 한다.

제96조(자료의 제공) ① 공단은 국가, 지방자치단체, 요양기관, 「보험업법」에 따른 보험회사 및 보험료율 산출 기관, 「공공기관의 운영에 관한 법률」에 따른 공공기관, 그 밖의 공공단체 등에 대하여 다음 각 호의 업무를 수행하기 위하여 주민등록·가족관계등록·국세·지방세·토지·건물·출입국관리 등의 자료로서 대통령령으로 정하는 자료를 제공하도록 요청할 수 있다. **<개정 2014.5.20>**
1. 가입자 및 피부양자의 자격 관리, 보험료의 부과·징수, 보험급여의 관리 등 건강보험사업의 수행
2. 제14조제1항제11호에 따른 업무의 수행
② 심사평가원은 국가, 지방자치단체, 요양기관, 「보험업법」에 따른 보험회사 및 보험료율 산출 기관, 「공공기관의 운영에 관한 법률」에 따른 공공기관, 그 밖의 공공단체 등에 대하여 요양급여비용을 심사하고 요양급여의 적정성을 평가하기 위하여 주민등록·출입국관리·진료기록·의약품 공급 등의 자료로서 대통령령으로 정하는 자료를 제공하도록 요청할 수 있다. **<개정 2014.5.20>**
③ 보건복지부장관은 관계 행정기관의 장에게 제41조의2에 따른 약제에 대한 요양급여비용 상한금액의 감액 및 요양급여의 적용 정지를 위하여 필요한 자료를 제공하도록 요청할 수 있다. **<신설 2018.3.27>**

④ 제1항부터 제3항까지의 규정에 따라 자료 제공을 요청받은 자는 성실히 이에 따라야 한다. **<개정 2018.3.27>**

⑤ 공단 또는 심사평가원은 요양기관, 「보험업법」에 따른 보험회사 및 보험료율 산출 기관에 제1항 또는 제2항에 따른 자료의 제공을 요청하는 경우 자료 제공 요청 근거 및 사유, 자료 제공 대상자, 대상기간, 자료 제공 기한, 제출 자료 등이 기재된 자료제공요청서를 발송하여야 한다. **<신설 2016.3.22, 2018.3.27>**

⑥ 제1항 및 제2항에 따른 국가, 지방자치단체, 요양기관, 「보험업법」에 따른 보험료율 산출 기관 그 밖의 공공기관 및 공공단체가 공단 또는 심사평가원에 제공하는 자료에 대하여는 사용료와 수수료 등을 면제한다. **<개정 2016.3.22, 2018.3.27>**

제96조의2(금융정보등의 제공 등) ① 공단은 제72조제1항 단서에 따른 지역가입자의 보험료부과점수 산정을 위하여 필요한 경우 「신용정보의 이용 및 보호에 관한 법률」 제32조 및 「금융실명거래 및 비밀보장에 관한 법률」 제4조제1항에도 불구하고 지역가입자가 제72조제3항에 따라 제출한 동의 서면을 전자적 형태로 바꾼 문서에 의하여 「신용정보의 이용 및 보호에 관한 법률」 제2조제6호에 따른 신용정보집중기관 또는 금융회사등(이하 이 조에서 "금융기관등"이라 한다)의 장에게 금융정보등을 제공하도록 요청할 수 있다. **<개정 2022.6.10>**

② 제1항에 따라 금융정보등의 제공을 요청받은 금융기관등의 장은 「신용정보의 이용 및 보호에 관한 법률」 제32조 및 「금융실명거래 및 비밀보장에 관한 법률」 제4조에도 불구하고 명의인의 금융정보등을 제공하여야 한다. **<개정 2022.6.10>**

③ 제2항에 따라 금융정보등을 제공한 금융기관등의 장은 금융정보등의 제공 사실을 명의인에게 통보하여야 한다. 다만, 명의인이 동의한 경우에는 「신용정보의 이용 및 보호에 관한 법률」 제32조제7항, 제35조제2항 및 「금융실명거래 및 비밀보장에 관한 법률」 제4조의2제1항에도 불구하고 통보하지 아니할 수 있다. **<개정 2022.6.10>**

④ 제1항부터 제3항까지에서 규정한 사항 외에 금융정보등의 제공 요청 및 제공 절차 등에 필요한 사항은 대통령령으로 정한다. **<개정 2022.6.10>**

[본조신설 2019.12.3]

[제목개정 2022.6.10]

[종전 제96조의2는 제96조의3으로 이동 <2020.12.29>]

제96조의3(가족관계등록 전산정보의 공동이용) ① 공단은 제96조제1항 각 호의 업무를 수행하기 위하여 「전자정부법」에 따라 「가족관계의 등록 등에 관한 법률」 제9조에 따른 전산정보자료를 공동이용(「개인정보 보호법」 제2조제2호에 따른 처리를 포함한다)할 수 있다.

② 법원행정처장은 제1항에 따라 공단이 전산정보자료의 공동이용을 요청하는 경우 그 공동이용을 위하여 필요한 조치를 취하여야 한다.

③ 누구든지 제1항에 따라 공동이용하는 전산정보자료를 그 목적 외의 용도로 이용하거나 활용하여서는 아니 된다.

[본조신설 2020.12.29]

[종전 제96조의3은 제96조의4로 이동 <2020.12.29>]

제96조의4(서류의 보존) ① 요양기관은 요양급여가 끝난 날부터 5년간 보건복지부령으로 정하는 바에 따라 제47조에 따른 요양급여비용의 청구에 관한 서류를 보존하여야 한다. 다만, 약국 등 보건복지부령으로 정하는 요양기관은 처방전을 요양급여비용을 청구한 날부터 3년간 보존하여야 한다.
② 사용자는 3년간 보건복지부령으로 정하는 바에 따라 자격 관리 및 보험료 산정 등 건강보험에 관한 서류를 보존하여야 한다.
③ 제49조제3항에 따라 요양비를 청구한 준요양기관은 요양비를 지급받은 날부터 3년간 보건복지부령으로 정하는 바에 따라 요양비 청구에 관한 서류를 보존하여야 한다. <신설 2020.12.29>
④ 제51조제2항에 따라 보조기기에 대한 보험급여를 청구한 자는 보험급여를 지급받은 날부터 3년간 보건복지부령으로 정하는 바에 따라 보험급여 청구에 관한 서류를 보존하여야 한다. <신설 2020.12.29>
[본조신설 2013.5.22]
[제96조의3에서 이동 <2020.12.29>]

규칙 **제58조(서류의 보존)** ① 요양기관이 법 제96조의4제1항에 따라 보존해야 하는 서류는 다음 각 호와 같다. <개정 2018.6.29, 2021.6.30, 2022.10.26>
1. 요양급여비용 심사청구서 및 요양급여비용 명세서
2. 약제 · 치료재료, 그 밖의 요양급여의 구성 요소의 구입에 관한 서류
3. 개인별 투약기록 및 처방전(약국 및 한국희귀 · 필수의약품센터의 경우만 해당한다)
4. 그 밖에 간호관리 등급료의 산정자료 등 요양급여비용 산정에 필요한 서류 및 이를 증명하는 서류
5. 제1호부터 제4호까지의 서류 등을 디스켓, 마그네틱테이프 등 전산기록장치를 이용하여 자기매체에 저장하고 있는 경우에는 해당 자료

② 법 제96조의4제1항 단서에서 "약국 등 보건복지부령으로 정하는 요양기관"이란 약국 및 한국희귀 · 필수의약품센터를 말한다. <개정 2018.6.29, 2021.6.30, 2022.10.26>
③ 사용자가 법 제96조의4제2항에 따라 보존해야 하는 서류는 다음 각 호와 같다. <신설 2013.9.30, 2021.6.30, 2022.10.26>
1. 사업장의 현황, 직장가입자의 자격 취득 · 변동 · 상실 및 보험료 산정과 관련하여 관련 규정에 따라 공단에 신고 또는 통보한 내용을 입증할 수 있는 서류
2. 제1호의 서류를 디스켓, 마그네틱테이프 등 전산기록장치를 이용하여 자기매체에 저장하고 있는 경우에는 그 자료

④ 준요양기관(법 제49조제3항에 따라 요양비의 지급을 직접 청구한 경우만 해당한다)이 법 제96조의4제3항에 따라 보존해야 하는 서류는 다음 각 호와 같다. 다만, 요양비 관련 정보통신망을 통하여 제출한 서류는 제외한다. <신설 2021.6.30, 2022.10.26>
1. 가입자나 피부양자에 대한 의사의 요양비처방전(제23조제5항제1호에 따라 제출을 생략한 경우는 제외한다), 요양을 실시하였음을 증명하는 서류, 세금계산서, 현금영수증 등 요양비 청구에 관한 서류
2. 제1호의 서류를 디스켓, 마그네틱테이프 등 전산기록장치를 이용하여 자기매체에 저장하고 있는 경우에는 해당 자료

⑤ 보조기기 판매업자(법 제51조제2항에 따라 보조기기 보험급여의 지급을 직접 청구한 경우만 해당한다)가 법 제96조의4제4항에 따라 보존해야 하는 서류는 다음 각 호와 같다. <신설 2021.6.30, 2022.10.26>

1. 가입자나 피부양자에 대한 보조기기 처방전, 보조기기 검수확인서, 세금계산서, 현금영수증 등 보조기기에 대한 보험급여 청구에 관한 서류
2. 제1호의 서류를 디스켓, 마그네틱테이프 등 전산기록장치를 이용하여 자기매체에 저장하고 있는 경우에는 해당 자료

제97조(보고와 검사) ① 보건복지부장관은 사용자, 직장가입자 또는 세대주에게 가입자의 이동·보수·소득이나 그 밖에 필요한 사항에 관한 보고 또는 서류 제출을 명하거나, 소속 공무원이 관계인에게 질문하게 하거나 관계 서류를 검사하게 할 수 있다.

② 보건복지부장관은 요양기관(제49조에 따라 요양을 실시한 기관을 포함한다)에 대하여 요양·약제의 지급 등 보험급여에 관한 보고 또는 서류 제출을 명하거나, 소속 공무원이 관계인에게 질문하게 하거나 관계 서류를 검사하게 할 수 있다.

③ 보건복지부장관은 보험급여를 받은 자에게 해당 보험급여의 내용에 관하여 보고하게 하거나, 소속 공무원이 질문하게 할 수 있다.

④ 보건복지부장관은 제47조제6항에 따라 요양급여비용의 심사청구를 대행하는 단체(이하 "대행청구단체"라 한다)에 필요한 자료의 제출을 명하거나, 소속 공무원이 대행청구에 관한 자료 등을 조사·확인하게 할 수 있다.

⑤ 보건복지부장관은 제41조의2에 따른 약제에 대한 요양급여비용 상한금액의 감액 및 요양급여의 적용 정지를 위하여 필요한 경우에는 「약사법」 제47조제2항에 따른 의약품공급자에 대하여 금전, 물품, 편익, 노무, 향응, 그 밖의 경제적 이익등 제공으로 인한 의약품 판매 질서 위반 행위에 관한 보고 또는 서류 제출을 명하거나, 소속 공무원이 관계인에게 질문하게 하거나 관계 서류를 검사하게 할 수 있다. <신설 2018.3.27>

⑥ 제1항부터 제5항까지의 규정에 따라 질문·검사·조사 또는 확인을 하는 소속 공무원은 그 권한을 표시하는 증표를 지니고 관계인에게 보여주어야 한다. <개정 2018.3.27>

제98조(업무정지) ① 보건복지부장관은 요양기관이 다음 각 호의 어느 하나에 해당하면 그 요양기관에 대하여 1년의 범위에서 기간을 정하여 업무정지를 명할 수 있다. <개정 2016.2.3>

1. 속임수나 그 밖의 부당한 방법으로 보험자·가입자 및 피부양자에게 요양급여비용을 부담하게 한 경우
2. 제97조제2항에 따른 명령에 위반하거나 거짓 보고를 하거나 거짓 서류를 제출하거나, 소속 공무원의 검사 또는 질문을 거부·방해 또는 기피한 경우
3. 정당한 사유 없이 요양기관이 제41조의3제1항에 따른 결정을 신청하지 아니하고 속임수나 그 밖의 부당한 방법으로 행위·치료재료를 가입자 또는 피부양자에게 실시 또는 사용하고 비용을 부담시킨 경우

② 제1항에 따라 업무정지 처분을 받은 자는 해당 업무정지기간 중에는 요양급여를 하지 못한다.

③ 제1항에 따른 업무정지 처분의 효과는 그 처분이 확정된 요양기관을 양수한 자 또는 합병 후 존속하는 법인이나 합병으로 설립되는 법인에 승계되고, 업무정지 처분의 절차가 진행 중인 때에는 양수인 또는 합병 후 존속하는 법인이나 합병으로 설립되는 법인에 대하여 그 절차를 계속 진행할 수 있다. 다만, 양수인 또는 합병 후 존속하는 법인이나 합병으로 설립되는 법인이 그 처분 또는 위반사실을 알지 못하였음을 증명하는 경우에는 그러하지 아니하다.

④ 제1항에 따른 업무정지 처분을 받았거나 업무정지 처분의 절차가 진행 중인 자는 행정처분을 받은 사실 또는 행정처분절차가 진행 중인 사실을 보건복지부령으로 정하는 바에 따라 양수인 또는 합병 후 존속하는 법인이나 합병으로 설립되는 법인에 지체 없이 알려야 한다.

⑤ 제1항에 따른 업무정지를 부과하는 위반행위의 종류, 위반 정도 등에 따른 행정처분기준이나 그 밖에 필요한 사항은 대통령령으로 정한다.

영 **제70조(행정처분기준)** ① 법 제98조제1항 및 제99조제1항에 따른 요양기관에 대한 업무정지 처분 및 과징금 부과의 기준은 별표 5와 같다.

② 제1항에 따른 과징금의 징수 절차는 보건복지부령으로 정한다.

규칙 **제59조(과징금의 징수 절차)** 영 제70조제2항에 따른 과징금의 징수 절차에 관하여는 「국고금 관리법 시행규칙」을 준용한다.

규칙 **제60조(행정처분 사실 등의 통지)** 법 제98조제4항에 따라 업무정지 처분을 받았거나 업무정지 처분의 절차가 진행 중인 자는 행정처분을 받은 사실 또는 행정처분절차가 진행 중인 사실을 「우편법 시행규칙」 제25조제1항제4호가목에 따른 내용증명으로 양수인 또는 합병 후 존속하는 법인이나 합병으로 설립되는 법인에 지체 없이 알려야 한다.

제99조(과징금) ① 보건복지부장관은 요양기관이 제98조제1항제1호 또는 제3호에 해당하여 업무정지 처분을 하여야 하는 경우로서 그 업무정지 처분이 해당 요양기관을 이용하는 사람에게 심한 불편을 주거나 보건복지부장관이 정하는 특별한 사유가 있다고 인정되면 업무정지 처분을 갈음하여 속임수나 그 밖의 부당한 방법으로 부담하게 한 금액의 5배 이하의 금액을 과징금으로 부과·징수할 수 있다. 이 경우 보건복지부장관은 12개월의 범위에서 분할납부를 하게 할 수 있다. <개정 2016.2.3>

② 보건복지부장관은 제41조의2제3항에 따라 약제를 요양급여에서 적용 정지하는 경우 다음 각 호의 어느 하나에 해당하는 때에는 요양급여의 적용 정지에 갈음하여 대통령령으로 정하는 바에 따라 다음 각 호의 구분에 따른 범위에서 과징금을 부과·징수할 수 있다. 이 경우 보건복지부장관은 12개월의 범위에서 분할납부를 하게 할 수 있다. <신설 2018.3.27, 2021.6.8>

1. 환자 진료에 불편을 초래하는 등 공공복리에 지장을 줄 것으로 예상되는 때: 해당 약제에 대한 요양급여비용 총액의 100분의 200을 넘지 아니하는 범위
2. 국민 건강에 심각한 위험을 초래할 것이 예상되는 등 특별한 사유가 있다고 인정되는 때: 해당 약제에 대한 요양급여비용 총액의 100분의 60을 넘지 아니하는 범위

③ 보건복지부장관은 제2항 전단에 따라 과징금 부과 대상이 된 약제가 과징금이 부과된 날부터 5년의 범위에서 대통령령으로 정하는 기간 내에 다시 제2항 전단에 따른 과징금 부과 대상이 되는 경우에는 대통령령으로 정하는 바에 따라 다음 각 호의 구분에 따른 범위에서 과징금을 부과·징수할 수 있다. <신설 2018.3.27, 2021.6.8>

1. 제2항제1호에서 정하는 사유로 과징금 부과대상이 되는 경우: 해당 약제에 대한 요양급여비용 총액의 100분의 350을 넘지 아니하는 범위
2. 제2항제2호에서 정하는 사유로 과징금 부과대상이 되는 경우: 해당 약제에 대한 요양급여비용 총액의 100분의 100을 넘지 아니하는 범위

④ 제2항 및 제3항에 따라 대통령령으로 해당 약제에 대한 요양급여비용 총액을 정할 때에는 그 약제의 과거 요양급여 실적 등을 고려하여 1년간의 요양급여 총액을 넘지 않는 범위에서 정하여야 한다. <신설 2014.1.1, 2018.3.27>

⑤ 보건복지부장관은 제1항에 따른 과징금을 납부하여야 할 자가 납부기한까지 이를 내지 아니하면 대통령령으로 정하는 절차에 따라 그 과징금 부과 처분을 취소하고 제98조제1항에 따른 업무정

지 처분을 하거나 국세 체납처분의 예에 따라 이를 징수한다. 다만, 요양기관의 폐업 등으로 제98조제1항에 따른 업무정지 처분을 할 수 없으면 국세 체납처분의 예에 따라 징수한다. <개정 2016.3.22, 2018.3.27>

⑥ 보건복지부장관은 제2항 또는 제3항에 따른 과징금을 납부하여야 할 자가 납부기한까지 이를 내지 아니하면 국세 체납처분의 예에 따라 징수한다. <신설 2016.3.22, 2018.3.27>

⑦ 보건복지부장관은 과징금을 징수하기 위하여 필요하면 다음 각 호의 사항을 적은 문서로 관할 세무관서의 장 또는 지방자치단체의 장에게 과세정보의 제공을 요청할 수 있다. <개정 2014.1.1, 2016.3.22, 2018.3.27>

1. 납세자의 인적사항
2. 사용 목적
3. 과징금 부과 사유 및 부과 기준

⑧ 제1항부터 제3항까지의 규정에 따라 징수한 과징금은 다음 각 호 외의 용도로는 사용할 수 없다. 이 경우 제2항제1호 및 제3항제1호에 따라 징수한 과징금은 제3호의 용도로 사용하여야 한다. <개정 2018.1.16, 2018.3.27, 2021.6.8>

1. 제47조제3항에 따라 공단이 요양급여비용으로 지급하는 자금
2. 「응급의료에 관한 법률」에 따른 응급의료기금의 지원
3. 「재난적의료비 지원에 관한 법률」에 따른 재난적의료비 지원사업에 대한 지원

⑨ 제1항부터 제3항까지의 규정에 따른 과징금의 금액과 그 납부에 필요한 사항 및 제8항에 따른 과징금의 용도별 지원 규모, 사용 절차 등에 필요한 사항은 대통령령으로 정한다. <개정 2018.3.27>

영 **제70조의2(과징금의 부과기준)** ① 보건복지부장관은 법 제41조의2제3항에 따른 요양급여의 적용 정지 대상인 약제가 요양급여의 적용 정지 처분을 한 날이 속한 연도 또는 그 전년도에 요양기관으로부터 요양급여비용이 청구된 약제(제2항 각 호에 해당하는 약제는 제외한다)인 경우에는 법 제99조제2항제1호 또는 같은 조 제3항제1호에 따라 요양급여의 적용 정지를 갈음하여 과징금을 부과할 수 있다. <신설 2021.12.7>

② 보건복지부장관은 법 제41조의2제3항에 따른 요양급여의 적용 정지 대상인 약제가 다음 각 호의 어느 하나에 해당하는 경우에는 법 제99조제2항제2호 또는 같은 조 제3항제2호에 따라 요양급여의 적용 정지를 갈음하여 과징금을 부과할 수 있다. <개정 2018.9.28, 2021.12.7>

1. 퇴장방지의약품
2. 희귀의약품
3. 법 제41조제3항에 따라 요양급여의 대상으로 고시한 약제가 단일 품목으로서 동일제제(투여경로 · 성분 · 함량 및 제형이 동일한 제품을 말한다)가 없는 의약품
4. 그 밖에 보건복지부장관이 특별한 사유가 있다고 인정한 약제

③ 법 제99조제3항에서 "대통령령으로 정하는 기간"이란 5년을 말한다. <신설 2018.9.28, 2021.12.7>

④ 제1항 및 제2항에 따른 과징금의 부과기준은 별표 4의2와 같다. <개정 2018.9.28, 2021.12.7>

[본조신설 2014.6.30]

영 **제70조의3(과징금의 부과 및 납부)** ① 보건복지부장관은 법 제99조제1항부터 제3항까지의 규정에 따라 과징금을 부과하려는 때에는 과징금 부과대상이 되는 위반행위, 과징금의 금액, 납부기한 및 수납기관 등을 명시하여 이를 납부할 것을 서면으로 통지하여야 한다.

② 제1항에 따라 통지를 받은 자는 과징금 납입고지서에 기재된 납부기한까지 과징금을 수납기관에 납부하여야 한다. 다만, 천재지변이나 그 밖에 부득이한 사유로 인하여 그 기간 내에 과징금을 납부할 수 없는 경우에는 그 사유가 해소된 날부터 7일 이내에 납부하여야 한다.

③ 제2항에 따른 수납기관은 과징금을 받은 경우 납부자에게 영수증을 내어주고, 지체 없이 납부사실을 보건복지부장관에게 통보하여야 한다.

[본조신설 2014.6.30]

영 **제70조의4(과징금 미납자에 대한 처분)** ① 보건복지부장관은 법 제99조제1항에 따라 과징금을 납부하여야 할 자가 납부기한까지 과징금을 내지 아니하면 같은 조 제5항 본문에 따라 납부기한이 지난 후 15일 이내에 독촉장을 발급하여야 한다. 이 경우 납부기한은 독촉장을 발급하는 날부터 10일 이내로 하여야 한다. <개정 2018.9.28>

② 보건복지부장관은 과징금을 납부하여야 할 자가 제1항에 따른 독촉장을 받고도 그 납부기한까지 과징금을 내지 아니하면 법 제99조제5항 본문에 따라 과징금 부과처분을 취소하고 법 제98조제1항에 따른 업무정지 처분을 하거나 국세 체납처분의 예에 따라 징수하여야 한다. <개정 2018.9.28>

③ 보건복지부장관은 법 제99조제5항 본문에 따라 과징금 부과처분을 취소하고 법 제98조제1항에 따른 업무정지 처분을 하는 경우에는 처분대상자에게 서면으로 그 내용을 통지하여야 한다. 이 경우 그 서면에는 처분의 변경사유와 업무정지 처분의 기간 등 업무정지 처분에 필요한 사항이 포함되어야 한다. <개정 2018.9.28>

[본조신설 2016.9.22]

영 **제71조(과징금의 지원 규모 등)** ① 법 제99조제1항, 같은 조 제2항제2호 또는 같은 조 제3항제2호에 따라 징수한 과징금의 용도별 지원 규모는 다음 각 호와 같다. <개정 2018.5.1, 2018.9.28, 2021.12.7>

1. 법 제47조제3항에 따라 공단이 요양급여비용으로 지급하는 자금 지원: 과징금 수입의 100분의 50
2. 「응급의료에 관한 법률」에 따른 응급의료기금 지원: 과징금 수입의 100분의 35
3. 「재난적의료비 지원에 관한 법률」에 따른 재난적의료비 지원사업에 대한 지원: 과징금 수입의 100분의 15

② 공단의 이사장과 「응급의료에 관한 법률」 제19조제2항에 따라 응급의료기금의 관리 · 운용을 위탁받은 자는 제1항에 따라 지원받은 과징금의 다음 해 운용계획서와 전년도 사용실적을 매년 4월 30일까지 보건복지부장관에게 제출하여야 한다.

③ 보건복지부장관은 제2항에 따라 제출받은 과징금 운용계획서와 과징금 사용실적을 고려하여 다음 해 과징금 지원액을 정한 후 이를 국가재정법령에서 정하는 바에 따라 예산에 반영하여야 한다.

제100조(위반사실의 공표) ① 보건복지부장관은 관련 서류의 위조 · 변조로 요양급여비용을 거짓으로 청구하여 제98조 또는 제99조에 따른 행정처분을 받은 요양기관이 다음 각 호의 어느 하나에 해당하면 그 위반 행위, 처분 내용, 해당 요양기관의 명칭 · 주소 및 대표자 성명, 그 밖에 다른 요양기관과의 구별에 필요한 사항으로서 대통령령으로 정하는 사항을 공표할 수 있다. 이 경우 공표 여부를 결정할 때에는 그 위반행위의 동기, 정도, 횟수 및 결과 등을 고려하여야 한다.

1. 거짓으로 청구한 금액이 1천 500만원 이상인 경우

2. 요양급여비용 총액 중 거짓으로 청구한 금액의 비율이 100분의 20 이상인 경우
② 보건복지부장관은 제1항에 따른 공표 여부 등을 심의하기 위하여 건강보험공표심의위원회(이하 이 조에서 "공표심의위원회"라 한다)를 설치 · 운영한다.
③ 보건복지부장관은 공표심의위원회의 심의를 거친 공표대상자에게 공표대상자인 사실을 알려 소명자료를 제출하거나 출석하여 의견을 진술할 기회를 주어야 한다.
④ 보건복지부장관은 공표심의위원회가 제3항에 따라 제출된 소명자료 또는 진술된 의견을 고려하여 공표대상자를 재심의한 후 공표대상자를 선정한다.
⑤ 제1항부터 제4항까지에서 규정한 사항 외에 공표의 절차 · 방법, 공표심의위원회의 구성 · 운영 등에 필요한 사항은 대통령령으로 정한다.

영 **제72조(공표 사항)** 법 제100조제1항 각 호 외의 부분 전단에서 "대통령령으로 정하는 사항"이란 다음 각 호의 사항을 말한다.
1. 해당 요양기관의 종류와 그 요양기관 대표자의 면허번호 · 성별
2. 의료기관의 개설자가 법인인 경우에는 의료기관의 장의 성명
3. 그 밖에 다른 요양기관과의 구별을 위하여 법 제100조제2항에 따른 건강보험공표심의위원회(이하 "공표심의위원회"라 한다)가 필요하다고 인정하는 사항

영 **제73조(공표심의위원회의 구성 · 운영 등)** ① 공표심의위원회는 위원장 1명을 포함한 9명의 위원으로 구성한다.
② 공표심의위원회의 위원장은 제1호부터 제4호까지의 위원 중에서 호선(互選)하고, 위원은 보건복지부장관이 임명하거나 위촉하는 다음 각 호의 사람으로 한다.
1. 소비자단체가 추천하는 사람 1명
2. 언론인 1명
3. 변호사 등 법률 전문가 1명
4. 건강보험에 관한 학식과 경험이 풍부한 사람으로서 의약계를 대표하는 단체가 추천하는 사람 3명
5. 보건복지부의 고위공무원단에 속하는 일반직공무원 1명
6. 공단의 이사장 및 심사평가원의 원장이 각각 1명씩 추천하는 사람 2명
③ 공표심의위원회 위원(제2항제5호의 위원은 제외한다)의 임기는 2년으로 한다.
④ 공표심의위원회의 위원장은 공표심의위원회를 대표하고, 공표심의위원회의 업무를 총괄한다.
⑤ 공표심의위원회의 위원장이 부득이한 사유로 직무를 수행할 수 없을 때에는 위원장이 지명하는 위원이 그 직무를 대행한다.
⑥ 공표심의위원회의 회의는 재적위원 과반수의 출석으로 개의하고, 출석위원 과반수의 찬성으로 의결한다.
⑦ 제1항부터 제6항까지에서 규정한 사항 외에 공표심의위원회의 구성 · 운영 등에 필요한 사항은 공표심의위원회의 의결을 거쳐 위원장이 정한다.

영 **제73조의2(공표심의위원회 위원의 해임 및 해촉)** 보건복지부장관은 제73조제2항 각 호에 따른 공표심의위원회 위원이 다음 각 호의 어느 하나에 해당하는 경우에는 해당 공표심의위원회 위원을 해임하거나 해촉할 수 있다.
1. 심신장애로 인하여 직무를 수행할 수 없게 된 경우

2. 직무와 관련된 비위사실이 있는 경우
3. 직무태만, 품위손상이나 그 밖의 사유로 인하여 위원으로 적합하지 아니하다고 인정되는 경우
4. 위원 스스로 직무를 수행하는 것이 곤란하다고 의사를 밝히는 경우

[본조신설 2015.12.31]

영 **제74조(공표 절차 및 방법 등)** ① 보건복지부장관은 법 제100조제3항에 따라 공표대상자인 사실을 통지받은 요양기관에 대하여 그 통지를 받은 날부터 20일 동안 소명자료를 제출하거나 출석하여 의견을 진술할 기회를 주어야 한다.

② 보건복지부장관은 법 제100조제4항에 따라 공표대상자로 선정된 요양기관에 대하여 보건복지부, 공단, 심사평가원, 관할 특별시 · 광역시 · 특별자치시 · 도 · 특별자치도와 시 · 군 · 자치구 및 보건소의 홈페이지에 6개월 동안 같은 조 제1항에 따른 공표 사항을 공고해야 하며, 추가로 게시판 등에도 공고할 수 있다. **<개정 2020.6.2>**

③ 보건복지부장관은 법 제100조제4항에 따라 공표대상자로 선정된 요양기관이 같은 조 제1항 각 호에 해당하는 거짓 청구를 반복적으로 하거나 그 거짓 청구가 중대한 위반행위에 해당하는 경우 등 추가 공표가 필요하다고 인정하는 경우에는 제2항에 따른 공고 외에 「신문 등의 진흥에 관한 법률」에 따른 신문 또는 「방송법」에 따른 방송에 추가로 공표할 수 있다.

④ 제2항에 따른 공고 대상인 요양기관을 관할하는 특별시장 · 광역시장 · 특별자치시장 · 도지사 · 특별자치도지사, 시장 · 군수 · 구청장 또는 보건소의 장은 「의료법」 제33조제5항에 따른 변경허가 · 변경신고 등으로 제2항에 따른 공고기간 중 법 제100조제1항에 따른 공표 사항이 변경된 사실이 확인되었을 때에는 지체 없이 보건복지부장관에게 그 사실을 알려야 한다. 이 경우 보건복지부장관은 그 변경 사항이 제2항에 따른 공고 내용에 즉시 반영되도록 필요한 조치를 해야 한다. **<개정 2020.6.2>**

⑤ 제1항부터 제4항까지에서 규정한 사항 외에 공표 절차 및 방법, 공표 사항의 변경 등에 필요한 사항은 보건복지부장관이 정한다.

제101조(제조업자 등의 금지행위 등) ① 「약사법」에 따른 의약품의 제조업자 · 위탁제조판매업자 · 수입자 · 판매업자 및 「의료기기법」에 따른 의료기기 제조업자 · 수입업자 · 수리업자 · 판매업자 · 임대업자(이하 "제조업자등"이라 한다)는 약제 · 치료재료와 관련하여 제41조의3에 따라 요양급여대상 여부를 결정하거나 제46조에 따라 요양급여비용을 산정할 때에 다음 각 호의 행위를 하여 보험자 · 가입자 및 피부양자에게 손실을 주어서는 아니 된다. **<개정 2016.2.3>**

1. 제98조제1항제1호에 해당하는 요양기관의 행위에 개입
2. 보건복지부, 공단 또는 심사평가원에 거짓 자료의 제출
3. 그 밖에 속임수나 보건복지부령으로 정하는 부당한 방법으로 요양급여대상 여부의 결정과 요양급여비용의 산정에 영향을 미치는 행위

② 보건복지부장관은 제조업자등이 제1항에 위반한 사실이 있는지 여부를 확인하기 위하여 그 제조업자등에게 관련 서류의 제출을 명하거나, 소속 공무원이 관계인에게 질문을 하게 하거나 관계 서류를 검사하게 하는 등 필요한 조사를 할 수 있다. 이 경우 소속 공무원은 그 권한을 표시하는 증표를 지니고 이를 관계인에게 보여주어야 한다.

③ 공단은 제1항을 위반하여 보험자 · 가입자 및 피부양자에게 손실을 주는 행위를 한 제조업자등에 대하여 손실에 상당하는 금액(이하 이 조에서 "손실 상당액"이라 한다)을 징수한다. **<신설 2016.2.3>**

④ 공단은 제3항에 따라 징수한 손실 상당액 중 가입자 및 피부양자의 손실에 해당되는 금액을 그 가입자나 피부양자에게 지급하여야 한다. 이 경우 공단은 가입자나 피부양자에게 지급하여야 하는 금액을 그 가입자 및 피부양자가 내야하는 보험료등과 상계할 수 있다. <신설 2016.2.3>

⑤ 제3항에 따른 손실 상당액의 산정, 부과·징수절차 및 납부방법 등에 관하여 필요한 사항은 대통령령으로 정한다. <신설 2016.2.3>

영 **제74조의2(손실 상당액 산정기준 등)** ① 법 제101조제3항에 따라 공단이 「약사법」에 따른 의약품의 제조업자·위탁제조판매업자·수입자·판매업자 및 「의료기기법」에 따른 의료기기 제조업자·수입업자·수리업자·판매업자·임대업자(이하 "제조업자등"이라 한다)에 대하여 징수하는 손실에 상당하는 금액(이하 이 조에서 "손실 상당액"이라 한다)은 같은 조 제1항제1호부터 제3호까지의 위반행위로 보험자·가입자 및 피부양자가 부당하게 부담하게 된 요양급여비용 전액으로 한다.

② 공단은 제조업자등이 동일한 약제·치료재료에 대하여 법 제101조제1항제1호부터 제3호까지의 위반행위 중 둘 이상의 위반행위를 한 경우에는 각 위반행위에 따른 손실 상당액 중 가장 큰 금액을 손실 상당액으로 징수한다.

③ 공단은 법 제101조제3항에 따라 손실 상당액을 징수하려는 경우에는 다음 각 호의 사항을 포함한 문서로 약제·치료재료의 제조업자등에게 알려야 한다.

1. 위반행위의 내용 및 법적근거에 관한 사항
2. 징수금액 및 산정내역 등에 관한 사항
3. 납부기한, 납부방법 및 납부장소 등 납부에 필요한 사항

[본조신설 2016.8.2]

제102조(정보의 유지 등) 공단, 심사평가원 및 대행청구단체에 종사하였던 사람 또는 종사하는 사람은 다음 각 호의 행위를 하여서는 아니 된다. <개정 2016.3.22, 2019.4.23>

1. 가입자 및 피부양자의 개인정보(「개인정보 보호법」 제2조제1호의 개인정보를 말한다. 이하 "개인정보"라 한다)를 누설하거나 직무상 목적 외의 용도로 이용 또는 정당한 사유 없이 제3자에게 제공하는 행위
2. 업무를 수행하면서 알게 된 정보(제1호의 개인정보는 제외한다)를 직무상 목적 외의 용도로 이용하거나 제3자에게 제공하는 행위

[제목개정 2016.3.22]

제103조(공단 등에 대한 감독 등) ① 보건복지부장관은 공단과 심사평가원의 경영목표를 달성하기 위하여 다음 각 호의 사업이나 업무에 대하여 보고를 명하거나 그 사업이나 업무 또는 재산상황을 검사하는 등 감독을 할 수 있다. <개정 2022.6.10>

1. 제14조제1항제1호부터 제13호까지의 규정에 따른 공단의 업무 및 제63조제1항제1호부터 제8호까지의 규정에 따른 심사평가원의 업무
2. 「공공기관의 운영에 관한 법률」 제50조에 따른 경영지침의 이행과 관련된 사업
3. 이 법 또는 다른 법령에서 공단과 심사평가원이 위탁받은 업무
4. 그 밖에 관계 법령에서 정하는 사항과 관련된 사업

② 보건복지부장관은 제1항에 따른 감독상 필요한 경우에는 정관이나 규정의 변경 또는 그 밖에 필요한 처분을 명할 수 있다.

제104조(포상금 등의 지급) ① 공단은 다음 각 호의 어느 하나에 해당하는 자를 신고한 사람에 대하여 포상금을 지급할 수 있다. <개정 2020.12.29>
1. 속임수나 그 밖의 부당한 방법으로 보험급여를 받은 사람
2. 속임수나 그 밖의 부당한 방법으로 다른 사람이 보험급여를 받도록 한 자
3. 속임수나 그 밖의 부당한 방법으로 보험급여 비용을 받은 요양기관 또는 보험급여를 받은 준요양기관 및 보조기기 판매업자

② 공단은 건강보험 재정을 효율적으로 운영하는 데에 이바지한 요양기관에 대하여 장려금을 지급할 수 있다. <신설 2013.5.22>

③ 제1항 및 제2항에 따른 포상금 및 장려금의 지급 기준과 범위, 절차 및 방법 등에 필요한 사항은 대통령령으로 정한다. <개정 2013.5.22>

[제목개정 2013.5.22]

영 **제75조(포상금의 지급 기준 등)** ① 법 제104조제1항에 따라 다음 각 호의 어느 하나에 해당하는 자를 신고하려는 사람은 공단이 정하는 바에 따라 공단에 신고해야 한다. 이 경우 2명 이상이 공동명의로 신고할 때에는 대표자를 지정해야 한다. <개정 2019.6.11, 2021.6.29>
1. 속임수나 그 밖의 부당한 방법으로 보험급여를 받은 사람
2. 속임수나 그 밖의 부당한 방법으로 다른 사람이 보험급여를 받도록 한 자
3. 속임수나 그 밖의 부당한 방법으로 보험급여 비용을 받은 요양기관
4. 속임수나 그 밖의 부당한 방법으로 보험급여를 받은 법 제49조제1항에 따른 준요양기관(이하 "준요양기관"이라 한다) 및 법 제51조제2항에 따른 보조기기를 판매한 자(이하 "보조기기 판매업자"라 한다)

② 공단은 제1항에 따라 신고를 받으면 그 내용을 확인한 후 포상금 지급 여부를 결정하여 신고인(2명 이상이 공동명의로 신고한 경우에는 제1항 후단에 따른 대표자를 말한다. 이하 이조에서 같다)에게 통보하여야 한다.

③ 제2항에 따라 포상금 지급 결정을 통보받은 신고인은 공단이 정하는 바에 따라 공단에 포상금 지급을 신청하여야 한다.

④ 공단은 제3항에 따라 포상금 지급 신청을 받은 날부터 1개월 이내에 신고인에게 별표 6의 포상금 지급 기준에 따른 포상금을 지급하여야 한다.

⑤ 제1항에 따른 신고를 받은 후에 신고된 내용과 같은 내용의 신고를 한 사람에게는 포상금을 지급하지 아니한다.

⑥ 제1항부터 제5항까지에서 규정한 사항 외에 포상금의 지급 기준과 방법 · 절차 등에 관하여 필요한 사항은 공단이 정한다.

영 **제75조의2(장려금의 지급 등)** ① 공단은 법 제104조제2항에 따라 다음 각 호의 어느 하나에 해당하는 방법으로 건강보험 재정 지출을 절감하는 데에 이바지한 요양기관에 장려금을 지급한다. <개정 2014.8.29, 2021.12.7>
1. 성분 또는 효능이 같아 대체사용이 가능한 약제 중 요양급여비용이 보다 저렴한 약제를 처방하거나 조제하였을 것
2. 제70조의2제2항제1호에 따라 퇴장방지의약품으로 지정 · 고시된 약제 중에서 다른 약제에 비하여 저가이면서 약제의 특성상 다른 약제를 대체하는 효과가 있는 약제를 처방하거나 조제하였을 것

3. 보건복지부장관이 정하여 고시하는 기간 동안 의약품을 상한금액보다 저렴하게 구입하거나 전년도 약제 사용량보다 사용량을 줄였을 것

② 장려금은 제1항에 따른 처방 또는 조제로 인하여 건강보험 재정 지출에서 절감된 금액의 100분의 70을 넘지 아니하는 금액으로 한다.

③ 제1항제1호 및 제2호에 따라 장려금을 지급받으려는 요양기관은 법 제47조제2항에 따라 심사평가원에 요양급여비용의 심사청구를 할 때 함께 장려금 지급을 청구하여야 한다. <신설 2014.8.29>

④ 제1항제3호에 따라 지급하는 장려금은 심사평가원이 그 금액을 산출하여 보건복지부장관의 승인을 받아 공단에 통보한다. <신설 2014.8.29>

⑤ 제1항부터 제4항까지에서 규정한 사항 외에 장려금의 지급 기준과 방법 · 절차 등에 관하여 필요한 사항은 보건복지부장관이 정하여 고시한다. <개정 2014.8.29>

[본조신설 2013.9.26]

제105조(유사명칭의 사용금지) ① 공단이나 심사평가원이 아닌 자는 국민건강보험공단, 건강보험심사평가원 또는 이와 유사한 명칭을 사용하지 못한다.

② 이 법으로 정하는 건강보험사업을 수행하는 자가 아닌 자는 보험계약 또는 보험계약의 명칭에 국민건강보험이라는 용어를 사용하지 못한다.

제106조(소액 처리) 공단은 징수하여야 할 금액이나 반환하여야 할 금액이 1건당 2천원 미만인 경우(제47조제4항, 제57조제5항 후단 및 제101조제4항 후단에 따라 각각 상계 처리할 수 있는 본인일부부담금 환급금 및 가입자나 피부양자에게 지급하여야 하는 금액은 제외한다)에는 징수 또는 반환하지 아니한다. <개정 2013.5.22, 2016.2.3>

제107조(끝수 처리) 보험료등과 보험급여에 관한 비용을 계산할 때 「국고금관리법」 제47조에 따른 끝수는 계산하지 아니한다.

제108조(보험재정에 대한 정부지원) ① 국가는 매년 예산의 범위에서 해당 연도 보험료 예상 수입액의 100분의 14에 상당하는 금액을 국고에서 공단에 지원한다.

② 공단은 「국민건강증진법」에서 정하는 바에 따라 같은 법에 따른 국민건강증진기금에서 자금을 지원받을 수 있다.

③ 공단은 제1항에 따라 지원된 재원을 다음 각 호의 사업에 사용한다. <개정 2013.5.22>

1. 가입자 및 피부양자에 대한 보험급여
2. 건강보험사업에 대한 운영비
3. 제75조 및 제110조제4항에 따른 보험료 경감에 대한 지원

④ 공단은 제2항에 따라 지원된 재원을 다음 각 호의 사업에 사용한다.

1. 건강검진 등 건강증진에 관한 사업
2. 가입자와 피부양자의 흡연으로 인한 질병에 대한 보험급여
3. 가입자와 피부양자 중 65세 이상 노인에 대한 보험급여

[법률 제11141호 <2011.12.31> 부칙 제2조의 규정에 의하여 이 조는 2022년 12월 31일까지 유효함]

제109조(외국인 등에 대한 특례) ① 정부는 외국 정부가 사용자인 사업장의 근로자의 건강보험에 관하여는 외국 정부와 한 합의에 따라 이를 따로 정할 수 있다.

② 국내에 체류하는 재외국민 또는 외국인(이하 "국내체류 외국인등"이라 한다)이 적용대상사업장의 근로자, 공무원 또는 교직원이고 제6조제2항 각 호의 어느 하나에 해당하지 아니하면서 다음 각 호의 어느 하나에 해당하는 경우에는 제5조에도 불구하고 직장가입자가 된다. <개정 2016.3.22>

1. 「주민등록법」 제6조제1항제3호에 따라 등록한 사람
2. 「재외동포의 출입국과 법적 지위에 관한 법률」 제6조에 따라 국내거소신고를 한 사람
3. 「출입국관리법」 제31조에 따라 외국인등록을 한 사람

③ 제2항에 따른 직장가입자에 해당하지 아니하는 국내체류 외국인등이 다음 각 호의 요건을 모두 갖춘 경우에는 제5조에도 불구하고 지역가입자가 된다. <신설 2016.3.22, 2019.1.15>

1. 보건복지부령으로 정하는 기간 동안 국내에 거주하였거나 해당 기간 동안 국내에 지속적으로 거주할 것으로 예상할 수 있는 사유로서 보건복지부령으로 정하는 사유에 해당될 것
2. 다음 각 목의 어느 하나에 해당할 것
   가. 제2항제1호 또는 제2호에 해당하는 사람
   나. 「출입국관리법」 제31조에 따라 외국인등록을 한 사람으로서 보건복지부령으로 정하는 체류자격이 있는 사람

④ 제2항 각 호의 어느 하나에 해당하는 국내체류 외국인등이 다음 각 호의 요건을 모두 갖춘 경우에는 제5조에도 불구하고 공단에 신청하면 피부양자가 될 수 있다. <신설 2016.3.22>

1. 직장가입자와의 관계가 제5조제2항 각 호의 어느 하나에 해당할 것
2. 제5조제3항에 따른 피부양자 자격의 인정 기준에 해당할 것

⑤ 제2항부터 제4항까지의 규정에도 불구하고 다음 각 호에 해당되는 경우에는 가입자 및 피부양자가 될 수 없다. <신설 2016.3.22, 2019.1.15>

1. 국내체류가 법률에 위반되는 경우로서 대통령령으로 정하는 사유가 있는 경우
2. 국내체류 외국인등이 외국의 법령, 외국의 보험 또는 사용자와의 계약 등에 따라 제41조에 따른 요양급여에 상당하는 의료보장을 받을 수 있어 사용자 또는 가입자가 보건복지부령으로 정하는 바에 따라 가입 제외를 신청한 경우

⑥ 제2항부터 제5항까지의 규정에서 정한 사항 외에 국내체류 외국인등의 가입자 또는 피부양자 자격의 취득 및 상실에 관한 시기·절차 등에 필요한 사항은 제5조부터 제11조까지의 규정을 준용한다. 다만, 국내체류 외국인등의 특성을 고려하여 특별히 규정해야 할 사항은 대통령령으로 다르게 정할 수 있다. <신설 2016.3.22>

⑦ 가입자인 국내체류 외국인등이 매월 2일 이후 지역가입자의 자격을 취득하고 그 자격을 취득한 날이 속하는 달에 보건복지부장관이 고시하는 사유로 해당 자격을 상실한 경우에는 제69조제2항 본문에도 불구하고 그 자격을 취득한 날이 속하는 달의 보험료를 부과하여 징수한다. <신설 2016.3.22>

⑧ 국내체류 외국인등(제9항 단서의 적용을 받는 사람에 한정한다)에 해당하는 지역가입자의 보험료는 제78조제1항 본문에도 불구하고 그 직전 월 25일까지 납부하여야 한다. 다만, 다음 각 호에 해당되는 경우에는 공단이 정하는 바에 따라 납부하여야 한다. <신설 2016.3.22, 2019.1.15>

1. 자격을 취득한 날이 속하는 달의 보험료를 징수하는 경우
2. 매월 26일 이후부터 말일까지의 기간에 자격을 취득한 경우

⑨ 제7항과 제8항에서 정한 사항 외에 가입자인 국내체류 외국인등의 보험료 부과·징수에 관한 사

항은 제69조부터 제86조까지의 규정을 준용한다. 다만, 대통령령으로 정하는 국내체류 외국인등의 보험료 부과 · 징수에 관한 사항은 그 특성을 고려하여 보건복지부장관이 다르게 정하여 고시할 수 있다. <신설 2016.3.22>

⑩ 공단은 지역가입자인 국내체류 외국인등(제9항 단서의 적용을 받는 사람에 한정한다)이 보험료를 체납한 경우에는 제53조제3항에도 불구하고 체납일부터 체납한 보험료를 완납할 때까지 보험급여를 하지 아니한다. 이 경우 제53조제3항 각 호 외의 부분 단서 및 같은 조 제5항 · 제6항은 적용하지 아니한다. <신설 2019.1.15>

영 **제76조(외국인 등의 가입자 및 피부양자 자격취득 제한)** 법 제109조제5항제1호에서 "대통령령으로 정하는 사유"란 다음 각 호의 어느 하나에 해당하는 경우를 말한다.

1. 「출입국관리법」 제25조 및 「재외동포의 출입국과 법적 지위에 관한 법률」 제10조제2항에 따라 체류기간 연장허가를 받지 아니하고 체류하는 경우
2. 「출입국관리법」 제59조제3항에 따라 강제퇴거명령서를 발급받은 경우

[전문개정 2016.9.22]

영 **제76조의2(외국인 등의 가입자 자격취득 시기 등)** ① 국내에 체류하는 재외국민 또는 외국인(이하 "국내체류 외국인등"이라 한다)은 법 제109조제6항 단서에 따라 다음 각 호의 구분에 따른 날에 가입자의 자격을 얻는다. <개정 2019.7.16>

1. 법 제109조제3항제2호에 해당하는 사람으로서 같은 항 제1호에 따른 기간 동안 국내에 거주한 경우: 해당 기간이 경과한 날
2. 법 제109조제3항제2호에 해당하는 사람으로서 같은 항 제1호에 따라 국내에 지속적으로 거주할 것으로 예상할 수 있는 사유에 해당하는 경우: 국내에 입국한 날
3. 그 밖에 보건복지부장관이 체류자격, 체류기간 및 체류경위 등을 고려하여 그 자격취득 시기를 국내거주 국민과 다르게 정할 필요가 있다고 인정하여 고시하는 경우: 해당 고시에서 정하는 날

② 국내체류 외국인등은 법 제109조제6항 본문에서 준용하는 법 제10조에 따라 같은 조 제1항제1호 · 제4호 및 제5호에 따른 날에 가입자의 자격을 잃는다. 다만, 법 제109조제6항 단서에 따라 다음 각 호의 구분에 따른 날에도 그 자격을 잃는다.

1. 직장가입자: 다음 각 목의 어느 하나에 해당하는 날
   가. 「출입국관리법」 제10조의2제1항제2호 및 「재외동포의 출입국과 법적 지위에 관한 법률」 제10조제1항에 따른 체류기간이 종료된 날의 다음 날
   나. 「출입국관리법」 제59조제3항에 따른 강제퇴거명령서를 발급받은 날의 다음 날
   다. 법 제109조제5항제2호에 따라 사용자가 직장가입자의 가입 제외를 신청한 날. 다만, 법 제8조제2항에 따라 직장가입자 자격취득 신고를 한 날부터 14일 이내에 가입 제외를 신청한 경우에는 그 자격취득일로 한다.
   라. 그 밖에 보건복지부장관이 체류자격, 체류기간 및 체류경위 등을 고려하여 그 자격상실 시기를 국내거주 국민과 다르게 정할 필요가 있다고 인정하여 고시하는 경우: 해당 고시에서 정하는 날
2. 지역가입자: 다음 각 목의 어느 하나에 해당하는 날
   가. 제1호가목 및 나목에 따른 날
   나. 재외국민 또는 체류기간이 종료되지 아니한 외국인이 출국 후 1개월이 지난 경우: 그 출국한 날의 다음 날

다. 법 제109조제5항제2호에 따라 지역가입자가 가입 제외를 신청한 날. 다만, 보험료를 납부하지 않은 지역가입자 또는 최초로 보험료를 납부한 날부터 14일이 지나지 않은 지역가입자가 보건복지부장관이 정하여 고시하는 요건을 갖추고 가입 제외를 신청하는 경우에는 그 자격을 취득한 날로 한다.

라. 그 밖에 보건복지부장관이 체류자격, 체류기간 및 체류경위 등을 고려하여 그 자격상실 시기를 국내 거주 국민과 다르게 정할 필요가 있다고 인정하여 고시하는 경우: 해당 고시에서 정하는 날

[본조신설 2016.9.22]

영 **제76조의3(외국인 등의 피부양자 자격취득 시기 등)** ① 국내체류 외국인등은 법 제109조제6항 단서에 따라 다음 각 호의 구분에 따른 날에 피부양자의 자격을 얻는다.

1. 신생아의 경우: 출생한 날
2. 법 제109조제2항 각 호에 따른 주민등록, 국내거소신고 또는 외국인등록(이하 이 조에서 "주민등록등"이라 한다)을 한 날부터 90일 이내에 피부양자 자격취득을 신청한 경우: 해당 주민등록등을 한 날. 다만, 주민등록등을 한 이후에 직장가입이 된 경우에는 해당 직장가입이 된 날로 한다.
3. 주민등록등을 한 날부터 90일이 경과하여 피부양자 자격취득을 신청한 경우: 그 자격취득을 신청한 날. 다만, 주민등록등을 한 이후에 직장가입이 된 경우로서 해당 직장가입이 된 날부터 90일 이내에 신청이 있는 때에는 그 직장가입이 된 날로 한다.
4. 그 밖에 보건복지부장관이 체류자격, 체류기간 및 체류경위 등을 고려하여 그 자격취득 시기를 국내거주 국민과 다르게 정할 필요가 있다고 인정하여 고시하는 경우: 해당 고시에서 정하는 날

② 국내체류 외국인등은 법 제109조제6항 본문에서 준용하는 법 제5조에 따라 같은 조 제3항에서 정한 날(사망, 부양자의 직장가입자 자격상실 또는 의료급여를 받는 경우만 해당한다)에 피부양자의 자격을 잃는다. 다만, 법 제109조제6항 단서에 따라 다음 각 호의 어느 하나에 해당하는 날에도 그 자격을 잃는다.

1. 「출입국관리법」 제10조의2제1항 제2호 및 「재외동포의 출입국과 법적 지위에 관한 법률」 제10조제1항에 따른 체류기간이 종료된 날의 다음 날
2. 「출입국관리법」 제59조제3항에 따른 강제퇴거명령서를 발급받은 날의 다음 날
3. 그 밖에 보건복지부장관이 체류자격, 체류기간 및 체류경위 등을 고려하여 그 자격상실 시기를 국내거주 국민과 다르게 정할 필요가 있다고 인정하여 고시하는 경우: 해당 고시에서 정하는 날

[본조신설 2016.9.22]

영 **제76조의4(보험료 부과 · 징수 특례 대상 외국인)** 법 제109조제9항 단서에서 "대통령령으로 정하는 국내체류 외국인등"이란 지역가입자인 국내체류 외국인등 중에서 다음 각 호의 어느 하나에 해당하지 않는 사람을 말한다.

1. 「출입국관리법 시행령」 별표 1의2에 따른 결혼이민(F-6)의 체류자격이 있는 사람
2. 「출입국관리법 시행령」 별표 1의3에 따른 영주(F-5)의 체류자격이 있는 사람
3. 그 밖에 보건복지부장관이 체류경위, 체류목적 및 체류기간 등을 고려하여 국내거주 국민과 같은 보험료 부과 · 징수 기준을 적용할 필요가 있다고 인정하여 고시하는 체류자격이 있는 사람

[전문개정 2018.12.24]

규칙 제61조(외국인 등의 직장가입자 자격취득 신고 등) ① 사용자는 법 제109조제2항에 따라 국내에 체류하는 재외국민 또는 외국인(이하 "국내체류 외국인등"이라 한다)이 직장가입자가 되는 경우에는 그 직장가입자가 된 날부터 14일 이내에 별지 제6호서식의 건강보험 직장가입자 자격취득 신고서에 다음 각 호의 구분에 따른 서류를 첨부하여 공단에 제출하여야 한다. 다만, 공단이 법 제96조에 따라 국가 등으로부터 제공받은 자료로 주민등록, 국내거소신고 및 외국인등록 사실을 확인할 수 있는 경우에는 해당 서류를 첨부하지 아니한다.

1. 재외국민: 주민등록표 등본 1부
2. 외국인: 다음 각 목의 구분에 따른 서류
   가. 「재외동포의 출입국과 법적지위에 관한 법률」 제2조제2호에 따른 외국국적동포: 국내거소신고증 사본 또는 국내거소신고 사실증명 1부
   나. 그 밖의 외국인: 외국인등록증 사본 또는 외국인등록 사실증명 1부

② 사용자는 법 제109조제2항에 따라 직장가입자가 된 국내체류 외국인등이 직장가입자의 자격을 잃은 경우에는 그 자격을 잃은 날부터 14일 이내에 별지 제8호서식의 건강보험 직장가입자 자격상실 신고서를 공단에 제출하여야 한다.

③ 제1항 및 제2항에 따른 국내체류 외국인등의 직장가입자 자격 취득 및 상실 신고의 절차 및 방법 등에 필요한 세부 사항은 보건복지부장관이 정하여 고시한다.

[전문개정 2016.9.23]

규칙 제61조의2(외국인 등의 지역가입자 자격취득 신고 등) ① 법 제109조제3항제1호에서 "보건복지부령으로 정하는 기간"이란 6개월 이상의 기간을 말하고, "보건복지부령으로 정하는 사유"란 다음 각 호의 어느 하나에 해당하는 경우를 말한다. <개정 2018.12.18, 2019.7.16, 2021.2.26, 2021.10.14>

1. 「출입국관리법」 제10조제2호에 따른 영주자격을 받은 경우
2. 「출입국관리법 시행령」 별표 1의2 제21호에 따른 비전문취업(E-9)의 체류자격을 받은 경우
3. 「출입국관리법 시행령」 별표 1의2 제27호에 따른 결혼이민의 체류자격을 받은 경우
4. 보건복지부장관이 정하여 고시하는 유학 또는 일반연수의 체류자격을 받은 경우

② 법 제109조제3항제2호나목에서 "보건복지부령으로 정하는 체류자격"이란 별표 9에 따른 체류자격을 말한다.

③ 법 제109조제3항에 따라 국내체류 외국인등이 지역가입자의 자격을 얻으려는 경우에는 별지 제5호서식의 건강보험 지역가입자 자격취득신고서에 다음 각 호의 구분에 따른 서류를 첨부하여 공단에 제출하여야 한다. 다만, 공단이 법 제96조에 따라 국가 등으로부터 제공받은 자료로 주민등록, 국내거소신고, 외국인등록 사실 및 보험료 부과에 필요한 사항을 확인할 수 있는 경우에는 해당 서류를 첨부하지 아니한다.

1. 재외국민: 다음 각 목의 서류
   가. 주민등록표 등본 1부
   나. 소득명세서 등 보험료 부과에 필요한 서류로서 보건복지부장관이 정하여 고시하는 서류 각 1부
2. 외국인: 다음 각 목의 서류
   가. 제61조제1항제2호의 서류 1부
   나. 소득명세서 등 보험료 부과에 필요한 서류로서 보건복지부장관이 정하여 고시하는 서류 각 1부

④ 법 제109조제3항에 따라 지역가입자가 된 국내체류 외국인등이 지역가입자의 자격을 잃은 경우에는 그 자격을 잃은 날부터 14일 이내에 별지 제7호서식의 건강보험 지역가입자 자격상실 신고서를 공단에 제출해야 한다. <개정 2019.7.16>

⑤ 제1항부터 제4항까지에서 규정한 사항 외에 외국인등의 지역가입자 자격 취득 및 상실의 신청에 필요한 세부적인 사항은 보건복지부장관이 정해 고시한다. <개정 2018.12.18>

[본조신설 2016.9.23]

규칙 **제61조의3(외국인 등의 피부양자 자격취득 신고 등)** ① 법 제109조제4항에 따라 국내체류 외국인등이 피부양자의 자격을 얻으려는 경우에는별지 제1호서식의 건강보험 피부양자 자격(취득 · 상실)신고서에 다음 각 호의 서류를 첨부하여 공단에 제출하여야 한다. 다만, 공단이 법 제96조에 따라 국가 등으로부터 제공받은 자료로 주민등록, 국내거소신고 및 외국인등록 사실을 확인할 수 있는 경우에는 해당 서류를 첨부하지 아니한다.

1. 제61조제1항 각 호의 구분에 따른 서류 1부
2. 직장가입자와의 관계를 확인할 수 있는 서류로서 보건복지부장관이 정하여 고시하는 서류 1부

② 법 제109조제4항에 따라 피부양자의 자격을 얻은 국내체류 외국인등이 그 자격을 잃은 경우에는 별지 제1호서식의 건강보험 피부양자 자격(취득 · 상실)신고서에 그 상실 사유를 입증하는 서류를 첨부하여 공단에 제출하여야 한다.

③ 제1항 및 제2항에 따른 국내체류 외국인등의 피부양자 자격취득 및 상실의 신고 절차 및 방법 등에 필요한 세부 사항은 보건복지부장관이 정하여 고시한다.

[본조신설 2016.9.23]

규칙 **제61조의4(외국인등의 가입 제외 신청 등)** ① 법 제109조제5항제2호에 해당되는 지역가입자가 가입 제외를 신청하려면 지역가입자가 별지 제7호서식의 지역가입자 자격상실 신고서에 제3항 각 호의 구분에 따른 서류를 첨부하여 공단에 제출해야 한다.

② 법 제109조제5항제2호에 해당되는 직장가입자가 가입 제외를 신청하려면 사용자가 별지 제8호서식의 직장가입자 자격상실 신고서에 제3항 각 호의 구분에 따른 서류를 첨부하여 공단에 제출해야 한다.

③ 제1항 또는 제2항에 따라 지역가입자 또는 사용자가 공단에 제출해야 하는 서류는 다음 각 호의 구분에 따른다.

1. 외국의 법령에 따라 의료보장을 받는 경우: 다음 각 목의 서류
   가. 외국 법령의 적용 대상 여부에 대한 확인서 등 의료보장을 받을 수 있음을 증명하는 서류
   나. 국내체류 외국인등이 건강보험에 가입하지 않겠다는 취지를 적은 서류
2. 외국의 보험(법 제109조제2항 각 호에 따른 등록 또는 신고를 하기 전에 가입한 보험으로 한정한다)에 따라 의료보장을 받는 경우: 다음 각 목의 서류
   가. 보험계약서 등 의료보장을 받을 수 있음을 증명하는 서류
   나. 국내체류 외국인등이 건강보험에 가입하지 않겠다는 취지를 적은 서류
3. 사용자와의 계약 등에 따라 의료보장을 받는 경우: 다음 각 목의 서류
   가. 근로계약서 등 의료보장을 받을 수 있음을 증명하는 서류
   나. 사용자가 의료비를 지급한 사실을 증명하는 서류
   다. 국내체류 외국인등이 건강보험에 가입하지 않겠다는 취지를 적은 서류

④ 제1항 또는 제2항에 따라 가입 제외를 신청한 사람은 보건복지부장관이 정하여 고시하는 기간 동안 가입이 제외되며, 그 기간이 경과한 후 다시 법 제109조제5항제2호에 해당되는 경우에는 제1항 또는 제2항에 따른 가입 제외 신청을 다시 할 수 있다.

⑤ 제1항부터 제4항까지에서 규정한 사항 외에 국내체류 외국인등의 가입 제외 신청의 절차 및 방법 등에 필요한 세부 사항은 보건복지부장관이 정하여 고시한다.

[전문개정 2019.7.16]

제110조(실업자에 대한 특례) ① 사용관계가 끝난 사람 중 직장가입자로서의 자격을 유지한 기간이 보건복지부령으로 정하는 기간 동안 통산 1년 이상인 사람은 지역가입자가 된 이후 최초로 제79조에 따라 지역가입자 보험료를 고지받은 날부터 그 납부기한에서 2개월이 지나기 이전까지 공단에 직장가입자로서의 자격을 유지할 것을 신청할 수 있다. <개정 2013.5.22, 2018.1.16>

② 제1항에 따라 공단에 신청한 가입자(이하 "임의계속가입자"라 한다)는 제9조에도 불구하고 대통령령으로 정하는 기간 동안 직장가입자의 자격을 유지한다. 다만, 제1항에 따른 신청 후 최초로 내야 할 직장가입자 보험료를 그 납부기한부터 2개월이 지난 날까지 내지 아니한 경우에는 그 자격을 유지할 수 없다. <신설 2013.5.22>

③ 임의계속가입자의 보수월액은 보수월액보험료가 산정된 최근 12개월간의 보수월액을 평균한 금액으로 한다. <개정 2013.5.22, 2018.1.16>

④ 임의계속가입자의 보험료는 보건복지부장관이 정하여 고시하는 바에 따라 그 일부를 경감할 수 있다. <개정 2013.5.22>

⑤ 임의계속가입자의 보수월액보험료는 제76조제1항 및 제77조제1항제1호에도 불구하고 그 임의계속가입자가 전액을 부담하고 납부한다. <개정 2013.5.22>

⑥ 임의계속가입자가 보험료를 납부기한까지 내지 아니하는 경우 그 급여제한에 관하여는 제53조제3항 · 제5항 및 제6항을 준용한다. 이 경우 "제69조제5항에 따른 세대단위의 보험료"는 "제110조제5항에 따른 보험료"로 본다. <개정 2013.5.22>

⑦ 임의계속가입자의 신청 방법 · 절차 등에 필요한 사항은 보건복지부령으로 정한다. <개정 2013.5.22>

영 **제77조(임의계속가입자 적용기간)** ① 법 제110조제2항 본문에서 "대통령령으로 정하는 기간"이란 사용관계가 끝난 날의 다음 날부터 기산(起算)하여 36개월이 되는 날을 넘지 아니하는 범위에서 다음 각 호의 구분에 따른 기간을 말한다.

1. 법 제110조제1항에 따라 공단에 신청한 가입자(이하 "임의계속가입자"라 한다)가 법 제9조제1항제2호에 따라 자격이 변동되기 전날까지의 기간
2. 임의계속가입자가 법 제10조제1항에 따라 그 자격을 잃기 전날까지의 기간

② 「의료급여법」 제3조제1항제2호에 따른 수급권자가 되어 법 제10조제1항제5호에 따라 가입자의 자격이 상실된 임의계속가입자가 법 제8조제1항제1호에 따라 가입자의 자격을 다시 취득한 경우로서 다시 취득한 날이 제1항에 따른 사용관계가 끝난 날의 다음 날부터 36개월 이내이면 공단이 정하는 기간 안에 임의계속가입의 재적용을 신청할 수 있다. 이 경우 신청자는 가입자의 자격을 다시 취득한 날부터 제1항에 따른 기간 동안 임의계속가입자로서의 자격을 유지한다.

③ 제2항에서 규정한 사항 외에 임의계속가입의 재적용 신청에 필요한 신청기간, 절차, 방법 등은 공단이 정하는 바에 따른다.

[전문개정 2018.6.26]

규칙 **제62조(임의계속가입을 위한 직장가입자 자격 유지 기간)** 법 제110조제1항에서 "보건복지부령으로 정하는 기간"이란 사용관계가 끝난 날 이전 18개월간을 말한다.

[전문개정 2018.6.29]

규칙 **제63조(임의계속가입 · 탈퇴 및 자격 변동 시기 등)** ① 법 제110조제2항에 따른 임의계속가입자(이하 "임의계속가입자"라 한다)가 되려는 사람은 별지 제39호서식의 임의계속가입 신청서에 다음 각 호의 서류를 첨부하여 공단에 제출하여야 한다. <개정 2013.9.30, 2018.3.6>

1. 제2조제4항제1호에 따른 서류(주민등록표 등본으로 피부양자와 해당 임의계속가입자의 관계를 확인할 수 없는 경우만 해당한다)
2. 제2조제4항제2호에 따른 서류(피부양자가 장애인, 국가유공자 등 또는 보훈보상대상자의 경우만 해당한다)
3. 제2조제4항제3호에 따른 서류(피부양자가 별표 1의2 제1호다목에 따른 인정을 받으려는 경우만 해당한다)
4. 제61조제1항제1호 또는 제2호에 따른 서류 1부(재외국민 또는 외국인인 경우만 해당한다)

② 임의계속가입자로서의 자격을 더 이상 유지하지 않으려는 사람은 별지 제39호서식의 임의계속탈퇴 신청서를 공단에 제출하여야 한다. <신설 2013.9.30>

③ 임의계속가입자는 다음 각 호의 어느 하나에 해당하는 날에 지역가입자 또는 직장가입자로 그 자격이 변동된다. <개정 2013.9.30>

1. 영 제77조에 따른 기간이 끝나는 날의 다음 날
2. 제2항에 따른 임의계속탈퇴 신청서가 접수된 날의 다음 날
3. 직장가입자인 사용자, 근로자, 공무원 또는 교직원이 된 날

[제목개정 2013.9.30]

제111조(권한의 위임 및 위탁) ① 이 법에 따른 보건복지부장관의 권한은 대통령령으로 정하는 바에 따라 그 일부를 특별시장·광역시장·도지사 또는 특별자치도지사에게 위임할 수 있다.

② 제97조제2항에 따른 보건복지부장관의 권한은 대통령령으로 정하는 바에 따라 공단이나 심사평가원에 위탁할 수 있다.

제112조(업무의 위탁) ① 공단은 대통령령으로 정하는 바에 따라 다음 각 호의 업무를 체신관서, 금융기관 또는 그 밖의 자에게 위탁할 수 있다.

1. 보험료의 수납 또는 보험료납부의 확인에 관한 업무
2. 보험급여비용의 지급에 관한 업무
3. 징수위탁근거법의 위탁에 따라 징수하는 연금보험료, 고용보험료, 산업재해보상보험료, 부담금 및 분담금 등(이하 "징수위탁보험료등"이라 한다)의 수납 또는 그 납부의 확인에 관한 업무

② 공단은 그 업무의 일부를 국가기관, 지방자치단체 또는 다른 법령에 따른 사회보험 업무를 수행하는 법인이나 그 밖의 자에게 위탁할 수 있다. 다만, 보험료와 징수위탁보험료등의 징수 업무는 그러하지 아니하다. <개정 2016.2.3>

③ 제2항에 따라 공단이 위탁할 수 있는 업무 및 위탁받을 수 있는 자의 범위는 보건복지부령으로 정한다.

영 **제78조(업무의 위탁)** 공단은 법 제112조제1항에 따라 같은 항 각 호의 업무를 체신관서, 금융기관 또는 그 밖의 자에게 위탁하려면 위탁받을 기관의 선정 및 위탁계약의 내용에 관하여 공단 이사회의 의결을 거쳐야 한다.

규칙 **제64조(업무의 위탁)** ① 공단은 법 제112조제2항에 따라 국가기관·지방자치단체·심사평가원 및 「국민연금법」에 따른 국민연금공단에 다음 각 호의 업무를 위탁할 수 있다.

1. 가입자의 자격 취득·변경 및 상실 신고의 접수 및 처리
2. 건강보험증의 발급 및 가입자의 민원접수 및 처리

3. 요양급여비용의 지급에 관한 업무
4. 체납된 보험료등, 연체금 및 체납처분비의 조회 및 납부 사실 확인에 관한 업무

② 공단은 제1항에 따라 업무를 위탁하려면 수탁 기관 및 위탁 업무에 대하여 보건복지부장관의 승인을 받아야 한다.

③ 공단은 법 제112조제2항에 따라 임신 · 출산 진료비의 신청과 지급에 관한 업무를 다음 각 호의 구분에 따라 위탁한다. <개정 2017.9.19, 2018.12.31>

1. 영 제23조제4항 및 제5항에 따른 이용권의 발급 신청 접수 및 발급에 관한 업무: 「금융산업의 구조개선에 관한 법률」 제2조제1호에 따른 금융기관 또는 「우체국예금 · 보험에 관한 법률」에 따른 체신관서
2. 제24조제3항에 따른 비용의 지급 및 정산에 관한 업무: 「사회보장급여의 이용 · 제공 및 수급권자 발굴에 관한 법률」 제29조에 따른 사회보장정보원 및 보건복지부장관이 정하여 고시하는 기관 또는 단체

④ 공단은 부득이한 경우를 제외하고는 매년 임신 · 출산 진료비의 지급에 들어갈 것으로 예상되는 비용을 제3항제2호에 따른 기관 또는 단체에 미리 예탁(預託)하여야 한다.

제113조(징수위탁보험료등의 배분 및 납입 등) ① 공단은 자신이 징수한 보험료와 그에 따른 징수금 또는 징수위탁보험료등의 금액이 징수하여야 할 총액에 부족한 경우에는 대통령령으로 정하는 기준, 방법에 따라 이를 배분하여 납부 처리하여야 한다. 다만, 납부의무자가 다른 의사를 표시한 때에는 그에 따른다.

② 공단은 징수위탁보험료등을 징수한 때에는 이를 지체 없이 해당 보험별 기금에 납입하여야 한다.

영 **제79조(보험료 및 징수위탁보험료등의 배분 등)** 공단이 납부의무자의 신청에 따라 보험료 및 징수위탁보험료등을 1개의 납입고지서로 통합하여 징수한 경우(법 제81조 및 징수위탁근거법에 따라 체납처분의 방법으로 징수한 경우는 제외한다)에 징수한 보험료와 그에 따른 징수금 또는 징수위탁보험료등의 금액이 징수하여야 할 총액에 미치지 못하는 경우로서 납부의무자가 이를 납부하는 날까지 특별한 의사를 표시하지 아니한 경우에는 법 제113조제1항 본문에 따라 공단이 징수하려는 각 보험별 금액(법 및 징수위탁근거법에 따른 연체금 및 가산금을 제외한 금액을 말한다)의 비율로 배분하여 납부 처리하여야 한다.

제114조(출연금의 용도 등) ① 공단은 「국민연금법」, 「산업재해보상보험법」, 「고용보험법」 및 「임금채권보장법」에 따라 국민연금기금, 산업재해보상보험및예방기금, 고용보험기금 및 임금채권보장기금으로부터 각각 지급받은 출연금을 제14조제1항제11호에 따른 업무에 소요되는 비용에 사용하여야 한다.

② 제1항에 따라 지급받은 출연금의 관리 및 운용 등에 필요한 사항은 대통령령으로 정한다.

영 **제80조(출연금의 관리)** 공단은 법 제114조제1항에 따른 출연금을 각각 별도의 계정을 설정하여 관리하여야 한다.

영 **제81조(민감정보 및 고유식별정보의 처리)** ① 공단(법 제112조에 따라 공단의 업무를 위탁받은 자를 포함한다)은 다음 각 호의 사무를 수행하기 위하여 불가피한 경우 「개인정보 보호법」 제23조에 따른 건강에 관한 정보, 같은 법 시행령 제18조제2호에 따른 범죄경력자료에 해당하는 정보, 같은 영 제19조 각 호에 따른 주민등록번호, 여권번호, 운전면허의 면허번호 또는 외국인등록번호가 포함된 자료를 처리할 수 있다. <개정 2014.11.20, 2022.6.30>

1. 법 제7조에 따른 사업장의 신고에 관한 사무
2. 법 제14조제1항에 따른 업무에 관한 사무
3. 법 제60조에 따른 현역병 등에 대한 요양급여비용 지급에 관한 사무
4. 법 제61조에 따른 요양급여비용의 정산에 관한 사무

4의2. 법 제81조의2에 따른 자료의 제공에 관한 사무
4의3. 법 제81조의2에 따른 자료의 제공에 관한 사무

5. 법 제83조에 따른 체납자 인적사항등의 공개에 관한 사무
6. 법 제87조 및 제90조에 따른 이의신청 및 행정소송에 관한 사무
7. 법 제94조에 따른 신고 등에 관한 사무
8. 법 제95조에 따른 소득 축소 · 탈루 자료의 송부에 관한 사무

8의2. 법 제96조에 따른 자료의 제공 요청에 관한 사무

9. 법 제104조에 따른 포상금 지급에 관한 사무
10. 법 제112조에 따른 업무의 위탁에 관한 사무

② 심사평가원은 다음 각 호의 사무를 수행하기 위하여 불가피한 경우 「개인정보 보호법」 제23조에 따른 건강에 관한 정보, 같은 법 시행령 제19조 각 호에 따른 주민등록번호, 여권번호, 운전면허의 면허번호 또는 외국인등록번호가 포함된 자료를 처리할 수 있다. **<개정 2013.9.26, 2014.11.20>**

1. 법 제43조에 따른 요양기관의 시설 · 장비 및 인력 등의 현황 신고에 관한 사무

1의2. 법 제48조에 따른 요양급여 대상 여부의 확인 등에 관한 사무

2. 법 제63조제1항에 따른 업무에 관한 사무
3. 법 제87조 및 제90조에 따른 이의신청 및 행정소송에 관한 사무
4. 법 제96조에 따른 자료의 제공 요청에 관한 사무

③ 요양기관(제2호의 경우에는 법 제47조제6항에 따라 요양기관을 대행하는 단체를 포함한다)은 다음 각 호의 사무를 수행하기 위하여 불가피한 경우 「개인정보 보호법」 제23조에 따른 건강에 관한 정보나 같은 법 시행령 제19조에 따른 주민등록번호, 여권번호, 운전면허의 면허번호 또는 외국인등록번호가 포함된 자료를 처리할 수 있다. **<신설 2017.3.27>**

1. 법 제41조제1항에 따른 요양급여의 실시에 관한 사무
2. 법 제47조제1항 또는 제2항에 따른 요양급여비용의 청구에 관한 사무

④ 준요양기관은 법 제49조제3항에 따른 요양비 지급 청구에 관한 사무를 수행하기 위하여 불가피한 경우에는 「개인정보 보호법」 제23조에 따른 건강에 관한 정보나 같은 법 시행령 제19조에 따른 주민등록번호, 여권번호, 운전면허의 면허번호 또는 외국인등록번호가 포함된 자료를 처리할 수 있다. **<신설 2021.6.29>**

⑤ 보조기기 판매업자는 법 제51조제2항 전단에 따른 보험급여 지급 청구에 관한 사무를 수행하기 위하여 불가피한 경우에는 「개인정보 보호법」 제23조에 따른 건강에 관한 정보나 같은 법 시행령 제19조에 따른 주민등록번호, 여권번호, 운전면허의 면허번호 또는 외국인등록번호가 포함된 자료를 처리할 수 있다. **<신설 2021.6.29>**

⑥ 보건복지부장관(법 제111조에 따라 보건복지부장관의 권한을 위임받거나 위탁받은 자를 포함한다)은 다음 각 호의 사무를 수행하기 위하여 불가피한 경우 제1항에 따른 자료를 처리할 수 있다. **<개정 2017.3.27, 2021.6.29>**

1. 법 제81조제3항에 따른 체납처분 승인에 관한 사무
2. 법 제88조에 따른 심판청구에 관한 사무
3. 법 제97조에 따른 보고와 검사 등에 관한 사무
4. 법 제98조에 따른 업무정지 처분에 관한 사무

5. 법 제99조에 따른 과징금 부과 · 징수에 관한 사무
6. 법 제100조에 따른 위반사실 공표에 관한 사무

영 **제81조의2(규제의 재검토)** ① 보건복지부장관은 제18조의2제4항 및 별표 4의2 제2호에 따른 약제의 상한금액 감액 및 요양급여의 적용 정지 기준에 대하여 2019년 7월 1일을 기준으로 5년마다(매 5년이 되는 해의 기준일과 같은 날 전까지를 말한다) 그 타당성을 검토하여 개선 등의 조치를 해야 한다.

② 보건복지부장관은 제19조제1항 및 별표 2에 따른 본인일부부담금의 부담률 및 부담액에 대하여 2022년 1월 1일을 기준으로 3년마다(매 3년이 되는 해의 1월 1일 전까지를 말한다) 그 타당성을 검토하여 개선 등의 조치를 해야 한다.

[전문개정 2022.3.8]

규칙 **제65조(전자문서를 이용한 업무 처리 등)** ① 공단 및 심사평가원은 법 · 영 및 이 규칙에 따른 청구 · 신청 · 신고 등을 전자문서로 하도록 할 수 있고, 통지 등의 업무를 전산매체 또는 정보통신망을 이용하여 전자문서로 처리할 수 있다.

② 제1항에 따라 전자문서로 처리하는 경우에는 「전자정부법」 제2조제7호 및 제7조를 준용한다.

규칙 **제66조(규제의 재검토)** ① 보건복지부장관은 제2조에 따른 피부양자 자격의 인정기준 등에 대하여 2014년 1월 1일을 기준으로 3년마다(매 3년이 되는 해의 1월 1일 전까지를 말한다) 그 타당성을 검토하여 개선 등의 조치를 하여야 한다. <개정 2015.1.5>

② 보건복지부장관은 제5조에 따른 건강보험증 발급(기재사항 변경) 신청서의 내용에 대하여 2015년 1월 1일을 기준으로 2년마다(매 2년이 되는 해의 기준일과 같은 날 전까지를 말한다) 그 타당성을 검토하여 개선 등의 조치를 해야 한다. <개정 2019.6.12>

[본조신설 2013.12.31]

제114조의2(벌칙 적용에서 공무원 의제) 제4조제1항에 따른 심의위원회 및 제100조제2항에 따른 건강보험공표심의위원회 위원 중 공무원이 아닌 사람은 「형법」 제127조 및 제129조부터 제132조까지의 규정을 적용할 때에는 공무원으로 본다.

[본조신설 2019.1.15]

제9장 벌칙

제115조(벌칙) ① 제102조제1호를 위반하여 가입자 및 피부양자의 개인정보를 누설하거나 직무상 목적 외의 용도로 이용 또는 정당한 사유 없이 제3자에게 제공한 자는 5년 이하의 징역 또는 5천만원 이하의 벌금에 처한다. <신설 2016.3.22, 2019.4.23>

② 다음 각 호의 어느 하나에 해당하는 자는 3년 이하의 징역 또는 3천만원 이하의 벌금에 처한다. <개정 2016.3.22, 2019.4.23>

1. 대행청구단체의 종사자로서 거짓이나 그 밖의 부정한 방법으로 요양급여비용을 청구한 자
2. 제102조제2호를 위반하여 업무를 수행하면서 알게 된 정보를 누설하거나 직무상 목적 외의 용도로 이용 또는 제3자에게 제공한 자

③ 제96조의3제3항을 위반하여 공동이용하는 전산정보자료를 같은 조 제1항에 따른 목적 외의 용도로 이용하거나 활용한 자는 3년 이하의 징역 또는 1천만원 이하의 벌금에 처한다. <개정 2020.12.29>

④ 거짓이나 그 밖의 부정한 방법으로 보험급여를 받거나 타인으로 하여금 보험급여를 받게 한 사람은 2년 이하의 징역 또는 2천만원 이하의 벌금에 처한다. <신설 2019.4.23, 2020.12.29>

⑤ 다음 각 호의 어느 하나에 해당하는 자는 1년 이하의 징역 또는 1천만원 이하의 벌금에 처한다. <개정 2019.4.23, 2020.12.29>

1. 제42조의2제1항 및 제3항을 위반하여 선별급여를 제공한 요양기관의 개설자
2. 제47조제6항을 위반하여 대행청구단체가 아닌 자로 하여금 대행하게 한 자
3. 제93조를 위반한 사용자
4. 제98조제2항을 위반한 요양기관의 개설자
5. 삭제 <2019.4.23>

제116조(벌칙) 제97조제2항을 위반하여 보고 또는 서류 제출을 하지 아니한 자, 거짓으로 보고하거나 거짓 서류를 제출한 자, 검사나 질문을 거부·방해 또는 기피한 자는 1천만원 이하의 벌금에 처한다.

제117조(벌칙) 제42조제5항을 위반한 자 또는 제49조제2항을 위반하여 요양비 명세서나 요양 명세를 적은 영수증을 내주지 아니한 자는 500만원 이하의 벌금에 처한다.

제118조(양벌 규정) ① 법인의 대표자나 법인 또는 개인의 대리인, 사용인, 그 밖의 종사자가 그 법인 또는 개인의 업무에 관하여 제115조부터 제117조까지의 규정 중 어느 하나에 해당하는 위반행위를 하면 그 행위자를 벌하는 외에 그 법인 또는 개인에게도 해당 조문의 벌금형을 과(科)한다. 다만, 법인 또는 개인이 그 위반행위를 방지하기 위하여 해당 업무에 관하여 상당한 주의와 감독을 게을리하지 아니한 경우에는 그러하지 아니하다.

제119조(과태료) ① 삭제 <2013.5.22>

② 삭제 <2013.5.22>

③ 다음 각 호의 어느 하나에 해당하는 자에게는 500만원 이하의 과태료를 부과한다. <개정 2016.3.22>

1. 제7조를 위반하여 신고를 하지 아니하거나 거짓으로 신고한 사용자
2. 정당한 사유 없이 제94조제1항을 위반하여 신고·서류제출을 하지 아니하거나 거짓으로 신고·서류제출을 한 자
3. 정당한 사유 없이 제97조제1항, 제3항, 제4항, 제5항을 위반하여 보고·서류제출을 하지 아니하거나 거짓으로 보고·서류제출을 한 자
4. 제98조제4항을 위반하여 행정처분을 받은 사실 또는 행정처분절차가 진행 중인 사실을 지체 없이 알리지 아니한 자
5. 정당한 사유 없이 제101조제2항을 위반하여 서류를 제출하지 아니하거나 거짓으로 제출한 자

④ 다음 각 호의 어느 하나에 해당하는 자에게는 100만원 이하의 과태료를 부과한다. <개정 2019.12.3, 2020.12.29>

1. 삭제 <2016.3.22>
2. 삭제 <2018.12.11>
3. 삭제 <2016.3.22>
4. 제96조의4를 위반하여 서류를 보존하지 아니한 자
5. 제103조에 따른 명령을 위반한 자
6. 제105조를 위반한 자

⑤ 제3항 및 제4항에 따른 과태료는 대통령령으로 정하는 바에 따라 보건복지부장관이 부과·징수한다. <개정 2013.5.22>

영 **제82조(과태료의 부과기준)** 법 제119조에 따른 과태료의 부과기준은 별표 7과 같다.

부칙 <법률 제18895호, 2022.6.10>

이 법은 공포 후 6개월이 경과한 날부터 시행한다. 다만, 제63조제1항제6호 및 제103조제1항제1호의 개정규정은 공포한 날부터 시행하고, 법률 제16728호 국민건강보험법 일부개정법률 제72조제3항, 제96조의2, 부칙 제4조 및 제5조의 개정규정은 2022년 7월 1일부터 시행한다.

부칙 <대통령령 제32894호, 2022.8.31>

영 **제1조(시행일)** 이 영은 2022년 9월 1일부터 시행한다. 다만, 제42조의2제2항제1호 및 같은 조 제3항제1호의 개정규정은 2022년 11월 1일부터 시행하고, 부칙 제8조는 2023년 1월 1일부터 시행한다.

부칙 <보건복지부령 제916호, 2022.10.26>

규칙 **제1조(시행일)** 이 규칙은 공포한 날부터 시행한다. 다만, 별표 7의 개정규정은 2022년 11월 1일부터 시행한다.

시행령 별표

영 **[별표 1]** 사용자인 기관장(제2조 관련): 생략 <개정 2013.3.23>

영 **[별표 2]** 본인일부부담의 부담률 및 부담액(제19조제1항 관련) <개정 2021.11.1>

1. 가입자 또는 피부양자는 요양급여비용 중 다음 각 목의 어느 하나에 해당하는 금액(100원 미만은 제외한다)을 부담한다. 다만, 입원진료의 경우에는 100원 미만의 금액도 부담한다.

가. **입원진료(나목의 표 중 보건복지부장관이 정하는 의료장비를 이용한 진료의 경우는 제외한다) 및 보건복지부장관이 정하는 요양급여를 받은 경우(약국 또는 한국희귀 · 필수의약품센터인 요양기관에서 처방전에 따라 의약품을 조제받는 경우를 포함한다)는 다음의 구분에 따라 계산한 금액**

1) 요양급여비용 총액(보건복지부장관이 정하여 고시하는 식대와 장애인 치과진료에 대한 가산금액은 제외한다)의 100분의 20에 입원기간 중 식대[입원환자의 식사의 질과 서비스에 영향을 미치는 부가적 요소에 드는 비용에 해당하는 가산금액(이하 "식대가산금액"이라 한다)을 포함한다. 이하 이 호, 제2호 및 제3호가목 · 나목 · 아목에서 같다]의 100분의 50을 더한 금액. 다만, 상급종합병원에서 법 제43조에 따라 신고한 입원병실 중 일반입원실의 2인실 · 3인실 · 4인실 및 정신과 입원실의 2인실 · 3인실 · 4인실을 이용한 경우에는 그 입원료에 한정하여 각각 100분의 50 · 100분의 40 · 100분의 30으로 하고, 종합병원 · 병원 · 한방병원 · 요양병원(「장애인복지법」 제58조제1항제4호에 따른 장애인 의료재활시설로서 「의료법」 제3조의2의 요건을 갖춘 의료기관인 요양병원으로 한정한다) · 정신병원에서 법 제43조에 따라 신고한 입원병실 중 일반입원실의 2인실 · 3인실 및 정신과 입원실의 2인실 · 3인실을 이용한 경우에는 그 입원료에 한정하여 각각 100분의 40 · 100분의 30으로 하며, 보건복지부장관이 정하여 고시하는 격리 입원에 대해서는 그 입원료에 한정하여 100분의 10으로 한다.

2) 「의료법」 제3조제2항제3호라목에 따른 요양병원(「장애인복지법」 제58조제1항제4호에 따른 장애인 의료재활시설로서 「의료법」 제3조의2의 요건을 갖춘 의료기관인 요양병원은 제외한다)에서 입원진료를 받는 사람 중 입원치료보다는 요양시설이나 외래진료를 받는 것이 적합한 환자로서 보건복지부장관이 정하여 고시하는 환자군에 해당하는 경우에는 요양급여비용 총액의 100분의 40에 입원기간 중 식대의 100분의 50을 더한 금액

나. **외래진료의 경우 및 보건복지부장관이 정하는 의료장비 · 치료재료를 이용한 진료의 경우에는 다음 표의 구분에 따라 계산한 금액**

기관 종류	소재지	환자 구분	본인일부부담금
상급 종합병원	모든 지역	일반환자	진찰료 총액 + (요양급여비용 총액 – 진찰료총액) × 60/100. 다만, 임신부 외래진료의 경우에는 요양급여비용 총액의 40/100, 1세 미만 영유아 외래진료의 경우에는 요양급여비용 총액의 20/100으로 한다.
		의약분업 예외환자	진찰료 총액 + (요양급여비용 총액 – 약값 총액 – 진찰료 총액) × 60/100 + 약값 총액 × 30/100. 다만, 임신부 외래진료의 경우에는 (요양급여비용 총액 – 약값 총액) × 40/100 + 약값 총액 × 30/100, 1세 미만 영유아 외래진료의 경우에는 (요양급여비용 총액 – 약값 총액) × 20/100 + 약값 총액 × 21/100로 한다.

종합병원	동 지역	일반환자	요양급여비용 총액 × 50/100(임신부 외래진료의 경우에는 30/100, 1세 미만 영유아 외래진료의 경우에는 15/100)
		의약분업 예외환자	(요양급여비용 총액 - 약값 총액) × 50/100(임신부 외래진료의 경우에는 30/100, 1세 미만 영유아 외래진료의 경우에는 15/100) + 약값 총액 × 30/100(1세 미만 영유아의 경우에는 21/100)
	읍 · 면 지역	일반환자	요양급여비용 총액 × 45/100(임신부 외래진료의 경우에는 30/100, 1세 미만 영유아 외래진료의 경우에는 15/100)
		의약분업 예외환자	(요양급여비용 총액 - 약값 총액) × 45/100(임신부 외래진료의 경우에는 30/100, 1세 미만 영유아 외래진료의 경우에는 15/100) + 약값 총액 × 30/100(1세 미만 영유아의 경우에는 21/100)
병원, 치과병원, 한방병원, 요양병원, 정신병원	동 지역	일반환자	요양급여비용 총액 × 40/100(임신부 외래진료의 경우에는 20/100, 1세 미만 영유아 외래진료의 경우에는 10/100)
		의약분업 예외환자	(요양급여비용 총액 - 약값 총액) × 40/100(임신부 외래진료의 경우에는 20/100, 1세 미만 영유아 외래진료의 경우에는 10/100) + 약값 총액 × 30/100(1세 미만 영유아의 경우에는 21/100)
	읍 · 면 지역	일반환자	요양급여비용 총액 × 35/100(임신부 외래진료의 경우에는 20/100, 1세 미만 영유아 외래진료의 경우에는 10/100)
		의약분업 예외환자	(요양급여비용 총액 - 약값 총액) × 35/100(임신부 외래진료의 경우에는 20/100, 1세 미만 영유아 외래진료의 경우에는 10/100) + 약값 총액 × 30/100(1세 미만 영유아의 경우에는 21/100)
의원, 치과의원, 한의원, 보건의료원	모든 지역	일반환자	요양급여비용 총액 × 30/100(임신부 외래진료의 경우에는 10/100, 1세 미만 영유아 외래진료의 경우에는 5/100). 다만, 요양급여를 받는 사람이 65세 이상이면서 해당 요양급여비용 총액이 보건복지부령으로 정하는 금액을 넘지 않으면 보건복지부령으로 정하는 금액을 본인일부부담금으로 한다.
		의약분업 예외환자	(요양급여비용 총액 - 약값 총액) × 30/100(임신부 외래진료의 경우에는 10/100, 1세 미만 영유아 외래진료의 경우에는 5/100) + 약값 총액 × 30/100(1세 미만 영유아의 경우에는 21/100). 다만, 요양급여를 받는 사람이 65세 이상이면서 해당 요양급여비용 총액이 보건복지부령으로 정하는 금액을 넘지 않으면 보건복지부령으로 정하는 금액을 본인일부부담금으로 한다.
보건소, 보건지소, 보건진료소	모든 지역		요양급여비용 총액 × 30/100. 다만, 요양급여비용 총액이 보건복지부령으로 정하는 금액을 넘지 않으면 보건복지부령으로 정하는 금액을 본인일부부담금으로 한다.

비고

1. 위 표에서 "의약분업 예외환자"란 「약사법」 제23조제4항제3호 중 조현병(調絃病) 또는 조울증 등으로 자신 또는 타인을 해칠 우려가 있는 정신질환자, 같은 항 제4호 중 「감염병의 예방 및 관리에 관한 법률」에 따른 제1군감염병환자 및 같은 항 제8호 · 제9호에 해당하는 환자를 말한다. 다만, 제1호가목에 따라 요양급여비용 총액의 100분의 20을 적용받는 사람은 제외한다.
2. 위 표에서 "약값 총액"이란 요양기관이 해당 약제를 구입한 금액의 총액을 말한다.
3. 보건복지부장관이 정하는 의료장비를 이용한 입원진료인 경우의 요양급여비용 총액은 의료장비를 이용한 비용의 총액으로 한정한다.
4. 요양기관의 외래진료를 통하여 주기적으로 의사의 처방에 따라 구입(사용)하여야 하는 치료재료 중 보건복지부장관이 정하여 고시하는 치료재료의 경우에는 해당 치료재료 비용 및 관련 행위(교체를 위한 직접적 행위에 한정한다. 이하 같다) 비용을 제외한 요양급여비용 총액을 위 표의 요양급여비용 총액으로 하여 위 표에 따라 산정한 금액에 해당 치료재료 비용 및 관련 행위 비용의 100분의 20(1세 미만 영유아의 경우에는 14/100)을 더한 금액을 본인일부부담금으로 한다. 다만, 제3호마목이 적용되는 중증질환자는 제외한다.
5. 보건복지부장관이 정하는 질병의 환자가 요양기관(의원으로 한정한다)에 보건복지부장관이 정하는 절차 또는 방법에 따라 외래진료를 지속적으로 받겠다는 의사를 표시한 경우에는 해당 질병에 대하여 그 다음 진료부터 (진찰료 총액 × 20/100) + [(요양급여비용 총액 - 진찰료 총액) × 30/100]에 해당하는 금액을 본인일부부담금으로 한다. 다만, 요양급여를 받는 사람이 65세 이상인 경우에는 요양급여비용 총액이 보건복지부령으로 정하는 금액을 넘지 않으면 보건복지부령으로 정하는 금액을 본인일부부담금으로 한다.
6. 임신부가 유산 또는 사산을 한 경우 해당 유산 또는 사산에 따른 외래진료는 위 표에 따른 임신부 외래진료에 포함한다.

다. 약국 또는 한국희귀 · 필수의약품센터의 경우

1) 진료를 담당한 의사 또는 치과의사가 발행한 처방전에 따라 의약품을 조제받은 경우에는 요양급여비용 총액의 100분의 30(요양급여를 받는 사람이 65세 이상인 경우 요양급여비용 총액이 보건복지부령으로 정하는 금액을 넘지 않으면 보건복지부령으로 정하는 금액). 다만, 제1호가목 중 보건복지부장관이 정하는 요양급여를 받은 경우(약국 또는 한국희귀 · 필수의약품센터인 요양기관에서 처방전에 따라 의약품을 조제받는 경우를 포함한다)는 제외한다.

2) 「약사법」 제23조제3항제1호에 따라 의료기관이 없는 지역에서 조제하는 경우로서 진료를 담당한 의사 또는 치과의사가 발행한 처방전에 따르지 않고 의약품을 조제받은 경우에는 다음의 구분에 따라 산정한 금액

가) 요양급여비용 총액이 보건복지부령으로 정하는 금액을 넘는 경우에는 요양급여비용 총액의 100분의 40

나) 요양급여비용 총액이 보건복지부령으로 정하는 금액을 넘지 않는 경우에는 보건복지부령으로 정하는 금액

3) 1)에도 불구하고 상급종합병원 또는 종합병원의 의사가 발행한 처방전에 따라 질병의 중증도를 고려하여 보건복지부장관이 정하여 고시하는 질병에 대한 의약품을 조제받은 경우[읍 · 면 지역 소재 종합병원의 의사가 발행한 처방전에 따라 의약품을 조제받거나 「한국보훈복지의료공단법」에 따른 보훈병원의 의사나 「독립유공자예우에 관한 법률」, 「국가유공자 등 예우 및 지원에 관한 법률」, 「보훈보상대상자 지원에 관한 법률」, 「5 · 18민주유공자예우 및 단체설립에 관한 법률」, 「참전유공자예우 및 단체설립에 관한 법률」, 「고엽제후유의증 등 환자지원 및 단체설립에 관한 법률」, 「특수임무유공자 예우 및 단체설립에 관한 법률」 및 「제대군인지원에 관한 법률」에 따라 국가보훈처장이 진료를 위탁한 상급종합병원 또는 종합병원의 의사가 해당 법률에서 정한 의료지원대상자에게 발행한 처방전에 따라 의약품을 조제받은 경우는 제외한다]에는 다음의 금액

가) 상급종합병원의 의사가 발행한 처방전에 따라 의약품을 조제받은 경우: 요양급여비용 총액의 100분의 50

나) 종합병원의 의사가 발행한 처방전에 따라 의약품을 조제받은 경우: 요양급여비용 총액의 100분의 40

2. 제1호에도 불구하고 제21조제3항제2호에 따라 보건복지부장관이 정하여 고시하는 질병군에 대하여 입원진료를 받는 경우에는 다음 각 목의 구분에 따라 계산한 금액에 입원기간 중 식대의 100분의 50을 더한 금액을 부담한다. 이 경우 질병군 분류번호 결정 요령, 평균 입원 일수, 입원실 이용 비용 등 해당 질병군의 본인일부부담금 산정에 필요한 사항은 보건복지부장관이 정하여 고시한다.

가. 다음 계산식에 따라 계산한 금액과 보건복지부장관이 정하여 고시하는 추가 산정액을 합한 금액의 100분의 20

[질병군별 기준 상대가치점수 + (입원 일수 – 질병군별 평균 입원 일수) × 질병군별 일당 상대가치점수] × 제21조제1항에 따라 정해진 상대가치점수의 점수당 단가

비고
1. 위 표에서 “질병군별 기준 상대가치점수”란 질병군별 평균 입원 일수만큼 입원했을 때 발생하는 입원 건당 상대가치점수를 말한다.
2. 위 표에서 “질병군별 일당 상대가치점수”란 입원 일수가 1일 증가함에 따라 추가되는 질병군별 상대가치점수를 말한다.

나. 가목에도 불구하고 보건복지부장관이 정하여 고시하는 입원실을 이용한 경우에는 가목에 따라 계산한 금액에 보건복지부장관이 정하여 고시하는 입원료 계산식에 따라 계산한 금액을 더한 금액

다. 삭제 <2021.11.1>

라. 가목 및 나목에도 불구하고 제1호나목에 따라 보건복지부장관이 정하는 의료장비를 이용한 진료의 경우에는 가목 또는 나목에 따라 계산한 금액에 제1호나목 표의 구분에 따라 계산한 금액을 더한 금액

3. 제1호와 제2호에도 불구하고 다음 각 목의 어느 하나에 해당하는 경우에는 그 각 목에서 정하는 금액을 부담한다. 다만, 상급종합병원 · 종합병원 · 병원 · 한방병원 · 요양병원(「장애인복지법」 제58조제1항제4호에 따른 장애인 의료재활시설로서 「의료법」 제3조의2의 요건을 갖춘 의료기관인 요양병원으로 한정한다) · 정신병원에서 법 제43조에 따라 신고한 입원병실 중 일반입원실의 2인실 · 3인실 및 정신과 입원실의 2인실 · 3인실을 이용한 경우는 그 입원료에 한정하여 제1호가목1) 단서에서 정하는 금액을 부담한다.

가. 다음의 경우에는 입원기간 중 식대의 100분의 50
1) 자연분만에 대한 요양급여
2) 「모자보건법」 제2조제4호에 따른 신생아 및 보건복지부장관이 정하는 기준에 해당하는 영유아에 대한 입원진료로서 보건복지부장관이 정하는 요양급여
3) 보건복지부장관이 정하여 고시하는 결핵 질환을 가진 사람에 대하여 보건복지부장관이 정하는 요양급여
4) 「장기등 이식에 관한 법률」 제4조제2호에 따른 장기등기증자(뇌사자 또는 사망한 사람만 해당한다)의 장기등(같은 법 제4조제1호에 따른 장기등을 말한다) 적출에 대하여 보건복지부장관이 정하는 요양급여

나. 다음의 경우(라목에 해당하는 사람에 대한 요양급여는 제외한다)에는 요양급여비용 총액의 100분의 10에 입원기간 중 식대의 100분의 50을 더한 금액
1) 삭제 <2017.9.29>
2) 보건복지부장관이 정하여 고시하는 희귀난치성 질환을 가진 사람에 대하여 보건복지부장관이 정하는 요양급여
3) 보건복지부장관이 정하여 고시하는 고위험 임신부에 대한 입원진료로서 보건복지부장관이 정하는 요양급여
4) 삭제 <2018.12.24>

다. 다음의 경우에는 본인이 부담할 비용의 부담률의 100분의 70에 해당하는 금액
1) 1세 이상 6세 미만인 가입자 또는 피부양자가 상급종합병원, 종합병원, 병원, 치과병원, 한방병원, 요양병원, 정신병원, 의원, 치과의원, 한의원 및 보건의료원에서 외래진료를 받는 경우
2) 6세 미만인 가입자 또는 피부양자가 보건소, 보건지소 및 보건진료소에서 외래진료를 받는 경우로서 요양급여비용 총액이 보건복지부령으로 정하는 금액을 넘는 경우. 다만, 요양급여비용 총액이 보건복지부령으로 정하는 금액을 넘지 않는 경우에는 제1호 나목 표에 따른 금액을 부담한다.
3) 6세 미만인 가입자 또는 피부양자가 약국 또는 한국희귀 · 필수의약품센터인 요양기관에서 처방전에 따라 의약품을 조제받는 경우

라. 보건복지부장관이 정하여 고시하는 희귀난치성질환 또는 중증질환(이하 "희귀난치성질환등"이라 한다)을 가진 사람, 희귀난치성질환등 외의 질환으로 6개월 이상 치료를 받고 있거나 6개월 이상 치료가 필요한 사람 또는 18세 미만의 아동(이하 "희귀난치성질환자등"이라 한다) 중 희귀난치성질환자등이 속한 세대(배우자를 포함한다)의 소득 및 재산을 더하여 계산한 가액(이하 "소득인정액"이라 한다)이 「국민기초생활 보장법」 제2조제11호에 따른 기준 중위소득의 100분의 50 이하이고, 희귀난치성질환자등의 1촌의 직계혈족 및 그 배우자(이하 "부양의무자"라 한다)가 없거나 부양의무자가 있어도 부양능력이 없거나 부양을 받을 수 없는 사람으로서 보건복지부령으로 정하는 바에 따라 공단의 본인일부부담금 경감 인정 신청(이하 "경감인정신청"이라 한다)을 하여 그 경감 인정을 받은 사람 또는 희귀난치성질환

자등 중 본인일부부담금의 경감이 필요하다고 보건복지부장관이 정하는 사람으로서 경감인정신청을 한 사람에 대한 요양급여의 경우에는 다음의 구분에 따라 계산한 금액. 이 경우 소득인정액 산정의 기준이 되는 세대의 범위, 소득 및 재산의 범위, 소득인정액 산정방법 등 소득인정액의 산정에 필요한 사항 및 부양의무자가 부양능력이 없거나 부양을 받을 수 없는 경우의 구체적인 기준은 보건복지부령으로 정한다.

1) 희귀난치성질환등을 가진 사람인 경우에는 입원기간 중 식대(식대가산금액은 제외한다. 이하 이 목에서 같다)의 100분의 20
2) 희귀난치성질환등 외의 질환으로 6개월 이상 치료를 받고 있거나 6개월 이상 치료가 필요한 사람 또는 18세 미만의 아동인 경우에는 다음 표에 해당하는 금액에 입원기간 중 식대의 100분의 20을 더한 금액. 다만, 가목에 해당하거나 6세 미만 아동의 입원진료 또는 보건복지부장관이 정하여 고시하는 중증질환으로 요양급여를 받는 경우에는 입원기간 중 식대의 100분의 20만을 부담한다.

<table>
<tr><th>기관 종류</th><th colspan="2">구분</th><th>본인일부부담금</th></tr>
<tr><td>상급
종합병원</td><td colspan="2">외래진료 및 입원진료</td><td>요양급여비용 총액의 100분의 14에 해당하는 금액. 다만, 다음의 어느 하나에 해당하는 경우에는 그 다음의 구분에 따라 계산한 금액을 부담한다.
가) 정신건강의학과 입원진료 또는 나목2)(치매는 제외한다)에 따라 보건복지부장관이 정하는 요양급여를 받는 경우에는 해당 요양급여비용 총액의 100분의 10
나) 제1호나목(임신부 외래진료만 해당한다), 이 호 나목2)(치매만 해당한다)·3), 마목, 차목 또는 하목에 따라 보건복지부장관이 정하는 요양급여를 받는 경우에는 해당 요양급여비용 총액의 100분의 5
다) 자목(6세 이상 15세 이하 아동의 입원진료만 해당한다)에 따라 보건복지부장관이 정하는 요양급여를 받는 경우에는 해당 요양급여비용 총액의 100분의 3
라) 1세 미만 영유아 외래진료의 경우에는 요양급여비용 총액의 100분의 5</td></tr>
<tr><td rowspan="3">종합병원,
병원,
치과병원,
한방병원,
요양병원,
정신병원</td><td rowspan="2">「의료급여법 시행령」 별표 1 제2호가목2)가)에 따른 만성질환자에 해당하는 사람이 그 만성질환에 대하여 외래진료를 받거나 해당 만성질환자가 나목2)(치매를 제외한다) 또는 마목에 따른 외래진료에 대하여 보건복지부장관이 정하는 요양급여를 받는 경우</td><td>「약사법」 제23조제4항에 따라 의사 또는 치과의사가 의약품을 직접 조제하는 경우와 법률 제8365호 약사법 전부개정법률 부칙 제8조에 따라 한의사가 한약 및 한약제제를 직접 조제하는 경우</td><td>1,500원. 다만, 1세 미만 영유아 외래진료의 경우에는 본인일부부담금 없음</td></tr>
<tr><td>그 밖의 외래진료</td><td>1,000원. 다만, 1세 미만 영유아 외래진료의 경우에는 본인일부부담금 없음</td></tr>
<tr><td colspan="2">그 밖의 외래진료 및 입원진료</td><td>요양급여비용 총액의 100분의 14에 해당하는 금액. 다만, 다음의 어느 하나에 해당하는 경우에는 그 다음의 구분에 따라 계산한 금액을 부담한다.
가) 정신건강의학과 입원진료 또는 나목2)(치매는 제외한다)에 따라 보건복지부장관이 정하는 요양급여를 받는 경우에는 해당 요양급여비용 총액의 100분의 10
나) 제1호나목(임신부 외래진료만 해당한다), 이 호 나목2)(치매만 해당한다)·3), 마목, 차목 또는 하목에 따라 보건복지부장관이 정하는 요양급여를 받는 경우에는 해당 요양급여비용 총액의 100분의 5
다) 자목(6세 이상 15세 이하 아동의 입원진료만 해당한다)에 따라 보건복지부장관이 정하는 요양급여를 받는 경우에는 해당 요양급여비용 총액의 100분의 3
라) 1세 미만 영유아 외래진료의 경우에는 요양급여비용 총액의 100분의 5</td></tr>
</table>

<table>
<tr><td rowspan="3">의원,
치과의원,
한의원,
보건의료원</td><td rowspan="2">외래진료</td><td>「약사법」 제23조제4항에 따라 의사 또는 치과의사가 의약품을 직접 조제하는 경우와 법률 제8365호 약사법 전부개정법률 부칙 제8조에 따라 한의사가 한약 및 한약제제를 직접 조제하는 경우</td><td>1,500원. 다만, 1세 미만 영유아 외래진료의 경우에는 본인일부부담금 없음</td></tr>
<tr><td>그 밖의 외래진료</td><td>1,000원. 다만, 1세 미만 영유아 외래진료의 경우에는 본인일부부담금 없음</td></tr>
<tr><td colspan="2">입원진료</td><td>요양급여비용 총액의 100분의 14에 해당하는 금액. 다만, 다음의 어느 하나에 해당하는 경우에는 그 다음의 구분에 따라 계산한 금액을 부담한다.
가) 정신건강의학과 입원진료 또는 나목2)(치매는 제외한다)에 따라 보건복지부장관이 정하는 요양급여를 받는 경우에는 해당 요양급여비용 총액의 100분의 10
나) 나목2)(치매만 해당한다) · 3), 마목 또는 차목(입원진료만 해당한다)에 따라 보건복지부장관이 정하는 요양급여를 받는 경우에는 해당 요양급여비용 총액의 100분의 5
다) 자목(6세 이상 15세 이하 아동의 입원진료만 해당한다)에 따라 보건복지부장관이 정하는 요양급여를 받는 경우에는 해당 요양급여비용 총액의 100분의 3</td></tr>
<tr><td>보건소,
보건지소,
보건진료소</td><td colspan="2">외래진료 및 입원진료</td><td>없음</td></tr>
<tr><td rowspan="3">약국,
한국희귀 · 필수
의약품센터</td><td colspan="2">「약사법」 제23조제3항 단서에 따라 처방전에 따르지 않고 직접 조제한 경우</td><td>900원</td></tr>
<tr><td colspan="2">보건소, 보건지소 및 보건진료소를 제외한 요양기관에서 발급한 처방전에 따라 조제한 경우</td><td>500원</td></tr>
<tr><td colspan="2">보건소, 보건지소 및 보건진료소에서 발급한 처방전에 따라 조제한 경우</td><td>없음</td></tr>
</table>

비고

1. 「약사법」 제23조제4항에 따라 의사 또는 치과의사가 의약품을 직접 조제하거나 법률 제8365호 약사법 전부개정법률 부칙 제8조에 따라 한의사가 한약 및 한약제제를 직접 조제하고 처방전을 함께 발급하는 경우에는 1,000원을 부담한다.
2. 외래진료로서 전산화단층촬영(CT), 자기공명영상진단(MRI) 등 보건복지부장관이 정하여 고시하는 장비를 이용한 진료에 대해서는 그 의료장비를 이용한 비용 총액의 100분의 14[나목2)(치매는 제외한다)에 따른 환자의 경우에는 100분의 10, 나목2)(치매만 해당한다), 마목, 하목 또는 제1호나목(임신부 외래진료만 해당한다)에 따른 환자 및 1세 미만 영유아 외래진료의 경우에는 100분의 5]를 부담한다.
3. 제21조제3항제2호에 따른 질병군에 대한 입원 진료의 경우 본인일부부담금은 제2호가목, 나목 또는 라목에 따라 계산한 금액에 위 표의 해당 기관 종류별 입원진료에 해당하는 본인부담률을 곱한 금액으로 한다.
4. 보건복지부장관이 정하여 고시하는 격리 입원에 대해서는 그 입원료에 한정하여 해당 입원료의 100분의 5를 부담한다.
5. 임신부가 유산 또는 사산을 한 경우 해당 유산 또는 사산에 따른 외래진료는 위 표에 따른 임신부 외래진료에 포함한다.

3) 희귀난치성질환등을 가진 사람 중 65세 이상인 사람이 틀니 요양급여를 받는 경우에는 해당 요양급여비용 총액의 100분의 5
4) 희귀난치성질환등 외의 질환으로 6개월 이상 치료를 받고 있거나 6개월 이상 치료가 필요한 사람 중 65세 이상인 사람이 틀니 요양급여를 받는 경우에는 해당 요양급여비용 총액의 100분의 15
5) 희귀난치성질환등을 가진 사람 중 65세 이상인 사람이 치과임플란트 요양급여를 받는 경우에는 해당 요양급여비용 총액의 100분의 10
6) 희귀난치성질환등 외의 질환으로 6개월 이상 치료를 받고 있거나 6개월 이상 치료가 필요한 사람 중 65세 이상인 사람이 치과임플란트 요양급여를 받는 경우에는 해당 요양급여비용 총액의 100분의 20
7) 2)에도 불구하고 희귀난치성질환등 외의 질환으로 6개월 이상 치료를 받고 있거나 6개월 이상 치료가 필요한 사람 또는 18세 미만의 아동이 상급종합병원 또는 종합병원의 의사가 발행한 처방전에 따라 질병의 중증도를 고려하여 보건복지부장관이 정하여 고시하는 질병에 대한 의약품을 조제받은 경우[읍 · 면 지역 소재 종합병원의 의사가 발행한 처방전에 따라 의약품을 조제받거나 「한국보훈복지의료공단법」에 따른 보훈병원의 의사나 「독립유공자예우에 관한 법률」, 「국가유공자 등 예우 및 지원에 관한 법률」, 「보훈보상대상자 지원에 관한 법률」, 「5 · 18민주유공자예우 및 단체설립에 관한 법률」, 「참전유공자예우 및 단체설립에 관한 법률」, 「고엽제후유의증 등 환자지원 및 단체설립에 관한 법률」, 「특수임무유공자 예우 및 단체설립에 관한 법률」 및 「제대군인지원에 관한 법률」에 따라 국가보훈처장이 진료를 위탁한 상급종합병원 또는 종합병원의 의사가 해당 법률에서 정한 의료지원대상자에게 발행한 처방전에 따라 의약품을 조제받은 경우는 제외한다]에는 요양급여비용 총액의 100분의 3. 다만, 본인일부부담금이 500원 미만이 되는 경우에는 500원을 본인일부부담금으로 한다.
8) 2)에도 불구하고 희귀난치성질환등 외의 질환으로 6개월 이상 치료를 받고 있거나 6개월 이상 치료가 필요한 사람 또는 18세 미만 아동의 입원진료로서 제왕절개분만에 대한 요양급여를 받는 경우에는 입원기간 중 식대의 100분의 20
9) 희귀난치성질환등을 가진 사람이 보건복지부장관이 정하여 고시하는 추나요법에 대하여 보건복지부장관이 정하는 요양급여를 받는 경우에는 해당 요양급여비용의 100분의 30. 다만, 보건복지부장관이 따로 정하여 고시하는 추나요법에 대하여 요양급여를 받는 경우에는 해당 요양급여비용의 100분의 80으로 한다.
10) 희귀난치성질환등 외의 질환으로 6개월 이상 치료를 받고 있거나 6개월 이상 치료가 필요한 사람 또는 18세 미만 아동이 보건복지부장관이 정하여 고시하는 추나요법에 대하여 보건복지부장관이 정하는 요양급여를 받는 경우에는 해당 요양급여비용의 100분의 40. 다만, 보건복지부장관이 따로 정하여 고시하는 추나요법에 대하여 요양급여를 받는 경우에는 해당 요양급여비용의 100분의 80으로 한다.

마. 보건복지부장관이 정하여 고시하는 중증질환자에 대하여 보건복지부장관이 정하는 요양급여(라목에 해당하는 사람에 대한 요양급여는 제외한다)의 경우에는 요양급여비용 총액의 100분의 5에 입원기간 중 식대의 100분의 50을 더한 금액

바. 65세 이상인 사람이 틀니 요양급여(라목에 해당하는 사람에 대한 요양급여는 제외한다)를 받는 경우에는 그 요양급여비용 총액의 100분의 30

사. 65세 이상인 사람이 치과임플란트 요양급여(라목에 해당하는 사람에 대한 요양급여는 제외한다)를 받는 경우에는 해당 요양급여비용 총액의 100분의 30

아. 제왕절개분만을 위한 입원진료에 대하여 요양급여[라목8)에 해당하는 사람에 대한 요양급여는 제외한다]를 받는 경우에는 요양급여비용 총액의 100분의 5에 입원기간 중 식대의 100분의 50을 더한 금액

자. 15세 이하 아동의 입원진료에 대하여 보건복지부장관이 정하는 요양급여[가목2) 및 라목에 해당하는 사람에 대한 요양급여는 제외한다]를 받는 경우에는 해당 요양급여비용 총액의 100분의 5에 입원기간 중 식대의 100분의 50을 더한 금액

차. 18세 이하 아동의 치아홈메우기 외래진료 또는 16세 이상 18세 이하 아동의 치아홈메우기 입원진료에 대하여 보건복지부장관이 정하는 요양급여(라목에 해당하는 사람에 대한 요양급여는 제외한다)를 받는 경우에는 해당 요양급여비용 총액의 100분의 10

카. 보건복지부장관이 정하여 고시하는 난임진료(인공수정 및 체외수정시술을 포함한다)에 대하여 보건복지부장관이 정하는 요양급여(라목에 해당하는 사람에 대한 요양급여는 제외한다)를 받는 경우에는 해당 요양급여비용 총액의 100분의 30

타. 다음의 경우에는 본인일부부담금은 없는 것으로 한다.

1) 제25조제3항제1호에 따른 일반건강검진 결과에 따라 보건복지부장관이 정하여 고시하는 질환이나 질병에 대하여 추가적인 진료 또는 검사의 필요성이 인정되는 사람이 그 질환이나 질병에 대하여 일반건강검진을 받은 날이 속하는 연도의 다음 연도 1월 31일까지 보건복지부장관이 정하여 고시하는 요양급여(의원 및 병원만 해당하되, 결핵에 대한 진료 또는 검사의 경우에는 종합병원 및 상급종합병원도 해당한다)를 받는 경우

2) 「의료법」 제34조에 따른 원격의료에 대하여 보건복지부장관이 정하여 고시하는 요양급여를 받는 경우

3) 요양급여를 의뢰받은 요양기관이 환자의 상태가 호전됨에 따라 요양급여를 의뢰한 요양기관 등으로 환자를 회송(回送)하는 경우로서 해당 환자가 회송과 관련하여 보건복지부장관이 정하여 고시하는 요양급여를 받는 경우

파. 보건복지부장관이 정하여 고시하는 항목에 대해 정신건강의학과 외래진료를 받은 경우(라목에 해당하는 사람에 대한 요양급여는 제외한다)에는 다음 표에 따라 계산한 금액에 제1호나목에 따라 계산한 금액(다음 표에 따라 보건복지부장관이 정하여 고시하는 항목에 대한 요양급여비용을 계산한 금액은 제외한다)을 더한 금액. 다만, 6세 미만의 경우에는 본인이 부담할 비용의 부담률(제1호나목 및 다음 표에 따른 부담률을 말한다)의 100분의 70에 해당하는 금액으로 하고, 65세 이상인 경우에는 요양급여비용 총액이 보건복지부령으로 정하는 금액을 넘지 않으면 보건복지부령으로 정하는 금액으로 한다.

기관 종류	본인일부부담금
상급종합병원	보건복지부장관이 정하여 고시하는 항목에 대한 요양급여비용 × 40/100
종합병원	보건복지부장관이 정하여 고시하는 항목에 대한 요양급여비용 × 30/100
병원, 치과병원, 한방병원, 요양병원, 정신병원	보건복지부장관이 정하여 고시하는 항목에 대한 요양급여비용 × 20/100
의원, 치과의원, 한의원, 보건의료원	보건복지부장관이 정하여 고시하는 항목에 대한 요양급여비용 × 10/100

하. 보건복지부장관이 정하여 고시하는 조산아(早産兒)와 저체중 출생아의 외래진료(출생일부터 5년이 되는 날까지의 외래진료를 말한다)에 대한 요양급여로서 보건복지부장관이 정하는 요양급여의 경우에는 요양급여비용 총액의 100분의 5

1) 삭제 <2019.10.22>

2) 삭제 <2019.10.22>

3) 삭제 <2019.10.22>

거. 가목1) · 2) · 3), 나목, 다목1), 마목, 자목 및 하목에도 불구하고 보건복지부장관이 정하여 고시하는 추나요법에 대하여 보건복지부장관이 정하는 요양급여를 받는 경우에는 해당 요양급여비용의 100분의 50. 다만, 보건복지부장관이 따로 정하여 고시하는 추나요법에 대하여 요양급여를 받는 경우에는 해당 요양급여비용의 100분의 80으로 한다.

너. 보건복지부장관이 정하여 고시하는 경증질환자가 상급종합병원에서 외래진료를 받는 경우에는 요양급여비용 총액에 보건복지부장관이 정하여 고시하는 본인부담률을 곱한 금액

4. 제1호부터 제3호까지의 규정에도 불구하고 법 제41조의4 및 이 영 제18조의4에 따른 선별급여 항목의 경우에는 요양급여비용의 100분의 100의 범위에서 보건복지부장관이 정하여 고시하는 금액을 부담한다.

5. 제1호 및 제3호에도 불구하고 「의료법」 제3조제2항제3호라목에 따른 요양병원 및 같은 호 마목에 따른 정신병원 외의 요양기관에서 입원진료를 받는 경우로서 법 제43조에 따라 신고한 입원병실 중 일반입원실에 16일 이상 연속하여 입원하는 환자의 경우에는 요양급여비용 총액 중 입원료에 한정하여 다음 표의 구분에 따라 계산한 금액을 부담한다. 다만, 제21조제3항제2호에 따라 보건복지부장관이 정하여 고시하는 질병군에 대하여 입원진료를 받는 경우 및 질병 또는 환자 특성상 16일 이상 장기입원이 불가피한 경우로 보건복지부장관이 정하여 고시하는 경우는 제외한다.

구분	본인일부부담금	
	입원일수 16일 이상 30일 이하	입원일수 31일 이상
가. 상급종합병원의 5인실 이상, 요양기관의 4인실 이상	16일째 입원일부터 30일째 입원일까지의 입원료 × 25/100	31일째 입원일부터의 입원료 × 30/100
나. 상급종합병원의 4인실, 종합병원 · 병원 · 한방병원의 3인실	16일째 입원일부터 30일째 입원일까지의 입원료 × 35/100	31일째 입원일부터의 입원료 × 40/100
다. 상급종합병원의 3인실, 종합병원 · 병원 · 한방병원의 2인실	16일째 입원일부터 30일째 입원일까지의 입원료 × 45/100	31일째 입원일부터의 입원료 × 50/100
라. 상급종합병원의 2인실	16일째 입원일부터 30일째 입원일까지의 입원료 × 55/100	31일째 입원일부터의 입원료 × 60/100

6. 제1호부터 제5호까지의 규정에도 불구하고 다음 각 목의 어느 하나에 해당하는 경우에는 보건복지부령으로 정하는 항목의 요양급여비용의 100분의 100의 범위에서 보건복지부령으로 정하는 금액을 부담한다.

가. 법 제53조제3항에 따라 급여가 제한되는 경우

나. 법 제54조제3호 및 제4호에 따라 급여가 정지되는 경우

다. 법 제109조제10항에 따라 공단이 보험급여를 하지 않는 경우

라. 「학교폭력 예방 및 대책에 관한 법률」 제2조제1호에 따른 학교폭력 중 학생 간의 폭행에 의한 경우

마. 보험재정에 상당한 부담을 준다고 인정되는 경우

바. 그 밖에 보건복지부령으로 정하는 경우

영 **[별표 3]** 본인부담상한액의 산정방법(제19조제4항 관련) <개정 2021.6.29>

1. 본인부담상한액은 지역가입자의 세대별 보험료 부담수준 또는 직장가입자의 개인별 보험료 부담수준(이하 "상한액기준보험료"라 한다)에 따라 그 금액을 달리한다. 이 경우 상한액기준보험료의 구체적인 산정기준 · 방법 등에 관하여 필요한 사항은 보건복지부장관이 정하여 고시한다.

2. 가입자 또는 피부양자의 본인부담상한액은 나목에 따른 상한액기준보험료의 구간별로 가목의 산정 방법에 따라 산정한다.

가. 본인부담상한액 산정 방법

1) 계산식

해당 연도 본인부담상한액 = 전년도 본인부담상한액 × (1 + 전국소비자물가변동률)

2) 전국소비자물가변동률은 「통계법」 제3조에 따라 통계청장이 매년 고시하는 전전년도와 대비한 전년도 전국소비자물가변동률을 적용하되, 그 전국소비자물가변동률이 100분의 5를 넘는 경우에는 100분의 5를 적용한다.

3) 1)의 계산식에 따라 해당 연도 본인부담상한액을 산정한 경우에 1만원 미만의 금액은 버린다.

나. 본인부담상한액 산정 단위 상한액기준보험료의 구간

1) 지역가입자인 경우. 이 경우 상한액기준보험료가 제32조제2호나목에 따른 월별 보험료액의 하한과 같은 경우에는 가)에 해당하는 것으로 본다.

가) 상한액기준보험료가 전체 지역가입자의 하위 100분의 10에 상당하는 금액으로서 보건복지부장관이 정하여 고시하는 금액을 넘지 않는 경우

나) 상한액기준보험료가 전체 지역가입자의 하위 100분의 10에 상당하는 금액으로서 보건복지부장관이 정하여 고시하는 금액을 넘고 하위 100분의 30에 상당하는 금액으로서 보건복지부장관이 고시하는 금액을 넘지 않는 경우

다) 상한액기준보험료가 전체 지역가입자의 하위 100분의 30에 상당하는 금액으로서 보건복지부장관이 정하여 고시하는 금액을 넘고 하위 100분의 50에 상당하는 금액으로서 보건복지부장관이 고시하는 금액을 넘지 않는 경우

라) 상한액기준보험료가 전체 지역가입자의 하위 100분의 50에 상당하는 금액으로서 보건복지부장관이 정하여 고시하는 금액을 넘고 하위 100분의 70에 상당하는 금액으로서 보건복지부장관이 고시하는 금액을 넘지 않는 경우

마) 상한액기준보험료가 전체 지역가입자의 하위 100분의 70에 상당하는 금액으로서 보건복지부장관이 정하여 고시하는 금액을 넘고 하위 100분의 80에 상당하는 금액으로서 보건복지부장관이 고시하는 금액을 넘지 않는 경우

바) 상한액기준보험료가 전체 지역가입자의 하위 100분의 80에 상당하는 금액으로서 보건복지부장관이 정하여 고시하는 금액을 넘고 하위 100분의 90에 상당하는 금액으로서 보건복지부장관이 고시하는 금액을 넘지 않는 경우

사) 상한액기준보험료가 전체 지역가입자의 하위 100분의 90에 상당하는 금액으로서 보건복지부장관이 정하여 고시하는 금액을 넘는 경우

2) 직장가입자 또는 피부양자인 경우

가) 상한액기준보험료가 전체 직장가입자의 하위 100분의 10에 상당하는 금액으로서 보건복지부장관이 정하여 고시하는 금액을 넘지 않는 경우

나) 상한액기준보험료가 전체 직장가입자의 하위 100분의 10에 상당하는 금액으로서 보건복지부장관이 정하여 고시하는 금액을 넘고 하위 100분의 30에 상당하는 금액으로서 보건복지부장관이 고시하는 금액을 넘지 않는 경우
다) 상한액기준보험료가 전체 직장가입자의 하위 100분의 30에 상당하는 금액으로서 보건복지부장관이 정하여 고시하는 금액을 넘고 하위 100분의 50에 상당하는 금액으로서 보건복지부장관이 고시하는 금액을 넘지 않는 경우
라) 상한액기준보험료가 전체 직장가입자의 하위 100분의 50에 상당하는 금액으로서 보건복지부장관이 정하여 고시하는 금액을 넘고 하위 100분의 70에 상당하는 금액으로서 보건복지부장관이 고시하는 금액을 넘지 않는 경우
마) 상한액기준보험료가 전체 직장가입자의 하위 100분의 70에 상당하는 금액으로서 보건복지부장관이 정하여 고시하는 금액을 넘고 하위 100분의 80에 상당하는 금액으로서 보건복지부장관이 고시하는 금액을 넘지 않는 경우
바) 상한액기준보험료가 전체 직장가입자의 하위 100분의 80에 상당하는 금액으로서 보건복지부장관이 정하여 고시하는 금액을 넘고 하위 100분의 90에 상당하는 금액으로서 보건복지부장관이 고시하는 금액을 넘지 않는 경우
사) 상한액기준보험료가 전체 직장가입자의 하위 100분의 90에 상당하는 금액으로서 보건복지부장관이 정하여 고시하는 금액을 넘는 경우

3. 본인부담상한액은 「의료법」 제3조제2항제3호라목에 따른 요양병원(「장애인복지법」 제58조제1항제4호에 따른 장애인 의료재활시설로서 「의료법」 제3조의2의 요건을 갖춘 의료기관인 요양병원은 제외한다)에 120일을 초과하여 입원한 경우(이하 "120일 초과 입원"이라 한다)와 그 밖의 경우로 나누어 다음 각 목에 따라 적용한다.

가. 지역가입자인 경우

구분	본인부담상한액	
	120일 초과 입원	그 밖의 경우
1) 제2호나목1)가)의 경우	125만원	81만원
2) 제2호나목1)나)의 경우	157만원	101만원
3) 제2호나목1)다)의 경우	211만원	152만원
4) 제2호나목1)라)의 경우	280만원	
5) 제2호나목1)마)의 경우	350만원	
6) 제2호나목1)바)의 경우	430만원	
7) 제2호나목1)사)의 경우	580만원	

나. 직장가입자 또는 피부양자인 경우

구분	본인부담상한액	
	120일 초과 입원	그 밖의 경우
1) 제2호나목2)가)의 경우	125만원	81만원
2) 제2호나목2)나)의 경우	157만원	101만원
3) 제2호나목2)다)의 경우	211만원	152만원
4) 제2호나목2)라)의 경우	280만원	
5) 제2호나목2)마)의 경우	350만원	
6) 제2호나목2)바)의 경우	430만원	
7) 제2호나목2)사)의 경우	580만원	

영 [별표 4] 보험료부과점수의 산정방법(제42조제1항 관련) <개정 2022.8.31>

1. 제42조제1항에 따른 보험료부과점수는 지역가입자가 속한 세대의 보험료 부담능력을 표시하는 점수로서, 가목부터 다목까지의 규정에 따른 소득 · 재산 및 자동차에 부과하는 점수를 합하여 산정한다. 다만, 가목에 따른 소득금액이 연 336만원 이하인 경우에는 가목에 따른 소득에 부과하는 점수가 아닌 제32조제2호 나목에 따른 지역가입자의 월별 보험료액의 하한액을 제44조제2항에 따른 보험료부과점수당 금액으로 나누어 얻은 값에 나목 및 다목의 규정에 따른 재산 및 자동차에 부과하는 점수를 합하여 산정한다.
   가. 소득에 부과하는 점수는 제42조제2항에 따른 소득을 보건복지부령으로 정하는 바에 따라 평가하여 합산한 소득금액을 다음 표의 구분에 따라 산정한다.

소득금액	점수
336만원 초과~6억2,722만원 이하	95.334 + (336만원을 초과하는 소득 1만원당 1만분의 2,837.3112)
6억2,722만원 초과	17,796,15

   나. 재산(자동차는 제외한다. 이하 이 표에서 같다)에 부과하는 점수는 다음의 금액을 합산한 금액에서 5천만원 및 제42조의2제3항 각 호의 구분에 따른 금액을 뺀 금액을 등급별로 구분하여 산정한다. 이 경우 재산의 등급별 점수는 제3호의 표와 같다.
      1) 제42조제3항제1호에 따른 토지, 건축물, 주택, 선박 및 항공기의 재산세 과세표준금액
      2) 제42조제3항제2호에 따른 임차주택에 대한 보증금 및 월세금액을 보건복지부령으로 정하는 기준에 따라 평가한 금액
   다. 자동차에 부과하는 점수는 제42조제3항제3호에 따른 자동차에 사용연수에 따른 감액률을 반영하여 자동차 종류별 배기량에 따라 등급별로 구분하여 산정한다. 이 경우 자동차의 등급별 점수는 제4호의 표와 같으며, 자동차가 2대 이상인 세대는 각각의 자동차에 대한 등급별 점수를 합산한다.

2. 소득등급별 점수: 생략

3. 재산등급별 점수

등급	재산금액(만원)	점수	등급	재산금액(만원)	점수
1	450 이하	22	31	38,800 초과 ~ 43,200 이하	757
2	450 초과 ~ 900 이하	44	32	43,200 초과 ~ 48,100 이하	785
3	900 초과 ~ 1,350 이하	66	33	48,100 초과 ~ 53,600 이하	812
4	1,350 초과 ~ 1,800 이하	97	34	53,600 초과 ~ 59,700 이하	841
5	1,800 초과 ~ 2,250 이하	122	35	59,700 초과 ~ 66,500 이하	881
6	2,250 초과 ~ 2,700 이하	146	36	66,500 초과 ~ 74,000 이하	921
7	2,700 초과 ~ 3,150 이하	171	37	74,000 초과 ~ 82,400 이하	961
8	3,150 초과 ~ 3,600 이하	195	38	82,400 초과 ~ 91,800 이하	1,001
9	3,600 초과 ~ 4,050 이하	219	39	91,800 초과 ~ 103,000 이하	1,041
10	4,050 초과 ~ 4,500 이하	244	40	103,000 초과 ~ 114,000 이하	1,091
11	4,500 초과 ~ 5,020 이하	268	41	114,000 초과 ~ 127,000 이하	1,141
12	5,020 초과 ~ 5,590 이하	294	42	127,000 초과 ~ 142,000 이하	1,191
13	5,590 초과 ~ 6,220 이하	320	43	142,000 초과 ~ 158,000 이하	1,241
14	6,220 초과 ~ 6,930 이하	344	44	158,000 초과 ~ 176,000 이하	1,291
15	6,930 초과 ~ 7,710 이하	365	45	176,000 초과 ~ 196,000 이하	1,341
16	7,710 초과 ~ 8,590 이하	386	46	196,000 초과 ~ 218,000 이하	1,391

등급	재산금액(만원)	점수	등급	재산금액(만원)	점수
17	8,590 초과 ~ 9,570 이하	412	47	218,000 초과 ~ 242,000 이하	1,451
18	9,570 초과 ~ 10,700 이하	439	48	242,000 초과 ~ 270,000 이하	1,511
19	10,700 초과 ~ 11,900 이하	465	49	270,000 초과 ~ 300,000 이하	1,571
20	11,900 초과 ~ 13,300 이하	490	50	300,000 초과 ~ 330,000 이하	1,641
21	13,300 초과 ~ 14,800 이하	516	51	330,000 초과 ~ 363,000 이하	1,711
22	14,800 초과 ~ 16,400 이하	535	52	363,000 초과 ~ 399,300 이하	1,781
23	16,400 초과 ~ 18,300 이하	559	53	399,300 초과 ~ 439,230 이하	1,851
24	18,300 초과 ~ 20,400 이하	586	54	439,230 초과 ~ 483,153 이하	1,921
25	20,400 초과 ~ 22,700 이하	611	55	483,153 초과 ~ 531,468 이하	1,991
26	22,700 초과 ~ 25,300 이하	637	56	531,468 초과 ~ 584,615 이하	2,061
27	25,300 초과 ~ 28,100 이하	659	57	584,615 초과 ~ 643,077 이하	2,131
28	28,100 초과 ~ 31,300 이하	681	58	643,077 초과 ~ 707,385 이하	2,201
29	31,300 초과 ~ 34,900 이하	706	59	707,385 초과 ~ 778,124 이하	2,271
30	34,900 초과 ~ 38,800 이하	731	60	778,124 초과	2,341

4. 자동차등급별 점수

구분		사용연수별 감액률 및 결정 점수		
등급	배기량	3년 미만	3년 이상 6년 미만	6년 이상 9년 미만
		100%	80%	60%
1	800시시 이하	18	14	11
2	800시시 초과 1,000시시 이하	28	23	17
3	1,000시시 초과 1,600시시 이하	59	47	35
4	1,600시시 초과 2,000시시 이하	113	90	68
5	2,000시시 초과 2,500시시 이하	155	124	93
6	2,500시시 초과 3,000시시 이하	186	149	111
7	3,000시시 초과	217	173	130

비고

1. 위 표에서 "사용연수"란 「자동차관리법」 제8조에 따라 자동차를 신규로 등록한 날이 속하는 달부터 12개월이 되는 달까지를 1년으로 하고, 그 다음 달부터 12개월이 되는 달마다 1년을 추가하여 계산한 연수를 말한다.
2. 「지방세법 시행령」 제123조제1호의 승용자동차 중 전기 · 태양열 및 알코올을 이용하는 자동차는 위 표에도 불구하고 2등급으로 적용한다.

영 **[별표 4의2]** 약제의 상한금액의 감액, 요양급여 적용 정지 · 제외 및 과징금 부과 기준 (제18조의2제4항 및 제70조의2제3항 관련): 생략

영 **[별표 4의3]** 제공 요청 자료(제69조의2제1항 및 제2항 관련): 생략

영 **[별표 5]** 업무정지 처분 및 과징금 부과의 기준(제70조제1항 관련): 생략

영 **[별표 6]** 포상금 지급 기준(제75조제4항 관련): 생략

영 **[별표 7]** 과태료 부과기준(제82조 관련): 생략

시행규칙 별표

규칙 **[별표 1]** 피부양자 자격의 인정기준 중 부양요건(제2조제1항제1호 관련): 생략

규칙 **[별표 1의2]** 피부양자 자격의 인정기준 중 소득 및 재산요건(제2조제1항제2호 관련) <개정 2022. 9.1>

1. 직장가입자의 피부양자가 되려는 사람은 다음 각 목에서 정하는 소득요건을 모두 충족하여야 한다.

가. 영 제41조제1항 각 호에 따른 소득의 합계액이 연간 2천만원 이하일 것

나. 영 제41조제1항제3호의 사업소득(이하 이 표에서 "사업소득"이라 한다)이 없을 것. 다만, 피부양자가 되려는 사람이 다음의 어느 하나에 해당하고, 사업소득의 합계액이 연간 500만원 이하인 경우에는 사업소득이 없는 것으로 본다.

1) 사업자등록이 되어 있지 않은 경우(「소득세법」 제19조제1항제12호에 따른 부동산업에서 발생하는 소득 중 주택임대소득이 있는 경우는 제외한다)

2) 「장애인복지법」 제32조에 따라 장애인으로 등록한 경우

3) 「국가유공자 등 예우 및 지원에 관한 법률」 제4조 · 제73조 및 제74조에 따른 국가유공자 등(법률 제11041호로 개정되기 전의 「국가유공자 등 예우 및 지원에 관한 법률」 제73조의2에 따른 국가유공자 등을 포함한다)으로서 같은 법 제6조의4에 따른 상이등급 판정을 받은 경우

4) 「보훈보상대상자 지원에 관한 법률」 제2조에 따른 보훈보상대상자로서 같은 법 제6조에 따른 상이등급 판정을 받은 경우

다. 피부양자가 되려는 사람이 폐업 등에 따른 사업중단 등의 사유로 소득이 발생하지 않게 된 경우, 「도시 및 주거환경정비법」에 따른 주택재건축사업으로 발생한 사업소득을 제외하면 가목 및 나목의 요건을 충족하는 경우 등 관계 자료에 의하여 공단이 인정한 경우에는 가목 및 나목의 요건을 충족하는 것으로 본다.

라. 피부양자가 되려는 사람이 기혼자인 경우에는 부부 모두 가목부터 다목까지의 요건을 충족하여야 한다.

2. 직장가입자의 피부양자가 되려는 사람은 각 목에서 정하는 재산요건 중 어느 하나에 해당하여야 한다.

가. 별표 1의 제1호부터 제9호까지에 해당하는 경우: 다음의 어느 하나에 해당할 것

1) 영 제42조제3항제1호에 따른 재산에 대한 「지방세법」 제110조에 따른 재산세 과세표준의 합이 5억 4천만원을 초과하면서 9억원 이하이고, 영 제41조제1항 각 호에 따른 소득의 합계액이 연간 1천만원 이하일 것

2) 영 제42조제3항제1호에 따른 재산에 대한 「지방세법」 제110조에 따른 재산세 과세표준의 합이 5억4천만원 이하일 것

나. 별표 1의 제10호에 해당하는 경우: 영 제42조제3항제1호에 따른 재산에 대한 「지방세법」 제110조에 따른 재산세 과세표준의 합이 1억8천만원 이하일 것

규칙 **[별표 2]** 전문요양기관의 인정기준(제11조제1항 관련)

전문요양기관은 다음 각 호의 어느 하나에 해당하는 요건을 갖추어야 한다.

1. 「의료법」 제3조 · 제36조에 따른 병원급 이상의 시설 · 장비 · 인력 등을 갖추고 결핵, 한센병, 정신질환, 심장질환, 재활치료, 그 밖에 보건복지부장관이 정하는 감염성 질환 및 만성질환 중 1개의 질환을 전문적으로 진료하는 의료기관으로서 해당 특정질환의 진료실적이 총 진료실적의 100분의 80 이상(심장질환을 전문적으로 진료하는 의료기관의 경우에는 심장수술 실적이 연간 300건 이상)이어야 한다.

2. 「전문의의 수련 및 자격 인정 등에 관한 규정 시행규칙」 제7조제1항 · 제2항 및 제4항에 따른 인턴 수련병원 지정기준 또는 레지던트 수련병원 지정기준을 충족하는 의료기관으로서 해당 과목의 진료실적이 총 진료실적의 100분의 50 이상이어야 한다.

규칙 **[별표 2의2]** 요양기관 및 의료장비 현황(변경) 신고 관련 신고서 및 서류를 제출한 것으로 보는 기준(제12조제3항 관련): 생략

규칙 **[별표 3]** 외래진료 등의 요양급여비용 총액에 관한 조건 및 본인부담액(제13조제1항 관련) <개정 2018.6.29>

1. 영 별표 2 제1호나목 및 제3호파목에 따라 65세 이상인 가입자 및 피부양자가 의원, 치과의원, 한의원 및 보건의료원에서 요양급여를 받는 경우의 본인부담액은 다음과 같다.

<table>
<tr><th>기관 종류</th><th colspan="2">요양급여비용 총액에 관한 조건</th><th>본인부담액</th></tr>
<tr><td rowspan="3">의원 · 치과의원(의약분업 예외지역은 제외한다) 및 보건의료원(한방과는 제외한다)</td><td colspan="2">요양급여비용 총액이 15,000원을 넘지 않는 경우</td><td>1,500원</td></tr>
<tr><td colspan="2">요양급여비용 총액이 15,000원을 넘고 20,000원을 넘지 않는 경우</td><td>요양급여비용 총액 × 10/100</td></tr>
<tr><td colspan="2">요양급여비용 총액이 20,000원을 넘고 25,000원을 넘지 않는 경우</td><td>요양급여비용 총액 × 20/100</td></tr>
<tr><td rowspan="6">의원 · 치과의원(의약분업 예외지역만 해당한다), 보건의료원(한방과만 해당한다) 및 한의원</td><td rowspan="3">투약 처방을 하는 경우</td><td>요양급여비용 총액이 15,000원을 넘지 않는 경우</td><td>1,500원</td></tr>
<tr><td>요양급여비용 총액이 15,000원을 넘고 25,000원을 넘지 않는 경우</td><td>요양급여비용 총액 × 10/100</td></tr>
<tr><td>요양급여비용 총액이 25,000원을 넘고 30,000원을 넘지 않는 경우</td><td>요양급여비용 총액 × 20/100</td></tr>
<tr><td rowspan="3">투약 처방을 하지 않는 경우</td><td>요양급여비용 총액이 15,000원을 넘지 않는 경우</td><td>1,500원</td></tr>
<tr><td>요양급여비용 총액이 15,000원을 넘고 20,000원을 넘지 않는 경우</td><td>요양급여비용 총액 × 10/100</td></tr>
<tr><td>요양급여비용 총액이 20,000원을 넘고 25,000원을 넘지 않는 경우</td><td>요양급여비용 총액 × 20/100</td></tr>
</table>

※ 비고: 위 표 중 본인부담액이 "요양급여비용 총액 × 20/100"에 해당하는 경우로서, 영 별표 2 제3호파목에 따라 보건복지부장관이 정하여 고시하는 항목(이하 이 비고에서 "고시항목"이라 한다)에 대해 요양급여를 하는 경우 본인부담액은 (요양급여비용 총액-고시항목에 대한 요양급여비용) × 20/100 + 고시항목에 대한 요양급여비용 × 10/100으로 한다.

2. 영 별표 2 제1호나목에 따라 보건소, 보건지소, 보건진료소에서 요양급여를 받는 경우 해당 요양급여비용 총액이 12,000원을 넘지 않을 때의 본인부담액은 다음과 같다.

기관 종류	진료내용 또는 투약일수		본인부담액
보건소	의과치과	처방전만을 발급한 경우	500원
		1일분 이상 3일분 이하의 투약을 한 경우	1,100원
		4일분 이상 6일분 이하의 투약을 한 경우	1,300원
		7일분 이상 투약을 한 경우	1,600원
	한방과	침 · 뜸(灸) · 부항 등의 시술만 한 경우	1,100원
		1일분 투약만 한 경우	1,100원
		2일분 투약만 한 경우	1,300원
		3일분 투약만 한 경우	1,600원
		4일분 이상 투약만 한 경우	2,000원
		침 · 뜸(灸) · 부항 등의 시술과 1일분 투약을 한 경우	1,300원
		침 · 뜸 · 부항 등의 시술과 2일분 투약을 한 경우	1,600원
		침 · 뜸 · 부항 등의 시술과 3일분 투약을 한 경우	1,800원
		침 · 뜸 · 부항 등의 시술과 4일분 이상 투약을 한 경우	2,200원
보건지소	의과치과	처방전만을 발급한 경우	500원
		1일분 이상 3일분 이하 투약을 한 경우	900원
		4일분 이상 6일분 이하 투약을 한 경우	1,100원
		7일분 이상 투약을 한 경우	1,400원
	한방과	침 · 뜸 · 부항 등의 시술만 한 경우	1,100원
		1일분 투약만 한 경우	1,100원
		2일분 투약만 한 경우	1,300원
		3일분 투약만 한 경우	1,600원
		4일분 이상 투약만 한 경우	2,000원
		침 · 뜸 · 부항 등의 시술과 1일분 투약을 한 경우	1,300원
		침 · 뜸 · 부항 등의 시술과 2일분 투약을 한 경우	1,600원
		침 · 뜸 · 부항 등의 시술과 3일분 투약을 한 경우	1,800원
		침 · 뜸 · 부항 등의 시술과 4일분 이상 투약을 한 경우	2,200원
보건진료소	모든 경우		900원

※ 비고: 보건소 또는 보건지소의 의과 및 치과에서 재활 및 물리치료를 받고 요양급여비용 총액이 12,000원을 넘지 않는 경우의 본인부담액은 위 표의 진료내용 또는 투약일수에 따른 본인부담액에 1일당 500원(재활 및 물리치료 본인부담액)을 더한 금액으로 한다.

규칙 **[별표 4]** 약국 또는 한국희귀 · 필수의약품센터를 이용한 경우의 요양급여비용 총액에 관한 조건 및 본인부담액(제13조제2항 관련) <개정 2018.6.29>

요양급여비용 총액에 관한 조건			본인부담액
1. 65세 이상인 가입자 또는 피부양자가 처방전에 따라 의약품을 조제받는 경우	요양급여비용 총액이 10,000원을 넘지 않는 경우		1,000원
	요양급여비용 총액이 10,000원을 넘고 12,000원을 넘지 않는 경우		요양급여비용 총액 × 20/100
2. 처방전 없이 의약품을 조제받는 경우	요양급여비용 총액이 4,000원을 넘는 경우		요양급여비용 총액 × 40/100
	요양급여비용 총액이 4,000원을 넘지 않는 경우	투약일수 1일	1,400원
		투약일수 2일	1,600원
		투약일수 3일 이상	2,000원

규칙 **[별표 5]** 본인부담액 경감 대상자 기준(제15조 관련): 생략

규칙 **[별표 6]** 요양급여비용의 본인부담 항목 및 부담률(제16조 관련) <개정 2021.6.30>

1. 요양급여비용의 본인부담 항목

가. 다음에 해당하는 경우에는 그에 든 비용 총액(나목 및 라목부터 사목까지의 규정에 해당하는 비용이 있는 경우에는 그 비용을 포함한다)

1) 가입자 또는 피부양자가 「국민건강보험 요양급여의 기준에 관한 규칙」 제2조에 따른 요양급여의 절차에 따르지 않고 요양기관을 이용한 경우

2) 「병역법」에 따른 현역병(지원에 의하지 않고 임용된 하사를 포함한다), 전환복무된 사람 또는 무관후보생으로 군에 복무 중인 가입자 또는 피부양자 및 교도소 또는 그 밖에 이에 준하는 시설에 수용되어 있는 가입자 또는 피부양자가 요양기관을 이용한 경우

3) 법 제53조제3항 및 제4항에 따라 가입자 또는 피부양자가 보험료 체납으로 급여제한을 받은 기간에 요양기관을 이용한 경우

4) 「학교폭력 예방 및 대책에 관한 법률」 제2조제1호에 따른 학교폭력 중 학생 간의 폭행에 의한 부상 또는 질병으로 요양기관을 이용한 경우

5) 「의료법」 제3조제2항제3호라목의 요양병원 중 「장애인복지법」 제58조제1항제4호의 장애인 의료재활시설을 제외한 요양병원에서 입원진료를 받는 가입자 또는 피부양자가 「국민건강보험 요양급여의 기준에 관한 규칙」 제6조제1항에 따라 요양급여를 의뢰하지 않고 다른 요양기관에서 진료를 받는 경우

6) 법 제109조제10항에 따라 보험급여를 하지 않는 기간에 요양기관을 이용한 경우

나. 다음에 해당하는 경우에는 보건복지부장관이 정하여 고시하는 공단이 부담하는 요양급여비용의 상한금액을 초과하는 비용

1) 요양급여의 필요성이 의학적으로 인정되는 약제 · 치료재료로서 해당 약제 · 치료재료의 상한금액이 대체 가능한 약제 · 치료재료의 상한금액의 2배 이상인 경우

2) 약제 · 치료재료에 대한 요양급여비용이 연간 200억원 이상 들어 보험재정에 상당한 부담을 줄 우려가 있는 약제 · 치료재료의 경우

다. 다음의 어느 하나에 해당하는 보험급여 항목의 경우에는 해당 보험급여 항목의 성격, 유형 및 빈도 등을 고려하여 보건복지부장관이 정하여 고시하는 비용

1) 보건복지부장관이 정하여 고시하는 고가의 의료장비 또는 의료용품 등을 사용하는 보험급여 항목으로서 해당 항목의 요양급여 비용이 보험재정에 상당한 부담을 준다고 인정되는 경우

2) 대체가능한 다른 요양급여 항목에 비하여 상대적으로 보험급여 비용이 높아 보험재정에 상당한 부담을 준다고 인정되는 경우

라. 삭제 <2018.6.29>

마. 혈액성분 채집술을 위한 혈액 제공 적합성 검사에서 부적합으로 판정되어 혈액성분 채집술을 하지 않은 경우 든 검사비용

바. 요양기관의 과실이 없는 상태에서 가입자 또는 피부양자가 기피하여 준비된 혈액을 폐기하였을 경우의 혈액비용과 미리 채혈한 자기혈소판을 수혈하지 못한 경우 이에 든 비용

사. 「응급의료에 관한 법률」에 따라 요양기관의 구급차를 이용하여 이송되었을 경우의 이송처치료 및 응급의료수가(應急醫療酬價) 기준에서 정한 응급의료관리료 산정 대상이 아닌 환자의 응급의료관리료. 다만, 본문에 따른 응급의료관리료 산정 대상이 아닌 환자가 「공공보건의료에 관한 법률」 제12조제2항에 따라 보건복지부장관이 정하여 고시하는 의료취약지에 위치한 「응급의료에 관한 법률」 제31조에 따라 지정된 지역응급의료기관에 내원하는 경우에는 요양급여비용 중 「국민건강보험법」 제44조에 따른 본인일부부담금을 말한다.

아. 삭제 <2016.12.30>

자. 영 별표 2 제2호에 따라 보건복지부장관이 정하여 고시하는 질병군에 대한 입원진료의 경우에는 가목에 해당하는 비용 및 사목 중 이송처치료에 해당하는 비용

차. 「호스피스 · 완화의료 및 임종과정에 있는 환자의 연명의료결정에 관한 법률」 제28조에 따라 호스피스전문기관으로 지정된 요양기관에서 호스피스 · 완화의료의 입원진료를 받는 경우에는 가목에 해당하는 비용 및 사목 중 이송처치료에 해당하는 비용

2. 요양급여비용의 본인부담률: 요양급여비용의 100분의 100. 다만, 제1호다목의 경우에는 100분의 70에서 100분의 100 범위에서 보건복지부장관이 정하여 고시하는 부담률을 적용한다.

규칙 **[별표 7]** 보조기기에 대한 보험급여기준(제26조제1항 관련): 생략

규칙 **[별표 8]** 보증금 및 월세금액의 평가방법(제45조 관련): 생략

규칙 **[별표 9]** 체류자격(제61조제2항 관련): 생략

법 [일부개정 2022.6.22 법률 제18606호]
시행령 [타법개정 2021.12.4 대통령령 32160호]
시행규칙 [타법개정 2022.6.22 보건복지부령 제892호]

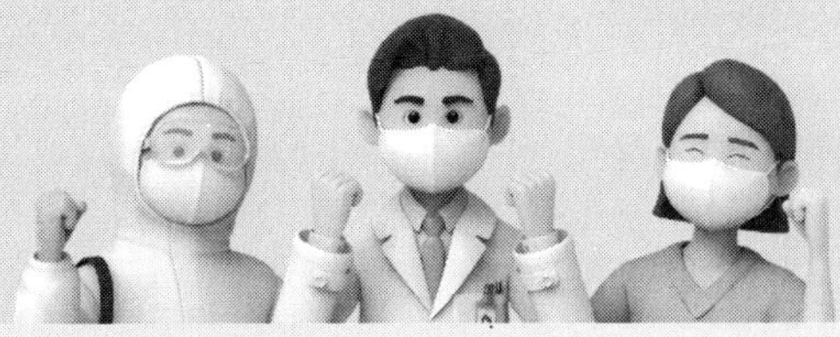

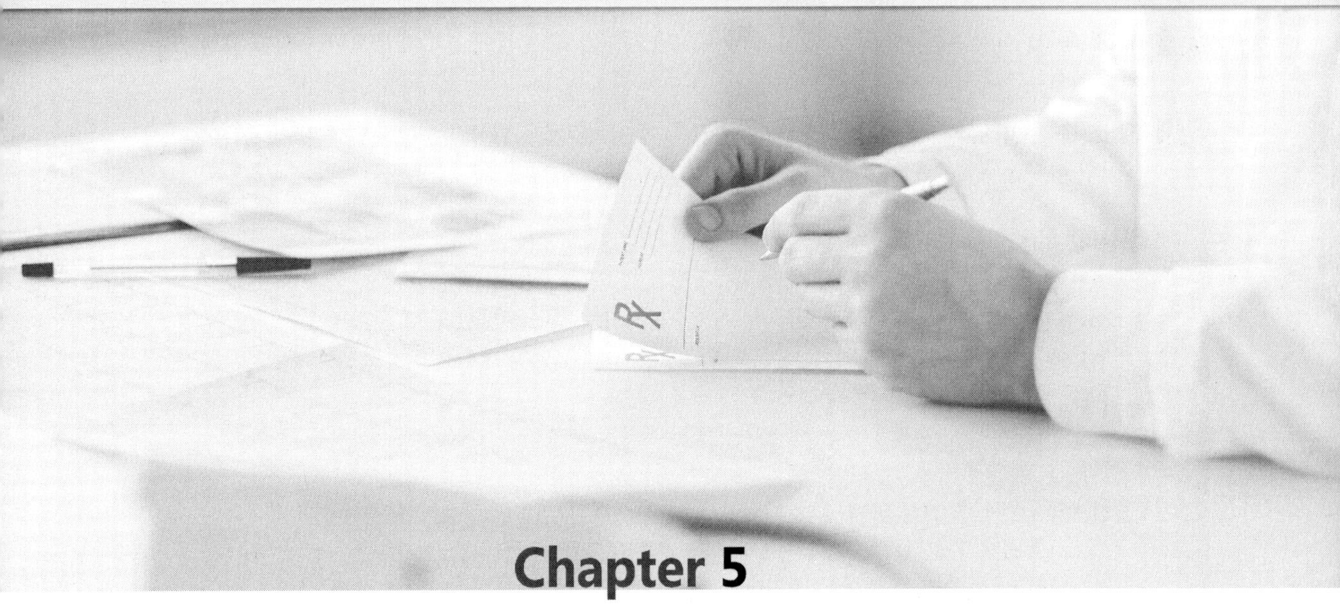

Chapter 5
국민건강증진법

학습목표

- 국민건강증진법의 목적과 개념을 정리한다.
- 국민건강증진계획과 실행계획의 수립 등에 대해 정리한다.
- 금연 및 절주운동 등에 대해 정리한다.
- 담배와 과음에 대한 경고문구의 표시방법에 대해 정리한다.
- 보건교육의 내용과 보건교육사 제도에 대해 정리한다.
- 국민영양조사 및 건강증진사업 등에 대해 정리한다.
- 국민건강증진부담금의 부과 · 징수 및 기금의 관리 · 운용 등에 대해 정리한다.

제1장 총칙

제1조(목적) 이 법은 국민에게 건강에 대한 가치와 책임의식을 함양하도록 건강에 관한 바른 지식을 보급하고 스스로 건강생활을 실천할 수 있는 여건을 조성함으로써 국민의 건강을 증진함을 목적으로 한다.

영 **제1조(목적)** 이 영은 「국민건강증진법」에서 위임된 사항과 그 시행에 관하여 필요한 사항을 규정함을 목적으로 한다.

규칙 **제1조(목적)** 이 규칙은 「국민건강증진법」 및 같은 법 시행령에서 위임된 사항과 그 시행에 관하여 필요한 사항을 규정함을 목적으로 한다. <**개정** 2016.9.2>

제2조(정의) 이 법에서 사용하는 용어의 정의는 다음과 같다. <**개정** 2016.3.2, 2019.12.3>

1. "국민건강증진사업"이라 함은 보건교육, 질병예방, 영양개선, 신체활동장려, 건강관리 및 건강생활의 실천등을 통하여 국민의 건강을 증진시키는 사업을 말한다.
2. "보건교육"이라 함은 개인 또는 집단으로 하여금 건강에 유익한 행위를 자발적으로 수행하도록 하는 교육을 말한다.
3. "영양개선"이라 함은 개인 또는 집단이 균형된 식생활을 통하여 건강을 개선시키는 것을 말한다.
4. "신체활동장려"란 개인 또는 집단이 일상생활 중 신체의 근육을 활용하여 에너지를 소비하는 모든 활동을 자발적으로 적극 수행하도록 장려하는 것을 말한다.
5. "건강관리"란 개인 또는 집단이 건강에 유익한 행위를 지속적으로 수행함으로써 건강한 상태를 유지하는 것을 말한다.
6. "건강친화제도"란 근로자의 건강증진을 위하여 직장 내 문화 및 환경을 건강친화적으로 조성하고, 근로자가 자신의 건강관리를 적극적으로 수행할 수 있도록 교육, 상담 프로그램 등을 지원하는 것을 말한다.

[제목개정 2019.12.3]

제3조(책임) ① 국가 및 지방자치단체는 건강에 관한 국민의 관심을 높이고 국민건강을 증진할 책임을 진다.

② 모든 국민은 자신 및 가족의 건강을 증진하도록 노력하여야 하며, 타인의 건강에 해를 끼치는 행위를 하여서는 아니된다.

제3조의2(보건의 날) ① 보건에 대한 국민의 이해와 관심을 높이기 위하여 매년 4월 7일을 보건의 날로 정하며, 보건의 날부터 1주간을 건강주간으로 한다.

② 국가와 지방자치단체는 보건의 날의 취지에 맞는 행사 등 사업을 시행하도록 노력하여야 한다.

[본조신설 2014.1.28]

제4조(국민건강증진종합계획의 수립) ① 보건복지부장관은 제5조의 규정에 따른 국민건강증진정책심의위원회의 심의를 거쳐 국민건강증진종합계획(이하 "종합계획"이라 한다)을 5년마다 수립하여야 한다. 이 경우 미리 관계중앙행정기관의 장과 협의를 거쳐야 한다.

② 종합계획에 포함되어야 할 사항은 다음과 같다. <개정 2014.3.18>
1. 국민건강증진의 기본목표 및 추진방향
2. 국민건강증진을 위한 주요 추진과제 및 추진방법
3. 국민건강증진에 관한 인력의 관리 및 소요재원의 조달방안
4. 제22조의 규정에 따른 국민건강증진기금의 운용방안
4의2. 아동 · 여성 · 노인 · 장애인 등 건강취약 집단이나 계층에 대한 건강증진 지원방안
5. 국민건강증진 관련 통계 및 정보의 관리 방안
6. 그 밖에 국민건강증진을 위하여 필요한 사항

영 **제2조(국민건강증진종합계획의 수립 등)** ① 보건복지부장관은 「국민건강증진법」(이하 "법"이라 한다) 제4조에 따른 국민건강증진종합계획(이하 "종합계획"이라 한다)의 효율적인 수립을 위하여 미리 종합계획안 작성지침을 작성하여 종합계획이 시행되는 해의 전전년도 12월말까지 관계 중앙행정기관의 장에게 통보하여야 한다.

② 관계 중앙행정기관의 장은 제1항에 따른 종합계획안 작성지침에 따라 소관별 계획안을 작성하여 종합계획이 시행되는 해의 전년도 3월말까지 보건복지부장관에게 제출하고, 보건복지부장관은 이를 종합한 종합계획안을 작성하여 법 제5조에 따른 국민건강증진정책심의위원회의 심의를 거쳐 확정한다.

③ 보건복지부장관은 확정된 종합계획을 관계 중앙행정기관의 장과 특별시장 · 광역시장 · 특별자치시장 · 도지사 · 특별자치도지사(이하 "시 · 도지사"라 한다)에게 통보해야 한다. <개정 2010.3.15, 2018.12.18>

[본조신설 2007.2.8]

제4조의2(실행계획의 수립 등) ① 보건복지부장관, 관계중앙행정기관의 장, 특별시장 · 광역시장 · 특별자치시장 · 도지사 · 특별자치도지사(이하 "시 · 도지사"라 한다) 및 시장 · 군수 · 구청장(자치구의 구청장에 한한다. 이하 같다)은 종합계획을 기초로 하여 소관 주요시책의 실행계획(이하 "실행계획"이라 한다)을 매년 수립 · 시행하여야 한다 <개정 2008.2.29, 2010.1.18, 2017.12.30>

② 국가는 실행계획의 시행에 필요한 비용의 전부 또는 일부를 지방자치단체에 보조할 수 있다.

영 **제3조(실행계획의 수립)** ① 특별시장 · 광역시장 · 도지사는 통보된 종합계획에 따라 특별시 · 광역시 · 도의 매년도 실행계획을 수립하여 이를 시장 · 군수 · 구청장(자치구의 구청장을 말한다. 이하 같다)에게 통보하고, 시장 · 군수 · 구청장은 통보된 실행계획에 따라 시 · 군 · 구(자치구를 말한다)의 실행계획을 수립 · 시행해야 한다. <개정 2018.12.18>

② 특별자치시장 · 특별자치도지사는 통보된 종합계획에 따라 특별자치시 · 특별자치도의 매년도 실행계획을 수립 · 시행해야 한다. <신설 2018.12.18>

규칙 **제2조(실행계획의 보고)** ① 시장 · 군수 · 구청장(자치구의 구청장에 한한다. 이하 같다)은 「국민건강증진법 시행령」(이하 "영"이라 한다) 제3조에 따라 수립한 당해 시 · 군 · 구(자치구에 한한다. 이하 같다)의 실행계획을 매년 1월 31일까지 특별시장 · 광역시장 · 특별자치시장 · 도지사 또는 특별자치도지사(이하 "시 · 도지사"라 한다)에게 보고하여야 하며, 이를 보고받은 시 · 도지사는 영 제3조에 따라 수립한 당해 특별시 · 광역시 · 특별자치시 · 도 또는 특별자치도(이하 "시 · 도"라 한다)의 실행계획과 관할시 · 군 · 구의 실행계획을 종합하여 매년 2월 10일까지 보건복지부장관에게 보고하여야 한다. <개정 2010.3.19, 2018.6.29>

② 시장·군수·구청장은 당해연도의 실행계획추진실적을 다음해 1월 31일까지 시·도지사에게 보고하여야 하며, 이를 보고받은 시·도지사는 당해 시·도의 실행계획추진실적과 관할시·군·구의 실행계획추진실적을 종합하여 다음해 2월 10일까지 보건복지부장관에게 보고하여야 한다.

제4조의3(계획수립의 협조) ① 보건복지부장관, 관계중앙행정기관의 장, 시·도지사 및 시장·군수·구청장은 종합계획과 실행계획의 수립·시행을 위하여 필요한 때에는 관계 기관·단체 등에 대하여 자료 제공 등의 협조를 요청할 수 있다.

② 제1항의 규정에 따른 협조요청을 받은 관계 기관·단체 등은 특별한 사유가 없는 한 이에 응하여야 한다.

제5조(국민건강증진정책심의위원회) ① 국민건강증진에 관한 주요사항을 심의하기 위하여 보건복지부에 국민건강증진정책심의위원회(이하 "위원회"라 한다)를 둔다.

② 위원회는 다음 각 호의 사항을 심의한다. <개정 2016.5.29>

1. 종합계획
2. 제22조의 규정에 따른 국민건강증진기금의 연도별 운용계획안·결산 및 평가
3. 2 이상의 중앙행정기관이 관련되는 주요 국민건강증진시책에 관한 사항으로서 관계중앙행정기관의 장이 심의를 요청하는 사항
4. 「국민영양관리법」 제9조에 따른 심의사항
5. 다른 법령에서 위원회의 심의를 받도록 한 사항
6. 그 밖에 위원장이 심의에 부치는 사항

[전문개정 2006.9.27] [시행일: 2017.5.30] 제5조

영 **제4조(국민건강증진정책심의위원회 위원의 임기 및 운영 등)** ① 법 제5조에 따른 국민건강증진정책심의위원회(이하 "위원회"라 한다) 위원의 임기는 2년으로 하되, 연임할 수 있다. 다만, 공무원인 위원의 임기는 그 재직기간으로 한다.

② 위원회의 위원장은 위원회를 대표하고 위원회의 사무를 총괄한다.

③ 위원회의 회의는 재적위원 과반수의 출석으로 개의하고 출석위원 과반수의 찬성으로 의결한다.

④ 위원회는 심의사항을 전문적으로 연구·검토하기 위하여 분야별로 전문위원회를 둘 수 있다.

⑤ 이 영에서 정한 것 외에 위원회의 운영에 관하여 필요한 사항은 위원회의 의결을 거쳐 위원장이 정한다.

영 **제4조의2(위원회 위원의 해촉 등)** 보건복지부장관은 법 제5조의2제3항에 따른 위원이 다음 각 호의 어느 하나에 해당하는 경우에는 해당 위원을 해촉(解囑)하거나 지명을 철회할 수 있다.

1. 심신장애로 인하여 직무를 수행할 수 없게 된 경우
2. 직무와 관련된 비위사실이 있는 경우
3. 직무태만, 품위손상이나 그 밖의 사유로 인하여 위원으로 적합하지 아니하다고 인정되는 경우
4. 위원 스스로 직무를 수행하는 것이 곤란하다고 의사를 밝히는 경우

[본조신설 2015.12.31]

영 **제5조(수당의 지급 등)** 위원회 회의에 출석한 위원에게 예산의 범위 안에서 수당 및 여비를 지급할 수 있다. 다만, 공무원인 위원이 그 소관업무와 직접 관련하여 출석하는 경우에는 그러하지 아니하다.

영 **제6조(간사)** 위원회의 사무를 처리하기 위하여 위원회에 간사 1인을 두되, 간사는 보건복지부 소속공무원 중에서 보건복지부장관이 임명한다.

제5조의2(위원회의 구성과 운영) ① 위원회는 위원장 1인 및 부위원장 1인을 포함한 15인 이내의 위원으로 구성한다.

② 위원장은 보건복지부차관이 되고, 부위원장은 위원장이 공무원이 아닌 위원 중에서 지명한 자가 된다.

③ 위원은 국민건강증진 · 질병관리에 관한 학식과 경험이 풍부한 자, 「소비자기본법」에 따른 소비자단체 및 「비영리민간단체 지원법」에 따른 비영리민간단체가 추천하는 자, 관계공무원 중에서 보건복지부장관이 위촉 또는 지명한다.

④ 그 밖에 위원회의 구성 · 운영 등에 관하여 필요한 사항은 대통령령으로 정한다.

제5조의3(한국건강증진개발원의 설립 및 운영) ① 보건복지부장관은 제22조에 따른 국민건강증진기금의 효율적인 운영과 국민건강증진사업의 원활한 추진을 위하여 필요한 정책 수립의 지원과 사업평가 등의 업무를 수행할 수 있도록 한국건강증진개발원(이하 이 조에서 "개발원"이라 한다)을 설립한다. <개정 2014.1.28>

② 개발원은 다음 각 호의 업무를 수행한다. <개정 2014.1.28, 2015.5.18, 2019.12.3>

1. 국민건강증진 정책수립을 위한 자료개발 및 정책분석
2. 종합계획 수립의 지원
3. 위원회의 운영지원
4. 제24조에 따른 기금의 관리 · 운용의 지원 업무
5. 제25조제1항제1호부터 제10호까지의 사업에 관한 업무
6. 국민건강증진사업의 관리, 기술 지원 및 평가
7. 「지역보건법」 제7조부터 제9조까지에 따른 지역보건의료계획에 대한 기술 지원
8. 「지역보건법」 제24조에 따른 보건소의 설치와 운영에 필요한 비용의 보조
9. 국민건강증진과 관련된 연구과제의 기획 및 평가
10. 「농어촌 등 보건의료를 위한 특별조치법」 제2조의 공중보건의사의 효율적 활용을 위한 지원
11. 지역보건사업의 원활한 추진을 위한 지원
12. 그 밖에 국민건강증진과 관련하여 보건복지부장관이 필요하다고 인정한 업무

③ 개발원은 법인으로 하고, 주된 사무소의 소재지에 설립등기를 함으로써 성립한다. <신설 2014.1.28>

④ 개발원은 다음 각 호를 재원으로 한다. <신설 2014.1.28>

1. 제22조에 따른 기금
2. 정부출연금
3. 기부금
4. 그 밖의 수입금

⑤ 정부는 개발원의 운영에 필요한 예산을 지급할 수 있다. <신설 2014.1.28>

⑥ 개발원에 관하여 이 법과 「공공기관의 운영에 관한 법률」에서 정한 사항 외에는 「민법」 중 재단법인에 관한 규정을 준용한다. <신설 2014.1.28>

[본조신설 2006.9.27]

[제목개정 2014.1.28]

영 **제7조(국민건강증진사업지원기구운영의 위탁)** 보건복지부장관 및 시·도지사는 법 제5조의3제1항에 따라 국민건강증진사업지원기구의 운영을 다음 각 호의 어느 하나에 해당하는 자에게 위탁할 수 있다.

1. 「정부출연연구기관 등의 설립·운영 및 육성에 관한 법률」에 따른 정부출연연구기관
2. 「한국보건산업진흥원법」에 따른 한국보건산업진흥원
3. 정부가 설립하거나 운영비용의 전부 또는 일부를 지원하는 국민건강증진업무와 관련된 연구기관
4. 그 밖에 국민건강증진사업을 할 목적으로 설립된 비영리법인 및 연구소와 「고등교육법」에 따른 대학

영 **제8조** 삭제 <2002.2.25>

영 **제9조** 삭제 <2007.2.8>

제2장 국민건강의 관리

제6조(건강친화 환경 조성 및 건강생활의 지원 등) ① 국가 및 지방자치단체는 건강친화 환경을 조성하고, 국민이 건강생활을 실천할 수 있도록 지원하여야 한다. <개정 2019.12.3>
② 국가는 혼인과 가정생활을 보호하기 위하여 혼인전에 혼인 당사자의 건강을 확인하도록 권장하여야 한다.
③ 제2항의 규정에 의한 건강확인의 내용 및 절차에 관하여 필요한 사항은 보건복지부령으로 정한다.
[제목개정 2019.12.3]

제6조의2(건강친화기업 인증) ① 보건복지부장관은 건강친화 환경의 조성을 촉진하기 위하여 건강친화제도를 모범적으로 운영하고 있는 기업에 대하여 건강친화인증(이하 "인증"이라 한다)을 할 수 있다.
② 인증을 받고자 하는 자는 대통령령으로 정하는 바에 따라 보건복지부장관에게 신청하여야 한다.
③ 인증을 받은 기업은 보건복지부령으로 정하는 바에 따라 인증의 표시를 할 수 있다.
④ 인증을 받지 아니한 기업은 인증표시 또는 이와 유사한 표시를 하여서는 아니 된다.
⑤ 국가 및 지방자치단체는 인증을 받은 기업에 대하여 대통령령으로 정하는 바에 따라 행정적·재정적 지원을 할 수 있다.
⑥ 인증의 기준 및 절차는 대통령령으로 정한다.
[본조신설 2019.12.3]

영 **제7조(건강친화기업 인증의 기준)** ① 보건복지부장관은 법 제6조의2제1항에 따라 건강친화인증(이하 "건강친화인증"이라 한다)을 하려는 경우 다음 각 호의 사항을 심사·평가해야 한다.

1. 건강친화 환경 조성을 위한 경영의 적극성
2. 직원의 건강증진을 위한 근로 환경 조성
3. 건강친화 프로그램의 수립 및 실시
4. 그 밖에 보건복지부장관이 건강친화 환경의 조성을 촉진하는 데 필요하다고 인정하여 고시하는 사항

② 건강친화인증의 기준 등에 관하여 필요한 세부사항은 보건복지부장관이 정하여 고시한다.
[본조신설 2021.11.30]

영 **제8조(건강친화인증의 절차)** ① 법 제6조의2제2항에 따라 건강친화인증을 신청하려는 자는 보건복지부령으로 정하는 건강친화인증 신청서에 다음 각 호의 서류를 첨부하여 보건복지부장관에게 제출해야 한다.

1. 건강친화 환경 조성을 위한 경영계획 및 실적
2. 직원의 건강증진을 위한 근로 환경 조성 실적
3. 건강친화 프로그램의 수립 및 실시 결과
4. 그 밖에 건강친화 환경 조성에 관한 자료

② 보건복지부장관은 제1항에 따른 신청이 제7조에 따른 건강친화인증의 기준에 적합한 경우 신청자에게 보건복지부령으로 정하는 건강친화기업 인증서를 발급해야 한다.
③ 제1항 및 제2항에서 규정한 사항 외에 건강친화인증 절차에 관하여 필요한 세부사항은 보건복지부령으로 정한다.
[본조신설 2021.11.30]

규칙 **제3조의2(건강친화기업 인증)** ① 영 제8조제1항에 따른 건강친화인증 신청서는 별지 제1호서식에 따른다.
② 영 제8조제2항에 따른 건강친화기업 인증서(이하 "건강친화기업인증서"라 한다)는 별지 제1호의2서식에 따른다.
③ 건강친화기업인증서를 발급받은 자가 다음 각 호에 해당하는 경우에는 별지 제1호의3서식의 건강친화기업인증서 재발급 신청서에 다음 각 호의 구분에 따른 서류를 첨부하여 건강친화기업인증서의 재발급을 신청할 수 있다.

1. 건강친화기업인증서를 잃어버린 경우: 사유서
2. 건강친화기업인증서가 헐어 못쓰게 된 경우: 그 인증서
3. 건강친화기업인증서의 기재사항이 변경된 경우: 변경 사항을 증명하는 서류

④ 법 제6조의2제3항에 따른 건강친화기업 인증(이하 "인증"이라 한다)의 표시는 별표 1과 같다.
[본조신설 2021.12.3]

영 **제9조(건강친화인증 기업에 대한 지원)** 보건복지부장관과 지방자치단체의 장은 건강친화인증을 받은 기업에 법 제6조의2제5항에 따라 다음 각 호의 사항을 지원할 수 있다.

1. 건강친화기업 홍보
2. 건강친화 관련 시설개선 지원
3. 건강친화 프로그램의 개발 및 보급 지원
4. 건강친화 우수기업 선정 및 포상
5. 그 밖에 보건복지부장관이 건강친화 환경의 조성을 촉진하는 데 필요하다고 인정하는 지원

[본조신설 2021.11.30]

규칙 **제3조(건강확인의 내용 및 절차)** ① 「국민건강증진법」(이하 "법"이라 한다) 제6조제3항의 규정에 의한 건강확인의 내용은 다음 각호의 질환으로서 보건복지부장관이 정하는 질환으로 한다.

1. 자녀에게 건강상 현저한 장애를 줄 수 있는 유전성질환
2. 혼인당사자 또는 그 가족에게 건강상 현저한 장애를 줄 수 있는 전염성질환

② 특별자치시장 · 특별자치도지사 · 시장 · 군수 · 구청장은 혼인하고자 하는 자가 제1항의 규정에 의한 내용을 확인하고자 할 때에는 보건소 또는 특별자치시장 · 특별자치도지사 · 시장 · 군수 · 구청장이 지정한 의료기관에서 그 내용을 확인받을 수 있도록 하여야 한다. <개정 2018.6.29>

③ 제2항의 규정에 의하여 보건소장 또는 의료기관의 장이 혼인하고자 하는 자의 건강을 확인한 경우에는 「의료법」에 의한 진단서에 그 확인내용을 기재하여 교부하여야 한다.

제6조의3(인증의 유효기간) ① 인증의 유효기간은 인증을 받은 날부터 3년으로 하되, 대통령령으로 정하는 바에 따라 그 기간을 연장할 수 있다.
② 제1항에 따른 인증의 연장신청에 필요한 사항은 보건복지부령으로 정한다.
[본조신설 2019.12.3]

영 **제9조의2(건강친화인증의 유효기간 연장)** 보건복지부장관은 법 제6조의3제1항에 따라 건강친화인증의 유효기간을 연장하려는 경우 제7조에 따른 건강친화인증의 기준에 따라 재심사하여 3년의 범위에서 연장할 수 있다.
[본조신설 2021.11.30]

규칙 **제3조의3(인증의 유효기간 연장 신청)** ① 보건복지부장관은 인증의 유효기간이 끝나기 8개월 전까지 인증을 받은 자에게 연장의 절차에 관한 사항을 알려야 한다.
② 법 제6조의3제1항 및 영 제9조의2에 따라 인증의 유효기간을 연장하려는 자는 인증의 유효기간이 끝나기 6개월 전까지 별지 제1호서식의 인증 연장 신청서에 영 제8조제1항 각 호의 서류 및 건강친화기업인증서를 첨부하여 보건복지부장관에게 제출해야 한다.
[본조신설 2021.12.3]

제6조의4(인증의 취소) ① 보건복지부장관은 인증을 받은 기업이 다음 각 호의 어느 하나에 해당하면 보건복지부령으로 정하는 바에 따라 그 인증을 취소할 수 있다. 다만, 제1호에 해당하는 경우에는 인증을 취소하여야 한다.
1. 거짓이나 그 밖의 부정한 방법으로 인증을 받은 경우
2. 제6조의2제6항에 따른 인증기준에 적합하지 아니하게 된 경우

② 보건복지부장관은 제1항제1호에 따라 인증이 취소된 기업에 대해서는 그 취소된 날부터 3년이 지나지 아니한 경우에는 인증을 하여서는 아니 된다.
③ 보건복지부장관은 제1항에 따라 인증을 취소하고자 하는 경우에는 청문을 실시하여야 한다.
[본조신설 2019.12.3]

규칙 **제3조의4(인증의 취소)** ① 보건복지부장관은 법 제6조의4제1항에 따라 인증을 취소하려는 경우에는 미리 인증을 받은 자에게 취소 사유와 소명자료의 제출기간을 구체적으로 밝혀 취소의 예고통보를 해야 한다.
② 보건복지부장관은 제1항에 따라 취소의 예고통보를 받은 자가 제출기간 내에 소명자료를 제출하지 않은 경우에는 2차로 취소의 예고통보를 해야 한다.
③ 보건복지부장관은 인증을 받은 자가 2차로 예고통보한 소명자료의 제출기간 내에 소명자료를 제출하지 않거나 제출된 소명자료가 이유 없다고 인정되면 인증을 취소한다.
④ 보건복지부장관은 인증을 취소한 때에는 그 사실을 지체 없이 인증을 취소받는 자에게 통보해야 한다.
[본조신설 2021.12.3]

제6조의5(건강도시의 조성 등) ① 국가와 지방자치단체는 지역사회 구성원들의 건강을 실현하도록 시민의 건강을 증진하고 도시의 물리적 · 사회적 환경을 지속적으로 조성 · 개선하는 도시(이하 "건강도시"라 한다)를 이루도록 노력하여야 한다.

② 보건복지부장관은 지방자치단체가 건강도시를 구현할 수 있도록 건강도시지표를 작성하여 보급하여야 한다.
③ 보건복지부장관은 건강도시 조성 활성화를 위하여 지방자치단체에 행정적 · 재정적 지원을 할 수 있다.
④ 그 밖에 건강도시지표의 작성 및 보급 등에 관하여 필요한 사항은 보건복지부령으로 정한다.
[본조신설 2021.12.21]
[시행일: 2023.12.22] 제6조의5

제7조(광고의 금지 등) ① 보건복지부장관은 국민건강의식을 잘못 이끄는 광고를 한 자에 대하여 그 내용의 변경 등 시정을 요구하거나 금지를 명할 수 있다. **<개정 2016.12.2>**
② 제1항의 규정에 따라 보건복지부장관이 광고내용의 변경 또는 광고의 금지를 명할 수 있는 광고는 다음 각 호와 같다.
1. 삭제 <2020.12.29>
2. 의학 또는 과학적으로 검증되지 아니한 건강비법 또는 심령술의 광고
3. 그 밖에 건강에 관한 잘못된 정보를 전하는 광고로서 대통령령이 정하는 광고
③ 삭제 <2016.12.2>
④ 제1항의 규정에 의한 광고내용의 기준, 변경 또는 금지절차 기타 필요한 사항은 대통령령으로 정한다.
[제목개정 2016.12.2]

영 **제11조** 삭제 <2021.6.15>

제8조(금연 및 절주운동등) ① 국가 및 지방자치단체는 국민에게 담배의 직접흡연 또는 간접흡연과 과다한 음주가 국민건강에 해롭다는 것을 교육 · 홍보하여야 한다.
② 국가 및 지방자치단체는 금연 및 절주에 관한 조사 · 연구를 하는 법인 또는 단체를 지원할 수 있다.
③ 삭제 <2011.6.7>
④ 「주류 면허 등에 관한 법률」에 의하여 주류제조의 면허를 받은 자 또는 주류를 수입하여 판매하는 자는 대통령령이 정하는 주류의 판매용 용기에 과다한 음주는 건강에 해롭다는 내용과 임신 중 음주는 태아의 건강을 해칠 수 있다는 내용의 경고문구를 표기하여야 한다. **<개정 2016.3.2, 2020.12.29>**
⑤ 삭제 <2002.1.19>
⑥ 제4항에 따른 경고문구의 표시내용, 방법 등에 관하여 필요한 사항은 보건복지부령으로 정한다. **<개정 2011.6.7>**

영 **제12조** 삭제 <2012.12.7>

영 **제13조(경고문구의 표기대상 주류)** 법 제8조제4항에 따라 그 판매용 용기에 과다한 음주는 건강에 해롭다는 내용의 경고문구를 표기해야 하는 주류는 국내에 판매되는 「주세법」에 따른 주류 중 알코올분 1도이상의 음료를 말한다. **<개정 2007.2.8, 2018.12.18>**

영 **제14조** 삭제 <2011.12.6>

규칙 **제4조(과음에 관한 경고문구의 표시내용 등)** ① 법 제8조제4항에 따른 경고문구 표기는 과다한 음주가 건강에 해롭다는 사실을 명확하게 알릴 수 있도록 하되, 그 구체적인 표시내용은 보건복지부장관이 정하여 고시한다. <개정 2012.12.7>

② 제1항에 따른 과음에 대한 경고문구의 표시방법은 별표 1의2와 같다. <개정 2012.12.7, 2021.12.3>

③ 보건복지부장관은 제1항에 따른 경고문구와 제2항에 따른 경고문구의 표시방법을 정하거나 이를 변경하려면 6개월 전에 그 내용을 일간지에 공고하거나 관보에 고시하여야 한다. <개정 2012.12.7>

④ 다음 각 호의 어느 하나에 해당하는 주류는 제3항에 따른 공고 또는 고시를 한 날부터 1년까지는 종전의 경고문구를 표기하여 판매할 수 있다. <개정 2012.12.7>

1. 공고 또는 고시 이전에 발주 · 제조 또는 수입된 주류
2. 공고 또는 고시 이후 6월 이내에 제조되거나 수입된 주류

[전문개정 2003.4.1]

[제목개정 2012.12.7]

제8조의2(주류광고의 제한 · 금지 특례) ① 「주류 면허 등에 관한 법률」에 따라 주류 제조면허나 주류 판매업면허를 받은 자 및 주류를 수입하는 자를 제외하고는 주류에 관한 광고를 하여서는 아니 된다.

② 제1항에 따른 광고 또는 그에 사용되는 광고물은 다음 각 호의 사항을 준수하여야 한다.

1. 음주자에게 주류의 품명 · 종류 및 특징을 알리는 것 외에 주류의 판매촉진을 위하여 경품 및 금품을 제공한다는 내용을 표시하지 아니할 것
2. 직접적 또는 간접적으로 음주를 권장 또는 유도하거나 임산부 또는 미성년자의 인물, 목소리 혹은 음주하는 행위를 묘사하지 아니할 것
3. 운전이나 작업 중에 음주하는 행위를 묘사하지 아니할 것
4. 제8조제4항에 따른 경고문구를 광고와 주류의 용기에 표기하여 광고할 것. 다만, 경고문구가 표기되어 있지 아니한 부분을 이용하여 광고를 하고자 할 때에는 경고문구를 주류의 용기하단에 별도로 표기하여야 한다.
5. 음주가 체력 또는 운동 능력을 향상시킨다거나 질병의 치료 또는 정신건강에 도움이 된다는 표현 등 국민의 건강과 관련하여 검증되지 아니한 내용을 주류광고에 표시하지 아니할 것
6. 그 밖에 대통령령으로 정하는 광고의 기준에 관한 사항

③ 보건복지부장관은 「주세법」에 따른 주류의 광고가 제2항 각 호의 기준을 위반한 경우 그 내용의 변경 등 시정을 요구하거나 금지를 명할 수 있다.

[본조신설 2020.12.29]

영 **제10조(주류광고의 기준)** 법 제8조의2제2항제6호에서 "대통령령으로 정하는 광고의 기준"이란 별표 1에 따른 기준을 말한다.

[전문개정 2021.6.15]

제8조의3(절주문화 조성 및 알코올 남용 · 의존 관리) ① 국가 및 지방자치단체는 절주문화 조성 및 알코올 남용 · 의존의 예방 및 치료를 위하여 노력하여야 하며, 이를 위한 조사 · 연구 또는 사업을 추진할 수 있다.

② 다음 각 호의 사항에 대한 자문을 위하여 보건복지부장관 소속으로 음주폐해예방위원회를 두며, 그 구성 및 운영 등에 필요한 사항은 보건복지부령으로 정한다.

1. 절주문화 조성을 위한 정책 수립
2. 주류의 광고기준 마련에 관한 사항
3. 알코올 남용 · 의존의 예방 및 관리를 위한 사항
4. 그 밖에 음주폐해 감소를 위하여 필요한 사항

③ 보건복지부장관은 5년마다 「정신건강증진 및 정신질환자 복지서비스 지원에 관한 법률」 제10조에 따른 실태조사와 연계하여 알코올 남용 · 의존 실태조사를 실시하여야 한다.

[본조신설 2020.12.29]

규칙 **제4조의2(음주폐해예방위원회의 구성 및 운영)** ① 법 제8조의3제2항에 따른 음주폐해예방위원회(이하 이 조에서 "위원회"라 한다)는 위원장과 부위원장 각 1명을 포함하여 15명 이내의 위원으로 구성한다.

② 위원장은 위원 중에서 호선하고, 부위원장은 위원장이 지명한다.

③ 위원회의 위원은 알코올 남용 · 의존의 예방 및 치료 관련 분야에 관한 전문 지식과 경험이 풍부한 사람 중에서 성별을 고려하여 보건복지부장관이 위촉한다.

④ 위원회 위원의 임기는 2년으로 한다. 다만, 위원의 해촉 등으로 인하여 새로 위촉된 위원의 임기는 전임 위원 임기의 남은 기간으로 한다.

⑤ 보건복지부장관은 위원회의 위원이 다음 각 호의 어느 하나에 해당하는 경우에는 해당 위원을 해촉할 수 있다.

1. 심신장애로 인하여 직무를 수행할 수 없게 된 경우
2. 직무와 관련된 비위사실이 있는 경우
3. 직무태만, 품위손상이나 그 밖의 사유로 인하여 위원으로 적합하지 않다고 인정되는 경우
4. 위원 스스로 직무를 수행하는 것이 곤란하다고 의사를 밝히는 경우

⑥ 위원회의 회의는 위원 과반수의 출석으로 개의하고, 출석위원 과반수의 찬성으로 의결한다.

⑦ 제1항부터 제6항까지에서 규정한 사항 외에 위원회의 구성 및 운영에 관하여 필요한 사항은 위원회의 의결을 거쳐 위원장이 정한다.

[본조신설 2021.6.25]

제8조의4(금주구역 지정) ① 지방자치단체는 음주폐해 예방과 주민의 건강증진을 위하여 필요하다고 인정하는 경우 조례로 다수인이 모이거나 오고가는 관할구역 안의 일정한 장소를 금주구역으로 지정할 수 있다.

② 제1항에 따라 지정된 금주구역에서는 음주를 하여서는 아니 된다.

③ 특별자치시장 · 특별자치도지사 · 시장 · 군수 · 구청장은 제1항에 따라 지정된 금주구역을 알리는 안내표지를 설치하여야 한다. 이 경우 금주구역 안내표지의 설치 방법 등에 필요한 사항은 보건복지부령으로 정한다.

[본조신설 2020.12.29]

규칙 **제5조(금주구역 안내표지의 설치 방법)** 법 제8조의4제3항 전단에 따른 금주구역을 알리는 안내표지를 설치하는 방법은 별표 1의3과 같다. <개정 2021.12.3>

[본조신설 2021.6.25]

제9조(금연을 위한 조치) ① 삭제 <2011.6.7>

② 담배사업법에 의한 지정소매인 기타 담배를 판매하는 자는 대통령령이 정하는 장소외에서 담배자동판매기를 설치하여 담배를 판매하여서는 아니된다.

③ 제2항의 규정에 따라 대통령령이 정하는 장소에 담배자동판매기를 설치하여 담배를 판매하는 자는 보건복지부령이 정하는 바에 따라 성인인증장치를 부착하여야 한다.

④ 다음 각 호의 공중이 이용하는 시설의 소유자 · 점유자 또는 관리자는 해당 시설의 전체를 금연구역으로 지정하고 금연구역을 알리는 표지를 설치하여야 한다. 이 경우 흡연자를 위한 흡연실을 설치할 수 있으며, 금연구역을 알리는 표지와 흡연실을 설치하는 기준 · 방법 등은 보건복지부령으로 정한다. <개정 2014.1.21, 2016.12.2, 2017.12.30, 2021.12.21>

1. 국회의 청사
2. 정부 및 지방자치단체의 청사
3. 「법원조직법」에 따른 법원과 그 소속 기관의 청사
4. 「공공기관의 운영에 관한 법률」에 따른 공공기관의 청사
5. 「지방공기업법」에 따른 지방공기업의 청사
6. 「유아교육법」 · 「초 · 중등교육법」에 따른 학교[교사(校舍)와 운동장 등 모든 구역을 포함한다]
7. 「고등교육법」에 따른 학교의 교사
8. 「의료법」에 따른 의료기관, 「지역보건법」에 따른 보건소 · 보건의료원 · 보건지소
9. 「영유아보육법」에 따른 어린이집
10. 「청소년활동 진흥법」에 따른 청소년수련관, 청소년수련원, 청소년문화의집, 청소년특화시설, 청소년야영장, 유스호스텔, 청소년이용시설 등 청소년활동시설
11. 「도서관법」에 따른 도서관
12. 「어린이놀이시설 안전관리법」에 따른 어린이놀이시설
13. 「학원의 설립 · 운영 및 과외교습에 관한 법률」에 따른 학원 중 학교교과교습학원과 연면적 1천제곱미터 이상의 학원
14. 공항 · 여객부두 · 철도역 · 여객자동차터미널 등 교통 관련 시설의 대기실 · 승강장, 지하보도 및 16인승 이상의 교통수단으로서 여객 또는 화물을 유상으로 운송하는 것
15. 「자동차관리법」에 따른 어린이운송용 승합자동차
16. 연면적 1천제곱미터 이상의 사무용건축물, 공장 및 복합용도의 건축물
17. 「공연법」에 따른 공연장으로서 객석 수 300석 이상의 공연장
18. 「유통산업발전법」에 따라 개설등록된 대규모점포와 같은 법에 따른 상점가 중 지하도에 있는 상점가
19. 「관광진흥법」에 따른 관광숙박업소
20. 「체육시설의 설치 · 이용에 관한 법률」에 따른 체육시설로서 1천명 이상의 관객을 수용할 수 있는 체육시설과 같은 법 제10조에 따른 체육시설업에 해당하는 체육시설로서 실내에 설치된 체육시설
21. 「사회복지사업법」에 따른 사회복지시설
22. 「공중위생관리법」에 따른 목욕장
23. 「게임산업진흥에 관한 법률」에 따른 청소년게임제공업소, 일반게임제공업소, 인터넷컴퓨터게임시설제공업소 및 복합유통게임제공업소
24. 「식품위생법」에 따른 식품접객업 중 영업장의 넓이가 보건복지부령으로 정하는 넓이 이상인 휴게음식점영업소, 일반음식점영업소 및 제과점영업소와 같은 법에 따른 식품소분 · 판매업 중 보건복지부령으로 정하는 넓이 이상인 실내 휴게공간을 마련하여 운영하는 식품자동판매기 영업소
25. 「청소년보호법」에 따른 만화대여업소
26. 그 밖에 보건복지부령으로 정하는 시설 또는 기관

⑤ 특별자치시장 · 특별자치도지사 · 시장 · 군수 · 구청장은 「주택법」 제2조제3호에 따른 공동주택의 거주 세대 중 2분의 1 이상이 그 공동주택의 복도, 계단, 엘리베이터 및 지하주차장의 전부 또는 일부를 금연구역으로 지정하여 줄 것을 신청하면 그 구역을 금연구역으로 지정하고, 금연구역임을 알리는 안내표지를 설치하여야 한다. 이 경우 금연구역 지정 절차 및 금연구역 안내표지 설치 방법 등은 보건복지부령으로 정한다. <신설 2016.3.2, 2017.12.30>

⑥ 특별자치시장 · 특별자치도지사 · 시장 · 군수 · 구청장은 흡연으로 인한 피해 방지와 주민의 건강 증진을 위하여 다음 각 호에 해당하는 장소를 금연구역으로 지정하고, 금연구역임을 알리는 안내표지를 설치하여야 한다. 이 경우 금연구역 안내표지 설치 방법 등에 필요한 사항은 보건복지부령으로 정한다. <신설 2017.12.30>

1. 「유아교육법」에 따른 유치원 시설의 경계선으로부터 10미터 이내의 구역(일반 공중의 통행 · 이용 등에 제공된 구역을 말한다)
2. 「영유아보육법」에 따른 어린이집 시설의 경계선으로부터 10미터 이내의 구역(일반 공중의 통행 · 이용 등에 제공된 구역을 말한다)

⑦ 지방자치단체는 흡연으로 인한 피해 방지와 주민의 건강 증진을 위하여 필요하다고 인정하는 경우 조례로 다수인이 모이거나 오고가는 관할 구역 안의 일정한 장소를 금연구역으로 지정할 수 있다. <개정 2016.3.2, 2017.12.30>

⑧ 누구든지 제4항부터 제7항까지의 규정에 따라 지정된 금연구역에서 흡연하여서는 아니 된다. <개정 2016.3.2, 2017.12.30>

⑨ 특별자치시장 · 특별자치도지사 · 시장 · 군수 · 구청장은 제4항 각 호에 따른 시설의 소유자 · 점유자 또는 관리자가 다음 각 호의 어느 하나에 해당하면 일정한 기간을 정하여 그 시정을 명할 수 있다. <신설 2016.12.2, 2017.12.30>

1. 제4항 전단을 위반하여 금연구역을 지정하지 아니하거나 금연구역을 알리는 표지를 설치하지 아니한 경우
2. 제4항 후단에 따른 금연구역을 알리는 표지 또는 흡연실의 설치 기준 · 방법 등을 위반한 경우

[제목개정 2016.12.2]

영 **제15조(담배자동판매기의 설치장소)** ① 법 제9조제2항에 따라 담배자동판매기의 설치가 허용되는 장소는 다음 각 호와 같다. <개정 2012.12.7>

1. 미성년자등을 보호하는 법령에서 19세 미만의 자의 출입이 금지되어 있는 장소
2. 지정소매인 기타 담배를 판매하는 자가 운영하는 점포 및 영업장의 내부
3. 법 제9조제4항 각 호 외의 부분 후단에 따라 공중이 이용하는 시설 중 흡연자를 위해 설치한 흡연실. 다만, 담배자동판매기를 설치하는 자가 19세 미만의 자에게 담배자동판매기를 이용하지 못하게 할 수 있는 흡연실로 한정한다.

② 제1항의 규정에 불구하고 미성년자등을 보호하는 법령에서 담배자동판매기의 설치를 금지하고 있는 장소에 대하여는 담배자동판매기의 설치를 허용하지 아니한다.

규칙 **제5조** 삭제 <2011.12.8>

규칙 **제5조의2(성인인증장치)** 법 제9조제3항의 규정에 따라 담배자동판매기에 부착하여야 하는 성인인증장치는 다음 각호의 1에 해당하는 장치로 한다.

1. 담배자동판매기 이용자의 신분증(주민등록증 또는 운전면허증에 한한다)을 인식하는 방법에 의하여 이용자가 성인임을 인증할 수 있는 장치

2. 담배자동판매기 이용자의 신용카드 · 직불카드 등 금융신용거래를 위한 장치를 이용하여 이용자가 성인임을 인증할 수 있는 장치
3. 그 밖에 이용자가 성인임을 인증할 수 있는 장치로서 보건복지부장관이 정하여 고시하는 장치

규칙 **제6조(금연구역 등)** ① 법 제9조제4항제24호에 따라 해당 시설의 전체를 금연구역으로 지정하여야 하는 휴게음식점영업소, 일반음식점영업소 및 제과점영업소는 다음 각 호의 구분에 따른 영업소로 한다. <개정 2018.6.29>

1. 2013년 12월 31일까지: 150제곱미터 이상인 영업소
2. 2014년 1월 1일부터 2014년 12월 31일까지: 100제곱미터 이상인 영업소
3. 2015년 1월 1일부터: 모든 영업소

② 법 제9조제4항제24호에 따라 해당 시설의 전체를 금연구역으로 지정하여야 하는 식품자동판매기 영업소는 다음 각 호의 구분에 따른 영업소로 한다. <신설 2018.6.29>

1. 2018년 12월 31일까지: 실내 휴게공간의 넓이가 75제곱미터 이상인 영업소
2. 2019년 1월 1일부터: 실내 휴게공간이 있는 모든 영업소

③ 법 제9조제4항제26호에서 "보건복지부령으로 정하는 시설 또는 기관"이란 「도로법」 제2조제2호가목에 따른 휴게시설 중 고속국도에 설치한 휴게시설(주유소, 충전소 및 교통 · 관광안내소를 포함한다) 및 그 부속시설(지붕이 없는 건물 복도나 통로, 계단을 포함한다)을 말한다. <개정 2018. 6.29>

④ 법 제9조제4항 후단 및 제6항 후단에 따른 금연구역을 알리는 표지와 흡연실을 설치하는 기준 · 방법은 별표 2와 같다. <개정 2018.6.29>

[전문개정 2012.12.7]

제9조의2(담배에 관한 경고문구 등 표시) ① 「담배사업법」에 따른 담배의 제조자 또는 수입판매업자(이하 "제조자등"이라 한다)는 담배갑포장지 앞면 · 뒷면 · 옆면 및 대통령령으로 정하는 광고(판매촉진 활동을 포함한다. 이하 같다)에 다음 각 호의 내용을 인쇄하여 표기하여야 한다. 다만, 제1호의 표기는 담배갑포장지에 한정하되 앞면과 뒷면에 하여야 한다. <개정 2015.6.22>

1. 흡연의 폐해를 나타내는 내용의 경고그림(사진을 포함한다. 이하 같다)
2. 흡연이 폐암 등 질병의 원인이 될 수 있다는 내용 및 다른 사람의 건강을 위협할 수 있다는 내용의 경고문구
3. 타르 흡입량은 흡연자의 흡연습관에 따라 다르다는 내용의 경고문구
4. 담배에 포함된 다음 각 목의 발암성물질
   가. 나프틸아민
   나. 니켈
   다. 벤젠
   라. 비닐 크롤라이드
   마. 비소
   바. 카드뮴
5. 보건복지부령으로 정하는 금연상담전화의 전화번호

② 제1항에 따른 경고그림과 경고문구는 담배갑포장지의 경우 그 넓이의 100분의 50 이상에 해당하는 크기로 표기하여야 한다. 이 경우 경고그림은 담배갑포장지 앞면, 뒷면 각각의 넓이의 100분의 30 이상에 해당하는 크기로 하여야 한다. <신설 2015.6.22>

③ 제1항 및 제2항에서 정한 사항 외의 경고그림 및 경고문구 등의 내용과 표기 방법 · 형태 등의 구체적인 사항은 대통령령으로 정한다. 다만, 경고그림은 사실적 근거를 바탕으로 하고, 지나치게 혐오감을 주지 아니하여야 한다. <개정 2015.6.22>

④ 제1항부터 제3항까지의 규정에도 불구하고 전자담배 등 대통령령으로 정하는 담배에 제조자등이 표기하여야 할 경고그림 및 경고문구 등의 내용과 그 표기 방법·형태 등은 대통령령으로 따로 정한다. <신설 2014.5.20, 2015.6.22>

[본조신설 2011.6.7]

영 **제16조(담배갑포장지에 대한 경고그림등의 표기내용 및 표기방법)** ① 법 제9조의2제1항 및 제3항에 따라 다음 각 호의 담배의 담배갑포장지에 표기하는 경고그림 및 경고문구의 표기내용은 법 제9조의2제1항제1호부터 제3호까지의 내용을 명확하게 알릴 수 있어야 한다.

1. 제27조의2제1호의 궐련
2. 제27조의2제3호의 파이프담배
3. 제27조의2제4호의 엽궐련
4. 제27조의2제5호의 각련
5. 제27조의2제7호의 냄새 맡는 담배

② 제1항에 따른 경고그림 및 경고문구의 구체적 표기내용은 보건복지부장관이 정하여 고시한다. 이 경우 보건복지부장관은 그 표기내용의 사용기준 및 사용방법 등 그 사용에 필요한 세부사항을 함께 고시할 수 있다.

③ 보건복지부장관은 제2항에 따라 경고그림 및 경고문구의 구체적 표기내용을 고시하는 경우에는 다음 각 호의 구분에 따른다. 이 경우 해당 고시의 시행에 6개월 이상의 유예기간을 두어야 한다.

1. 정기 고시: 10개 이하의 경고그림 및 경고문구를 24개월 마다 고시한다.
2. 수시 고시: 경고그림 및 경고문구의 표기내용을 새로 정하거나 변경하는 경우에는 수시로 고시한다.

④ 법 제9조의2제1항 및 제3항에 따라 이 조 제1항 각 호의 담배의 담배갑포장지에 표기하는 경고그림·경고문구·발암성물질 및 금연상담전화의 전화번호(이하 "경고그림등"이라 한다)의 표기방법은 별표 1의2와 같다.

⑤ 제4항에 따른 경고그림등의 표기방법을 변경하는 경우에는 그 시행에 6개월 이상의 유예기간을 두어야 한다.

⑥ 「담배사업법」에 따른 담배(제1항 각 호의 담배를 말한다)의 제조자 또는 수입판매업자(이하 "제조자등"이라 한다)는 다음 각 호의 어느 하나에 해당하는 담배에 대해서는 제3항에 따른 고시 또는 제5항에 따른 변경이 있는 날부터 1년까지는 종전의 내용과 방법에 따른 경고그림등을 표기하여 판매할 수 있다.

1. 고시 또는 변경 이전에 발주·제조 또는 수입된 담배
2. 고시 또는 변경 이후 6개월 이내에 제조되거나 수입된 담배

⑦ 제1항부터 제6항까지에서 규정한 사항 외에 경고그림등의 표기내용 및 표기방법 등에 필요한 세부사항은 보건복지부령으로 정한다.

[본조신설 2016.6.21]

[종전 제16조는 제16조의2로 이동 <2016.6.21>]

영 **제16조의2(전자담배 등에 대한 경고그림등의 표기내용 및 표기방법)** ① 법 제9조의2제4항에서 "전자담배 등 대통령령으로 정하는 담배"란 다음 각 호의 담배를 말한다.

1. 제27조의2제2호의 전자담배
2. 제27조의2제6호의 씹는 담배
3. 제27조의2제8호의 물담배
4. 제27조의2제9호의 머금는 담배

② 법 제9조의2제4항에 따라 이 조 제1항 각 호에 해당하는 담배의 담배갑포장지에 표기하는 경고그림 및 경고문구의 표기내용은 흡연의 폐해, 흡연이 니코틴 의존 및 중독을 유발시킬 수 있다는 사실과 담배 특성에 따른 다음 각 호의 구분에 따른 사실 등을 명확하게 알릴 수 있어야 한다.

1. 제27조의2제2호의 전자담배: 담배 특이 니트로사민(tobacco specific nitrosamines), 포름알데히드(formaldehyde) 등이 포함되어 있다는 내용
2. 제27조의2제6호의 씹는 담배 및 제27조의2제9호의 머금는 담배: 구강암 등 질병의 원인이 될 수 있다는 내용
3. 제27조의2제8호의 물담배: 타르 검출 등 궐련과 동일한 위험성이 있다는 내용과 사용 방법에 따라 결핵 등 호흡기 질환에 감염될 위험성이 있다는 내용

③ 법 제9조의2제4항에 따라 이 조 제1항 각 호에 해당하는 담배의 담배갑포장지에 표기하는 경고그림등(발암성물질은 제외한다. 이하 이 조에서 같다)의 표기방법은 별표 1의2와 같다.

④ 제1항 각 호에 해당하는 담배의 담배갑포장지에 표기하는 경고그림등의 표기내용, 표기방법 및 시행유예 등에 관하여는 제16조제2항, 제3항 및 제5항부터 제7항까지의 규정을 준용한다.

[전문개정 2016.6.21]

[제16조에서 이동, 종전 제16조의2는 제16조의3으로 이동 <2016.6.21>]

영 **제16조의3(담배광고에 대한 경고문구등의 표기내용 및 표기방법)** ① 법 제9조의2제1항 각 호 외의 부분 본문에서 "대통령령으로 정하는 광고"란 다음 각 호의 광고(판매촉진 활동을 포함한다. 이하 같다)를 말한다.

1. 법 제9조의4제1항제1호에 따라 지정소매인의 영업소 내부에 전시(展示) 또는 부착하는 표시판, 포스터, 스티커(붙임딱지) 및 보건복지부령으로 정하는 광고물에 의한 광고
2. 법 제9조의4제1항제2호에 따라 잡지에 게재하는 광고

② 법 제9조의2제1항 각 호 외의 부분 본문 및 같은 조 제3항에 따라 담배광고에 표기하는 경고문구의 표기내용은 다음 각 호의 구분에 따른다. 이 경우 경고문구의 구체적 표기내용은 보건복지부장관이 정하여 고시한다.

1. 담배(제16조의2제1항 각 호에 해당하는 담배는 제외한다)의 경우: 흡연이 건강에 해롭다는 사실, 흡연이 다른 사람의 건강을 위협할 수 있다는 사실 및 타르 흡입량은 흡연자의 흡연습관에 따라 다르다는 사실 등을 명확하게 알릴 수 있을 것
2. 제16조의2제1항 각 호에 해당하는 담배의 경우: 흡연이 니코틴 의존 및 중독을 유발시킬 수 있다는 사실 등을 명확하게 알릴 수 있을 것

③ 보건복지부장관은 제2항 각 호 외의 부분 후단에 따라 경고문구의 구체적 표기내용을 고시하는 경우에는 그 시행에 6개월 이상의 유예기간을 두어야 한다.

④ 법 제9조의2제1항 각 호 외의 부분 본문 및 같은 조 제3항에 따라 담배광고에 표기하는 경고문구·발암성물질 및 금연상담전화의 전화번호(이하 "경고문구등"이라 한다)의 표기방법은 별표 1의3과 같다.

⑤ 제4항에 따른 경고문구등의 표기방법을 변경하는 경우에는 그 시행에 6개월 이상의 유예기간을 두어야 한다.

[전문개정 2016.6.21]

[제16조의2에서 이동, 종전 제16조의3은 제16조의4로 이동 <2016.6.21>]

규칙 **제6조의2(공동주택 금연구역의 지정)** ① 법 제9조제5항 전단에 따라 「주택법」 제2조제3호에 따른 공동주택(이하 "공동주택"이라 한다)의 복도 등에 대하여 금연구역의 지정을 받으려는 경우에는 별지 제1호의4서식의 공동주택 금연구역 지정 신청서(전자문서로 된 신청서를 포함한다)에 다음 각 호의 서류(전자문서를 포함한다)를 첨부하여 특별자치시장·특별자치도지사·시

장 · 군수 · 구청장에게 제출하여야 한다. 이 경우 제2호에 따른 서류는 금연구역의 지정 신청일 전 3개월 이내에 동의한 것만 해당한다. <개정 2018.6.29, 2021.12.3>

1. 해당 공동주택의 세대주 명부에 관한 서류
2. 별지 제1호의5서식의 금연구역 지정 동의서 또는 공동주택 세대주 2분의 1 이상이 금연구역 지정에 동의함을 입증하는 서류(공동주택의 복도 · 계단 · 엘리베이터 또는 지하주차장의 구분에 따라 동의한 서류를 말한다)
3. 해당 공동주택의 도면에 관한 서류
4. 해당 공동주택의 복도 · 계단 · 엘리베이터 또는 지하주차장의 내역에 관한 서류
5. 그 밖에 보건복지부장관이 공동주택 금연구역 지정을 위하여 필요하다고 인정하여 고시하는 서류

② 특별자치시장 · 특별자치도지사 · 시장 · 군수 · 구청장은 제1항에 따른 금역구역의 지정 신청을 받은 경우에는 세대주 동의에 대한 진위 여부를 확인하여야 한다.

③ 특별자치시장 · 특별자치도지사 · 시장 · 군수 · 구청장은 제1항에 따른 금연구역의 지정 검토를 위하여 필요한 경우에는 그 신청인에 대하여 제출 서류의 보완 또는 추가 서류의 제출 등을 명할 수 있다.

④ 특별자치시장 · 특별자치도지사 · 시장 · 군수 · 구청장은 법 제9조제5항 전단에 따라 금연구역을 지정한 경우에는 시 · 군 · 구의 인터넷 홈페이지와 해당 공동주택의 인터넷 홈페이지(인터넷 홈페이지가 있는 경우만 해당한다) 및 게시판에 다음 각 호의 사항을 공고하여야 한다.

1. 해당 공동주택의 명칭 및 소재지
2. 금연구역 지정 번호
3. 금연구역 지정 범위
4. 금연구역 지정 시행일

⑤ 제1항부터 제4항까지의 규정에 따른 금연구역 지정 신청, 지정 검토 또는 지정 공고 등에 필요한 세부사항은 보건복지부장관이 정하여 고시한다.

⑥ 공동주택의 금연구역 지정 해제에 관하여는 제1항부터 제4항까지의 규정을 준용한다.

[본조신설 2016.9.2]

[종전 제6조의2는 제6조의4로 이동 <2016.9.2>]

규칙 **제6조의3(공동주택 금연구역 안내표지)** ① 시장 · 군수 · 구청장은 법 제9조제5항 전단에 따라 금연구역을 지정한 경우에는 해당 공동주택의 출입구 및 금연구역 지정 시설의 출입구 등 보건복지부장관이 정하여 고시하는 장소에 금연구역 안내표지를 설치하여야 한다.

② 제1항에 따른 금연구역 안내표지에는 다음 각 호의 사항이 포함되어야 한다.

1. 금연을 상징하는 그림 또는 문자
2. 금연구역에서 흡연한 경우 법 제34조제3항에 따라 과태료 부과대상이 된다는 사실
3. 위반사항에 대한 신고전화번호
4. 그 밖에 금연구역의 안내를 위하여 보건복지부장관이 필요하다고 인정하는 사항

③ 제1항 및 제2항에 따른 금연구역 안내표지의 설치장소 및 안내내용에 필요한 세부사항은 보건복지부장관이 정하여 고시한다.

[본조신설 2016.9.2]

[종전 제6조의3은 제6조의5로 이동 <2016.9.2>]

규칙 **제6조의4(금연상담전화 전화번호)** 법 제9조의2제1항제5호에서 "보건복지부령으로 정하는 금연상담전화의 전화번호"란 1544-9030을 말한다.

[전문개정 2016.12.23]

규칙 **제6조의5** 삭제 <2016.12.23>

제9조의3(가향물질 함유 표시 제한) 제조자등은 담배에 연초 외의 식품이나 향기가 나는 물질(이하 "가향물질"이라 한다)을 포함하는 경우 이를 표시하는 문구나 그림·사진을 제품의 포장이나 광고에 사용하여서는 아니 된다.
[본조신설 2011.6.7]

제9조의4(담배에 관한 광고의 금지 또는 제한) ① 담배에 관한 광고는 다음 각 호의 방법에 한하여 할 수 있다.

1. 지정소매인의 영업소 내부에서 보건복지부령으로 정하는 광고물을 전시(展示) 또는 부착하는 행위. 다만, 영업소 외부에 그 광고내용이 보이게 전시 또는 부착하는 경우에는 그러하지 아니하다.
2. 품종군별로 연간 10회 이내(1회당 2쪽 이내)에서 잡지 「잡지 등 정기간행물의 진흥에 관한 법률」에 따라 등록 또는 신고되어 주 1회 이하 정기적으로 발행되는 제책(製冊)된 정기간행물 및 「신문 등의 진흥에 관한 법률」에 따라 등록된 주 1회 이하 정기적으로 발행되는 신문과 「출판문화산업 진흥법」에 따른 외국간행물로서 동일한 제호로 연 1회 이상 정기적으로 발행되는 것(이하 "외국정기간행물"이라 한다)을 말하며, 여성 또는 청소년을 대상으로 하는 것은 제외한다]에 광고를 게재하는 행위. 다만, 보건복지부령으로 정하는 판매부수 이하로 국내에서 판매되는 외국정기간행물로서 외국문자로만 쓰여져 있는 잡지인 경우에는 광고게재의 제한을 받지 아니한다.
3. 사회·문화·음악·체육 등의 행사(여성 또는 청소년을 대상으로 하는 행사는 제외한다)를 후원하는 행위. 이 경우 후원하는 자의 명칭을 사용하는 외에 제품광고를 하여서는 아니 된다.
4. 국제선의 항공기 및 여객선, 그 밖에 보건복지부령으로 정하는 장소 안에서 하는 광고

② 제조자등은 제1항에 따른 광고를 「담배사업법」에 따른 도매업자 또는 지정소매인으로 하여금 하게 할 수 있다. 이 경우 도매업자 또는 지정소매인이 한 광고는 제조자등이 한 광고로 본다.

③ 제1항에 따른 광고 또는 그에 사용되는 광고물은 다음 각 호의 사항을 준수하여야 한다. <개정 2014.5.20>

1. 흡연자에게 담배의 품명·종류 및 특징을 알리는 정도를 넘지 아니할 것
2. 비흡연자에게 직접적 또는 간접적으로 흡연을 권장 또는 유도하거나 여성 또는 청소년의 인물을 묘사하지 아니할 것
3. 제9조의2에 따라 표기하는 흡연 경고문구의 내용 및 취지에 반하는 내용 또는 형태가 아닐 것
4. 국민의 건강과 관련하여 검증되지 아니한 내용을 표시하지 아니할 것. 이 경우 광고내용의 사실 여부에 대한 검증 방법·절차 등 필요한 사항은 대통령령으로 정한다.

④ 제조자등은 담배에 관한 광고가 제1항 및 제3항에 위배되지 아니하도록 자율적으로 규제하여야 한다.

⑤ 보건복지부장관은 문화체육관광부장관에게 제1항 또는 제3항을 위반한 광고가 게재된 외국정기간행물의 수입업자에 대하여 시정조치 등을 할 것을 요청할 수 있다.

[본조신설 2011.6.7]

영 **제16조의4(광고내용의 검증 방법 및 절차 등)** ① 보건복지부장관은 담배 광고에 국민의 건강과 관련하여 검증되지 아니한 내용이 포함되어 있다고 인정되면 해당 광고내용의 사실 여부에 대한 검증을 실시할 수 있다.

② 제조자등은 담배 광고를 실시하기 전에 보건복지부령으로 정하는 바에 따라 보건복지부장관에게 해당 광고내용의 사실 여부에 대한 검증을 신청할 수 있다.
③ 보건복지부장관은 제1항 또는 제2항에 따라 광고내용의 사실 여부에 대한 검증을 실시하기 위하여 필요한 경우에는 제조자등에게 관련 자료의 제출을 요청할 수 있고, 제출된 자료에 대하여 조사·확인을 할 수 있다.
④ 보건복지부장관은 제1항 또는 제2항에 따라 광고내용의 사실 여부에 대한 검증을 실시한 경우에는 그 결과를 제조자등에게 서면으로 통보하여야 한다.
[본조신설 2014.11.20]
[제16조의3에서 이동, 종전 제16조의4는 제16조의5로 이동 <2016.6.21>]

규칙 제6조의6(광고내용의 사실 여부에 대한 검증 신청) 영 제16조의3제2항에 따라 담배 광고내용의 사실 여부에 대한 검증을 신청하려는 자는 별지 제1호의6 서식의 담배광고 검증 신청서에 담배 광고안과 광고내용을 증명할 수 있는 자료를 첨부하여 보건복지부장관에게 제출해야 한다.
<개정 2016.9.2, 2021.12.3>
[본조신설 2014.11.21]
[제6조의4에서 이동 <2016.9.2>]

규칙 제7조(담배에 관한 광고) ① 법 제9조의4제1항제1호 본문 및 영 제16조제1호에서 "보건복지부령으로 정하는 광고물"이란 표시판, 스티커 및 포스터를 말한다. <개정 2012.12.7>
② 법 제9조의4제1항제2호 본문에서 "여성 또는 청소년을 대상으로 하는 것"이란 잡지의 명칭, 내용, 독자, 그 밖의 그 성격을 고려할 때 여성 또는 청소년이 주로 구독하는 것을 말한다.
③ 법 제9조의4제1항제2호 단서에서 "보건복지부령으로 정하는 판매부수"란 판매부수 1만부를 말한다.
④ 법 제9조의4제1항제3호에서 "여성 또는 청소년을 대상으로 하는 행사"란 행사의 목적, 내용, 참가자, 관람자, 청중, 그 밖의 그 성격을 고려할 때 주로 여성 또는 청소년을 대상으로 하는 행사를 말한다.
[본조신설 2011.12.8]
[종전 제7조는 제6조의 2로 이동 <2011.12.8>]

제9조의5(금연지도원) ① 시·도지사 또는 시장·군수·구청장은 금연을 위한 조치를 위하여 대통령령으로 정하는 자격이 있는 사람 중에서 금연지도원을 위촉할 수 있다.
② 금연지도원의 직무는 다음 각 호와 같다.
1. 금연구역의 시설기준 이행 상태 점검
2. 금연구역에서의 흡연행위 감시 및 계도
3. 금연을 위한 조치를 위반한 경우 관할 행정관청에 신고하거나 그에 관한 자료 제공
4. 그 밖에 금연 환경 조성에 관한 사항으로서 대통령령으로 정하는 사항
③ 금연지도원은 제2항의 직무를 단독으로 수행하려면 미리 시·도지사 또는 시장·군수·구청장의 승인을 받아야 하며, 시·도지사 또는 시장·군수·구청장은 승인서를 교부하여야 한다.
④ 금연지도원이 제2항에 따른 직무를 단독으로 수행하는 때에는 승인서와 신분을 표시하는 증표를 지니고 이를 관계인에게 내보여야 한다.
⑤ 제1항에 따라 금연지도원을 위촉한 시·도지사 또는 시장·군수·구청장은 금연지도원이 그 직무를 수행하기 전에 직무 수행에 필요한 교육을 실시하여야 한다.
⑥ 금연지도원은 제2항에 따른 직무를 수행하는 경우 그 권한을 남용하여서는 아니 된다.
⑦ 시·도지사 또는 시장·군수·구청장은 금연지도원이 다음 각 호의 어느 하나에 해당하면 그 금연지도원을 해촉하여야 한다.

1. 제1항에 따라 대통령령으로 정한 자격을 상실한 경우
2. 제2항에 따른 직무와 관련하여 부정한 행위를 하거나 그 권한을 남용한 경우
3. 그 밖에 개인사정, 질병이나 부상 등의 사유로 직무 수행이 어렵게 된 경우

⑧ 금연지도원의 직무범위 및 교육, 그 밖에 필요한 사항은 대통령령으로 정한다.
[본조신설 2014.1.28]

영 **제16조의5(금연지도원의 자격 등)** ① 법 제9조의5제1항에서 "대통령령으로 정하는 자격이 있는 사람"이란 다음 각 호의 어느 하나에 해당하는 사람을 말한다. <개정 2020.3.17>

1. 「민법」 제32조에 따른 비영리법인 또는 「비영리민간단체 지원법」 제4조에 따라 등록된 비영리민간단체에 소속된 사람으로서 해당 법인 또는 단체의 장이 추천하는 사람
2. 시·도지사 또는 시장·군수·구청장이 접하는 건강·금연 등 보건정책 관련 교육과정을 4시간 이상 이수한 사람

② 법 제9조의5제2항제4호에서 "대통령령으로 정하는 사항"이란 다음 각 호의 업무를 말한다. <개정 2021.11.30>

1. 지역사회 금연홍보 및 금연교육 지원 업무
2. 지역사회 금연 환경 조성을 위한 지도 업무

③ 법 제9조의5제2항에 따른 금연지도원의 직무범위는 별표 1의4와 같다. <개정 2016.6.21>

④ 시·도지사 또는 시장·군수·구청장은 법 제9조의5제5항에 따라 금연지도원에 대하여 금연 관련 법령, 금연의 필요성, 금연지도원의 자세 등에 대한 교육을 실시하여야 한다. 이 경우 시·도지사 또는 시장·군수·구청장은 효율적인 교육을 위하여 금연지도원에 대한 합동교육을 실시할 수 있다.

⑤ 시·도지사 또는 시장·군수·구청장은 금연지도원의 활동을 지원하기 위하여 예산의 범위에서 수당을 지급할 수 있다.

⑥ 제1항부터 제5항까지에서 규정한 사항 외에 금연지도원 제도 운영에 필요한 사항은 해당 지방자치단체의 조례로 정한다.

[본조신설 2014.7.28]
[제16조의4에서 이동 <2016.6.21>]

제10조(건강생활실천협의회) ① 시·도지사 및 시장·군수·구청장은 건강생활의 실천운동을 추진하기 위하여 지역사회의 주민·단체 또는 공공기관이 참여하는 건강생활실천협의회를 구성하여야 한다.

② 제1항의 규정에 의한 건강생활실천협의회의 조직 및 운영에 관하여 필요한 사항은 지방자치단체의 조례로 정한다.

제11조(보건교육의 관장) 보건복지부장관은 국민의 보건교육에 관하여 관계중앙행정기관의 장과 협의하여 이를 총괄한다.

제12조(보건교육의 실시 등) ① 국가 및 지방자치단체는 모든 국민이 올바른 보건의료의 이용과 건강한 생활습관을 실천할 수 있도록 그 대상이 되는 개인 또는 집단의 특성·건강상태·건강의식 수준등에 따라 적절한 보건교육을 실시한다. <개정 2016.3.2>

② 국가 또는 지방자치단체는 국민건강증진사업관련 법인 또는 단체등이 보건교육을 실시할 경우 이에 필요한 지원을 할 수 있다.

③ 보건복지부장관, 시·도지사 및 시장·군수·구청장은 제2항의 규정에 의하여 보건교육을 실시하는 국민건강증진사업관련 법인 또는 단체 등에 대하여 보건교육의 계획 및 그 결과에 관한 자료를 요청할 수 있다.
④ 제1항의 규정에 의한 보건교육의 내용은 대통령령으로 정한다.
[제목개정 2016.3.2]

영 **제17조(보건교육의 내용)** 법 제12조의 규정에 의한 보건교육에는 다음 각호의 사항이 포함되어야 한다.
1. 금연·절주등 건강생활의 실천에 관한 사항
2. 만성퇴행성질환등 질병의 예방에 관한 사항
3. 영양 및 식생활에 관한 사항
4. 구강건강에 관한 사항
5. 공중위생에 관한 사항
6. 건강증진을 위한 체육활동에 관한 사항
7. 기타 건강증진사업에 관한 사항

제12조의2(보건교육사자격증의 교부 등) ① 보건복지부장관은 국민건강증진 및 보건교육에 관한 전문지식을 가진 자에게 보건교육사의 자격증을 교부할 수 있다.
② 다음 각호의 1에 해당하는 자는 보건교육사가 될 수 없다. <개정 2014.3.18>
1. 피성년후견인
2. 삭제 <2013.7.30>
3. 금고 이상의 실형의 선고를 받고 그 집행이 종료되지 아니하거나 그 집행을 받지 아니하기로 확정되지 아니한 자
4. 법률 또는 법원의 판결에 의하여 자격이 상실 또는 정지된 자

③ 제1항의 규정에 의한 보건교육사의 등급은 1급 내지 3급으로 하고, 등급별 자격기준 및 자격증의 교부절차 등에 관하여 필요한 사항은 대통령령으로 정한다.
④ 보건교육사 1급의 자격증을 교부받고자 하는 자는 국가시험에 합격하여야 한다.
⑤ 보건복지부장관은 제1항의 규정에 의하여 보건교육사의 자격증을 교부하는 때에는 보건복지부령이 정하는 바에 의하여 수수료를 징수할 수 있다.
⑥ 제1항에 따라 자격증을 교부받은 사람은 다른 사람에게 그 자격증을 빌려주어서는 아니 되고, 누구든지 그 자격증을 빌려서는 아니 된다. <신설 2020.4.7>
⑦ 누구든지 제6항에 따라 금지된 행위를 알선하여서는 아니 된다. <신설 2020.4.7>
[본조신설 2003.9.29]

영 **제18조(보건교육사 등급별 자격기준 등)** ① 법 제12조의2제3항에 따른 보건교육사의 등급별 자격기준은 별표 2와 같다.
② 보건교육사 자격증을 발급받으려는 자는 보건복지부령으로 정하는 바에 따라 보건교육사 자격증 발급신청서에 그 자격을 증명하는 서류를 첨부하여 보건복지부장관에게 제출하여야 한다.

규칙 **제7조의3(보건교육사 자격증 발급절차)** ① 영 제18조에 따라 보건교육사의 자격증(이하 "자격증"이라 한다)을 발급받으려는 자는 별지 제1호의7서식의 보건교육사 자격증 발급신청서(전자문서로 된 신청서를 포함한다)에 다음 각 호의 서류(전자문서를 포함한다)를 첨부하여 보건복지부장관(영 제32조에 따라 업무를 위탁한 경우에는 위탁받은 보건교육 관련 법인 또는 단체의 장을 말한다. 이하 이

조에서 같다)에게 제출해야 한다. <개정 2010.3.19, 2014.11.21, 2016.9.2, 2021.12.3, 2022.3.18>
1. 6개월 이내에 촬영한 탈모 정면 상반신 반명함판(3×4센티미터) 사진 2매
2. 보건복지부장관이 정하여 고시하는 보건교육 업무 경력을 증명하는 서류(보건교육사 1급 자격증 발급을 신청하는 자 및 보건교육사 3급 자격을 취득한 자로서 보건교육 업무에 3년 이상 종사하고 보건교육사 2급 자격증 발급을 신청하는 자만 제출한다)
3. 졸업증명서 및 별표 4의 보건교육 관련 교과목 이수를 증명하는 서류

② 제1항에 따라 자격증을 발급받은 자가 그 자격증을 잃어버리거나 헐어서 못쓰게 되어 재발급 받으려는 때에는 별지 제2호서식의 보건교육사 자격증 재발급 신청서(전자문서로 된 신청서를 포함한다)에 다음 각 호의 서류(전자문서를 포함한다)를 첨부하여 보건복지부장관에게 제출하여야 한다.
1. 보건교육사 자격증(헐어서 못쓰게 된 경우에만 제출한다) 1부
2. 6개월 이내에 촬영한 탈모 정면 상반신 반명함판(3×4센티미터) 사진 1매

③ 보건복지부장관은 제1항 및 제2항에 따라 자격증의 발급 또는 재발급신청을 받은 때에는 별지 제3호서식의 보건교육사 자격증 발급대장에 이를 기재한 후 별지 제4호서식의 보건교육사 자격증을 발급하여야 한다.

④ 보건교육사 3급 자격을 취득하고 보건교육 업무에 3년 이상 종사하여 보건교육사 2급 자격증 발급을 신청하는 자 또는 자격증을 재발급 받으려는 자는 법 제12조의2제5항에 따라 수수료로 1만원을 납부하여야 한다.

[본조신설 2008.12.31]

제12조의3(국가시험) ① 제12조의2제4항의 규정에 의한 국가시험은 보건복지부장관이 시행한다. 다만, 보건복지부장관은 국가시험의 관리를 대통령령이 정하는 바에 의하여 「한국보건의료인국가시험원법」에 따른 한국보건의료인국가시험원에 위탁할 수 있다. <개정 2015.6.22>

② 보건복지부장관은 제1항 단서의 규정에 의하여 국가시험의 관리를 위탁한 때에는 그에 소요되는 비용을 예산의 범위안에서 보조할 수 있다.

③ 보건복지부장관(제1항 단서의 규정에 의하여 국가시험의 관리를 위탁받은 기관을 포함한다)은 보건복지부령이 정하는 금액을 응시수수료로 징수할 수 있다.

④ 시험과목·응시자격 등 자격시험의 실시에 관하여 필요한 사항은 대통령령으로 정한다.

영 제18조의2(국가시험의 시행 등) ① 보건복지부장관은 법 제12조의3에 따른 보건교육사 국가시험(이하 "시험"이라 한다)을 매년 1회 이상 실시한다.

② 보건복지부장관은 법 제12조의3제1항 단서에 따라 시험의 관리를 「한국보건의료인국가시험원법」에 따른 한국보건의료인국가시험원에 위탁한다. <개정 2015.12.22>

③ 제2항에 따라 시험의 관리를 위탁받은 기관(이하 "시험관리기관"이라 한다)의 장은 시험을 실시하려면 미리 보건복지부장관의 승인을 받아 시험일시·시험장소 및 응시원서의 제출기간, 합격자 발표의 예정일 및 방법, 그 밖에 시험에 필요한 사항을 시험 90일 전까지 공고하여야 한다. 다만, 시험장소는 지역별 응시인원이 확정된 후 시험 30일 전까지 공고할 수 있다. <개정 2010.3.15, 2012.5.1>

④ 법 제12조의3제4항에 따른 시험과목은 별표 3과 같다.

⑤ 시험방법은 필기시험으로 하며, 시험의 합격자는 각 과목 4할 이상, 전과목 총점의 6할 이상을 득점한 자로 한다.

영 제18조의3(시험의 응시자격 및 시험관리) ① 법 제12조의3제4항에 따른 시험의 응시자격은 별표 4와 같다.

② 시험에 응시하려는 자는 시험관리기관의 장이 정하는 응시원서를 시험관리기관의 장에게 제출

(전자문서에 따른 제출을 포함한다)하여야 한다.

③ 시험관리기관의 장은 시험을 실시한 경우 합격자를 결정·발표하고, 그 합격자에 대한 다음 각 호의 사항을 보건복지부장관에게 통보하여야 한다.

1. 성명 및 주소
2. 시험 합격번호 및 합격연월일

규칙 **제7조의2(보건교육사 관련 교과목)** 영 별표 4에서 "보건복지부령으로 정하는 보건교육 관련 교과목"이란 별표 4의 교과목을 말한다.

영 **제18조의4(시험위원)** ① 시험관리기관의 장은 시험을 실시하려는 경우 시험과목별로 전문지식을 갖춘 자 중에서 시험위원을 위촉한다.

② 제1항에 따른 시험위원에게는 예산의 범위에서 수당과 여비를 지급할 수 있다.

영 **제18조의5(관계 기관 등에의 협조요청)** 시험관리기관의 장은 시험 관리업무를 원활하게 수행하기 위하여 필요하면 국가·지방자치단체 또는 관계 기관·단체에 대하여 시험장소 제공 및 시험감독 지원 등 협조를 요청할 수 있다.

규칙 **제7조의4(응시수수료)** ① 법 제12조의3제3항에 따른 보건교육사 국가시험의 응시수수료는 7만8천원으로 한다.

② 보건교육사 국가시험에 응시하려는 사람은 제1항에 따른 응시수수료를 수입인지로 내야 한다. 다만, 시험 시행기관의 장은 이를 현금으로 납부하게 하거나 정보통신망을 이용하여 전자화폐·전자결제 등의 방법으로 납부하게 할 수 있다. <신설 2012.12.7>

③ 제1항에 따른 응시수수료는 다음 각 호의 구분에 따라 반환한다. <개정 2011.4.7, 2012.12.7>

1. 응시수수료를 과오납한 경우: 그 과오납한 금액의 전부
2. 시험 시행기관의 귀책사유로 시험에 응시하지 못한 경우: 납입한 응시수수료의 전부
3. 응시원서 접수기간 내에 접수를 취소하는 경우: 납입한 응시수수료의 전부
4. 시험 시행일 전까지 응시자격심사 과정에서 응시자격 결격사유로 접수가 취소된 경우: 납입한 응시수수료의 전부
5. 응시원서 접수 마감일의 다음 날부터 시험 시행 20일 전까지 접수를 취소하는 경우: 납입한 응시수수료의 100분의 60
6. 시험 시행 19일 전부터 시험 시행 10일 전까지 접수를 취소하는 경우: 납입한 응시수수료의 100분의 50

제12조의4(보건교육사의 채용) 국가 및 지방자치단체는 대통령령이 정하는 국민건강증진사업관련 법인 또는 단체 등에 대하여 보건교육사를 그 종사자로 채용하도록 권장하여야 한다.

제12조의5(보건교육사의 자격취소) 보건복지부장관은 보건교육사가 제12조의2제6항을 위반하여 다른 사람에게 자격증을 빌려준 경우에는 그 자격을 취소하여야 한다.
[본조신설 2020.4.7]

제12조의6(청문) ① 보건복지부장관은 제12조의5에 따라 자격을 취소하려는 경우에는 청문을 하여야 한다.
[본조신설 2020.4.7]

제13조(보건교육의 평가) ① 보건복지부장관은 정기적으로 국민의 보건교육의 성과에 관하여 평가를 하여야 한다.
② 제1항의 규정에 의한 평가의 방법 및 내용은 보건복지부령으로 정한다.

규칙 **제8조(보건교육의 평가방법 및 내용)** ① 보건복지부장관이 법 제13조의 규정에 의하여 국민의 보건교육의 성과에 관한 평가를 할 때에는 세부계획 및 그 추진실적에 기초하여 평가하여야 한다.
② 보건복지부장관은 필요하다고 인정하는 경우에는 제1항의 규정에 의한 평가 외에 다음 각호의 사항을 조사하여 평가할 수 있다.
1. 건강에 관한 지식 · 태도 및 실천
2. 주민의 질병 · 부상 유무 등 건강상태
③ 영 제17조제7호에서 "기타 건강증진사업에 관한 사항"이라 함은 「산업안전보건법」에 의한 산업보건에 관한 사항 기타 국민의 건강을 증진시키는 사업에 관한 사항을 말한다.

제14조(보건교육의 개발등) 보건복지부장관은 정부출연연구기관등의설립 · 운영및육성에관한법률에 의한 한국보건사회연구원으로 하여금 보건교육에 관한 정보 · 자료의 수집 · 개발 및 조사, 그 교육의 평가 기타 필요한 업무를 행하게 할 수 있다.

규칙 **제9조(영양개선사업)** 법 제15조제2항제3호에서 "보건복지부령이 정하는 사업"이라 함은 다음 각호의 사업을 말한다.
1. 국민의 영양상태에 관한 평가사업
2. 지역사회의 영양개선사업

제15조(영양개선) ① 국가 및 지방자치단체는 국민의 영양상태를 조사하여 국민의 영양개선방안을 강구하고 영양에 관한 지도를 실시하여야 한다.
② 국가 및 지방자치단체는 국민의 영양개선을 위하여 다음 각호의 사업을 행한다.
1. 영양교육사업
2. 영양개선에 관한 조사 · 연구사업
3. 기타 영양개선에 관하여 보건복지부령이 정하는 사업

제16조(국민영양조사등) ① 질병관리청장은 보건복지부장관과 협의하여 국민의 건강상태 · 식품섭취 · 식생활조사등 국민의 영양에 관한 조사(이하 "국민영양조사"라 한다)를 정기적으로 실시한다. <개정 1997.12.13, 2008.2.29, 2010.1.18, 2020.8.11>
② 특별시 · 광역시 및 도에는 국민영양조사와 영양에 관한 지도업무를 행하게 하기 위한 공무원을 두어야 한다.
③ 국민영양조사를 행하는 공무원은 그 권한을 나타내는 증표를 관계인에게 내보여야 한다.
④ 국민영양조사의 내용 및 방법 기타 국민영양조사와 영양에 관한 지도에 관하여 필요한 사항은 대통령령으로 정한다.

영 **제19조(국민영양조사의 주기)** 법 제16조제1항에 따른 국민영양조사(이하 "영양조사"라 한다)는 매년 실시한다.
[전문개정 2017.11.7]

규칙 **제10조** 삭제 <2017.11.29>

영 **제20조(조사대상)** ① 질병관리청장은 보건복지부장관과 협의하여 매년 구역과 기준을 정하여 선정한 가구 및 그 가구원에 대하여 영양조사를 실시한다. **<개정 2018.12.18, 2020.9.11>**

② 질병관리청장은 보건복지부장관과 협의하여 노인 · 임산부등 특히 영양개선이 필요하다고 판단되는 사람에 대해서는 따로 조사기간을 정하여 영양조사를 실시할 수 있다. **<개정 2008.2.29, 2010.3.15, 2018.12.18, 2020.9.11>**

③ 관할 시 · 도지사는 제1항에 따라 조사대상으로 선정된 가구와 제2항에 따라 조사대상이 된 사람에게 이를 통지해야 한다. **<개정 2018.12.18>**

규칙 **제11조(조사대상가구의 재선정등)** ① 영 제20조에 따라 조사대상가구가 선정된 때에는 시 · 도지사는 별지 제5호서식에 따른 조사가구선정통지서를 해당가구주에게 송부하고, 그 결과를 별지 제6호서식에 따라 보건복지부장관에게 보고하여야 한다.

② 영 제20조에 따라 선정된 조사가구 중 전출 · 전입등의 사유로 선정된 조사가구에 변동이 있는 경우에는 같은 구역 안에서 조사가구를 다시 선정하여 조사할 수 있다.

③ 질병관리청장은 보건복지부장관과 협의하여 조사지역의 특성이 변경된 때에는 조사지역을 달리하여 조사할 수 있다. **<개정 2008.3.3, 2010.3.19, 2020.9.11>**

영 **제21조(조사항목)** ① 영양조사는 건강상태조사 · 식품섭취조사 및 식생활조사로 구분하여 행한다.

② 건강상태조사는 다음 각호의 사항에 대하여 행한다.

1. 신체상태
2. 영양관계 증후
3. 그 밖에 건강상태에 관한 사항

③ 식품섭취조사는 다음 각호의 사항에 대하여 행한다.

1. 조사가구의 일반사항
2. 일정한 기간의 식사상황
3. 일정한 기간의 식품섭취상황

④ 식생활조사는 다음 각호의 사항에 대하여 행한다.

1. 가구원의 식사 일반사항
2. 조사가구의 조리시설과 환경
3. 일정한 기간에 사용한 식품의 가격 및 조달방법

⑤ 제2항 내지 제4항의 조사사항의 세부내용은 보건복지부령으로 정한다.

규칙 **제12조(조사내용)** 영 제21조제5항의 규정에 의한 조사사항의 세부내용은 다음 각호와 같다. **<개정 2008.3.3, 2010.3.19, 2020.9.11>**

1. 건강상태조사: 급성 또는 만성질환을 앓거나 앓았는지 여부에 관한 사항, 질병 · 사고등으로 인한 활동제한의 정도에 관한 사항, 혈압등 신체계측에 관한 사항, 흡연 · 음주등 건강과 관련된 생활태도에 관한 사항 기타 질병관리청장이 정하여 고시하는 사항
2. 식품섭취조사: 식품의 섭취횟수 및 섭취량에 관한 사항, 식품의 재료에 관한 사항 기타 질병관리청장이 정하여 고시하는 사항
3. 식생활조사: 규칙적인 식사여부에 관한 사항, 식품섭취의 과다여부에 관한 사항, 외식의 횟수에 관한 사항, 2세이하 영유아의 수유기간 및 이유보충식의 종류에 관한 사항 기타 질병관리청장이 정하여 고시하는 사항

[전문개정 1998.11.6]

영 **제22조(영양조사원 및 영양지도원)** ① 영양조사를 담당하는 자(이하 "영양조사원"이라 한다)는 보건복지부장관 또는 시 · 도지사가 다음 각 호의 어느 하나에 해당하는 사람 중에서 임명 또는 위촉한다. **<개정 2017.11.7>**

1. 의사·치과의사(구강상태에 대한 조사만 해당한다)·영양사 또는 간호사의 자격을 가진 사람
2. 전문대학이상의 학교에서 식품학 또는 영양학의 과정을 이수한 사람

② 특별자치시장·특별자치도지사·시장·군수·구청장은 법 제15조 및 법 제16조의 영양개선사업을 수행하기 위한 국민영양지도를 담당하는 사람(이하 "영양지도원"이라 한다)을 두어야 하며 그 영양지도원은 영양사의 자격을 가진 사람으로 임명한다. 다만, 영양사의 자격을 가진 사람이 없는 경우에는 의사 또는 간호사의 자격을 가진 사람 중에서 임명할 수 있다. <개정 2018.12.18>

③ 영양조사원 및 영양지도원의 직무에 관하여 필요한 사항은 보건복지부령으로 정한다.

④ 보건복지부장관, 시·도지사 또는 시장·군수·구청장은 영양조사원 또는 영양지도원의 원활한 업무 수행을 위하여 필요하다고 인정하는 경우에는 그 업무 지원을 위한 구체적 조치를 마련·시행할 수 있다. <신설 2017.11.7>

규칙 **제13조(영양조사원)** ① 영 제22조제1항에 따른 영양조사원(이하 "영양조사원"이라 한다)은 건강상태조사원·식품섭취조사원 및 식생활조사원으로 구분하되, 각 조사원의 직무는 다음 각호와 같다. 다만, 질병관리청장 또는 시·도지사는 필요하다고 인정할 때에는 식품섭취조사원으로 하여금 식생활조사원의 직무를 행하게 할 수 있다. <개정 1998.11.6, 2017.11.29, 2020.9.11>

1. 건강상태조사원: 제12조제1호의 규정에 의한 건강상태에 관한 조사사항의 조사·기록
2. 식품섭취조사원: 제12조제2호의 규정에 의한 식품섭취에 관한 조사사항의 조사·기록
3. 식생활조사원: 제12조제3호의 규정에 의한 식생활에 관한 조사사항의 조사·기록

② 삭제 <2017.11.29>

규칙 **제14조(조사원증)** 법 제16조제3항의 규정에 의한 조사원증은 별지 제9호서식에 의한다.

규칙 **제15조(조사표 작성등)** 질병관리청장은 영양조사가 끝난 때에는 지체없이 조사표를 작성하여 분류·집계등 통계처리를 하고 이를 공표하여야 한다. <개정 2008.3.3, 2010.3.19, 2020.9.11>

규칙 **제16조(조사자료의 분석과 이용)** 보건복지부장관 및 질병관리청장은 영양조사의 시기·대상·세부내용·결과등을 분석하여 이를 국민영양개선을 위한 자료로 활용하여야 한다. <개정 2008.3.3, 2010.3.19, 2020.9.11>

규칙 **제17조(영양지도원)** 영 제22조제2항에 따른 영양지도원의 업무는 다음 각 호와 같다.

1. 영양지도의 기획·분석 및 평가
2. 지역주민에 대한 영양상담·영양교육 및 영양평가
3. 지역주민의 건상상태 및 식생활 개선을 위한 세부 방안 마련
4. 집단급식시설에 대한 현황 파악 및 급식업무 지도
5. 영양교육자료의 개발·보급 및 홍보
6. 그 밖에 제1호부터 제5호까지의 규정에 준하는 업무로서 지역주민의 영양관리 및 영양개선을 위하여 특히 필요한 업무

[전문개정 2017.11.29]

제16조의2(신체활동장려사업의 계획 수립·시행) 국가 및 지방자치단체는 신체활동장려에 관한 사업 계획을 수립·시행하여야 한다.
[본조신설 2019.12.3]

제16조의3(신체활동장려사업) ① 국가 및 지방자치단체는 국민의 건강증진을 위하여 신체활동을 장려할 수 있도록 다음 각 호의 사업을 한다.

1. 신체활동장려에 관한 교육사업
2. 신체활동장려에 관한 조사 · 연구사업
3. 그 밖에 신체활동장려를 위하여 대통령령으로 정하는 사업

② 제1항 각 호의 사업 내용 · 기준 및 방법은 보건복지부령으로 정한다.
[본조신설 2019.12.3]

영 **제22조의2(신체활동장려사업)** 법 제16조의3제1항제3호에서 "대통령령으로 정하는 사업"이란 다음 각 호의 사업을 말한다.
1. 신체활동증진 프로그램의 개발 및 운영 사업
2. 체육시설이나 공원시설 등 신체활동장려를 위한 기반시설 마련 사업
3. 신체활동장려에 관한 홍보사업
4. 그 밖에 보건복지부장관이 신체활동장려를 위해 필요하다고 인정하는 사업

[본조신설 2021.11.30]

규칙 **제17조의2(신체활동장려사업)** ① 법 제16조의3제1항제1호에 따른 신체활동장려에 관한 교육사업은 영 · 유아, 아동, 청소년, 중 · 장년, 노인 등 생애주기별 특성에 맞는 신체활동이 이루어질 수 있는 내용으로 구성한다.

② 법 제16조의3제1항제2호에 따른 신체활동장려에 관한 조사 · 연구사업은 법 제16조에 따른 국민영양조사와 함께 실시할 수 있다.

③ 영 제22조의2제1호에 따른 신체활동증진 프로그램의 개발 및 운영 사업은 직장, 학교 등 생활환경을 고려하여 수립한다.

④ 제1항부터 제3항까지에서 규정한 사항 외에 신체활동장려사업의 구체적 내용 · 기준 및 방법은 보건복지부장관이 정할 수 있다.

[본조신설 2021.12.3]

제17조(구강건강사업의 계획수립 · 시행) 국가 및 지방자치단체는 구강건강에 관한 사업의 계획을 수립 · 시행하여야 한다.

제18조(구강건강사업) ① 국가 및 지방자치단체는 국민의 구강질환의 예방과 구강건강의 증진을 위하여 다음 각호의 사업을 행한다.
1. 구강건강에 관한 교육사업
2. 수돗물불소농도조정사업
3. 구강건강에 관한 조사 · 연구사업
4. 기타 구강건강의 증진을 위하여 대통령령이 정하는 사업

② 제1항 각호의 사업내용 · 기준 및 방법은 보건복지부령으로 정한다.

영 **제23조(구강건강사업)** 법 제18조제1항제4호에서 "대통령령이 정하는 사업"이란 다음 각 호의 사업을 말한다.
1. 충치예방을 위한 치아홈메우기사업
2. 불소용액양치사업
3. 구강건강의 증진을 위하여 보건복지부령이 정하는 사업

영 **제24조** 삭제 <2002.2.25>

영 **제25조** 삭제 <2002.2.25>

규칙 **제18조(구강건강사업의 내용등)** ① 시·도지사 또는 시장·군수·구청장은 법 제18조의 규정에 의하여 구강건강실태를 조사하여 지역주민의 구강건강증진을 위한 사업을 시행하여야 한다.

② 시·도지사 또는 시장·군수·구청장이 수돗물에 대한 불소농도조정사업을 시행하고자 할 때에는 미리 보건복지부장관과 협의하여야 한다.

③ 수돗물에 대한 불소농도조정사업·불소용액양치사업등 구강건강사업의 관리기준 및 운영방법은 보건복지부장관이 정한다.

제19조(건강증진사업 등) ① 국가 및 지방자치단체는 국민건강증진사업에 필요한 요원 및 시설을 확보하고, 그 시설의 이용에 필요한 시책을 강구하여야 한다.

② 특별자치시장·특별자치도지사·시장·군수·구청장은 지역주민의 건강증진을 위하여 보건복지부령이 정하는 바에 의하여 보건소장으로 하여금 다음 각호의 사업을 하게 할 수 있다. **<개정 1997.12.13, 2008.2.29, 2010.1.18, 2017.12.30, 2019.12.3>**

1. 보건교육 및 건강상담
2. 영양관리
3. 신체활동장려
4. 구강건강의 관리
5. 질병의 조기발견을 위한 검진 및 처방
6. 지역사회의 보건문제에 관한 조사·연구
7. 기타 건강교실의 운영등 건강증진사업에 관한 사항

③ 보건소장이 제2항의 규정에 의하여 제2항제1호 내지 제5호의 업무를 행한 때에는 이용자의 개인별 건강상태를 기록하여 유지·관리하여야 한다. **<개정 2019.12.3>**

④ 건강증진사업에 필요한 시설·운영에 관하여는 보건복지부령으로 정한다.

[제목개정 2019.12.3]

규칙 **제19조(건강증진사업의 실시 등)** ① 법 제19조에 따라 건강증진사업을 행하는 특별자치시장·특별자치도지사·시장·군수·구청장은 보건교육·영양관리·신체활동장려·구강건강관리·건강검진 등에 필요한 인력을 확보해야 한다. **<개정 2018.6.29, 2021.12.3>**

② 보건복지부장관은 법 제4조에 따른 기본시책과 건강증진사업 실시지역의 생활여건 등을 고려하여 법 제19조제2항에 따라 보건소장이 행하는 건강증진사업을 단계적으로 실시하게 할 수 있다. **<개정 2008.3.3, 2010.3.19, 2021.7.7>**

③ 법 제19조제2항에 따라 건강증진사업을 행하는 보건소장은 다음 각 호의 시설 및 장비를 확보하여 지역주민에 대한 건강증진사업을 수행해야 한다. **<개정 2021.12.3>**

1. 시청각교육실 및 시청각교육장비
2. 건강검진실 및 건강검진에 필요한 장비
3. 신체활동지도실 및 신체활동지도에 필요한 장비
4. 영양관리·구강건강사업등 건강증진사업에 필요한 시설 및 장비

④ 법 제19조제3항에 따라 보건소장이 개인별 건강상태를 기록한 때에는 보건복지부장관이 정하는 바에 따라 이를 유지·관리해야 한다. **<개정 2008.3.3, 2010.3.19, 2021.12.3>**

[제목개정 2021.12.3]

제19조의2(시 · 도건강증진사업지원단 설치 및 운영 등) ① 시 · 도지사는 실행계획의 수립 및 제19조에 따른 건강증진사업의 효율적인 업무 수행을 지원하기 위하여 시 · 도건강증진사업지원단(이하 "지원단"이라 한다)을 설치 · 운영할 수 있다.
② 시 · 도지사는 제1항에 따른 지원단 운영을 건강증진사업에 관한 전문성이 있다고 인정하는 법인 또는 단체에 위탁할 수 있다. 이 경우 시 · 도지사는 그 운영에 필요한 경비의 전부 또는 일부를 지원할 수 있다.
③ 제1항 및 제2항에서 규정한 사항 외에 지원단의 설치 · 운영 및 위탁 등에 관하여 필요한 사항은 보건복지부령으로 정한다.
[본조신설 2021.12.21]

규칙 **제19조의2(시 · 도건강증진사업지원단의 운영 등)** ① 법 제19조의2제1항에 따른 시 · 도건강증진사업지원단(이하 이 조에서 "지원단"이라 한다)의 업무는 다음 각 호와 같다.
1. 영 제3조에 따른 시 · 도 및 시 · 군 · 구 실행계획의 수립 · 시행 지원
2. 관할 지역 내 건강증진사업 수행에 대한 기술 지원
3. 관할 지역 내 민 · 관 건강증진 협력 사업 수행
4. 관할 지역 내 건강증진사업에 대한 성과 관리 지원
5. 그 밖에 관할 지역주민의 건강증진을 위하여 필요한 사항

② 시 · 도지사는 법 제19조의2제2항에 따라 지원단의 운영을 다음 각 호의 어느 하나에 해당하는 법인 또는 단체에 위탁할 수 있다.
1. 「공공기관의 운영에 관한 법률」 제4조제1항에 따른 공공기관
2. 「비영리민간단체 지원법」 제4조에 따라 등록된 비영리민간단체
3. 「고등교육법」 제2조에 따른 학교
4. 「의료법」 제3조제2항제3호에 따른 병원급 의료기관
5. 「민법」 제32조에 따라 설립된 비영리법인
6. 그 밖에 보건복지부장관이 건강증진사업에 관한 전문성이 있다고 인정하는 법인 또는 단체

③ 시 · 도지사는 지원단의 운영을 위탁하려면 미리 위탁의 절차 및 방법 등을 7일 이상 공고해야 한다.
④ 지원단의 운영을 위탁받으려는 자는 다음 각 호의 서류(전자문서를 포함한다)를 시 · 도지사에게 제출해야 한다.
1. 사업계획서 및 예산서
2. 건강증진 업무 수행 실적에 관한 자료
3. 고유번호증 사본(사업자등록증이 없는 경우에 한정한다)

⑤ 제4항에 따른 신청을 받은 시 · 도지사는 「전자정부법」 제36조제1항에 따른 행정정보의 공동이용을 통하여 다음 각 호의 서류를 확인해야 한다. 다만, 제2호의 경우 위탁을 받으려는 자가 그 확인에 동의하지 않는 경우에는 해당 서류의 사본을 첨부하도록 해야 한다.
1. 법인 등기사항증명서(법인인 경우만 해당한다)
2. 사업자등록증

⑥ 제1항부터 제5항까지에서 규정한 사항 외에 지원단의 운영 및 운영의 위탁 등에 필요한 사항은 지방자치단체의 조례로 정한다.
[본조신설 2022.6.22]

제20조(검진) 국가는 건강증진을 위하여 필요한 경우에 보건복지부령이 정하는 바에 의하여 국민에 대하여 건강검진을 실시할 수 있다.

규칙 **제20조(건강검진)** ① 법 제20조의 규정에 의하여 국가가 건강검진을 실시하는 경우에는 특별자치시장 · 특별자치도지사 · 시장 · 군수 · 구청장으로 하여금 보건소장이 이를 실시하도록 하여야 한다. 다만, 필요한 경우에는 영 제32조제2항제2호 또는 제3호의 기관에 위탁하여 실시하게 할 수 있다.

② 제1항의 규정에 의한 건강검진은 연령별 · 대상별로 검진항목을 정하여 실시하여야 한다.

제21조(검진결과의 공개금지) 제20조의 규정에 의하여 건강검진을 한 자 또는 검진기관에 근무하는 자는 국민의 건강증진사업의 수행을 위하여 불가피한 경우를 제외하고는 정당한 사유없이 검진결과를 공개하여서는 아니된다.

제3장 국민건강증진기금

제22조(기금의 설치 등) ① 보건복지부장관은 국민건강증진사업의 원활한 추진에 필요한 재원을 확보하기 위하여 국민건강증진기금(이하 "기금"이라 한다)을 설치한다.

② 기금은 다음 각호의 재원으로 조성한다.

1. 제23조제1항의 규정에 의한 부담금
2. 기금의 운용 수익금

영 **제26조(기금계정)** 보건복지부장관은 법 제22조의 규정에 의한 국민건강증진기금(이하 "기금"이라 한다)의 수입과 지출을 명확히 하기 위하여 한국은행에 기금계정을 설치하여야 한다.

영 **제27조(기금의 회계기관)** 보건복지부장관은 기금의 수입과 지출에 관한 사무를 수행하게 하기 위하여 소속공무원 중에서 기금수입징수관 · 기금재무관 · 기금지출관 및 기금출납공무원을 임명하여야 한다.

제23조(국민건강증진부담금의 부과 · 징수 등) ① 보건복지부장관은 제조자등이 판매하는 「담배사업법」 제2조에 따른 담배(「지방세법」 제54조에 따라 담배소비세가 면제되는 것, 같은 법 제63조제1항제1호 및 제2호에 따라 담배소비세액이 공제 또는 환급되는 것은 제외한다. 이하 이 조 및 제23조의2에서 같다)에 다음 각 호의 구분에 따른 부담금(이하 "부담금"이라 한다)을 부과 · 징수한다. <개정 2011.6.7, 2014.5.20, 2014.12.23>

1. 궐련: 20개비당 841원
2. 전자담배
   가. 니코틴 용액을 사용하는 경우: 1밀리리터당 525원
   나. 연초 및 연초 고형물을 사용하는 경우:
      1) 궐련 형: 20개비당 750원
      2) 기타 유형: 1그램당 73원
3. 파이프담배: 1그램당 30.2원

4. 엽궐련(葉卷煙): 1그램당 85.8원
5. 각련(刻煙): 1그램당 30.2원
6. 씹는 담배: 1그램당 34.4원
7. 냄새 맡는 담배: 1그램당 21.4원
8. 물담배: 1그램당 1050.1원
9. 머금는 담배: 1그램당 534.5원

② 제조자등은 매월 1일부터 말일까지 제조장 또는 보세구역에서 반출된 담배의 수량과 산출된 부담금의 내역에 관한 자료를 다음 달 15일까지 보건복지부장관에게 제출하여야 한다. <개정 2011.6.7, 2014.5.20>

③ 보건복지부장관은 제2항의 규정에 의한 자료를 제출 받은 때에는 그 날부터 5일 이내에 부담금의 금액과 납부기한 등을 명시하여 제조자등에게 납부고지를 하여야 한다.

④ 제조자등은 제3항의 규정에 의하여 납부고지를 받은 때에는 납부고지를 받은 달의 말일까지 이를 납부하여야 한다.

⑤ 보건복지부장관은 부담금을 납부하여야 할 자가 제4항의 규정에 의한 납부기한 이내에 부담금을 내지 아니하는 경우 납부기한이 지난 후 10일 이내에 30일 이상의 기간을 정하여 독촉장을 발부하여야 하며, 체납된 부담금에 대해서는 「국세기본법」 제47조의4를 준용하여 가산금을 징수한다. <개정 2008.2.29, 2010.1.18, 2016.3.2, 2019.12.3>

⑥ 보건복지부장관은 제5항의 규정에 의하여 독촉을 받은 자가 그 기간 이내에 부담금과 가산금을 납부하지 아니한 때에는 국세체납처분의 예에 의하여 이를 징수한다.

⑦ 제1항에 따른 담배의 구분에 관하여는 담배의 성질과 모양, 제조과정 등을 기준으로 하여 대통령령으로 정한다. <신설 2014.5.20>

규칙 **제20조의2(부담금 내역에 관한 자료제출의 서식 등)** ① 법 제23조제2항에 따른 부담금의 내역에 관한 자료 제출은 별지 제11호서식(전자문서를 포함한다)에 따른다. 이 경우 다음 각호의 서류(전자문서를 포함한다)를 첨부하여야 한다. <개정 2015.12.31>

1. 제조담배 출고실적(보세구역 반출실적)을 증명할 수 있는 서류 1부
2. 과오납금을 증명할 수 있는 서류 1부(필요한 경우에 한정한다)

② 법 제23조제3항의 규정에 의한 부담금의 납부고지는 별지 제12호서식에 의한다.

제23조의2(부담금의 납부담보) ① 보건복지부장관은 부담금의 납부 보전을 위하여 대통령령이 정하는 바에 따라 제조자등에게 담보의 제공을 요구할 수 있다.

② 보건복지부장관은 제1항의 규정에 따라 담보제공의 요구를 받은 제조자등이 담보를 제공하지 아니하거나 요구분의 일부만을 제공한 경우 특별시장·광역시장·시장·군수 및 세관장에게 담배의 반출금지를 요구할 수 있다.

③ 제2항의 규정에 따라 담배의 반출금지 요구를 받은 특별시장·광역시장·시장·군수 및 세관장은 이에 응하여야 한다.

영 **제27조의2(담배의 구분)** 법 제23조제1항에 따른 담배의 구분은 다음 각 호와 같다.

1. 궐련(卷煙): 잎담배에 향료 등을 첨가하여 일정한 폭으로 썬 후 궐련제조기를 이용하여 궐련지로 말아서 피우기 쉽게 만들어진 담배 및 이와 유사한 형태의 것으로서 흡연용으로 사용될 수 있는 것
2. 전자담배: 니코틴 용액이나 연초 및 연초 고형물을 전자장치를 사용해 호흡기를 통해 체내에

흡입함으로써 흡연과 같은 효과를 낼 수 있도록 만든 담배로서 그 구분은 다음 각 목에 따른다.
가. 니코틴 용액을 사용하는 전자담배
나. 연초 및 연초 고형물을 사용하는 전자담배
1) 궐련형
2) 기타 유형
3. 파이프담배: 고급 특수 잎담배를 중가향(重加香) 처리하고 압착·열처리 등 특수가공을 하여 각 폭을 비교적 넓게 썰어서 파이프를 이용하여 피울 수 있도록 만든 담배
4. 엽궐련(葉券煙): 흡연 맛의 주체가 되는 전충엽을 체제와 형태를 잡아 주는 중권엽으로 싸고 겉모습을 아름답게 하기 위하여 외권엽으로 만 잎말음 담배
5. 각련(刻煙): 하급 잎담배를 경가향(輕加香)하거나 다소 고급인 잎담배를 가향하여 가늘게 썰어, 담뱃대를 이용하거나 흡연자가 직접 궐련지로 말아 피울 수 있도록 만든 담배
6. 씹는 담배: 입에 넣고 씹음으로써 흡연과 같은 효과를 낼 수 있도록 가공처리된 담배
7. 냄새 맡는 담배: 특수 가공된 담배 가루를 코 주위 등에 발라 냄새를 맡음으로써 흡연과 같은 효과를 낼 수 있도록 만든 가루 형태의 담배
8. 물담배: 장치를 이용하여 담배연기를 물로 거른 후 흡입할 수 있도록 만든 담배
9. 머금는 담배: 입에 넣고 빨거나 머금으면서 흡연과 같은 효과를 낼 수 있도록 특수가공하여 포장된 담배가루, 니코틴이 포함된 사탕 및 이와 유사한 형태로 만든 담배

[본조신설 2014.7.28]
[종전 제27조의2는 제27조의3으로 이동 <2014.7.28>]

영 **제27조의3(국민건강증진부담금의 납부담보)** ① 법 제23조의2에 따라 담배의 제조자 또는 수입판매업자로부터 제공받을 수 있는 국민건강증진부담금(이하 "부담금"이라 한다)의 담보액은 다음 각 호에서 정한 금액의 100분의 120(현금 또는 납부보증보험증권의 경우에는 100분의 110) 이상으로 한다.
1. 담배제조자의 경우에는 다음 각 목의 금액을 합한 금액
가. 법 제23조제3항에 따라 당해 제조자에게 납부고지할 예정인 부담금의 금액
나. 납부고지한 부담금 중 납부하지 아니한 금액
2. 담배수입판매업자의 경우에는 다음 각 목의 금액을 합한 금액
가. 법 제23조제3항에 따라 당해 수입판매업자에게 납부고지할 예정인 부담금의 금액
나. 납부고지한 부담금 중 납부하지 아니한 금액

② 담보의 종류는 다음 각 호의 어느 하나에 해당하는 것에 한한다.
1. 금전
2. 국채 또는 지방채
3. 보건복지부장관이 정하여 고시하는 유가증권
4. 납부보증보험증권
5. 토지
6. 보험에 든 등기 또는 등록된 건물·공장재단·광업재단·선박·항공기나 건설기계

③ 담배수입판매업자가 수입한 담배를 통관하려는 때에는 보건복지부장관이 보건복지부령이 정하는 바에 따라 발행한 국민건강증진부담금 납부담보확인서(이하 "납부담보확인서"라 한다)를 통관지 세관장에게 제출하여야 하며, 세관장은 납부담보확인서에 기재된 담보의 범위 내에서 통관을 허용하여야 한다.

[본조신설 2007.2.8]
[제27조의2에서 이동, 종전 제27조의3은 제27조의4로 이동 <2014.7.28>]

규칙 **제20조의3(납부담보확인서 등)** ① 영 제27조의2제3항에 따라 수입담배를 통관하려는 담배수입판매업자는 별지 제13호서식의 국민건강증진부담금 납부담보확인신청서에 담보제공사실을 증명할 수 있는 서류를 첨부하여 보건복지부장관에게 제출하여야 한다.

② 보건복지부장관은 제1항에 따라 국민건강증진부담금 납부담보확인신청서를 접수한 때에는 그 내용을 확인하고 별지 제14호서식의 국민건강증진부담금 납부담보확인서를 발급하여야 한다.

영 **제27조의4(담보의 제공방법 및 평가 등)** ① 부담금의 담보제공방법은 다음 각 호와 같다.

1. 부담금담보를 금전 또는 유가증권으로 제공하려는 자는 이를 공탁하고 그 공탁수령증을 보건복지부장관에게 제출하여야 한다. 다만, 등록된 국채·지방채 또는 사채의 경우에는 담보 제공의 뜻을 등록하고 그 등록필증을 제출하여야 한다.
2. 납부보증보험증권을 부담금담보로 제공하려는 자는 그 보험증권을 보건복지부장관에게 제출하여야 한다.
3. 토지·건물·공장재단·광업재단·선박·항공기 또는 건설기계를 부담금담보로 제공하려는 자는 그 등기필증 또는 등록필증을 보건복지부장관에게 제시하여야 하며, 보건복지부장관은 이에 따라 저당권의 설정을 위한 등기 또는 등록절차를 밟아야 한다.

② 납부담보 가액의 평가에 대하여는 「지방세기본법」 제66조를 준용한다. 이 경우 "납세보증보험증권"은 "납부보증보험증권"으로 본다. <개정 2010.9.20, 2017.3.27>

[제27조의3에서 이동, 종전 제27조의4는 제27조의5로 이동 <2014.7.28>]

영 **제27조의5(담보제공요구의 제외)** 보건복지부장관은 담배제조업 또는 수입판매업을 3년 이상 계속해서 영위하고 최근 3년간 부담금을 체납하거나 고의로 회피한 사실이 없는 자와 신용평가기관으로부터 보건복지부장관이 정하는 기준 이상의 평가를 받은 자에게는 부담금담보의 제공을 요구하지 아니할 수 있다.

[제27조의4에서 이동, 종전 제27조의5는 제27조의6으로 이동 <2014.7.28>]

영 **제27조의6(담보에 의한 부담금충당)** 제27조의3에 따른 담보를 제공한 자가 기한 내에 부담금을 납부하지 아니하거나 부족하게 납부한 때에는 그 담보물로 부담금·가산금 및 체납처분비에 충당할 수 있다. 이 경우 부족액이 있는 때에는 이를 징수하며, 잔액이 있는 때에는 이를 반환한다. <개정 2014.7.28, 2019.7.2>

[제27조의5에서 이동 <2014.7.28>]

제23조의3(부담금 부과·징수의 협조) ① 보건복지부장관은 부담금의 부과·징수와 관련하여 필요한 경우에는 중앙행정기관·지방자치단체 그 밖의 관계 기관·단체 등에 대하여 자료제출 등의 협조를 요청할 수 있다.

② 제1항의 규정에 따른 협조요청을 받은 중앙행정기관·지방자치단체 그 밖의 관계 기관·단체 등은 특별한 사유가 없는 한 이에 응하여야 한다.

③ 제1항 및 제2항의 규정에 따라 보건복지부장관에게 제출되는 자료에 대하여는 사용료·수수료 등을 면제한다.

제24조(기금의 관리·운용) ① 기금은 보건복지부장관이 관리·운용한다.

② 보건복지부장관은 기금의 운용성과 및 재정상태를 명확히 하기 위하여 대통령령이 정하는 바에 의하여 계리하여야 한다.

③ 기금의 관리·운용 기타 필요한 사항은 대통령령으로 정한다.

제25조(기금의 사용 등) ① 기금은 다음 각호의 사업에 사용한다. <개정 2016.3.2>

1. 금연교육 및 광고, 흡연피해 예방 및 흡연피해자 지원 등 국민건강관리사업
2. 건강생활의 지원사업
3. 보건교육 및 그 자료의 개발
4. 보건통계의 작성·보급과 보건의료관련 조사·연구 및 개발에 관한 사업
5. 질병의 예방·검진·관리 및 암의 치료를 위한 사업
6. 국민영양관리사업
7. 구강건강관리사업
8. 시·도지사 및 시장·군수·구청장이 행하는 건강증진사업
9. 공공보건의료 및 건강증진을 위한 시설·장비의 확충
10. 기금의 관리·운용에 필요한 경비
11. 그 밖에 국민건강증진사업에 소요되는 경비로서 대통령령이 정하는 사업

② 보건복지부장관은 기금을 제1항 각호의 사업에 사용함에 있어서 아동·청소년·여성·노인·장애인 등에 대하여 특별히 배려·지원할 수 있다. <개정 2011.6.7>

③ 보건복지부장관은 기금을 제1항 각호의 사업에 사용함에 있어서 필요한 경우에는 보조금으로 교부할 수 있다.

영 **제28조** 삭제 <2007.2.8>

영 **제29조** 삭제 <2007.2.8>

영 **제30조(기금의 사용)** 법 제25조제1항제11호에서 "대통령령이 정하는 사업"이란 다음 각 호의 사업을 말한다. <개정 2011.12.6, 2014.7.28>

1. 만성퇴행성질환의 관리사업
2. 법 제27조의 규정에 의한 지도·훈련사업
3. 건강증진을 위한 체육활동 지원사업
4. 금연지도원 제도 운영 등 지역사회 금연 환경 조성 사업

제4장 보칙

제26조(비용의 보조) 국가 또는 지방자치단체는 매 회계연도마다 예산의 범위안에서 건강증진사업의 수행에 필요한 비용의 일부를 부담하거나 이를 수행하는 법인 또는 단체에 보조할 수 있다.

제27조(지도·훈련) ① 보건복지부장관은 보건교육을 담당하거나 국민영양조사 및 영양에 관한 지도를 담당하는 공무원 또는 보건복지부령이 정하는 단체 및 공공기관에 종사하는 담당자의 자질향상을 위하여 필요한 지도와 훈련을 할 수 있다.

② 제1항의 규정에 의한 훈련에 관하여 필요한 사항은 보건복지부령으로 정한다.

규칙 **제21조(지도·훈련대상)** 법 제27조제1항에서 "보건복지부령이 정하는 단체 및 공공기관"이라 함은 법 제29조제2항의 규정에 의하여 보건복지부장관의 업무를 위탁받아 건강증진사업을 행하는 단체 및 공공기관을 말한다.

규칙 **제22조(훈련방법등)** ① 법 제27조의 규정에 의한 훈련은 질병관리본부, 한국보건사회연구원 및 보건복지부장관이 지정한 훈련기관이 행한다.

② 제1항의 규정에 의한 훈련기관의 장이 훈련대상자를 선발할 때에는 보건복지부장관이 정하는 바에 의하여 훈련을 받을 자가 공무원인 경우에는 보건복지부장관 또는 시·도지사, 단체 및 공공기관의 종사자인 경우에는 당해소속단체 및 공공기관의 장의 추천을 받아야 한다.

③ 기타 이 규칙에서 정한 것 외에 훈련방법·시기등 훈련에 필요한 사항은 훈련기관의 장이 보건복지부장관의 승인을 얻어 정한다.

규칙 **제23조(규제의 재검토)** 보건복지부장관은 제4조제2항 및 별표 1에 따른 과음에 대한 경고문구의 표시방법에 대하여 2014년 1월 1일을 기준으로 3년마다(매 3년이 되는 해의 1월 1일 전까지를 말한다) 그 타당성을 검토하여 개선 등의 조치를 하여야 한다.

[본조신설 2013.12.31]

제28조(보고·검사) ① 보건복지부장관, 시·도지사 및 시장·군수·구청장은 필요하다고 인정하는 때에는 제7조제1항, 제8조제4항, 제9조제2항부터 제4항까지, 제9조의2, 제9조의4 또는 제23조제1항의 규정에 해당하는 자에 대하여 당해업무에 관한 보고를 명하거나 관계공무원으로 하여금 그의 사업소 또는 사업장에 출입하여 장부·서류 기타의 물건을 검사하게 할 수 있다. <개정 2011.6.7>

② 제1항의 규정에 의하여 검사를 하는 공무원은 그 권한을 나타내는 증표를 관계인에게 내보여야 한다.

제29조(권한의 위임·위탁) ① 이 법에 의한 보건복지부장관의 권한은 대통령령이 정하는 바에 의하여 그 일부를 시·도지사에게 위임할 수 있다.

② 보건복지부장관은 이 법에 의한 업무의 일부를 대통령령이 정하는 바에 의하여 건강증진사업을 행하는 법인 또는 단체에 위탁할 수 있다.

영 **제31조(권한의 위임)** ① 법 제29조제1항의 규정에 의하여 보건복지부장관은 다음 각 호의 사항을 시·도지사에게 위임한다. <개정 2011.12.6>

1. 법 제7조에 따른 광고내용의 변경·금지명령 또는 관련 법령에 따른 시정의 요청(신문·잡지의 경우에는 관할지역에 발행소의 소재지가 있는 것에 한정하되 「신문 등의 진흥에 관한 법률」 제9조제1항제9호에 따라 주된 보급지역이 전국으로 등록된 것은 제외하며, 광고방송의 경우에는 관할지역의 주민을 주된 대상으로 하여 제작되어 방송되는 것에 한정하며, 그 밖의 광고의 경우에는 관할지역에 설치되거나 주로 배포되는 것에 한정한다)
2. 법 제9조의4에 따른 담배에 관한 광고의 금지 또는 제한(관할지역에서 행하여지는 광고에 한하며, 잡지에 의한 광고를 제외한다)

② 삭제 <2002.2.25>

영 **제32조(업무위탁)** ① 법 제29조제2항에 따라 보건복지부장관은 다음 각 호의 업무를 제2항에 따른 법인 또는 단체에 위탁할 수 있다. <개정 2016.6.21, 2018.12.18>

1. 법 제6조제1항의 규정에 의한 건강생활의 지원사업
2. 법 제12조제1항의 규정에 의한 보건교육의 실시
3. 법 제12조의2제1항에 따른 보건교육사 자격증 교부를 위한 업무
4. 건강증진 및 만성퇴행성질환의 예방을 위한 조사·연구

5. 법 제20조의 규정에 의한 건강검진
6. 건강증진을 위한 체육활동에 관한 사항
7. 제16조의4제3항에 따른 담배 광고내용의 사실 여부에 대한 검증에 필요한 자료의 조사·확인 업무

② 보건복지부장관이 법 제29조제2항에 따라 그 업무의 일부를 위탁할 수 있는 법인 또는 단체는 다음 각 호의 기관으로 한다. <개정 2014.11.20>
1. 「국민건강보험법」에 의한 국민건강보험공단
2. 「의료법」에 의한 종합병원 및 병원(치과병원 및 한방병원을 포함한다)
3. 보건복지부장관이 정하여 고시하는 보건교육 관련 법인 또는 단체

3의2. 법 제5조의3에 따른 한국건강증진개발원
4. 기타 건강증진사업을 행하는 법인 또는 단체

③ 보건복지부장관은 제1항 각 호에 따른 업무를 위탁한 때에는 수탁기관 및 위탁업무의 내용을 고시하여야 한다. <신설 2014.11.20>

제30조(수수료) ① 지방자치단체의 장은 건강증진사업에 소요되는 경비중 일부에 대하여 그 이용자로부터 조례가 정하는 바에 의하여 수수료를 징수할 수 있다.
② 제1항의 규정에 의하여 수수료를 징수하는 경우 지방자치단체의 장은 노인, 장애인, 생활보호법에 의한 생활보호대상자등에 대하여 수수료를 감면하여야 한다.

제5장 벌칙

제31조(벌칙) 제21조를 위반하여 정당한 사유 없이 건강검진의 결과를 공개한 자는 3년 이하의 징역 또는 3천만원 이하의 벌금에 처한다.
[본조신설 2014.3.18]
[종전 제31조는 제31조의2로 이동 <2014.3.18>]

제31조의2(벌칙) 다음 각 호의 어느 하나에 해당하는 자는 1년 이하의 징역 또는 1천만원 이하의 벌금에 처한다. <개정 2011.6.7, 2015.6.22>
1. 제8조제4항을 위반하여 경고문구를 표기하지 아니하거나 이와 다른 경고문구를 표기한 자
2. 제9조의2를 위반하여 경고그림·경고문구·발암성물질·금연상담전화번호를 표기하지 아니하거나 이와 다른 경고그림·경고문구·발암성물질·금연상담전화번호를 표기한 자
3. 제9조의4를 위반하여 담배에 관한 광고를 한 자
4. 삭제 <2014.3.18>

[제31조에서 이동 <2014.3.18>]

제32조(벌칙) 제7조제1항의 규정에 위반하여 정당한 사유없이 광고의 내용변경 또는 금지의 명령을 이행하지 아니한 자는 100만원 이하의 벌금에 처한다.

제33조(양벌규정) 법인의 대표자나 법인 또는 개인의 대리인, 사용인 그 밖의 종업원이 그 법인 또는 개인의 업무에 관하여 제31조, 제31조의2 또는 제32조의 위반행위를 하면 그 행위자를 벌하는 외에 그 법인 또는 개인에게도 해당 조문의 벌금형을 과(科)한다. 다만, 법인 또는 개인이 그 위반행위를 방지하기 위하여 해당 업무에 관하여 상당한 주의와 감독을 게을리하지 아니한 경우에는 그러하지 아니하다. **<개정 2014.3.18>**

제34조(과태료) ① 다음 각 호의 어느 하나에 해당하는 자에게는 500만원 이하의 과태료를 부과한다. **<개정 2011.6.7, 2016.12.2>**

1. 제9조제2항의 규정에 위반하여 담배자동판매기를 설치하여 담배를 판매한 자
2. 제9조제9항에 따른 시정명령을 따르지 아니한 자
3. 제9조의3을 위반하여 가향물질을 표시하는 문구나 그림·사진을 제품의 포장이나 광고에 사용한 자
4. 제23조제2항의 규정에 위반하여 자료를 제출하지 아니하거나 허위의 자료를 제출한 자

② 다음 각호의 1에 해당하는 자는 300만원 이하의 과태료에 처한다. **<개정 2011.6.7>**

1. 제9조제3항의 규정에 위반하여 성인인증장치가 부착되지 아니한 담배자동판매기를 설치하여 담배를 판매한 자
2. 삭제 **<2011.6.7>**
3. 제28조의 규정에 의한 보고를 하지 아니하거나 허위로 보고한 자와 관계공무원의 검사를 거부·방해 또는 기피한 자

③ 제9조제8항을 위반하여 금연구역에서 흡연을 한 자에게는 10만원 이하의 과태료를 부과한다. **<개정 2016.3.2, 2017.2.30>**

④ 제1항부터 제3항까지의 규정에 따른 과태료는 대통령령으로 정하는 바에 따라 보건복지부장관, 시·도지사 또는 시장·군수·구청장이 부과·징수한다. **<신설 2017.12.30>**

⑤ 제3항에도 불구하고 과태료 납부 대상자가 대통령령으로 정하는 바에 따라 일정 교육 또는 금연지원 서비스를 받은 경우 시·도지사 또는 시장·군수·구청장은 과태료를 감면할 수 있다. **<신설 2019.12.3>**

[제목개정 2016.12.2]

영 제32조의2(민감정보 및 고유식별정보의 처리) ① 보건복지부장관(제18조의2 및 제32조에 따라 보건복지부장관의 권한을 위탁받은 자를 포함한다)은 다음 각 호의 사무를 수행하기 위하여 불가피한 경우 「개인정보 보호법」 제23조에 따른 건강에 관한 정보, 같은 법 시행령 제18조제2호에 따른 범죄경력자료에 해당하는 정보, 같은 영 제19조제1호 또는 제4호에 따른 주민등록번호 또는 외국인등록번호가 포함된 자료를 처리할 수 있다.

1. 법 제12조의2에 따른 보건교육사 자격증 교부 및 결격사유의 확인에 관한 사무
2. 법 제12조의3에 따른 국가시험의 관리 및 합격자 발표에 관한 사무

② 보건복지부장관은 법 제16조에 따른 영양조사에 관한 사무를 수행하기 위하여 불가피한 경우 「개인정보 보호법」 제23조에 따른 건강에 관한 정보나 같은 법 시행령 제19조제1호에 따른 주민등록번호가 포함된 자료를 처리할 수 있다.

[본조신설 2012.1.6]

영 제32조의3 삭제 <2018.12.24>

영 **제33조(과태료의 부과기준 등)** ① 법 제34조에 따른 과태료의 부과기준은 별표 5와 같다.

② 법 제34조에 따른 과태료의 부과권자는 다음 각 호의 구분에 따른다. <개정 2012.12.7>

1. 법 제34조제1항제1호 · 제2호, 제2항제1호 및 같은 조 제3항(법 제9조제4항에 따른 금연구역에서 흡연한 경우만 해당한다)의 경우: 특별자치시장 · 특별자치도지사 · 시장 · 군수 · 구청장
2. 법 제34조제1항제3호 및 제4호의 경우: 보건복지부장관
3. 법 제34조제2항제3호의 경우: 보건복지부장관, 시 · 도지사 또는 시장 · 군수 · 구청장
4. 법 제34조제3항(법 제9조제5항에 따른 금연구역에서 흡연한 경우만 해당한다)의 경우: 해당 금연구역을 지정한 시 · 도지사 또는 시장 · 군수 · 구청장

[전문개정 2011.12.6]

제35조 삭제 <2017.12.30>

제36조 삭제 <1999.2.5>

부칙 <법률 제16719호, 2019.12.3>

이 법은 공포 후 2년이 경과한 날부터 시행한다. 다만, 제23조제5항의 개정규정은 2020년 1월 1일부터 시행하고, 제34조제5항의 개정규정은 공포 후 6개월이 경과한 날부터 시행한다.

부칙 <대통령령 제30535호, 2020.3.17>

영 이 영은 공포한 날부터 시행한다.

부칙 <보건복지부령 제672호, 2019.9.27>

규칙 이 규칙은 공포한 날부터 시행한다.

시행령 별표

영 [별표 1] 광고의 기준(제10조제2항관련) <개정 2011.12.6>

주세법에 의한 주류의 광고를 하는 경우에는 다음 각호의 1에 해당하는 광고를 하여서는 아니된다.

1. 음주행위를 지나치게 미화하는 표현
2. 음주가 체력 또는 운동능력을 향상시킨다거나 질병의 치료에 도움이 된다는 표현
3. 음주가 정신건강에 도움이 된다는 표현
4. 운전이나 작업중에 음주하는 행위를 묘사하는 표현
5. 임산부나 미성년자의 인물 또는 목소리를 묘사하는 표현
6. 다음 각목의 1에 해당하는 광고방송을 하는 행위
   가. 텔레비전(종합유선방송을 포함한다): 7시부터 22시까지의 광고방송
   나. 라디오: 17시부터 다음날 8시까지의 광고방송과 8시부터 17시까지 미성년자를 대상으로 하는 프로그램 전후의 광고방송
7. 주류의 판매촉진을 위하여 광고노래를 방송하거나 경품 및 금품을 제공한다는 내용의 표현
8. 알콜분 17도 이상의 주류를 광고방송하는 행위
9. 법 제8조제4항의 규정에 의한 경고문구를 주류의 용기에 표기하지 아니하고 광고를 하는 행위. 다만, 경고 문구가 표기되어 있지 아니한 부분을 이용하여 광고를 하고자 할 때에는 경고문구를 주류의 용기하단에 별도로 표기하여야 한다.
10. 「영화 및 비디오물의 진흥에 관한 법률」에 따른 영화상영관에서 같은 법 제29조제2항제1호부터 제3호까지에 따른 상영등급으로 분류된 영화의 상영 전후에 상영되는 광고
11. 「도시철도법」에 따른 도시철도의 역사(驛舍)나 차량에서 이루어지는 동영상 광고 또는 스크린도어에 설치된 광고

영 [별표 1의2] 담배갑포장지에 대한 경고그림등의 표기방법(제16조제4항 및 제16조의2제3항 관련): 생략 <신설 2016.6.21>

영 [별표 1의3] 담배광고에 대한 경고문구등의 표기방법(제16조의3제4항 관련): 생략 <신설 2016.6.21>

영 [별표 1의4] 금연지도원의 직무범위(제16조의5제3항 관련): 생략 <신설 2016.6.21>

영 [별표 2] 보건교육사의 등급별 자격기준(제18조제1항 관련)

등급	자격기준
보건교육사 1급	보건교육사 1급 시험에 합격한 자
보건교육사 2급	1. 보건교육사 2급 시험에 합격한 자 2. 보건교육사 3급 자격을 취득한 자로서 보건복지부장관이 정하여 고시하는 보건교육 업무에 3년 이상 종사한 자
보건교육사 3급	보건교육사 3급 시험에 합격한 자

영 [별표 3] 보건교육사 시험과목(제18조의2제4항 관련) <신설 2008.12.31>

구분	시험 과목
보건교육사 1급	보건프로그램 개발 및 평가, 보건교육방법론, 보건사업관리
보건교육사 2급	보건교육학, 보건학, 보건프로그램 개발 및 평가, 보건교육방법론, 조사방법론, 보건사업관리, 보건의사소통, 보건의료법규
보건교육사 3급	보건교육학, 보건학, 보건프로그램 개발 및 평가, 보건의료법규

영 [별표 4] 보건교육사 국가시험 응시자격(제18조의3제1항 관련) <개정 2012.12.7>

등급	응시자격
보건교육사 1급	1. 보건교육사 2급 자격을 취득한 자로서 시험일 현재 보건복지부장관이 정하여 고시하는 보건교육 업무에 3년 이상 종사한 자 2. 「고등교육법」에 따른 대학원 또는 이와 동등 이상의 교육과정에서 보건복지부령으로 정하는 보건교육 관련 교과목을 이수하고 석사 또는 박사학위를 취득한 자로서 시험일 현재 보건복지부장관이 정하여 고시하는 보건교육 업무에 2년 이상 종사한 자
보건교육사 2급	「고등교육법」 제2조에 따른 학교 또는 이와 동등 이상의 교육과정에서 보건복지부령으로 정하는 보건교육 관련 교과목을 이수하고 전문학사 학위 이상을 취득한 자
보건교육사 3급	1. 시험일 현재 보건복지부장관이 정하여 고시하는 보건교육 업무에 3년 이상 종사한 자 2. 2009년 1월 1일 이전에 보건복지부장관이 정하여 고시하는 민간단체의 보건교육사 양성과정을 이수한 자 3. 「고등교육법」 제2조에 따른 학교 또는 이와 동등 이상의 교육과정에서 보건복지부령으로 정하는 보건교육 관련 교과목 중 필수과목 5과목 이상, 선택과목 2과목 이상을 이수하고 전문학사 학위 이상을 취득한 자

영 [별표 5] 과태료의 부과기준(제33조제1항 관련): 생략 <개정 2012.12.7>

시행규칙 별표

규칙 [별표 1] 과음에 대한 경고문구의 표시방법(제4조제2항관련) <개정 2012.12.7>

1. 표기방법

경고문구는 사각형의 선 안에 한글로 "경고:"라고 표시하고, 보건복지부장관이 정하는 경고문구 중 하나를 선택하여 기재하여야 한다.

2. 글자의 크기 등

가. 경고문구는 판매용 용기에 부착되거나 새겨진 상표 또는 경고문구가 표시된 스티커에 상표면적의 10분의 1 이상에 해당하는 면적의 크기로 표기하여야 한다.

나. 글자의 크기는 상표에 사용된 활자의 크기로 하되, 그 최소크기는 다음과 같다.

(1) 용기의 용량이 300밀리리터 미만인 경우: 7포인트 이상

(2) 용기의 용량이 300밀리리터 이상인 경우: 9포인트 이상

3. 색상

경고문구의 색상은 상표도안의 색상과 보색관계에 있는 색상으로서 선명하여야 한다.

4. 글자체

고딕체

5. 표시위치

상표에 표기하는 경우에는 상표의 하단에 표기하여야 하며, 스티커를 사용하는 경우에는 상표밑의 잘 보이는 곳에 표기하여야 한다.

규칙 [별표 2] 금연구역을 알리는 표지와 흡연실을 설치하는 기준 · 방법(제6조제3항 관련): 생략 <개정 2012.12.7>

규칙 [별표 3] 삭제 <2016.12.23>

규칙 [별표 4] 보건교육 관련 교과목(제7조의2 관련)

구분	과목명	최소 이수과목 및 학점
필수 과목	보건교육학, 보건학, 보건프로그램 개발 및 평가, 보건교육방법론, 보건교육실습, 조사방법론, 보건사업관리, 보건의사소통, 보건의료법규	총 9과목 및 총 22학점 이수
선택 과목	해부생리, 보건통계, 보건정보, 인간발달론, 사회심리학, 보건윤리, 환경보건, 역학, 질병관리, 안전교육, 생식보건, 재활보건, 식품위생, 정신보건, 보건영양, 건강과 운동, 구강보건, 아동보건, 노인보건, 학교보건, 산업보건, 지역사회보건	총 4과목 및 총 10학점 이수

※ 비고: 교과목의 명칭이 동일하지 아니하더라도 보건복지부장관 또는 보건복지부장관이 정하여 고시하는 보건교육 관련 법인 · 단체가 교과의 내용이 동일한지 여부를 심사하여 동일하다고 인정하는 경우에는 동일 교과목으로 본다.

PART 1
의료관계법규

법 [일부개정 2021.8.17 법률 제18418호]
시행령 [타법개정 2022.8.9 대통령령 32864호]
시행규칙 [일부개정 2019.8.19 보건복지부령 제667호]

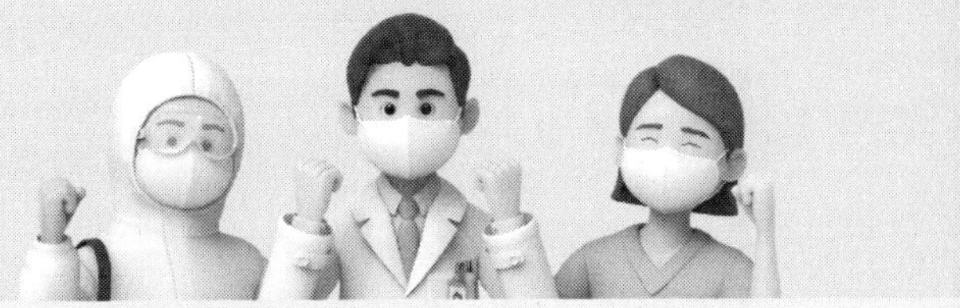

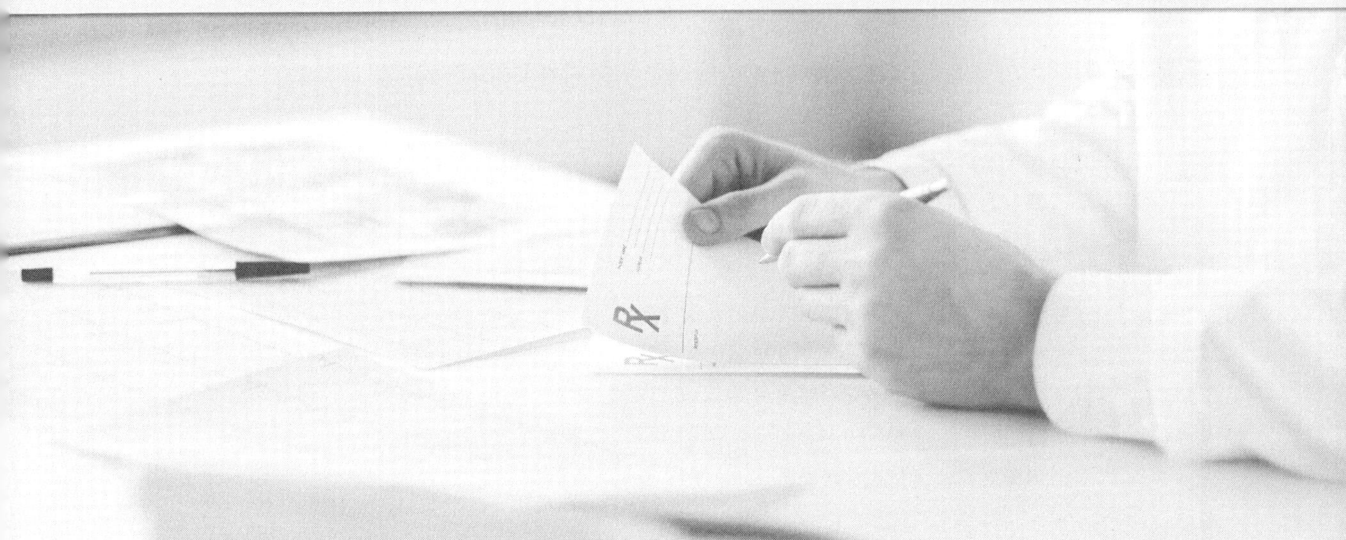

Chapter 6
지역보건법

학습목표

- 지역사회 건강실태 조사에 대해 정리한다.
- 지역보건의료심의위원회에 대해 정리한다.
- 지역보건의료계획의 수립과 시행 및 평가에 대해 정리한다.
- 보건소 등의 설치 및 기능업무에 대해 정리한다.
- 지역보건의료기관의 전문인력의 적정배치 등에 대해 정리한다.

제1장 총칙

제1조(목적) 이 법은 보건소 등 지역보건의료기관의 설치·운영에 관한 사항과 보건의료 관련기관·단체와의 연계·협력을 통하여 지역보건의료기관의 기능을 효과적으로 수행하는 데 필요한 사항을 규정함으로써 지역보건의료정책을 효율적으로 추진하여 지역주민의 건강 증진에 이바지함을 목적으로 한다.

영 **제1조(목적)** 이 영은 「지역보건법」에서 위임된 사항과 그 시행에 필요한 사항을 규정함을 목적으로 한다.

규칙 **제1조(목적)** 이 규정은 「지역보건법」 및 같은 법 시행령에서 위임된 사항과 그 시행에 필요한 사항을 규정함을 목적으로 한다.

제2조(정의) 이 법에서 사용하는 용어의 뜻은 다음과 같다.

1. "지역보건의료기관"이란 지역주민의 건강을 증진하고 질병을 예방·관리하기 위하여 이 법에 따라 설치·운영하는 보건소, 보건의료원, 보건지소 및 건강생활지원센터를 말한다.
2. "지역보건의료서비스"란 지역주민의 건강을 증진하고 질병을 예방·관리하기 위하여 지역보건의료기관이 직접 제공하거나 보건의료 관련기관·단체를 통하여 제공하는 서비스로서 보건의료인(「보건의료기본법」 제3조제3호에 따른 보건의료인을 말한다. 이하 같다)이 행하는 모든 활동을 말한다.
3. "보건의료 관련기관·단체"란 지역사회 내에서 공중(公衆) 또는 특정 다수인을 위하여 지역보건의료서비스를 제공하는 의료기관, 약국, 보건의료인 단체 등을 말한다.

제3조(국가와 지방자치단체의 책무) ① 국가 및 지방자치단체는 지역보건의료에 관한 조사·연구, 정보의 수집·관리·활용·보호, 인력의 양성·확보 및 고용 안정과 자질 향상 등을 위하여 노력하여야 한다. <개정 2016.2.3>

② 국가 및 지방자치단체는 지역보건의료 업무의 효율적 추진을 위하여 기술적·재정적 지원을 하여야 한다.

③ 국가 및 지방자치단체는 지역주민의 건강 상태에 격차가 발생하지 아니하도록 필요한 방안을 마련하여야 한다.

제4조(지역사회 건강실태조사) ① 국가와 지방자치단체는 지역주민의 건강 상태 및 건강 문제의 원인 등을 파악하기 위하여 매년 지역사회 건강실태조사를 실시하여야 한다.

② 제1항에 따른 지역사회 건강실태조사의 방법, 내용 등에 관하여 필요한 사항은 대통령령으로 정한다.

영 **제2조(지역사회 건강실태조사의 방법 및 내용)** ① 질병관리청장은 보건복지부장관과 협의하여 「지역보건법」(이하 "법"이라 한다) 제4조제1항에 따른 지역사회 건강실태조사(이하 "지역사회 건강실태조사"라 한다)를 매년 지방자치단체의 장에게 협조를 요청하여 실시한다. <개정 2020.9.11>

② 제1항에 따라 협조 요청을 받은 지방자치단체의 장은 매년 보건소(보건의료원을 포함한다. 이하 같다)를 통하여 지역 주민을 대상으로 지역사회 건강실태조사를 실시하여야 한다. 이 경우 지방자치단체의 장은 지역사회 건강실태조사의 결과를 질병관리청장에게 통보하여야 한다. <개정 2020.9.11>

③ 지역사회 건강실태조사는 표본조사를 원칙으로 하되, 필요한 경우에는 전수조사를 할 수 있다.

④ 지역사회 건강실태조사의 내용에는 다음 각 호의 사항이 포함되어야 한다. <개정 2020.9.11>

1. 흡연, 음주 등 건강 관련 생활습관에 관한 사항
2. 건강검진 및 예방접종 등 질병 예방에 관한 사항
3. 질병 및 보건의료서비스 이용 실태에 관한 사항
4. 사고 및 중독에 관한 사항
5. 활동의 제한 및 삶의 질에 관한 사항
6. 그 밖에 지역사회 건강실태조사에 포함되어야 한다고 질병관리청장이 정하는 사항

제5조(지역보건의료업무의 전자화) ① 보건복지부장관은 지역보건의료기관(「농어촌 등 보건의료를 위한 특별조치법」 제2조제4호에 따른 보건진료소를 포함한다. 이하 이 조에서 같다)의 기능을 수행하는 데 필요한 각종 자료 및 정보의 효율적 처리와 기록·관리 업무의 전자화를 위하여 지역보건의료정보시스템을 구축·운영할 수 있다.

② 보건복지부장관은 제1항에 따른 지역보건의료정보시스템을 구축·운영하는 데 필요한 자료로서 다음 각 호의 어느 하나에 해당하는 자료를 수집·관리·보유·활용(실적보고 및 통계산출을 말한다)할 수 있으며, 관련 기관 및 단체에 필요한 자료의 제공을 요청할 수 있다. 이 경우 요청을 받은 기관 및 단체는 정당한 사유가 없으면 그 요청에 따라야 한다.

1. 제11조제1항제5호에 따른 지역보건의료서비스의 제공에 관한 자료
2. 제19조부터 제21조까지의 규정에 따른 지역보건의료서비스 제공의 신청, 조사 및 실시에 관한 자료
3. 그 밖에 지역보건의료기관의 기능을 수행하는 데 필요한 것으로서 대통령령으로 정하는 자료

③ 누구든지 정당한 접근 권한 없이 또는 허용된 접근 권한을 넘어 지역보건의료정보시스템의 정보를 훼손·멸실·변경·위조·유출하거나 검색·복제하여서는 아니 된다.

제6조(지역보건의료심의위원회) ① 지역보건의료에 관한 다음 각 호의 사항을 심의하기 위하여 특별시·광역시·도(이하 "시·도"라 한다) 및 특별자치시·특별자치도·시·군·구(구는 자치구를 말하며, 이하 "시·군·구"라 한다)에 지역보건의료심의위원회(이하 "위원회"라 한다)를 둔다.

1. 지역사회 건강실태조사 등 지역보건의료의 실태조사에 관한 사항
2. 지역보건의료계획 및 연차별 시행계획의 수립·시행 및 평가에 관한 사항
3. 지역보건의료계획의 효율적 시행을 위하여 보건의료 관련기관·단체, 학교, 직장 등과의 협력이 필요한 사항
4. 그 밖에 지역보건의료시책의 추진을 위하여 필요한 사항

② 위원회는 위원장 1명을 포함한 20명 이내의 위원으로 구성하며, 위원장은 해당 지방자치단체의 부단체장(부단체장이 2명 이상인 지방자치단체에서는 대통령령으로 정하는 부단체장을 말한다)이 된다. 다만, 제4항에 따라 다른 위원회가 위원회의 기능을 대신하는 경우 위원장은 조례로 정한다.

③ 위원회의 위원은 지역주민 대표, 학교보건 관계자, 산업안전·보건 관계자, 보건의료 관련기관·단체의 임직원 및 관계 공무원 중에서 해당 위원회가 속하는 지방자치단체의 장이 임명하거나 위촉한다.
④ 위원회는 그 기능을 담당하기에 적합한 다른 위원회가 있고 그 위원회의 위원이 제3항에 따른 자격을 갖춘 경우에는 시·도 또는 시·군·구의 조례에 따라 위원회의 기능을 통합하여 운영할 수 있다.
⑤ 제1항부터 제4항까지에서 규정한 사항 외에 위원회의 구성과 운영 등에 필요한 사항은 대통령령으로 정한다.

영 **제3조(지역보건의료심의위원회의 구성과 운영)** ① 법 제6조제2항 본문에서 "대통령령으로 정하는 부단체장"이란 「지방자치법 시행령」 제71조제2항에 따른 행정부시장이나 행정부지사를 말한다. 이 경우 행정부시장이나 행정부지사가 2명 있는 지방자치단체는 행정(1)부시장이나 행정(1)부지사를 말한다. <개정 2021.12.16>
② 법 제6조에 따른 지역보건의료심의위원회(이하 "위원회"라 한다)에 출석한 위원에게는 예산의 범위에서 수당과 여비를 지급할 수 있다. 다만, 공무원인 위원이 그 소관 업무와 직접 관련되어 참석하는 경우에는 그러하지 아니하다.
③ 제1항 및 제2항에서 규정한 사항 외에 위원회의 구성과 운영에 필요한 사항은 해당 지방자치단체의 조례로 정한다.

제2장 지역보건의료계획의 수립 · 시행

제7조(지역보건의료계획의 수립 등) ① 특별시장·광역시장·도지사(이하 "시·도지사"라 한다) 또는 특별자치시장·특별자치도지사·시장·군수·구청장(구청장은 자치구의 구청장을 말하며, 이하 "시장·군수·구청장"이라 한다)은 지역주민의 건강 증진을 위하여 다음 각 호의 사항이 포함된 지역보건의료계획을 4년마다 제3항 및 제4항에 따라 수립하여야 한다.

1. 보건의료 수요의 측정
2. 지역보건의료서비스에 관한 장기·단기 공급대책
3. 인력·조직·재정 등 보건의료자원의 조달 및 관리
4. 지역보건의료서비스의 제공을 위한 전달체계 구성 방안
5. 지역보건의료에 관련된 통계의 수집 및 정리

② 시·도지사 또는 시장·군수·구청장은 매년 제1항에 따른 지역보건의료계획에 따라 연차별 시행계획을 수립하여야 한다.
③ 시장·군수·구청장(특별자치시장·특별자치도지사는 제외한다. 이하 이 조에서 같다)은 해당 시·군·구(특별자치시·특별자치도는 제외한다. 이하 이 조에서 같다) 위원회의 심의를 거쳐 지역보건의료계획(연차별 시행계획을 포함한다. 이하 이 조에서 같다)을 수립한 후 해당 시·군·구의회에 보고하고 시·도지사에게 제출하여야 한다.

④ 특별자치시장 · 특별자치도지사 및 제3항에 따라 관할 시 · 군 · 구의 지역보건의료계획을 받은 시 · 도지사는 해당 위원회의 심의를 거쳐 시 · 도(특별자치시 · 특별자치도를 포함한다. 이하 이 조에서 같다)의 지역보건의료계획을 수립한 후 해당 시 · 도의회에 보고하고 보건복지부장관에게 제출하여야 한다.

⑤ 제3항 및 제4항에 따른 지역보건의료계획은 「사회보장기본법」 제16조에 따른 사회보장 기본계획, 「사회보장급여의 이용 · 제공 및 수급권자 발굴에 관한 법률」에 따른 지역사회보장계획 및 「국민건강증진법」 제4조에 따른 국민건강증진종합계획과 연계되도록 하여야 한다. <개정 2019. 1.15 >

⑥ 특별자치시장 · 특별자치도지사, 시 · 도지사 또는 시장 · 군수 · 구청장은 제3항 또는 제4항에 따라 지역보건의료계획을 수립하는 데에 필요하다고 인정하는 경우에는 보건의료 관련기관 · 단체, 학교, 직장 등에 중복 · 유사 사업의 조정 등에 관한 의견을 듣거나 자료의 제공 및 협력을 요청할 수 있다. 이 경우 요청을 받은 해당 기관은 정당한 사유가 없으면 그 요청에 협조하여야 한다.

⑦ 지역보건의료계획의 내용에 관하여 필요하다고 인정하는 경우 보건복지부장관은 특별자치시장 · 특별자치도지사 또는 시 · 도지사에게, 시 · 도지사는 시장 · 군수 · 구청장에게 각각 보건복지부령으로 정하는 바에 따라 그 조정을 권고할 수 있다.

⑧ 제1항부터 제7항까지에서 규정한 사항 외에 지역보건의료계획의 세부 내용, 수립 방법 · 시기 등에 관하여 필요한 사항은 대통령령으로 정한다.

영 **제4조(지역보건의료계획의 세부 내용)** ① 특별시장 · 광역시장 · 도지사(이하 "시 · 도지사"라 한다) 및 특별자치시장 · 특별자치도지사는 법 제7조제1항에 따라 수립하는 지역보건의료계획(이하 "지역보건의료계획"이라 한다)에 다음 각 호의 내용을 포함시켜야 한다.

1. 지역보건의료계획의 달성 목표
2. 지역현황과 전망
3. 지역보건의료기관과 보건의료 관련기관 · 단체 간의 기능 분담 및 발전 방향
4. 법 제11조에 따른 보건소의 기능 및 업무의 추진계획과 추진현황
5. 지역보건의료기관의 인력 · 시설 등 자원 확충 및 정비 계획
6. 취약계층의 건강관리 및 지역주민의 건강 상태 격차 해소를 위한 추진계획
7. 지역보건의료와 사회복지사업 사이의 연계성 확보 계획
8. 의료기관의 병상(病床)의 수요 · 공급
9. 정신질환 등의 치료를 위한 전문치료시설의 수요 · 공급
10. 특별자치시 · 특별자치도 · 시 · 군 · 구(구는 자치구를 말하며, 이하 "시 · 군 · 구"라 한다) 지역보건의료기관의 설치 · 운영 지원
11. 시 · 군 · 구 지역보건의료기관 인력의 교육훈련
12. 지역보건의료기관과 보건의료 관련기관 · 단체 간의 협력 · 연계
13. 그 밖에 시 · 도지사 및 특별자치시장 · 특별자치도지사가 지역보건의료계획을 수립함에 있어서 필요하다고 인정하는 사항

② 시장 · 군수 · 구청장(구청장은 자치구의 구청장을 말한다. 이하 같다)은 지역보건의료계획에 다음 각 호의 내용을 포함시켜야 한다.

1. 제1항제1호부터 제7호까지의 내용
2. 그 밖에 시장 · 군수 · 구청장이 지역보건의료계획을 수립함에 있어서 필요하다고 인정하는 사항

영 **제5조(지역보건의료계획의 수립 방법 등)** ① 시 · 도지사 또는 특별자치시장 · 특별자치도지사 · 시장 · 군수 · 구청장(이하 "시장 · 군수 · 구청장"이라 한다)은 지역보건의료계획을 수립하기 전에 지역 내 보건의료실태와 지역주민의 보건의료의식 · 행동양상 등에 대하여 조사하고 자료를 수집하여야 한다.

② 시 · 도지사 또는 시장 · 군수 · 구청장은 제1항에 따른 지역 내 보건의료실태 조사 결과에 따라 해당 지역에 필요한 사업 계획을 포함하여 지역보건의료계획을 수립하되 국가 또는 특별시 · 광역시 · 도(이하 "시 · 도"라 한다)의 보건의료시책에 맞춰 수립하여야 한다.

③ 시 · 도지사 또는 시장 · 군수 · 구청장은 지역보건의료계획을 수립하는 경우에 그 주요 내용을 시 · 도 또는 시 · 군 · 구의 홈페이지 등에 2주 이상 공고하여 지역주민의 의견을 수렴하여야 한다.

영 **제6조(지역보건의료계획의 제출 시기 등)** ① 시장 · 군수 · 구청장(특별자치시장 · 특별자치도지사는 제외한다. 이하 이 조 및 제7조에서 같다)은 법 제7조제3항에 따라 지역보건의료계획(연차별 시행계획을 포함한다. 이하 이 조에서 같다)을 계획 시행연도 1월 31일까지 시 · 도지사에게 제출하여야 한다.

② 시 · 도지사(특별자치시장 · 특별자치도지사를 포함한다)는 법 제7조제4항에 따라 지역보건의료계획을 계획 시행연도 2월 말일까지 보건복지부장관에게 제출하여야 한다.

③ 시장 · 군수 · 구청장은 지역 내 인구의 급격한 변화 등 예측하지 못한 보건의료환경 변화에 따라 지역보건의료계획을 변경할 필요가 있는 경우에는 시 · 군 · 구(특별자치시 · 특별자치도는 제외한다. 이하 이 조 및 제7조에서 같다) 위원회의 심의를 거쳐 변경한 후 시 · 군 · 구 의회에 변경 사실 및 변경 내용을 보고하고, 시 · 도지사에게 지체 없이 변경 사실 및 변경 내용을 제출하여야 한다.

④ 시 · 도지사(특별자치시장 · 특별자치도지사를 포함한다)는 지역 내 인구의 급격한 변화 등 예측하지 못한 보건의료환경 변화에 따라 지역보건의료계획을 변경할 필요가 있는 경우에는 시 · 도(특별자치시 · 특별자치도를 포함한다. 이하 이 조 및 제7조에서 같다) 위원회의 심의를 거쳐 변경한 후 시 · 도 의회에 변경 사실 및 변경 내용을 보고하고, 보건복지부장관에게 지체 없이 변경 사실 및 변경 내용을 제출하여야 한다.

규칙 **제2조(지역보건의료계획의 조정 권고)** ① 「지역보건법」(이하 "법"이라 한다) 제7조제7항에 따라 같은 조 제1항에 따른 지역보건의료계획(같은 조 제2항에 따른 연차별 시행계획을 포함한다. 이하 이 조에서 같다)의 내용에 대한 조정 권고가 필요한 경우는 다음 각 호의 어느 하나에 해당하는 경우로 한다.

1. 지역보건의료계획의 내용이 관계 법령을 위반한 경우
2. 지역보건의료계획의 내용이 국가 또는 특별시 · 광역시 · 특별자치시 · 특별자치도 · 도의 보건의료정책에 부합하지 아니하는 경우
3. 지방자치단체의 생활권역과 행정구역이 서로 다름에도 불구하고 해당 지방자치단체에서 그 사실을 고려하지 아니한 경우
4. 2개 이상의 지방자치단체에 걸친 광역보건의료행정에 대하여 해당 지방자치단체에서 그 사정을 고려하지 아니한 경우
5. 지방자치단체 간 지역보건의료계획의 내용에 현저한 불균형이 있는 경우

② 보건복지부장관 또는 특별시장 · 광역시장 · 도지사(이하 "시 · 도지사"라 한다)는 법 제7조제7항에 따라 지역보건의료계획의 조정 권고를 하는 경우에는 해당 지방자치단체의 장에게 관련 자료의 제출을 요구할 수 있다.

제8조(지역보건의료계획의 시행) ① 시 · 도지사 또는 시장 · 군수 · 구청장은 지역보건의료계획을 시행할 때에는 제7조제2항에 따라 수립된 연차별 시행계획에 따라 시행하여야 한다.

② 시 · 도지사 또는 시장 · 군수 · 구청장은 지역보건의료계획을 시행하는 데에 필요하다고 인정하는 경우에는 보건의료 관련기관 · 단체 등에 인력 · 기술 및 재정 지원을 할 수 있다.

제9조(지역보건의료계획 시행 결과의 평가) ① 제8조제1항에 따라 지역보건의료계획을 시행한 때에는 보건복지부장관은 특별자치시 · 특별자치도 또는 시 · 도의 지역보건의료계획의 시행결과를, 시 · 도지사는 시 · 군 · 구(특별자치시 · 특별자치도는 제외한다)의 지역보건의료계획의 시행 결과를 대통령령으로 정하는 바에 따라 각각 평가할 수 있다.

② 보건복지부장관 또는 시 · 도지사는 필요한 경우 제1항에 따른 평가 결과를 제24조에 따른 비용의 보조에 반영할 수 있다.

영 **제7조(지역보건의료계획 시행 결과의 평가)** ① 시장 · 군수 · 구청장은 법 제9조제1항에 따른 지역보건의료계획 시행 결과의 평가를 위하여 해당 시 · 군 · 구 지역보건의료계획의 연차별 시행계획에 따른 시행 결과를 매 시행연도 다음 해 1월 31일까지 시 · 도지사에게 제출하여야 한다.

② 시 · 도지사(특별자치시장 · 특별자치도지사를 포함한다)는 법 제9조제1항에 따른 지역보건의료계획 시행 결과의 평가를 위하여 해당 시 · 도 지역보건의료계획의 연차별 시행계획에 따른 시행 결과를 매 시행연도 다음 해 2월 말일까지 보건복지부장관에게 제출하여야 한다.

③ 보건복지부장관 또는 시 · 도지사는 제1항 또는 제2항에 따라 제출받은 지역보건의료계획의 연차별 시행계획에 따른 시행 결과를 평가하려는 경우에는 다음 각 호의 기준에 따라 평가하여야 한다.

1. 지역보건의료계획 내용의 충실성
2. 지역보건의료계획 시행 결과의 목표달성도
3. 보건의료자원의 협력 정도
4. 지역주민의 참여도와 만족도
5. 그 밖에 지역보건의료계획의 연차별 시행계획에 따른 시행 결과를 평가하기 위하여 보건복지부장관이 필요하다고 정하는 기준

④ 보건복지부장관 또는 시 · 도지사는 제3항에 따라 지역보건의료계획의 연차별 시행계획에 따른 시행 결과를 평가한 경우에는 그 평가 결과를 공표할 수 있다.

제3장 지역보건의료기관의 설치 · 운영

제10조(보건소의 설치) ① 지역주민의 건강을 증진하고 질병을 예방 · 관리하기 위하여 시 · 군 · 구에 1개소의 보건소(보건의료원을 포함한다. 이하 같다)를 설치한다. 다만, 시 · 군 · 구의 인구가 30만 명을 초과하는 등 지역주민의 보건의료를 위하여 특별히 필요하다고 인정되는 경우에는 대통령령으로 정하는 기준에 따라 해당 지방자치단체의 조례로 보건소를 추가로 설치할 수 있다. <개정 2021.8.17>

② 동일한 시 · 군 · 구에 2개 이상의 보건소가 설치되어 있는 경우 해당 지방자치단체의 조례로 정하는 바에 따라 업무를 총괄하는 보건소를 지정하여 운영할 수 있다.

영 **제8조(보건소의 추가 설치)** ① 법 제10조제1항 단서에 따라 보건소를 추가로 설치할 수 있는 경우는 다음 각 호의 어느 하나에 해당하는 경우로 한다. <개정 2022.8.9>

1. 해당 시 · 군 · 구의 인구가 30만명을 초과하는 경우
2. 해당 시 · 군 · 구의 「보건의료기본법」에 따른 보건의료기관 현황 등 보건의료 여건과 아동 · 여성 · 노인 · 장애인 등 보건의료 취약계층의 보건의료 수요 등을 고려하여 보건소를 추가로 설치할 필요가 있다고 인정되는 경우

② 법 제10조제1항 단서 및 이 조 제1항에 따라 보건소를 추가로 설치하려는 경우에는 「지방자치법 시행령」 제73조에 따른다. 이 경우 해당 지방자치단체의 장은 보건복지부장관과 미리 협의해야 한다. <개정 2017.7.26, 2021.12.16, 2022.8.9, 2022.11.1>

[제목개정 2022.8.9]

[시행일: 2023.5.2] 제8조

제11조(보건소의 기능 및 업무) ① 보건소는 해당 지방자치단체의 관할 구역에서 다음 각 호의 기능 및 업무를 수행한다. <개정 2016.2.3>

1. 건강 친화적인 지역사회 여건의 조성
2. 지역보건의료정책의 기획, 조사 · 연구 및 평가
3. 보건의료인 및 「보건의료기본법」 제3조제4호에 따른 보건의료기관 등에 대한 지도 · 관리 · 육성과 국민보건 향상을 위한 지도 · 관리
4. 보건의료 관련기관 · 단체, 학교, 직장 등과의 협력체계 구축
5. 지역주민의 건강증진 및 질병예방 · 관리를 위한 다음 각 목의 지역보건의료서비스의 제공
   가. 국민건강증진 · 구강건강 · 영양관리사업 및 보건교육
   나. 감염병의 예방 및 관리
   다. 모성과 영유아의 건강유지 · 증진
   라. 여성 · 노인 · 장애인 등 보건의료 취약계층의 건강유지 · 증진
   마. 정신건강증진 및 생명존중에 관한 사항
   바. 지역주민에 대한 진료, 건강검진 및 만성질환 등의 질병관리에 관한 사항
   사. 가정 및 사회복지시설 등을 방문하여 행하는 보건의료 및 건강관리사업
   아. 난임의 예방 및 관리

② 보건복지부장관이 지정하여 고시하는 의료취약지의 보건소는 제1항제5호아목 중 대통령령으로 정하는 업무를 수행할 수 있다. <신설 2019.12.3>

③ 제1항 및 제2항에 따른 보건소 기능 및 업무 등에 관하여 필요한 세부 사항은 대통령령으로 정한다. <개정 2019.12.3>

영 **제9조(보건소의 기능 및 업무의 세부 사항)** ① 법 제11조제1항제2호에 따른 지역보건의료정책의 기획, 조사 · 연구 및 평가의 세부 사항은 다음 각 호와 같다.

1. 지역보건의료계획 등 보건의료 및 건강증진에 관한 중장기 계획 및 실행계획의 수립 · 시행 및 평가에 관한 사항
2. 지역사회 건강실태조사 등 보건의료 및 건강증진에 관한 조사 · 연구에 관한 사항
3. 보건에 관한 실험 또는 검사에 관한 사항

② 법 제11조제1항제3호에 따른 보건의료인 및 「보건의료기본법」 제3조제4호에 따른 보건의료기관 등에 대한 지도 · 관리 · 육성과 국민보건 향상을 위한 지도 · 관리의 세부 사항은 다음 각 호와 같다.

1. 의료인 및 의료기관에 대한 지도 등에 관한 사항

2. 의료기사·보건의료정보관리사 및 안경사에 대한 지도 등에 관한 사항
3. 응급의료에 관한 사항
4. 「농어촌 등 보건의료를 위한 특별조치법」에 따른 공중보건의사, 보건진료 전담공무원 및 보건진료소에 대한 지도 등에 관한 사항
5. 약사에 관한 사항과 마약·향정신성의약품의 관리에 관한 사항
6. 공중위생 및 식품위생에 관한 사항

③ 법 제11조제2항에서 "대통령령으로 정하는 업무"란 난임시술 주사제 투약에 관한 지원 및 정보 제공을 말한다. <신설 2020.6.2>

규칙 **제3조(보건소에서 수행할 수 있는 기능 및 업무의 예시)** 법 제11조제1항 및 「지역보건법 시행령」(이하 "영"이라 한다) 제9조에 따라 보건소(보건의료원을 포함한다. 이하 같다)에서 수행할 수 있는 기능 및 업무의 예시는 별표 1과 같다.

제12조(보건의료원) 보건소 중 「의료법」 제3조제2항제3호가목에 따른 병원의 요건을 갖춘 보건소는 보건의료원이라는 명칭을 사용할 수 있다.

제13조(보건지소의 설치) 지방자치단체는 보건소의 업무수행을 위하여 필요하다고 인정하는 경우에는 대통령령으로 정하는 기준에 따라 해당 지방자치단체의 조례로 보건소의 지소(이하 "보건지소"라 한다)를 설치할 수 있다.

영 **제10조(보건지소의 설치)** 법 제13조에 따른 보건지소는 읍·면(보건소가 설치된 읍·면은 제외한다)마다 1개씩 설치할 수 있다. 다만, 지역주민의 보건의료를 위하여 특별히 필요하다고 인정되는 경우에는 필요한 지역에 보건지소를 설치·운영하거나 여러 개의 보건지소를 통합하여 설치·운영할 수 있다.

제14조(건강생활지원센터의 설치) 지방자치단체는 보건소의 업무 중에서 특별히 지역주민의 만성질환 예방 및 건강한 생활습관 형성을 지원하는 건강생활지원센터를 대통령령으로 정하는 기준에 따라 해당 지방자치단체의 조례로 설치할 수 있다.

영 **제11조(건강생활지원센터의 설치)** 법 제14조에 따른 건강생활지원센터는 읍·면·동(보건소가 설치된 읍·면·동은 제외한다)마다 1개씩 설치할 수 있다.

제15조(지역보건의료기관의 조직) 지역보건의료기관의 조직은 대통령령으로 정하는 사항 외에는 「지방자치법」 제125조에 따른다. <개정 2021.1.12>

영 **제12조(지역보건의료기관의 조직 기준)** ① 행정안전부장관은 법 제15조에 따라 지역보건의료기관의 조직 기준을 정하는 경우에 미리 보건복지부장관과 협의하여야 한다.

② 행정안전부장관은 제1항에 따른 지역보건의료기관의 조직 기준을 정하는 경우에 해당 시·군·구의 인구 규모, 지역 특성, 보건의료 수요 등을 고려하여야 하고, 다른 지방자치단체와의 균형을 유지하도록 합리적으로 정하여야 한다.

③ 지역보건의료기관의 기능과 업무량이 변경될 경우에는 그에 따라 지역보건의료기관의 조직과 정원도 조정하여야 한다.

영 **제13조(보건소장)** ① 보건소에 보건소장(보건의료원의 경우에는 원장을 말한다. 이하 같다) 1명을 두되, 의사 면허가 있는 사람 중에서 보건소장을 임용한다. 다만, 의사 면허가 있는 사람 중에서 임용하기 어려운 경우에는 「지방공무원 임용령」 별표 1에 따른 보건 · 식품위생 · 의료기술 · 의무 · 약무 · 간호 · 보건진료(이하 "보건등"이라 한다) 직렬의 공무원을 보건소장으로 임용할 수 있다.

② 제1항 단서에 따라 보건등 직렬의 공무원을 보건소장으로 임용하려는 경우에 해당 보건소에서 실제로 보건등과 관련된 업무를 하는 보건등 직렬의 공무원으로서 보건소장으로 임용되기 이전 최근 5년 이상 보건등의 업무와 관련하여 근무한 경험이 있는 사람 중에서 임용하여야 한다.

③ 보건소장은 시장 · 군수 · 구청장의 지휘 · 감독을 받아 보건소의 업무를 관장하고 소속 공무원을 지휘 · 감독하며, 관할 보건지소, 건강생활지원센터 및 「농어촌 등 보건의료를 위한 특별조치법」 제2조제4호에 따른 보건진료소(이하 "보건진료소"라 한다)의 직원 및 업무에 대하여 지도 · 감독한다.

영 **제14조(보건지소장)** ① 보건지소에 보건지소장 1명을 두되, 지방의무직공무원 또는 임기제공무원을 보건지소장으로 임용한다.

② 보건지소장은 보건소장의 지휘 · 감독을 받아 보건지소의 업무를 관장하고 소속 직원을 지휘 · 감독하며, 보건진료소의 직원 및 업무에 대하여 지도 · 감독한다.

영 **제15조(건강생활지원센터장)** ① 건강생활지원센터에 건강생활지원센터장 1명을 두되, 보건등 직렬의 공무원 또는 「보건의료기본법」 제3조제3호에 따른 보건의료인을 건강생활지원센터장으로 임용한다.

② 건강생활지원센터장은 보건소장의 지휘 · 감독을 받아 건강생활지원센터의 업무를 관장하고 소속 직원을 지휘 · 감독한다.

제16조(전문인력의 적정 배치 등) ① 지역보건의료기관에는 기관의 장과 해당 기관의 기능을 수행하는 데 필요한 면허 · 자격 또는 전문지식을 가진 인력(이하 "전문인력"이라 한다)을 두어야 한다.

② 시 · 도지사(특별자치시장 · 특별자치도지사를 포함한다)는 지역보건의료기관의 전문인력을 적정하게 배치하기 위하여 필요한 경우 「지방공무원법」 제30조의2제2항에 따라 지역보건의료기관 간에 전문인력의 교류를 할 수 있다.

③ 보건복지부장관과 시 · 도지사(특별자치시장 · 특별자치도지사를 포함한다)는 지역보건의료기관의 전문인력의 자질 향상을 위하여 필요한 교육훈련을 시행하여야 한다.

④ 보건복지부장관은 지역보건의료기관의 전문인력의 배치 및 운영 실태를 조사할 수 있으며, 그 배치 및 운영이 부적절하다고 판단될 때에는 그 시정을 위하여 시 · 도지사 또는 시장 · 군수 · 구청장에게 권고할 수 있다.

⑤ 제1항에 따른 전문인력의 배치 및 임용자격 기준과 제3항에 따른 교육훈련의 대상 · 기간 · 평가 및 그 결과 처리 등에 필요한 사항은 대통령령으로 정한다.

영 **제16조(전문인력의 배치 기준)** 법 제16조제1항에 따라 지역보건의료기관에 두어야 하는 전문인력(이하 "전문인력"이라 한다)의 면허 또는 자격의 종류에 따른 최소 배치 기준은 보건복지부령으로 정한다.

규칙 **제4조(전문인력의 배치)** ① 영 제16조에 따른 전문인력의 면허 또는 자격의 종류에 따른 최소 배치 기준은 별표 2와 같다.

② 특별자치시장 · 특별자치도지사 · 시장 · 군수 · 구청장(구청장은 자치구의 구청장을 말하며, 이하 "시장 · 군수 · 구청장"이라 한다)은 제1항의 전문인력 최소 배치 기준에 따른 전문인력의 정원을 확보하기 위하여 해당 특별자치시 · 특별자치도 · 시 · 군 · 구(구는 자치구를 말한다)의 직제 및 정원에 관한 규칙에 반영하여야 한다.

③ 시장 · 군수 · 구청장은 특별한 사유가 없으면 지역보건의료기관의 전문인력을 보유 면허 또는 자격과 관련되는 직위에 보직하여야 한다.

영 **제17조(전문인력의 임용 자격 기준)** 전문인력의 임용 자격 기준은 지역보건의료기관의 기능을 수행하는 데 필요한 면허 · 자격 또는 전문지식이 있는 사람으로 하되, 해당 분야의 업무에서 2년 이상 종사한 사람을 우선적으로 임용하여야 한다.

영 **제18조(전문인력에 대한 교육훈련)** ① 보건복지부장관 또는 시 · 도지사(특별자치시장 · 특별자치도지사를 포함한다. 이하 이 조에서 같다)는 법 제16조제3항에 따라 전문인력에 대하여 기본교육훈련과 직무분야별 전문교육훈련을 실시하여야 한다.

② 보건복지부장관 또는 시 · 도지사는 제1항에 따른 교육훈련을 소속 교육훈련기관에서 받게 하거나 다음 각 호의 어느 하나에 해당하는 기관에 위탁하여 받게 할 수 있다. **<개정 2020.9.11>**

1. 질병관리청장
2. 다른 행정기관 소속의 교육훈련기관
3. 민간교육기관

규칙 **제5조(전문인력에 대한 교육훈련)** ① 시장 · 군수 · 구청장은 신규로 임용되거나 5급 이상 공무원으로 승진 임용된 전문인력에 대해서는 특별한 사유가 없으면 그 직급과 직무분야에 맞는 영 제18조제1항 및 제19조제1호에 따른 기본교육훈련(이하 "기본교육훈련"이라 한다)을 받게 한 후에 보직하여야 한다. 다만, 보건복지부장관이 인정하는 교육훈련기관에서 정해진 과정을 마친 사람은 보직 후에 기본교육훈련을 받게 할 수 있다.

② 시 · 도지사(특별자치시장 · 특별자치도지사를 포함한다)는 영 제18조제2항에 따라 전문인력에 대한 교육훈련을 다른 행정기관 소속의 교육훈련기관 또는 민간교육훈련기관에 위탁하여 받게 한 경우에는 교육훈련비용의 전부 또는 일부를 해당 교육훈련기관에 보조할 수 있다.

③ 전문인력에 대한 교육훈련 과정, 교육훈련 내용, 교육훈련기관의 선정 등에 필요한 사항은 보건복지부장관이 정한다.

영 **제19조(교육훈련의 대상 및 기간)** 법 제16조제3항에 따른 교육훈련 과정별 교육훈련의 대상 및 기간은 다음 각 호의 구분에 따른다.

1. 기본교육훈련: 해당 직급의 공무원으로서 필요한 능력과 자질을 배양할 수 있도록 신규로 임용되는 전문인력을 대상으로 하는 3주 이상의 교육훈련
2. 직무 분야별 전문교육훈련: 보건소에서 현재 담당하고 있거나 담당할 직무 분야에 필요한 전문적인 지식과 기술을 습득할 수 있도록 재직 중인 전문인력을 대상으로 하는 1주 이상의 교육훈련

영 **제20조(전문인력 배치 및 운영 실태 조사)** ① 보건복지부장관은 법 제16조제4항에 따라 지역보건의료기관의 전문인력 배치 및 운영 실태를 2년마다 조사하여야 하며, 필요한 경우에는 시 · 도 또는 시 · 군 · 구에 대하여 수시로 조사할 수 있다.

② 보건복지부장관은 제1항에 따른 실태 조사 결과 전문인력의 적절한 배치 및 운영에 필요하다고 판단하는 경우에는 시 · 도지사(특별자치시장 · 특별자치도지사를 포함한다)에게 전문인력의 교류를 권고할 수 있다.

규칙 **제6조(전문인력의 교류 권고)** 영 제20조제2항에 따라 보건복지부장관이 시 · 도지사(특별자치시장 · 특별자치도지사를 포함한다)에게 전문인력의 적절한 배치 및 운영을 위한 전문인력의 교류를 권고할 수 있는 경우는 다음 각 호의 어느 하나에 해당하는 경우로 한다.

1. 전문인력의 균형 있는 배치를 위하여 교류하는 경우
2. 보건소 간의 협조를 위하여 인접 보건소 간에 교류하는 경우
3. 전문인력의 연고지 배치를 위하여 필요한 경우

영 **제21조(전문인력의 결원 보충)** 시·도지사(특별자치시장·특별자치도지사를 포함한다) 또는 시장·군수·구청장(특별자치시장·특별자치도지사는 제외한다)은 지역보건의료기관에 전문인력의 결원이 생겼을 때에는 지체 없이 결원 보충에 필요한 조치를 하여야 한다.

제16조의2(방문건강관리 전담공무원) ① 제11조제1항제5호사목의 방문건강관리사업을 담당하게 하기 위하여 지역보건의료기관에 보건복지부령으로 정하는 전문인력을 방문건강관리 전담공무원으로 둘 수 있다.
② 국가는 제1항에 따른 방문건강관리 전담공무원의 배치에 필요한 비용의 전부 또는 일부를 보조할 수 있다.
[본조신설 2019.1.15]

규칙 **제4조의2(방문건강관리 전담공무원)** ① 법 제16조의2에 따른 방문건강관리 전담공무원은 다음 각 호의 어느 하나에 해당하는 사람으로 한다.
1. 「의료법」 제2조제1항에 따른 의사, 치과의사, 한의사 및 간호사
2. 「의료기사 등에 관한 법률」 제2조제2항제3호, 제4호 및 제6호에 따른 물리치료사, 작업치료사 및 치과위생사
3. 「국민영양관리법」 제15조에 따른 영양사
4. 「약사법」 제2조제2호에 따른 약사 및 한약사
5. 「국민체육진흥법」 제2조제6호에 따른 체육지도자
6. 그 밖에 법 제11조제1항제5호사목에 따른 방문건강관리사업에 관한 전문지식과 경험이 있다고 보건복지부장관이 인정하여 고시하는 사람

② 방문건강관리 전담공무원의 임용 등에 관하여는 「지방공무원 임용령」에서 정하는 바에 따른다.
③ 제1항 및 제2항에서 규정한 사항 외에 방문건강관리 전담공무원 제도 운영에 관하여 필요한 사항은 보건복지부장관이 정한다.
[본조신설 2019.8.19]

제17조(지역보건의료기관의 시설·장비 등) ① 지역보건의료기관은 보건복지부령으로 정하는 기준에 적합한 시설·장비 등을 갖추어야 한다.
② 지역보건의료기관의 장은 지역주민이 지역보건의료기관을 쉽게 알아볼 수 있고 이용하기에 편리하도록 보건복지부령으로 정하는 표시를 하여야 한다.

규칙 **제7조(지역보건의료기관의 시설·장비 및 표시)** 법 제17조에 따른 지역보건의료기관의 시설·장비 및 표시의 기준은 별표 3과 같다.

제18조(시설의 이용) 지역보건의료기관은 보건의료에 관한 실험 또는 검사를 위하여 의사·치과의사·한의사·약사 등에게 그 시설을 이용하게 하거나, 타인의 의뢰를 받아 실험 또는 검사를 할 수 있다.

영 **제22조(시설이용의 편의제공 등)** ① 지역보건의료기관의 장은 법 제18조에 따른 지역보건의료기관의 시설 이용, 타인이 의뢰한 실험 또는 검사를 정당한 사유 없이 거부할 수 없으며 편의를 제공하여야 한다.
② 지역보건의료기관의 장은 제1항에 따라 타인의 의뢰를 받아 실험 또는 검사를 하였을 때에는 그 결과를 지체 없이 의뢰인에게 통지하여야 한다.

제4장 지역보건의료서비스의 실시

제19조(지역보건의료서비스의 신청) ① 지역보건의료서비스 중 보건복지부령으로 정하는 서비스를 필요로 하는 사람(이하 "서비스대상자"라 한다)과 그 친족, 그 밖의 관계인은 관할 시장·군수·구청장에게 지역보건의료서비스의 제공(이하 "서비스 제공"이라 한다)을 신청할 수 있다.

② 시장·군수·구청장이 제1항에 따른 서비스 제공 신청을 받는 경우 제20조에 따라 조사하려 하거나 제출받으려는 자료 또는 정보에 관하여 서비스대상자와 그 서비스대상자의 1촌 직계혈족 및 그 배우자(이하 "부양의무자"라 한다)에게 다음 각 호의 사항을 알리고, 해당 자료 또는 정보의 수집에 관한 동의를 받아야 한다.

1. 법적 근거, 이용 목적 및 범위
2. 이용 방법
3. 보유기간 및 파기방법

③ 서비스 제공의 신청인은 서비스 제공 신청을 철회하는 경우 시장·군수·구청장에게 조사하거나 제출한 자료 또는 정보의 반환 또는 삭제를 요청할 수 있다. 이 경우 요청을 받은 시장·군수·구청장은 특별한 사유가 없으면 그 요청에 따라야 한다.

④ 제1항부터 제3항까지의 규정에 따른 서비스 제공의 신청·철회 및 고지·동의 방법 등에 관하여 필요한 사항은 보건복지부령으로 정한다.

규칙 **제8조(지역보건의료서비스 제공의 신청·철회 및 고지·동의)** ① 법 제19조제1항에서 "지역보건의료서비스 중 보건복지부령으로 정하는 서비스"란 소득, 재산, 건강상태 등에 따라 선별하여 제공하는 서비스를 말한다.

② 법 제19조제1항 및 제3항에 따라 지역보건의료서비스의 제공(이하 "서비스 제공"이라 한다)을 신청하거나 철회하려는 자는 지역보건의료서비스 신청서나 철회서(전자문서를 포함한다)에 관련 서류(전자문서를 포함한다)를 첨부하여 시장·군수·구청장에게 신청하거나 철회하여야 한다. 다만, 첨부하여야 하는 관련 서류 중 「전자정부법」 제36조제1항에 따른 행정정보의 공동이용을 통하여 관련 서류를 확인할 수 있는 경우에는 그 확인으로 첨부서류를 갈음하되, 신청인이 확인에 동의하지 아니하는 경우에는 그 서류를 첨부하여야 한다.

③ 시장·군수·구청장은 법 제19조제2항에 따라 알리거나 자료 또는 정보의 수집에 관한 동의를 받아야 하는 경우에는 서면 또는 전자적인 방법으로 하여야 한다. 다만, 서면 또는 전자적인 방법으로 알리기 곤란한 경우에는 전화, 담당 공무원의 안내 등의 방법으로 알릴 수 있다.

제20조(신청에 따른 조사) ① 시장·군수·구청장은 제19조제1항에 따라 서비스 제공 신청을 받으면 서비스대상자와 부양의무자의 소득·재산 등에 관하여 조사하여야 한다.

② 시장·군수·구청장은 제1항에 따른 조사에 필요한 자료를 확보하기 위하여 서비스대상자 또는 그 부양의무자에게 필요한 자료 또는 정보의 제출을 요구할 수 있다.

③ 제1항에 따른 조사의 실시는 「사회복지사업법」 제33조의3에 따른다.

제21조(서비스 제공의 결정 및 실시) ① 시장·군수·구청장은 제20조에 따른 조사를 하였을 때에는 예산 상황 등을 고려하여 서비스 제공의 실시 여부를 결정한 후 이를 서면이나 전자문서로 신청인에게 통보하여야 한다.

② 시장 · 군수 · 구청장은 제1항에 따른 서비스 제공의 실시 여부를 결정할 때 제20조제2항에 따라 제출된 자료 · 정보의 전부 또는 일부를 통하여 평가한 서비스대상자와 그 부양의무자의 소득 · 재산 수준이 보건복지부장관이 정하는 기준 이하인 경우에는 관련 조사의 일부를 생략하고 서비스 제공의 실시를 결정할 수 있다. **<신설 2021.7.27>**

③ 시장 · 군수 · 구청장은 서비스대상자에게 서비스 제공을 하기로 결정하였을 때에는 서비스 제공기간 등을 계획하여 그 계획에 따라 지역보건의료서비스를 제공하여야 한다. **<개정 2021.7.27>**

제22조(정보의 파기) ① 시장 · 군수 · 구청장은 제20조에 따라 조사하거나 제출받은 정보 중 서비스대상자가 아닌 사람의 정보는 5년을 초과하여 보유할 수 없다. 이 경우 시장 · 군수 · 구청장은 정보의 보유기한이 지나면 지체 없이 이를 파기하여야 한다.

② 시장 · 군수 · 구청장은 제1항에 따른 정보가 지역보건의료정보시스템 또는 「사회복지사업법」 제6조의2에 따른 정보시스템에 수집되어 있는 경우 보건복지부장관에게 해당 정보의 파기를 요청할 수 있다. 이 경우 보건복지부장관은 지체 없이 이를 파기하여야 한다.

제23조(건강검진 등의 신고) ① 「의료법」 제27조제1항 각 호의 어느 하나에 해당하는 사람이 지역주민 다수를 대상으로 건강검진 또는 순회 진료 등 주민의 건강에 영향을 미치는 행위(이하 "건강검진등"이라 한다)를 하려는 경우에는 보건복지부령으로 정하는 바에 따라 건강검진등을 하려는 지역을 관할하는 보건소장에게 신고하여야 한다.

② 의료기관이 「의료법」 제33조제1항 각 호의 어느 하나에 해당하는 사유로 의료기관 외의 장소에서 지역주민 다수를 대상으로 건강검진등을 하려는 경우에도 제1항에 따른 신고를 하여야 한다.

③ 보건소장은 제1항 및 제2항에 따른 신고를 받은 경우에는 그 내용을 검토하여 이 법에 적합하면 신고를 수리하여야 한다. **<신설 2019.1.15>**

규칙 **제9조(건강검진 등의 신고)** ① 법 제23조에 따른 신고는 건강검진 등을 실시하기 10일 전까지 별지 제1호서식의 건강검진 등 신고서를 관할 보건소장(보건의료원장을 포함한다. 이하 같다)에게 제출하는 방법으로 하여야 한다. 이 경우 관할 보건소장은 「전자정부법」 제36조제1항에 따른 행정정보의 공동이용을 통하여 의료기관 개설허가증 또는 의료기관 개설신고증명서(의료기관만 해당한다)와 의사 · 치과의사 또는 한의사 면허증을 확인할 수 있는 경우에는 그 확인으로 첨부자료의 제공을 갈음할 수 있고, 신고인이 자료 확인에 동의하지 아니하는 경우에는 해당 자료를 첨부하도록 하여야 한다.

② 보건소장은 제1항에 따른 건강검진 등 신고서를 제출받은 날부터 7일 이내에 신고의 수리 여부를 신고인에게 통지해야 한다. 이 경우 신고를 수리하는 때에는 별지 제1호의2서식의 건강검진 등 신고확인서를 발급해야 한다. **<신설 2019.8.19>**

제5장 보칙

제24조(비용의 보조) ① 국가와 시 · 도는 지역보건의료기관의 설치와 운영에 필요한 비용 및 지역보건의료계획의 시행에 필요한 비용의 일부를 보조할 수 있다.

② 제1항에 따라 보조금을 지급하는 경우 설치비와 부대비에 있어서는 그 3분의 2 이내로 하고, 운영비 및 지역보건의료계획의 시행에 필요한 비용에 있어서는 그 2분의 1 이내로 한다.

제25조(수수료 등) ① 지역보건의료기관은 그 시설을 이용한 자, 실험 또는 검사를 의뢰한 자 또는 진료를 받은 자로부터 수수료 또는 진료비를 징수할 수 있다.

② 제1항에 따른 수수료와 진료비는 보건복지부령으로 정하는 기준에 따라 해당 지방자치단체의 조례로 정한다.

규칙 **제10조(수수료 등)** 법 제25조제2항에 따라 지역보건의료기관에서 징수하는 수수료와 진료비는 「국민건강보험법」 제45조제4항에 따라 보건복지부장관이 고시하는 요양급여비용 명세의 기준에 따라 지방자치단체의 조례로 정한다. 다만, 「전자정부법」 제9조2항 및 제3항에 따른 전자민원창구를 통하여 증명서를 발급받는 경우에는 수수료를 면제한다. <개정 2019.8.19>

제26조(지역보건의료기관의 회계) 지역보건의료기관의 수수료 및 진료비의 수입은 「지방회계법」 제26조에 따른 수입 대체 경비로 직접 지출할 수 있으며, 회계 사무는 해당 지방자치단체의 규칙으로 정하는 바에 따라 간소화할 수 있다. <개정 2016.5.29>

제27조(보고 등) 보건복지부장관은 지방자치단체에 대하여 보건복지부령으로 정하는 바에 따라 지역보건의료기관의 설치 · 운영에 관한 사항을 보고하게 하거나 소속 공무원으로 하여금 지역보건의료기관에 대하여 실태조사 등 지도 · 감독을 할 수 있다.

규칙 **제11조(보고 등)** ① 시장 · 군수 · 구청장(특별자치시장 · 특별자치도지사는 제외한다)은 법 제27조에 따라 지역보건의료기관의 설치 · 운영에 관하여 매년 12월 31일 기준으로 별지 제2호서식의 지역보건의료기관 설치 · 운영 현황을 작성하여 다음해 3월 31일까지 시 · 도지사를 거쳐 보건복지부장관에게 보고하여야 한다.

② 특별자치시장 · 특별자치도지사는 법 제27조에 따라 지역보건의료기관의 설치 · 운영에 관하여 매년 12월 31일 기준으로 별지 제2호서식의 지역보건의료기관 설치 · 운영 현황을 작성하여 다음해 3월 31일까지 보건복지부장관에게 보고하여야 한다.

③ 보건복지부장관은 지역보건의료기관의 설치 · 운영에 관한 지도 · 감독을 위하여 필요한 경우에는 소속 공무원으로 하여금 실태조사를 하게 할 수 있으며 실태조사 결과 부적절하다고 판단되는 경우에는 해당 지방자치단체의 장에게 시정을 요구하여야 한다.

④ 제1항 및 제2항에 따른 보고는 법 제5조에 따른 지역보건의료정보시스템에 입력 및 제출하는 방법으로 할 수 있다.

제28조(개인정보의 누설금지) 지역보건의료기관(「농어촌 등 보건의료를 위한 특별조치법」 제2조제4호에 따른 보건진료소를 포함한다)의 기능 수행과 관련한 업무에 종사하였거나 종사하고 있는 사람 또는 지역보건의료정보시스템을 구축 · 운영하였거나 구축 · 운영하고 있는 자(제30조제2항 및 제4항에 따라 위탁받거나 대행하는 업무에 종사하거나 종사하였던 자를 포함한다)는 업무상 알게 된 다음 각 호의 정보를 업무 외의 목적으로 사용하거나 다른 사람에게 제공 또는 누설하여서는 아니 된다.

1. 보건의료인이 진료과정(건강검진을 포함한다)에서 알게 된 개인 및 가족의 진료 정보
2. 제20조에 따라 조사하거나 제출받은 다음 각 호의 정보
   가. 금융정보(「국민기초생활 보장법」 제21조제3항제1호의 금융정보를 말한다. 이하 같다)
   나. 신용정보 또는 보험정보(「국민기초생활 보장법」 제21조제3항제2호 · 제3호의 신용정보 및 보험정보를 말한다. 이하 같다)

3. 제1호 및 제2호를 제외한 개인정보(「개인정보 보호법」 제2조제1호의 개인정보를 말한다. 이하 같다)

제29조(동일 명칭 사용금지) 이 법에 따른 보건소, 보건의료원, 보건지소 또는 건강생활지원센터가 아닌 자는 각각 보건소, 보건의료원, 보건지소 또는 건강생활지원센터라는 명칭을 사용하지 못한다.

제30조(권한의 위임 등) ① 이 법에 따른 보건복지부장관의 권한은 대통령령으로 정하는 바에 따라 그 일부를 시·도지사 또는 시장·군수·구청장에게 위임할 수 있다.

② 시·도지사 또는 시장·군수·구청장은 이 법에 따른 지역보건의료기관의 기능 수행에 필요한 업무의 일부를 대통령령으로 정하는 바에 따라 보건의료 관련기관·단체에 위탁하거나, 「의료법」 제2조에 따른 의료인에게 대행하게 할 수 있다.

③ 시·도지사 또는 시장·군수·구청장은 제2항에 따라 업무를 위탁한 경우에는 그 비용의 전부 또는 일부를 보조할 수 있고, 의료인에게 그 업무의 일부를 대행하게 한 경우에는 그 업무수행에 드는 실비(實費)를 보조할 수 있다.

④ 보건복지부장관은 지역보건의료정보시스템의 구축·운영 등에 관한 업무를 「사회복지사업법」 제6조의3에 따른 전담기구에 대행하게 할 수 있다.

⑤ 보건복지부장관은 제4항에 따라 업무를 대행하게 한 경우에는 예산의 범위에서 그에 필요한 비용을 보조할 수 있다.

영 **제23조(업무의 위탁 및 대행)** ① 법 제30조제2항에 따라 시·도지사 또는 시장·군수·구청장은 다음 각 호의 업무를 보건의료 관련기관·단체에 위탁할 수 있다.

1. 법 제4조에 따른 지역사회 건강실태조사에 관한 업무
2. 법 제8조에 따른 지역보건의료계획의 시행에 관한 업무
3. 법 제11조제1항제5호나목에 따른 감염병의 예방 및 관리에 관한 업무
4. 법 제11조제1항제5호바목에 따른 지역주민에 대한 진료, 건강검진 및 만성질환 등 질병관리에 관한 사항 중 전문지식 및 기술이 필요한 진료, 실험 또는 검사 업무
5. 법 제11조제1항제5호사목에 따른 가정 및 사회복지시설 등을 방문하여 행하는 보건의료사업에 관한 업무

② 법 제30조제2항에 따라 시·도지사 또는 시장·군수·구청장은 「의료법」 제2조에 따른 의료인에게 법 제11조제1항제5호바목에 따른 지역주민에 대한 진료, 건강검진 및 만성질환 등 질병관리에 관한 사항 중 전문지식 및 기술이 필요한 진료에 관한 업무를 대행하게 할 수 있다.

③ 시·도지사 또는 시장·군수·구청장은 법 제30조제2항에 따라 제1항 각 호에 따른 업무를 위탁하는 경우 그 수탁자 및 위탁업무 등을 고시하여야 한다.

④ 법 제30조제3항에 따른 비용보조, 실비보조, 그 밖의 업무의 위탁 또는 대행에 필요한 사항은 해당 지방자치단체의 조례로 정한다.

영 **제24조(민감정보 및 고유식별정보의 처리)** ① 보건복지부장관(법 제30조제4항에 따라 보건복지부장관의 업무를 대행하는 자를 포함한다)은 다음 각 호의 사무를 수행하기 위하여 불가피한 경우 「개인정보 보호법 시행령」 제19조제1호, 제2호 또는 제4호에 따른 주민등록번호, 여권번호 또는 외국인등록번호가 포함된 자료를 처리할 수 있다.

1. 법 제5조에 따른 지역보건의료업무의 전자화에 관한 사무

2. 법 제27조에 따른 보고 및 지도 · 감독에 관한 사무

② 지역보건의료기관의 장(법 제30조제2항에 따라 지역보건의료기관의 업무를 위탁받거나 대행하는 자를 포함한다)은 법 제11조에 따른 보건소의 업무에 관한 사무를 수행하기 위하여 불가피한 경우 「개인정보 보호법」 제23조에 따른 건강에 관한 정보, 같은 법 시행령 제19조제1호, 제2호 또는 제4호에 따른 주민등록번호, 여권번호 또는 외국인등록번호가 포함된 자료를 처리할 수 있다.

③ 보건소장은 법 제23조에 따른 건강검진 등의 신고에 관한 사무를 수행하기 위하여 불가피한 경우 「개인정보 보호법 시행령」 제19조제1호, 제2호 또는 제4호에 따른 주민등록번호, 여권번호 또는 외국인등록번호가 포함된 자료를 처리할 수 있다.

제31조(「의료법」에 대한 특례) 제12조에 따른 보건의료원은 「의료법」 제3조제2항제3호가목에 따른 병원 또는 같은 항 제1호나목 · 다목에 따른 치과의원 또는 한의원으로 보고, 보건소 · 보건지소 및 건강생활지원센터는 같은 호에 따른 의원 · 치과의원 또는 한의원으로 본다.

제6장 벌칙

제32조(벌칙) ① 다음 각 호의 어느 하나에 해당하는 자는 5년 이하의 징역 또는 5천만원 이하의 벌금에 처한다. <개정 2017.9.19>

1. 제5조제3항을 위반하여 정당한 접근 권한 없이 또는 허용된 접근 권한을 넘어 지역보건의료정보시스템의 정보를 훼손 · 멸실 · 변경 · 위조 또는 유출한 자
2. 제28조를 위반하여 같은 조 제1호, 제2호 또는 제3호에 따른 정보를 사용 · 제공 · 누설한 자 및 그 사정을 알면서도 영리 목적 또는 부정한 목적으로 해당 정보를 제공받은 자

② 삭제 <2017.9.19>

③ 제5조제3항을 위반하여 정당한 접근 권한 없이 또는 허용된 접근 권한을 넘어 지역보건의료정보시스템의 정보를 검색 또는 복제한 자는 3년 이하의 징역 또는 3천만원 이하의 벌금에 처한다. <개정 2017.9.19>

1. 삭제 <2017.9.19>
2. 삭제 <2017.9.19>

제33조(양벌규정) 법인의 대표자나 법인 또는 개인의 대리인 · 사용인, 그 밖의 종업원이 그 법인 또는 개인의 업무에 관하여 제32조의 위반행위를 하면 그 행위자를 벌하는 외에 그 법인 또는 개인에게도 해당 조문의 벌금형을 과(科)한다. 다만, 법인 또는 개인이 그 위반행위를 방지하기 위하여 해당 업무에 관하여 상당한 주의와 감독을 게을리하지 아니한 경우에는 그러하지 아니하다.

제34조(과태료) ① 다음 각 호의 어느 하나에 해당하는 자에게는 300만원 이하의 과태료를 부과한다.

1. 제23조에 따른 신고를 하지 아니하거나 거짓으로 신고하고 건강검진등을 한 자
2. 제29조를 위반하여 동일 명칭을 사용한 자

② 제1항에 따른 과태료는 해당 지방자치단체의 조례에서 정하는 바에 따라 해당 시장 · 군수 · 구청장이 부과 · 징수한다.

부칙 <법률 제18418호, 2021.8.17>
이 법은 공포 후 1년이 경과한 날부터 시행한다.

부칙 <대통령령 제32864호, 2022.8.9>

영 이 영은 2022년 8월 18일부터 시행한다.

부칙 <보건복지부령 제672호, 2019.9.27>

규칙 이 규칙은 공포한 날부터 시행한다.

시행규칙 별표

규칙 **[별표 1] 보건소에서 수행할 수 있는 기능 및 업무의 예시(제3조 관련)** <개정 2019.9.27>

기능	업무	예시
1. 보건의료인 및 「보건의료기본법」 제3조제4호에 따른 보건의료기관 등에 대한 지도·관리·육성과 국민보건 향상을 위한 지도·관리	가. 의료인 및 의료기관에 대한 지도 등에 관한 사항	1) 의료기관의 개설 및 지도에 관한 사항 가) 의원·치과의원·한의원 및 조산원의 개설신고 수리 나) 부속의료기관의 개설신고 수리 다) 의료기관의 진단용 방사선 발생장치 및 특수의료장비의 설치·운영 신고 수리 라) 의료기관의 폐업·휴업 신고 수리 및 진료기록부 등의 이관·보관 등에 관한 사항 마) 의료기관에서 나오는 세탁물 처리업자에 대한 신고 수리 바) 「의료법」 제28조제1항에 따른 중앙회의 지부 또는 분회 설치에 대한 신고 수리 2) 의료에 관한 지도·감독 및 행정 처분 가) 의료기관의 업무개시 명령 나) 의료기관 또는 의료인에 대한 보고 명령 다) 업무상황·시설 또는 진료기록부·간호기록부 등의 검사 라) 의료시설·장비사용의 제한 또는 금지 처분 마) 의료기관에 대한 업무정지·허가취소·폐쇄 처분 및 과징금 부과 등 바) 의료지도원의 임명
	나. 의료기사·보건의료정보관리사 및 안경사에 대한 지도 등에 관한 사항	1) 치과기공소 및 안경업소의 개설 등록 2) 치과기공소 및 안경업소의 폐업·등록사항 변경 신고 수리 3) 치과기공소 및 안경업소의 개설자에 대한 시정명령 4) 치과기공소 및 안경업소의 영업정지 및 등록취소 등
	다. 응급의료에 관한 사항	1) 환자가 여러 명 발생한 경우 응급의료 및 응급환자 이송 등의 업무에 대한 종사명령 2) 지역응급의료기관 지정 및 지정취소 3) 당직의료기관 지정 4) 응급의료기관 외의 의료기관 내 응급의료시설 설치·운영신고 수리 5) 구급차 등의 운용자에 대한 운용정지 및 말소등록 요청 6) 구급차 등의 운용상황과 실태점검·시정·정지 명령
	라. 「농어촌 등 보건의료를 위한 특별조치법」에 따른 공중보건의사·보건진료 전담공무원 및 보건진료소에 대한 지도 등에 관한 사항	1) 공중보건의사의 시·군·구 안의 근무지역·근무기관·근무시설 변경 및 변경결과 보고 2) 공중보건의사의 시·군·구 파견근무 명령 3) 공중보건의사에 대한 근무지역의 이탈금지 명령 4) 공중보건의사의 복무에 관한 지도·감독 5) 보건진료소의 설치·운영 6) 보건진료 전담공무원의 근무지역 지정·임용 및 징계 7) 보건진료 전담공무원의 관할구역 이탈금지 명령 8) 보건진료소의 업무에 대한 지도·감독
	마. 약사에 관한 사항과 마약·향정신성의약품의 관리에 관한 사항	1) 약국 및 의약품 관리 가) 약국 개설등록 수리 나) 약국 폐업 또는 휴업, 휴업한 약국의 재개 신고 수리 다) 약국제제 또는 조제실제제의 제조 품목 신고 수리 라) 안전상비의약품 판매자 등록 수리

기능	업무	예시
		마) 한약업사 및 의약품 도매상 허가 바) 약국 또는 점포 외 장소 의약품 판매 승인 사) 약국개설자, 의약품 판매업자에 대한 보고명령 · 시설과 서류의 검사 및 의약품의 수거 아) 약국개설자, 의약품 판매업자의 의약품 생산, 업무 개시 명령 자) 약국개설자, 의약품 판매업자의 의약품 회수 · 폐기 또는 조치 명령 차) 약국개설자, 의약품 판매업자의 시설 개수 명령 또는 사용 금지 명령 카) 약국개설자의 관리자 변경 명령 타) 약국개설자, 의약품 판매업자의 허가 · 승인 · 등록 취소 파) 안전상비의약품 판매자 등록 취소 하) 약사감시원 임명 2) 마약류 취급자 및 마약류 관리 가) 대마 취급자의 허가 및 허가증 교부 나) 대마 재배 면적, 생산 현황 및 수량 보고, 폐기 보고 수리 다) 마약류도매업자, 마약류소매업자, 마약류취급의료업자, 마약류관리자, 대마 재배자의 마약류 취급 감시 및 단속 라) 마약류도매업자, 마약류소매업자, 마약류취급의료업자, 마약류관리자, 대마 재배자의 마약류 폐기 및 조치 명령 마) 마약류도매업자, 마약류소매업자, 마약류취급의료업자, 마약류관리자, 대마 재배자에 대한 관리 및 업무 보고 명령 바) 마약류 감시원 및 마약류 명예지도원 운영
	바. 공중위생 및 식품위생에 관한 사항	1) 공중위생영업자 및 해당 시설에 대한 지도 · 관리 가) 공중위생영업 · 폐업 · 승계에 대한 신고 수리 나) 이용사 및 미용사의 면허 등 교부 · 취소 등 다) 공중위생영업자 및 공중이용시설의 소유자 등에 대한 보고관리 및 출입 · 검사 라) 공중위생영업자 및 공중위생시설의 소유자 등에 대한 위생지도 및 개선명령 마) 위생관리등급 공표 등 바) 공중위생감시원 임명 등 2) 식품접객업소 등에 관한 지도 · 관리 가) 위해평가 결과 등에 관한 보고 등 나) 식품위생 영업소 등에 대한 출입 · 검사 · 수거 등의 조치 다) 식품 등의 검사 · 재검사 수행 및 검사결과 등의 통보 라) 식품위생감시원 임명 및 소비자 식품위생감시원 위촉 마) 식품위생 영업의 허가 및 영업 승계 등에 대한 신고 수리 바) 위해식품 및 식품 등의 이물 등에 대한 신고 수리 및 회수조치 · 보고 · 품목 제조 정지 등 사) 식품 등의 제조 · 가공업소, 식품접객업소 또는 집단급식소에 대한 위생등급 관리 및 모범업소 지정 등 아) 조리사의 면허 교부 및 취소 등 자) 식품위생업소 등에 대한 시정명령 및 위해식품에 대한 폐기처분 등 차) 위해식품 등의 공표에 관한 사항 카) 식품위생 영업시설 개수명령 등 타) 식품위생 영업의 허가취소 및 식품위생영업소 등의 폐쇄조치 파) 집단급식소 설치 · 운영에 대한 신고 수리 하) 어린이 기호식품 조리 · 판매업소 관리 거) 어린이 기호식품 우수판매업소 지정 너) 어린이 기호식품에 대한 안전과 영양공급 등에 대한 교육 및 홍보 더) 어린이 기호식품 조리 또는 진열 · 판매하는 자에 대한 시정명령

기능	업무	예시
2. 지역주민의 건강증진 및 질병예방 · 관리를 위한 지역보건의료서비스의 제공	가. 국민건강증진 · 구강건강 · 영양관리사업 및 보건교육	1) 국민건강증진 가) 건강증진프로그램의 개발 및 실시 나) 주민건강의 증진에 관한 세부계획의 수립 및 시행 다) 담배자판기 설치 단속 등 금연을 위한 조치 라) 금연구역 관리 마) 질병의 조기발견을 위한 검진 등 2) 구강보건 가) 구강건강에 관한 교육사업 나) 수돗물에 대한 불소화사업 다) 충치예방을 위한 치아홈메우기 사업 라) 불소용액 양치사업 3) 영양관리사업 가) 영유아 · 임산부 · 수유부 · 노인 · 환자 및 성인 등의 영양관리사업 나) 영양 및 식생활 교육 · 홍보 다) 집단급식시설에 대한 현황 파악 및 급식업무 지도 라) 그 밖에 영양과 식생활개선에 관한 사항 4) 개인 또는 집단에 대한 보건교육 실시 가) 금연 · 절주 · 신체활동 등 건강증진에 관한 사항 나) 구강건강에 관한 사항 다) 영양 및 식생활에 관한 사항 라) 만성질환 등 질병의 예방에 관한 사항 마) 공중위생 및 식품위생에 관한 사항 등
	나. 감염병의 예방 및 관리	1) 감염병의 예방 · 관리 가) 감염병 예방을 위한 교육 · 홍보 나) 감염병의 신고 수리 · 보고 다) 관할구역에 거주하는 감염병 환자 또는 의사 환자에 관한 환자 명부의 작성 · 관리 및 상황 보고 라) 디프테리아 · 폴리오 · 백일해 · 홍역 · 파상풍 · 결핵 · B형간염 등 기타 보건복지부장관이 지정하는 감염병에 관한 정기 · 임시 예방접종 실시 마) 예방접종의 공고 및 완료 여부의 확인 바) 예방접종 기록의 보존 및 보고 사) 예방접종 증명서의 교부 아) 감염병관리기관의 지정 · 관리, 감염병 위기 시 감염병 관리기관의 설치 자) 감염병 환자 등의 파악 · 관리 및 입원통지 차) 감염병 유행에 대한 방역 조치 및 감염병 예방을 위한 소독 등 카) 소독업 개시 · 휴업 · 대행에 대한 신고 접수 및 시정명령 · 영업정지 등 타) 예방위원의 임명 또는 위촉 2) 후천성면역결핍증 관리 가) 후천성면역결핍증의 진단 · 검안사실 및 감염인 사망 등에 대한 신고 수리 · 보고 나) 후천성면역결핍증에 관한 정기 또는 수시검진 다) 후천성면역결핍증에 관한 역학조사 라) 감염인의 전문진료기관 또는 요양시설의 치료 및 요양 권고 마) 후천성면역결핍증검사확인서 발급 바) 감염자관리명부 작성 및 관리 3) 결핵관리 가) 결핵환자 진단 · 사망 및 사체 검안에 관한 신고 수리 나) 신고된 결핵환자에 대한 검진 및 잠복결핵감염자에 대한 치료 등의 조치 다) 결핵 집단발생이 의심되는 경우 역학조사 · 검진 · 치료 등의 조치

기능	업무	예시
		라) 결핵조기발견을 위한 결핵검진 마) 신생아 등에 대한 결핵예방접종 실시 바) 전염성결핵환자에 대한 접객업 등의 업무종사 정지 · 금지 명령 및 전염성소실 시 정지 · 금지 명령 취소 사) 결핵환자에 대한 입원명령 아) 전염성결핵환자 접촉자에 대한 결핵검진 및 관리
	다. 모성과 영유아의 건강유지 · 증진	1) 임산부의 신고 접수 및 보고 2) 모자보건수첩의 발급 3) 미숙아 등에 대한 등록카드 작성 · 관리 4) 임산부 · 영유아 · 미숙아 등의 건강관리 등 5) 피임약제 등의 보급 6) 산후조리업의 개설 · 승계 · 폐업 · 휴업 및 재개에 대한 신고 접수 7) 산후조리원의 보고 · 출입 · 검사 및 시정명령, 폐쇄 등 행정조치 등
	라. 여성 · 노인 · 장애인의 건강유지 · 증진	1) 노인에 대한 건강진단 · 상담 및 보건교육 2) 홀로 사는 노인에 대한 방문요양서비스 등의 서비스와 안전 확인 등의 보호조치 3) 치매검진 및 치매관리사업 4) 치매상담센터 설치 및 운영 5) 장애인의 검진 · 재활상담 및 재활서비스 등
	마. 정신건강증진 및 생명존중에 관한 사항	1) 정신건강증진 가) 정신질환자의 발견 · 상담 · 진료 및 만성 정신질환자의 관리 나) 정신보건센터 설치 다) 사회복귀시설의 설치 · 운영 라) 사회복귀시설의 폐지 · 휴지 · 재개신고 수리 마) 사회복귀시설 폐쇄 또는 정지 명령 바) 정신질환자의 입원 · 퇴원 및 통지 등에 관한 사항 사) 정신의료기관 입원환자의 퇴원 또는 처우개선 청구 수리, 기초정신보건심의위원회 회부 및 퇴원 또는 처우개선 조치 명령 2) 생명존중에 관한 사항 가) 자살예방센터 및 자살예방용 긴급전화의 설치 · 운영 나) 자살위험자 조기 발견, 상담 및 치료 등 지원에 관한 사항 다) 자살예방 상담 · 교육 · 홍보 등에 관한 사항
	바. 지역주민에 대한 진료, 건강검진 및 만성질환 등의 질병관리에 관한 사항	1) 일반진료 2) 치과진료 3) 한방진료 4) 만성질환 예방 및 관리 프로그램 개발 · 운영 5) 희귀난치성질환자 의료비 지원 사업 6) 암환자 의료비 지원 사업

규칙 **[별표 2] 전문인력의 면허 또는 자격의 종류에 따른 최소 배치 기준(제4조제1항 관련)**: 생략

규칙 **[별표 3] 지역보건의료기관의 시설 · 장비 및 표시 기준(제7조 관련)**: 생략

법 [일부개정 2022.6.10 법률 제18898호]
시행령 [일부개정 2021.4.6 대통령령 제31604호]
시행규칙 [일부개정 2021.4.8 보건복지부령 제792호]

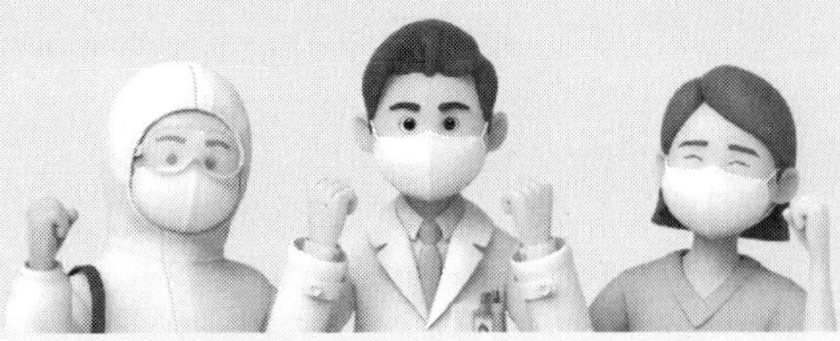

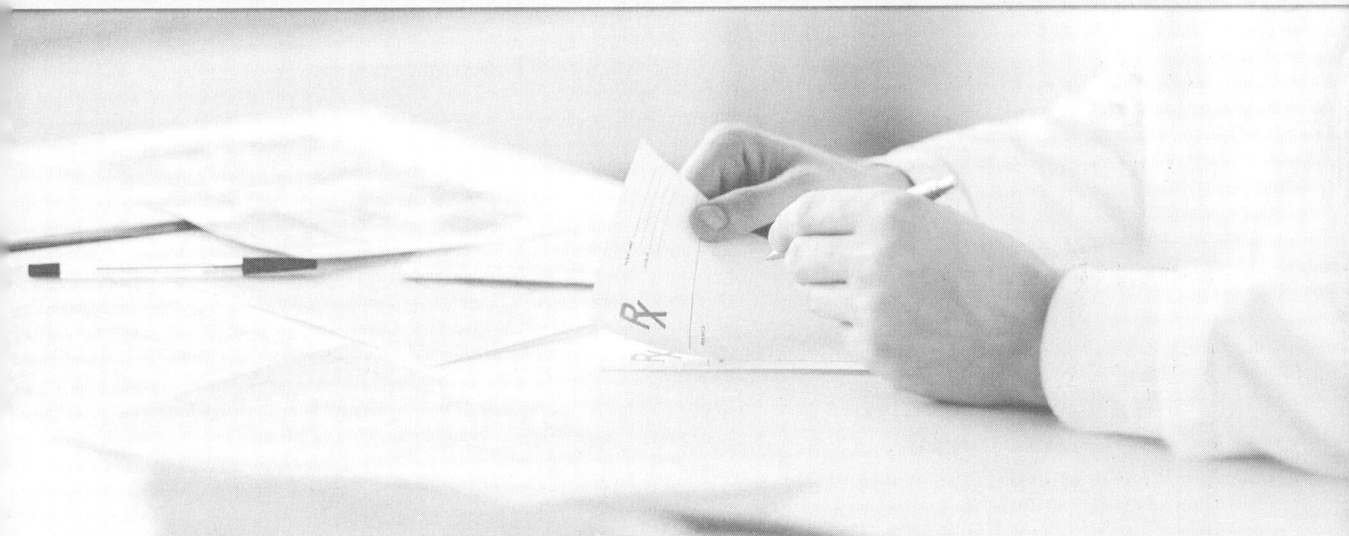

Chapter 7
암관리법

학습목표

- 암관리법의 목적과 말기암환자 관리에 대하여 정리한다.
- 암관리종합계획수립과 암연구사업에 대하여 정리한다.
- 중앙암등록본부, 지역암등록본부 및 지역암센터에 대하여 정리한다.
- 말기암환자의 완화의료에 대하여 정리한다.
- 국립암센터의 설립 및 관리운영에 대하여 정리한다.

제1장 총칙

제1조(목적) 이 법은 국가가 암의 예방, 진료, 연구 및 암 치료 후 사후관리 등에 관한 정책을 종합적으로 수립 · 시행함으로써 암으로 인한 개인적 고통과 피해 및 사회적 부담을 줄이고 국민건강증진에 이바지함을 목적으로 한다. **<개정 2022.6.10>**
[시행일: 2023.6.11] 제1조

영 **제1조(목적)** 이 영은 「암관리법」에서 위임된 사항과 그 시행에 필요한 사항을 규정함을 목적으로 한다.

규칙 **제1조(목적)** 이 규칙은 「암관리법」 및 같은 법 시행령에서 위임된 사항과 그 시행에 필요한 사항을 규정함을 목적으로 한다.

제2조(정의) 삭제 <2020.4.7>

제3조(국가 등의 의무) ① 국가 및 지방자치단체는 암의 예방, 진료, 연구 및 암 치료 후 사후관리 등(이하 "암관리"라 한다)에 관한 사업을 시행하고 지원함으로써 암을 예방하고 암환자에게 적절한 의료서비스가 제공될 수 있도록 적극 노력하여야 한다. **<개정 2022.6.10>**
② 「의료법」에 따른 의료인 및 의료기관의 장은 국가 및 지방자치단체가 시행하는 암관리에 관한 사업(이하 "암관리사업"이라 한다)에 적극 협조하여야 한다.
[시행일: 2023.6.11] 제3조

제4조(암 예방의 날 및 홍보 등) ① 암에 대한 국민의 이해를 높이고 암의 예방 · 치료 및 관리 의욕을 고취시키기 위하여 매년 3월 21일을 암 예방의 날로 정하고, 이에 적합한 행사를 하여야 한다.
② 국가와 지방자치단체는 암의 발생을 예방하고, 암의 조기 발견 및 암에 대한 인식 개선 등 암관리에 대한 범국민적인 관심을 높이기 위한 교육 · 홍보 사업을 시행하여야 한다. **<개정 2022.6.10>**
[시행일: 2023.6.11] 제4조

제2장 암관리

제1절 암관리종합계획 수립 등

제5조(암관리종합계획의 수립) ① 보건복지부장관은 제6조에 따른 국가암관리위원회의 심의를 거쳐 암관리종합계획(이하 "종합계획"이라 한다)을 5년마다 세워야 한다. **<개정 2020.4.7>**
② 종합계획에는 다음 각 호의 사항이 포함되어야 한다. **<개정 2020.4.7, 2022.6.10>**
1. 암관리사업의 기본목표와 추진방향
2. 암관리사업의 계획 및 추진 방법

3. 암관리에 필요한 전문 인력의 육성에 관한 사항
4. 암 치료 후 사후관리에 관한 사항
5. 그 밖에 암관리에 필요한 사항

③ 특별시장 · 광역시장 · 특별자치시장 · 도지사 · 특별자치도지사(이하 "시 · 도지사"라 한다) 및 시장 · 군수 · 구청장(자치구의 구청장을 말한다. 이하 같다)은 그 지방자치단체의 실정을 고려하여 종합계획에 따른 세부집행계획을 각각 세워야 한다. <개정 2015.12.29, 2020.4.7>

④ 제3항에 따른 세부집행계획은 「지역보건법」 제7조에 따른 지역보건의료계획에 포함하여 수립한다. <개정 2015.5.18>

⑤ 그 밖에 종합계획 및 제3항에 따른 세부집행계획의 수립 · 시행에 필요한 사항은 대통령령으로 정한다. <신설 2020.4.7>

[시행일: 2023.6.11] 제5조

영 **제1조의2(암관리종합계획의 수립 · 시행 등)** ① 보건복지부장관은 「암관리법」(이하 "법"이라 한다) 제5조제1항에 따른 암관리종합계획을 수립했을 때에는 그 내용을 보건복지부의 인터넷 홈페이지에 공고하고, 특별시장 · 광역시장 · 특별자치시장 · 도지사 · 특별자치도지사(이하 "시 · 도지사"라 한다) 및 시장 · 군수 · 구청장(자치구의 구청장을 말한다)에게 알려야 한다.

② 보건복지부장관은 제1항에 따른 암관리종합계획의 시행을 위해 연차별 시행계획을 수립해야 한다.

[본조신설 2021.4.6]

제6조(국가암관리위원회) 암관리종합계획의 수립 등 암관리에 관한 중요사항을 심의하기 위하여 보건복지부장관 소속으로 국가암관리위원회(이하 "위원회"라 한다)를 둔다.

제7조(위원회의 구성) ① 위원회는 위원장 1인을 포함한 15인 이내의 위원으로 구성한다.

② 위원장은 보건복지부차관이 되고, 위원은 다음 각 호의 어느 하나에 해당하는 사람 중에서 보건복지부장관이 임명 또는 위촉한다. <개정 2020.4.7>

1. 암의 예방 및 관리 업무를 담당하는 공무원
2. 암에 관한 학식과 경험이 풍부한 사람

③ 위원회는 업무를 효율적으로 수행하기 위하여 위원회의 위원과 외부 전문가로 구성되는 분야별 전문위원회를 둘 수 있다. <개정 2020.4.7>

④ 그 밖에 위원회 및 전문위원회의 구성 · 운영 등에 필요한 사항은 대통령령으로 정한다. <개정 2020.4.7>

영 **제4조의2(전문위원회의 구성 및 운영)** ① 법 제7조제3항에 따라 위원회에 다음 각 호의 전문위원회를 둔다.

1. 암 예방 전문위원회
2. 암 검진 전문위원회
3. 암환자 관리 전문위원회
4. 암데이터 관리 전문위원회

② 각 전문위원회는 위원장 1명을 포함하여 10명 이내의 위원으로 성별을 고려하여 구성한다.

③ 각 전문위원회 위원장은 해당 전문위원회 위원 중에서 호선(互選)하며, 각 전문위원회 위원은 다음 각 호의 사람 중에서 위원회 위원장이 임명하거나 위촉한다.

1. 위원회 위원
2. 암 예방 및 관리 업무를 담당하는 공무원
3. 암 관련 분야의 전문지식과 경험이 풍부한 사람으로서 관련 학회나 단체 또는 위원회 위원의 추천을 받은 사람

④ 위원회 위원장이 위촉한 전문위원회 위원의 임기는 3년으로 하며, 한 차례만 연임할 수 있다.

⑤ 전문위원회 회의는 다음 각 호의 어느 하나에 해당할 때에 해당 전문위원회 위원장이 소집한다.

1. 위원회 위원장이 소집을 요구할 때
2. 해당 전문위원회 재적위원 2분의 1 이상이 소집을 요구할 때
3. 해당 전문위원회 위원장이 필요하다고 인정할 때

⑥ 제1항부터 제5항까지에서 규정한 사항 외에 전문위원회의 구성 및 운영에 필요한 사항은 위원회 의결을 거쳐 위원회 위원장이 정한다.

[본조신설 2021.4.6]

제8조(위원회의 기능) 위원회는 다음 각 호의 사항을 심의한다. <개정 2020.4.7>

1. 국가암관리체계 및 제도의 발전에 관한 사항
2. 종합계획의 수립 및 평가에 관한 사항
3. 연도별 암관리사업 시행계획에 관한 사항
4. 암관리사업의 예산에 관한 중요 사항
5. 그 밖에 위원장이 심의에 부치는 사항

영 **제2조(국가암관리위원회 위원의 임기 등)** ① 「암관리법」(이하 "법"이라 한다) 제6조에 따른 국가암관리위원회(이하 "위원회"라 한다) 위원의 임기는 3년으로 하며, 한 차례만 연임할 수 있다.

② 위원의 사임 등으로 인하여 새로 위촉된 위원의 임기는 전임 위원 임기의 남은 기간으로 한다.

③ 보건복지부장관은 위원의 과반수를 암 관련 전문 단체의 추천을 받아 임명하거나 위촉하여야 한다.

영 **제3조(위원회의 운영 등)** ① 위원장은 위원회를 대표하며, 위원회의 업무를 총괄한다.

② 위원장이 부득이한 사유로 직무를 수행할 수 없을 때에는 위원장이 지명하는 위원이 그 직무를 대행한다.

③ 위원회의 회의는 보건복지부장관이나 위원 3분의 1 이상이 요구할 때 또는 위원장이 필요하다고 인정할 때에 소집하고, 위원장이 그 의장이 된다.

④ 위원회의 회의는 재적위원 과반수의 출석으로 개의(開議)하고 출석위원 과반수의 찬성으로 의결한다.

⑤ 이 영에서 규정한 사항 외에 위원회의 운영 등에 필요한 사항은 위원회의 의결을 거쳐 위원장이 정한다.

영 **제4조(간사)** 위원회의 사무를 처리하기 위하여 위원회에 간사 1명을 두되, 간사는 보건복지부 소속 공무원 중에서 보건복지부장관이 임명한다.

영 **제5조(수당 등)** 위원회의 회의에 출석한 위원에게는 예산의 범위에서 수당 · 여비와 그 밖에 필요한 경비를 지급할 수 있다. 다만, 공무원인 위원이 그 소관 업무와 직접 관련하여 출석하는 경우에는 그러하지 아니하다.

제2절 암연구사업 등

제9조(암연구사업) ① 보건복지부장관은 암의 예방과 진료기술의 발전을 위하여 암 연구 · 개발사업(이하 "암연구사업"이라 한다)을 시행한다.

② 보건복지부장관은 암연구사업을 추진할 때 학계 · 연구기관 및 산업체 간의 공동연구사업을 우선 지원하여야 한다.

③ 보건복지부장관은 암연구사업에 관한 국제협력의 증진을 위하여 노력하고 선진기술의 도입을 위한 전문 인력의 국외 파견 및 국내 유치 등의 방안을 마련하여야 한다.

④ 보건복지부장관은 암연구사업의 구체적이고 세부적인 사항에 대한 기획 · 관리 및 평가 등의 업무를 효율적으로 수행하기 위하여 제27조에 따라 설립된 국립암센터(이하 "국립암센터"라 한다)로 하여금 다음 각 호의 업무를 수행하게 할 수 있다.

1. 암연구사업의 국내외 추세 및 암연구사업에 대한 수요 예측
2. 암연구사업 계획의 작성
3. 연도별 암연구사업 과제의 공모 · 심의 및 선정
4. 암연구사업 결과의 평가 및 활용
5. 그 밖에 암연구사업에 필요한 사항

⑤ 제4항에 따라 국립암센터가 업무를 수행할 때에 지켜야 하는 사항은 보건복지부령으로 정한다.

규칙 제2조(암정복추진기획단) ① 보건복지부장관은 「암관리법」(이하 "법"이라 한다) 제9조제1항에 따른 암 연구 · 개발사업(이하 "암연구사업"이라 한다)에 대하여 지원하거나 자문하게 하기 위하여 보건복지부에 암정복추진기획단(이하 "추진기획단"이라 한다)을 둘 수 있다. <개정 2014.10.15>

② 추진기획단은 단장 1명을 포함한 30명 이내의 위원으로 구성하며, 위원은 암 연구에 관한 학식과 경험이 풍부한 사람 중에서 보건복지부장관이 임명하거나 위촉한다.

③ 위원의 임기는 2년으로 한다.

④ 그 밖에 추진기획단의 구성 및 운영 등에 필요한 사항은 보건복지부장관이 정한다.

규칙 제3조(암연구사업의 수행 절차 등) ① 법 제27조에 따른 국립암센터(이하 "국립암센터"라 한다)는 법 제9조제4항에 따른 업무를 수행하기 위하여 매년 연간 시행계획과 지침을 수립하여 보건복지부장관의 승인을 받아야 한다.

② 법 제9조제4항제3호에 따른 암연구사업 과제는 다음 각 호의 구분에 따른다.

1. 공모과제: 공모에 의해 심의 · 선정된 과제
2. 지정과제: 보건복지부장관이 필요하다고 인정하여 발굴 · 기획하고, 주관 연구기관과 주관 연구책임자를 지정하는 과제

제9조의2(암데이터사업) ① 보건복지부장관은 공익적 목적으로 다음 각 호의 사업을 수행하기 위하여 필요한 데이터를 수집, 처리, 분석 및 제공하는 사업(이하 "암데이터사업"이라 한다)을 수행할 수 있다.

1. 암관리를 위한 정책 수립 및 평가
2. 암관리를 위한 연구 · 개발

② 보건복지부장관은 암데이터사업을 수행하기 위하여 중앙행정기관, 지방자치단체, 국립암센터, 「국민건강보험법」에 따른 국민건강보험공단 및 건강보험심사평가원과 그 밖에 대통령령으로 정하는 공공기관(이하 "자료제공기관"이라 한다)에 필요한 자료의 제공을 요청할 수 있다. 이 경우 요청을 받은 자료제공기관은 특별한 사유가 없으면 그 요청에 따라야 한다. <개정 2020.8.11>

③ 보건복지부장관은 제2항에 따라 필요한 자료를 요청할 경우 「개인정보 보호법」에 따른 개인정보가 포함된 자료의 제공을 요청할 수 있다. 이 경우 자료제공기관은 개인정보를 「개인정보 보호법」에 따라 가명처리한 후 제공하여야 한다.
④ 보건복지부장관은 제2항 및 제3항에 따라 제공받은 가명정보 중 두 개 이상의 정보를 결합하여 분석할 필요가 있는 경우 「개인정보 보호법」에 따라 가명정보를 결합하여 처리할 수 있다.
⑤ 보건복지부장관은 제1항부터 제4항까지의 규정에 따라 처리하는 가명정보를 암데이터사업의 목적을 위하여 「개인정보 보호법」에 따라 제3자에게 제공할 수 있다. 이 경우 특정 개인을 알아보기 위하여 사용될 수 있는 정보를 포함하여서는 아니 된다.
⑥ 제3항에 따른 가명처리의 방법 · 절차, 제4항에 따른 가명정보 결합의 방법 · 절차 및 제5항에 따른 자료 제공의 절차 등에 관하여 필요한 사항은 대통령령으로 정한다.
⑦ 개인정보 보호에 관하여는 이 법에서 정하는 사항을 제외하고는 「개인정보 보호법」에 따른다.
[본조신설 2020.4.7]

영 **제5조의2(암데이터사업 관련 자료제공기관)** 법 제9조의2제2항 전단에서 "대통령령으로 정하는 공공기관"이란 다음 각 호의 기관을 말한다.

1. 「공공보건의료에 관한 법률」에 따른 공공보건의료기관
2. 「과학기술분야 정부출연연구기관 등의 설립 · 운영 및 육성에 관한 법률」에 따라 설립된 과학기술분야 정부출연연구기관 및 국가과학기술연구회
3. 「국립대학병원 설치법」에 따른 국립대학병원
4. 「국립대학치과병원 설치법」에 따른 국립대학치과병원
5. 「국립중앙의료원의 설립 및 운영에 관한 법률」에 따른 국립중앙의료원
6. 「방사선 및 방사성동위원소 이용진흥법」 제13조의2에 따른 한국원자력의학원
7. 「보건의료기술 진흥법」 제19조에 따른 한국보건의료연구원
8. 「서울대학교병원 설치법」에 따른 서울대학교병원
9. 「서울대학교치과병원 설치법」에 따른 서울대학교치과병원
10. 「정부출연연구기관 등의 설립 · 운영 및 육성에 관한 법률」에 따라 설립된 정부출연연구기관 및 경제 · 인문사회연구회
11. 「지방의료원의 설립 및 운영에 관한 법률」에 따른 지방의료원
12. 「한국보건산업진흥원법」에 따른 한국보건산업진흥원
13. 「한국산업안전보건공단법」에 따른 한국산업안전보건공단
14. 「한국환경공단법」에 따른 한국환경공단
15. 그 밖에 보건복지부장관이 암데이터사업을 위해 필요하다고 인정하는 기관

[본조신설 2021.4.6]

영 **제5조의3(가명처리 · 자료제공 등의 방법 · 절차 등)** ① 보건복지부장관은 법 제9조의2제3항에 따라 개인정보가 포함된 자료를 요청하는 경우 자료를 제공하는 기관과 가명처리에 필요한 사항을 사전에 협의해야 한다.
② 법 제9조의2제5항에 따라 보건복지부장관으로부터 가명정보를 제공받은 제3자는 보건복지부장관이 안전성 확보에 필요한 기술적 · 관리적 · 물리적 조치가 되어 있다고 인정하는 공간(이하 이 조에서 "분석공간"이라 한다)에서 가명정보를 분석해야 한다. 다만, 분석공간에서 분석 목적을 달성할 수 없다고 보건복지부장관이 인정하는 경우에는 분석공간 외부로 가명정보를 반출할 수 있다.
③ 보건복지부장관은 가명정보를 제공받은 제3자에게 가명정보의 제공에 드는 비용을 청구할 수

있다.

④ 제1항부터 제3항까지에서 규정한 사항 외에 가명처리의 방법 · 절차, 자료제공의 절차 등에 필요한 사항은 보건복지부장관이 정하여 고시한다.

[본조신설 2021.4.6]

제10조(진료방법의 개발 및 보급 등) 보건복지부장관은 효과적이고 적절한 암의 예방 및 진료방법 등을 개발하고 적극 보급하여야 한다.

② 보건복지부장관은 제1항에 따라 개발한 암의 예방 및 진료방법 등에 관한 신기술의 활용을 촉진하기 위하여 필요한 지원시책을 마련하여야 한다.

제10조의2(암예방사업) 보건복지부장관은 암 발생 위험을 낮추거나 암 발생을 감소시키기 위하여 다음 각 호의 예방사업(이하 "암예방사업"이라 한다)을 시행하여야 한다.

1. 국민 암 예방수칙 및 실천지침의 개발과 보급
2. 암 위험요인에 대한 인식과 암 예방 실천에 대한 모니터링
3. 효과적인 암 예방을 위한 사업 개발
4. 대국민 암 예방 교육 · 홍보사업
5. 그 밖에 암 예방을 위하여 보건복지부장관이 필요하다고 인정하는 사업

[본조신설 2020.4.7]

제10조의3(발암요인관리사업) 보건복지부장관은 발암요인을 관리하기 위하여 다음 각 호의 사업을 시행할 수 있다.

1. 발암요인의 목록 작성 및 보급
2. 발암요인 및 그 위해성에 대한 정보 제공
3. 발암요인의 위해성 평가와 관리를 위한 국제협력사업
4. 그 밖에 발암요인의 관리와 관련하여 보건복지부령으로 정하는 사업

[전문개정 2022.6.10]

[시행일: 2023.6.11] 제10조의3

규칙 **제3조의2(발암요인관리사업)** 법 제10조의3제1항제4호에서 "보건복지부령으로 정하는 사업"이란 다음 각 호의 사업을 말한다.

1. 발암요인의 위해성 평가 및 평가지침 개발
2. 발암요인의 위해성 평가와 관리를 위한 부처 간 협력사업
3. 발암요인의 위해성에 관한 교육 및 홍보
4. 발암요인을 관리하기 위한 통합정보시스템의 개발 및 운영

[본조신설 2021.4.8]

제11조(암검진사업) ① 보건복지부장관은 암의 치료율을 높이고 암으로 인한 사망률을 줄이기 위하여 암을 조기에 발견하는 검진사업(이하 "암검진사업"이라 한다)을 시행하여야 한다.

② 암검진사업의 범위, 대상자, 암의 종류 · 검진주기, 연령 기준 등에 관하여 필요한 사항은 대통령령으로 정한다. 이 경우 보건복지부장관은 암의 발생률, 생존율, 사망률 등 암 통계 및 치료에 관한 자료를 고려하여 암검진사업의 대상자, 암의 종류 · 검진주기 등을 정하여야 한다.

③ 암의 검진 방법 및 절차 등에 관하여 필요한 사항은 보건복지부령으로 정한다.

④ 보건복지부장관은 암검진을 받는 사람 중 「의료급여법」에 따른 의료급여수급자 및 대통령령으로 정하는 건강보험가입자에 대하여는 예산 또는 「국민건강증진법」에 따른 국민건강증진기금(이하 "국민건강증진기금"이라 한다)에서 그 비용의 전부 또는 일부를 지원할 수 있다.

영 **제6조(암검진사업의 범위)** 법 제11조제1항에 따른 암을 조기에 발견하는 검진사업(이하 "암검진사업"이라 한다)의 범위는 다음 각 호와 같다.

1. 암검진의 기준 연구 및 질 관리
2. 암검진 대상자 중 해당 연도 내 암검진을 받을 사람(이하 "수검 예정자"라 한다)의 선정 및 통보
3. 수검 예정자에 대한 검사 및 진단
4. 법 제11조제4항에 따른 검진비 지원
5. 암검진에 관한 교육 및 홍보
6. 암검진에 관한 정보시스템의 개발 및 관리
7. 그 밖에 암검진사업과 관련하여 보건복지부장관이 필요하다고 인정하는 사업

[전문개정 2014.8.20]

영 **제7조(암검진사업의 대상자 등)** ① 법 제11조제2항에 따른 암검진사업의 대상자는 다음 각 호의 사람으로 한다.

1. 「국민건강보험법」 제5조에 따른 건강보험가입자 및 피부양자
2. 「의료급여법」에 따른 의료급여수급자

② 법 제11조제4항에서 "대통령령으로 정하는 건강보험가입자"란 「국민건강보험법」 제69조에 따른 월별 보험료액 등을 기준으로 하여 보건복지부장관이 정하여 고시하는 사람을 말한다. <개정 2012.8.31>

영 **제8조(암검진사업 대상 암의 종류 · 검진주기 등)** ① 법 제11조제2항에 따른 암검진사업의 대상이 되는 암의 종류는 다음 각 호와 같다. <개정 2019.5.14>

1. 위암
2. 간암
3. 대장암
4. 유방암
5. 자궁경부암
6. 폐암

② 암의 종류별 검진주기와 연령 기준 등은 별표 1과 같다.

규칙 **제4조(암검진의 방법 및 절차 등)** ① 「암관리법 시행령」(이하 "영"이라 한다) 제6조제3호에 따른 검사 및 진단은 「건강검진기본법」 제14조 및 같은 법 시행규칙 제4조제1항제2호에 따른 암검진기관에서 실시한다. <개정 2014.10.15>

② 제1항에 따른 암 검진의 검사항목, 검사비용, 판정 기준 등 암 검진 실시에 필요한 구체적인 사항은 보건복지부장관이 정하여 고시한다.

제12조(재가암환자 관리사업) 보건복지부장관은 가정에서 치료 또는 요양 중인 암환자(이하 "재가암환자"라 한다)에 대하여 다음 각 호의 재가암환자 관리사업을 시행하여야 한다.

1. 재가암환자에 대한 통증관리, 완화의료, 간호 및 상담서비스 등을 위한 가정방문사업

2. 재가암환자와 그 가족을 위한 교육프로그램의 개발 및 보급
3. 그 밖에 보건복지부령으로 정하는 사업

규칙 **제5조(재가암환자 관리사업의 내용)** 법 제12조제3호에서 "보건복지부령으로 정하는 사업"이란 다음 각 호의 사업을 말한다.

1. 암생존자에 대한 자가(自家) 관리 교육 및 2차 암검진 등 안내
2. 영양관리, 운동 지도 등 건강 증진
3. 불안 · 우울 상담 및 정서적 지지(支持)

제12조의2(암생존자통합지지사업) ① 보건복지부장관은 암생존자(암환자 중 「호스피스 · 완화의료 및 임종과정에 있는 환자의 연명의료결정에 관한 법률」 제2조제3호에 따른 말기환자에 해당하지 아니하는 사람을 말한다. 이하 같다)의 건강증진과 사회복귀를 지원하기 위하여 다음 각 호의 지지(支持) 사업(이하 "암생존자통합지지사업"이라 한다)을 시행하여야 한다.

1. 암생존자에 대한 상담 · 교육
2. 암생존자 관리 프로그램 개발 및 보급
3. 그 밖에 암생존자의 건강증진 및 사회복귀와 관련하여 보건복지부령으로 정하는 사업

② 보건복지부장관은 암생존자통합지지사업을 효율적으로 추진하기 위하여 국립암센터와 지역암센터를 중앙암생존자통합지지센터와 권역암생존자통합지지센터로 각각 지정할 수 있다.

③ 보건복지부장관은 중앙암생존자통합지지센터 또는 권역암생존자통합지지센터가 다음 각 호의 어느 하나에 해당하는 경우에는 그 지정을 취소할 수 있다. 다만, 제1호에 해당하는 경우에는 그 지정을 취소하여야 한다.

1. 거짓이나 그 밖의 부정한 방법으로 지정을 받은 경우
2. 정당한 사유 없이 암생존자통합지지사업을 수행하지 아니한 경우

④ 중앙암생존자통합지지센터와 권역암생존자통합지지센터의 지정, 운영 및 지정취소 등에 필요한 사항은 보건복지부령으로 정한다.

[본조신설 2020.4.7]

규칙 **제5조의3(중앙암생존자통합지지센터의 지정 기준 및 절차)** ① 법 제12조의2제2항에 따른 중앙암생존자통합지지센터로 지정받으려는 자는 다음 각 호의 기준을 갖춰야 한다.

1. 소관 업무를 전문적으로 수행할 수 있는 전담부서와 전담인력을 갖출 것
2. 소관 업무 수행에 필요한 전산장비를 갖출 것
3. 소관 업무 수행에 필요한 독립된 사무실 · 회의실 및 교육장을 갖출 것

② 법 제12조의2제2항에 따라 중앙암생존자통합지지센터로 지정받으려는 자는 별지 제1호서식의 중앙암생존자통합지지센터 지정신청서에 다음 각 호의 서류를 첨부해 보건복지부장관에게 제출해야 한다.

1. 사업계획서 및 재정운용계획서
2. 중앙암생존자통합지지센터의 운영을 위한 시설 · 인력 · 장비 등의 현황

③ 보건복지부장관은 중앙암생존자통합지지센터를 지정한 경우에는 별지 제2호서식의 중앙암생존자통합지지센터 지정서를 발급해야 한다.

④ 제1항부터 제3항까지에서 규정한 사항 외에 중앙암생존자통합지지센터의 지정 기준 및 절차에 필요한 세부사항은 보건복지부장관이 정하여 고시한다.

[본조신설 2021.4.8]

규칙 **제5조의4(권역암생존자통합지지센터의 지정 기준 및 절차)** ① 법 제12조의2제2항에 따른 권역암생존자통합지지센터의 지정 기준에 관하여는 제5조의3제1항을 준용한다.

② 법 제12조의2제2항에 따라 권역암생존자통합지지센터로 지정받으려는 자는 별지 제1호서식의 권역암생존자통합지지센터 지정신청서에 다음 각 호의 서류를 첨부해 관할 특별시장 · 광역시장 · 특별자치시장 · 도지사 · 특별자치도지사(이하 "시 · 도지사"라 한다)를 거쳐 보건복지부장관에게 제출해야 한다.

1. 사업계획서 및 재정운용계획서
2. 권역암생존자통합지지센터의 운영을 위한 시설 · 인력 · 장비 등의 현황

③ 제2항에 따른 신청서를 받은 시 · 도지사는 신청서에 권역암생존자통합지지센터 지정에 대한 의견서를 첨부해 보건복지부장관에게 제출해야 한다.

④ 보건복지부장관은 권역암생존자지지센터를 지정한 경우에는 별지 제2호서식의 권역암생존자통합지지센터 지정서를 발급해야 한다.

⑤ 제1항부터 제4항까지에서 규정한 사항 외에 권역암생존자통합지지센터의 지정 기준 및 절차에 필요한 세부사항은 보건복지부장관이 정하여 고시한다.

[본조신설 2021.4.8]

규칙 **제5조의5(중앙 · 권역암생존자통합지지센터의 운영 및 평가)** ① 중앙암생존자통합지지센터 및 권역암생존자통합지지센터의 장은 소관 업무의 원활한 수행을 위해 보건복지부장관이 정하는 바에 따라 보건의료 관련 공공기관 · 단체 · 전문가 등과 협조체계를 구축하여 운영해야 한다.

② 중앙암생존자통합지지센터 및 권역암생존자통합지지센터의 장은 매년 해당 연도의 사업운영실적 및 재정집행실적과 다음 연도의 사업계획 및 재정운용계획을 중앙암생존자통합지지센터의 장은 보건복지부장관에게, 권역암생존자통합지지센터의 장은 관할 시 · 도지사를 거쳐 보건복지부장관에게 보고해야 한다.

③ 보건복지부장관은 중앙암생존자통합지지센터 및 권역암생존자통합지지센터가 수행하는 사업을 정기적으로 평가하고, 그 결과를 재정 지원 등에 반영할 수 있다.

[본조신설 2021.4.8]

규칙 **제5조의6(중앙 · 권역암생존자통합지지센터의 지정 취소 등)** ① 보건복지부장관은 중앙암생존자통합지지센터 및 권역암생존자통합지지센터가 정당한 사유 없이 법 제12조의2제1항 각 호의 사업을 수행하지 않는 경우에는 기간을 정하여 시정을 명하고, 그 기간 동안 시정되지 않으면 지정을 취소할 수 있다.

② 보건복지부장관은 법 제12조의2제3항에 따라 중앙암생존자통합지지센터 및 권역암생존자통합지지센터의 지정을 취소하려는 경우에는 그 사유를 명시한 서면으로 관할 시 · 도지사(권역암생존자통합지지센터만 해당한다)와 중앙암생존자통합지지센터 및 권역암생존자통합지지센터의 장에게 각각 통지해야 한다.

③ 제1항 및 제2항에서 규정한 사항 외에 중앙암생존자통합지지센터 및 권역암생존자통합지지센터에 대한 시정 명령 및 지정 취소에 필요한 세부사항은 보건복지부장관이 정하여 고시한다.

[본조신설 2021.4.8]

제13조(암환자의 의료비 지원사업 등) ① 국가와 지방자치단체는 암환자의 암 종류별 경제적 부담능력 등을 고려하여 암 치료에 드는 비용을 예산 또는 국민건강증진기금에서 지원할 수 있다.

② 제1항에 따라 의료비를 지원받으려는 암환자 또는 그를 대리하는 사람(이하 "암환자등"이라 한다)은 관할 보건소장에게 지원 신청을 하여야 한다. <신설 2016.2.3, 2020.4.7>

③ 관할 보건소장은 소속 공무원으로 하여금 암환자등의 동의를 받아 제2항에 따른 의료비 지원의 신청을 대리하게 할 수 있다. <신설 2020.4.7>

④ 제2항에 따라 신청을 할 때에는 다음 각 호의 자료 또는 정보의 제공에 대한 암환자와 그 가구원(「국민기초생활 보장법」 제2조제8호에 따른 개별가구의 가구원을 말한다. 이하 같다)의 동의 서면을 제출하여야 한다. <신설 2016.2.3, 2020.4.7>

1. 「금융실명거래 및 비밀보장에 관한 법률」 제2조제2호 및 제3호에 따른 금융자산 및 금융거래의 내용에 대한 자료 또는 정보 중 예금의 평균잔액과 그 밖에 대통령령으로 정하는 자료 또는 정보(이하 "금융정보"라 한다)
2. 「신용정보의 이용 및 보호에 관한 법률」 제2조제1호에 따른 신용정보 중 채무액과 그 밖에 대통령령으로 정하는 자료 또는 정보(이하 "신용정보"라 한다)
3. 「보험업법」 제4조제1항 각 호에 따른 보험에 가입하여 납부한 보험료와 그 밖에 대통령령으로 정하는 자료 또는 정보(이하 "보험정보"라 한다)

⑤ 보건소장이 지정한 법인 · 단체 · 시설 · 기관 등은 암환자등의 요청에 따라 제2항에 따른 의료비 지원 신청을 지원할 수 있다. <신설 2021.3.23>

⑥ 제1항에 따른 의료비 지원의 대상 · 기준 · 방법, 제3항에 따른 대리 신청 및 제4항에 따른 동의의 방법 · 절차 등 의료비 지원을 위하여 필요한 사항은 대통령령으로 정한다. <개정 2016.2.3, 2020.4.7, 2021.3.23>

영 **제9조(암환자의 의료비 지원사업의 범위)** 법 제13조에 따른 암환자의 의료비 지원사업에는 다음 각 호의 사업이 포함되어야 한다. <개정 2014.8.20>

1. 의료비 지원사업 대상자에 대한 재산 및 소득에 관한 자료조사
2. 의료비 지원사업 대상자의 선정 및 통보
3. 의료비 지원사업 대상자에 대한 의료비 지급
4. 의료비 지원사업에 관한 홍보
5. 의료비 지원사업 정보시스템의 개발 및 관리

영 **제10조(암환자의 의료비 지원 대상 · 기준 및 방법 등)** ① 법 제13조제1항에 따라 의료비를 지원받을 수 있는 사람은 다음 각 호의 어느 하나에 해당하는 사람 중 소득과 재산 등이 보건복지부장관이 매년 정하여 고시하는 기준 이하인 사람(제1호의 경우에는 그 부양의무자를 포함한다)으로 한다.

1. 「아동복지법」에 따른 아동 중 암환자. 다만, 의료비를 지원받는 아동이 18세가 된 경우에는 보건복지부장관이 정하여 고시하는 바에 따라 의료비 지원을 연장할 수 있다.
2. 「국민건강보험법」 제5조에 따른 건강보험가입자 및 피부양자 중 암환자
3. 「의료급여법」에 따른 의료급여수급자 중 암환자
4. 삭제 <2021.4.6>

② 삭제 <개정 2016.7.26>

③ 법 제13조제2항에 따른 의료비 지원 신청을 받은 보건소장은 관계 기관에 의료비 지원 대상자(제1항제1호의 경우에는 그 부양의무자를 포함한다)의 소득 · 재산 등에 관한 자료조사를 요청할 수 있다. <개정 2016.7.26>

④ 법 제13조제3항에 따라 관할 보건소 소속 공무원이 의료비 지원의 신청을 대리하려는 경우에는 암환자 또는 그를 대리하는 사람으로부터 의료비 지원의 대리 신청에 필요한 자필서명 또는 기명날인이 있는 동의 서면을 제출받아야 한다. <신설 2021.4.6>

⑤ 의료비의 지원한도액, 지원기간 및 지급 절차 등 세부적인 사항은 보건복지부장관이 정하여 고시한다. <개정 2021.4.6>

제13조의2(금융정보등의 제공) ① 국가와 지방자치단체는 「금융실명거래 및 비밀보장에 관한 법률」 제4조와 「신용정보의 이용 및 보호에 관한 법률」 제32조에도 불구하고 제13조제4항에 따라 암환자와 그 가구원이 제출한 동의 서면을 전자적 형태로 바꾼 문서로 「금융실명거래 및 비밀보장에 관한 법률」 제2조제1호에 따른 금융회사등이나 「신용정보의 이용 및 보호에 관한 법률」 제2조제6호에 따른 신용정보집중기관(이하 "금융기관등"이라 한다)의 장에게 금융정보 · 신용정보 또는 보험정보(이하 "금융정보등"이라 한다)의 제공을 요청할 수 있다. <개정 2020.4.7>

② 제1항에 따라 금융정보등의 제공을 요청받은 금융기관등의 장은 「금융실명거래 및 비밀보장에 관한 법률」 제4조와 「신용정보의 이용 및 보호에 관한 법률」 제32조에도 불구하고 명의인의 금융정보등을 제공하여야 한다.

③ 제2항에 따라 금융정보등을 제공한 금융기관등의 장은 금융정보등의 제공 사실을 명의인에게 통보하여야 한다. 다만, 명의인이 동의하는 경우에는 「금융실명거래 및 비밀보장에 관한 법률」 제4조의2제1항과 「신용정보의 이용 및 보호에 관한 법률」 제32조제7항에도 불구하고 통보하지 아니할 수 있다.

④ 제1항 및 제2항에 따른 금융정보등의 제공 요청 및 제공은 「정보통신망 이용촉진 및 정보보호 등에 관한 법률」 제2조제1항제1호에 따른 정보통신망을 이용하여야 한다. 다만, 정보통신망이 손상되는 등 불가피한 경우에는 그러하지 아니하다.

⑤ 제1항 및 제2항에 따른 업무에 종사하거나 종사하였던 사람은 업무를 수행하면서 취득한 금융정보등을 이 법에서 정한 목적 외의 다른 용도로 사용하거나 다른 사람 또는 기관에 제공하거나 유출하여서는 아니 된다.

⑥ 제1항 · 제2항 및 제4항에 따른 금융정보등의 제공 요청 및 제공 등에 필요한 사항은 대통령령으로 정한다.

[본조신설 2016.2.3]

영 제10조의2(금융정보등의 범위 등) ① 법 제13조제4항에 따라 관할 보건소장에게 제출하는 동의 서면에는 암환자와 그 가구원(「국민기초생활 보장법」 제2조제8호에 따른 개별가구의 가구원을 말한다. 이하 같다)의 자필서명 또는 기명날인이 있어야 한다. <개정 2021.4.6>

② 법 제13조제4항제1호에서 "대통령령으로 정하는 자료 또는 정보"란 다음 각 호의 구분에 따른 자료 또는 정보를 말한다. <개정 2021.4.6>

1. 보통예금, 저축예금 및 자유저축예금 등 요구불예금: 최근 3개월 이내의 평균잔액
2. 정기예금, 정기적금 및 정기저축 등 저축성예금: 잔액 또는 총납입금
3. 주식, 수익증권, 출자금 및 출자지분: 최종 시세가액. 이 경우 비상장주식의 가액 평가에 관하여는 「상속세 및 증여세법 시행령」 제54조제1항을 준용한다.
4. 채권, 어음, 수표, 채무증서 및 신주인수권 증서: 액면가액
5. 연금저축: 정기적으로 지급된 금액 또는 최종 잔액
6. 제1호부터 제5호까지의 규정에 따른 금융재산에서 발생하는 이자액과 배당액 또는 할인액

③ 법 제13조제4항제2호에서 "대통령령으로 정하는 자료 또는 정보"란 다음 각 호의 자료 또는 정보를 말한다. <개정 2021.4.6>

1. 대출 현황 및 연체 내용
2. 신용카드 미결제금액

④ 법 제13조제4항제3호에서 "대통령령으로 정하는 자료 또는 정보"란 다음 각 호의 구분에 따른 자료 또는 정보를 말한다. <개정 2021.4.6>

1. 보험증권: 해약하는 경우 지급받게 될 환급금 또는 최근 1년 이내에 지급된 보험금
2. 연금보험: 해약하는 경우 지급받게 될 환급금 또는 정기적으로 지급되는 금액

[본조신설 2016.7.26]

영 **제10조의3(금융정보등의 제공)** ① 관할 보건소장은 법 제13조제4항에 따라 암환자와 그 가구원의 동의 서면을 제출받은 경우에는 보건복지부장관이 정하는 바에 따라 「사회보장기본법」 제37조제2항에 따른 사회보장정보시스템(이하 "사회보장정보시스템"이라 한다)을 통하여 보건복지부장관에게 제출하여야 한다. <개정 2021.4.6>

② 제1항에 따라 동의 서면을 제출받은 보건복지부장관은 법 제13조의2제1항에 따라 「금융실명거래 및 비밀보장에 관한 법률」 제2조제1호에 따른 금융회사등이나 「신용정보의 이용 및 보호에 관한 법률」 제25조제2항제1호에 따른 종합신용정보집중기관(이하 "금융기관등"이라 한다)의 장에게 암환자와 그 가구원에 대한 법 제13조제4항제1호부터 제3호까지의 금융정보 · 신용정보 및 보험정보(이하 "금융정보등"이라 한다)의 제공을 요청하는 경우에는 다음 각 호의 사항을 포함하여 요청하여야 한다. <개정 2020.8.4, 2021.4.6>

1. 암환자와 그 가구원의 성명 및 주민등록번호
2. 제공을 요청하는 금융정보등의 범위와 조회기준일 및 조회기간

③ 제2항에 따라 금융정보등의 제공을 요청받은 금융기관등의 장은 보건복지부장관에게 해당 금융정보등을 제공하는 경우에는 다음 각 호의 사항을 포함하여 제공하여야 한다.

1. 암환자와 그 가구원의 성명 및 주민등록번호
2. 금융정보등을 제공하는 금융기관등의 명칭
3. 제공대상 금융상품명과 계좌번호
4. 금융정보등의 내용

④ 보건복지부장관은 금융기관등의 장에게 해당 금융기관등이 가입한 협회, 연합회 또는 중앙회 등의 정보통신망을 이용하여 제2항에 따른 금융정보등을 제공하도록 요청할 수 있다.

⑤ 보건복지부장관은 제3항 또는 제4항에 따라 금융정보등을 제공받은 경우에는 사회보장정보시스템을 통하여 관할 보건소장에게 통보하여야 한다.

[본조신설 2016.7.26]

제14조(암등록통계사업) ① 보건복지부장관은 암 발생 위험 요인과 암의 발생 및 치료에 관한 자료를 지속적이고 체계적으로 수집 · 분석하여 암 발생률, 생존율 등의 통계를 산출하기 위한 등록 · 관리 · 조사사업(이하 "암등록통계사업"이라 한다)을 시행하여야 한다. 이 경우 통계자료의 수집 및 통계의 작성 등에 관하여는 「통계법」을 준용하며, 통계의 산출을 위하여 처리되는 개인정보는 「개인정보 보호법」 제58조제1항에 따라 같은 법이 적용되지 아니하는 개인정보로 본다. <개정 2011.3.29>

② 보건복지부장관은 암환자를 진단 · 치료하는 의료인 또는 의료기관, 「국민건강보험법」에 따른 국민건강보험공단 및 건강보험심사평가원, 행정안전부, 통계청, 「통계법」에 따른 통계작성기관, 그 밖에 암에 관한 사업을 하는 법인 · 기관 · 단체에 대하여 보건복지부령으로 정하는 바에 따라 암등록통계사업에 필요한 자료의 제출이나 의견의 진술 등을 요구할 수 있다. 이 경우 자료의 제출을 요구받은 자는 특별한 사유가 없으면 요구에 따라야 한다. <개정 2020.4.7>

③ 보건복지부장관은 암등록통계사업과 관련하여 고유식별정보를 처리하는 경우에는 개인정보 보호를 위하여 보건복지부령으로 정하는 바에 따라 암호화 등 안전성 확보에 필요한 조치를 하여야 한다. <신설 2015.12.29>

규칙 **제6조(암등록통계자료의 제출 요구)** 보건복지부장관은 법 제14조제2항에 따라 암환자의 진료와 관련된 자료 및 의무기록(醫務記錄) 등의 제공을 요청할 때에는 사용목적 · 사용기한 및 사용방법 등을 적은 서면으로 요구하여야 한다.

규칙 **제6조의2(암등록통계사업 관련 개인정보 안전성 확보 조치)** ① 보건복지부장관은 법 제14조제3항에 따라 개인정보의 안전성 확보를 위한 다음 각 호의 조치를 하여야 한다.

1. 개인정보의 안전한 처리를 위한 관리계획 수립 · 시행
2. 개인정보에 대한 접근 통제 및 접근 권한 제한 조치
3. 개인정보에 대한 보안프로그램의 설치 및 갱신
4. 개인정보를 안전하게 저장 · 전송할 수 있는 암호화 기술 적용 또는 이에 상응하는 조치
5. 개인정보 침해사고 대응을 위한 접속기록의 보관 및 위조 · 변조 방지를 위한 조치
6. 개인정보의 안전한 보관을 위한 잠금장치 설치 등 물리적 조치

② 제1항에 따른 안전성 확보 조치에 관한 세부 기준은 보건복지부장관이 정하여 고시한다.
[본조신설 2016.6.30]

제15조(암정보사업) ① 보건복지부장관은 암에 관한 정보를 지속적이고 체계적으로 구축하여 효율적으로 국민에게 제공하는 사업(이하 "암정보사업"이라 한다)을 시행하여야 한다.
② 암정보사업을 효율적으로 추진하기 위하여 국립암센터로 하여금 암정보사업을 수행하게 할 수 있다.
③ 제1항에 따른 암정보사업은 다음 각 호와 같다. <개정 2020.4.7>

1. 암에 관한 각종 정보의 생산, 수집 및 관리
2. 국민에 대한 암 정보 제공 및 상담
3. 암에 관한 교육자료 개발 및 교육 · 홍보
4. 그 밖에 암정보사업의 수행을 위하여 보건복지부장관이 필요하다고 인정하는 업무

제16조(역학조사) ① 질병관리청장 또는 시 · 도지사는 암 발생의 원인 규명 등을 위하여 필요하다고 인정하면 역학조사를 할 수 있다. <개정 2020.4.7, 2020.8.11>
② 질병관리청장 또는 시 · 도지사는 역학조사를 수행하기 위하여 역학조사반을 각각 설치하여야 한다. <개정 2020.4.7, 2020.8.11>
③ 질병관리청장 또는 시 · 도지사는 제1항에 따른 역학조사를 효율적으로 시행하기 위하여 관계 행정기관의 장, 대통령령으로 정하는 기관 · 단체 등의 장에게 역학조사에 필요한 자료의 제출을 요청할 수 있다. 이 경우 자료의 제출을 요청받은 기관의 장은 특별한 사정이 없으면 이에 따라야 한다. <신설 2020.4.7, 2020.8.11>
④ 누구든지 질병관리청장 또는 시 · 도지사가 실시하는 역학조사에서 다음 각 호의 행위를 하여서는 아니 된다. <신설 2020.4.7, 2020.8.11>

1. 정당한 사유 없이 역학조사를 거부 · 방해 또는 회피하는 행위
2. 거짓으로 진술하거나 거짓 자료를 제출하는 행위
3. 고의적으로 사실을 누락 · 은폐하는 행위

⑤ 제1항에 따른 역학조사의 내용 · 시기 및 방법과 제2항에 따른 역학조사반의 구성 · 임무 등에 관하여 필요한 사항은 대통령령으로 정한다. <신설 2020.4.7>

영 **제11조(역학조사반의 구성 · 운영 및 임무)** ① 법 제16조제1항에 따른 역학조사를 하기 위하여 질병관리청에 중앙역학조사반을 두고, 특별시 · 광역시 · 특별자치시 · 도 · 특별자치도(이하

"시 · 도"라 한다)에 지역역학조사반을 둔다. <개정 2020.9.11, 2021.4.6>

② 중앙역학조사반은 30명 이내의 반원으로 구성하고, 지역역학조사반은 20명 이내의 반원으로 구성한다.

③ 중앙역학조사반 및 지역역학조사반(이하 "역학조사반"이라 한다)의 반원은 중앙역학조사반의 경우 질병관리청장이, 지역역학조사반의 경우 시 · 도지사가 다음 각 호의 어느 하나에 해당하는 사람 중에서 임명하거나 위촉한다. <개정 2020.9.11, 2021.4.6>

1. 암관리사업 또는 역학조사 업무를 담당하는 4급 또는 5급 공무원
2. 역학조사 분야의 전문가
3. 암에 관한 의학적 전문지식이 있는 사람
4. 환경 및 직업성 질환 관련 전문가
5. 영양학 분야의 전문가
6. 보건통계 분야의 전문가
7. 그 밖에 의학 또는 과학 분야의 전문가

④ 역학조사반의 임무는 다음 각 호와 같다.

1. 역학조사 계획의 수립
2. 역학조사 실시 기준 및 방법의 개발
3. 역학조사의 시행 및 평가
4. 역학조사 능력 개발을 위한 교육 · 훈련
5. 암의 발병 사례 수집 · 분석 및 제공
6. 암 발생 위험 요인의 위험도 평가

⑤ 역학조사를 하는 반원은 보건복지부령으로 정하는 증표를 지니고 관계인이 요청할 때에는 이를 보여주어야 한다.

⑥ 질병관리청장 및 시 · 도지사는 반원으로 임명되거나 위촉되어 활동하는 사람에게 예산의 범위에서 수당 · 여비와 역학조사 활동에 필요한 경비를 지급할 수 있다. 다만, 공무원인 반원이 그 소관업무와 직접 관련하여 활동하는 경우에는 그러하지 아니하다. <개정 2020.9.11>

⑦ 제1항부터 제6항까지에서 규정한 사항 외에 역학조사반의 운영 등에 필요한 사항은 질병관리청장이 정한다. <개정 2020.9.11>

영 **제12조(역학조사의 시기 · 방법 및 내용 등)** ① 법 제16조제1항에 따른 역학조사는 다음 각 호의 구분에 따라 실시한다. <개정 2020.9.11>

1. 중앙역학조사반이 역학조사를 하는 경우
   가. 둘 이상의 시 · 도에서 역학조사가 동시에 필요한 경우
   나. 시 · 도지사의 역학조사가 불충분하거나 인력 · 장비의 부족으로 역학조사가 곤란한 경우
   다. 특정 지역의 암 발생과 그로 인한 사망이 증가하여 전국적인 조사가 긴급히 필요한 경우
   라. 그 밖에 국가암관리사업 및 연구에 대한 지원과 정책 근거자료의 제시를 위하여 질병관리청장이 필요하다고 인정하는 경우
2. 지역역학조사반이 역학조사를 하는 경우
   가. 법 제14조에 따른 암등록통계 및 「통계법」에 따른 사망원인 통계, 그 밖의 의학적인 전문자료에 근거하여 관할 지역의 암 발생률 및 그에 따른 사망률이 증가할 우려가 있거나 관할 지역의 암 발생률 및 그에 따른 사망률이 다른 지역에 비하여 높은 경우
   나. 관할 지역에서 암을 발생시킬 수 있는 특정 위험물질 및 위험 요인(이하 "특정위험물질등"이라 한다)으로 인한 암 발생률의 증가가 우려되는 경우
   다. 그 밖에 관할 지역의 암 관리에 필요한 연구를 지원하기 위하여 시 · 도지사가 필요하다고

인정하는 경우

② 제1항에 따른 역학조사를 할 때에는 다음 각 호의 사항을 조사하여야 한다.

1. 암환자의 발생 일시 · 장소, 성별, 연령 및 증상
2. 특정위험물질등에의 노출 여부 및 노출 경로
3. 연령별 암 발생 현황
4. 그 밖에 조사 대상의 인구학적 · 경제학적 · 사회학적 특성에 관한 사항

영 **제12조의2(역학조사 관련 자료제출기관)** 법 제16조제3항 전단에서 "대통령령으로 정하는 기관 · 단체 등"이란 다음 각 호의 기관 · 단체를 말한다.

1. 법 제17조제1항에 따른 중앙암등록본부 및 같은 조 제2항에 따른 지역암등록본부
2. 법 제18조의2에 따른 국가암데이터센터
3. 법 제19조에 따른 지역암센터
4. 법 제27조에 따른 국립암센터
5. 「국민건강보험법」 제13조에 따른 국민건강보험공단
6. 「국민건강보험법」 제62조에 따른 건강보험심사평가원
7. 「의료법」 제3조에 따른 의료기관
8. 「한국산업안전보건공단법」에 따른 한국산업안전보건공단

[본조신설 2021.4.6]

규칙 **제7조(역학조사반원의 증표)** 영 제11조제5항에 따른 역학조사를 하는 반원의 증표는 별지 제1호 서식과 같다.

제3절 중앙암등록본부, 지역암등록본부 및 지역암센터

제17조(중앙암등록본부 및 지역암등록본부의 지정 등) ① 보건복지부장관은 다음 각 호의 업무를 수행하기 위하여 국립암센터 또는 보건복지부령으로 정하는 시설 · 인력 · 장비 등의 기준을 충족하는 암 전문 연구기관 중 1개 기관을 중앙암등록본부로 지정할 수 있다. <개정 2020.4.7>

1. 암 발생률 및 생존율 등 암 통계 산출을 위한 자료의 수집 · 분석 · 관리
2. 암등록통계사업과 관련한 조사 · 연구
3. 암등록통계사업과 관련한 교육훈련 · 국제협력
4. 지역별 암 등록자료 수집 · 분석 및 지역암등록본부 지원
5. 그 밖에 암등록통계사업과 관련하여 보건복지부장관이 필요하다고 인정하는 사업

② 보건복지부장관은 다음 각 호의 업무를 수행하기 위하여 제19조에 따른 지역암센터 또는 보건복지부령으로 정하는 시설 · 인력 · 장비 등의 기준을 충족하는 관련 전문기관 중 1개 기관을 특별시 · 광역시 · 특별자치시 · 도 · 특별자치도(이하 "시 · 도"라 한다)별 지역암등록본부로 지정할 수 있다. <개정 2015.12.29, 2020.4.7>

1. 해당 지역의 암 발생률 및 생존율 등 암 통계 산출을 위한 자료의 수집 · 분석 · 관리
2. 해당 지역의 암등록통계사업과 관련한 조사 · 연구
3. 그 밖에 암등록통계사업과 관련하여 보건복지부장관 또는 중앙암등록본부의 장이 필요하다고 인정하는 사업

③ 보건복지부장관은 중앙암등록본부 및 지역암등록본부가 다음 각 호의 어느 하나에 해당하는 경우에는 그 지정을 취소할 수 있다.

1. 제1항 또는 제2항에 따른 업무를 수행하지 아니하거나 제18조에 따른 지도·감독을 따르지 아니한 경우
2. 제1항 또는 제2항에 따른 지정 기준에 미달한 경우
3. 그 밖에 대통령령으로 정하는 사유에 해당한 경우

④ 중앙암등록본부 및 지역암등록본부의 지정 절차 등에 관하여 필요한 사항은 보건복지부령으로 정한다.

영 **제13조(중앙암등록본부 및 지역암등록본부의 지정 취소 사유)** 법 제17조제3항제3호에서 "대통령령으로 정하는 사유"란 다음 각 호의 어느 하나에 해당하는 경우를 말한다.

1. 암등록통계 산출을 위한 조사를 하지 않거나 조사자료를 제출하지 않은 경우
2. 암등록통계자료를 법 제14조제1항에 따른 목적에 부합되지 않는 용도로 활용한 경우
3. 지정받은 지역이 아닌 다른 지역으로 기관을 이전하는 경우

규칙 **제8조(중앙암등록본부 및 지역암등록본부의 지정 기준)** ① 법 제17조제1항 각 호 외의 부분에서 "보건복지부령으로 정하는 시설·인력·장비 등의 기준을 충족하는 암 전문 연구기관"이란 다음 각 호의 요건을 모두 갖춘 기관을 말한다.

1. 전문적인 암 연구가 가능한 연구소가 설치된 「고등교육법」 제2조제1호에 따른 대학(이하 "대학"이라 한다) 또는 「의료법」 제3조제2항제3호마목에 따른 종합병원(이하 "종합병원"이라 한다)일 것
2. 통계 분석 및 조사·연구에 관한 전문 인력(이하 "통계 분석 전문가"라 한다)을 보유할 것
3. 삭제 <2014.10.15>

② 법 제17조제2항 각 호 외의 부분에서 "보건복지부령으로 정하는 시설·인력·장비 등의 기준을 충족하는 관련 전문기관"이란 다음 각 호의 요건을 모두 갖춘 기관을 말한다. <개정 2018.12.20>

1. 지역의 암 진료·연구를 수행할 수 있는 대학 또는 종합병원일 것
2. 법 제17조제2항의 업무를 전담하는 통계 분석 전문가 및 보건의료정보관리사를 둘 것
3. 삭제 <2014.10.15>

규칙 **제9조(중앙암등록본부 및 지역암등록본부의 지정 절차)** ① 법 제17조에 따라 중앙암등록본부 또는 지역암등록본부로 지정받으려는 자는 별지 제4호서식의 암등록본부 지정신청서에 다음 각 호의 서류를 첨부하여 보건복지부장관에게 제출해야 한다. <개정 2021.4.8>

1. 정관
2. 암등록통계사업(법 제14조제1항에 따른 암등록통계사업을 말한다. 이하 같다)을 위한 시설 및 인력 현황
3. 암등록통계사업계획서

② 보건복지부장관이 중앙암등록본부 또는 지역암등록본부를 지정하는 경우에는 별지 제5호서식의 암등록본부 지정서를 발급해야 한다. <개정 2021.4.8>

제18조(중앙암등록본부 및 지역암등록본부의 지도·감독 등) ① 중앙암등록본부의 장은 매년 암등록통계사업계획을 수립하여 암등록통계자료의 기재사항 및 기준 등을 지역암등록본부 및 암환자를 진단·치료하는 의료인 또는 의료기관의 장에게 통보하여야 한다.

② 중앙암등록본부의 장은 전년도의 암등록통계사업 결과를 종합·분석하여 그 다음 연도 2월 말일까지 보건복지부장관에게 보고한 후 매년 공표하여야 한다.

③ 지역암등록본부의 장이 암등록통계사업 결과를 공표하려는 경우에는 중앙암등록본부의 장과 미리 협의하여야 한다.

④ 보건복지부장관은 암등록통계사업과 관련하여 필요하면 중앙암등록본부의 장 및 지역암등록본부의 장에게 관련 업무의 처리상황을 보고하게 할 수 있다.

제18조의2(국가암데이터센터의 지정 등) ① 보건복지부장관은 암데이터사업의 효율적인 수행을 위하여 국립암센터 또는 보건복지부령으로 정하는 시설 · 인력 · 장비 등의 기준을 충족하는 기관 중 1개 기관을 국가암데이터센터로 지정하여 다음 각 호의 업무를 수행하게 할 수 있다. 이 경우 국가암데이터센터는 「개인정보 보호법」 제28조의3제1항에 따른 전문기관으로 지정받은 것으로 본다.

1. 암데이터사업을 위한 시설, 장비, 조직의 구축 및 운영
2. 암데이터사업을 위한 조사 및 기획
3. 암데이터사업을 위한 자료의 수집, 결합, 분석 및 제공
4. 암데이터사업의 수행을 위한 세부 지침과 절차의 마련
5. 암데이터사업의 수행을 위하여 처리하는 정보의 안전성 확보 조치
6. 그 밖에 암데이터사업과 관련하여 보건복지부장관이 필요하다고 인정하는 업무

② 보건복지부장관은 국가암데이터센터가 다음 각 호의 어느 하나에 해당하는 경우에는 그 지정을 취소할 수 있다. 다만, 제1호에 해당하는 경우에는 그 지정을 취소하여야 한다.

1. 거짓이나 그 밖의 부정한 방법으로 지정을 받은 경우
2. 제1항에 따른 지정 기준에 미달한 경우
3. 제1항에 따른 업무를 수행하지 아니한 경우

③ 국가암데이터센터의 지정 및 운영 등에 필요한 사항은 보건복지부령으로 정한다.

[본조신설 2020.4.7]

규칙 제9조의2(국가암데이터센터의 지정 기준 및 절차 등) ① 법 제18조의2제1항에서 "보건복지부령으로 정하는 시설 · 인력 · 장비 등의 기준을 충족하는 기관"이란 다음 각 호의 요건을 모두 갖춘 기관을 말한다.

1. 「공공기관의 운영에 관한 법률」 제4조에 따른 공공기관 또는 그 소속 기관일 것
2. 보건복지부장관이 정하여 고시하는 바에 따라 암데이터사업을 담당하는 조직을 구성하고, 개인정보 보호 및 데이터 처리와 관련된 자격이나 경력을 갖춘 사람을 10명 이상 상시 고용할 것
3. 보건복지부장관이 정하여 고시하는 바에 따라 암데이터의 수집 · 처리 및 결합정보 분석을 위한 안전성 확보에 필요한 분석공간, 시설 및 장비를 구축하고 가명정보의 결합 · 반출 관련 정책 및 절차 등을 마련할 것
4. 보건복지부장관이 정하여 고시하는 기준에 따른 재정능력을 갖출 것
5. 「개인정보 보호법」 제28조의3에 따른 전문기관 지정기준을 충족할 것
6. 그 밖에 국가암데이터센터의 지정 및 운영에 관해 보건복지부장관이 정하여 고시하는 요건을 갖출 것

② 법 제18조의2제1항에 따라 국가암데이터센터로 지정받으려는 기관은 별지 제6호서식의 국가암데이터센터 지정신청서에 다음 각 호의 서류를 첨부해 보건복지부장관에게 제출해야 한다.

1. 정관 또는 규약
2. 사업계획서

3. 제1항 각 호의 요건을 모두 갖추었음을 증명하는 서류

③ 보건복지부장관은 국가암데이터센터를 지정한 경우에는 별지 제7호서식의 국가암데이터센터 지정서를 발급해야 한다.

④ 국가암데이터센터의 장은 매년 다음 각 호의 서류를 보건복지부장관에게 제출해야 한다. 이 경우 제5호의 서류는 「개인정보 보호법」 제7조에 따른 개인정보 보호위원회에 함께 제출해야 한다.

1. 해당 연도의 사업운영실적 및 재정집행실적 보고서
2. 다음 연도의 사업계획 및 재정운용계획 보고서
3. 국가암데이터센터의 지정 기준을 유지하고 있음을 증명하는 서류
4. 가명정보의 안전성 확보에 필요한 조치를 하고 있음을 증명하는 서류
5. 「개인정보 보호법 시행령」 제29조의4제2항에 따라 결합전문기관이 제출해야 하는 서류

⑤ 제1항부터 제4항까지에서 규정한 사항 외에 국가암데이터센터의 지정 기준, 절차 및 운영 등에 필요한 사항은 보건복지부장관이 정하여 고시한다.

[본조신설 2021.4.8]

제19조(지역암센터의 지정 등) ① 보건복지부장관은 「의료법」 제3조제2항제3호마목에 따른 종합병원 중 보건복지부령으로 정하는 기준을 충족하는 종합병원을 시 · 도별 지역암센터로 지정할 수 있다.

② 지역암센터는 다음 각 호의 사업을 수행한다. <개정 2020.4.7>

1. 암의 발생 · 예방 · 진단 · 치료 및 관리 등에 관한 조사 · 연구
2. 암검진, 암환자의 진료 및 재활 등의 의료서비스 제공
3. 암의 예방과 관리에 관한 홍보 및 교육 · 훈련
4. 종합계획 관련 사업 수행
5. 그 밖에 암관리에 필요한 사업으로서 보건복지부령으로 정하는 사업

③ 보건복지부장관은 지역암센터가 제2항 각 호의 사업을 하지 아니하거나 잘못 수행한 경우에는 시정을 명할 수 있다.

④ 보건복지부장관은 지역암센터가 수행하는 사업을 정기적으로 평가하고 그 결과를 지원에 반영할 수 있다. <개정 2020.4.7>

⑤ 보건복지부장관은 지역암센터가 다음 각 호의 어느 하나에 해당하는 경우에는 그 지정을 취소할 수 있다. 다만, 제1호에 해당하는 경우에는 그 지정을 취소하여야 한다. <신설 2020.4.7>

1. 거짓이나 그 밖의 부정한 방법으로 지정을 받은 경우
2. 제1항에 따른 지정 기준에 미달한 경우
3. 제2항 각 호의 사업을 하지 아니하거나 잘못 수행한 경우
4. 제3항에 따른 시정명령을 따르지 아니한 경우

⑥ 제1항에 따른 지역암센터의 지정 기준 · 절차 및 제4항에 따른 평가 등에 필요한 사항은 보건복지부령으로 정한다. <개정 2020.4.7>

규칙 **제10조(지역암센터의 지정 기준)** ① 법 제19조에 따른 지역암센터는 1개의 특별시 · 광역시 · 특별자치시 · 도 · 특별자치도(이하 "시 · 도"라 한다)에 1개소를 지정할 수 있다. 다만, 해당 시 · 도의 의료자원 분포 및 주민 수 등을 고려하여 2개 이상의 시 · 도를 통합하여 1개소를 지정하거나 1개의 시 · 도에 2개소를 지정할 수 있다. <개정 2016.6.30>

② 법 제19조제1항에서 "보건복지부령으로 정하는 기준을 충족하는 종합병원"이란 다음 각 호의 요건을 모두 갖춘 종합병원을 말한다. <개정 2021.4.8>

1. 해당 병원의 암환자 진료 실적, 암 관리능력, 암 연구에 필요한 시설 · 장비 및 전문 인력이 우수할 것
2. 소관 사업을 전문적으로 수행할 수 있는 전담부서와 전담인력을 갖출 것
3. 소관 사업 수행에 필요한 독립된 사무실 및 교육실 등을 갖출 것

③ 제2항에 따른 지정 기준의 세부사항은 보건복지부장관이 정하여 고시한다. <신설 2021.4.8>

규칙 **제11조(지역암센터의 사업)** ① 법 제19조제2항제5호에서 "보건복지부령으로 정하는 사업"이란 다음 각 호의 사업을 말한다. <개정 2014.10.15, 2021.4.8>

1. 법 제5조제3항에 따른 세부집행계획의 수립 지원
2. 암 진료와 암관리사업의 질 향상
3. 지역사회의 암생존자 관리
4. 지역사회의 암 관련 진료자원 및 관리자원의 연계
5. 그 밖에 보건복지부장관이 암관리를 위하여 필요하다고 인정하는 사업

② 보건복지부장관은 국립암센터로 하여금 제1항에 따른 지역암센터의 사업을 지원하게 할 수 있다.

규칙 **제12조(지역암센터의 지정 절차 등)** ① 법 제19조에 따라 지역암센터로 지정받으려는 종합병원은 별지 제8호서식의 지정신청서에 다음 각 호의 서류를 첨부하여 관할 시 · 도지사를 거쳐 보건복지부장관에게 신청하여야 한다. <개정 2016.6.30, 2021.4.8>

1. 제10조제2항의 요건을 모두 갖추었음을 증명하는 서류
2. 지역암센터 사업계획서

② 제1항에 따른 신청서를 받은 시 · 도지사는 신청서에 지역암센터 지정에 대한 의견서를 첨부하여 보건복지부장관에게 제출하여야 한다.

③ 제2항에 따라 신청서를 받은 보건복지부장관은 제10조제2항 각 호의 요건을 갖춘 종합병원을 지역암센터로 지정하고 별지 제9호서식의 지역암센터 지정서를 발급한 후, 관할 시 · 도지사에게 그 사실을 통보하여야 한다. <개정 2021.4.8>

④ 제1항부터 제3항까지에서 규정한 사항 외에 지역암센터의 지정에 필요한 세부사항은 보건복지부장관이 정하여 고시한다. <신설 2021.4.8>

규칙 **제13조(지역암센터의 운영 및 평가)** ① 지역암센터의 장은 소관 업무의 원활한 수행을 위해 보건복지부장관이 정하는 바에 따라 보건의료 관련 공공기관 · 단체 · 전문가 등과 협조체계를 구축하여 운영해야 한다.

② 지역암센터의 장은 매년 해당 연도의 사업운영실적 및 재정집행실적과 다음 연도의 사업계획 및 재정운용계획을 관할 시 · 도지사를 거쳐 보건복지부장관에게 보고해야 한다.

③ 보건복지부장관은 지역암센터가 수행하는 사업을 매년 정기적으로 평가해야 한다. 다만, 보건복지부장관이 필요하다고 인정하는 경우에는 수시로 평가할 수 있다.

[본조신설 2021.4.8]

규칙 **제14조(지역암센터의 지정 취소 통지)** 보건복지부장관은 법 제19조제5항에 따라 지역암센터의 지정을 취소하려는 경우에는 그 사유를 명시한 서면으로 관할 시 · 도지사 및 지역암센터의 장에게 각각 통지해야 한다.

[본조신설 2021.4.8]

제4절 말기암환자의 완화의료 삭제 <2017.8.4>

제3장 국립암센터

제1절 설립 등

제27조(국립암센터 설립 등) ① 암에 관한 전문적인 연구와 암환자의 진료 등을 위하여 국립암센터를 설립·운영한다.
② 국립암센터는 법인으로 한다.
③ 국립암센터는 주된 사무소의 소재지에서 설립등기를 함으로써 성립한다.
④ 제3항에 따른 설립등기 사항은 다음 각 호와 같다.
1. 목적
2. 명칭
3. 주된 사무소 및 부속기관
4. 임원의 성명 및 주소
5. 공고의 방법

제28조(정관) ① 국립암센터의 정관에는 다음 각 호의 사항을 기재하여야 한다.
1. 목적
2. 명칭
3. 주된 사무소 및 부속기관의 소재지
4. 사업 및 재정에 관한 사항
5. 이사회에 관한 사항
6. 기구와 직원의 정원에 관한 사항
7. 정관의 변경에 관한 사항
8. 해산에 관한 사항
9. 공고의 방법에 관한 사항
10. 인력 및 기술의 지원에 관한 협약 체결에 관한 사항

② 국립암센터는 정관을 변경하려는 경우에는 보건복지부장관의 인가를 받아야 한다.

제29조(부속기관의 설치) ① 국립암센터에 연구소, 부속병원, 국가암관리사업본부 및 그 밖에 필요한 기구를 둔다. <개정 2020.4.7>
② 국립암센터는 교육부장관의 인가를 받아 「고등교육법」 제30조에 따른 대학원대학(이하 "대학원대학"이라 한다)을 설치할 수 있다. <개정 2013.3.23>
③ 대학원대학의 조직, 교원, 학위 과정 운영 등에 관하여 필요한 사항은 대통령령으로 정한다.

제30조(사업) 국립암센터는 다음 각 호의 사업을 한다. <개정 2020.4.7>
1. 암의 발생·예방·진단·치료·관리 및 암관리 정책 등에 관한 연구
2. 암환자의 진료
3. 제12조에 따른 재가암환자 관리사업에 관련된 교육·훈련 및 지원 업무
4. 암의 예방 및 관리에 관한 홍보
5. 암과 관련된 정보·통계의 수집·분석 및 제공

6. 암과 관련된 국내외 협력
7. 암의 예방 · 진단 및 치료 등에 관한 신기술의 개발 및 보급
8. 제29조제2항에 따라 설치된 대학원대학을 통한 국내외 암전문인력 양성 및 훈련
9. 암 통합 데이터 구축
10. 제50조제2항에 따라 암에 관한 각종 사업을 위탁받은 경우 그 사업
11. 제1호부터 제10호까지의 사업에 부대되는 사업

제2절 임원과 이사회 등

제31조(임원) ① 국립암센터에 임원으로 이사장 · 원장을 포함한 9명 이내의 이사와 감사 1명을 둔다.
② 이사장, 이사(대통령령으로 정하는 5명 이내의 당연직 이사는 제외한다. 이하 제4항 및 제32조 제1항제2호에서 같다) 및 감사는 이사회에서 선임하되, 보건복지부장관의 승인을 받아야 한다.
③ 원장을 제외한 임원은 비상근으로 한다.
④ 이사장 및 이사의 임기는 3년으로 하되, 1차에 한하여 연임할 수 있다.
⑤ 감사의 임기는 2년으로 하되, 1차에 한하여 연임할 수 있다.
⑥ 임원이 임기 중 결원이 된 경우 당연직 이사를 제외한 후임 임원의 임기는 전임자 임기의 남은 기간으로 한다.
⑦ 감사는 국립암센터의 업무 및 회계를 감사한다.
⑧ 「국가공무원법」 제33조 각 호의 어느 하나에 해당하는 사람은 임원이 될 수 없다. **<신설 2018.12.11>**

영 **제16조(당연직 이사)** 법 제31조제2항에 따른 당연직 이사는 기획재정부 제2차관, 교육부차관, 행정안전부차관, 보건복지부차관 및 원장으로 한다. **<개정 2014.11.19, 2017.7.26>**

제32조(이사회) ① 국립암센터에 다음 각 호의 사항을 심의 · 의결하기 위하여 이사회를 둔다.
1. 예산 및 결산
2. 이사장, 이사 및 감사의 선임
3. 원장 추천
4. 정관의 변경
5. 기부금의 관리 · 운용 및 사용
6. 그 밖에 이사회가 특히 필요하다고 인정하는 사항

② 이사회는 이사장 및 원장을 포함한 이사로 구성한다.
③ 이사장은 이사회를 소집하고, 그 의장이 된다.
④ 이사장은 원장을 겸할 수 없다.
⑤ 감사는 이사회에 출석하여 발언할 수 있다.

제33조(원장) ① 국립암센터에 원장 1명을 둔다.
② 원장은 국립암센터를 대표하며, 국립암센터의 업무를 총괄하고 소속 직원을 지휘 · 감독한다.
③ 원장은 이사회의 추천을 받아 보건복지부장관이 임명한다.
④ 원장의 임기는 3년으로 하되, 1차에 한하여 연임할 수 있다.
⑤ 원장이 부득이한 사유로 직무를 수행할 수 없을 때에는 정관으로 정하는 사람이 그 직무를 대행한다.

영 **제15조(대학원대학의 조직 및 교원 등)** ① 법 제33조에 따른 국립암센터의 원장(이하 "원장"이라 한다)은 법 제29조제2항에 따른 대학원대학을 설치한 경우에는 다음 각 호의 사항을 포함하는 대학원대학규칙을 정하여 보건복지부장관에게 보고하여야 한다.

1. 목적
2. 명칭
3. 자산 및 회계에 관한 사항
4. 교직원의 자격 및 임면(任免)에 관한 사항
5. 학생의 정원 · 선발 및 입학에 관한 사항
6. 교육과정에 관한 사항
7. 대학원대학의 직제 · 조직에 관한 사항
8. 공고에 관한 사항과 그 방법
9. 그 밖에 대학원대학의 운영에 관한 중요 사항

② 대학원대학의 교원은 해당 분야에 관한 전문적인 지식과 경력을 갖춘 사람 중에서 임용하되, 국립암센터 소속의 겸임교원은 대학원대학의 정원에 포함시키지 아니한다.

③ 대학원대학의 설치 · 운영에 필요한 사항으로서 이 영에서 정하지 아니한 사항은 「대학설립 · 운영 규정」을 준용한다. 다만, 「대학설립 · 운영 규정」 제2조제6항은 준용하지 아니한다.

제34조(직원의 임면) ① 제29조제1항에 따른 연구소장 및 국가암관리사업본부장은 보건복지부장관의 승인을 받아 국립암센터의 원장이 임면(任免)한다. <개정 2020.4.7>

② 제29조제2항에 따른 대학원대학의 총장은 국립암센터의 원장으로 한다.

③ 그 밖의 직원은 정관으로 정하는 바에 따라 국립암센터의 원장이 임면한다.

제35조(직원 겸직) ① 「고등교육법」 제2조제1호에 따른 대학에 근무하는 교육공무원은 제30조의 사업을 하기 위하여 필요한 경우에는 그 소속 대학의 총장 · 학장의 허가를 받아 국립암센터의 연구소 및 부속병원의 연구 및 진료업무를 겸할 수 있다. <개정 2020.4.7>

② 제1항에 따라 교육공무원이 업무를 겸하는 경우 그 직무, 보수 및 그 밖에 겸직에 필요한 사항은 대통령령으로 정한다.

영 **제17조(겸직자의 직무 및 보수)** ① 법 제35조제1항에 따라 국립암센터의 연구소 및 부속병원의 연구 및 진료업무를 겸하는 교육공무원(이하 "겸직자"라 한다)은 국립암센터의 정관 및 관련 규정을 준수해야 하며, 국립암센터의 연구 또는 진료업무를 성실하게 수행해야 한다. <개정 2021.4.6>

② 겸직자의 보수는 「공무원보수규정」 및 「공무원 수당 등에 관한 규정」에서 정하는 바에 따르되, 소속 대학에서 지급한다.

③ 국립암센터는 정관에서 정하는 바에 따라 겸직자에게 수당을 지급할 수 있다.

영 **제18조(겸직 해제)** ① 원장은 겸직자가 제17조제1항을 위반하거나 「국가공무원법」 제78조제1항 각 호의 어느 하나에 해당하는 경우에는 정관에서 정하는 인사위원회의 심의를 거쳐 겸직 해제 조치를 하여야 한다.

② 원장은 제1항에 따른 조치를 하였을 때에는 겸직자가 소속된 대학의 총장 · 학장에게 이를 통보하여야 한다.

제3절 관리 · 운영 등

제36조(재원) 국립암센터는 제37조에 따른 출연금, 제30조에 따른 사업의 수익금, 기부금 및 그 밖의 수입금으로 운영한다.

제37조(출연 또는 보조) ① 정부는 국립암센터의 사업 및 운영에 드는 경비를 예산 또는 국민건강증진기금에서 출연 또는 보조할 수 있다.
② 국립암센터는 매 사업연도의 4월 30일까지 다음 연도의 출연금예산요구서를 대통령령으로 정하는 바에 따라 보건복지부장관에게 제출하여야 한다.

영 **제19조(출연금예산요구서의 제출)** 국립암센터는 법 제37조제2항에 따라 매 사업연도의 4월 30일까지 다음 연도의 출연금예산요구서에 다음 각 호의 서류를 첨부하여 보건복지부장관에게 제출하여야 한다. <개정 2019.7.2>
1. 다음 연도의 사업계획서
2. 다음 연도의 추정재무상태표 및 추정손익계산서
3. 그 밖에 출연금예산요구서의 내용을 명백히 하는 데에 필요한 자료

영 **제20조(출연금 지급 신청)** 국립암센터는 법 제37조에 따른 출연금을 지급받으려면 출연금 지급신청서에 분기별 예산집행계획서를 첨부하여 보건복지부장관에게 제출하여야 한다.

제38조(국유재산의 무상대부 등) ① 정부는 국립암센터의 설립 · 운영을 위하여 필요하다고 인정하는 때에는 「국유재산법」에도 불구하고 국유재산을 국립암센터에 무상으로 사용허가 또는 대부할 수 있다. <개정 2020.4.7>
② 제1항에 따른 사용허가 또는 대부에 필요한 사항은 대통령령으로 정한다. <개정 2020.4.7>
[제목개정 2020.4.7]

영 **제21조(국유재산의 무상대부 등)** ① 법 제38조제1항에 따른 국유재산의 무상 사용허가 또는 무상대부는 해당 국유재산을 관리하는 「국가재정법」 제6조제2항에 따른 중앙관서의 장과 국립암센터와의 계약에 따른다. <개정 2021.4.6>
② 제1항에 따른 국유재산의 무상 사용허가기간 또는 무상 대부기간은 5년으로 하며, 그 기간은 갱신할 수 있다. <개정 2021.4.6>
[제목개정 2021.4.6]

제38조의2(국유재산의 전대 등) ① 국립암센터는 제30조에 따른 사업을 효율적으로 수행하기 위하여 필요한 경우에는 제38조에 따라 사용허가 또는 대부받은 국유재산을 목적 사업에 지장을 주지 아니하는 범위에서 전대(轉貸)할 수 있다.
② 국립암센터는 제1항에 따른 전대를 하려면 미리 보건복지부장관의 승인을 받아야 한다. 승인받은 사항을 변경하려는 경우에도 또한 같다.
③ 제1항에 따라 국유재산을 전대받은 자는 그 재산을 다른 자에게 대부하거나 사용 · 수익하게 하여서는 아니 된다.
④ 제1항에 따라 국유재산을 전대받은 자는 그 재산에 건물이나 그 밖의 영구시설물을 축조하지 못

한다. 다만, 보건복지부장관이 행정 목적의 달성 또는 국립암센터의 업무를 수행하는 데에 필요하다고 인정하는 시설물로서 국가에 기부할 것을 조건으로 하는 경우에는 그러하지 아니하다.
[본조신설 2020.4.7]

제39조(사업연도) 국립암센터의 사업연도는 정부의 회계연도에 따른다.

제40조(사업계획서 등의 제출 등) ① 국립암센터는 대통령령으로 정하는 바에 따라 매 사업연도 개시 전까지 사업계획서 및 예산서를 작성 · 제출하여 보건복지부장관의 승인을 받아야 한다.
② 제1항에 따른 사업계획서 및 예산서의 중요한 내용을 변경하려는 경우에는 미리 그 변경할 내용 및 변경사유를 명시한 사업계획서 및 예산서를 작성 · 제출하여 보건복지부장관의 승인을 받아야 한다.

영 **제22조(사업계획서)** 법 제40조제1항에 따른 사업계획서에는 사업의 목표, 방침, 주요 내용 및 필요한 예산을 구분하여 표시하여야 한다.

제41조(결산서의 제출) 국립암센터는 대통령령으로 정하는 바에 따라 매 사업연도의 결산서를 작성하여 공인회계사의 회계감사를 받아 다음 연도 2월 말일까지 보건복지부장관에게 제출하여야 한다.

영 **제23조(결산서의 제출)** 법 제41조에 따른 결산서에는 다음 각 호의 서류를 첨부하여야 한다.
<개정 2019.7.2>
1. 해당 연도의 재무상태표 및 손익계산서
2. 해당 연도의 사업계획과 그 집행실적의 대비표
3. 감사의 감사보고서와 공인회계사의 회계감사보고서
4. 그 밖에 결산 내용을 확인할 수 있는 참고서류

제42조(업무협력 및 협약체결) ① 국립암센터는 다른 의료기관이나 연구기관 등과 협력하여 암에 관한 의료 지식과 암 치료 기술의 보급 등에 관한 업무를 추진할 수 있다. <개정 2020.4.7>
② 국립암센터의 원장은 제30조의 사업을 하기 위하여 필요하다고 인정하는 경우에는 대학, 연구기관 및 의료기관과 인력 및 기술의 지원에 관한 협약을 체결할 수 있다.

제43조(동일 명칭 사용의 금지) 이 법에 따른 국립암센터가 아니면 국립암센터의 명칭을 사용할 수 없다.

제44조(비밀유지 의무) 국립암센터의 임직원 또는 그 직에 있었던 자는 직무상 알게 된 비밀을 누설하거나 도용(盜用)하여서는 아니 된다.

제45조(「민법」 등의 준용) 국립암센터에 관하여 이 법과 「공공기관의 운영에 관한 법률」에서 정한 사항 외에는 「민법」 중 재단법인에 관한 규정을 준용한다.

제4장 보칙

제46조(비용 지원) 국가와 지방자치단체는 다음 각 호의 어느 하나에 해당하는 비용의 전부 또는 일부를 지원할 수 있다. <개정 2020.4.7>

1. 지역암센터가 제19조제2항의 사업을 하기 위하여 필요한 시설 · 인력 및 장비 등을 확충하는 데 드는 비용
2. 중앙암등록본부 및 지역암등록본부의 암등록통계사업에 드는 비용과 의료기관의 암등록통계 자료 제출에 드는 비용
3. 암검진사업의 시행 및 지원에 드는 비용
4. 암예방사업에 드는 비용
5. 재가암환자 관리사업에 드는 비용
6. 암데이터사업에 드는 비용
7. 암생존자통합지지사업에 드는 비용
8. 제50조제2항에 따라 위탁받은 암관리사업을 하는 법인 · 단체의 암에 관한 교육 및 홍보사업에 드는 비용
9. 「장기등 이식에 관한 법률」 제13조에 따른 장기이식등록기관이 시행하는 골수기증희망자 등록사업에 드는 비용

제47조(지도 · 감독) 보건복지부장관은 국립암센터의 업무를 지도 · 감독하며, 업무 · 회계 등에 관하여 필요한 사항을 보고하게 하거나 필요한 서류의 제출을 명할 수 있다.

제48조(청문) 보건복지부장관은 제12조의2제3항, 제17조제3항, 제18조의2제2항 또는 제19조제5항에 따라 지정을 취소하려는 경우에는 청문을 하여야 한다. <개정 2016.2.3, 2020.4.7>

제49조(개인정보의 목적 외 사용 금지) 이 법에 따라 암관리사업에 종사하거나 종사하였던 사람은 「개인정보 보호법」 제18조제2항에 따른 경우를 제외하고는 업무상 알게 된 개인정보를 타인에게 제공 또는 누설하거나 목적 외의 용도로 사용하여서는 아니 된다. <개정 2011.3.29>

제50조(위임 및 위탁) ① 이 법에 따른 보건복지부장관의 권한은 그 일부를 대통령령으로 정하는 바에 따라 시 · 도지사 또는 시장 · 군수 · 구청장에게 위임할 수 있다.

② 이 법에 따른 보건복지부장관의 업무는 그 일부를 대통령령으로 정하는 바에 따라 국립암센터, 「국민건강보험법」에 따른 국민건강보험공단 · 건강보험심사평가원 또는 그 밖에 암관리사업을 하는 법인 · 단체에 위탁할 수 있다.

영 **제24조(업무의 위탁)** ① 삭제 <2014.8.20>

② 법 제50조제2항에 따라 보건복지부장관은 다음 각 호의 업무를 국립암센터에 위탁한다. <개정 2014.8.20, 2017.7.24, 2021.4.6>

1. 법 제4조제2항에 따른 교육 · 홍보 사업
2. 법 제10조제1항에 따른 진료방법의 개발 및 보급

3. 법 제10조의2에 따른 암예방사업
4. 법 제10조의3에 따른 발암요인관리사업
5. 제6조제1호에 따른 암검진의 기준 연구 및 질 관리
6. 제6조제6호에 따른 암검진에 관한 정보시스템의 개발 및 관리
7. 제9조제5호에 따른 의료비 지원사업 정보시스템의 개발 및 관리

③ 법 제50조제2항에 따라 보건복지부장관은 암검진사업을 위한 다음 각 호의 업무를「국민건강보험법」제13조에 따른 국민건강보험공단에 위탁한다. <개정 2012.8.31, 2014.8.20>

1. 제6조제2호에 따른 수검 예정자의 선정 및 통보
2. 제6조제4호에 따른 검진 지원비 지원

④ 법 제50조제2항에 따라 보건복지부장관은 다음 각 호의 업무를 국가암데이터센터에 위탁한다. <신설 2021.4.6>

1. 법 제9조의2제2항 · 제3항에 따른 자료의 요청
2. 법 제9조의2제4항에 따른 가명정보의 결합 · 분석 필요성 판단
3. 법 제9조의2제5항에 따른 가명정보의 제공
4. 제5조의3제3항에 따른 비용의 청구

[제목개정 2014.8.20]

영 **제24조의2(민감정보 및 고유식별정보의 처리)** ① 보건복지부장관(제24조에 따라 보건복지부장관의 권한 또는 업무를 위임 · 위탁받은 자를 포함한다) 또는 질병관리청장은 다음 각 호의 사무를 수행하기 위하여 불가피한 경우「개인정보 보호법」제23조에 따른 건강에 관한 정보(제1호 및 제4호의 사무를 수행하는 경우로 한정한다), 같은 법 시행령 제19조제1호 또는 제4호에 따른 주민등록번호 또는 외국인등록번호가 포함된 자료를 처리할 수 있다. <개정 2014.8.20, 2016.7.26, 2020.9.11, 2021.4.6>

1. 법 제9조, 제9조의2, 제10조, 제10조의2, 제10조의3, 제11조, 제12조, 제12조의2, 제13조, 제13조의2 및 제14조부터 제16조까지의 규정에 따른 암연구사업 등에 관한 사무
2. 법 제17조에 따른 중앙암등록본부 및 지역암등록본부의 지정 및 지정취소 등에 관한 사무
3. 법 제19조에 따른 지역암센터의 지정 및 지정취소 등에 관한 사무
4. 삭제 <2017.7.24>
5. 삭제 <2017.7.24>
6. 삭제 <2017.7.24>
7. 법 제31조, 제33조 및 제34조에 따른 국립암센터 원장의 임명 및 임직원 승인 등에 관한 사무

② 국가와 지방자치단체는 다음 각 호의 사무를 수행하기 위하여 불가피한 경우「개인정보 보호법」제23조에 따른 건강에 관한 정보, 같은 법 시행령 제19조제1호 또는 제4호에 따른 주민등록번호 또는 외국인등록번호가 포함된 자료를 처리할 수 있다. <개정 2016.7.26>

1. 법 제13조에 따른 암환자의 의료비 지원에 관한 사무
2. 법 제13조의2에 따른 금융정보등의 제공 요청 등에 관한 사무

③ 국립암센터는 법 제30조에 따른 사업을 수행하기 위하여 불가피한 경우「개인정보 보호법」제23조에 따른 건강에 관한 정보, 같은 법 시행령 제19조제1호 또는 제4호에 따른 주민등록번호 또는 외국인등록번호가 포함된 자료를 처리할 수 있다. <개정 2014.8.20>

[본조신설 2012.1.6]

규칙 **제20조** 삭제 <2017.8.4>

제5장 벌칙

제50조의2(벌칙) ① 제13조의2제5항 또는 제49조를 위반하여 금융정보등 또는 개인정보를 이 법에서 정한 목적 외의 다른 용도로 사용하거나 다른 사람 또는 기관에 제공 또는 유출한 사람은 5년 이하의 징역 또는 5천만원 이하의 벌금에 처한다. <개정 2017.9.19>

② 삭제 <2017.9.19>

[본조신설 2016.2.3]

제51조(벌칙) 제44조를 위반한 자는 3년 이하의 징역 또는 3천만원 이하의 벌금에 처한다. <개정 2017.9.19>

제51조의2(벌칙) 제16조제4항을 위반하여 정당한 사유 없이 역학조사를 거부 · 방해 또는 회피하거나 거짓으로 진술 또는 거짓 자료의 제출을 하거나 고의적으로 사실을 누락 · 은폐한 사람은 200만원 이하의 벌금에 처한다.

[본조신설 2020.4.7]

제52조(과태료) ① 제43조를 위반한 자에게는 200만원 이하의 과태료를 부과한다.

② 제1항에 따른 과태료는 대통령령으로 정하는 바에 따라 보건복지부장관이 부과 · 징수한다.

영 **제25조(과태료의 부과기준)** 법 제52조제1항에 따른 과태료의 부과기준은 별표 2와 같다.

부칙 <법률 제17967호, 2021.3.23>

이 법은 2022년 1월 1일부터 시행한다.

부칙 <대통령령 제31604호, 2021.4.6>

영 이 영은 2021년 4월 8일부터 시행한다. 다만, 제10조제1항의 개정규정은 2021년 7월 1일부터 시행한다.

부칙 <보건복지부령 제792호, 2021.4.8>

규칙 이 규칙은 2021년 4월 8일부터 시행한다.

시행령 별표

영 **[별표 1] 암의 종류별 검진주기와 연령 기준 등(제8조제2항 관련)** <개정 2019.5.14>

암의 종류	검진주기	연령 기준 등
위암	2년	40세 이상의 남 · 여
간암	6개월	40세 이상의 남 · 여 중 간암 발생 고위험군
대장암	1년	50세 이상의 남 · 여
유방암	2년	40세 이상의 여성
자궁경부암	2년	20세 이상의 여성
폐암	2년	54세 이상 74세 이하의 남 · 여 중 폐암 발생 고위험군

※ 비고

1. "간암 발생 고위험군"이란 간경변증, B형간염 항원 양성, C형간염 항체 양성, B형 또는 C형 간염 바이러스에 의한 만성 간질환 환자를 말한다.
2. "폐암 발생 고위험군"이란 30갑년[하루 평균 담배소비량(갑) × 흡연기간(년)] 이상의 흡연력(吸煙歷)을 가진 현재 흡연자와 폐암 검진의 필요성이 높아 보건복지부장관이 정하여 고시하는 사람을 말한다.

영 **[별표 2] 과태료의 부과기준(제25조 관련)**: 생략

법 [일부개정 2021.12.28 법률 제18640호]
시행령 [타법개정 2022.3.8 대통령령 제32528호]
시행규칙 [일부개정 2022.6.29 보건복지부령 제270호]

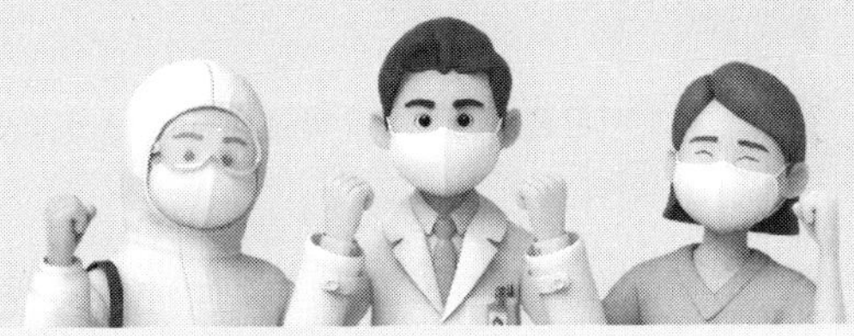

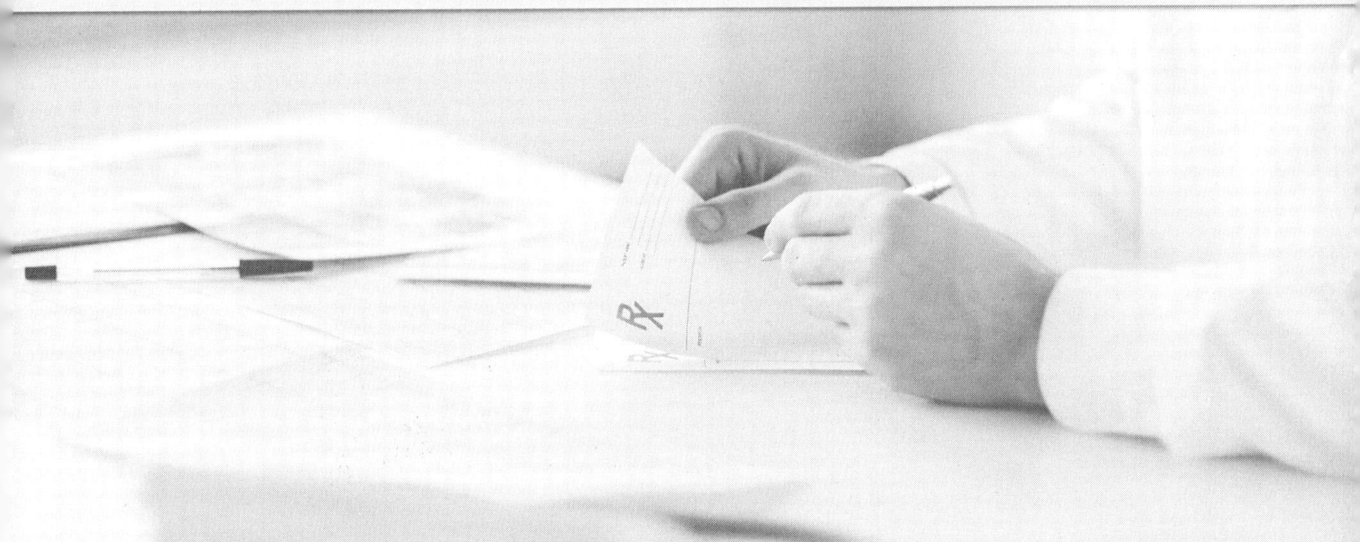

Chapter 8
학교보건법

학습목표

- 학교보건법의 목적과 학교의 환경위생 및 식품위생에 대하여 정리한다.
- 학교환경위생정화구역에 대하여 정리한다.
- 건강검사와 기록 및 감염병발생 시 조치사항에 대하여 정리한다.
- 학생건강증진계획 수립 · 시행 및 보건교육에 대하여 정리한다.
- 학생과 교직원의 보건관리와 질병의 예방에 대하여 정리한다.
- 보건기구 설치 및 학교보건위원회에 대하여 정리한다.

제1조(목적) 이 법은 학교의 보건관리에 필요한 사항을 규정하여 학생과 교직원의 건강을 보호·증진함을 목적으로 한다. <개정 2016.2.3>

영 **제1조(목적)** 이 영은 「학교보건법」에서 위임된 사항과 그 시행에 필요한 사항을 규정함을 목적으로 한다.

규칙 **제1조(목적)** 이 규칙은 「학교보건법」 및 동법 시행령에서 위임된 사항과 그 시행에 관하여 필요한 사항을 규정함을 목적으로 한다. <개정 2005.11.14>

제2조(정의) 이 법에서 사용하는 용어의 뜻은 다음과 같다. <개정 2012.1.26, 2012.3.21, 2016.2.3, 2020.10.20>

1. "건강검사"란 신체의 발달상황 및 능력, 정신건강 상태, 생활습관, 질병의 유무 등에 대하여 조사하거나 검사하는 것을 말한다.
2. "학교"란 「유아교육법」 제2조제2호, 「초·중등교육법」 제2조 및 「고등교육법」 제2조에 따른 각 학교를 말한다.
3. "관할청"이란 다음 각 목의 구분에 따른 지도·감독기관을 말한다.
   가. 「유아교육법」 제7조제1호에 따른 국립유치원 및 「초·중등교육법」 제3조제1호에 따른 국립학교: 교육부장관
   나. 「유아교육법」 제7조제2호·제3호에 따른 공립유치원·사립유치원 및 「초·중등교육법」 제3조제2호·제3호에 따른 공립학교·사립학교: 교육감
   다. 「고등교육법」 제2조에 따른 학교: 교육부장관

[전문개정 2007.12.14]

제2조의2(국가와 지방자치단체의 의무) 국가와 지방자치단체는 학생과 교직원의 건강을 보호·증진하기 위한 기본계획을 수립·시행하고, 이에 필요한 시책을 마련하여야 한다.

제2조의3(학생건강증진 기본계획의 수립·시행) ① 교육부장관은 5년마다 학생의 신체 및 정신건강 증진을 위한 기본계획(이하 "기본계획"이라 한다)을 수립·시행하여야 한다.

② 기본계획에는 다음 각 호의 사항이 포함되어야 한다.

1. 학생의 건강증진을 위한 기본방향 및 목표
2. 학생의 건강증진을 위한 주요 추진과제 및 추진방법
3. 그 밖에 학생의 건강증진을 위하여 필요한 사항

③ 교육부장관은 기본계획의 수립·시행에 필요한 자료의 제공 등을 관계 중앙행정기관의 장 및 그 밖의 기관·단체의 장에게 요청할 수 있다. 이 경우 자료의 제공 등을 요청받은 관계 중앙행정기관의 장 및 그 밖의 기관·단체의 장은 특별한 사유가 없으면 이에 따라야 한다.

④ 그 밖에 기본계획의 수립·시행에 필요한 사항은 대통령령으로 정한다.

[본조신설 2021.9.24]

제3조(보건시설 등) 학교의 설립자·경영자는 대통령령으로 정하는 바에 따라 보건실을 설치하고 학교보건에 필요한 시설과 기구(器具) 및 용품을 갖추어야 한다. <개정 2018.12.18>

[전문개정 2007.12.14]

[제목개정 2018.12.18]

영 **제2조(보건실의 설치기준 등)** ① 「학교보건법」(이하 "법"이라 한다) 제3조에 따른 보건실의 설치기준은 다음 각 호와 같다. <개정 2012.8.13, 2013.3.23>

1. 위치: 학생과 교직원의 응급처치 등이 신속히 이루어질 수 있도록 이용하기 쉽고 통풍과 채광이 잘 되는 장소일 것
2. 면적: 66제곱미터 이상. 다만, 교육부장관(「대학설립 · 운영 규정」 제1조에 따른 대학만 해당된다) 또는 특별시 · 광역시 · 특별자치시 · 도 또는 특별자치도(이하 "시 · 도"라 한다)의 교육감(「고등학교 이하 각급 학교 설립 · 운영 규정」 제2조에 따른 각급 학교만 해당된다)은 학생수 등을 고려하여 학생과 교직원의 건강관리에 지장이 없는 범위에서 그 면적을 완화할 수 있다.

② 제1항에 따른 보건실에는 학교보건에 필요한 다음 각 호의 시설과 기구(器具) 및 용품을 갖추어야 한다. <개정 2019.6.18>

1. 학생과 교직원의 건강관리와 응급처치 등에 필요한 시설과 기구 및 용품
2. 학교환경위생 및 식품위생검사에 필요한 기구

③ 제2항에 따라 보건실에 갖추어야 하는 시설과 기구 및 용품의 구체적인 기준은 「초 · 중등교육법」 제3조에 따른 국립학교와 「고등교육법」 제2조 각 호에 따른 학교의 경우에는 교육부령으로 정하고, 「초 · 중등교육법」 제3조에 따른 공립학교 및 사립학교의 경우에는 시 · 도 교육규칙으로 정한다. <개정 2013.3.23, 2019.6.18>

[제목개정 2019.6.18]

규칙 **제2조(보건실의 시설과 기구 및 용품)** 「학교보건법 시행령」(이하 "영"이라 한다) 제2조제2항에 따라 보건실에 갖추어야 하는 시설과 기구(器具) 및 용품의 구체적인 기준은 별표 1과 같다. <개정 2008.8.4, 2019.7.3>

[제목개정 2019.7.3]

제4조(학교의 환경위생 및 식품위생) ① 학교의 장은 교육부령으로 정하는 바에 따라 학교시설[교사대지(校舍垈地) · 체육장, 교사 · 체육관 · 기숙사 및 급식시설, 교사대지 또는 체육장 안에 설치되는 강당 등을 말한다. 이하 같다]에서의 환기 · 채광 · 조명 · 온도 · 습도의 조절과 유해중금속 등 유해물질의 예방 및 관리, 상하수도 · 화장실의 설치 및 관리, 오염공기 · 석면 · 폐기물 · 소음 · 휘발성유기화합물 · 세균 · 먼지 등의 예방 및 처리 등 환경위생과 식기 · 식품 · 먹는 물의 관리 등 식품위생을 적절히 유지 · 관리하여야 한다. <개정 2013.3.23, 2019.4.23>

② 학교의 장은 제1항에 따라 학교시설에서의 환경위생 및 식품위생을 적절히 유지 · 관리하기 위하여 교육부령으로 정하는 바에 따라 연 2회 이상 점검하고, 그 결과를 기록 · 보존 및 보고하여야 한다. 이 경우 환경위생 점검을 위한 공기 질 점검 시 학교운영위원회 위원 또는 학부모가 참관을 요청하는 경우에는 이를 허용하여야 한다. <개정 2008.2.29, 2013.3.23, 2019.4.2, 2019.4.2.3, 2021.12.28>

③ 학교의 장은 제2항에 따른 점검에 관한 업무를 교육부령으로 정하는 바에 따라 「환경분야 시험 · 검사 등에 관한 법률」 제16조에 따른 측정대행업자에게 위탁하거나 교육감에게 전문인력 등의 지원을 요청하여 수행할 수 있다. <개정 2013.3.23>

④ 학교의 장은 제2항과 제3항에 따른 점검 결과가 교육부령으로 정하는 기준에 맞지 아니한 경우에는 지체 없이 시설의 보완 등 필요한 조치를 하고 이를 교육부장관 및 교육감에게 보고하여야 한다. <개정 2008.2.29, 2013.3.23, 2016.3.2, 2021.12.28>

⑤ 교육부장관이나 교육감은 제1항에 따른 환경위생과 식품위생을 적절히 유지 · 관리하기 위하여 필요하다고 인정하면 관계 공무원에게 학교에 출입하여 제2항에 따른 점검을 하거나 점검 결과의 기록 등을 확인하게 할 수 있으며, 개선이 필요한 경우에는 행정적 · 재정적 지원을 할 수 있다. <개정 2013.3.23>

⑥ 학교의 장은 제2항 및 제4항에 따른 환경위생 및 식품위생 점검 결과 및 보완 조치를 학교의 인터넷 홈페이지 또는 교육부장관이 운영하는 공시 관련 홈페이지를 통하여 공개하여야 한다. 이 경우 측정된 수치는 최초측정과 재측정 이력을 포함하여야 한다. <신설 2016.3.2, 2019.4.2>

⑦ 학교의 장은 제2항에 따른 학교시설의 환경위생 점검을 실시하여 심각한 유해물질의 지속적 발생의 가능성이 확인된 경우 관할 교육감에게 특별점검을 요청하여야 하고, 교육감은 이에 특별점검을 실시하고 대책을 수립·실행하여야 한다. <신설 2019.4.23>

[전문개정 2007.12.14]

제4조의2(공기 질의 유지·관리 특례) ① 학교의 장은 제4조제2항에 따른 공기 질의 위생점검을 상·하반기에 각각 1회 이상 실시하여야 한다.

② 학교의 장은 제4조제2항 및 제3항에 따라 교사 안에서의 공기 질을 측정하는 장비에 대하여 교육부령으로 정하는 바에 따라 매년 1회 이상 정기적으로 점검을 실시하여야 한다.

[본조신설 2019.4.2]

제4조의3(공기정화설비 등 설치) 학교(「고등교육법」 제2조에 따른 학교는 제외한다)의 장은 교사 안에서의 공기 질 관리를 위하여 교육부령으로 정하는 바에 따라 각 교실에 공기를 정화하는 설비 및 미세먼지를 측정하는 기기를 설치하여야 한다.

[본조신설 2019.4.2]

규칙 **제3조(환경위생 및 식품위생의 유지관리)** ① 「학교보건법」(이하 "법"이라 한다) 제4조에 따라 학교의 장이 유지·관리해야 하는 학교시설[교사대지(校舍垈地)·체육장, 교사·체육관·기숙사 및 급식시설, 교사대지 또는 체육장 안에 설치되는 강당 등을 말한다. 이하 같다]에서의 환경위생 및 식품위생에 관한 기준은 다음 각 호와 같다. <개정 2018.3.27, 2019.10.24>

1. 환기·채광·조명·온습도의 조절기준과 환기설비의 구조 및 설치기준은 별표 2와 같다.

1의2. 유해중금속 등 유해물질의 예방 및 관리 기준은 별표 2의2와 같다.

2. 상하수도·화장실의 설치 및 관리기준은 별표 3과 같다.

3. 폐기물 및 소음의 예방 및 처리기준은 별표 4와 같다.

3의2. 공기 질 등의 유지·관리기준은 별표 4의2와 같다.

4. 식기·식품·먹는 물의 관리 등 식품위생에 관한 기준은 별표 5와 같다.

② 학교의 장은 학교시설에서의 환경위생 및 식품위생 상태가 제1항의 기준에 적합한지를 확인하기 위하여 점검을 실시해야 한다. <개정 2019.10.24>

③ 제2항에 따라 실시하는 점검의 종류 및 시기는 별표 6과 같이 하고, 점검방법 그 밖의 필요한 사항은 교육부장관이 정하여 이를 고시한다. <개정 2013.3.23>

④ 학교의 장은 제2항 및 제3항에 따라 점검을 실시하였을 때에는 그 결과를 기록·비치해야 하고, 학교시설에서의 환경위생 및 식품위생의 상태가 제1항의 기준에 미달되는 경우에는 시설의 보완 등 필요한 조치를 강구해야 한다. <개정 2008.4.28, 2019.10.24>

⑤ 삭제 <2019.7.3>

규칙 **제3조의2(검사요청 등)** ① 법 제4조에 따른 학교시설에서의 환경위생 및 식품위생을 유지·관리하기 위하여 학교의 장이 제3조제2항에 따른 점검을 실시하는 경우에는 교육감 또는 교육장에게 점검방법의 지도 및 전문인력 등의 지원을 요청하거나 환경위생 및 식품위생의 상태를 전문적으로 점검하는 기관에 의뢰하여 오염의 정도를 측정하게 할 수 있다. <개정 2008.4.28, 2019.10.24>

② 교육감 또는 교육장은 제1항에 따라 지원요청을 받은 경우에는 소속 공무원으로 하여금 관할학교에 대하여 오염물질을 직접 검사하게 하거나 환경위생 및 식품위생의 상태를 전문적으로 점검하는 기관에 의뢰하여 오염의 정도를 측정하게 할 수 있다.

[본조신설 2005.11.14]

규칙 **제3조의3(환경위생관리자의 지정 및 교육)** ① 학교의 장은 법 제4조에 따른 학교시설에서의 환경위생 및 식품위생을 유지·관리하기 위하여 소속 교직원 중에서 환경위생에 관한 업무를 관리하는 자(이하 "환경위생관리자"라 한다)를 지정하여야 한다. <개정 2019.10.24>

② 교육감은 학교의 장이 지정한 환경위생관리자 및 환경위생의 유지·관리를 담당하는 소속 공무원의 전문성을 신장하기 위하여 필요한 교육을 실시하거나 환경위생의 유지·관리에 관한 교육을 전문적으로 실시하는 기관에 이들을 위탁하여 교육을 받을 수 있도록 하여야 한다.

규칙 **제4조(공기 질을 측정하는 장비에 대한 점검)** 법 제4조의2제2항에 따라 실시해야 하는 교사 안에서의 공기의 질을 측정하는 장비에 대한 점검은 다음 각 호의 어느 하나에 해당하는 방법으로 한다.

1. 「국가표준기본법」 제3조제17호에 따른 소급성(遡及性) 확보를 위한 검사
2. 「환경분야 시험·검사 등에 관한 법률」 제11조제1항 본문에 따른 정도검사(精度檢査)

[본조신설 2019.7.3]

규칙 **제5조(공기정화설비 등의 설치)** 법 제4조의3에 따라 학교(「고등교육법」 제2조에 따른 학교는 제외한다)의 장이 교사 안에서의 공기 질 관리를 위하여 각 교실에 설치해야 하는 공기를 정화하는 설비 및 미세먼지를 측정하는 기기는 다음 각 호와 같다.

1. 공기를 정화하는 설비: 다음 각 목의 어느 하나에 해당하는 설비
   가. 「실내공기질 관리법」 제2조제5호에 따른 공기정화설비
   나. 실내 공기 중의 분진을 추출하여 모으고 냄새를 탈취하는 기능이 있는 설비로서 내부에 먼지 제거부와 송풍기가 내장되어 있는 설비
   다. 그 밖에 교육부장관이 관계 중앙행정기관의 장과 협의하여 교실의 공기를 정화하기에 적합하다고 인정하여 고시하는 설비
2. 미세먼지를 측정하는 기기: 다음 각 목의 어느 하나에 해당하는 기기
   가. 제1호 각 목의 어느 하나에 해당하는 설비에 부착되어 있는 부속품 형태의 측정기기로서 미세먼지의 농도를 표시하는 기능이 탑재된 측정기기
   나. 가목 외의 기기로서 미세먼지의 측정결과를 실시간으로 확인할 수 있는 간이 측정기기
   다. 그 밖에 교육부장관이 관계 중앙행정기관의 장과 협의하여 교실의 미세먼지를 측정하기에 적합하다고 인정하여 고시하는 기기

[본조신설 2019.7.3]

규칙 **제6조(유치원 및 대학의 환경위생 기준 등)** 「유아교육법」 제2조제2호에 따른 유치원 및 「고등교육법」 제2조 각 호에 따른 학교의 장은 제2조 및 제3조제1항의 기준에 준하는 별도의 기준을 정하여 보건실에 필요한 시설과 기구 및 용품을 갖추고, 학교시설에서의 환경위생 및 식품위생을 유지·관리할 수 있다. <개정 2008.4.28, 2019.10.24>

> **제5조(대기오염대응매뉴얼의 작성 등)** ① 교육부장관은 대기오염에 효과적으로 대응하기 위하여 환경부장관과의 협의를 거쳐 「대기환경보전법」 제7조의2의 대기오염도 예측결과에 따른 대응 매뉴얼(이하 "대기오염대응매뉴얼"이라 한다)을 작성·배포하여야 한다.

② 대기오염대응매뉴얼에는 대응 단계별 전파요령, 실외수업에 대한 점검 및 조치, 실내 공기질 관리를 위한 조치사항 등 대통령령으로 정하는 내용이 포함되어야 한다.
③ 학교의 장은 대기오염대응매뉴얼에 따라 학생 및 교직원의 세부 행동요령을 수립하고 학생 및 교직원에게 세부 행동요령에 관한 교육을 실시하여야 한다.
④ 그 밖에 대기오염대응매뉴얼의 작성 · 배포, 세부 행동요령의 수립에 필요한 사항은 대통령령으로 정한다.
[본조신설 2018.12.18]

영 **제3조(대기오염대응매뉴얼의 작성 등)** ① 법 제5조제2항에서 "대통령령으로 정하는 내용"이란 다음 각 호의 내용을 말한다.
1. 대기오염 대응 업무 수행체계 및 관련 기관별 역할에 관한 사항
2. 대응 단계별 전파요령에 관한 사항
3. 대응 단계별 실외수업에 대한 점검 및 조치에 관한 사항
4. 대응 단계별 실내 공기질 관리를 위한 조치에 관한 사항
5. 그 밖에 교육부장관이 대기오염 대응에 필요하다고 인정하는 사항

② 교육부장관은 법 제5조제1항에 따라 작성한 대기오염대응매뉴얼을 전자적 파일이나 인쇄물의 형태로 배포할 수 있다.
③ 법 제5조제3항에 따른 학생 및 교직원의 세부 행동요령(이하 이 조에서 "세부 행동요령"이라 한다)에는 다음 각 호의 내용이 포함되어야 한다.
1. 대기오염 대응 업무를 관리하는 교직원의 지정에 관한 사항
2. 등교 · 하교 시간 조정, 수업시간 단축, 질환자 관리 등 대응 단계별 안전조치 이행에 관한 사항
3. 교직원 비상연락망 유지, 학생 · 학부모에 대한 연락체계 구축 등 대응 단계별 전파요령에 관한 사항
4. 체육활동, 현장학습, 운동회 등 실외수업의 실내수업 대체 등 대응 단계별 실외수업에 대한 점검 및 조치에 관한 사항
5. 공기 정화 설비의 가동, 환기요령, 청소 등 대응 단계별 실내 공기질 관리를 위한 조치에 관한 사항
6. 그 밖에 학교의 장이 학교의 사정 등을 고려하여 대기오염 대응에 필요하다고 인정하는 사항

④ 학교의 장은 세부 행동요령을 「학교안전사고 예방 및 보상에 관한 법률」 제4조제6항에 따른 학교안전사고 예방에 관한 학교계획에 포함하여 수립할 수 있다.
[본조신설 2019.6.18]

제6조~제6조의3 삭제 <2016.2.3>

영 **제3조~제21조** 삭제 <2017.2.3>

규칙 **제4조~제9조** 삭제 <2017.2.3>

제7조(건강검사 등) ① 학교의 장은 학생과 교직원에 대하여 건강검사를 하여야 한다. 다만, 교직원에 대한 건강검사는 「국민건강보험법」 제52조에 따른 건강검진으로 갈음할 수 있다. <개정 2011.12.31>

② 학교의 장은 제1항에 따라 건강검사를 할 때에 질병의 유무 등을 조사하거나 검사하기 위하여 다음 각 호의 어느 하나에 해당하는 학생에 대하여는 「국민건강보험법」 제52조에 따른 건강검진 실시 기관에 의뢰하여 교육부령으로 정하는 사항에 대한 건강검사를 한다. <개정 2011.12.31, 2012.3.21, 2013.3.23>

1. 「초 · 중등교육법」 제2조제1호의 학교와 이에 준하는 특수학교 · 각종학교의 1학년 및 4학년 학생. 다만, 구강검진은 전 학년에 대하여 실시하되, 그 방법과 비용 등에 관한 사항은 지역 실정에 따라 교육감이 정한다.
2. 「초 · 중등교육법」 제2조제2호 · 제3호의 학교와 이에 준하는 특수학교 · 각종학교의 1학년 학생
3. 그 밖에 건강을 보호 · 증진하기 위하여 교육부령으로 정하는 학생

③ 학교의 장은 제2항에 따른 건강검사 외에 학생의 건강을 보호 · 증진하기 위하여 필요하다고 인정하면 교육부령으로 정하는 바에 따라 그 학생을 별도로 검사할 수 있다. <개정 2013.3.23>

④ 학교의 장은 제1항과 제2항에도 불구하고 천재지변 등 부득이한 사유로 관할 교육감 또는 교육장의 승인을 받은 경우에는 교육부령으로 정하는 바에 따라 건강검사를 연기하거나 건강검사의 전부 또는 일부를 생략할 수 있다. <개정 2013.3.23>

⑤ 제2항에 따라 건강검사를 한 검진기관은 교육부령으로 정하는 바에 따라 그 검사결과를 해당 학생 또는 학부모와 해당 학교의 장에게 알려야 한다. <개정 2008.2.29, 2013.3.23>

⑥ 학교의 장은 제2조제1호의 정신건강 상태 검사를 실시함에 있어 필요한 경우에는 학부모의 동의 없이 실시할 수 있다. 이 경우 학교의 장은 지체 없이 해당 학부모에게 검사 사실을 통보하여야 한다. <신설 2012.3.21, 2016.3.2>

⑦ 제1항과 제2항에 따른 건강검사의 시기, 방법, 검사항목 및 절차 등에 관하여 필요한 사항은 교육부령으로 정한다. <개정 2012.3.21, 2013.3.23>

제7조의2(학생건강증진 시행계획의 수립 · 시행 등) ① 교육감은 기본계획에 따라 매년 지역의 여건 및 특색을 고려하여 학생의 신체 및 정신건강 증진을 위한 학생건강증진 시행계획을 수립 · 시행하여야 한다. <개정 2021.9.24>

② 제1항에 따른 계획에는 제11조에 따른 학교의 장의 조치를 행정적 또는 재정적으로 지원하는 방안을 포함하여야 한다. <신설 2013.12.30>

③ 학교의 장은 제7조에 따른 건강검사의 결과를 평가하여 이를 바탕으로 학생건강증진계획을 수립 · 시행하여야 한다. <개정 2013.12.30>

④ 학교의 장은 제3항에 따라 건강검사의 결과를 평가하고, 학생정신건강증진계획을 수립하기 위하여 제15조제1항에 따른 학교의사 또는 학교약사에게 자문을 할 수 있다. <개정 2013.12.30>

[전문개정 2007.12.14]
[제목개정 2021.9.24]

제7조의3(건강검사기록) ① 학교의 장은 제7조에 따라 건강검사를 하였을 때에는 그 결과를 교육부령으로 정하는 기준에 따라 작성 · 관리하여야 한다. <개정 2013.3.23>

② 학교의 장이 제1항에 따라 건강검사 결과를 작성 · 관리할 때에 「초 · 중등교육법」 제30조의4에 따른 교육정보시스템을 이용하여 처리하여야 하는 자료는 다음과 같다. <개정 2013.3.23>

1. 인적사항
2. 신체의 발달상황 및 능력

3. 그 밖에 교육목적을 이루기 위하여 필요한 범위에서 교육부령으로 정하는 사항

③ 학교의 장은 소속 학교의 학생이 전출하거나 고등학교까지의 상급학교에 진학할 때에는 그 학교의 장에게 제1항에 따른 자료를 넘겨 주어야 한다.

제8조(등교 중지) ① 학교의 장은 제7조에 따른 건강검사의 결과나 의사의 진단 결과 감염병에 감염되었거나 감염된 것으로 의심되거나 감염될 우려가 있는 학생 또는 교직원에 대하여 대통령령으로 정하는 바에 따라 등교를 중지시킬 수 있다. <개정 2009.12.29, 2020.10.20>

② 교육부장관은 감염병으로 인하여 「재난 및 안전관리 기본법」 제38조제2항에 따른 주의 이상의 위기경보가 발령되는 경우 다음 각 호의 어느 하나에 해당하는 학생 또는 교직원에 대하여 질병관리청장과 협의하여 등교를 중지시킬 것을 학교의 장에게 명할 수 있다. 이 경우 해당 학교의 관할청을 경유하여야 한다. <신설 2020.10.20>

1. 「검역법」 제2조제7호에 따른 검역관리지역 또는 같은 조 제8호에 따른 중점검역관리지역에 체류하거나 그 지역을 경유한 사람으로서 같은 조 제1호에 따른 검역감염병의 감염이 우려되는 사람
2. 감염병 발생지역에 거주하는 사람 또는 그 지역에 출입하는 사람으로서 감염병에 감염되었을 것으로 의심되는 사람
3. 「감염병의 예방 및 관리에 관한 법률」 제42조제2항제1호에 따라 자가(自家) 또는 시설에 격리된 사람의 가족 또는 그 동거인
4. 그 밖에 학교 내 감염병의 차단과 확산 방지 등을 위하여 등교 중지가 필요하다고 인정되는 사람

③ 제2항에 따른 명을 받은 학교의 장은 해당 학생 또는 교직원에 대하여 지체 없이 등교를 중지시켜야 한다. <신설 2020.10.20>

[전문개정 2007.12.14]

영 **제22조(등교 등의 중지)** ① 학교의 장은 법 제8조에 따라 학생과 교직원 중 다음 각 호의 어느 하나에 해당하는 사람에 대하여 등교중지를 명할 수 있다. <개정 2016.8.29>

1. 「감염병의 예방 및 관리에 관한 법률」 제2조에 따른 감염병환자, 감염병의사환자 및 병원체보유자(이하 "감염병환자등"이라 한다). 다만, 의사가 다른 사람에게 감염될 우려가 없다고 진단한 사람은 제외한다.
2. 제1호 외의 환자로서 의사가 감염성이 강한 질환에 감염되었다고 진단한 사람

② 학교의 장이 제1항에 따라 등교중지를 명할 때에는 그 사유와 기간을 구체적으로 밝혀야 한다. 다만, 질환증세 또는 질병유행의 양상에 따라 필요한 경우에는 그 기간을 단축하거나 연장할 수 있다.

제8조의2(등교 중지를 위한 개인정보의 처리 등) 교육부장관, 관계 중앙행정기관(그 소속기관을 포함한다)의 장, 교육감 및 학교의 장은 제8조제2항에 따른 등교 중지를 위하여 필요한 경우 「개인정보 보호법」 제24조에 따른 고유식별정보를 처리할 수 있다. 이 경우 개인정보의 보호에 관한 사항은 「개인정보 보호법」에 따른다.

[본조신설 2020.10.20]

제9조(학생의 보건관리) 학교의 장은 학생의 신체발달 및 체력증진, 질병의 치료와 예방, 음주·흡연과 약물 오용(誤用)·남용(濫用)의 예방, 성교육, 정신건강 증진 등을 위하여 보건교육을 실시하고 필요한 조치를 하여야 한다. <개정 2012.1.26>

제9조의2(보건교육 등) ① 교육부장관은 「유아교육법」 제2조제2호에 따른 유치원 및 「초·중등교육법」 제2조에 따른 학교에서 모든 학생들을 대상으로 심폐소생술 등 응급처치에 관한 교육을 포함한 보건교육을 체계적으로 실시하여야 한다. 이 경우 보건교육의 실시 시간, 도서 등 그 운영에 필요한 사항은 교육부장관이 정한다. <개정 2013.3.23, 2013.12.30, 2016.12.20>

② 「유아교육법」 제2조제2호에 따른 유치원의 장 및 「초·중등교육법」 제2조에 따른 학교의 장은 교육부령으로 정하는 바에 따라 교직원을 대상으로 심폐소생술 등 응급처치에 관한 교육을 실시하여야 한다. <신설 2013.12.30, 2016.12.20>

③ 「유아교육법」 제2조제2호에 따른 유치원의 장 및 「초·중등교육법」 제2조에 따른 학교의 장은 제2항에 따른 응급처치에 관한 교육과 연관된 프로그램의 운영 등을 관련 전문기관·단체 또는 전문가에게 위탁할 수 있다. <신설 2016.12.20>

[제목개정 2013.12.30]

규칙 **제10조(응급처치교육 등)** ① 학교의 장이 법 제9조의2제2항에 따라 교직원을 대상으로 심폐소생술 등 응급처치에 관한 교육(이하 "응급처치교육"이라 한다)을 실시하는 경우 응급처치교육의 계획·내용 및 시간 등은 별표 9와 같다.

② 학교의 장은 응급처치교육을 실시한 후 각 교직원의 교육 이수결과를 교육감(사립학교의 경우 학교법인 이사장을 말한다. 이하 이 항에서 같다)에게 제출하여야 하며, 교육감은 해당 교직원의 인사기록카드에 교육 이수결과를 기록·관리하여야 한다. 다만, 교육감이 인사기록을 직접 관리하지 아니하는 교직원에 대한 교육기록은 학교의 장이 별도로 기록·관리하여야 한다.

③ 학교의 장은 공공기관, 「고등교육법」 제2조에 따른 학교, 「교원 등의 연수에 관한 규정」 제2조제2항의 연수원 중 교육감이 설치한 연수원 또는 의료기관에서 교직원으로 하여금 응급처치교육을 받게 할 수 있다. 이 경우 예산의 범위에서 소정의 비용을 지원할 수 있다.

[본조신설 2014.7.7]

제10조(예방접종 완료 여부의 검사) ① 초등학교와 중학교의 장은 학생이 새로 입학한 날부터 90일 이내에 시장·군수 또는 구청장(자치구의 구청장을 말한다. 이하 같다)에게 「감염병의 예방 및 관리에 관한 법률」 제27조에 따른 예방접종증명서를 발급받아 같은 법 제24조 및 제25조에 따른 예방접종을 모두 받았는지를 검사한 후 이를 교육정보시스템에 기록하여야 한다. <개정 2016.2.3>

② 초등학교와 중학교의 장은 제1항에 따른 검사결과 예방접종을 모두 받지 못한 입학생에게는 필요한 예방접종을 받도록 지도하여야 하며, 필요하면 관할 보건소장에게 예방접종 지원 등의 협조를 요청할 수 있다.

제11조(치료 및 예방조치 등) ① 학교의 장은 제7조에 따른 건강검사의 결과 질병에 감염되었거나 감염될 우려가 있는 학생에 대하여 질병의 치료 및 예방에 필요한 조치를 하여야 한다.

② 학교의 장은 제7조제1항에 따라 학생에 대하여 제2조제1호의 정신건강 상태를 검사한 결과 필요하면 학생 정신건강 증진을 위한 다음 각 호의 조치를 하여야 한다. <신설 2013.12.30>

1. 학생·학부모·교직원에 대한 정신건강 증진 및 이해 교육
2. 해당 학생에 대한 상담 및 관리
3. 해당 학생에 대한 전문상담기관 또는 의료기관 연계
4. 그 밖에 학생 정신건강 증진을 위하여 필요한 조치

③ 교육감은 검사비, 치료비 등 제2항 각 호의 조치에 필요한 비용을 지원할 수 있다. **<신설 2013.12.30>**

④ 학교의 장은 제1항 및 제2항의 조치를 위하여 필요하면 보건소장에게 협조를 요청할 수 있으며 보건소장은 정당한 이유 없이 이를 거부할 수 없다. **<개정 2013.12.30>**

[제목개정 2013.12.30]

제12조(학생의 안전관리) 학교의 장은 학생의 안전사고를 예방하기 위하여 학교의 시설·장비의 점검 및 개선, 학생에 대한 안전교육, 그 밖에 필요한 조치를 하여야 한다.

제13조(교직원의 보건관리) 학교의 장은 제7조제1항에 따른 건강검사 결과 필요하거나 건강검사를 갈음하는 건강검진의 결과 필요하면 교직원에 대하여 질병 치료와 근무여건 개선 등 필요한 조치를 하여야 한다.

제14조(질병의 예방) ① 학교의 장은 감염병 예방과 학교의 보건에 필요하면 휴업을 할 수 있다.

② 관할청은 감염병 예방과 학교의 보건에 필요하면 해당 학교에 대하여 다음 각 호의 어느 하나에 해당하는 조치를 명할 수 있다. 다만, 교육부장관은 제2조제3호가목의 학교의 경우에는 그 권한을 교육감에게 위임할 수 있다.

1. 학년 또는 학교 전체에 대한 휴업 또는 등교수업일 조정
2. 휴교(휴원을 포함한다)

③ 제1항 및 제2항에도 불구하고 감염병으로 인하여 「재난 및 안전관리 기본법」 제38조제2항에 따른 주의 이상의 위기경보가 발령되어 제1항 또는 제2항에 따른 조치를 하는 경우 학교의 장은 관할청의 동의를, 교육감은 교육부장관의 동의를 받아야 한다.

[전문개정 2020.10.20]

제14조의2(감염병 예방접종의 시행) 시장·군수 또는 구청장이 「감염병의 예방 및 관리에 관한 법률」 제24조 및 제25조에 따라 학교의 학생 또는 교직원에게 감염병의 필수 또는 임시 예방접종을 할 때에는 그 학교의 학교의사 또는 보건교사(간호사 면허를 가진 보건교사로 한정한다. 이하 같다)를 접종요원으로 위촉하여 그들로 하여금 접종하게 할 수 있다. 이 경우 보건교사에 대하여는 「의료법」 제27조제1항을 적용하지 아니한다. **<개정 2017.11.28, 2018.3.27>**

[전문개정 2007.12.14]

[제목개정 2009.12.29]

제14조의3(감염병예방대책의 마련 등) ① 교육부장관은 감염병으로부터 학생과 교직원을 보호하기 위하여 다음 각 호의 사항이 포함된 대책(이하 "감염병예방대책"이라 한다)을 마련하여야 한다. 이 경우 행정안전부장관 및 질병관리청장과 협의하여야 한다. **<개정 2017.7.26, 2020. 8.11>**

1. 감염병의 예방·관리 및 후속조치에 관한 사항
2. 감염병 대응 관련 매뉴얼에 관한 사항
3. 감염병과 관련한 학교의 보건·위생에 관한 사항
4. 그 밖에 감염병과 관련하여 대통령령으로 정하는 사항

② 교육부장관은 제1항에 따라 감염병예방대책을 마련한 때에는 특별시장 · 광역시장 · 특별자치시장 · 도지사 · 특별자치도지사, 교육감 및 학교에 알려야 한다.
③ 교육감은 교육부장관의 감염병예방대책을 토대로 지역 실정에 맞는 감염병 예방 세부 대책을 마련하여야 한다.
④ 교육부장관과 질병관리청장은 학교에서 감염병을 예방하기 위하여 긴밀한 협력 체계를 구축하고 감염병 발생 현황에 관한 정보 등 대통령령으로 정하는 정보(이하 "감염병정보"라 한다)를 공유하여야 한다. <개정 2020.8.11>
⑤ 학교의 장은 해당 학교에 감염병에 걸렸거나 의심이 되는 학생 및 교직원이 있는 경우 즉시 교육감을 거쳐 교육부장관에게 보고하여야 한다. <개정 2021.3.23>
⑥ 교육부장관은 제4항에 따른 공유를 하였거나 제5항에 따른 보고를 받은 경우 감염병의 확산을 방지하기 위하여 감염병정보를 신속히 공개하여야 한다.
⑦ 제4항부터 제6항까지에 따른 공유, 보고 및 공개의 방법과 절차는 교육부령으로 정한다.
[본조신설 2016.3.2]

영 **제22조의2(감염병예방대책의 마련 등)** ① 법 제14조의3제1항제4호에서 "대통령령으로 정하는 사항"이란 다음 각 호의 사항을 말한다. <개정 2019.7.2>

1. 감염병 예방 · 관리에 필요한 교육에 관한 사항
2. 감염병 대응 능력 강화를 위한 가상연습 등 실제 상황 대비 훈련에 관한 사항
3. 감염병 방역에 필요한 물품의 비축 및 시설의 구비에 관한 사항
4. 그 밖에 감염병의 예방 · 관리를 위하여 교육부장관이 필요하다고 인정하는 사항

② 법 제14조의3제4항에서 "감염병 발생 현황에 관한 정보 등 대통령령으로 정하는 정보"란 「감염병의 예방 및 관리에 관한 법률」 제2조제5호에 따른 제4급감염병이 국내에서 새롭게 발생하였거나 국내에 유입된 경우 또는 같은 법 제41조제1항에 따라 질병관리청장이 고시한 감염병에 대하여 「재난 및 안전관리 기본법」 제38조제2항에 따른 주의 이상의 예보 또는 경보가 발령된 경우 해당 감염병에 관한 다음 각 호의 정보를 말한다. <개정 2020.9.11>

1. 감염병명
2. 감염병의 발생 현황 또는 유입 경로
3. 감염병환자등(학생 및 교직원에 한정한다)의 발병일 · 진단일 · 이동경로 · 이동수단 및 접촉자 현황
4. 그 밖에 교육부장관 또는 보건복지부장관이 감염병의 예방 및 확산을 방지하기 위하여 필요하다고 인정하는 정보

[본조신설 2016.8.29]

규칙 **제10조의2(감염병 정보의 공유 등)** ① 교육부장관과 보건복지부장관은 법 제14조의3제4항에 따라 영 제22조의2제2항에 따른 감염병 정보를 지체 없이 구두, 전화(문자메시지 등을 포함한다), 팩스, 서면(전자문서를 포함한다) 등의 방법 중 가장 신속하고 적합한 방법으로 공유하여야 한다.
② 교육부장관은 학교에서 감염병을 예방하기 위하여 법 제14조의3제4항에 따라 보건복지부장관과 공유한 정보를 교육감 및 학교의 장에게 제공할 수 있다.
③ 제2항에 따라 정보를 제공받은 교육감 및 학교의 장은 법 제8조 및 제14조에 따른 감염병 관련 업무 이외의 목적으로 해당 정보를 활용할 수 없다.
④ 학교에 감염병에 걸렸거나 걸린 것으로 의심이 되는 학생 및 교직원이 있는 경우 법 제14조의3제5항에 따라 해당 학교의 장이 교육감을 경유하여 교육부장관에게 보고하여야 할 사항은 다음 각 호와 같다.

1. 해당 학생 및 교직원의 감염병명 및 감염병의 발병일 · 진단일
2. 해당 학생 및 교직원의 소속
3. 해당 학생 및 교직원에 대한 조치 사항

⑤ 제4항에 따른 보고는 서면(전자문서를 포함한다)으로 하되, 「초 · 중등교육법」 제2조에 따른 학교의 경우에는 같은 법 제30조의4에 따른 교육정보시스템을 통하여 할 수 있다.

⑥ 교육부장관은 법 제14조의3제6항에 따라 감염병 정보를 공개할 때에는 「정보통신망 이용촉진 및 정보보호 등에 관한 법률」 제2조제1항제1호에 따른 정보통신망에 게재하거나 보도자료를 배포하는 등의 방법으로 하여야 한다.

⑦ 제6항에 따른 정보의 당사자는 공개된 사항 중 사실과 다르거나 의견이 있는 경우 교육부장관에게 구두, 서면 등의 방법으로 이의신청을 할 수 있으며, 교육부장관은 이에 따라 공개된 정보의 정정 등 필요한 조치를 하여야 한다.

[본조신설 2016.9.1]

제14조의4(감염병대응매뉴얼의 작성 등) ① 교육부장관은 학교에서 감염병에 효과적으로 대응하기 위하여 질병관리청장과의 협의를 거쳐 감염병 유형에 따른 대응 매뉴얼(이하 "감염병대응매뉴얼"이라 한다)을 작성 · 배포하여야 한다. <개정 2020.8.11>

② 감염병대응매뉴얼의 작성 · 배포 등에 필요한 사항은 대통령령으로 정한다.

[본조신설 2016.3.2]

영 **제22조의3(감염병대응매뉴얼의 작성 및 배포 등)** ① 법 제14조의4제1항에 따라 작성 · 배포하여야 하는 감염병 유형에 따른 대응 매뉴얼(이하 "감염병대응매뉴얼"이라 한다)에는 다음 각 호의 사항이 포함되어야 한다.

1. 감염병 유형에 따른 학생 및 교직원의 행동 요령에 관한 사항
2. 감염병 유형에 따른 예방 · 대비 · 대응 및 복구 단계별 조치에 관한 사항

② 교육부장관은 감염병대응매뉴얼을 배포하는 경우에는 전자적 파일이나 인쇄물의 형태로 배포할 수 있다.

③ 특별시 · 광역시 · 특별자치시 · 도 또는 특별자치도 교육감(이하 "교육감"이라 한다) 및 학교의 장은 감염병의 예방 · 대비 · 대응 및 복구 조치에 관한 업무를 추진할 때 감염병대응매뉴얼을 활용하여야 한다. <개정 2017.2.3>

④ 교육감 및 학교의 장은 각 지역 또는 학교의 특성을 반영한 내용을 감염병대응매뉴얼에 추가 · 보완할 수 있다.

[본조신설 2016.8.29]

제15조(학교에 두는 의료인 · 약사 및 보건교사) ① 학교에는 대통령령으로 정하는 바에 따라 학생과 교직원의 건강관리를 지원하는 「의료법」 제2조제1항에 따른 의료인과 「약사법」 제2조제2호에 따른 약사를 둘 수 있다. <개정 2012.1.26>

② 학교(「고등교육법」 제2조 각 호에 따른 학교는 제외한다. 이하 이 조 및 제15조의2에서 같다)에 제9조의2에 따른 보건교육과 학생들의 건강관리를 담당하는 보건교사를 두어야 한다. 다만, 대통령령으로 정하는 일정 규모 이하의 학교에는 순회 보건교사를 둘 수 있다. <개정 2021.6.8>

③ 제2항에 따라 보건교사를 두는 경우 대통령령으로 정하는 일정 규모 이상의 학교에는 2명 이상의 보건교사를 두어야 한다. <신설 2021.6.8>

[전문개정 2007.12.14] [제목개정 2012.1.26]

영 **제23조(학교에 두는 의료인 · 약사 및 보건교사)** ① 삭제 <2021.12.9>

② 법 제15조제1항에 따라 학교에 두는 의료인 · 약사는 학교장이 위촉하거나 채용한다. <개정 2021.12.9>

③ 법 제15조제3항에서 "대통령령으로 정하는 일정 규모 이상의 학교"란 36학급 이상의 학교를 말한다. <신설 2021.12.9>

④ 법 제15조제1항에 따라 학교에 두는 의사(치과의사 및 한의사를 포함하며, 이하 "학교의사"라 한다) 및 학교에 두는 약사(이하 "학교약사"라 한다)와 같은 조 제2항 · 제3항에 따른 보건교사의 직무는 다음 각 호와 같다. <개정 2021.12.9>

1. 학교의사의 직무
   가. 학교보건계획의 수립에 관한 자문
   나. 학교 환경위생의 유지 · 관리 및 개선에 관한 자문
   다. 학생과 교직원의 건강진단과 건강평가
   라. 각종 질병의 예방처치 및 보건지도
   마. 학생과 교직원의 건강상담
   바. 그 밖에 학교보건관리에 관한 지도
2. 학교약사의 직무
   가. 학교보건계획의 수립에 관한 자문
   나. 학교환경위생의 유지관리 및 개선에 관한 자문
   다. 학교에서 사용하는 의약품과 독극물의 관리에 관한 자문
   라. 학교에서 사용하는 의약품 및 독극물의 실험 · 검사
   마. 그 밖에 학교보건관리에 관한 지도
3. 보건교사의 직무
   가. 학교보건계획의 수립
   나. 학교 환경위생의 유지 · 관리 및 개선에 관한 사항
   다. 학생과 교직원에 대한 건강진단의 준비와 실시에 관한 협조
   라. 각종 질병의 예방처치 및 보건지도
   마. 학생과 교직원의 건강관찰과 학교의사의 건강상담, 건강평가 등의 실시에 관한 협조
   바. 신체가 허약한 학생에 대한 보건지도
   사. 보건지도를 위한 학생가정 방문
   아. 교사의 보건교육 협조와 필요시의 보건교육
   자. 보건실의 시설 · 설비 및 약품 등의 관리
   차. 보건교육자료의 수집 · 관리
   카. 학생건강기록부의 관리
   타. 다음의 의료행위(간호사 면허를 가진 사람만 해당한다)
      1) 외상 등 흔히 볼 수 있는 환자의 치료
      2) 응급을 요하는 자에 대한 응급처치
      3) 부상과 질병의 악화를 방지하기 위한 처치
      4) 건강진단결과 발견된 질병자의 요양지도 및 관리
      5) 1)부터 4)까지의 의료행위에 따르는 의약품 투여
   파. 그 밖에 학교의 보건관리

영 **제33조(규제의 재검토)** 교육부장관은 다음 각 호의 사항에 대하여 다음 각 호의 기준일을 기준으로 3년마다(매 3년이 되는 해의 기준일과 같은 날 전까지를 말한다) 그 타당성을 검토하여 개선

등의 조치를 해야 한다. <개정 2021.12.9, 2022.3.8>

1. 삭제 <2022.3.8>
2. 제23조제3항에 따른 보건교사의 배치기준: 2022년 1월 1일
3. 제23조제4항에 따른 학교의사, 학교약사 및 보건교사의 직무: 2014년 1월 1일

[전문개정 2017.2.3]

제15조의2(응급처치 등) ① 학교의 장은 사전에 학부모의 동의와 전문의약품을 처방한 의사의 자문을 받아 제15조제2항 및 제3항에 따른 보건교사 또는 순회 보건교사(이하 이 조에서 "보건교사등"이라 한다)로 하여금 제1형 당뇨로 인한 저혈당쇼크 또는 아나필락시스 쇼크로 인하여 생명이 위급한 학생에게 투약행위 등 응급처치를 제공하게 할 수 있다. 이 경우 보건교사등에 대하여는 「의료법」 제27조제1항을 적용하지 아니한다. <개정 2021.6.8>

② 보건교사등이 제1항에 따라 생명이 위급한 학생에게 응급처치를 제공하여 발생한 재산상 손해와 사상(死傷)에 대하여 고의 또는 중대한 과실이 없는 경우 해당 보건교사등은 민사책임과 상해(傷害)에 대한 형사책임을 지지 아니하며 사망에 대한 형사책임은 감경하거나 면제할 수 있다.

③ 학교의 장은 질병이나 장애로 인하여 특별히 관리·보호가 필요한 학생을 위하여 보조인력을 둘 수 있다. 이 경우 보조인력의 역할, 요건 등에 관하여는 교육부령으로 정한다.

[본조신설 2017.11.28]

규칙 **제11조(보조인력의 역할 등)** ① 법 제15조의2제3항에 따른 보조인력(이하 "보조인력"이라 한다)은 같은 조 제1항에 따른 보건교사등(이하 "보건교사등"이라 한다)의 지시를 받아 질병이나 장애로 인하여 특별히 관리·보호가 필요한 학생에 대해서 보건교사등이 행하는 다음 각 호의 활동을 보조한다.

1. 법 제15조의2제1항에 따른 투약행위 등 응급처치
2. 각종 질병의 예방처치, 건강관찰 및 건강상담 협조 등의 보건활동

② 보조인력은 「의료법」 제7조에 따른 간호사 면허가 있어야 한다.

[본조신설 2018.5.25]

제16조(보건기구의 설치 등) 교육감 및 교육장 소속으로 대통령령으로 정하는 바에 따라 학교의 보건 관리에 필요한 기구(機構)와 공무원을 둘 수 있다.

제16조의2(학생건강증진 전문기관의 설립 등) ① 교육부장관은 교육감과 협의하여 학생의 신체 및 정신건강 증진을 지원하기 위하여 다음 각 호의 업무를 수행하기 위한 전문기관(이하 "학생건강증진 전문기관"이라 한다)을 설립하거나 지정할 수 있다.

1. 기본계획 수립의 지원
2. 국내외 학생의 신체 및 정신건강에 관한 정보·자료의 수집·분석, 통계 작성 및 간행물 발간
3. 학생의 신체 및 정신건강에 대한 교육자료 개발
4. 학생의 신체 및 정신건강을 위한 교직원 및 관계자, 학부모 등에 대한 교육훈련 및 지원
5. 학생의 건강증진과 관련한 정보시스템 구축·운영
6. 그 밖에 학생의 건강증진을 위하여 교육부장관이 필요하다고 인정한 업무

② 교육감은 다음 각 호의 업무를 수행하기 위하여 관할 지역에 학생건강증진센터를 설치·운영할 수 있다.

1. 학생의 신체발달 상황 및 생활습관, 정신건강 상태 등의 실태조사
2. 학생의 건강증진 개선을 위한 프로그램의 개발·운영

3. 학생의 신체 및 정신건강 증진을 위한 상담
4. 건강이 취약한 학생에 대한 지원
5. 그 밖에 학생의 건강증진을 위하여 교육감이 필요하다고 정하는 사항

③ 국가 또는 지방자치단체는 예산의 범위에서 학생건강증진 전문기관과 학생건강증진센터의 설립 · 운영 등에 필요한 경비를 출연할 수 있다.

④ 학생건강증진 전문기관과 학생건강증진센터의 설립 · 지정 및 운영 등에 필요한 사항은 대통령령으로 정한다.

[본조신설 2021.9.24]

제17조(학교보건위원회) ① 제2조의2에 따른 기본계획 및 학교보건의 중요시책을 심의하기 위하여 교육감 소속으로 시 · 도학교보건위원회를 둔다. <개정 2012.1.26>

② 시 · 도학교보건위원회는 학교의 보건에 경험이 있는 15명 이내의 위원으로 구성한다. <개정 2012.1.26>

③ 시 · 도학교보건위원회의 기능 · 운영과 그 밖에 필요한 사항은 대통령령으로 정한다. <개정 2012.1.26>

영 **제24조(보건위원회의 기능)** ① 삭제 <2012.8.13>

② 법 제17조제1항에 따른 시 · 도학교보건위원회(이하 "보건위원회"라 한다)는 다음 각 호의 사항을 심의한다. <개정 2012.8.13>

1. 학생과 교직원의 건강증진에 관한 시 · 도의 중 · 장기 기본계획
2. 학교보건과 관련되는 시 · 도의 조례 또는 교육규칙의 제정 · 개정안
3. 교육감이 회의에 부치는 학교보건정책 등에 관한 사항
4. 삭제 <2017.2.3>

[제목개정 2012.8.13]

영 **제25조(보건위원회의 구성)** ① 보건위원회에는 위원장과 부위원장 각 1명을 두되, 위원장과 부위원장은 위원 중에서 호선한다. <개정 2012.8.13>

② 삭제 <2012.8.13>

③ 보건위원회 위원은 해당 교육청의 국장급 공무원 및 학교보건에 관하여 학식이 있거나 경험이 있는 사람 중에서 교육감이 임명하거나 위촉한다. <개정 2012.8.13>

④ 제3항에 따라 위촉한 위원의 임기는 2년으로 하되, 연임할 수 있다. 다만, 보궐위원의 임기는 전임자 임기의 남은 기간으로 한다. <개정 2012.8.13>

[제목개정 2012.8.13]

영 **제26조(위원장 등의 직무)** ① 보건위원회의 위원장은 보건위원회를 대표하고, 회의에 관한 사무를 총괄한다.

② 보건위원회의 위원장이 부득이한 사유로 직무를 수행할 수 없을 때에는 부위원장이 그 직무를 대행한다.

영 **제27조(회의)** ① 보건위원회의 위원장은 다음 각 호의 어느 하나에 해당하는 경우에 회의를 소집하고, 그 의장이 된다. <개정 2012.8.13>

1. 교육감이 요청하는 경우
2. 재적위원 3분의 1 이상이 요구하는 경우
3. 그 밖에 학생과 교직원의 건강을 보호 · 증진하기 위한 사항을 심의하기 위하여 위원장이 필

요하다고 인정하는 경우
② 회의는 재적위원 과반수의 출석으로 개의하고, 출석위원 과반수의 찬성으로 의결한다.

영 **제28조(분과위원회)** ① 보건위원회에 전문분야별로 분과위원회를 둘 수 있다.
② 분과위원회는 보건위원회의 심의사항 중 보건위원회에서 위임한 사항을 심의한다.
③ 보건위원회 위원의 분과위원회 배속은 교육감이 정한다. <개정 2012.8.13>
④ 분과위원회에 분과위원장 1명을 두되, 분과위원장은 분과위원회 위원 중에서 호선한다.
⑤ 분과위원회의 회의에 관하여는 제27조를 준용한다.

영 **제29조(간사와 서기)** ① 보건위원회에 간사 1명과 서기 약간 명을 둔다.
② 보건위원회의 간사와 서기는 교육감이 소속 공무원 중에서 임명한다. <개정 2012.8.13>
③ 간사는 위원장의 명을 받아 위원회의 사무를 처리하고, 서기는 간사를 보조한다.

영 **제30조(협조 요청)** 교육부장관 또는 교육감은 학교보건위생에 관한 비영리법인, 비영리의료기관이나 국공립 보건의료기관에 대하여 학생과 교직원의 건강의 보호·증진을 위하여 필요한 협조를 요청할 수 있다. <개정 2013.3.23>

영 **제31조(전문가 등의 의견청취 등)** ① 보건위원회와 분과위원회는 필요하면 관계 전문가의 의견을 들을 수 있다.
② 보건위원회와 분과위원회는 필요하면 관계 공무원에게 관련 자료를 제출하거나 출석하여 답변할 것을 요청할 수 있으며, 그 관계 공무원은 특별한 사유가 없으면 보호위원회 또는 분과위원회의 요청에 따라야 한다.
[전문개정 2017.2.3]

영 **제31조의2(수당과 여비)** 보건위원회에 출석하는 위원회의 위원 또는 관계 전문가 등에게는 예산의 범위에서 수당과 여비, 그 밖에 필요한 경비를 지급할 수 있다. 다만, 공무원이 그 소관 업무와 직접적으로 관련되어 위원회에 출석하는 경우에는 그러하지 아니하다.
[본조신설 2017.2.3]

영 **제31조의3(운영세칙)** 이 영에서 규정한 사항 외에 보건위원회와 분과위원회의 운영에 필요한 사항은 보건위원회의 의결을 거쳐 위원장이 정한다.
[본조신설 2017.2.3]

영 **제32조** 삭제 <2017.2.3>

영 **제32조의2(민감정보 및 고유식별정보의 처리)** ① 학교의 장은 법 제7조에 따른 건강검사에 관한 사무를 수행하기 위하여 불가피한 경우 「개인정보 보호법」 제23조에 따른 건강에 관한 정보, 같은 법 시행령 제19조제1호 또는 제4호에 따른 주민등록번호 또는 외국인등록번호가 포함된 자료를 처리할 수 있다. <개정 2016.8.29>
② 초등학교와 중학교의 장은 법 제10조에 따른 예방접종 완료 여부의 검사에 관한 사무를 수행하기 위하여 불가피한 경우 「개인정보 보호법」 제23조에 따른 건강에 관한 정보, 같은 법 시행령 제19조제1호 또는 제4호에 따른 주민등록번호 또는 외국인등록번호가 포함된 자료를 처리할 수 있다. <개정 2016.8.29, 2017.2.3>
③ 시장·군수 또는 구청장(자치구의 구청장을 말하며, 시장·군수 또는 구청장의 해당 권한이 위임·위탁된 경우에는 그 권한을 위임·위탁받은 자를 포함한다)은 법 제14조의2에 따른 감염병 예방접종의 시행에 관한 사무를 수행하기 위하여 불가피한 경우 「개인정보 보호법」 제23조에 따른 건강에 관한 정보, 같은 법 시행령 제19조제1호 또는 제4호에 따른 주민등록번호 또는 외국인

등록번호가 포함된 자료를 처리할 수 있다. <개정 2016.8.29>

④ 교육부장관, 질병관리청장, 교육감 또는 학교의 장은 다음 각 호의 사무를 수행하기 위하여 불가피한 경우 「개인정보 보호법」 제23조에 따른 건강에 관한 정보, 같은 법 시행령 제19조제1호 또는 제4호에 따른 주민등록번호 또는 외국인등록번호가 포함된 자료를 처리할 수 있다. <신설 2016.8.29, 2020.9.11>

1. 법 제14조의3제4항에 따른 감염병정보의 공유에 관한 사무
2. 법 제14조의3제5항에 따른 감염병정보의 보고에 관한 사무
3. 법 제14조의3제6항에 따른 감염병정보의 공개에 관한 사무

[본조신설 2014.8.6]

제18조(경비 보조) 국가나 지방자치단체는 제3조에 따른 시설과 기구 및 용품 구매, 제4조의3에 따른 공기를 정화하는 설비 및 미세먼지를 측정하는 기기 설치, 제7조제1항에 따른 건강검사에 드는 경비의 전부 또는 일부를 보조한다. <개정 2019.4.2>
[전문개정 2007.12.14]

제18조의2(비밀누설금지 등) 이 법에 따라 교직원 및 학생에 대한 건강검사와 관련된 업무를 수행하거나 수행하였던 사람은 그 직무상 알게 된 비밀을 다른 사람에게 누설하거나 직무상 목적 외의 용도로 이용하여서는 아니 된다. <개정 2021.3.23>
[본조신설 2013.12.30]

제19조(벌칙) ① 제18조의2를 위반하여 직무상 알게 된 비밀을 다른 사람에게 누설하거나 직무상 목적 외의 용도로 이용한 사람은 3년 이하의 징역 또는 3천만원 이하의 벌금에 처한다. <신설 2013.12.30, 2021.3.23>
② 삭제 <2016.2.3>
[전문개정 2007.12.14]

제20조 삭제 <1998.12.31>

부칙 <법률 제18640호, 2021.12.28>
이 법은 공포 후 6개월이 경과한 날부터 시행한다.

부칙 <대통령령 제32528호, 2022.3.8> (규제 재검토기한 설정 해제 등을 위한 91개 법령의 일부개정에 관한 대통령령)

영 이 영은 공포한 날부터 시행한다.

부칙 <교육부령 제270호, 2022.6.29>

규칙 이 규칙은 2022년 6월 29일부터 시행한다.

시행규칙 별표

규칙 [별표 1] 보건실에 갖추어야 하는 시설 및 기구의 구체적인 기준(제2조 관련): 생략

규칙 [별표 2] 환기 · 채광 · 조명 · 온습도의 조절기준과 환기설비의 구조 및 설치기준 (제3조제1항제1호관련) <개정 2019.9.17>

1. 환기

가. 환기의 조절기준

환기용 창 등을 수시로 개방하거나 기계식 환기설비를 수시로 가동하여 1인당 환기량이 시간당 21.6세제곱미터 이상이 되도록 할 것

나. 환기설비의 구조 및 설치기준(환기설비의 구조 및 설치기준을 두는 경우에 한한다)

1) 환기설비는 교사 안에서의 공기의 질의 유지기준을 충족할 수 있도록 충분한 외부공기를 유입하고 내부공기를 배출할 수 있는 용량으로 설치할 것
2) 교사의 환기설비에 대한 용량의 기준은 환기의 조절기준에 적합한 용량으로 할 것
3) 교사 안으로 들어오는 공기의 분포를 균등하게 하여 실내공기의 순환이 골고루 이루어지도록 할 것
4) 중앙관리방식의 환기설비를 계획할 경우 환기닥트는 공기를 오염시키지 아니하는 재료로 만들 것

2. 채광(자연조명)

가. 직사광선을 포함하지 아니하는 천공광에 의한 옥외 수평조도와 실내조도와의 비가 평균 5퍼센트 이상으로 하되, 최소 2퍼센트 미만이 되지 아니하도록 할 것
나. 최대조도와 최소조도의 비율이 10대 1을 넘지 아니하도록 할 것
다. 교실 바깥의 반사물로부터 눈부심이 발생되지 아니하도록 할 것

3. 조도(인공조명)

가. 교실의 조명도는 책상면을 기준으로 300럭스 이상이 되도록 할 것
나. 최대조도와 최소조도의 비율이 3대 1을 넘지 아니하도록 할 것
다. 인공조명에 의한 눈부심이 발생되지 아니하도록 할 것

4. 실내온도 및 습도

가. 실내온도는 섭씨 18도 이상 28도 이하로 하되, 난방온도는 섭씨 18도 이상 20도 이하, 냉방온도는 섭씨 26도 이상 28도 이하로 할 것
나. 비교습도는 30퍼센트 이상 80퍼센트 이하로 할 것

규칙 [별표 3] 상하수도 · 화장실의 설치 및 관리기준(제3조제1항제2호 관련)

1. 상 · 하수도의 설치 및 관리기준

「수도법」 및 「하수도법」의 관련규정에 의하여 설치 · 관리할 것

2. 화장실의 설치 및 관리기준

가. 화장실의 설치기준: 생략
나. 화장실의 유지 · 관리기준

(1) 항상 청결이 유지되도록 청소하고 위생적으로 관리할 것

(2) 악취의 발산과 쥐 및 파리 · 모기 등 해로운 벌레의 발생 · 번식을 방지하도록 화장실의 내부 및 외부를 4월부터 9월까지는 주 3회 이상, 10월부터 다음해 3월까지는 주 1회 이상 소독을 실시할 것

규칙 **[별표 4] 폐기물 및 소음의 예방 및 처리기준(제3조제1항제3호 관련)**

1. 삭제 <2005.11.14>

2. 폐기물의 예방 및 처리기준: 생략

3. 소음의 기준

교사내의 소음은 55dB(A) 이하로 할 것

규칙 **[별표 4의2]** 교사 안에서의 공기의 질에 대한 유지 · 관리기준(제3조제1항제3호의2 관련)
<개정 2019.10.24>

1. 유지기준

오염물질 항목	기준(이하)	적용 시설	비고
가. 미세먼지(㎍/m^3)	35	교사 및 급식시설	직경 2.5㎛ 이하 먼지
	75	교사 및 급식시설	직경 10㎛ 이하 먼지
	150	체육관 및 강당	직경 10㎛ 이하 먼지
나. 이산화탄소(ppm)	1,000	교사 및 급식시설	해당 교사 및 급식시설이 기계 환기장치를 이용하여 주된 환기를 하는 경우 1,500ppm 이하
다. 폼알데하이드(㎍/m^3)	80	교사, 기숙사(건축 후 3년이 지나지 않은 기숙사로 한정한다) 및 급식시설	건축에는 증축 및 개축 포함
라. 총부유세균(CFU/m^3)	800	교사 및 급식시설	
마. 낙하세균(CFU/실)	10	보건실 및 급식시설	
바. 일산화탄소(ppm)	10	개별 난방 교실 및 도로변 교실	난방 교실은 직접 연소 방식의 난방 교실로 한정
사. 이산화질소(ppm)	0.05	개별 난방 교실 및 도로변 교실	난방 교실은 직접 연소 방식의 난방 교실로 한정
아. 라돈(Bq/m^3)	148	기숙사(건축 후 3년이 지나지 않은 기숙사로 한정한다),1층 및 지하의 교사	건축에는 증축 및 개축 포함
자. 총휘발성유기화합물(㎍/m^3)	400	건축한 때부터 3년이 경과되지 아니한 학교	건축에는 증축 및 개축 포함
차. 석면(개/cc)	0.01	「석면안전관리법」 제22조제1항 후단에 따른 석면건축물에 해당하는 학교	
카. 오존(ppm)	0.06	교무실 및 행정실	적용 시설 내에 오존을 발생시키는 사무기기(복사기 등)가 있는 경우로 한정
타. 진드기(마리/m^2)	100	보건실	
파. 벤젠(㎍/m^2)	30	건축 후 3년이 지나지 않은 기숙사	건축에는 증축 및 개축 포함
하. 톨루엔(㎍/m^2)	1,000	건축 후 3년이 지나지 않은 기숙사	건축에는 증축 및 개축 포함
거. 에틸벤젠(㎍/m^2)	360	건축 후 3년이 지나지 않은 기숙사	건축에는 증축 및 개축 포함
너. 자일렌(㎍/m^2)	700	건축 후 3년이 지나지 않은 기숙사	건축에는 증축 및 개축 포함
더. 스티렌(㎍/m^2)	300	건축 후 3년이 지나지 않은 기숙사	건축에는 증축 및 개축 포함

2. 관리기준: 생략

규칙 **[별표 5]** 식기 · 식품 및 먹는물의 관리 등 식품위생에 관한 사항(제3조제1항제4호 관련): 생략 <개정 2014.7.7>

규칙 **[별표 6]** 교사안에서의 환경위생 및 식품위생에 대한 점검의 종류 및 시기(제3조제3항 관련): 생략 <개정 2016.9.1>

규칙 **[별표 7]** 삭제 <2017.2.3>

규칙 **[별표 8]** 삭제 <2017.2.3>

규칙 **[별표 9]** 응급처치교육의 계획 · 내용 및 시간 등(제10조제1항 관련) <개정 2016.9.1>

1. 응급처치교육의 계획 수립 및 주기

가. 학교의 장은 매 학년도 3월 31일까지 응급처치교육의 대상 · 내용 · 방법 및 그 밖에 필요한 사항을 포함하여 해당 학년도의 응급처치교육 계획을 수립해야 한다.

나. 학교의 장은 교육계획을 수립하는 경우에는 모든 교직원이 매 학년도 교육을 받을 수 있도록 해야 한다. 다만, 해당 학년도에 다른 법령에 따라 심폐소생술 등 응급처치와 관련된 내용이 포함된 교육을 받은 교직원에 대해서는 응급처치교육을 면제할 수 있다.

2. 응급처치교육의 내용 · 시간 및 강사

내용		시간	강사
가. 이론교육	1) 응급상황 대처요령 2) 심폐소생술 등 응급처치 시 주의사항 3) 응급의료 관련 법령	2시간	가) 의사(응급의학과 전문의를 우선 고려해야 한다) 나) 간호사(심폐소생술 등 응급처치와 관련된 자격을 가진 사람으로 한정한다) 다) 「응급의료에 관한 법률」 제36조에 따른 응급구조사 자격을 가진 사람으로서 응급의료 또는 구조 · 구급 관련 분야(응급처치교육 강사 경력을 포함한다)에서 5년 이상 종사하고 있는 사람
나. 실습교육	1) 심폐소생술 등 응급처치	2시간	

※ 비고
1. 교육 여건 등을 고려하여 응급처치교육의 내용 · 시간을 조정할 수 있으나 실습교육 2시간을 포함하여 최소 3시간 이상을 실시해야 한다.
2. 심폐소생술에 대한 전문지식을 갖춘 사람을 실습교육을 위한 보조강사로 할 수 있다.

법 [일부개정 2021.3.23 법률 제17966호]
시행령 [타법개정 2020.9.11 대통령령 제31013호]

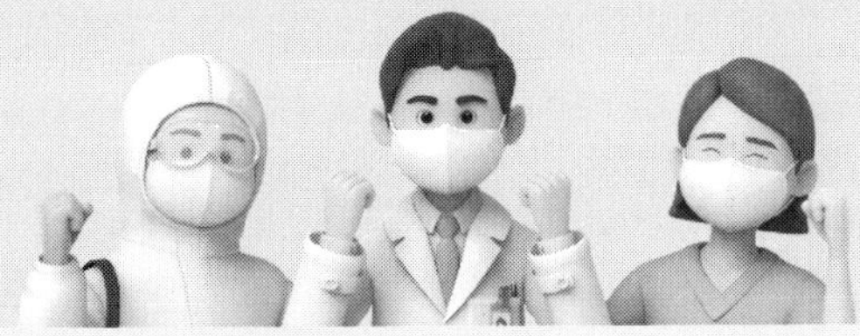

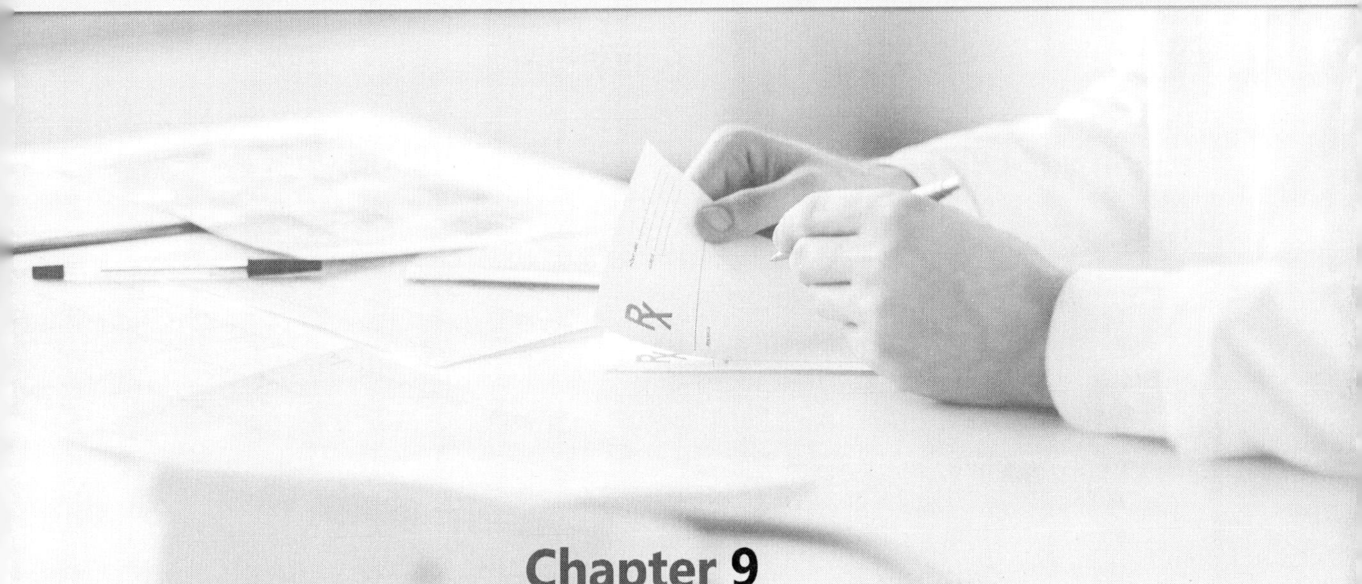

Chapter 9
보건의료기본법

학습목표

- 보건의료기본법의 기본이념에 대해 정리한다.
- 보건의료에 관한 국민의 권리와 의무에 대해 정리한다.
- 보건의료발전계획의 수립 · 시행에 대해 정리한다.
- 보건의료의 제공 및 이용체계에 대해 정리한다.
- 보건의료 통계 · 정보 관리에 대해 정리한다.

제1장 총칙

제1조(목적) 이 법은 보건의료에 관한 국민의 권리·의무와 국가 및 지방자치단체의 책임을 정하고 보건의료의 수요와 공급에 관한 기본적인 사항을 규정함으로써 보건의료의 발전과 국민의 보건 및 복지의 증진에 이바지하는 것을 목적으로 한다.

영 제1조(목적) 이 영은 「보건의료기본법」에서 위임된 사항과 그 시행에 필요한 사항을 정함을 목적으로 한다.

제2조(기본 이념) 이 법은 보건의료를 통하여 모든 국민이 인간으로서의 존엄과 가치를 가지며 행복을 추구할 수 있도록 하고 국민 개개인이 건강한 삶을 영위할 수 있도록 제도와 여건을 조성하며, 보건의료의 형평과 효율이 조화를 이룰 수 있도록 함으로써 국민의 삶의 질을 향상시키는 것을 기본 이념으로 한다.

제3조(정의) 이 법에서 사용하는 용어의 뜻은 다음과 같다.

1. "보건의료"란 국민의 건강을 보호·증진하기 위하여 국가·지방자치단체·보건의료기관 또는 보건의료인 등이 행하는 모든 활동을 말한다.
2. "보건의료서비스"란 국민의 건강을 보호·증진하기 위하여 보건의료인이 행하는 모든 활동을 말한다.
3. "보건의료인"이란 보건의료 관계 법령에서 정하는 바에 따라 자격·면허 등을 취득하거나 보건의료서비스에 종사하는 것이 허용된 자를 말한다.
4. "보건의료기관"이란 보건의료인이 공중(公衆) 또는 특정 다수인을 위하여 보건의료서비스를 행하는 보건기관, 의료기관, 약국, 그 밖에 대통령령으로 정하는 기관을 말한다.
5. "공공보건의료기관"이란 국가·지방자치단체, 그 밖의 공공단체가 설립·운영하는 보건의료기관을 말한다.
6. "보건의료정보"란 보건의료와 관련한 지식 또는 부호·숫자·문자·음성·음향·영상 등으로 표현된 모든 종류의 자료를 말한다.

제4조(국가와 지방자치단체의 책임) ① 국가와 지방자치단체는 국민건강의 보호·증진을 위하여 필요한 법적·제도적 장치를 마련하고 이에 필요한 재원(財源)을 확보하도록 노력하여야 한다.

② 국가와 지방자치단체는 모든 국민의 기본적인 보건의료 수요를 형평에 맞게 충족시킬 수 있도록 노력하여야 한다.

③ 국가와 지방자치단체는 식품, 의약품, 의료기기 및 화장품 등 건강 관련 물품이나 건강 관련 활동으로부터 발생할 수 있는 위해(危害)를 방지하고, 각종 국민건강 위해 요인으로부터 국민의 건강을 보호하기 위한 시책을 강구하도록 노력하여야 한다.

④ 국가와 지방자치단체는 민간이 행하는 보건의료에 대하여 보건의료 시책상 필요하다고 인정하면 행정적·재정적 지원을 할 수 있다.

제5조(보건의료인의 책임) ① 보건의료인은 자신의 학식과 경험, 양심에 따라 환자에게 양질의 적정한 보건의료서비스를 제공하기 위하여 노력하여야 한다.
② 보건의료인은 보건의료서비스의 제공을 요구받으면 정당한 이유 없이 이를 거부하지 못한다.
③ 보건의료인은 적절한 보건의료서비스를 제공하기 위하여 필요하면 보건의료서비스를 받는 자를 다른 보건의료기관에 소개하고 그에 관한 보건의료 자료를 다른 보건의료기관에 제공하도록 노력하여야 한다.
④ 보건의료인은 국가나 지방자치단체가 관리하여야 할 질병에 걸렸거나 걸린 것으로 의심되는 대상자를 발견한 때에는 그 사실을 관계 기관에 신고·보고 또는 통지하는 등 필요한 조치를 하여야 한다.

제6조(환자 및 보건의료인의 권리) ① 모든 환자는 자신의 건강보호와 증진을 위하여 적절한 보건의료서비스를 받을 권리를 가진다.
② 보건의료인은 보건의료서비스를 제공할 때에 학식과 경험, 양심에 따라 환자의 건강보호를 위하여 적절한 보건의료기술과 치료재료 등을 선택할 권리를 가진다. 다만, 이 법 또는 다른 법률에 특별한 규정이 있는 경우에는 그러하지 아니하다.

제7조(보건의료정책과 사회보장정책과의 연계) 국가와 지방자치단체는 보건의료정책과 관련되는 사회보장정책이 연계되도록 하여야 한다.

제8조(국민의 참여) 국가와 지방자치단체는 국민의 권리·의무 등 국민생활에 중대한 영향을 미치는 보건의료정책을 수립·시행하려면 이해관계인 등 국민의 의견을 수렴하여야 한다.

제9조(다른 법률과의 관계) 보건의료에 관한 법률을 제정하거나 개정할 때에는 이 법에 부합되도록 하여야 한다.

제2장 보건의료에 관한 국민의 권리와 의무

제10조(건강권 등) ① 모든 국민은 이 법 또는 다른 법률에서 정하는 바에 따라 자신과 가족의 건강에 관하여 국가의 보호를 받을 권리를 가진다.
② 모든 국민은 성별, 나이, 종교, 사회적 신분 또는 경제적 사정 등을 이유로 자신과 가족의 건강에 관한 권리를 침해받지 아니한다.

제11조(보건의료에 관한 알 권리) ① 모든 국민은 관계 법령에서 정하는 바에 따라 국가와 지방자치단체의 보건의료시책에 관한 내용의 공개를 청구할 권리를 가진다.

② 모든 국민은 관계 법령에서 정하는 바에 따라 보건의료인이나 보건의료기관에 대하여 자신의 보건의료와 관련한 기록 등의 열람이나 사본의 교부를 요청할 수 있다. 다만, 본인이 요청할 수 없는 경우에는 그 배우자 · 직계존비속 또는 배우자의 직계존속이, 그 배우자 · 직계존비속 및 배우자의 직계존속이 없거나 질병이나 그 밖에 직접 요청을 할 수 없는 부득이한 사유가 있는 경우에는 본인이 지정하는 대리인이 기록의 열람 등을 요청할 수 있다.

제12조(보건의료서비스에 관한 자기결정권) 모든 국민은 보건의료인으로부터 자신의 질병에 대한 치료 방법, 의학적 연구 대상 여부, 장기이식(臟器移植) 여부 등에 관하여 충분한 설명을 들은 후 이에 관한 동의 여부를 결정할 권리를 가진다.

제13조(비밀 보장) 모든 국민은 보건의료와 관련하여 자신의 신체상 · 건강상의 비밀과 사생활의 비밀을 침해받지 아니한다.

제14조(보건의료에 관한 국민의 의무) ① 모든 국민은 자신과 가족의 건강을 보호 · 증진하기 위하여 노력하여야 하며, 관계 법령에서 정하는 바에 따라 건강을 보호 · 증진하는 데에 필요한 비용을 부담하여야 한다.
② 누구든지 건강에 위해한 정보를 유포 · 광고하거나 건강에 위해한 기구 · 물품을 판매 · 제공하는 등 다른 사람의 건강을 해치거나 해칠 우려가 있는 행위를 하여서는 아니 된다.
③ 모든 국민은 보건의료인의 정당한 보건의료서비스와 지도에 협조한다.

제3장 보건의료발전계획의 수립 · 시행

제15조(보건의료발전계획의 수립 등) ① 보건복지부장관은 관계 중앙행정기관의 장과의 협의와 제20조에 따른 보건의료정책심의위원회의 심의를 거쳐 보건의료발전계획을 5년마다 수립하여야 한다.
② 보건의료발전계획에 포함되어야 할 사항은 다음 각 호와 같다. <개정 2016.5.29>
1. 보건의료 발전의 기본 목표 및 그 추진 방향
2. 주요 보건의료사업계획 및 그 추진 방법
3. 보건의료자원의 조달 및 관리 방안
4. 지역별 병상 총량의 관리에 관한 시책
5. 보건의료의 제공 및 이용체계 등 보건의료의 효율화에 관한 시책
6. 중앙행정기관 간의 보건의료 관련 업무의 종합 · 조정
7. 노인 · 장애인 등 보건의료 취약계층에 대한 보건의료사업계획
8. 보건의료 통계 및 그 정보의 관리 방안
9. 그 밖에 보건의료 발전을 위하여 특히 필요하다고 인정되는 사항

③ 보건의료발전계획은 국무회의의 심의를 거쳐 확정한다.

영 **제2조(보건의료발전계획의 통보)** ① 보건복지부장관은 「보건의료기본법」(이하 "법"이라 한다) 제15조제3항에 따라 보건의료발전계획이 확정되면 지체 없이 관계 중앙행정기관의 장 및 특별시장 · 광역시장 · 도지사 · 특별자치도지사(이하 "시 · 도지사"라 한다)에게 통보하여야 한다.

② 제1항에 따라 통보를 받은 시 · 도지사는 지체 없이 이를 시장 · 군수 · 구청장(자치구의 구청장을 말한다. 이하 같다)에게 통보하여야 한다.

제16조(주요 시책 추진방안의 수립 · 시행) 보건복지부장관과 관계 중앙행정기관의 장은 보건의료발전계획이 확정되면 이를 기초로 하여 보건의료와 관련된 소관 주요 시책의 추진방안을 매년 수립 · 시행하여야 한다.

영 **제3조(주요 시책 추진방안의 수립 · 시행)** 관계 중앙행정기관의 장은 법 제16조에 따라 수립한 보건의료와 관련된 해당 연도 소관 주요 시책의 추진방안과 전년도 소관 주요 시책의 추진결과를 매년 2월말까지 보건복지부장관에게 제출하여야 한다.

제17조(지역보건의료계획의 수립 · 시행) 특별시장 · 광역시장 · 도지사 · 특별자치도지사(이하 "시 · 도지사"라 한다) 및 시장 · 군수 · 구청장(자치구의 구청장을 말한다. 이하 같다)은 보건의료발전계획이 확정되면 관계 법령에서 정하는 바에 따라 지방자치단체의 실정을 감안하여 지역보건의료계획을 수립 · 시행하여야 한다.

제18조(계획 수립의 협조) ① 보건복지부장관, 관계 중앙행정기관의 장, 시 · 도지사 및 시장 · 군수 · 구청장은 보건의료발전계획과 소관 주요 시책 추진방안 및 지역보건의료계획의 수립 · 시행을 위하여 필요하면 관계 기관 · 단체 등에 대하여 자료 제공 등의 협조를 요청할 수 있다.

② 제1항에 따른 협조 요청을 받은 관계 기관 · 단체 등은 특별한 사유가 없으면 협조 요청에 따라야 한다.

제18조의2(국회에 대한 보고) 보건복지부장관은 매년 보건의료발전계획의 주요 내용, 제16조에 따른 해당 연도 주요 시책의 추진방안 및 전년도 추진실적을 확정한 후 지체 없이 국회 소관 상임위원회에 보고하여야 한다.

[본조신설 2015.12.29]

제19조(비용의 보조) 국가는 예산의 범위에서 지역보건의료계획의 시행에 필요한 비용의 전부 또는 일부를 지방자치단체에 보조할 수 있다.

제20조(보건의료정책심의위원회) 보건의료에 관한 주요 시책을 심의하기 위하여 보건복지부장관 소속으로 보건의료정책심의위원회(이하 "위원회"라 한다)를 둔다.

제21조(위원회의 구성) ① 위원회는 위원장 1명을 포함한 20명 이내의 위원으로 구성하되, 공무원이 아닌 위원이 전체 위원의 과반수가 되도록 하여야 한다. <개정 2018.12.11>

② 위원장은 보건복지부장관으로 한다.

③ 위원은 다음 각 호의 사람 중에서 보건복지부장관이 임명 또는 위촉한다.
1. 대통령령으로 정하는 관계 중앙행정기관 소속 공무원
2. 보건의료 수요자를 대표하는 사람
3. 보건의료 공급자를 대표하는 사람
4. 보건의료에 관한 학식과 경험이 풍부한 사람

④ 위원회의 회의를 효율적으로 운영하기 위하여 위원회에 실무위원회를 두고, 위원회의 심의사항을 보다 전문적으로 검토하기 위하여 분야별로 분과위원회를 둘 수 있다.

⑤ 이 법에서 규정한 것 외에 위원회·실무위원회 및 분과위원회의 구성·운영과 그 밖에 필요한 사항은 대통령령으로 정한다.

[전문개정 2010.3.17]

영 **제4조(보건의료정책심의위원회의 구성)** 법 제21조제3항제1호에서 "대통령령으로 정하는 관계 중앙행정기관 소속 공무원"이란 다음 각 호의 사람을 말한다. 이 경우 복수차관이 있는 기관은 해당 기관의 장이 지정하는 차관으로 한다. <개정 2014.11.19, 2017.7.26>
1. 기획재정부차관
2. 교육부차관
3. 과학기술정보통신부차관
4. 행정안전부차관
5. 환경부차관
6. 고용노동부차관
7. 삭제 <2017.8.9>
8. 삭제 <2017.8.9>
9. 식품의약품안전처장

[전문개정 2010.5.27]

영 **제5조(위원의 임기)** 법 제20조에 따른 보건의료정책심의위원회(이하 "위원회"라 한다)의 위원(법 제21조제3항제1호의 경우는 제외한다)의 임기는 2년으로 하며, 연임할 수 있다.

영 **제5조의2(위원의 해촉)** 보건복지부장관은 위원회의 위원(법 제21조제3항제1호의 경우는 제외한다)이 다음 각 호의 어느 하나에 해당하는 경우에는 해당 위원을 해촉(解囑)할 수 있다.
1. 심신장애로 인하여 직무를 수행할 수 없게 된 경우
2. 직무와 관련된 비위사실이 있는 경우
3. 직무태만, 품위손상, 그 밖의 사유로 인하여 위원으로 적합하지 아니하다고 인정되는 경우
4. 위원 스스로 직무를 수행하는 것이 곤란하다고 의사를 밝히는 경우

[본조신설 2016.5.10]

영 **제6조(위원장의 직무 등)** ① 위원회의 위원장은 위원회를 대표하며, 위원회의 사무를 총괄한다.

② 위원회의 위원장이 부득이한 사유로 직무를 수행할 수 없는 경우에는 위원장이 지명하는 위원이 그 직무를 대행한다.

영 **제7조(회의 및 의사)** ① 위원회의 회의는 위원회의 위원장이 소집한다.

② 위원회의 회의는 재적위원 과반수의 출석으로 개의(開議)하고, 출석위원 과반수의 찬성으로 의결한다.

영 **제8조(의견청취)** 위원회는 그 업무수행에 필요할 때에는 관계 공무원이나 관계 전문가를 위원회에 출석하게 하여 의견을 들을 수 있다.

영 **제9조(수당 및 여비)** 위원회의 회의에 출석한 위원, 관계 공무원 또는 관계 전문가에게는 예산의 범위에서 수당과 여비, 그 밖에 필요한 경비를 지급할 수 있다. 다만, 공무원인 위원이나 관계 공무원이 소관업무와 직접 관련하여 출석하는 경우에는 그러하지 아니하다.

영 **제10조(간사)** ① 위원회에 위원회의 사무를 처리할 간사 1명을 둔다.

② 간사는 보건복지부 소속 고위공무원단에 속하는 공무원 중에서 보건복지부장관이 지명한다.

영 **제11조(위원회의 운영세칙)** 이 영에서 규정한 사항 외에 위원회의 운영에 필요한 사항은 위원회의 의결을 거쳐 위원회의 위원장이 정한다.

영 **제12조(실무위원회의 구성 등)** ① 법 제21조제4항에 따른 실무위원회는 위원장 1명을 포함한 25명 이내의 위원으로 구성한다.

② 실무위원회의 위원장은 보건복지부 소속 고위공무원단에 속하는 공무원 중에서 보건복지부장관이 지명하고, 위원은 제4조에 따른 관계 중앙행정기관 및 보건복지부의 3급 또는 4급 공무원과 보건의료분야에 관한 학식과 경험이 풍부한 사람 중에서 보건복지부장관이 위촉한다.

③ 실무위원회는 다음 각 호의 사항을 심의한다.

1. 위원회의 심의에 앞서 관계 중앙행정기관의 협의 등 사전검토가 필요한 사항
2. 위원회로부터 심의 요청을 받은 사항
3. 그 밖에 위원회의 위원장이 심의에 부치는 사항

④ 실무위원회의 위원장이 부득이한 사유로 직무를 수행할 수 없는 경우에는 보건복지부 소속 공무원인 위원이 직무를 대행한다.

⑤ 실무위원회에는 보건복지부 소속 공무원 중에서 보건복지부장관이 지명하는 간사 1명을 둔다.

⑥ 실무위원회의 회의 및 그 위원의 임기·해촉·직무 등에 관하여는 제5조, 제5조의2, 제6조제1항, 제7조부터 제9조까지 및 제11조를 준용한다. <개정 2016.5.10>

영 **제13조(분과위원회의 구성 등)** 법 제21조제5항에 따른 분야별 분과위원회 구성과 분과위원회 위원장의 임명은 위원회의 위원장이 정하는 바에 따르며, 분과위원회의 회의 및 그 위원의 임기·해촉·직무 등에 관하여는 제5조, 제5조의2, 제6조제1항, 제7조부터 제9조까지 및 제11조를 준용한다. <개정 2016.5.10>

제22조(위원회의 기능) 위원회는 다음 각 호의 사항을 심의한다.

1. 보건의료발전계획
2. 주요 보건의료제도의 개선
3. 주요 보건의료정책
4. 보건의료와 관련되는 국가 및 지방자치단체의 역할
5. 그 밖에 위원장이 심의에 부치는 사항

제4장 보건의료자원의 관리 등

제24조(보건의료자원의 관리 등) ① 국가와 지방자치단체는 보건의료에 관한 인력, 시설, 물자, 지식 및 기술 등 보건의료자원을 개발·확보하기 위하여 종합적이고 체계적인 시책을 강구하여야 한다.

② 국가와 지방자치단체는 보건의료자원의 장·단기 수요를 예측하여 보건의료자원이 적절히 공급될 수 있도록 보건의료자원을 관리하여야 한다.

제25조(보건의료인력의 양성 등) 국가와 지방자치단체는 우수한 보건의료인력의 양성과 보건의료인력의 자질 향상을 위하여 교육 등 필요한 시책을 강구하여야 한다.

제26조(보건의료인 간의 협력) 보건의료인은 국민에게 양질의 보건의료서비스를 제공하고 국민의 보건 향상에 이바지하기 위하여 보건의료서비스를 제공할 때에 그 전문 분야별로 또는 전문 분야 간에 상호 협력하도록 노력하여야 한다.

제27조(공공·민간 보건의료기관의 역할 분담 등) ① 국가와 지방자치단체는 공공보건의료기관과 민간보건의료기관 간의 역할 분담과 상호협력 체계를 마련하여야 한다.

② 국가와 지방자치단체는 제4조제2항에 따른 기본적인 보건의료 수요를 충족시키기 위하여 필요하면 공공보건의료기관을 설립·운영할 수 있으며, 이에 드는 비용의 전부 또는 일부를 지원할 수 있다.

③ 국가와 지방자치단체는 공공보건의료를 효율적으로 운영하고 관리하기 위하여 필요한 시책을 수립·시행하여야 한다.

④ 공공보건의료기관의 설립·운영 등 공공보건의료에 관한 기본적인 사항은 따로 법률로 정한다.

제28조(보건의료 지식 및 기술) ① 국가와 지방자치단체는 보건의료 지식과 보건의료 기술의 발전을 위하여 필요한 시책을 수립·시행하여야 한다.

② 보건복지부장관은 효율적인 보건의료서비스를 제공하기 위하여 새로운 보건의료 기술의 평가 등 필요한 조치를 강구하여야 한다.

제5장 보건의료의 제공과 이용

제1절 보건의료의 제공 및 이용체계

제29조(보건의료의 제공 및 이용체계) ① 국가와 지방자치단체는 보건의료에 관한 인력, 시설, 물자 등 보건의료자원이 지역적으로 고루 분포되어 보건의료서비스의 공급이 균형 있게 이루어지도록 노력하여야 하며, 양질의 보건의료서비스를 효율적으로 제공하기 위한 보건의료의 제공 및 이용체계를 마련하도록 노력하여야 한다.

② 국가와 지방자치단체는 보건의료의 제공 및 이용체계를 구축하기 위하여 필요한 행정상·재정상의 조치와 그 밖에 필요한 지원을 할 수 있다.

제30조(응급의료체계) 국가와 지방자치단체는 모든 국민(국내에 체류하고 있는 외국인을 포함한다)이 응급 상황에서 신속하고 적절한 응급의료서비스를 받을 수 있도록 응급의료체계를 마련하여야 한다. <개정 2013.6.4>

제2절 평생국민건강관리체계

제31조(평생국민건강관리사업) ① 국가와 지방자치단체는 생애주기(生涯週期)별 건강상 특성과 주요 건강위험요인을 고려한 평생국민건강관리를 위한 사업을 시행하여야 한다.

② 국가와 지방자치단체는 공공보건의료기관이 평생국민건강관리사업에서 중심 역할을 할 수 있도록 필요한 시책을 강구하여야 한다.

③ 국가와 지방자치단체는 평생국민건강관리사업을 원활하게 수행하기 위하여 건강지도·보건교육 등을 담당할 전문인력을 양성하고 건강관리정보체계를 구축하는 등 필요한 시책을 강구하여야 한다.

제32조(여성과 어린이의 건강 증진) 국가와 지방자치단체는 여성과 어린이의 건강을 보호·증진하기 위하여 필요한 시책을 강구하여야 한다. 이 경우 여성의 건강증진시책에 연령별 특성이 반영되도록 하여야 한다. <개정 2015.12.29>

제33조(노인의 건강 증진) 국가와 지방자치단체는 노인의 질환을 조기에 발견하고 예방하며, 질병상태에 따라 적절한 치료와 요양(療養)이 이루어질 수 있도록 하는 등 노인의 건강을 보호·증진하기 위하여 필요한 시책을 강구하여야 한다.

제34조(장애인의 건강 증진) 국가와 지방자치단체는 선천적·후천적 장애가 발생하는 것을 예방하고 장애인의 치료와 재활이 이루어질 수 있도록 하는 등 장애인의 건강을 보호·증진하기 위하여 필요한 시책을 강구하여야 한다.

제35조(학교 보건의료) 국가와 지방자치단체는 학생의 건전한 발육을 돕고 건강을 보호·증진하며 건강한 성인으로 성장하기 위하여 요구되는 생활습관·정서 등을 함양하기 위하여 필요한 시책을 강구하여야 한다.

제36조(산업 보건의료) 국가는 근로자의 건강을 보호·증진하기 위하여 필요한 시책을 강구하여야 한다.

제37조(환경 보건의료) 국가와 지방자치단체는 국민의 건강을 보호·증진하기 위하여 쾌적한 환경의 유지와 환경오염으로 인한 건강상의 위해 방지 등에 필요한 시책을 강구하여야 한다.

제37조의2(기후변화에 따른 국민건강영향평가 등) ① 질병관리청장은 국민의 건강을 보호·증진하기 위하여 지구온난화 등 기후변화가 국민건강에 미치는 영향을 5년마다 조사·평가(이하 "기후보건영향평가"라 한다)하여 그 결과를 공표하고 정책수립의 기초자료로 활용하여야 한다. <개정 2020.8.11>

② 질병관리청장은 기후보건영향평가에 필요한 기초자료 확보 및 통계의 작성을 위하여 실태조사를 실시할 수 있다. <개정 2020.8.11>

③ 질병관리청장은 관계 중앙행정기관의 장, 지방자치단체의 장 및 보건의료 관련 기관이나 단체의 장에게 기후보건영향평가에 필요한 자료의 제공 또는 제2항에 따른 실태조사의 협조를 요청할 수 있다. 이 경우 자료제공 또는 실태조사 협조를 요청받은 관계 중앙행정기관의 장 등은 정당한 사유가 없으면 이에 따라야 한다. <개정 2020.8.11>

④ 기후보건영향평가와 실태조사의 구체적인 내용 및 방법 등에 필요한 사항은 대통령령으로 정한다.

[본조신설 2017.2.8]

영 **제13조의2(기후보건영향평가의 내용 및 방법 등)** ① 법 제37조의2제1항에 따른 기후보건영향평가(이하 "기후보건영향평가"라 한다)의 내용은 다음 각 호와 같다. <개정 2020.9.11>

1. 국민건강에 영향을 미치는 기후변화의 유형, 내용 및 특성 등에 관한 사항
2. 기후변화와 관련이 있는 질병·질환 등의 임상적 증상, 발생 추이 및 진료경과 등에 관한 사항
3. 기후변화와 관련이 있는 질병·질환 등의 성별·연령별·지역별 분포 및 특성 등에 관한 사항
4. 기후변화가 노인·장애인·임산부·어린이 등 보건의료 취약계층의 건강 및 생활 등에 미치는 영향
5. 그 밖에 제1호부터 제4호까지의 내용에 준하는 것으로서 기후변화가 국민건강에 미치는 영향을 고려하여 보건복지부장관이 특히 필요하다고 인정하는 사항

② 질병관리청장은 기후보건영향평가에 대한 전문적 검토가 필요하다고 인정하는 경우에는 법 제37조의2제1항에 따라 기후보건영향평가의 결과를 공표하기 전에 위원회의 심의를 거치게 할 수 있다. <개정 2020.9.11>

③ 질병관리청장은 국민건강의 보호·증진을 위하여 필요하다고 인정하는 경우에는 기후보건영향평가의 결과를 관계 중앙행정기관의 장, 시·도지사 및 시장·군수·구청장에게 알려야 한다. <개정 2020.9.11>

④ 질병관리청장은 법 제37조의2제1항에 따라 기후보건영향평가의 결과를 공표하는 경우에는 질병관리청장이 지정하는 인터넷 홈페이지에 게재하여야 한다. <개정 2020.9.11>

⑤ 제1항부터 제4항까지에서 규정한 사항 외에 기후보건영향평가의 내용·방법 및 절차 등에 필요

한 세부 사항은 질병관리청장이 정한다. <개정 2020.9.11>

[본조신설 2017.8.9]

[종전 제13조의2는 제13조의4로 이동 <2017.8.9>]

영 제13조의3(실태조사의 내용 및 방법 등) ① 법 제37조의2제2항에 따른 실태조사(이하 이 조에서 "실태조사"라 한다)의 내용은 다음 각 호와 같다. <개정 2020.5.19, 2020.9.11>

1. 기후변화에 따른 질병 · 질환 등의 발생 경로, 발생 현황 및 임상정보 등에 관한 사항
2. 기후변화에 따른 질병 · 질환 등의 진단 · 검사 · 처방 등 진료정보에 관한 사항
3. 기후변화에 따른 질병 · 질환 등의 분석 · 연구와 관련된 각종 문헌 및 자료 등의 조사에 관한 사항
4. 기후변화에 따른 질병 · 질환 등과 관련하여 노인 · 장애인 · 임산부 · 어린이 등 보건의료 취약계층의 진료경과에 관한 사항
5. 그 밖에 제1호부터 제4호까지의 내용에 준하는 것으로서 보건복지부장관이 실태조사를 위하여 특히 필요하다고 인정하는 사항

② 질병관리청장은 실태조사의 실시를 위하여 필요하다고 인정하는 경우에는 질병관리청장이 정하는 바에 따라 실태조사반을 구성 · 운영할 수 있다. <개정 2020.9.11>

③ 질병관리청장은 실태조사의 효율적 추진을 위하여 필요하다고 인정하는 경우에는 보건의료 관계 연구기관 · 단체 또는 전문가 등에게 실태조사를 의뢰하여 실시할 수 있다. <개정 2020.9.11>

④ 질병관리청장은 기후변화에 따른 국민건강의 보호 및 관리를 위하여 필요하다고 인정하는 경우에는 실태조사 결과를 공개할 수 있다. <개정 2020.9.11>

⑤ 제1항부터 제4항까지에서 규정한 사항 외에 실태조사의 내용 · 방법 및 절차 등에 필요한 세부사항은 질병관리청장이 정한다. <개정 2020.9.11>

[본조신설 2017.8.9]

제23조(관계 행정기관의 협조) ① 위원회는 관계 행정기관에 대하여 보건의료에 관한 자료의 제출과 위원회의 업무에 관하여 필요한 협조를 요청할 수 있다.

② 제1항에 따른 요청을 받은 관계 행정기관은 특별한 사유가 없으면 요청에 따라야 한다.

제38조(식품위생 · 영양) 국가와 지방자치단체는 국민의 건강을 보호 · 증진하기 위하여 식품으로 인한 건강상의 위해 방지와 국민의 영양 상태의 향상 등에 필요한 시책을 강구하여야 한다.

제3절 주요질병관리체계

제39조(주요질병관리체계의 확립) 보건복지부장관은 국민건강을 크게 위협하는 질병 중에서 국가가 특별히 관리하여야 할 필요가 있다고 인정되는 질병을 선정하고, 이를 관리하기 위하여 필요한 시책을 수립 · 시행하여야 한다.

제40조(감염병의 예방 및 관리) 국가와 지방자치단체는 감염병의 발생과 유행을 방지하고 감염병환자에 대하여 적절한 보건의료를 제공하고 관리하기 위하여 필요한 시책을 수립 · 시행하여야 한다.

제41조(만성질환의 예방 및 관리) 국가와 지방자치단체는 암·고혈압 등 주요 만성질환(慢性疾患)의 발생과 증가를 예방하고 말기질환자를 포함한 만성질환자에 대하여 적절한 보건의료의 제공과 관리를 위하여 필요한 시책을 수립·시행하여야 한다.

영 **제13조의4(만성질환 장기 역학조사)** ① 질병관리청장은 법 제41조에 따른 만성질환의 예방 및 관리 등을 위하여 만성질환의 발생원인과 위험요인을 규명하는 만성질환 장기 역학조사를 실시한다. <개정 2020.9.11>

② 질병관리청장은 제1항에 따른 역학조사를 실시할 때 필요하면 관계 중앙행정기관의 장, 시·도지사, 시장·군수·구청장 및 「공공기관의 운영에 관한 법률」 제4조에 따른 공공기관의 장에게 협조를 요청할 수 있다. <개정 2020.9.11>

[본조신설 2016.8.2]

[제13조의2에서 이동 <2017.8.9>]

제42조(정신 보건의료) 국가와 지방자치단체는 정신질환의 예방과 정신질환자의 치료 및 사회복귀 등 국민의 정신건강 증진을 위하여 필요한 시책을 수립·시행하여야 한다.

제43조(구강 보건의료) 국가와 지방자치단체는 구강질환(口腔疾患)의 예방 및 치료와 구강건강에 관한 관리 등 국민의 구강건강 증진을 위하여 필요한 시책을 수립·시행하여야 한다.

제6장 보건의료의 육성·발전 등

제44조(보건의료 시범사업) ① 국가와 지방자치단체는 새로운 보건의료제도를 시행하기 위하여 필요하면 시범사업을 실시할 수 있다.

② 국가와 지방자치단체는 제1항에 따른 시범사업을 실시한 경우에는 그 결과를 평가하여 새로 시행될 보건의료제도에 반영하여야 한다.

제45조(취약계층 등에 대한 보건의료서비스 제공) ① 국가와 지방자치단체는 노인·장애인 등 보건의료 취약계층에 대하여 적절한 보건의료서비스를 제공하기 위하여 필요한 시책을 수립·시행하여야 한다.

② 국가와 지방자치단체는 농·어업인 등의 건강을 보호·증진하기 위하여 필요한 시책을 수립·시행하여야 한다.

제46조(분쟁 조정 등) ① 국가와 지방자치단체는 보건의료서비스로 인하여 분쟁이 발생하면 그 분쟁이 신속하고 공정하게 해결되도록 하기 위하여 필요한 시책을 강구하여야 한다.

② 국가와 지방자치단체는 보건의료서비스로 인한 피해를 원활하게 구제(救濟)하기 위하여 필요한 시책을 강구하여야 한다.

제47조(건강위해원인자의 비용 부담) 국가와 지방자치단체는 국민건강에 위해를 일으키거나 일으킬 우려가 있는 물품 등을 생산·판매하는 자 등에 대하여는 관계 법령에서 정하는 바에 따라 국민건강의 보호·증진에 드는 비용을 부담하게 할 수 있다.

제48조(보건의료 관련 산업의 진흥) 국가와 지방자치단체는 보건의료 기술의 연구개발과 지원 등 보건의료 관련 산업의 진흥을 위하여 필요한 시책을 강구하여야 한다.

제49조(한방의료의 육성·발전) 국가와 지방자치단체는 한방의료(韓方醫療)를 육성·발전시키도록 노력하여야 한다.

제50조(국제협력 등) 국가와 지방자치단체는 외국정부 및 국제기구 등과의 협력을 통하여 보건의료 정보와 보건의료에 관한 기술을 교류하고 전문인력을 양성하며, 보건의료의 발전을 위한 국제적인 노력에 적극 참여하여야 한다.

제51조(보건의료사업의 평가) 국가와 지방자치단체는 매년 주요 보건의료사업의 성과를 평가하여 이를 보건의료시책에 반영하도록 하여야 한다.

제52조(보건의료서비스의 평가) 보건복지부장관은 보건의료서비스의 질적 향상을 위하여 관계 법령에서 정하는 바에 따라 보건의료서비스에 대한 평가를 실시하여야 한다.

제7장 보건의료 통계·정보 관리

제53조(보건의료 통계·정보 관리시책) 국가와 지방자치단체는 보건의료에 관한 통계와 정보를 수집·관리하여 이를 보건의료정책에 활용할 수 있도록 필요한 시책을 수립·시행하여야 한다.

제54조(보건의료 정보화의 촉진) 국가와 지방자치단체는 보건의료 정보화를 촉진하기 위하여 필요한 시책을 강구하여야 한다.

제55조(보건의료 실태조사) ① 보건복지부장관은 국민의 보건의료 수요 및 이용 행태, 보건의료에 관한 인력·시설 및 물자 등 보건의료 실태에 관한 전국적인 조사를 5년마다 실시하고 그 결과를 공표하여야 한다. 다만, 보건의료정책 수립에 필요하다고 인정하는 경우에는 임시 보건의료 실태조사를 실시할 수 있다. <개정 2019.12.3>

② 보건복지부장관은 제1항에 따른 실태조사를 위하여 관계 중앙행정기관, 지방자치단체 및 관계 기관·법인·단체에 자료의 제출 또는 의견의 진술을 요청할 수 있다. 이 경우 요청을 받은 자는 정당한 사유가 없으면 이에 협조하여야 한다. <신설 2019.12.3>

③ 제1항에 따른 실태조사의 내용, 방법 및 공표 등에 필요한 사항은 대통령령으로 정한다. <신설 2019.12.3>
[전문개정 2010.3.17]

영 **제14조(보건의료 실태조사)** ① 법 제55조제1항에 따른 보건의료 실태조사의 내용은 다음 각 호와 같다. <개정 2020.5.19>

1. 보건의료 수요 및 보건의료서비스의 이용 행태
2. 보건의료에 관한 인력 · 시설 및 물자 등의 현황
3. 그 밖에 보건복지부장관이 보건의료 실태조사를 위하여 필요하다고 인정하는 사항

② 보건복지부장관은 제1항에 따른 실태조사를 최근 3년간 보건의료에 관한 연구실적이 있는 연구기관, 법인 또는 단체에 의뢰하여 실시할 수 있다. <개정 2020.5.19>

③ 보건복지부장관은 제1항에 따른 실태조사의 결과를 보건복지부 인터넷 홈페이지에 60일 이상 공개해야 한다. <개정 2020.5.19>

[전문개정 2010.5.27]

영 **제15조(민감정보 및 고유식별정보의 처리)** 보건복지부장관은 법 제41조에 따른 사무(제13조의4 제1항에 따른 만성질환 장기 역학조사에 관한 사무만 해당한다)를 수행하기 위하여 불가피한 경우 「개인정보 보호법」 제23조에 따른 건강에 관한 정보, 같은 법 시행령 제19조제1호 또는 제4호에 따른 주민등록번호 또는 외국인등록번호가 포함된 자료를 처리할 수 있다. <개정 2017.8.9>

[본조신설 2016.8.2]

제56조(보건의료정보의 보급 · 확대) 보건복지부장관은 보건의료기관, 관련 기관 · 단체 등이 보유하고 있는 보건의료정보를 널리 보급 · 확대하기 위하여 필요한 시책을 강구하여야 한다.

제57조(보건의료정보의 표준화 추진) 보건복지부장관은 보건의료정보의 효율적 운영과 호환성(互換性) 확보 등을 위하여 보건의료정보의 표준화를 위한 시책을 강구하여야 한다.

부칙 <법률 제17966호, 2021.3.23>
이 법은 공포한 날부터 시행한다.

부칙 <대통령령 제28237호, 2020.9.11>

영 **제1조(시행일)** 이 영은 2020년 9월 12일부터 시행한다.

제2조 생략

제3조(다른 법령의 개정) ①부터 ⑰까지 생략

⑱ 보건의료기본법 시행령 일부를 다음과 같이 개정한다.

제13조의2제1항제5호, 같은 조 제2항부터 제5항까지, 제13조의3제1항제5호, 같은 조 제2항부터 제5항까지, 제13조의4제1항 · 제2항 및 제15조 중 "보건복지부장관"을 각각 "질병관리청장"으로 한다.

⑲ 부터 ㉜ 까지 생략

PART 2
요점정리 및 예상문제

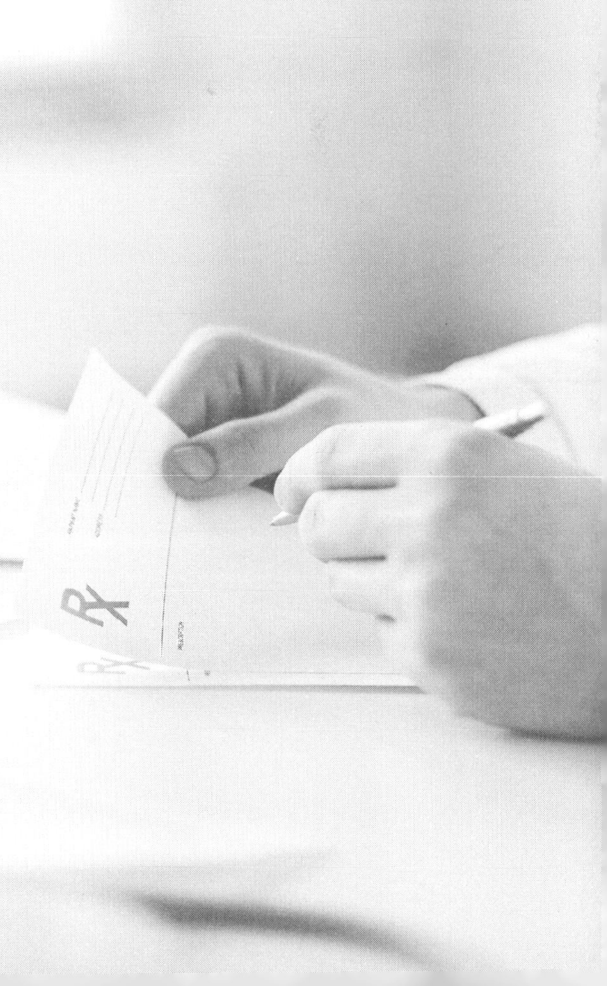

PART 2
요점정리 및 예상문제

법 [일부개정 2020.12.29 법률 제17787호]
시행령 [일부개정 2021.6.15 대통령령 31774호]
시행규칙 [타법개정 2021.12.31 보건복지부령 제851호]

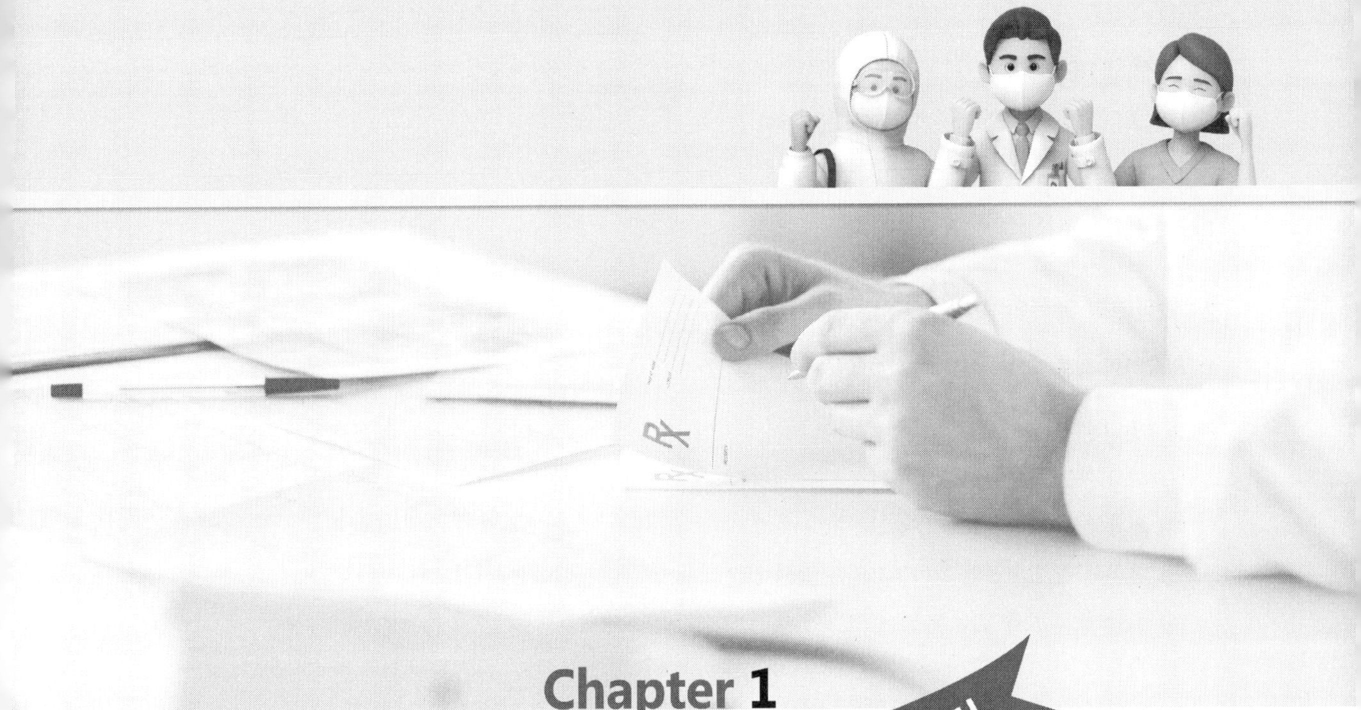

Chapter 1 의료법 요점정리

1. 의료법의 연혁

(1) 1951.9.25 국민 의료법 제정 법률 제221호

(2) 1962.3.20 의료법 법률 제1305호, 1차 전면 개정

(3) 1963.12.13 〃 법률 제1490호, 2차 부분 개정

(4) 1965.3.23 〃 법률 제1690호, 3차 부분 개정

(5) 1973.2.16 〃 법률 제2533호, 2차 전면 개정

(6) 1975.12.31 〃 법률 제2862호, 4차 부분 개정

⋮ ⋮ ⋮

(7) 2021.12.30 〃 법률 제17787호, 부분 개정

* 현재 전면 개정 3회, 부분 개정 94회

제1장 총칙

1. 목적(법1조)

(1) 모든 국민이 수준 높은 의료 혜택을 누림

(2) 국민의료에 필요한 사항 규정

(3) 국민의 건강 보호 · 증진

2. 의료인의 종류와 임무(법2조)

1) 의료인의 종류: 의사, 치과의사, 한의사, 조산사, 간호사

2) 의료인의 임무

(1) 의사: 의료와 보건지도 종사

(2) 치과의사: 치과진료와 구강보건지도 종사

(3) 한의사: 한방의료와 한방보건지도 종사

(4) 조산사: 조산과 임산부 및 신생아에 대한 보건과 양호지도

(5) 간호사

① 환자의 간호요구에 대한 관찰, 자료수집, 간호판단 및 요양을 위한 간호

② 의사, 치과의사, 한의사의 지도하에 시행하는 진료의 보조

③ 간호 요구자에 대한 교육 · 상담 및 건강증진을 위한 활동의 기획과 수행, 그 밖의 대통령령으로 정하는 보건활동

④ 간호조무사가 수행하는 ①~③까지의 업무보조에 대한 지도

3. 의료기관(법3~3조의5)

1) 의료기관: 의료인이 공중 또는 특정다수인을 위하여 의료 · 조산업을 하는 곳

2) 의료기관의 구분

(1) 의원급 의료기관: 의사, 치과의사 또는 한의사가 주로 외래환자를 대상으로 각각 그 의료행위를 하는 의료기관(의원, 치과의원, 한의원)

(2) 조산원: 조산사가 조산과 임산부 및 신생아를 대상으로 보건활동과 교육 · 상담을 하는 의료기관

(3) 병원급 의료기관: 의사, 치과의사 또는 한의사가 주로 입원환자를 대상으로 의료행위를 하는 의료기관[병원, 치과병원, 한방병원, 요양병원, 정신병원, 종합병원]

(4) 보건복지부장관은 보건의료정책에 필요하다고 인정하는 경우에는 의료기관의 종류별 표준업무를 정하여 고시

3) 병원 등: 병원 · 치과병원 · 한방병원 및 요양병원은 30개 이상의 병상(병원 · 한방병원만 해당) 또는 요양병상을 갖출 것

4) 종합병원

(1) 100개 이상의 병상을 갖출 것

(2) 100병상 이상 300병상 이하인 경우

① 내과 · 외과 · 소아청소년과 · 산부인과 중 3개 진료과목

② 영상의학과, 마취통증의학과와 진단검사의학과 또는 병리과를 포함한 7개 이상의 진료과목을 갖출 것

③ 각 진료과목마다 전속하는 전문의를 둘 것

(3) 300병상을 초과하는 경우

① 내과, 외과, 소아청소년과, 산부인과, 영상의학과, 마취통증의학과, 진단검사의학과 또는 병리과, 정신건강의학과 및 치과를 포함한 9개 이상의 진료과목을 갖추고

② 각 진료과목마다 전속하는 전문의를 둘 것

(4) 종합병원은 필수진료과목 외에 필요하면 추가로 진료과목을 설치 · 운영할 수 있으며, 이 경우 필수 진료과목 외의 진료과목에 대하여는 해당 의료기관에 전속하지 아니한 전문의를 둘 수 있음

5) **상급종합병원 지정:** 보건복지부장관 → 중증질환에 대하여 난이도가 높은 의료행위를 전문적으로 하는 종합병원을 상급종합병원으로 지정

(1) 상급종합병원 지정요건

① 20개 이상의 진료과목을 갖추고 각 진료과목마다 전속하는 전문의를 둘 것

② 전문의 수련 기관일 것

③ 보건복지부령으로 정하는 인력 · 시설 · 장비 등을 갖출 것

④ 질병군별(疾病群別) 환자구성 비율이 보건복지부령으로 정하는 기준에 해당할 것

(2) 보건복지부장관은 전문성 등에 대하여 지정요건의 평가를 실시

(3) 보건복지부장관은 3년마다 전문성 등에 대한 평가를 실시하여 재지정하거나 지정을 취소

(4) 보건복지부장관은 평가업무를 관계 전문기관 또는 단체에 위탁

6) **전문병원 지정:** 보건복지부장관 → 특정 진료과목이나 특정 질환 등에 대하여 난이도가 높은 의료 행위를 하는 병원을 전문병원으로 지정

(1) 전문병원 지정요건

① 특정 질환별 · 진료과목별 환자의 구성비율 등이 보건복지부령으로 정하는 기준에 해당할 것

② 보건복지부령으로 정하는 수 이상의 진료과목을 갖추고 각 진료과목마다 전속하는 전문의를 둘 것

(2) 보건복지부장관은 전문병원의 지정요건 및 진료의 난이도 등에 대하여 평가를 실시

(3) 보건복지부장관은 3년마다 지정요건에 따른 평가를 실시하여 재지정하거나 지정을 취소

(4) 보건복지부장관은 평가업무를 관계 전문기관 또는 단체에 위탁

(5) 전문병원의 지정 또는 재지정 취소 등: 보건복지부장관

① 거짓이나 그 밖의 부정한 방법으로 지정 또는 재지정을 받은 경우

② 지정 또는 재지정의 취소를 원하는 경우

③ 평가 결과 지정요건을 갖추지 못한 것으로 확인된 경우

제2장 의료인

제1절 자격과 면허

1. 의료인 및 의료기관의 장의 의무(법4조)

1) 의료인 및 의료기관의 의무

(1) 의료인과 의료기관의 장은 의료의 질을 높이고 의료관련감염(의료기관 내에서 환자, 환자의 보호자, 의료인 또는 의료기관 종사자 등에게 발생하는 감염을 말한다. 이하 같다)을 예방하며 의료기술을 발전시키는 등 환자에게 최선의 의료서비스를 제공하기 위하여 노력

(2) 의료인은 다른 의료인 또는 의료법인의 명의로 의료기관을 개설하거나 운영 불가

(3) 의료기관의 장은 환자의 권리 등 의료기관 내에 게시

(4) 삭제 <2020.3.4>

(5) 의료기관의 장은 환자와 보호자가 의료행위를 하는 사람의 신분을 알 수 있도록 의료인 등에게 의료기관 내에서 명찰을 달도록 지시 · 감독

(6) 의료인은 일회용 의료기기(한 번 사용할 목적으로 제작되거나 한 번의 의료행위에서 한 환자에게 사용하여야 하는 의료기기로서 보건복지부령으로 정하는 의료기기를 말한다. 이하 같다)를 한 번 사용한 후 다시 사용하여서는 아니 됨

2. 간호 · 간병통합서비스 제공(법4조의2)

(1) 간호 · 간병통합서비스란 입원 환자를 대상으로 보호자 등이 상주하지 아니하고 간호사, 간호조무사 및 그 밖에 간병지원인력에 의하여 포괄적으로 제공되는 입원서비스를 말함

(2) 간호 · 간병통합서비스의 제공 환자

① 환자에 대한 진료 성격이나 질병 특성상 보호자 등의 간병을 제한할 필요가 있는 입원 환자

② 환자의 생활 여건이나 경제 상황 등에 비추어 보호자 등의 간병이 현저히 곤란하다고 인정되는 입원 환자

③ 그 밖에 환자에 대한 의료관리상 의사 · 치과의사 또는 한의사가 간호 · 간병통합서비스가 필요하다고 인정하는 입원 환자

(3) 간호 · 간병통합서비스 제공 병동의 인력기준

	상급종합병원	종합병원	병원
간호사	병상 7개당 1명 이상, 남는 경우 1명 추가	병상 12개당 1명 이상, 남는 경우 1명 추가	병상 14개당 1명 이상, 남는 경우 1명 추가
간호조무사	병상 40개당 1명 이상, 남는 경우 1명 추가		
간병지원인력	1명 이상		

(4) 간호 · 간병통합서비스를 제공하는 병원급 의료기관: 병원, 치과병원, 한방병원 및 종합병원(병원급 중 제외: 군보건의료기관, 법무부장관이 지정하는 국립정신의료기관)

(5) 공공보건의료기관 중 병원급 의료기관은 간호 · 간병통합서비스를 제공하여야 함

2-1. 의료인 면허대여 금지(법4조의3)

(1) 의료인(의사, 치과의사, 한의사, 조산사, 간호사)은 면허를 다른 사람에게 대여하면 아니 됨

(2) 누구든지 면허를 대여받아서도 안되고, 면허대여를 알선해서도 안됨

3. 자격과 면허

1) 의사(치과의사, 한의사)의 응시자격(법5조)

(1) 평가인증기구의 인증을 받은 전공의 대학을 졸업하고 의학사 · 치의학사 또는 한의학사 학위를 받은 자

(2) 평가인증기구의 인증을 받은 전공의 전문대학원을 졸업하고 석사학위 또는 박사학위를 받은 자

(3) 외국의 제1호나 제2호에 해당하는 학교(보건복지부장관이 정하여 고시하는 인정기준에 해당하는 학교를 말한다)를 졸업하고 외국의 의사 · 치과의사 또는 한의사 면허를 받은 자 – 예비시험 합격자

2) 조산사 면허(법6조)

(1) 간호사 면허를 가지고 보건복지부장관이 인정하는 의료기관에서 1년간 조산수습과정을 이수한 자(산부인과, 소아청소년과 전문의 수련병원으로서 월평균 분만건수가 100건 이상이며, 수습생 정원은 분만건수의 1/10 이내로 정한다)

(2) 외국의 조산사 면허(보건복지부장관이 정하여 고시하는 인정기준에 해당하는 면허를 말한다)를 받은 자

3) 간호사 면허(법7조)

(1) 평가인증기구의 인증을 받은 간호학을 전공하는 대학 및 전문대학을 졸업한 자

(2) 외국의 제1호에 해당하는 학교(보건복지부장관이 정하여 고시하는 인정기준에 해당하는 학교를 말한다)를 졸업하고 외국의 간호사 면허를 받은 자

4. 의료인의 결격사유(법8조)

(1) 정신질환자(다만, 전문의가 의료인으로서 적합하다고 인정하는 사람은 제외)

(2) 마약 · 대마 또는 향정신의약품 중독자

(3) 피성년후견인 · 피한정후견인

* 피성년후견인: 질병, 장애, 노령, 그 밖의 사유로 인한 정신적 제약으로 사무를 처리할 능력이 지속적으로 결여되어 가정법원이 성년후견개시의 심판을 받은 자
* 피한정후견인: 질병, 장애, 노령, 그 밖의 사유로 인한 정신적 제약으로 사무를 처리할 능력이 부족하여 본인, 배우자, 4촌 이내의 친족, 미성년후견인, 미성년후견감독인, 성년후견인, 성년후견감독인, 특정후견인, 특정후견감독인, 검사 또는 지방자치단체의 장의 청구에 의하여 가정법원으로부터 한정후견개시의 심판을 받은 자

(4) 형법 중 의료관계법 또는 허위로 진료비를 청구하여 환자나 진료비를 지급하는 기관 또는 단체를 기만한 경우, 보건의료관계법령을 위반하여 금고 이상의 형의 선고를 받고 그 집행이 종료되지 아니하거나 집행을 받지 아니하기로 확정되지 아니한 자

5. 국가시험등(법9조)

1) **시행:** 매년 1회 이상(보건복지부장관)

2) **시험관리:** 시험관리 능력이 인정되는 「한국보건의료인국가시험원법」에 따른 한국보건의료인국가시험원

3) **사전승인:** 시험 일시, 장소, 시험 과목, 응시원서 제출기간, 그 밖에 시험의 실시에 관하여 필요한 사항 → 보건복지부장관에게 승인, 시험 실시 90일 전까지 공고

4) **시험과목(규칙 2조):** 의사(3과목), 치과의사(13과목), 한의사(11과목), 조산사(4과목), 간호사(8과목)

(1) 시험방법 및 합격자 결정

① 의사 국가시험의 시험방법은 필기시험과 실기시험으로 구분하여 실시하고, 필기시험 또는 실기시험 중 어느 한 시험에 합격한 자에 대하여는 다음 회의 시험에 한하여 그 시험을 면제

② 의사 필기시험 합격자 결정은 전과목 총점의 60퍼센트 이상, 매 과목 40퍼센트 이상을 득점한 자

③ 의사실기시험의 합격자 결정은 의과대학 교수로 구성된 합격선 심의 위원회에서 결정된 합격점수 이상을 득점한 자로 하되, 합격점수의 산출방법은 보건복지부장관이 정하여 고시

④ 치과의사 · 한의사 · 조산사 · 간호사 국가시험의 시험방법은 필기시험으로 한다.

⑤ 치과의사 · 한의사 · 조산사 · 간호사 국가시험의 합격자 결정은 전과목 총점의 60퍼센트 이상, 매 과목 40퍼센트 이상을 득점한 자

5) **시험과목, 시험방법, 합격자 결정에 관한 사항은 보건복지부령으로 정한다.**

6. 국가시험 응시자격제한(법10조)

(1) 의료인 결격사유 해당자

(2) 부정한 방법 응시자나 시험 중 부정한 행위자 수험정지, 합격무효(3회에 한해서 응시제한)

(3) 국가시험 등의 응시 3회의 범위에서 제한 – 다음 중 제한의 방식이 다른 하나?

① 1회 제한

- 시험중에 대화 · 손동작 또는 소리 등으로 의사소통을 하는 행위
- 시험 중에 허용되지 않는 자료를 가지고 있거나 해당자료를 이용하는 행위
- 응시원서를 허위로 작성 제출하는 행위

② 2회 제한

- 답안지 또는 문제지를 엿보고 본인의 답안지를 작성하는 행위
- 시험중에 다른 사람을 위해 시험 답안 등을 알려주거나 엿보게 하는 행위
- 다른사람의 도움을 받아 답안지를 작성하거나 다른 사람의 답안지 작성에 도움을 주는 행위
- 본인이 작성한 답안지를 다른 사람과 교환하는 행위
- 시험중에 허용되지 않은 전자장비 · 통신기기 또는 전자계산기기 등을 사용하여 시험답안을 전송하거나 작성하는 행위
- 시험중에 시험문제 내용과 관련된 물건(시험 관련 교재 및 요약자료를 포함한다)을 다른 사람과 주고 받는 행위

- 결격사유에 해당하는 사람이 시험에 응시하는 행위
- 서류를 허위로 작성하여 제출하는 행위

③ 3회 제한
- 본인이 직접 대리시험을 치르거나 다른 사람으로 하여금 시험을 치르게 하는 행위
- 사전에 시험문제 또는 답안을 다른 사람에게 알려주는 행위
- 사전에 시험문제 또는 시험답안을 알고 시험을 치르는 행위

7. 면허의 조건과 등록(법11조)

1) 조건부 면허: 보건복지부장관이 보건의료 시책상 필요시

(1) 3년 이내 기간

(2) 특정 지역(보건의료 취약지역)

(3) 특정업무(국 · 공립의료기관, 국 · 공 · 사립 보건의학연구기관의 기초의학분야 업무)

(4) 면허증 교부신청: 합격자 발표 후 보건복지부장관에게 신청

(5) 면허교부: 면허증 교부를 신청한 날로부터 14일 이내

(6) 면허증 재발급: 잃어버렸거나 면허증이 헐어 못쓰게 된 경우

(7) 면허증 갱신: 기재사항 변경 시

(9) 면허증 반환: 의료인이 면허취소처분을 받았거나 면허증을 재발급 받은 후 분실하였던 면허증을 발견한 경우 반환 → 시 · 도지사를 거쳐 보건복지부장관

제2절 권리와 의무

1. 권리와 의무

1) 권리(법12~14조)

(1) 의료기술 등에 대한 보호(법12조)

① 의료인이 하는 의료 · 조산 · 간호 등 의료행위에 대하여 누구든지 간섭하지 못함

② 누구든지 의료기관의 의료용 시설 · 기재 · 약품, 그 밖의 기물 등을 파괴 · 손상하거나 의료기관을 점거하여 진료를 방해하여서는 아니 되며, 이를 교사하거나 방조하여서는 아니 됨

③ 누구든지 의료행위가 이루어지는 장소에서 의료행위를 행하는 의료인, 간호조무사 및 의료기사 또는 의료행위를 받는 사람을 폭행 · 협박하여서는 아니 됨

* 위반행위시: 5년 이하의 징역이나 5천만 원 이하의 벌금

(2) 의료기재의 압류금지(법13조)

의료인의 의료 업무에 필요한 기구 · 약품, 그 밖의 재료는 압류하지 못한다.

(3) 기구 등의 우선공급(법14조)

의료인은 의료행위에 필요한 기구 · 약품, 그 밖의 시설 및 재료를 우선적으로 공급받을 권리

(4) 의료행위를 할 수 있는 권리(법27조)

2) 의무(법15~26조)

(1) 진료거부 금지 등(법15조)

① 진료나 조산 요청 시 정당한 사유 없이 거부하지 못한다.

* 위반행위 시 : 1년 이하 징역 또는 1천만 원 이하 벌금

② 의료인은 응급환자에게 최선의 처치를 하여야 한다.

㉠ 구급환자: 즉시 필요한 조치를 하지 않으면 생명이 위독하거나 중대한 합병증을 초래할 것으로 판단되는 환자

㉡ 응급처치: 최선의 처치 후 치료가능 의료기관으로 구급처치표(초진기록부)를 첨부하여 이송

(2) 세탁물의 처리의무(법16조)

① 의료인, 의료기관, 시장 · 군수 · 구청장에게 신고한 자가 처리

② 의료기관의 개설자와 의료기관세탁물처리업 신고를 한 자는 세탁물의 처리업무에 종사하는 사람에게 감염 예방에 관한 교육을 실시하고 그 결과를 기록하고 유지(교육 연 4시간, 3년간 보존)

③ 세탁물처리업 신고, 변경, 휴업(1개월 이상의 휴업), 폐업, 재개업: 시장 · 군수 · 구청장에게 신고

④ 세탁물을 처리하는 자의 시설 · 장비 기준, 신고 절차 및 지도 · 감독, 그 밖에 관리에 필요한 사항은 보건복지부령으로 정함

(3) 진단서 등(법17조)

① 의사, 치과의사, 한의사의 증명서 발급(진단서, 검안서, 증명서, 처방전)

② 발급요건: 의료업에 종사하며 자신이 직접 진찰 · 검안할 것. 단, 부득이한 사유로 본인이 교부할 수 없을 때 같은 의료기관에 종사하는 다른 의료인이 진료기록부 등에 의하여 이를 교부할 수 있으며, 최종 진료 시부터 48시간 이내에 사망한 경우 재진단하지 않고도 교부 가능

③ 증명서(출생, 사망, 사산) 발급은 의사, 한의사, 조산사만이 가능

④ 진단서의 기재 사항

㉠ 환자의 주소 · 성명 및 주민등록번호

㉡ 병명 및 질병분류기호

㉢ 발병 연월일 및 진단연월일

㉣ 치료 내용 및 향후 치료에 대한 소견

㉤ 입 · 퇴원 연월일

㉥ 의료기관의 명칭 · 주소, 진찰한 의사 · 치과의사 또는 한의사의 성명 · 면허자격 · 면허번호

⑤ 진단서 등 교부요구: 의사, 치과의사, 한의사, 조산사는 교부요구에 응하여야 함

* 위반행위 시 : 500만 원 이하의 벌금

(4) 처방전의 작성과 교부(법18조)

① 의사, 치과의사, 한의사: 처방전 교부–직접의약품조제 제외

㉠ 환자에게 의약품을 투여할 필요가 있다고 인정되는 경우

㉡ 누구든지 정당한 사유 없이 전자처방전에 저장된 개인정보를 탐지하거나 누출 · 변조 또는 훼손하여서는 아니 된다.

② 처방전의 기재 사항 등(규칙12조)
　㉠ 환자의 성명 및 주민등록번호
　㉡ 의료기관의 명칭 · 전화번호 및 팩스번호
　㉢ 질병분류기호
　㉣ 의료인의 성명 · 면허종별 및 번호
　㉤ 처방 의약품의 명칭(일반명칭, 제품명 또는 대한약전에서 정한 명칭을 말한다) · 분량 · 용법 및 용량
　㉥ 처방전의 교부연월일 및 사용기간
　㉦ 의약품 조제시 참고사항
③ 의사, 치과의사, 한의사는 환자에게 처방전 2부를 교부하여야 한다.

(5) 정보누설 금지의무(법19조)–본인의 고소가 있어야 논죄 됨
의료인이나 의료기관 종사자는 의료 · 조산 또는 간호업무 등 업무를 하면서 알게 된 다른 사람의 정보를 누설하거나 발표하지 못함

(6) 태아 성 감별 행위 금지의무(법20조)–자격정지
① 의료인은 태아 성 감별을 목적으로 임부를 진찰하거나 검사하여서는 아니 된다.
② 의료인은 임신 32주 이전에 태아나 임부를 진찰하거나 검사하면서 알게 된 태아의 성(性)의 불고지 의무
* 위반행위 시 : 2년 이하 징역 또는 2천만 원 이하의 벌금

(7) 기록열람 등(법21조)
① 환자가 아닌 다른사람은 환자에 관한 기록 열람 불가
다만, 환자의 배우자, 직계 존속 · 비속, 형제 · 자매(환자의 배우자 및 직계 존속 · 비속, 배우자의 직계존속이 모두 없는 경우에 한정한다) 또는 배우자의 직계 존속이 환자 본인의 동의서와 친족관계임을 나타내는 증명서 등을 첨부하는 경우와 환자가 지정하는 대리인이 환자 본인의 동의서와 대리권이 있음을 증명 경우 및 환자가 사망하거나 의식이 없는 등 환자의 동의를 받을 수 없어 환자의 배우자, 직계 존속 · 비속, 형제 · 자매(환자의 배우자 및 직계 존속 · 비속, 배우자의 직계존속이 모두 없는 경우에 한정한다) 또는 배우자의 직계 존속이 친족관계임을 나타내는 증명서 등을 첨부하는 경우는 예외
② 다른 의료인으로부터 진료기록의 내용 확인이나 환자의 진료경과에 대한 소견 등을 송부할 것을 요청받은 경우에는 해당 환자나 환자 보호자의 동의를 받아 송부
③ 의료인은 응급환자를 다른 의료기관에 이송하는 경우에는 지체 없이 내원 당시 작성된 진료기록의 사본 등을 이송

(8) 진료기록의 송부 등(법21조의2)
① 의료인 등은 진료기록의 내용 확인이나 진료기록의 사본 및 환자의 진료경과에 대한 소견 등을 송부 또는 전송할 것을 요청받은 경우 해당 환자나 환자 보호자의 동의를 받아 그 요청에 응하여야 함
② 의료인등은 응급환자를 다른 의료기관에 이송하는 경우에는 지체 없이 내원 당시 작성된 진료기록의 사본 등을 이송
③ 보건복지부장관은 진료기록전송지원시스템을 구축 · 운영 위탁 가능
④ 진료기록전송지원시스템을 위탁 운영자의 준수사항

㉠ 진료기록전송지원시스템이 보유한 정보의 누출, 변조, 훼손 등을 방지하기 위하여 접근 권한자의 지정, 방화벽의 설치, 암호화 소프트웨어의 활용, 접속기록 보관 등 안전성 확보에 필요한 기술적 · 관리적 조치를 할 것
㉡ 진료기록전송지원시스템 운영 업무를 다른 기관에 재위탁하지 아니할 것
㉢ 보유한 정보를 제3자에게 임의로 제공하거나 유출하지 아니할 것

(9) 진료기록부 등(법22조)
① 진료기록부 기재 사항(규칙14조)
㉠ 진료를 받은 자의 주소 · 성명 · 주민등록번호 · 병력(炳歷) 및 가족력(家族歷)
㉡ 주된 증상, 진단 결과, 진료경과 및 예견
㉢ 치료 내용(주사 · 투약 · 처치 등)
㉣ 진료 일시(日時)
② 간호기록부 기재 사항
㉠ 체온 · 맥박 · 호흡 · 혈압에 관한 사항
㉡ 투약에 관한 사항
㉢ 섭취 및 배설물에 관한 사항
㉣ 처치와 간호에 관한 사항
③ 진료기록부 등의 보존
㉠ 10년: 진료기록부, 수술기록부
㉡ 5년: 환자명부, 검사내용 및 검사 소견기록, 방사선사진 및 그 소견서, 간호기록부, 조산기록부
㉢ 3년: 진단서 등 부본
㉣ 2년: 처방전

(10) 전자의무기록(법23조)
① 의료인 또는 의료기관의 개설자는 진료기록부등을 전자서명법에 따른 전자서명이 기재된 전자의무기록으로 작성 · 보관할 수 있음
② 누구든지 정당한 사유 없이 전자의무기록에 저장된 개인정보를 탐지하거나 누출 · 변조 또는 훼손하여서는 아니됨
③ 의료인이나 의료기관 개설자는 전자의무기록에 추가기재 · 수정을 한 경우 보건복지부령으로 정하는 바에 따라 접속기록을 별도로 보관하여야 한다.
* 위반행위 시 : 5년 이하 징역 또는 5천만 원 이하의 벌금

(11) 진료정보 침해사고
① 통지
㉠ 의무자: 의료인 및 의료기관 개설자
㉡ 전자의무기록에 대한 전자적 침해행위로 진료정보 유출 또는 의료기관의 업무가 교란 · 마비 시 즉시 보건복지부장관에게 그 사실을 통지 → 행정기관에 통보
② 예방 및 대응
㉠ 진료정보침해사고의 예방 및 대응 업무 수행
–진료정보 침해사고에 관한 정보의 수집 · 전파
–진료정보 침해사고의 예보 · 경보

–진료정보 침해사고에 대한 긴급조치
–전자의무기록에 대한 전자적 침해행위의 탐지 · 분석
–그 밖에 진료정보 침해사고 예방 및 대응을 위하여 대통령령으로 정하는 사항

(12) 전자의무기록의 표준화 등(법23조의2)
① 보건복지부장관은 전자의무기록이 효율적이고 통일적으로 관리 · 활용될 수 있도록 기록의 작성, 관리 및 보존에 필요한 전산정보처리시스템 시설, 장비 및 기록 서식 등에 관한 표준을 정하여 고시하고 전자의무기록시스템을 제조 · 공급하는 자, 의료인 또는 의료기관 개설자에게 그 준수를 권고할 수 있음
② 보건복지부장관은 전자의무기록시스템이 정하는 인증 기준에 적합한 경우에는 인증하고 인증의 표시할 수 있음

(13) 부당한 경제적 이익 등의 취득 금지(법23조의3)
① 의료인 등은 의약품업자 등으로부터 의약품 채택 · 처방유도 등 판매촉진을 목적으로 제공되는 금전, 물품, 편익, 노무, 향응, 그 밖의 경제적 이익을 받아서는 안 됨. 다만, 견본품 제공, 학술대회 지원, 임상시험 지원, 제품설명회, 대금결제조건에 따른 비용할인, 시판 후 조사 등의 행위는 제외
② 의료인 등은 의료기기 판매업자 등으로부터 의료기기 채택 · 사용유도 등 판매촉진을 목적으로 제공되는 경제적 이익 등을 받아서는 안 됨. 다만, 견본품 제공 등의 행위 제외
* 위반행위 시 : 3년 이하 징역 또는 3천만 원 이하의 벌금

(14) 요양방법 지도(법24조)
의료인은 환자나 환자의 보호자에게 요양방법이나 그 밖에 건강관리에 필요한 사항을 지도

(15) 의료행위에 관한 설명(법24조의2)
① 의사 · 치과의사 또는 한의사는 사람의 생명 또는 신체에 중대한 위해를 발생하게 할 우려가 있는 수술, 수혈, 전신마취를 하는 경우 동의를 받아야 하는 사항을 환자에게 설명하고 서면(전자문서를 포함)으로 그 동의를 받아야 함
② 환자에게 설명하고 동의를 받아야 하는 사항
㉠ 환자에게 발생하거나 발생 가능한 증상의 진단명
㉡ 수술등의 필요성, 방법 및 내용
㉢ 환자에게 설명을 하는 의사, 치과의사 또는 한의사 및 수술등에 참여하는 주된 의사, 치과의사 또는 한의사의 성명
㉣ 수술 등에 따라 전형적으로 발생이 예상되는 후유증 또는 부작용
㉤ 수술 등 전후 환자가 준수하여야 할 사항

(16) 신고의무(법25~26조)
① 의료인 면허를 받은 후 매 3년이 되는 해의 12월 31일까지 의료인의 실태와 취업상황 신고(신고를 받은 각 중앙회장은 보수교육이수여부 확인) 각 중앙회장은 신고 내용과 결과를 반기별로 보건복지부장관에게 보고 → 보건복지부장관은 보수교육 미이수자 신고 반려 → 보건복지부장관은 신고할 때까지 면허의 효력을 정지할 수 있음
② 변사체 신고(의사, 치의사, 한의사, 조산사): 변사 의심시 → 관할경찰서장

제3절 의료행위의 제한

1. 의료행위의 제한(법27조)

1) 무면허 의료행위의 금지

* 위반행위 시 : 5년 이하 징역 또는 5천만 원 이하의 벌금

2) 무면허 의료행위에 해당하지 않는 경우

(1) 외국의 의료인 면허를 가진 자로서 일정 기간 국내에 체류하는 자(규칙18조)

① 외국과의 교육 및 기술협력에 따른 교환교수의 업무

② 교육연구사업을 위한 업무

③ 국제의료봉사단의 의료봉사업무

(2) 의과대학, 치과대학, 한의과대학, 의학전문대학원, 치의학전문대학원, 한의학전문대학원, 종합병원 또는 외국 의료원조기관의 의료봉사 또는 연구 및 시범사업을 위하여 의료행위를 하는 자

① 국민에 대한 의료봉사활동을 위한 의료행위

② 전시 · 사변이나 그 밖에 이에 준하는 국가비상사태 시에 국가나 지방자치단체의 요청에 따라 행하는 의료행위

③ 일정한 기간의 연구 또는 시범 사업을 위한 의료행위

(3) 의학 · 치과의학 · 한방의학 또는 간호학을 전공하는 학교의 학생

① 전공 분야와 관련되는 실습을 하기 위하여 지도교수의 지도 · 감독을 받아 행하는 의료행위

② 국민에 대한 의료봉사활동으로서 의료인의 지도 · 감독을 받아 행하는 의료행위

③ 전시 · 사변이나 그 밖에 이에 준하는 국가비상사태 시에 국가나 지방자치단체의 요청에 따라 의료인의 지도 · 감독을 받아 행하는 의료행위

3) 의료인 명칭 또는 유사 명칭사용 금지

* 위반행위 시 : 500만 원 이하의 벌금

4) 누구든지 본인부담금을 면제하거나 할인하는 행위, 금품 등을 제공하거나 불특정 다수인에게 교통편의를 제공하는 행위 등 영리를 목적으로 환자를 의료기관이나 의료인에게 소개 · 알선 · 유인하는 행위 및 이를 사주하는 행위를 하여서는 아니 된다(3년 이하의 징역 또는 3천만 원 이하의 벌금).

(1) 환자의 경제적 사정 등을 이유로 개별적으로 관할 시장 · 군수 · 구청장의 사전승인을 받아 환자를 유치하는 행위

(2) 국민건강보험법의 가입자나 피부양자가 아닌 외국인(국내에 거주하는 외국인은 제외) 환자를 유치하기 위한 행위

(3) 보험업법에 따른 보험회사, 상호회사, 보험설계사, 보험대리점 또는 보험중개사는 외국인 환자를 유치하기 위한 행위를 하여서는 아니 된다(3년 이하의 징역 또는 3천만 원이하의 벌금).

5) 누구든지 의료인이 아닌 자에게 의료행위를 하게 하거나 의료인에게 면허 사항 외의 의료행위를 하게 하여서는 아니 된다(5년 이하의 징역 또는 5천만 원 이하의 벌금).

제4절 의료인 단체

1. 의료인 단체(법28~32조)

1) 특색

(1) 설립은 법률에 의해 강요

(2) 회원가입 의무화(당연회원)

(3) 해산 자유가 없다.

(4) 특별한 감독을 받는다(보건복지부장관).

2) 조직 「중앙회(허가사항), 지부, 분회(신고사항), 외국지부(보건복지부장관 승인사항)」

(1) 중앙회

① 종류: 의사회, 치과의사회, 한의사회, 조산사회, 간호사회

② 비영리 사단법인(보건복지부장관 설립허가)

③ 의료인 법적 강제가입(당연회원)

④ 이 법 이외에 민법 중 사단법인에 관한 규정 준용

(2) 지부

① 설치(시 · 도지사 신고): 시 · 도에 설치(시기: 중앙회 설립등기 후 3주 이내)

② 외국지부: 정관 변경허가를 받은 날로부터 10주 이내에 보건복지부장관의 승인

(3) 분회(시장 · 군수 신고): 시 · 군 · 구에 설치

(4) 각 중앙회는 자격정지 처분 요구에 관한 사항 등을 심의 · 의결하기 위하여 윤리위원회를 둠

(5) 윤리위원회 구성

① 구성: 11명(위원장 1명 포함)위원

② 위원장은 위원 중에서 각 중앙회의 장이 위촉

③ 위원은 다음 각 호의 사람 중에서 각 중앙회의 장이 위촉(비의료인 4명 이상 포함)

㉠ 각 중앙회 소속 회원으로서 의료인 경력이 10년 이상인 사람

㉡ 의료인이 아닌 사람으로서 법률, 보건, 언론, 소비자 권익 등에 관하여 경험과 학식이 풍부한 사람

④ 임기: 3년

3) 중앙회 협조의 의무(법30조)

(1) 보수교육(회원자질 향상을 위해서)

① 연 1회 이상, 8시간 이상(각 중앙회장이 매년 보수교육 실시) → 보건복지부장관이 보수교육의 내용을 평가

② 보수교육 실시기관

㉠ 지부 또는 중앙회에 설치된 의학 분야별 전문학회 및 전문단체

㉡ 의과대학 · 치과대학 · 한의과대학 · 의학전문대학원 · 치의학전문대학원 · 한의학전문대학원 · 간호대학 및 그 부속병원

㉢ 병상이 150개 이상인 수련병원

㉣ 한국보건복지인력개발원

③ 보수교육 대상자: 의료기관에 종사하는 의료인

④ 보수교육 면제자
㉠ 전공의
㉡ 의과대학 · 치과대학 · 한의과대학 · 간호대학의 대학원 재학생
㉢ 영 제8조에 따라 면허증을 발급받은 신규 면허취득자
㉣ 보건복지부장관이 보수교육을 받을 필요가 없다고 인정하는 사람
⑤ 보수교육 유예 대상자
⑥ 보수교육 관계서류: 3년간 보관(보수교육 대상자명단 및 이수자 · 면제자 명단, 기타)
⑦ 실적 및 계획보고(중앙회장이 보건복지부장관에게)
㉠ 보수교육계획서: 매년 12월말까지(다음년도)
㉡ 보수교육실적보고서: 매년 4월말까지(전년도)
⑧ 보수교육 실시방법: 보수교육의 교과과정, 실시 방법과 그 밖에 보수교육을 실시하는 데에 필요한 사항은 중앙회의 장이 정함

4) 공제사업(법31조)
의료분쟁으로 회원에게 발생한 피해의 보상 등을 위하여 실시(보건복지부장관 신고)

5) 감독(법32조)
보건사회부장관은 정관 외의 사업 또는 국민보건 향상에 장애가 되는 행위와 협조요청의 불응 시 정관변경 및 임원개선을 명령할 수 있다.

제3장 의료기관

제1절 의료기관의 개설

1. 의료기관의 개설(법33조)

1) 의료인은 의료기관을 개설하지 아니하고는 의료업을 행할 수 없다(의료기관 내 의료행위 원칙이나 제외되는 의료행위)

(1) 응급의료에 관한 법률 제2조제1호의 규정에 의한 응급환자를 진료하는 경우
(2) 환자 또는 그 보호자의 요청에 따라 진료하는 경우
(3) 국가 또는 지방자치단체의 장이 공익상 필요하다고 인정하여 요청하는 경우
(4) 보건복지부령이 정하는 바에 의하여 가정간호를 실시하는 경우
(5) 기타 이 법 또는 다른 법령에서 특별히 정한 경우나 환자가 있는 현장에서 진료를 행하여야 하는 부득이한 사유가 있는 경우

2) 가정간호(규칙24조)

(1) 가정간호범위: 간호, 검체의 채취 및 운반, 투약, 주사, 응급처치 등의 교육 및 훈련, 상담, 다른 보건의료기관 등의 건강관리에 관한 의뢰

(2) 가정간호를 실시하는 간호사는 가정전문간호사이어야 한다.

(3) 가정간호는 의사나 한의사가 의료기관 외의 장소에서 계속적인 치료와 관리가 필요하다고 판단하여 가정전문간호사에게 치료나 관리를 의뢰한 자에 한하여 실시하여야 한다.

(4) 가정전문간호사는 가정간호 중 검체의 채취 및 운반, 투약, 주사 또는 치료적 의료행위인 간호를 하는 경우에는 의사나 한의사의 진단과 처방에 따라야 한다. 이 경우 의사 및 한의사 처방의 유효기간은 처방일부터 90일까지로 한다.

(5) 가정간호를 실시하는 의료기관의 장은 가정전문간호사를 2명 이상 두어야 한다.

(6) 가정간호를 실시하는 의료기관의 장은 가정간호에 관한 기록을 5년간 보존하여야 한다.

3) 의료인은 의료기관을 개설하지 않고는 의료업을 할 수 없다.

* 위반행위 시 : 500만 원 이하의 벌금

4) 의료기관의 개설권자(개설권이 없는 자가 개설 시: 10년 이하의 징역이나 1억 원 이하의 벌금)

(1) 개설범위에 제한을 받지 않는 자: 국가나 지방자치단체, 의료법인, 비영리법인 준정부기관, 지방의료원, 한국보훈복지의료공단

(2) 개설범위에 제한을 받는 자: 의사(종합병원, 병원, 요양병원, 정신병원, 의원), 치과의사(치과병원, 치과의원), 한의사(한방병원, 요양병원, 한의원), 조산사(조산원–지도의사)

(3) 의료인은 하나의 의료기관만 개설할 수 있다. 다만, 2 이상의 의료인 면허를 소지한 경우 면허 종별에 따른 의료기관을 함께 개설 가능

5) 의료기관의 개설절차

(1) 의원급 및 조산원 개설 → 시장 · 군수 · 구청장 신고(조산원은 반드시 지도의사를 설정하여 신고)

(2) 병원급 이상 개설 → 의료기관개설위원회 심의 → 시 · 도지사 허가(다음의 경우 허가할 수 없다)

① 의료법 제36조의 시설기준에 맞지 않은 경우

② 의료법 제60조제1항에 따른 기본시책과 같은 조 제2항에 따른 수급 및 관리계획에 부적합한 경우

6) 의료기관을 개설할 수 없는 경우

(1) 약국의 시설 내 또는 구내인 경우

(2) 약국의 시설 또는 부지 일부를 분할 · 변경 또는 개수하여 의료기관을 개설하는 경우

(3) 약국과 전용 복도 · 계단 · 승강기 또는 구름다리 등의 통로가 설치되어 있거나 이런 것들을 설치하여 의료기관을 개설하는 경우

7) 원격 의료(법34조)

(1) 의료인은 컴퓨터 · 화상통신 등 정보통신기술을 활용하여 원격지의 의료인에 대하여 의료지식 또는 기술을 지원하는 원격의료를 행할 수 있음

(2) 원격의료를 행하거나 받으려는 자는 보건복지부령으로 정하는 시설과 장비를 갖추어야 함

(3) 원격지의사는 환자에 대하여 직접 대면하여 진료하는 경우와 동일한 책임을 짐

(4) 원격지의사의 원격의료에 따라 의료행위를 한 의료인이 현지의사인 경우는 그 의료행위에 대하여 원격지의사의 과실을 인정할 만한 명백한 근거가 없으면 환자에 대한 책임은 현지의사에게 있는 것으로 봄

8) 의료기관 개설특례(법35조)

소속직원, 종업원, 그 밖의 구성원(수용자 포함)이나 그 가족의 건강관리를 위해 부속의료기관 개설이 가능(병원급 이상: 도지사 허가, 의원급: 시장 · 군수 · 구청장 신고)

9) 준수사항(법36조)

(1) 의료기관의 종류에 따른 시설기준 및 규격에 관한 사항
(2) 의료기관의 안전관리시설 기준에 관한 사항
(3) 의료기관 및 요양병원의 운영 기준에 관한 사항
(4) 고가의료장비의 설치 · 운영 기준에 관한 사항
(5) 의료기관의 종류에 따른 의료인 등의 정원 기준에 관한 사항
(6) 급식관리 기준에 관한 사항
(7) 의료기관의 위생 관리에 관한 사항
(8) 의료기관의 의약품 및 일회용 의료기기의 사용에 관한 사항
(9) 의료기관의 「감염병의 예방 및 관리에 관한 법률」에 따른 감염병환자등의 진료 기준에 관한 사항
(10) 의료기관 내 수술실, 분만실, 중환자실 등 감염관리가 필요한 시설의 출입 기준에 관한 사항
(11) 의료인 및 환자 안전을 위한 보안장비 설치 및 보안인력 배치 등에 관한 사항
(12) 의료기관의 신체보호대 사용에 관한 사항
(13) 의료기관의 의료관련감염 예방에 관한 사항

10) 의료기관을 개설하는 자의 의료기관의 운영 기준(규칙 제35조의2)

(1) 입원실의 정원을 초과하여 환자를 입원시키지 말 것
(2) 입원실은 남 · 여별로 구별하여 운영할 것
(3) 입원실이 아닌 장소에 환자를 입원시키지 말 것
(4) 외래진료실에는 진료 중인 환자 외에 다른 환자를 대기시키지 말 것

11) 요양병원의 운영(규칙36조)

(1) 요양병원의 입원 대상은 노인성 질환자, 만성질환자 및 외과적 수술 후 또는 상해 후 회복기간에 있는 자로서 주로 요양이 필요한 자로 한다. 다만, 정신질환자(노인성 치매환자는 제외한) 및 전염성 질환자는 입원 대상으로 하지 아니한다.

(2) 각급 의료기관은 환자를 요양병원으로 옮긴 경우에는 환자 이송과 동시에 진료기록 사본 등을 그 요양병원에 송부

(3) 요양병원 개설자는 요양환자의 상태가 악화되는 경우에 적절한 조치를 할 수 있도록 환자 후송 등에 관하여 다른 의료기관과 협약을 맺거나 자체 시설 및 인력 등을 확보

(4) 요양병원 개설자가 요양병원에 입원한 환자의 안전을 위하여 환자의 움직임을 제한하거나 신체를 묶는 경우에 준수하여야 하는 사항(별표 4의2)

(5) 요양병원 개설자는 휴일이나 야간에 입원환자의 안전 및 적절한 진료 등을 위하여 소속 의료인 및 직원에 대한 비상연락체계를 구축 · 유지하여야 함

12) 의료기관의 급식관리 기준(규칙39조)

(1) 환자의 영양관리에 관한 사항을 심의하기 위하여 병원장이나 부원장을 위원장으로 하는 영양관리위원회를 둔다.

(2) 환자의 식사는 일반식과 치료식으로 구분하여 제공한다.

(3) 환자급식을 위한 식단은 영양사가 작성하고 환자의 필요 영양량을 충족시킬 수 있어야 한다.

(4) 환자음식은 뚜껑이 있는 식기나 밀폐된 배식차에 넣어 적당한 온도를 유지

(5) 영양사는 완성된 식사를 평가하기 위하여 매 끼 검식(檢食)을 실시하며, 이에 대한 평가 결과를 검식부(檢食簿)에 기록하여야 한다.

(6) 영양사는 의사가 영양지도를 의뢰한 환자에 대하여 영양 상태를 평가하고, 영양 상담 및 지도를 하며, 그 내용을 기록하여야 한다.

(7) 식기와 급식용구는 매 식사 후 깨끗이 세척 · 소독하여야 하며, 전염성 환자의 식기는 일반 환자의 식기와 구분하여 취급하고, 매 식사 후 완전멸균 소독하여야 한다.

(8) 수인성 감염병환자가 남긴 음식은 소독 후 폐기하여야 한다.

(9) 병원장은 급식 관련 종사자에 대하여 연 1회 이상 정기건강진단을 실시하여야 하며, 종사자가 전염성 질병에 감염되었을 경우에는 필요한 조치를 취하여야 한다.

(10) 병원장은 급식 관련 종사자에게 위생교육을 실시하여야 한다.

2. 의료기관의 시설기준 및 규칙(규칙34조)

1) 의료기관별 시설기준(별표 3 참조)

(1) 입원실 기준

① 종합병원: 입원환자 100명 이상 수용시설

② 병원(한방병원, 요양병원): 입원환자 30명 이상 수용시설

③ 의원(한의원, 치과의원): 입원실을 두는 경우 → 입원환자 29명 이하 수용시설

④ 조산원: 1입원실(분만실 겸용)

(2) 중환자실: 300인 이상의 종합병원

(3) 어느 의료기관이든 반드시 있어야 하는 시설: 조제실, 소독시설

(4) 방사선장치실과 임상검사실을 두어야 하는 기관: 종합병원, 병원, 치과병원, 요양병원

(5) 의무기록실: 병원급 이상

(6) 탕전실 · 의무기록실 · 급식시설 · 세탁처리시설 · 적출물소각시설: 의료기관이 공동사용 가능

(7) 그 밖에 시설 기준

① 탕전실, 의무기록실, 급식시설, 세탁처리시설 및 적출물소각시설은 의료기관이 공동으로 사용할 수 있다.

② 요양병원은 거동이 불편한 환자가 장기간 입원에 불편함이 없도록 식당, 휴게실, 욕실 및 화장실 등 편의시설을 갖추어야 한다.

③ 탕전실은 의료기관에서 분리하여 따로 설치할 수 있다.

④ 종합병원, 병원, 한방병원, 요양병원은 해당 병원에서 사망하는 사람 등의 장사관련 편의를 위하여 장례식장을 설치할 수 있다.

2) 의료기관의 시설규격(별표 4 참조)

(1) 입원실

① 입원실은 3층 이상(내화구조인 경우 설치가능) 설치불가

② 입원실 면적은 최소한 환자 1인당 $10m^2$ 이상이고 2인 이상 수용 시 1인당 $6.3m^2$ 이상일 것

③ 소아입원실 면적은 어른면적의 2/3 이상이고, 입원실 한 개의 면적은 $6.3m^2$ 이상: 삭제

④ 입원실에 설치하는 병상 수는 최대 4병상(요양병원은 6병상)으로 한다. 병상 간 이격거리는 최소 1.5m 이상

⑤ 병상이 300개 이상인 종합병원에는 1인 병실의 음압격리병실을 1개 이상 설치하되, 300병상을 기준으로 100병상 초과할 때마다 1개의 음압격리병실을 추가로 설치

⑥ 병상이 300개 이상인 요양병원에는 격리병실을 1개 이상 설치

(2) 중환자실

① 병상이 300개 이상인 종합병원은 입원실 병상 수의 100분의 5 이상을 중환자실 병상으로 만들어야 한다.

② 인력: 전담간호사 1인당 연평균 1.2명(신생아 : 1.5명)을 초과 못함

③ 병상면적: 1개당 $15m^2$ 이상(신생아중환자실은 $5m^2$ 이상)

④ 병상 수의 10퍼센트 이상 개수의 침습적 동맥혈압모니터, 병상 수의 30퍼센트 이상 개수의 인공호흡기, 병상 수의 70퍼센트 이상 개수의 보육기를 갖출 것

⑤ 병상은 벽으로부터 최소 1.2m 이상, 다른 병상으로부터 최소 2m 이상 이격하여 설치하고 병상 3개당 1개 이상의 손씻기 시설을 설치와 병상 10개당 1개 이상의 격리병실 또는 음압격리병실을 설치

(3) 응급실

외부로부터 교통이 편리한 곳에 위치하고 산실(産室)이나 수술실로부터 격리되어야 하며, 구급용 시설을 갖추어야 한다.

(4) 의무기록실

의무기록(외래 · 입원 · 응급 환자 등의 기록)을 보존기간에 따라 비치하여 기록관리 및 보관할 수 있는 서가 등 필요한 시설을 설치하여야 한다.

(5) 장례식장

종합병원 · 병원 · 요양병원 및 한방병원의 장례식장 바닥면적은 해당 의료기관 연면적의 5분의 1을 초과하지 못한다.

3) 의료인 정원(별표 5 참조)

(1) 의사, 치과의사, 한의사

① 연평균 1일 입원환자를 20명으로 나눈 수(소수점은 올림), 외래환자 3명은 입원환자 1인으로 환산. 다만, 타 의료분야 진료과목을 설치하는 경우 진료과목당 1명 추가

② 요양병원은 연평균 1일 입원환자 80명까지는 2명으로 하되, 80명을 초과하는 입원환자는 매 40명마다 1명을 기준으로 함(한의사를 포함하여 환산함). 외래환자 3명은 입원환자 1명으로 환산함

(2) 조산사: 간호사 정원의 1/3 이상(산부인과에 배정된 간호사 정원)

(3) 간호사

① 연평균 1일 입원환자를 2.5명으로 나눈 수(소수점은 올림), 외래환자 12인은 입원 환자 1명으로 환산
② 한방병원은 연평균 1일 입원환자를 5명으로 나눈 수(소수점은 올림), 외래환자 12명을 입원환자 1명으로 환산
③ 요양병원은 입원환자 6명당 1인 기준으로 하고 외래환자 12인은 입원 환자 1명으로 환산. 단, 간호조무사는 간호사 정원의 2/3 범위 내 둘 수 있다.
④ 치과의 경우는 치과위생사를 간호사로 대신함

(4) 의료기관에 두는 약사 및 한약사의 정원(별표 5의2, 약사 수의 산정 시 그 수가 1 미만인 경우에는 1로 하고, 1 이상인 경우 소수점은 반올림)
① 상급종합병원: 연평균 1일 입원환자를 30명으로 나눈 수와 외래환자 원내조제 처방전을 75매로 나눈 수를 합한 수 이상의 약사
② 종합병원
㉠ 500병상 이상은 연평균 1일 입원환자를 50명으로 나눈 수와 외래환자 원내조제 처방전을 75매로 나눈 수를 합한 수 이상의 약사
㉡ 300병상 이상 500병상 미만은 연평균 1일 입원환자를 80명으로 나눈 수와 외래환자 원내조제 처방전을 75매로 나눈 수를 합한 수 이상의 약사
㉢ 300병상 미만 1인 이상의 약사
③ 병원: 1인 이상의 약사. 다만, 100병상 이하의 경우에는 주당 16시간 이상의 시간제 근무 약사를 둘 수 있다.
④ 치과병원(30병상 이상 한정): 1인 이상의 약사. 다만, 100병상 이하의 경우에는 주당 16시간 이상의 시간제 근무 약사를 둘 수 있다.
⑤ 한방병원: 1인 이상의 한약사. 다만, 100병상 이하의 경우에는 주당 16시간 이상의 시간제 근무 한약사를 둘 수 있다.
⑥ 요양병원: 1인 이상의 약사 또는 한약사. 다만, 200병상 이하의 경우에는 주당 16시간 이상의 시간제 근무 약사 또는 한약사를 둘 수 있다.

4) 의료인외의 정원(규칙38조)

(1) 약사(한약사): 병원급 의료기관에는 약사 및 한약사의 정원규정에 따라 둘 것
(2) 영양사: 입원시설을 갖춘 종합병원 · 병원 · 치과병원 · 한방병원 또는 요양병원에는 1명 이상
(3) 의료기사: 진료과목별 필요한 수만큼 둔다.
(4) 보건의료정보관리사: 종합병원에 필요한 수만큼 둔다.
(5) 사회복지사자격자: 종합병원에 1명 이상(환자의 갱생 · 재활과 사회복귀를 위한 상담 · 지도)
(6) 간호조무사: 보건복지부장관은 간호사나 치과위생사의 인력 수급상 필요하다고 인정할 때에는 간호사 또는 치과위생사 정원의 일부를 간호조무사로 충당하게 할 수 있다.
(7) 요양병원에는 시설 안전관리를 담당하는 당직근무자를 1명 이상 둔다.

3. 진단용 방사선 발생장치(법37조)

(1) 시장 · 군수 · 구청장 신고

(2) 의료기관 개설자나 관리자: 안전관리책임자 선임, 정기적으로 검사와 측정, 방사선 관계 종사자에 대한 피폭관리를 하여야 한다.

(3) 선임된 안전관리책임자는 1년 이내 질병관리청장이 지정하는 방사선분야 관련 단체의 교육 및 주기적 보수교육을 받는다.

4. 특수의료장비의 설치 · 운영(법38조)

(1) 보건복지부장관이나 시 · 도지사에게 등록

(2) 의료기관 개설자나 관리자
① 보건복지부령에 따라 보건복지부장관에게 정기적인 품질관리를 받아야 한다.
② 품질관리검사에서 부적합하다고 판정받은 특수의료장비를 사용하여서는 아니 된다.

(3) 보건복지부장관은 품질관리검사업무의 전부 또는 일부를 보건복지부령으로 정하는 바에 따라 관계전문기관에 위탁할 수 있다.

5. 시설 등의 공동이용(법39조)

(1) 의료인은 다른 의료기관의 장의 동의를 얻어 그 의료기관의 시설 · 장비 및 인력 등을 이용하여 진료할 수 있다.

(2) 의료기관의 장은 당해의료기관의 환자의 진료를 위하여 필요한 경우 당해의료기관에 소속되지 아니한 의료인에게 진료하도록 할 수 있다.

6. 폐업 · 휴업의 신고 및 진료기록부등의 이관(법40조)

(1) 시장 · 군수 · 구청장 신고(휴업은 1개월 이상 휴업시. 단, 입원환자가 있는 경우에는 1개월 미만의 휴업도 포함). 단, 감염병예방상 역학조사를 위하여 필요하다고 판단하는 때에는 의료기관 폐업 신고를 수리하지 아니할 수 있음

(2) 의료기관 개설자는 폐업 또는 휴업 신고를 할 때 기록 · 보존하고 있는 진료기록부등을 관할보건소장에게 이관

(3) 의료기관 개설자는 의료업을 폐업 또는 휴업하는 경우 의료기관에 입원 중인 환자를 다른 의료기관으로 옮길 수 있도록 하는 등 환자의 권익을 보호하기 위한 조치를 하여야 함 – 시장 · 군수 · 구청장은 환자의 권익을 보호하기 위한 조치를 취하였는지 여부를 확인

(4) 폐업 · 휴업 신고(규칙30조)
① 시장 · 군수 · 구청장 신고
② 시장 · 군수 · 구청장은 매월의 의료기관 폐업 신고의 수리 상황을 그 다음달 15일까지 보건복지부장관에게 보고
③ 의원급 의료기관을 개설한 의료인이 부득이한 사유로 6개월을 초과하여 의료기관을 관리할 수 없을 경우 폐업 · 휴업 신고를 하여야 함

7. 당직의료인(법41조)

(1) 각종 병원에는 응급환자와 입원환자의 진료상 필요한 당직의료인을 둔다.

(2) 입원환자 200인까지 의사 등 1인, 간호사 2인
입원환자 200인 초과시 그 초과 200인마다 의사 등 1인, 간호사 2인 추가

(3) 요양병원에 두어야 하는 당직의료인의 수
① 의사 · 치과의사 또는 한의사의 경우에는 입원환자 300명까지는 1명, 입원환자 300명을 초과하는 300명마다 1명을 추가한 인원 수
② 간호사의 경우에는 입원환자 80명까지는 1명, 입원환자 80명을 초과하는 80명마다 1명을 추가한 인원 수

(4) 기타 병원의 자체 기준에 따라 당직의료인을 배치할 수 있는 경우
① 정신병원
② 의료재활시설로서 요건을 갖춘 의료기관
③ 국립정신건강센터, 국립정신병원, 국립소록도병원, 국립결핵병원 및 국립재활원
④ 그 밖에 의료기관으로서 보건복지부장관이 당직의료인의 배치 기준을 자체적으로 정할 필요가 있다고 인정하여 고시하는 의료기관

8. 의료기관의 명칭(법42조)

(1) 의료기관의 명칭표시는 의료기관의 종류에 따르는 명칭 앞에 고유명칭을 붙인다. 종별 이외의 명칭은 사용불가

(2) 제외되는 경우
① 종합병원 또는 정신병원이 그 명칭을 병원으로 표시하는 경우
② 상급종합병원으로 지정받거나 전문병원으로 지정받은 의료기관이 지정받은 기간 동안 그 명칭을 사용하는 경우
③ 2개 면허를 가진 자가 개설한 의원급 의료기관이 면허 종별에 따른 종별명칭을 함께 사용하는 경우
④ 국가나 지방자치단체에서 개설하는 의료기관이 보건복지부장관이나 시 · 도지사와 협의하여 정한 명칭을 사용하는 경우
⑤ 다른 법령에서 따로 정한 명칭을 사용하는 경우

(3) 의료기관의 명칭 표시(규칙40조)
① 종별명칭 앞에 고유명칭 사용(단, 종별명칭과 혼돈할 우려가 있거나 특정진료과목, 질병명과 유사명칭 사용금지)
② 전문의 명칭은 고유명칭과 종별명칭 사이에 표시
③ 부속의료기관은 "부속"이란 명칭 표시
④ 명칭표시판에는 의료기관 명칭, 전화번호, 면허종류, 성명만 표시

(4) 의료기관이 아니면 유사명칭 사용금지

9. 진료과목 표시(법43조)

1) 진료과목

(1) 병원 · 치과병원 또는 종합병원은 한의사를 두어 한의과 진료과목을 추가로 설치 · 운영

(2) 한방병원 또는 치과병원은 의사를 두어 의과 진료과목을 추가로 설치 · 운영

(3) 병원 · 한방병원 · 요양병원 또는 정신병원은 치과의사를 두어 치과 진료과목을 추가로 설치 · 운영할 수 있다.

2) 진료과목의 표시(규칙41조)

(1) 종합병원: 37개 진료과목

(2) 병원이나 의원(26개 과목): 내과, 신경과, 정신건강의학과, 외과, 정형외과, 신경외과, 흉부외과, 성형외과, 마취통증의학과, 산부인과, 소아청소년과, 안과, 이비인후과, 피부과, 비뇨의학과, 영상의학과, 방사선종양학과, 병리과, 진단검사의학과, 재활의학과, 결핵과, 예방의학과, 가정의학과, 핵의학과, 직업환경의학과 및 응급의학과

(3) 치과병원이나 치과의원(11개 과목): 구강악안면외과, 치과보철과, 치과교정과, 소아치과, 치주과, 치과보존과, 구강내과, 영상치의학과, 구강병리과, 예방치과 및 통합치의학과

(4) 한방병원, 한방의원(8개 과목): 한방내과, 한방부인과, 한방소아과, 한방안 · 이비인후 · 피부과, 한방신경정신과, 한방재활의학과, 사상체질과 및 침구과

(5) 요양병원: 34개 진료과목

(6) 의료기관의 진료과목 표시판에는 "진료과목"이라는 글자와 진료과목의 명칭을 표시

(7) 의료기관의 명칭과 진료과목의 병행 표시 방법: 진료과목을 표시하는 글자의 크기를 의료기관의 명칭을 표시하는 글자 크기의 2분의 1 이내

10. 비급여 진료비용 등의 고지(법45조)

(1) 의료기관 개설자는 「국민건강보험법」에 따라 요양급여의 대상에서 제외되는 사항 또는 「의료급여법」에 따라 의료급여의 대상에서 제외되는 비급여 진료비용을 환자 또는 환자의 보호자가 쉽게 알 수 있도록 보건복지부령으로 정하는 바에 따라 고지하여야 함

(2) 의료기관 개설자는 의료기관이 환자로부터 징수하는 제증명수수료의 비용을 게시

(3) 인터넷 홈페이지를 운영하는 병원급 의료기관은 인터넷 홈페이지에 비급여 진료비용 등의 내용을 따로 표시하여야 한다.

(4) 의료기관 개설자는 고지 · 게시한 금액을 초과하여 징수 불가

11. 환자의 진료의사의 선택 등(법46조)

(1) 환자나 환자의 보호자는 종합병원 · 병원 · 치과병원 · 한방병원 또는 요양병원의 특정한 의사 · 치과의사 또는 한의사를 선택하여 진료를 요청할 수 있다. 이 경우 의료기관의 장은 특별한 사유가 없으면 환자나 환자의 보호자가 요청한 의사 · 치과의사 또는 한의사가 진료하도록 하여야 함

(2) 진료의사를 선택하여 진료를 받는 환자나 환자의 보호자는 진료의사의 변경을 요청할 수 있다. 이 경우 의료기관의 장은 정당한 사유가 없으면 이에 응하여야 함

(3) 의료기관의 장은 환자 또는 환자의 보호자에게 진료의사 선택을 위한 정보를 제공하여야 함

(4) 의료기관의 장은 선택진료를 하게 된 경우 환자나 환자의 보호자로부터 추가비용을 받을 수 없다.

12. 의료관련감염의 예방(법47조)

(1) 일정 규모 이상의 병원급 의료기관의 장은 병원감염 예방을 위하여 감염관리위원회와 감염관리실을 설치 · 운영하고 감염관리 업무를 수행하는 전담 인력을 두는 등 필요한 조치

(2) 일정규모 이상의 병원급 의료기관: 100개 이상의 병상을 갖춘 병원급 의료기관을 말한다.

(3) 감염병의 예방을 위하여 해당 의료기관에 소속된 의료인 및 의료기관 종사자에게 정기적으로 교육을 실시

(4) 의료기관의 장은 감염병이 유행하는 경우 환자, 환자의 보호자, 의료인, 의료기관 종사자 및 경비원 등 해당 의료기관 내에서 업무를 수행하는 사람에게 감염병의 확산 방지를 위하여 필요한 정보를 제공

① 감염병의 감염 원인, 감염 경로 및 감염 증상 등 감염병의 내용 및 성격에 관한 사항

② 감염병에 대한 대응조치, 진료방법 및 예방방법 등 감염병의 예방 및 진료에 관한 사항

③ 감염병 환자의 관리, 감염 물건의 처리, 감염 장소의 소독 및 감염병 보호장비 사용 등 감염병의 관리에 관한 사항

④ 「감염병의 예방 및 관리에 관한 법률」에 따른 의료기관, 보건의료인 또는 의료기관 종사자의 보고 · 신고 및 협조 등에 관한 사항

⑤ 그 밖에 감염병 예방 및 관리 등을 위하여 보건복지부장관이 특히 필요하다고 인정하는 사항

⑥ 의료기관의 장은 감염병이 유행하는 경우 해당 의료기관 내에서 업무를 수행하는 사람에게 제1항의 교육을 2회 이상 실시

⑦ 의료기관의 장은 감염병의 확산 및 방지에 필요한 정보를 다음 각 호의 방법으로 제공

㉠ 의료기관의 인터넷 홈페이지 게시

㉡ 매뉴얼 · 게시물 또는 안내문 등의 작성 · 비치

㉢ 그 밖에 보건복지부장관이 신속하고 정확한 정보 제공을 위하여 적합하다고 인정하여 고시하는 방법

⑧ 의료기관의 장은 교육 및 정보 제공을 위하여 필요하다고 인정하는 경우에는 질병관리본부 또는 관할 보건소에 필요한 협조를 요청할 수 있음

(5) 감염관리실 업무 수행 내용

① 병원감염의 발생 감시

② 병원감염관리 실적의 분석 및 평가

③ 직원의 감염관리교육 및 감염과 관련된 직원의 건강관리에 관한 사항

④ 그 밖에 감염 관리에 필요한 사항

(6) 의료기관의 장은 병원감염 예방을 위하여 감염대책위원회를 설치 · 운영

(7) 위원회의 업무 심의

① 병원감염에 대한 대책, 연간 감염예방계획의 수립 및 시행에 관한 사항

② 감염관리요원의 선정 및 배치에 관한 사항

③ 감염병환자, 감염병의사환자 또는 병원체보유자의 처리에 관한 사항

④ 병원의 전반적인 위생관리에 관한 사항

⑤ 병원감염관리에 관한 자체 규정의 제정 및 개정에 관한 사항

⑥ 그 밖에 병원감염관리에 관한 중요한 사항

(8) 위원회의 구성: 7명 이상 15명 이하

(9) 위원 임기: 2년

제2절 의료법인

1. 의료법인 설립(법48~50조)

1) 설립허가: 시 · 도지사

2) 부대사업

(1) 의료인 및 의료관계자의 양성 또는 보수교육

(2) 의료 또는 의학에 관한 조사연구

(3) 「노인복지법」에 따른 노인의료복지시설의 설치 · 운영

(4) 「장사 등에 관한 법률」에 따른 장례식장의 설치 · 운영

(5) 「주차장법」에 따른 부설주차장의 설치 · 운영

(6) 의료업 수행에 수반되는 의료정보시스템 개발 · 운영사업 중 대통령령으로 정하는 사업

(7) 그 밖에 환자 또는 의료법인이 개설한 의료기관 종사자 등의 편의를 위하여 보건복지부령으로 정하는 사업

① 휴게음식점영업, 일반음식점영업, 제과점영업, 위탁급식영업

② 소매업 중 편의점, 슈퍼마켓, 자동판매기영업 및 서점

②의2 의류 등 생활용품 판매업 및 식품판매업(건강기능식품 판매업은 제외한다) 다만, 의료법인이 직접 영위하는 경우는 제외

③ 산후조리업

④ 목욕장업

⑤ 의료기기 임대 · 판매업. 다만, 의료법인이 직접 영위하는 경우는 제외

⑥ 숙박업, 여행업 및 외국인환자 유치업

⑦ 수영장업, 체력단련장업 및 종합체육시설업

⑧ 장애인보조기구의 제조 · 개조 · 수리업

⑨ 의료법인이 개설하는 의료기관의 건물을 임대 가능한 사업

㉠ 이용업 및 미용업

㉡ 안경 조제 · 판매업

㉢ 은행업

㉣ 의원급 의료기관 개설 · 운영(의료관광호텔에 부대시설로 설치하는 경우로서 진료과목이 의료법인이 개설하는 의료기관과 동일하지 아니한 경우로 한정한다)

(8) 의료법인이 타인에게 임대 또는 위탁하여 운영할 수 있는 부대사업: 장례식장, 부설주차장, 기타 보건복지부령으로 정하는 사업

(9) 부대사업을 하려는 의료법인은 관할하는 시 · 도지사에게 신고

3) **민법준용:** 이 법에 규정한 것을 제외하고 민법 중 재단법인에 관한 규정 준용

2. 의료법인 설립허가 취소(법51조)

(1) 정관으로 정하지 아니한 사업을 한 때

(2) 설립된 날부터 2년 안에 의료기관을 개설하지 아니한 때

(3) 의료기관이 개설허가를 취소당한 때

(4) 보건복지부장관 또는 시 · 도지사가 감독상 발한 명령을 위반한 때

(5) 부대사업 외의 사업을 한 때

제3절 의료기관 단체

1. 의료기관 단체 설립(법52조)

(1) 병원급 의료기관의 장은 의료기관의 건전한 발전과 국민보건 향상에 기여하기 위하여 전국 조직을 두는 단체를 설립할 수 있다.

(2) 단체는 법인으로 한다.

제4장 신의료기술평가

1. 신의료기술의 평가(법53조)

보건복지부장관은 국민건강을 보호하고 의료기술의 발전을 촉진하기 위하여 대통령령으로 정하는 바에 따라 신의료기술평가위원회의 심의를 거쳐 신의료기술평가를 하여야 한다.

(1) 신의료기술은 새로 개발된 의료기술로서 보건복지부장관이 안전성 · 유효성을 평가할 필요성이 있다고 인정하는 것을 말한다.

(2) 보건복지부장관은 신의료기술의 결과를 건강보험심사평가원의 장에게 알려야 한다.

(3) 그 밖에 신의료기술평가의 대상 및 절차 등에 필요한 사항은 보건복지부령으로 정한다.

2. 신의료기술평가위원회의 설치 등(법54조)

(1) 보건복지부장관은 신의료기술평가에 관한 사항을 심의하기 위하여 보건복지부에 신의료 기술평가위원회를 둔다.

(2) 위원회: 위원장 1명 포함 20명 이내의 위원으로 구성

(3) 위원: 보건복지부장관이 위촉하거나 임명

① 의사회 · 치과의사회 · 한의사회에서 각각 추천하는 자

② 보건의료에 관한 학식이 풍부한 자

③ 소비자단체에서 추천하는 자

④ 변호사의 자격을 가진 자로서 보건의료와 관련된 업무에 5년 이상 종사한 경력이 있는 자

⑤ 보건의료정책 관련 업무를 담당하고 있는 보건복지부 소속 5급 이상의 공무원

(4) 임기: 3년(다만, 공무원의 경우 재임기간으로 함)

(5) 위원의 자리가 빈 때: 새로 위원을 임명, 새로 임명된 위원의 임기는 임명된 날부터 기산

(6) 위원회의 심의사항을 전문적으로 검토하기 위하여 위원회에 분야별 전문평가위원회를 둠

3. 자료의 수집 업무 등의 위탁(법55조)

보건복지부장관은 신의료기술평가에 관한 업무를 수행하기 위하여 필요한 경우 보건복지부령으로 정하는 바에 따라 자료 수집 · 조사 등 평가에 수반되는 업무를 관계 전문기관 또는 단체에 위탁할 수 있다.

제5장 의료광고

1. 의료광고의 금지 등(법56조)

1) 의료광고의 금지

(1) 평가를 받지 아니한 신의료기술에 관한 광고

(2) 환자에 관한 치료경험담 등 소비자로 하여금 치료 효과를 오인하게 할 우려가 있는 내용의 광고

(3) 거짓된 내용을 표시하는 광고

(4) 다른 의료인등의 기능 또는 진료 방법과 비교하는 내용의 광고

(5) 다른 의료인등을 비방하는 내용의 광고

(6) 수술 장면 등 직접적인 시술행위를 노출하는 내용의 광고

(7) 의료인등의 기능, 진료 방법과 관련하여 심각한 부작용 등 중요한 정보를 누락하는 광고

(8) 객관적인 사실을 과장하는 내용의 광고

(9) 법적 근거가 없는 자격이나 명칭을 표방하는 내용의 광고

(10) 신문, 방송, 잡지 등을 이용하여 기사(記事) 또는 전문가의 의견 형태로 표현되는 광고

(11) 심의를 받지 아니하거나 심의받은 내용과 다른 내용의 광고

(12) 외국인환자를 유치하기 위한 국내광고

(13) 소비자를 속이거나 소비자로 하여금 잘못 알게 할 우려가 있는 방법으로 비급여 진료비용을 할인하거나 면제하는 내용의 광고

(14) 각종 상장 · 감사장 등을 이용하는 광고 또는 인증 · 보증 · 추천을 받았다는 내용을 사용하거나 이와 유사한 내용을 표현하는 광고. 다만, 다음 각 목의 어느 하나에 해당하는 경우는 제외
  가. 의료기관 인증을 표시한 광고
  나. 중앙행정기관 · 특별지방행정기관 및 그 부속기관, 지방자치단체 또는 공공기관으로부터 받은 인증 · 보증을 표시한 광고
  다. 다른 법령에 따라 받은 인증 · 보증을 표시한 광고
  라. 세계보건기구와 협력을 맺은 국제평가기구로부터 받은 인증을 표시한 광고 등 대통령령으로 정하는 광고

(15) 그 밖에 의료광고의 방법 또는 내용이 국민의 보건과 건전한 의료경쟁의 질서를 해치거나 소비자에게 피해를 줄 우려가 있는 것으로서 대통령령으로 정하는 내용의 광고

2) 의료법인 · 의료기관 또는 의료인은 거짓이나 과장된 내용의 의료광고를 하지 못한다.

3) 의료광고 방법의 제한

(1) 방송법에 의한 방송

(2) 그 밖에 국민의 보건과 건전한 의료경쟁의 질서를 유지하기 위하여 제한할 필요가 있는 경우

4) 의료광고 금지의 구체적인 기준(영23조)

(1) 신의료기술평가를 받지 아니한 신의료기술에 관하여 광고하는 것

(2) 특정 의료기관 · 의료인의 기능 또는 진료 방법이 질병 치료에 반드시 효과가 있다고 표현하거나 환자의 치료경험담이나 6개월 이하의 임상경력을 광고하는 것

(3) 의료인, 의료기관, 의료서비스 및 의료 관련 각종 사항에 대하여 객관적인 사실과 다른 내용 등 거짓된 내용을 광고하는 것

(4) 특정 의료기관 개설자, 의료기관의 장 또는 의료인(이하 "의료인등"이라 한다)이 수행하거나 광고하는 기능 또는 진료 방법이 다른 의료인등의 것과 비교하여 우수하거나 효과가 있다는 내용으로 광고하는 것

(5) 다른 의료인등을 비방할 목적으로 해당 의료인등이 수행하거나 광고하는 기능 또는 진료 방법에 관하여 불리한 사실을 광고하는 것

(6) 의료인이 환자를 수술하는 장면이나 환자의 환부(患部) 등을 촬영한 동영상 · 사진으로서 일반인에게 혐오감을 일으키는 것을 게재하여 광고하는 것

(7) 의료인등의 의료행위나 진료 방법 등을 광고하면서 예견할 수 있는 환자의 안전에 심각한 위해(危害)를 끼칠 우려가 있는 부작용 등 중요 정보를 빠뜨리거나 글씨 크기를 작게 하는 등의 방법으로 눈에 잘 띄지 않게 광고하는 것

(8) 의료인, 의료기관, 의료서비스 및 의료 관련 각종 사항에 대하여 객관적인 사실을 과장하는 내용으로 광고하는 것

(9) 법적 근거가 없는 자격이나 명칭을 표방하는 내용을 광고하는 것

(10) 특정 의료기관 · 의료인의 기능 또는 진료 방법에 관한 기사나 전문가의 의견을 신문 · 인터넷신문 또는 정기간행물이나 방송에 싣거나 방송하면서 특정 의료기관 · 의료인의 연락처나 약도 등의 정보도 함께 싣거나 방송하여 광고하는 것

(11) 심의 대상이 되는 의료광고를 심의를 받지 아니하고 광고하거나 심의 받은 내용과 다르게 광고하는 것

(12) 외국인환자를 유치할 목적으로 국내광고 하는 것

(13) 비급여 진료비용의 할인 · 면제 금액, 대상, 기간이나 범위 또는 할인 · 면제 이전의 비급여 진료비용에 대하여 허위 또는 불명확한 내용이나 정보 등을 게재하여 광고하는 것

(14) 각종 상장 · 감사장 등을 이용하여 광고하는 것 또는 인증 · 보증 · 추천을 받았다는 내용을 사용하거나 이와 유사한 내용을 표현하여 광고하는 것. 다만, 법 제56조제2항제14호 각 목의 어느 하나에 해당하는 경우는 제외한다.

2. 광고의 심의(법57조)

1) 의료광고의 심의: 의료법인 · 의료기관 · 의료인이 매체를 이용하여 의료광고를 하려는 경우 보건복지부장관의 심의

(1) 신문 · 인터넷신문 또는 정기간행물

(2) 옥외광고물 중 현수막(懸垂幕), 벽보, 전단(傳單) 및 교통시설 · 교통수단에 표시되는 것

(3) 전광판

(4) 인터넷 매체

2) 의료광고의 심의 대상 및 심의 업무의 위탁(영24조)

(1) 의료광고의 심의 대상
① 정기간행물 및 인터넷신문
② 옥외광고물 중 현수막, 벽보 및 전단

(2) 심의 업무의 위탁
① 의사회: 의사, 의원, 병원, 요양병원, 종합병원, 조산원이 하는 의료광고의 심의
② 치과의사회: 치과의사, 치과의원, 치과병원, 종합병원(치과만)이 하는 의료광고의 심의
③ 한의사회: 한의사, 한의원, 한방병원, 요양병원(한의사 한정)이 행하는 의료광고의 심의

3) 의료광고에 관한 심의위원회(법57조의2)

(1) 자율심의기구는 의료광고를 심의하기 위하여 심의위원회를 설치 · 운영

(2) 심의위원회의 종류 및 심의 대상
① 의료광고심의위원회: 의사, 의원, 의원의 개설자, 병원, 병원의 개설자, 요양병원(한의사가 개설한 경우는 제외한다), 요양병원의 개설자, 종합병원(치과는 제외한다. 이하 이 호에서 같다), 종합병원의 개설자, 조산사, 조산원, 조산원의 개설자가 하는 의료광고의 심의
② 치과의료광고심의위원회: 치과의사, 치과의원, 치과의원의 개설자, 치과병원, 치과병원의 개설자, 종합병원(치과만 해당한다. 이하 이 호에서 같다), 종합병원의 개설자가 하는 의료광고의 심의
③ 한방의료광고심의위원회: 한의사, 한의원, 한의원의 개설자, 한방병원, 한방병원의 개설자, 요양병원(한의사가 개설한 경우만 해당한다. 이하 이 호에서 같다), 요양병원의 개설자가 하는 의료광고의 심의

(3) 심의위원회는 구성: 15명 이상 25명 이하(위원장 1명과 부위원장 1명을 포함)

(4) 심의위원회 위원은 다음의 어느 하나에 해당하는 사람 중에서 자율심의기구의 장이 위촉
① 의사
② 치과의사
③ 한의사
④ 「약사법」에 따른 약사
⑤ 「소비자기본법」에 따른 소비자단체의 장이 추천하는 사람
⑥ 「변호사법」에 따른 대한변호사협회에 등록한 변호사로서 대한변호사협회의 장이 추천하는 사람
⑦ 「민법」에 따라 설립된 법인 중 여성의 사회참여 확대 및 복지 증진을 주된 목적으로 설립된 법인의 장이 추천하는 사람
⑧ 「비영리민간단체 지원법」에 따라 등록된 단체로서 환자의 권익 보호를 주된 목적으로 하는 단체의 장이 추천하는 사람
⑨ 그 밖에 보건의료 또는 의료광고에 관한 학식과 경험이 풍부한 사람

제6장 감독

1. 의료기관 인증(법58조)

1) 보건복지부장관은 의료의 질과 환자 안전의 수준을 높이기 위하여 병원급 의료기관 및 대통령령으로 정하는 의료기관 인증을 할 수 있음

2) 보건복지부장관 → 의료기관평가인증원(의료기관 평가 통합관리)에 위탁, 예산을 지원

3) 의료기관인증위원회(법58조의2조)

(1) 의료기관 인증에 관한 주요 정책을 심의하기 위하여 보건복지부장관 소속으로 의료기관인증위원회를 둔다.

(2) 위원 구성: 15인 이내 위원(위원장 포함)

(3) 위원장은 보건복지부차관으로 하고, 위원회의 위원은 보건복지부장관이 임명 또는 위촉

(4) 위원회 심의 사항

① 인증기준 및 인증의 공표를 포함한 의료기관 인증과 관련된 주요 정책에 관한 사항
② 의료기관 대상 평가제도 통합에 관한 사항
③ 의료기관 인증 활용에 관한 사항
④ 그 밖에 위원장이 심의에 부치는 사항

4) 의료기관 인증기준 및 방법 등(법58조의3조)

(1) 의료기관 인증기준

① 환자의 권리와 안전
② 의료기관의 의료서비스 질 향상 활동
③ 의료서비스의 제공과정 및 성과
④ 의료기관의 조직 · 인력관리 및 운영
⑤ 환자 만족도

(2) 의료기관 인증 방법: 보건복지부장관은 신청한 의료기관에 대하여 인증기준의 충족 여부를 평가

(3) 보건복지부장관은 인증평가 결과와 인증등급을 의료기관의 장에게 통보

(4) 인증 등급: 인증, 조건부인증 및 불인증으로 구분

(5) 인증의 유효기간: 4년(조건부인증: 유효기간 1년 → 유효기간 내에 재인증을 받을 것)

5) 의료기관 인증신청(법58조의4조)

(1) 요양병원은 반드시 보건복지부장관에게 인증 신청(장애인복지법에 따른 의료재활시설은 제외)

(2) 인증을 신청한 의료기관의 장은 인증전담기관에 인증에 소요되는 비용을 납부

(3) 요양병원이 조건부인증 또는 불인증을 받거나 의료법에 따라 인증 또는 조건부인증이 취소된 경우 해당 요양병원의 장은 보건복지부령으로 정하는 기간 내에 다시 인증을 신청하여야 함

(4) 인증을 신청한 의료기관에 대하여 의료법에 따른 인증기준 적합 여부를 평가하고, 보건복지부장관은 보건복지부령으로 정하는 바에 따라 필요한 조사를 할 수 있고, 인증 신청 의료기관은 조사에 협조 하여야 함

6) **의료기관의 이의 신청(법58조의5조):** 평가 결과 또는 인증 등급에 관하여 통보받은 날부터 30일 이내에 보건복지부장관에게 이의신청

7) **의료기관의 인증서와 인증마크(법58조의6조):** 보건복지부장관은 인증서를 교부하고 인증을 나타내는 인증마크를 제작 · 사용하도록 인정

8) **의료기관 인증의 공표 및 활용(법58조의7조)**

(1) 보건복지부장관은 인증을 받은 의료기관에 관하여 인증기준, 인증 유효기간 평가 결과 등 사항을 인터넷 홈페이지 등에 공표

(2) 보건복지부장관은 평가 결과와 인증등급을 활용하여 의료기관에 행정적 · 재정적 지원등 조치

① 상급종합병원 지정

② 전문병원 지정

③ 의료의 질 및 환자 안전 수준 향상을 위한 교육, 컨설팅 지원

④ 그 밖에 다른 법률에서 정하거나 보건복지부장관이 필요하다고 인정한 사항

9) **의료기관 인증의 취소(법58조의10조)**

(1) 거짓이나 그 밖의 부정한 방법으로 인증 또는 조건부인증을 받은 경우 → 1년 이내 인증신청불가

(2) 의료기관 개설 허가가 취소되거나 폐쇄명령을 받은 경우

(3) 의료기관의 종별 변경 등 인증 또는 조건부인증의 전제나 근거가 되는 중대한 사실이 변경된 경우

(4) 의료법에 따른 인증기준을 충족하지 못하게 된 경우

(5) 인증마크의 사용정지 또는 시정명령을 위반한 경우

2. 지도와 명령(법59조)

1) **지도 · 명령권자:** 보건복지부장관 또는 시 · 도지사

2) **내용**

(1) 보건의료정책상 필요하다고 인정될 때

(2) 국민보건에 중대한 위해가 발생하거나 발생할 우려가 있다고 인정될 때

3) **업무개시명령**

보건복지부장관, 시 · 도지사 또는 시장 · 군수 · 구청장은 의료인이 정당한 사유 없이 진료를 중단하거나 의료기관의 개설자가 집단으로 휴업 또는 폐업하여 환자 진료에 막대한 지장을 초래하거나 초래할 우려가 있다고 인정할 만한 상당한 이유가 있는 때에는 당해 의료인이나 의료기관 개설자에게 업무개시명령을 할 수 있다.

* 명령위반 시: 3년 이하 징역 또는 3천만 원 이하 벌금

3. 병상 수급계획의 수립 등(법60조)

(1) 보건복지부장관은 병상의 합리적인 공급과 배치에 관한 기본시책을 5년마다 수립

(2) 시 · 도지사는 기본시책에 따라 지역 실정을 고려하여 특별시 · 광역시 또는 도 단위의 지역별 · 기능별 · 종별 의료기관 병상 수급 및 관리계획을 수립한 후 보건복지부장관에게 제출

(3) 보건복지부장관은 제출된 병상 수급 및 관리계획이 기본시책에 맞지 아니하는 등 보건복지부령으로 정하는 사유가 있으면 시 · 도지사와 협의하여 보건복지부령으로 정하는 바에 따라 이를 조정

4. 보고와 업무검사(법61조)

(1) 보건복지부장관 또는 시장 · 군수 · 구청장은 의료기관과 의료인에게 필요한 사항을 보고하도록 명할 수 있다(진술청취, 사실확인, 관계 공무원검사).

(2) 의료인과 의료기관은 협조할 의무가 있고 관계공무원은 증명서를 제시할 것

(3) 업무검사를 거부 · 기피 · 방해 시: 200만 원 이하 과태료

5. 시정 명령 등(법63조)

(1) 시정명령권자: 보건복지부장관 또는 시장 · 군수 · 구청장

(2) 내용

① 의료인 또는 의료기관 개설자는 진료나 조산 요청을 받으면 정당한 사유 없이 거부 시
② 세탁물 처리규정 위반 시
③ 환자의 본인에 관한 기록 열람 또는 사본발급 요구에 정당한 사유 없이 거부 시
④ 환자가 아닌 다른 사람에게 환자에 관한 기록을 열람하게 하거나 그 사본을 내주는 등 내용을 확인할 수 있게 하였을 때
⑤ 전자의무기록을 안전하게 관리 · 보존하는 데에 필요한 시설과 장비를 갖추지 않았을 때
⑥ 원격의료를 행하거나 이를 받고자 하는 자가 시설 및 장비를 갖추지 못한 경우
⑦ 부속의료기관 개설, 절차, 조건, 기타 운영에 관한 사항 위반 시
⑧ 의료기관의 종별에 따른 시설기준, 규격, 정원 기준 위반 시
⑨ 공중보건의 고용금지조항 위반 시
⑩ 진단방사선 발생장치 설치신고 및 안전관리책임자 선임, 검사측정 위반 시
⑪ 특수의료장비의 설치 운영 위반 시
⑫ 당직 의료인을 두지 않았을 때
⑬ 의료기관의 명칭표시 위반 시
⑭ 의료기관의 진료과목 표시 위반 시
⑮ 비급여 진료비용 등의 고지 규정 위반 시
⑯ 환자의 진료의사의 선택 등 규정 위반 시
⑰ 병원감염예방 규정 위반 시
⑱ 요양병원이 의료기관 인증신청 규정 위반 시
⑲ 의료기관회계기준 규정 위반 시
⑳ 종합병원 · 상급종합병원 · 전문병원이 그 자격요건에 해당하지 아니하게 된 때
㉑ 의료인과 의료기관장의 의무에 관한 규정 위반 시
㉒ 의료광고 자율심의기구가 공정하고 투명해야하는 규정을 위반 시

6. 행정처분

(1) 대물처분: 행정처분을 하려고 하는 대상이 건물일 경우(개설허가취소, 영업정지)

(2) 대인처분: 행정처분을 하려고 하는 대상이 사람일 경우(면허취소, 자격정지)

(3) 행정처분: 행정처분의 세부적인 기준은 보건복지부령으로 정함

1) 대물처분

(1) 개설허가의 취소 등(법64조)

① 취소권자: 보건복지부장관 또는 시장 · 군수 · 구청장

② 처분종류: 영업정지, 허가취소, 폐쇄(신고 의료기관인 경우)

③ 처분내용

㉠ 3개월 이내에 정당한 사유 없이 업무를 시작하지 아니한 때

㉡ 의료인이나 의료기관 종사자가 무자격자에게 의료행위를 하게 하거나 의료인에게 면허 사항 외의 의료행위를 하게 한 때

㉢ 관계 공무원의 직무 수행을 기피 또는 방해한 때

㉣ 지도와 명령위반 및 시정명령을 위반한 때

㉤ 의료법인등이 설립허가가 취소되거나 해산된 때 및 의료법인등을 타인에게 양도한 경우

㉥ 의료기관을 개설할 수 없는 자의 개설 위반 시 및 허가사항의 변경규정 위반한 때

㉦ 휴 · 폐업 신고와 진료기록부 등 이관규정을 위반한 때

㉧ 의료광고의 금지 등 규정을 위반한 때

㉨ 시정명령을 이행하지 아니한 때

㉩ 의료기관개설자와 약국개설자 간의 담합행위금지규정을 위반한 때

㉪ 의료기관 개설자가 거짓으로 진료비를 청구하여 금고 이상의 형을 선고받고 그 형이 확정된 때 → 취소 또는 폐쇄명령을 받은 날부터 3년 이내에는 의료기관을 개설 · 운영 불가

* 취소 또는 폐쇄명령을 받은 의료기관은 6개월 이내에 개설하지 못한다.

2) 대인처분(자격정지, 면허취소)

(1) 처분권자: 보건복지부장관

(2) 면허취소(법65조)

① 의료인이 결격사유에 해당될 때(반드시 면허취소)

② 자격정지 처분기간동안 의료행위를 하거나 3회 이상 자격정지처분을 받았을 때

③ 조건부 면허규정을 위반한 때

④ 의료인이 발급받은 면허증을 다른 사람에게 빌려준 경우

⑤ 면허증을 빌려준 경우: 삭제 <2016.12.20>

⑥ 의료인은 일회용 주사 의료용품을 한 번 사용한 후 다시 사용하여 사람의 생명 또는 신체에 중대한 위해를 발생하게 한 경우

(3) 면허의 재교부

① 재교부권자: 보건복지부장관

② 재교부사유

㉠ 면허취소의 원인이 된 사유가 소멸한 경우

㉡ 개전의 정이 현저하다고 인정될 때

㉢ 면허 취소된 날로부터 1~3년 이내 교부하지 못한다.

ⓐ 1년 이내 미교부: 면허조건 불이행

ⓑ 2년 이내 미교부: 자격정지처분 기간 중에 의료행위를 하거나 3회 이상 자격 정지처분을 받은 때

ⓒ 3년 이내 미교부: 면허증을 빌려준 경우, 의료용품을 한 번 사용한 후 다시 사용하여 사람의 생명 또는 신체에 중대한 위해를 발생하게 한 경우 또는 의료인의 결격사유 중 형법관련 의료관계법 또는 허위로 진료비를 청구 위반으로 금고이상의 형의 선고를 받고 면허가 취소된 경우

(4) 자격정지(법66조)

① 정지기간: 1년 이하

② 정지사유

㉠ 의료인으로서 품위를 심하게 손상시키는 행위를 한 때

㉡ 의료기관의 개설자가 될 수 없는 자에게 고용되어 의료행위를 한 때

㉡의1. 의료인이 일회용 주사 의료용품을 한 번 사용한 후 다시 사용하는 경우

㉢ 진단서 · 검안서 · 증명서를 허위작성 · 교부하거나 진료기록부등을 허위작성 한 때

㉣ 태아성감별 등 행위금지 위반한 때

㉤ <삭제>

㉥ 의료기사가 아닌 자를 의료기사의 업무를 하게 하거나 의료기사에게 그 업무의 범위를 이탈하게 한 때

㉦ 관련서류를 위조 · 변조하거나 속임수 등 부정한 방법으로 진료비를 허위청구한 때

㉧ 부당한 경제적 이익등의 취득 금지규정 위반한 때

㉨ 기타 이 법에 의한 명령에 위반한 때

③ 의료업정지: 의료기관이 진료비허위청구에 의하여 자격정지처분을 받은 때에는 그 자격정지 기간 중 의료업을 할 수 없다.

④ 보건복지부장관은 의료인이 제25조에 따른 신고를 하지 아니한 때에는 신고할 때까지 면허의 효력을 정지

⑤ 의료기관의 개설자가 될 수 없는 자에게 고용되어 의료행위를 했을 때 위반한 의료인이 자진하여 그 사실을 신고한 경우에는 그 처분을 감경하거나 면제할 수 있다.

⑥ 자격정지처분은 그 사유가 발생한 날부터 5년(제1항제5호 · 제7호에 따른 자격정지처분의 경우에는 7년으로 한다)이 지나면 하지 못함

⑦ 품위손상 행위의 범위(영32조)

㉠ 학문적으로 인정되지 아니하는 진료행위(조산업무 및 간호업무를 포함한다. 이하 같다)

㉡ 비도덕적 진료행위

㉢ 허위 또는 과대의 광고행위

㉣ 불필요한 검사 · 투약 · 수술 등 과잉진료행위를 하거나 부당하게 많은 진료비를 요구하는 행위

㉤ 전공의의 선발 등 직무와 관련하여 부당하게 금품을 수수하는 행위

㉥ 다른 의료기관을 이용하려는 환자를 영리를 목적으로 자신이 종사하거나 개설한 의료기관으로 유인하거나 유인하게 하는 행위

㉦ 자신이 처방전을 교부한 환자를 영리를 목적으로 특정약국에 유치하기 위하여 약국개설자 또는 약국에 종사하는 자와 담합하는 행위

* 기타 의료기술상 판단을 요하는 사항은 중앙의료심사조정위원회에서 심의

(5) 중앙회의 자격정지 처분 요구(법66조의2)
중앙회의 장은 의료인으로서 품위를 심하게 손상시키는 행위를 한 경우에는 각 중앙회의 윤리위원회의 심의 · 의결을 거쳐 보건복지부장관에게 자격정지 처분을 요구할 수 있다.

7. 과징금 처분(법67조)

보건복지부장관이나 시장 · 군수 · 구청장은 의료기관이 허가 취소나 폐쇄의 어느 하나에 해당할 때에는 대통령령으로 정하는 바에 따라 의료업 정지 처분을 갈음하여 5천만 원 이하의 과징금을 부과할 수 있다. 이 경우 3회까지만 부과할 수 있다.

8. 규제의 재검토(영44조의2)

(1) 과징금 산정 기준, 과태료 부과 기준은 3년마다 그 타당성 검토하여 개선

(2) 의료광고금지 기준은 2년마다 그 타당성 검토하여 개선

9. 의료지도원(법69조)

(1) 보건복지부, 시 · 도 및 시 · 군 · 구에 두고 의료에 관한 감독업무 수행

(2) 임명: 소속공무원 중에서 보건복지부장관, 시 · 도지사 또는 시장 · 군수 · 구청장이 임명

(3) 자격: 의료인면허 소지자 또는 의료 관계업무에 지식과 경험이 풍부한 자

(4) 담당구역: 전국 → 보건복지부 소속 공무원
시 · 도, 시 · 군 · 구 → 시 · 도, 시 · 군 · 구 소속 공무원

(5) 의무사항: 비밀누설 금지의무
* 위반시: 3년 이하 징역 또는 1천만 원 이하 벌금

제7장 분쟁의 조정 삭제 <2011.4.7>

제8장 보칙

1. 전문의(법77조)

1) 자격인정: 보건복지부장관

2) 자격

(1) 인턴: 의사 또는 치과의사 면허를 받은 자로서 수련병원에 전속되어 임상 각 과목의 실기를 수련하는 자(1년)

(2) 레지던트: 인턴과정을 이수한 자로서 전문과목 중 한 과목을 전공적으로 수련하는 자(4년) 가정의학과, 내과, 외과, 결핵과, 예방의학과(3년)

(3) 전문과목: 의사(26과목), 치과의사(11개 과목)

2. 전문간호사(법78조)

1) **종류:** 보건 · 마취 · 정신 · 가정 · 감염관리 · 산업 · 응급 · 노인 · 중환자 · 호스피스 · 종양 · 임상 및 아동분야

2) **자격인정:** 보건복지부령으로 정하는 전문간호사 교육과정을 이수한 자 또는 보건복지부장관이 인정하는 외국의 해당 분야 전문간호사 자격이 있는 자

3) **전문간호사는 자격을 인정받은 해당 분야에서 간호 업무를 수행하여야 한다.**

3. 한지의료인(법79조)

1) **허가지역 변경**

(1) 지역 변경이 같은 시 · 도일 때: 시 · 도지사 허가

(2) 다른 시 · 도로 변경하거나 2개 시 · 도 이상 걸치는 경우: 보건복지부장관 허가

2) **허가기준**

(1) 의료취약지인 읍 · 면에 한함

(2) 3년 이상 계속 의료행위를 한 장소에서 근무했을 때

(3) 허가 지역내 같은 업종의 의료인이 있거나 보건사회부장관이 정하는 취약지역 변경 신청시(기간제한이 없다)

3) **한지의료인 면허 갱신**

(1) 허가지역에서 10년간 의료업무에 종사한 자

(2) 이 법 시행당시(87.11.28) 5년 이상 업무에 종사하고 있는 자

4. 간호조무사(법80조)

1) **자격인정:** 보건복지부장관

2) **간호조무사의 업무**

(1) 간호조무사는 간호사를 보조하여 다음 업무를 할 수 있음

가. 환자의 간호요구에 대한 관찰, 자료수집, 간호판단 및 요양을 위한 간호

나. 의사, 치과의사, 한의사의 지도하에 시행하는 진료의 보조

다. 간호요구자에 대한 교육 · 상담 및 건강증진을 위한 활동의 기획과 수행, 그 밖의 대통령령으로 정하는 보건활동

(2) 간호조무사는 의원급 의료기관에 한하여 의사, 치과의사, 한의사의 지도하에 환자의 요양을 위한 간호 및 진료의 보조를 수행할 수 있음

5. 의료유사업자(법81조)

1) **종류:** 접골사, 침사, 구사

2) **업무한계**
  (1) 접골사: 골절되거나 관절이 삐어지거나 겹질된 환자에 대하여 그 환부를 조정하고 회복시키는 응급처치 등 접골시술행위자
  (2) 침사: 환자의 경혈에 대하여 침 시술행위를 하는 자
  (3) 구사: 환자의 경혈에 대하여 구 시술행위를 하는 자

3) **시술행위:** 의료유사업자는 시술소에서 시술을 업으로 할 수 있다.

6. 안마사(법82조)

1) **자격인정:** 시각장애인으로 시 · 도지사의 자격인정 → 안마업무 수행
  (1) 특수학교, 중 · 고등학교에 준한 교육을 하는 학교에서 안마사의 업무한계에 따라 물리적 시술에 관한 교육과정을 마친 자
  (2) 중학교 과정 이상의 교육을 받고 보건복지부장관이 지정하는 안마수련기관에서 2년 이상의 안마수련과정을 마친 자

2) **업무:** 인체에 물리적 시술행위를 하는 자(지압 등 각종 수기요법, 전기요법을 사용)

3) **안마시술소와 안마원 개설:** 시장 · 군수 · 구청장에게 신고

7. 청문(법84조)

보건복지부장관, 시 · 도지사, 시장 · 군수 · 구청장은 처분대상자에게 의견진술을 할 기회를 미리 준다(청문서 통지: 7일 전에 본인에게 통보).

(1) 전자의무기록의 표준화 인증 취소
(2) 의료법인 설립 허가의 취소
(3) 시정명령 등의 규정에 따라 시설 · 장비 등의 사용금지 명령
(4) 의료기관의 개설허가 취소나 의료기관 폐쇄 명령
(5) 면허의 취소

제9장 벌칙

1. 10년 이하의 징역 또는 1억원 이하의 벌금(법87조)

의료기관 개설자가 아닌자가 의료기관 개설 및 운영

2. 5년 이하 징역 또는 5천만 원 이하 벌금(법87조의2)

(1) 12조3항을 위반한 죄를 범하여 사람을 상해 7년 이하의 징역 또는 1천만 원~7천만 원, 중상해는 3년~10년이하 징역, 사망 시는 5년~무기징역

(2) 다음의 경우 5년 이하의 징역이나 5천만 원 이하의 벌금
① 면허증을 대여한 사람과 면허를 대여받거나 대여를 알선한 사람
② 의료기관의 기물파손 등 진료행위 방해 시 또는 의료행위가 이루어지는 장소에서 폭행 · 협박하는 경우
③ 정당한 사유 없이 전자처방전 및 전자의무기록에 저장된 개인정보를 탐지하거나 누출 · 변조 또는 훼손한 경우
④ 진료기록전송시스템 위탁자 준수사항(21조2의 제5항), 진료기록전송지원시스템정보 누출 · 변조 · 훼손(8항)
⑤ 누구든지 전자의무기록에 저장된 개인정보 누출 · 변조 · 훼손(23조 3항)
⑥ 무면허 의료행위(보건범죄 단속특별법: 2년 이상 무기징역과 10만 원 이상 100만 원 이하 벌금병과)
⑦ 의료기관 개설권이 없는 자가 의료기관 개설, 2개 이상 개설시(안마사 포함), 의료법인 명의 차용
⑧ 의료인이 아닌 자에게 의료행위를 하게 하거나 의료인에게 면허 사항 외의 의료행위를 하게 한 자

3. 3년 이하 징역 또는 3천만 원 이하의 벌금(법88조)

(1) 정보누설규정 위반 시

(2) 기록열람규정 위반 및 진료기록 등 거짓, 추가 등 작성 시

(3) 영리를 목적으로 환자를 소개 · 알선 · 유인 · 사주하는 행위 시

(4) 보험회사, 상호회사, 보험설계사, 보험대리점 또는 보험중개사는 외국인환자를 유치하기 위한 행위 시

(5) 허가 없이 병원급 이상 의료기관을 개설 시

(6) 부속의료기관의 허가개설 규정 위반 시

(7) 특수의료장비의 설치 · 운영하는 자가 품질관리검사에서 부적합하다고 판정받은 특수의료장비를 사용한 경우

(8) 자율보고의 접수 및 분석 등의 업무에 종사하거나 종사하였던 사람은 직무상 알게 된 비밀을 다른 사람에게 누설하거나 직무 외의 목적으로 사용하여서는 아니 된다.

(9) 의료인과 의료기관개설자가 정당한 이유 없이 업무개시 명령을 위반한 경우

(10) 개설허가 취소 또는 폐쇄명령을 받은 자가 6개월 이내 운영, 허위 진료비 청구로 금고 이상의 형의 선고받아 개설허가 취소 또는 폐쇄명령을 받은 자가 취소 또는 폐쇄명령을 받은 날부터 3년 이내에 의료기관 개설 · 운영한 경우

(11) 의료지도원 등이 비밀누설규정 위반 시

(12) 부당한 경제적 이익 등의 취득 금지 위반 시, 이 경우 취득한 경제적 이익 등은 몰수하고, 몰수할 수 없을 때는 그 가액을 추징함

(13) 안마사의 자격인정을 받지 아니하고 영리를 목적으로 안마를 한 자

* 비밀누설규정, 기록열람규정, 의료지도원 등의 비밀누설규정은 위반한 자에 대한 공소는 고소가 있어야 함

4. 2년 이하 징역 또는 2천만 원 이하 벌금(법88조의2)

(1) 태아 성 감별 등 행위금지 위반 시

(2) 자율보고를 한 보고자에게 신분 또는 처우와 관련 불리한 조치를 할 수 없는 조항을 위반하여 불리한 조치를 한 자

5. 1년 이하 징역 또는 1천만 원 이하 벌금(법89조)

(1) 진료나 조산 요청을 정당한 사유 없이 거부한 자

(2) 직접 진찰·검안을 한 의료인이 아닌 자가 진단서·검안서·증명서 또는 처방전을 교부하거나 발송한 자

(3) 직접 조산한 의료인이 아닌 자가 출생·사산 또는 사산 증명서를 내준 자

(4) 전자의무기록의 표준화 등 인증을 받지 아니 하고 인증의 표시 또는 이와 유사한 표시를 한 자

(5) 의료법인등이 의료기관을 개설 시 정관의 변경허가를 받지 않은 경우

(6) 의료법인·의료기관·의료인이 아닌 자가 의료에 관한 광고를 한 자

(7) 의료법인·의료기관·의료인이 의료광고 금지사항 등 금지 규정 위반자

(8) 의료법인·의료기관·의료인이 의료광고 심의 규정 위반자

(9) 인증을 받지 아니하고 인증서나 인증마크를 제작·사용하거나 그 밖의 방법으로 인증을 사칭하는 경우

(10) 정당한 사유없이 의료업을 폐업 또는 휴업하여 해당 의료기관에 입원 중인 환자를 다른 의료기관으로 옮길 수 있도록 하는 등 환자의 권익을 보호하기 위한 조치를 위반한 경우

(11) 임원 선임 관련 금품 등 수수의 금지 위반 시

(12) 보고와 업무 검사 규정 위반 시

6. 500만 원 이하의 벌금(법90조)

(1) 의료인·의료기관, 시장·군수·구청장에게 신고하지 아니한 자가 의료기관 세탁물을 처리한 자

(2) 세탁물을 위생적으로 보관·운반·처리하지 아니한 자

(3) 의사·치과의사·한의사가 진단서·검안서 또는 증명서 교부 요구를 정당한 사유 없이 거부한 자

(4) 의사·한의사·조산사가 자신이 조산한 것에 대한 출생·사망 또는 사산증명서 교부 요구를 정당한 사유 없이 거부한 자

(5) 직접 진찰한 의사, 치과의사 또는 한의사만이 처방전을 환자에게 교부·발송할 수 있고, 직접 진찰을 받은 환자만이 처방전을 수령해야하는 경우를 위반

(6) 처방전의 대리수령 사유를 위반하여 처방전을 수령한 경우

(7) 처방전을 발행한 의사 또는 치과의사는 처방전에 따라 의약품을 조제하는 약사 또는 한약사가 「약사법」에 따라 문의한 때 즉시 이에 응하지 아니한 경우

(8) 의료인, 의료기관장 및 의료기관종사자가 환자의 기록의 전부 또는 일부에 대해 열람 또는 사본을 요청 시 정당한 사유 없이 거부한 경우

(9) 다른 의료기관에서 그 환자에 대한 기록 · 임상소견서 등의 열람 · 사본 송부를 요청하거나 환자가 검사 기록 등의 사본 교부를 요구한 때 응하지 아니한 자

(10) 응급환자를 다른 의료기관으로 이송할 때에 환자 이송과 함께 초진기록을 보내지 아니한 자

(11) 진료기록부 등을 기록, 서명하지 아니하거나 보존기간(수정 시 원본 포함) 동안 보존하지 아니한 자

(12) 전자의무기록 추가기재, 수정 시 접속기록을 별도로 보관하지 않은 자

(13) 변사체를 신고하지 아니한 자

(14) 의료인이 아니면서 의료인이나 이와 비슷한 명칭을 사용한 자

(15) 의료기관을 개설하지 아니하고 의료업을 한 자

(16) 의원급 의료기관 개설 신고를 시장 · 군수 · 구청장에게 하지 아니한 자

(17) 개설된 의료기관이 시 · 도지사 또는 시장 · 군수 · 구청장에게 허가를 받아야 하는 사항을 받지 아니한 자

(18) 의원급 부속 의료기관을 시장 · 군수 · 구청장에게 개설 신고를 하지 아니한 자

(19) 각종 병원에 당직의료인을 두지 아니한 자

(20) 의료기관의 종별에 따른 명칭을 사용하지 아니한 자

(21) 시 · 도지사의 허가를 받지 아니하고 의료법인의 재산을 처분하거나 정관을 변경한 자

(22) 의료법인이 아니면서 의료법인이나 이와 비슷한 명칭을 사용한 자

(23) 전문의가 아니면서 전문과목을 표시한 자

(24) 보건복지부장관이나 시장 · 군수 · 구청장의 시정명령을 위반한 자

(25) 의료기관 개설자가 될 수 없는 자에게 고용되어 의료행위를 한 자

7. 과태료의 부과 · 징수 등(법92조)

과태료의 부과 · 징수 처분권자: 보건복지부장관, 시장 · 군수 · 구청장

PART 2
요점정리 및 예상문제

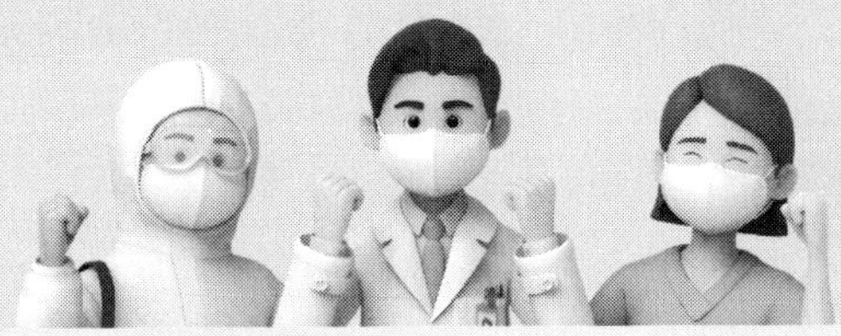

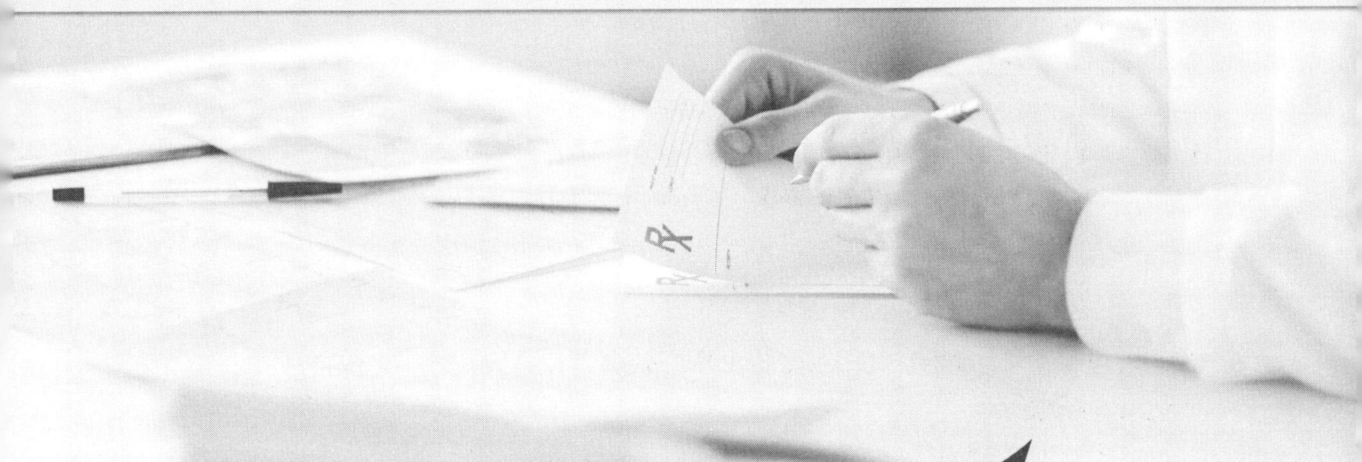

Chapter 1
의료법 예상문제

1. 의료법의 목적은?

① 의료인의 사명과 관리를 위함

② 병원의 운영 사업을 규명하기 위함

③ 의료인과 이에 준하는 의료인의 업무를 규명하기 위함

④ 국민의료에 필요한 사항을 규정하여 국민의 건강을 보호 · 증진하기 위함

⑤ 감염병의 발생과 유행을 방지하여 국민보건을 향상시키고 증진시키기 위함

☞ (법 제1조) 목적

2. 의료법의 목적에 포함되지 않는 것은?

① 국민의 건강을 보호

② 국민의 건강을 증진

③ 국민의료에 필요한 사항 규정

④ 국민이 수준 높은 의료 혜택 받게 함

⑤ 의료인과 의료기관의 책임을 규정

☞ (법 제1조) 목적

1④ 2⑤

3. 의료법에서 정의하는 의료인에 포함되지 않는 사람은?

① 의사 ② 한의사 ③ 간호사
④ 조산사 ⑤ 보건의료정보관리사

☞ (법 제2조) 의료인

4. 의료법에서 말하는 의료인이라 함은?

① 의사, 치과의사
② 의사, 치과의사, 한의사
③ 의사, 치과의사, 한의사, 조산사, 간호사
④ 의사, 치과의사, 한의사, 조산사, 침사, 안마사
⑤ 의사, 치과의사, 한의사, 조산사, 간호사, 간호조무사

☞ (법 제2조) 의료인

5. 간호사의 임무 중 대통령령이 정한 보건활동이 아닌 것은?

① 보건진료원으로서의 활동
② 모자보건요원으로서의 활동
③ 가족계획요원으로서의 활동
④ 한센병관리요원으로서의 활동
⑤ 결핵관리요원으로서의 활동

☞ (영 제2조) 간호사의 보건활동

6. 의원급 의료기관의 설명으로 적절하지 않은 것은?

① 의사가 주로 외래환자를 대상으로 의료행위를 하는 의료기관이다.
② 종류는 의원, 치과의원, 한의원이다.
③ 치과의사가 주로 외래환자를 대상으로 의료행위를 하는 의료기관이다.
④ 한의사가 주로 외래환자를 대상으로 의료행위를 하는 의료기관이다.
⑤ 의사가 주로 입원환자를 대상으로 의료행위를 하는 의료기관이다.

☞ (법 제3조) 의료기관

7. '병원' 또는 '한방병원'은 최소한 입원환자를 몇 명 이상 수용할 수 있는 시설을 갖추어야 하는가?

① 20명 ② 30명 ③ 50명
④ 100명 ⑤ 300명

☞ (법 제3조의2) 병원 등

3⑤ 4③ 5④ 6⑤ 7②

8. 「의료법」상 의료기관으로 옳은 것은?

① 약국 ② 보건소
③ 요양병원 ④ 보건의료원
⑤ 한국희귀 · 필수의약품센터

☞ (법 제3조)
의료기관

9. 종합병원에서 300병상 초과시 설치하지 않아도 되는 진료과는?

① 내과 ② 일반외과
③ 치과 ④ 정신건강의학과
⑤ 정형외과

☞ (법 제3조의3)
종합병원

10. 병원과 종합병원의 기준 병상이 옳게 연결된 것은?

① 병원은 30병상 이상, 종합병원은 80병상 이상
② 병원은 30병상 이상, 종합병원은 100병상 이상
③ 병원은 50병상 이상, 종합병원은 100병상 이상
④ 병원은 100병상 이상, 종합병원은 500병상 이상
⑤ 병원과 종합병원 모두 병상의 제한이 없다.

☞ (법 제3조의2~3)
병원, 종합병원

11. 종합병원에서 반드시 두어야 하는 진료과목이 아닌 것은?

① 마취과 ② 소아과
③ 정형외과 ④ 치과
⑤ 산부인과

☞ (법 제3조의3)
종합병원

12. 종합병원에서 300병상 초과시 설치하지 않아도 되는 진료과는?

① 내과 ② 소아청소년과
③ 병리과 ④ 정신건강의학과
⑤ 안과

☞ (법 제3조의3)
종합병원

8③ 9⑤ 10② 11③ 12⑤

13. 상급종합병원 지정요건 설명으로 옳지 않은 것은?

① 20개 이상의 진료과목을 갖추고 각 진료과목마다 전속하는 전문의를 둘 것

② 전문의 수련 기관일 것

③ 보건복지부령으로 정하는 인력 · 시설 · 장비 등을 갖출 것

④ 질병군별 환자구성 비율이 보건복지부령으로 정하는 기준에 해당할 것

⑤ 중증질환에 대하여 난이도가 높은 의료행위를 전문적으로 하는 종합병원으로 시 · 도지사의 지정을 받을 것

☞ (법 제3조의4) 상급종합병원 지정

14. 상급종합병원 전문병원으로 지정 받은 의료기관은 보건복지부장관에게 몇 년마다 지정요건에 따른 평가를 받는가?

① 1년 ② 2년 ③ 3년
④ 4년 ⑤ 5년

☞ (법 제3조의4) 상급종합병원 지정

15. 조산사국가시험에 응할 수 있는 사람은 누구인가?

① 보건복지부장관이 인정하는 의료기관에서 1년간 조산수습과정을 마친 간호사

② 보건복지부장관이 인정하는 의료기관에서 2년간 조산수습과정을 마친 간호사

③ 도지사가 인정하는 의료기관에서 1년간 조산수습과정을 마친 간호사

④ 도지사가 인정하는 의료기관에서 2년간 조산수습과정을 마친 간호사

⑤ 보건복지부장관이 인정하는 의료기관에서 3년간 조산수습과정을 마친 간호사

☞ (법 제6조) 조산사 면허

16. 조산수습의료기관으로 보건복지부장관의 인정을 받을 수 있는 의료기관은 전문의의 수련 및 자격인정 등에 관한 규정에 의해 산부인과 및 소아청소년과 수련병원으로서 월평균 몇 건 이상의 분만 건수가 있어야 하는가?

① 10건 ② 30건 ③ 50건
④ 80건 ⑤ 100건

☞ (규칙 제3조) 조산수습의료기관 및 조산사 정원

17. 의료인 결격사유에 해당하지 않는 것은?

① 피성년후견인

② 피한정후견인

③ 정신질환자

④ 마약, 대마, 향정신성 의약품 중독자

⑤ 보건의료관계법의 위반으로 형의 집행이 종료된 자

☞ (법 제8조) 결격사유 등

13⑤ 14③ 15① 16⑤ 17⑤

18. 의료인의 국가시험에 관한 권한은 누가 누구에게 위임하는가?

① 대통령이 보건복지부장관에게
② 보건복지부장관이 한국보건복지인력개발원장에게
③ 보건복지부장관이 각 협회장에게
④ 대통령이 한국보건복지인력개발원장에게
⑤ 보건복지부장관이 한국보건의료인국가시험원의 장에게

☞ (법 제9조) 국가시험 등

19. 의료인의 국가시험은 시험실시 얼마 전에 공고하여야 하는가?

① 15일 ② 30일 ③ 60일
④ 90일 ⑤ 100일

☞ (영 제4조) 국가시험 등의 시행 및 공고 등

20. 의료인 국가시험의 시험과목, 시험방법, 합격자 결정방법, 그 밖에 시험에 관하여 필요한 사항은 어디에서 정하는가?

① 의료법
② 의료법시행령
③ 의료법시행규칙
④ 한국보건의료인국가시험원 고시
⑤ 국가시험 조례

☞ (규칙 제2조) 시험과목 · 시험방법 등

21. 부정한 방법 또는 부정행위로 수험이 정지되거나 합격이 무효로 된 자는 그 후 몇 회 국가시험에 응시할 수 없는가?

① 1회 ② 2회 ③ 3회
④ 4회 ⑤ 5회

☞ (법 제10조) 응시자격 제한 등

22. 보건의료시책상 필요하다고 인정될 경우, 보건복지부장관이 특정 업무에 종사할 것을 몇 년까지 면허의 조건으로 붙일 수 있는가?

① 1년 ② 2년 ③ 3년
④ 4년 ⑤ 5년

☞ (법 제11조) 면허의 조건과 등록

18⑤ 19④ 20③ 21③ 22③

23. 의료법상 의료인의 의무라고 볼 수 없는 것은?

① 진단서의 교부의무
② 정보 누설 금지의무
③ 감염병에 관한 신고의무
④ 변사체 신고의무
⑤ 세탁물에 대한 처리의무

☞ (법 제16조) 세탁물 처리
(법 제17조) 진단서 등
(법 제19조) 정보 누설 금지
(법 제26조) 변사체 신고

24. 의료인의 의무로 올바르게 조합된 것은?

가. 정당한 사유없이 진료거부 금지	나. 무면허 의료행위 금지
다. 진단서 등의 교부	라. 처방전의 작성 및 교부
마. 의료기재 등 우선 공급	바. 의료기재 압류 금지

① 가, 나, 다
② 가, 다, 라
③ 나, 다, 마
④ 가, 라, 바
⑤ 라, 마, 바

☞ (법 제12~27조)
의료인의 권리

25. 의료인의 권리와 의무에 관한 설명으로 옳지 않은 것은?

① 정당한 이유 없이 진료를 거부할 수 없다.
② 태아의 성을 감별하거나 도와주어서는 안 된다.
③ 구급 환자를 이송할 때에는 초진기록을 동시에 보내야 한다.
④ 의료행위에 관하여 법령의 규정에 따르지 아니하고는 간섭받지 않는다.
⑤ 환자를 직접 진찰한 의사가 아니면 어떤 경우라도 진단서를 발부할 수 없다.

☞ (법 제17조)
진단서 등

26. 의료인의 권리에 속하지 않는 것은?

① 의료기술에 대한 보호
② 의료기재의 압류 금지
③ 진단서 교부
④ 기구, 약품, 시설 등의 우선 공급
⑤ 의료행위

☞ (법 제17조)
진단서 등

27. 다음 중 의료인의 권리로 볼 수 없는 것은?

① 의료행위에 대하여 법령에 특히 규정된 경우를 제외하고는 간섭받지 않을 권리
② 의료 세탁물을 처리할 권리
③ 의료업무에 필요한 기구 · 약품 등을 압류당하지 아니할 권리
④ 의료행위를 위하여 필요한 기구 · 약품 등에 대하여 우선공급을 받을 권리
⑤ 의료행위를 위하여 필요한 교통수단에 대하여 우선공급을 받을 권리

☞ (법 제16조)
세탁물의 처리

23③ 24② 25⑤ 26③ 27②

28. 진단서의 기재사항이 아닌 것은?

① 병명 및 질병분류기호
② 향후 치료에 대한 소견
③ 발병 연월일 및 진단 연월일
④ 환자의 주소 · 성명 및 주민등록번호
⑤ 치료기간

☞ (규칙 제9조) 진단서의 기재 사항

29. 사산증명서를 교부하지 못하는 자는?

① 치과의사 ② 한의사 ③ 의사 ④ 조산사 ⑤ 전문의

☞ (법 제17조) 진단서 등

30. 진료 중이던 환자가 최종 진료 시로부터 몇 시간 이내에 사망한 경우에 다시 진찰하지 않더라도 증명서를 교부할 수 있는가?

① 12시간 ② 24시간 ③ 48시간 ④ 60시간 ⑤ 72시간

☞ (법 제17조) 진단서 등

31. 응급실에 근무하던 A의사가 교통사고를 입고 내원한 환자를 진단 치료하였다. A의사는 다음 날 다른 지역으로 파견을 나갔으며 2일 후 그 환자는 진단서를 교부 받고자 병원을 방문하였다. 의료법상 설명으로 옳은 것은?

① A의사가 없으므로 진단서를 교부할 수 없다.
② 응급실로 내원하였으므로 응급실장이 진단서를 교부한다.
③ 파견된 병원으로 환자를 보낸다.
④ 진료기록부를 복사해주면 된다.
⑤ 동료의사가 진료기록부를 참고하여 교부한다.

☞ (법 제17조) 진단서 등

32. 간암 말기로 입원했던 환자의 배우자가 의료기관을 찾아와 사망진단서 교부를 요구하였다. 환자는 가망 없는 퇴원(hopeless discharge)을 하였으며 이후 42시간 만에 사망하였다고 한다. 이때 진료를 담당했던 의사가 해야 할 옳은 조치는?

① 사망진단서를 교부한다.
② 가망 없는 퇴원이라는 확인서를 작성해준다.
③ 시체를 검안한 후 시체검안서를 교부해 준다.
④ 시체를 검안한 후 사망증명서를 교부해 준다.
⑤ 병원내 사망이 아니므로 사망진단서를 교부할 수 없다고 설명한다.

☞ (법 제17조) 진단서 등

28⑤ 29① 30③ 31⑤ 32①

33. 의료인은 임신 몇 주 이전에 태아의 성을 임부가 알게 해서는 아니되는가?

① 28주 ② 29주 ③ 30주
④ 31주 ⑤ 32주

☞ (법 제20조)
태아 성 감별 행위 등 금지

34. 태아의 성 감별 행위 등의 금지에 관한 설명 중 옳지 않은 것은?

① 성 감별을 목적으로 임부를 진찰 또는 검사하여서는 아니 된다.
② 성 감별을 목적으로 임부의 진찰 또는 검사행위를 도와주어서는 아니 된다.
③ 임부의 진찰을 통해 알게 된 성별을 본인이 알 수 있게 하여서는 아니 된다.
④ 임부의 진찰을 통해 알게 된 성별을 가족에게 알려주어서는 아니 된다.
⑤ 위반 시 5년 이하의 징역 또는 2천만 원 이하의 벌금형에 처하게 된다.

☞ (법 제20조)
태아 성 감별 행위 등 금지

35. 의료인에게 환자에 관한 기록열람 등 내용확인을 요구할 수 있는 자는?

① 환자가 지정하는 대리인
② 환자 본인, 환자의 친인척, 환자의 직계존비속
③ 환자 본인, 환자의 직계존비속, 배우자의 친족
④ 환자의 병실 방문객, 환자의 직계 존속, 배우자
⑤ 환자 본인, 배우자, 환자의 부모, 환자의 친인척

☞ (법 제21조)
기록열람 등

36. 의료인의 기록열람에 대한 설명 중 옳지 않은 것은?

① 의료인은 특히 규정된 경우를 제외하고는 환자에 관한 기록을 열람시켜서는 아니 된다.
② 의료기관 종사자는 특히 규정된 경우를 제외하고는 환자의 기록의 내용 확인에 응해서는 아니 된다.
③ 동일 환자의 진료상 필요로 타 의료기관에서 그 기록의 열람이나 사본의 송부를 요구한 때에는 이에 응할 수 없다.
④ 환자가 검사기록 및 방사선필름 등의 사본 교부를 요구한 때에는 이에 응하여야 한다.
⑤ 응급환자를 타 의료기관에 이송할 때에는 환자이송과 동시에 초진 기록을 송부해야 한다.

☞ (법 제21조)
기록열람 등

33⑤ 34⑤ 35① 36③

37. 진료기록부에 관한 내용으로 적절하지 않은 것은?

① 의료행위에 관한 사항과 의견을 상세히 기록한다.
② 전자문서로 작성, 보관할 수 있다.
③ 진료기록부는 10년간 보관해야 한다.
④ 진료기록부에는 부득이한 경우 서명하지 않아도 된다.
⑤ 진료기록부는 보건복지부령으로 정한 바에 따라 보존해야 한다.

☞ (법 제22조)
진료기록부 등

38. A 종합병원 의무기록실에서 근무하는 보건의료정보관리사 B씨는 최근 지인 C씨로부터 본인 의무기록의 내용 중 의사가 기술한 부분이 사실과 다르다고 이를 수정해달라는 부탁을 받았다. B씨가 할 수 있는 조치와 관련하여 옳은 설명은?

① 보건의료정보관리사 C씨가 직접 이를 수정하였다.
② C씨가 직접 의사에게 이를 알리고 해결하라고 하였다.
③ 보건의료정보관리사 B씨가 담당 의사에게 이 사실을 알려서 이를 수정하도록 하였다.
④ 보건의료정보관리사 B씨가 담당 간호주무사에게 이 사실을 알려서 이를 수정하도록 하였다.
⑤ 보건의료정보관리사 B씨가 이 사실을 원무과에 알려서 원무과 직원이 이를 수정하도록 하였다.

☞ (법 제22조)
진료기록부 등

39. 의료법에서 진료에 관한 기록의 보존기간이 옳게 짝지어진 것은?

① 진료기록부, 방사선사진 및 그 소견서 – 10년
② 검사내용 및 검사 소견기록, 수술기록 – 5년
③ 환자의 명부, 간호기록부 – 5년
④ 조산기록부, 처방전 – 5년
⑤ 진단서 등 부본, 처방전 – 3년

☞ (규칙 제15조)
진료기록부 등의 보존

40. 진료기록부와 수술기록부의 법적 보존 기간은?

① 2년 ② 3년 ③ 4년
④ 5년 ⑤ 10년

☞ (규칙 제15조)
진료기록부 등의 보존

37④ 38② 39③ 40⑤

41. 전자의무기록에 대한 설명으로 옳지 않은 것은?

① 의료인이나 의료기관 개설자는 보건복지부령으로 정하는 바에 따라 전자의무기록을 안전하게 관리 · 보존하는 데에 필요한 시설과 장비를 갖추어야 한다.
② 누구든지 정당한 사유 없이 전자의무기록에 저장된 개인정보를 탐지하거나 누출 · 변조 또는 훼손하여서는 아니 된다.
③ 전자의무기록의 생성과 전자서명을 검증할 수 있는 장비를 갖추어야 한다.
④ 전자서명이 있은 후 전자의무기록의 변경 여부를 확인할 수 있는 장비를 갖추어야 한다.
⑤ 네트워크에 연결되지 아니한 백업저장시스템은 필요 없다.

☞ (규칙 제16조) 전자의무기록의 관리 · 보존에 필요한 장비

42. 의료인의 실태와 취업상황 신고는 누구에게 하는가?

① 대통령 ② 시도지사 ③ 국립보건원장
④ 보건복지부장관 ⑤ 소속의료기관장

☞ (법 제25조) 신고
(영 제11조)
(규칙 제17조)

43. 의료인은 최초로 면허를 받은 후부터 몇 년마다 그 실태와 취업상황 등을 신고하여야 하는가?

① 1년 ② 2년 ③ 3년 ④ 4년 ⑤ 5년

☞ (법 제25조) 신고

44. 의료법상 의료인이 변사의 의심이 되는 것을 발견하였다면 누구에게 신고해야 하는가?

① 소재지 관할 보건소장 ② 소재지 관할 시 · 군 · 구청장
③ 소재지 관할 시 · 도지사 ④ 소재지 관할 경찰서장
⑤ 소재지 의료기관의 장

☞ (법 제26조) 변사체 신고

45. 외국 의료인 면허를 가진 자가 일정기간 국내체류하면서 의료행위를 할 수 있는 범위에 해당되지 않는 것은?

① 교육연구 사업을 위한 업무
② 의료법인의 요청에 따른 의료 업무
③ 국제의료봉사단의 의료봉사 업무
④ 외국과 기술협력에 따른 교환교수 업무
⑤ 연구 및 의료봉사를 위하여 의료행위를 하는 업무

☞ (법 제27조) 무면허 의료행위 등 금지
(규칙 제18조) 외국인 면허소지자의 의료행위

41⑤ 42④ 43③ 44④ 45②

46. 무면허 의료행위가 아닌 것은?

① 의사가 신고하지 않고 개설한 의료기관에서의 의료행위
② 종합병원에서 공익을 위하여 간호대학생이 시행하는 의료행위
③ 한의과대학생이 병원실습을 위하여 감독하에 시행하는 의료행위
④ 국민에 대한 의료봉사활동으로써 치과대학생들이 시행하는 의료행위
⑤ 전시 또는 국가비상사태에 국가가 요청하여 실시하는 의과대학생의 의료행위

☞ (법 제27조)
무면허 의료행위 등 금지
(규칙 제19조)
의과대학생 등의
의료행위

47. 본인부담금을 면제하거나 할인하는 행위 또는 의료인에게 소개 · 알선 · 유인하는 행위를 할 수 있는 경우 설명으로 옳은 것은?

① 누구든지 의료기관을 개설 후 적법하게 할 수 있다.
② 불특정 다수인에게 교통편의를 제공하는 행위 등 영리를 목적으로 환자를 의료기관이나 의료인에게 소개 · 알선 · 유인하는 행위를 할 수 있다.
③ 환자의 경제적 사정 등을 고려 관할 시장 · 군수의 사전승인을 받아 환자를 유치할 수 있다.
④ 국민건강보험법의 가입자나 피부양자가 아닌 국내에 거주하는 외국인환자를 유치하기 위한 행위를 할 수 있다.
⑤ 보험업법에 따른 보험회사도 외국인환자를 유치하기 위해 소개 · 알선 · 유인하는 행위를 할 수 있다.

☞ (법 제27조)
무면허 의료행위 등 금지

48. 정보 누설 금지사항과 거리가 먼 것은?

① 의료 · 조산 또는 간호업무
② 진단서 · 검안서 · 증명서 작성 · 교부 업무
③ 처방전 작성 · 교부 업무
④ 세탁물 처리업무
⑤ 진료기록부등 보존 업무

☞ (법 제19조)
정보 누설 금지

49. 의료인 및 의료기관 종사자의 의약품공급자로부터 의약품 채택 등의 목적으로 제공되는 부당한 경제적 이익 등의 취득 금지 항목에 속하지 않는 것은?

① 금전 및 물품 ② 향응 ③ 노무
④ 편익 ⑤ 견본품 제공

☞ (법 제23조의3)
부당한 경제적 이익 등의
취득 금지

46① 47③ 48④ 49⑤

50. 전자의무기록을 안전하게 관리 · 보존하는 데 필요한 시설과 장비에 포함되는 것으로 옳지 않은 것은?

① 전자의무기록의 생성 · 저장과 전자서명을 검증할 수 있는 장비
② 전자의무기록을 분석 · 관리할 수 있는 시설과 장비
③ 전자의무기록의 백업저장장비
④ 전자의무기록 시스템보안에 관한 시설과 장비
⑤ 전자의무기록 보존장소에 대한 잠금장치

☞ (규칙 제16조) 전자의무기록의 관리 · 보존에 필요한 시설과 장비

51. 의료법에서 정하는 중앙회에 관한 사항 설명으로 옳지 않은 것은?

① 의사, 치과의사, 한의사, 조산사 및 간호사는 대통령이 정하는 바에 의하여 각각 전국적 조직을 가지는 중앙회를 설립하여야 한다.
② 중앙회는 법인으로 한다.
③ 중앙회가 설립된 때에 의료인은 원하는 경우, 그 해당하는 중앙회의 회원이 될 수 있다.
④ 중앙회에 관하여 이 법에 규정되지 아니한 사항은 민법상 사단법인에 관한 규정을 준용한다.
⑤ 중앙회는 대통령령이 정하는 바에 의하여 서울특별시 · 광역시와 도에 지부를 설치하여야 한다.

☞ (법 제28조) 중앙회와 지부

52. 의료인의 보수교육은?

① 매년 1회 이상, 4시간 이상
② 매년 1회 이상, 8시간 이상
③ 매년 2회 이상, 4시간 이상
④ 매년 2회 이상, 8시간 이상
⑤ 매년 3회 이상, 8시간 이상

☞ (규칙 제20조) 보수교육

53. 의료인 보수교육을 실시하는 중앙회 등은 보수교육에 관한 서류를 몇 년간 보존하여야 하는가?

① 1년 ② 2년 ③ 3년
④ 5년 ⑤ 10년

☞ (규칙 제23조) 보수교육 관계 서류의 보존

50② 51③ 52② 53③

54. 보수교육을 실시하는 장소로서 옳지 않은 것은?

① 중앙회 지부 ② 의대, 한의대 부속병원
③ 수련병원 ④ 종합병원 및 병원
⑤ 한국보건복지인력개발원

☞ (규칙 제20조) 보수교육

55. 의료기관에 종사하는 의료인 중에서 보수교육을 받아야 되는 자는 누구인가?

① 보건복지부장관이 보수교육을 받을 필요가 없다고 인정하는 사람
② 전공의
③ 대학원 재학생
④ 면허증을 발급받은 신규 면허취득자
⑤ 해당 연도에 3개월 이상 환자진료 업무에 종사하지 아니한 사람

☞ (규칙 제20조) 보수교육

56. 의료기관 개설 허가 내용 설명으로 옳지 않은 것은?

① 의사, 치과의사, 한의사 또는 조산사는 의료기관을 개설할 수 있다.
② 종합병원, 병원, 치과병원 또는 한방병원을 개설하고자 하는 자는 보건복지부 장관의 허가를 받아야 한다.
③ 민법에 의하여 설립된 비영리법인 또는 정부투자기관은 의료기관을 개설할 수 있다.
④ 의료인, 국가, 지방자치단체가 아니더라도 소속직원 또는 종업원건강관리를 위해 부속 의료기관을 개설할 수 있다.
⑤ 보건복지부령으로 정하는 시설기준에 적합하지 아니한 경우에는 종합병원, 병원의 설립허가를 하지 아니한다.

☞ (법 제33조) 의료기관의 개설

57. 의원과 병원의 개설시 어떤 절차를 거쳐야 하는가?

① 의원과 병원 모두 시 · 군 · 구청장에게 신고하여야 한다.
② 의원과 병원 모두 시 · 도지사에게 신고하여야 한다.
③ 의원은 시 · 도지사에게 신고하고 병원은 시 · 군 · 구청장의 허가를 받아야 한다.
④ 의원은 시 · 군 · 구청장에게 신고하여야 하고 병원은 시 · 도지사의 허가를 받아야 한다.
⑤ 의원과 병원 모두 보건복지부장관의 허가를 받아야 한다.

☞ (법 제33조) 의료기관의 개설

54④ 55⑤ 56② 57④

58. 다음 중 의료기관을 개설할 수 없는 자는?

① 의사, 치과의사 ② 국가나 지방자치단체
③ 의료법인 ④ 한국보훈복지의료공단
⑤ 특별법에 따라 설립된 영리법인

☞ (법 제33조) 의료기관의 개설

59. 의료기관이 실시하는 가정간호의 범위에 속하지 않는 것은?

① 간호, 주사 및 투약
② 검체의 채취 및 운반
③ 상담 및 경미한 의료행위
④ 응급처치 등에 대한 교육 및 훈련
⑤ 다른 보건의료기관 등에 대한 건강관리에 관한 의뢰

☞ (규칙 제24조) 가정간호

60. 「의료법」상 특례를 두어 개설할 수 있도록 한 의료기관은?

① 국가가 개설한 의료기관
② 의료법인이 개설한 의료기관
③ 비영리법인이 개설한 의료기관
④ 지방자치단체가 개설한 의료기관
⑤ 소속 직원 등의 건강관리를 위하여 개설한 부속 의료기관

☞ (법 제35조) 의료기관 개설 특례

61. 의료기관 개설자의 준수사항이 아닌 것은?

① 의료기관 및 요양병원의 운영 기준에 관한 사항
② 의료기관의 감염병환자등의 진료 기준에 관한 사항
③ 의료기관의 종류에 따른 시설기준 및 규격에 관한 사항
④ 의료기관의 수술실 내 CCTV 설치 · 운영 기준에 관한 사항
⑤ 의료기관의 의약품 및 일회용 주사 의료용품의 사용에 관한 사항

☞ (법 제36조) 의료기관 개설자 준수사항

62. 요양병원에 입원할 수 없는 자는?

① 노인성 질환자 ② 만성질환자
③ 상해 후 회복기 환자 ④ 정신질환자
⑤ 노인성 치매환자

☞ (규칙 제36조) 요양병원의 운영

58⑤ 59③ 60⑤ 61④ 62④

63. 우리나라 종합병원에서 의사의 정원을 산출하는 기준은?

① 연평균 1일 입원환자 10인에 대하여 1인
② 연평균 1일 입원환자 20인에 대하여 1인
③ 연평균 1일 입원환자 30인에 대하여 1인
④ 연평균 1일 입원환자 60인에 대하여 1인
⑤ 연평균 1일 입원환자 80인에 대하여 1인

☞ (규칙 제38조)
의료인 등의 정원(별표 5)

64. 우리나라 종합병원에서 간호사 정원을 산출하는 기준은?

① 연평균 1일 입원환자 2.5인에 대하여 1인
② 연평균 1일 입원환자 5인에 대하여 1인
③ 연평균 1일 입원환자 10인에 대하여 1인
④ 연평균 1일 입원환자 10인에 대하여 2인
⑤ 연평균 1일 입원환자 20인에 대하여 2인

☞ (규칙 제38조)
의료인 등의 정원(별표 5)

65. 의료기관의 시설 규격에서 입원실의 1인당 최소한의 면적으로 적합한 것은?

① 4.3제곱미터 이상
② 4.5제곱미터 이하
③ 6.3제곱미터 이상
④ 10제곱미터 이상
⑤ 15제곱미터 이하

☞ (규칙 제34조)
의료기관의 시설기준 및 규격(별표 4)

66. 보건의료정보관리사를 두어야 하는 의료기관은?

① 병원
② 한방병원
③ 외과병원
④ 치과병원
⑤ 종합병원

☞ (규칙 제38조)
의료인 등의 정원

67. 다음 중 종합병원에서 두지 않아도 되는 의료인은?

① 약사
② 영양사
③ 의료기사
④ 간호조무사
⑤ 사회복지사

☞ (규칙 제38조)
의료인 등의 정원

63② 64① 65④ 66⑤ 67④

68. 환자의 갱생재활과 사회복귀를 위한 상담 및 지도업무를 담당할 사회복지사자격을 가진 자를 두어야 하는 의료기관은?

① 모든 의료기관
② 종합병원
③ 병원급 이상
④ 치과병원을 제외한 병원급 이상
⑤ 조산원을 제외한 모든 의료기관

☞ (규칙 제38조)
의료인 등의 정원

69. 진단용 방사선 발생장치를 설치 · 운영하고자 하는 의료기관은 누구에게 신고하여야 하는가?

① 보건복지부장관
② 시 · 도지사
③ 시장 · 군수 · 구청장
④ 병원장
⑤ 보건소장

☞ (법 제37조)
진단용 방사선 발생장치

70. 의료기관에서 진단용 방사선 발생장치를 설치 · 운영에 대한 설명 중 옳은 것은?

① 의료기관은 보건복지부장관의 허가를 얻어 운영한다.
② 의료기관은 기관 자체의 안전관리기준을 가지고 운영한다.
③ 의료기관은 보건복지부의 허가를 얻은 후 시장에게 신고한다.
④ 의료기관은 방사선 관계 종사자 중 일부에 대한 피복관리를 하였다.
⑤ 의료기관은 안전관리책임자를 선임하고 정기적으로 검사와 측정관리한다.

☞ (법 제37조)
진단용 방사선 발생장치

71. 의료기관의 개설자가 의료업을 1개월 이상 휴업 · 폐업할 때 신고하는 사람은?

① 시 · 도지사
② 시장 · 군수 · 구청장
③ 질병관리청장
④ 시 · 도지사 또는 시장 · 군수 · 구청장
⑤ 보건복지부장관

☞ (법 제40조)
폐업 · 휴업신고와
진료기록부 이관

68② 69③ 70⑤ 71②

72. 폐업신고를 한 A의원의 개설자가 보존하던 진료기록부 등을 직접 보관하고자 할 때 보관계획서를 제출해야 할 대상은?

① 관할 보건소장　② 보건복지부장관
③ 질병관리청장　④ 관할 시 · 도지사
⑤ 관할 시장 · 군수 · 구청장

☞ (법 제40조) 폐업 · 휴업신고와 진료기록부의 이관 등

73. 다음 중 당직의료인을 두어야 하는 의료기관으로 옳은 것은 어느 것인가?

① 의원, 병원　② 의원, 치과병원
③ 의원, 병원, 종합병원　④ 병원, 치과병원, 한방병원
⑤ 모든 의료기관

☞ (법 제41조) 당직의료인

74. 의료기관의 명칭 표시에 관한 내용으로 알맞지 않은 것은?

① 병원개설자가 전문의인 경우 의료기관 명칭에 전문과목을 삽입하여 표시할 수 있다.
② 고유명칭은 특정 진료과목이나 질환명과 비슷한 명칭을 사용하지 못한다.
③ 전문병원으로 지정받은 병원은 종별명칭 대신 전문병원으로 명칭을 표시할 수 있다.
④ 고유명칭의 위치는 의료기관명칭에서 가장 눈에 잘 띄는 위치에 표시할 수 있다.
⑤ 상급종합병원으로 지정받은 종합병원은 의료기관의 종류에 따른 명칭 대신 상급종합병원으로 표시할 수 있다.

☞ (규칙 제40조) 의료기관의 명칭 표시

75. 의료기관의 명칭 표시판에 표시할 수 없는 사항은?

① 학위　② 전화번호
③ 면허종류　④ 성명
⑤ 의료기관의 명칭

☞ (규칙 제40조) 의료기관의 명칭 표시

76. 감염관리실의 전담인력의 년간 교육이수 시간은?

① 8시간　② 10시간
③ 12시간　④ 16시간
⑤ 20시간

☞ (규칙 제46조) 감염관리실 운영 등

72① 73④ 74④ 75① 76④

77. 병원감염 예방을 위한 감염대책위원회를 설치 · 운영해야 하는 의료기관은?

① 요양병원 ② 정신병원
③ 모든 의료기관 ④ 병원급 의료기관
⑤ 100병상 이상 병원급 의료기관

☞ (규칙 제43조) 감염대책위원회의 설치 및 기능

78. 의료법인을 설립하고자 하는 자는 누구의 허가를 받아야 하는가?

① 지방법원장 ② 고등법원장
③ 시 · 도지사 ④ 보건복지부장관
⑤ 행정자치부장관

☞ (법 제48조) 의료법인 설립 허가 등

79. 의료법에 의한 의료법인 설립 허가 등에 관한 설명으로 옳지 않은 것은?

① 개설하고자 하는 진료기관에 필요한 시설을 보유하여야 한다.
② 의료기관 개설에 필요한 자금을 보유하여야 한다.
③ 의료법인의 재산을 처분할 때는 보건복지부의 허가를 받아야 한다.
④ 의료법인이 아니면 이와 유사한 명칭을 사용할 수 없다.
⑤ 의료법인을 설립하려는 자는 정관과 그 밖의 서류를 갖추어 관할 시 · 도지사의 허가를 받는다.

☞ (법 제48조) 의료법인 설립 허가 등

80. 「의료법」상 의료법인에 관한 설명으로 옳은 것은?

① 주된 사업은 의료인과 의료관계자 양성이다.
② 설립은 보건복지부장관의 허가를 받아야 한다.
③ 재산을 처분할 경우에는 시 · 도지사에게 신고하여야 한다.
④ 의료법의 규정 외에 민법 중 사단법인의 규정을 준용한다.
⑤ 개설하는 의료기관에 필요한 시설이나 자금을 보유하여야 한다.

☞ (법 제49조) 의료법인의 부대사업

81. 의료법인이 부대사업을 하고자 할 때 어떤 절차를 밟아야 하는가?

① 보건복지부장관의 허가 ② 보건복지부장관에게 신고
③ 시 · 도지사에게 신고 ④ 시장 · 군수 · 구청장의 허가
⑤ 시장 · 군수 · 구청장에게 신고

☞ (규칙 제61조) 부대사업의 신고 등

77⑤ 78③ 79③ 80⑤ 81③

82. 의료법인의 설립 취소요건이 되지 않는 것은?

① 정관으로 정한 사업 이외의 사업을 한 때

② 의료법인이 과대광고를 했을 때

③ 보건복지부장관이 감독상 발한 명령을 위반했을 때

④ 의료법인이 설립한 의료기관이 개설허가가 취소되었을 때

⑤ 설립된 날로부터 2년 이내에 의료기관을 개설하지 않을 때

☞ (법 제51조)
의료법인의 설립 허가 취소

83. 신의료기술의 평가에 대한 설명 중 적절하지 않은 것은?

① 보건복지부장관은 국민건강을 보호하고 의료기술의 발전을 촉진하기 위하여 대통령령으로 정하는 바에 따라 신의료기술평가위원회의 심의를 거쳐 신의료기술의 안전성 · 유효성 등에 관한 평가를 하여야 한다.

② 신의료기술은 새로 개발된 의료기술로서 보건복지부장관이 안전성 · 유효성을 평가할 필요성이 있다고 인정하는 것을 말한다.

③ 신의료기술평가의 결과를 대통령령으로 정하는 바에 따라 공표할 수 있다.

④ 보건복지부장관은 신의료기술평가의 결과를 '국민건강보험법'에 따른 건강보험심사평가원의 장에게 알려야 한다.

⑤ 그 밖에 신의료기술평가의 대상 및 절차 등에 필요한 사항은 보건복지부령으로 정한다.

☞ (법 제53조)
신의료기술의 평가

84. 의료법상 의료광고의 금지사항이 아닌 것은?

① 평가를 받지 아니한 신의료기술에 관한 광고

② 소비자를 현혹할 우려가 있는 광고

③ 다른 의료기관 의료인과 기능, 진료방법을 비교하는 광고

④ 객관적으로 인정된 내용 또는 근거가 있는 내용을 포함하는 광고

⑤ 다른 의료인을 비방하는 광고

☞ (법 제56조)
의료광고의 금지 등

85. 의료인과 의료기관이 의료광고 방법의 제한을 받는 것은?

① 방송법에 의한 방송 ② 신문광고

③ 리플릿 광고 ④ 전단지 광고

⑤ 현수막 광고

☞ (법 제56조)
의료광고의 금지 등

82② 83③ 84④ 85①

86. 의료광고 범위가 아닌 것은?

① 전문과목 및 진료과목 ② 진료인의 성명 및 면허종류
③ 진료일, 진료시간 ④ 조산방법, 진료방법
⑤ 소재지 및 전화번호

☞ (영 제23조)
의료광고의 금지 기준

87. 의료광고에 대한 설명으로 옳지 않은 것은?

① 라디오나 이동멀티미디어방송에 의한 광고는 할 수 없다.
② 일간신문에 의한 광고는 월 2회를 초과하지 못한다.
③ 의료법인, 의료기관, 의료인이 아닌 자는 의료광고를 할 수 없다.
④ 거짓이나 과장된 내용의 광고를 하지 못한다.
⑤ 전광판에 의한 의료광고를 하려면 미리 광고의 내용과 방법에 대해 보건복지부장관의 심의를 받아야 한다.

☞ (법 제56조)
의료광고의 금지 등
(영 제23조)
의료광고의 금지 기준

88. 의료법인 · 의료기관 · 의료인이 매체를 이용하여 의료광고를 하려는 때에 보건복지부장관의 심의를 받아야 하는 내용이 아닌 것은?

① 정기간행물 ② 현수막
③ 벽보 및 전단 ④ 일반 홈페이지
⑤ 인터넷신문

☞ (법 제57조)
광고의 심의

89. 보건복지부장관은 (　　　)과 (　　　)의 수준을 높이기 위해 병원급 의료기관에 대해 인증을 할 수 있다. 괄호 안에 들어갈 적당한 것은?

① 의료의 질, 국민건강 ② 의료의 질, 환자건강
③ 의료의 질, 환자 안전 ④ 의료기관의 질, 국민건강
⑤ 의료기관의 질, 환자 안전

☞ (법 제58조)
의료기관 인증

90. 의료기관 인증기준 내용에 속하지 않는 것은?

① 환자의 권리와 안전 ② 의료기관의 의료서비스 질 향상 활동
③ 의료서비스의 제공과정 및 성과 ④ 의료기관의 조직 · 인력관리 및 운영
⑤ 환자 진료실적

☞ (법 제58조의3)
의료기관 인증기준 및 방법 등

86④ 87② 88④ 89③ 90⑤

91. 보건복지부장관이 인증을 받은 의료기관에 관하여 「의료법」상 인터넷 홈페이지 등에 공표하는 사항이 아닌 것은?

① 인증기준에 따른 평가결과
② 인증등급 및 인증의 유효기간
③ 의료기관별 인증 조사위원 명단
④ 해당 의료기관의 명칭, 종별, 진료과목 등 일반현황
⑤ 의료의 질과 환자 안전의 수준을 높이기 위하여 보건복지부 장관이 정하는 사항

☞ (법 제58조의7) 의료기관 인증의 공표 및 활용

92. 의료기관 인증의 유효기간은?

① 1년 ② 2년 ③ 3년
④ 4년 ⑤ 5년

☞ (법 제58조의3) 의료기관 인증기준 및 방법 등

93. 의료기관 인증을 신청한 의료기관의 장은 평가결과 또는 인증등급에 관하여 통보받은 날부터 며칠 이내에 인증전담기관의 장에게 이의신청을 할 수 있는가?

① 7일 ② 15일 ③ 30일
④ 60일 ⑤ 90일

☞ (법 제58조의5) 의료기관 인증 이의신청

94. 보건복지부장관 또는 시 · 도지사가 국민보건에 중대한 위해가 발생했을 때 의료인에 대하여 내릴 수 있는 조치는?

① 필요한 지도를 할 수 있다. ② 필요한 지도와 명령을 할 수 있다.
③ 필요한 협조를 요청할 수 있다. ④ 모든 의료인을 동원할 수 있다.
⑤ 필요한 명령만을 할 수 있다.

☞ (법 제59조) 지도와 명령

95. 시 · 도지사 또는 시장 · 군수 · 구청장은 의료기관의 집단휴업으로 환자진료에 막대한 지장이 발생할 때 의료기관에 대하여 어떤 조치를 취할 수 있는가?

① 허가를 취소할 수 있다. ② 업무개시명령을 할 수 있다.
③ 지도와 명령을 할 수 있다. ④ 업무정지를 명할 수 있다.
⑤ 폐업을 명할 수 있다.

☞ (법 제59조) 지도와 명령

91③ 92④ 93③ 94② 95②

96. 보건복지부장관, 시 · 도지사, 시장 · 군수 · 구청장이 의료기관에 대하여 그 의료업을 정지하게 하거나 그 개설허가를 취소할 수 있는 사유로 옳지 않은 것은?

① 개설 허가를 한 날로부터 3월 이내에 정당한 사유없이 업무를 개시하지 아니한 때
② 무자격자로 하여금 의료행위를 하게 한 때
③ 의료인에게 면허된 이외의 의료행위를 하게 한 때
④ 진료의 요구를 받고 정당한 이유없이 이를 거부한 때
⑤ 의료지도원의 직무수행을 기피 또는 방해한 때

☞ (법 제64조)
개설 허가 취소 등

97. 폐쇄명령을 받은 의료기관은 몇 개월 내에 다시 의료기관을 개설하지 못하는가?

① 1개월 ② 3개월 ③ 6개월
④ 12개월 ⑤ 24개월

☞ (법 제64조)
개설 허가 취소 등

98. 다음 중 반드시 개설 허가를 취소하거나 폐쇄명령을 해야 하는 경우로 적절한 것은?

① 무자격자에게 의료행위를 하게 한 경우
② 의료인에게 면허 사항 외의 의료행위를 하게 한 경우
③ 의료법인의 설립허가가 취소된 경우
④ 의료기관 개설자가 거짓으로 진료비를 청구하여 금고 이상의 형을 선고받고 그 형이 확정된 경우
⑤ 약사법을 위반하여 담합행위를 한 경우

☞ (법 제64조)
개설 허가 취소 등

99. 거짓으로 진료비를 청구하는 등에 대한 처벌로 의료기관 개설 취소 또는 폐쇄명령을 받은 날부터 몇 년 이내에 의료기관을 개설 · 운영할 수 없는가?

① 6개월 ② 1년 ③ 2년
④ 3년 ⑤ 5년

☞ (법 제64조)
개설 허가 취소 등

96④ 97③ 98④ 99④

100. 의료인의 면허취소 사유에 해당되는 내용은?

① 면허증을 빌려 준 때
② 태아 성 감별 등 행위금지 위반한 때
③ 부정한 방법으로 진료비를 거짓 청구한 때
④ 의료인의 품위를 심하게 손상시키는 행위를 한 때
⑤ 의료기관 개설자가 될 수 없는 자에게 고용되어 의료행위를 한 때

☞ (법 제65조)
면허 취소와 재교부

101. 의료인이 몇 회 이상 자격정지 처분을 받으면 면허를 취소할 수 있는가?

① 1회 이상 ② 2회 이상 ③ 3회 이상
④ 4회 이상 ⑤ 5회 이상

☞ (법 제65조)
면허 취소와 재교부

102. 의료인의 자격정지요건에 해당하는 것으로 옳은 것은?

① 면허증 대여 ② 의료인 결격사유
③ 3회 이상 자격정지 처분받을 때 ④ 특정지역 면허조건 이행하지 않을 때
⑤ 의료인 품위 손상 행위

☞ (법 제66조)
자격정지 등

103. 다음 중 의료인의 면허 자격정지사유로 타당하지 않은 것은?

① 의료기관의 개설자가 될 수 없는 자에게 고용되어 의료행위를 한 때
② 의료인이 아닌 자로 하여금 의료행위를 하게 한 때
③ 진단서, 검안서, 증명서를 허위로 작성한 때
④ 정당한 사유없이 취업실태를 신고하지 아니한 때
⑤ 의료인에게 면허된 이외의 의료행위를 하게 한 때

☞ (법 제66조)
자격정지 등

104. 의료인의 품위손상 행위의 범위에 속하지 않는 것은?

① 진료거부 행위 ② 과대광고 행위
③ 비도덕적 진료행위 ④ 부당하게 많은 진료비를 요구하는 행위
⑤ 직무와 관련하여 부당하게 금품을 수수하는 행위

☞ (영 제32조)
의료인의
품위손상행위의 범위

100① 101③ 102⑤ 103④ 104①

105. 의료인의 품위 손상 행위에 해당하지 않는 것은?

① 의료기관의 개설자가 될 수 없는 비의료인에게 고용되어 진료하는 행위
② 학문적으로 인정되지 아니하는 진료, 조산, 간호행위
③ 허위 또는 과대광고행위
④ 불필요한 검사, 투약, 수술 등 과잉진료행위
⑤ 비도덕적 진료행위

☞ (영 제32조)
의료인의
품위손상행위의 범위

106. 의료기관에 대한 업무정지 처분에 갈음하여 할 수 있는 조치는?

① 과징금 처분 ② 면허정지 처분 ③ 벌금 처분
④ 과태료 처분 ⑤ 취소 처분

☞ (법 제67조)
과징금 처분

107. 의료법에 규정된 의료지도원에 관한 설명으로 적당하지 않은 것은?

① 관계 공무원이 직무를 행하게 하기 위해 보건복지부뿐만 아니라, 구 단위에까지 의료지도원을 둘 수 있다.
② 의료지도원은 의료 관계 업무에 관한 지식과 경험이 풍부하며 의료인의 면허를 소지해야 한다.
③ 의료지도원은 직무상 일체의 비밀을 누설하지 못한다.
④ 의료지도원은 의료지도 기록부를 비치해야 한다.
⑤ 의료지도원은 법령에 위반된 사실을 발견한 때 지체없이 소속장에게 보고해야 한다.

☞ (규칙 제65조)
의료지도원의 자격

108. 다음 중 전문간호사가 아닌 것은?

① 응급 ② 마취 ③ 보건
④ 정신 ⑤ 수술

☞ (법 제78조)
전문간호사

109. 전문 간호사에 관한 내용 설명으로 맞는 것은?

① 전문 간호사에 관한 자격기준 · 자격증 기타 필요한 사항은 대통령으로 정한다.
② 보건복지부장관이 인정하는 기관이나 병원에서 3년 이상의 과정을 이수해야 자격 조건이 된다.
③ 외국의 분야별 간호사 자격을 가진 자는 자격증 교부가 가능하다.
④ 분야별 간호사가 되고자 하는 자는 필요한 서류를 첨부하여 도지사에게 신청한다.
⑤ 분야별 자격을 인정할 수 있는 사람은 보건복지부장관이다.

☞ (법 제78조)
전문간호사

105① 106① 107② 108⑤ 109⑤

110. 간호조무사가 되려는 자는 누구의 자격인정을 받아야 하는가?

① 보건복지부장관 ② 시 · 도지사 ③ 시장 · 군수 · 구청장
④ 보건소장 ⑤ 간호사협회장

☞ (법 제80조)
간호조무사 자격

111. 의료유사업자는?

가. 침사	나. 안마사	다. 접골사
라. 임상병리사	마. 구사	바. 간호조무사

① 가, 나, 다 ② 가, 다, 라 ③ 나, 라, 바
④ 가, 다, 마 ⑤ 다, 라, 마

☞ (법 제81조)
의료유사업자

112. 간호조무사의 자격인정 및 그 업무한계 등에 관한 필요한 사항을 정하는 법령은?

① 대통령령 ② 보건복지부령
③ 한국보건의료인 국가시험원장령 ④ 대한간호협회령
⑤ 간호조무사협회장령

☞ (법 제80조)
간호조무사 자격

113. 안마사의 자격을 인정받을 수 있는 자는?

① 청각장애인 ② 언어장애인 ③ 시각장애인
④ 오각장애인 ⑤ 장애인

☞ (법 제82조)
안마사

114. 북구 소재 A치과의원은 사전 고지 없이 무단 휴업을 하였다. 동네 주민들 중 치과를 방문한 응급환자들이 구청에 민원을 제기하였다. A치과의원은 동일한 사유로 민원이 제기된 바 있다. 구청장은 담당 공무원에게 확인을 위한 지시를 하였으나, A치과의원은 공무원의 요구에 따르지 않고 협조와 검사를 고의로 기피하였다. 구청장이 A치과의원에 할 수 있는 조치는?

① 개설허가 취소, 면허취소
② 면허정지 혹은 의료기관 폐쇄
③ 의료기관 폐쇄, 3천만원 이하의 벌금
④ 의료기관 폐쇄, 10억원 이하의 과징금
⑤ 개설허가 취소, 혹은 2천만원 이하의 벌금

☞ (법 제64조)
개설허가 취소 등
(법 제67조)
과징금 처분

110① 111④ 112② 113③ 114④

115. 의료인이 그 면허증을 대여해주었을 때의 벌칙은 무엇인가?

① 1년 이하의 징역
② 1년 이하의 징역 또는 300만 원 이하의 벌금
③ 3년 이하의 징역
④ 3년 이하의 징역 또는 1천만 원 이하의 벌금
⑤ 5년 이하의 징역 또는 5천만 원 이하의 벌금

☞ (법 제87조) 벌칙

116. 다음 위반사항 중 고소가 있어야 처벌이 가능한 것은?

① 업무방해 또는 방조행위
② 타인 면허증 위조행위
③ 허위진단서 발급행위
④ 정보 누설 행위
⑤ 변사체 신고 불이행

☞ (법 제88조) 벌칙

117. 다음 중 의료인의 정보 누설 금지의무를 위반한 때의 벌칙으로 옳은 것은?

① 5년 이하의 징역 또는 2,000만 원 이하의 벌금
② 3년 이하의 징역
③ 3년 이하의 징역 또는 3,000만 원 이하의 벌금
④ 1년 이하의 징역 또는 300만 원 이하의 벌금
⑤ 300만 원 이하의 벌금

☞ (법 제88조) 벌칙

118. 의료법에 의한 과태료 부과대상이 아닌 것은?

① 의료기관의 개설신고를 하지 아니하고 의료업을 행한 자
② 의료기관의 진료과목 표시를 위반한 자
③ 환자의 권리 등을 게시하지 아니한 자
④ 휴업 또는 폐업신고를 하지 아니하고 의료기관을 휴업 또는 폐업한 자
⑤ 신고를 하지 아니하고 진단용방사선발생장치를 설치 · 운영한 자

☞ (법 제92조) 과태료

115⑤ 116④ 117③ 118①

119. 보건복지부장관이 의료기관에 대해 필요한 보고와 관련인의 진술, 청취를 통해 사실을 확인하고자 한다. 그러나 의료기관에서 이와 같은 보고 및 검사를 거부, 방해 또는 기피하고 있다. 이 경우 의료기관을 처벌할 수 있는 범위는?

① 5년 이하의 징역 또는 2,000만 원 이하의 벌금에 처한다.
② 3년 이하의 징역 또는 1,000만 원 이하의 벌금에 처한다.
③ 300만 원 이하의 벌금에 처한다.
④ 200만 원 이하의 과태료에 처한다.
⑤ 100만 원 이하의 과태료에 처한다.

☞ (법 제92조) 과태료

120. 과태료 부과 징수권자는?

① 시 · 도지사
② 시장 · 군수 · 구청장
③ 관할 법원장
④ 국세청장
⑤ 행정자치부장관

☞ (시행령 제45조) 과태료의 부과 기준

119④ 120②

법 [일부개정 2020.12.15 법률 제17643호]
시행령 [타법개정 2019.7.2 대통령령 제29950호]
시행규칙 [타법개정 2019.9.27 보건복지부령 제672호]

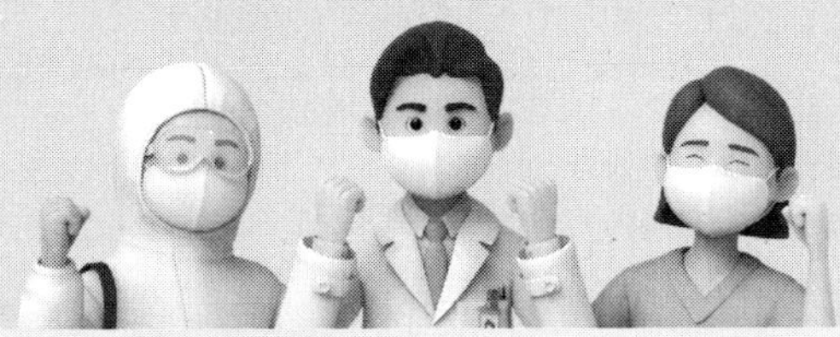

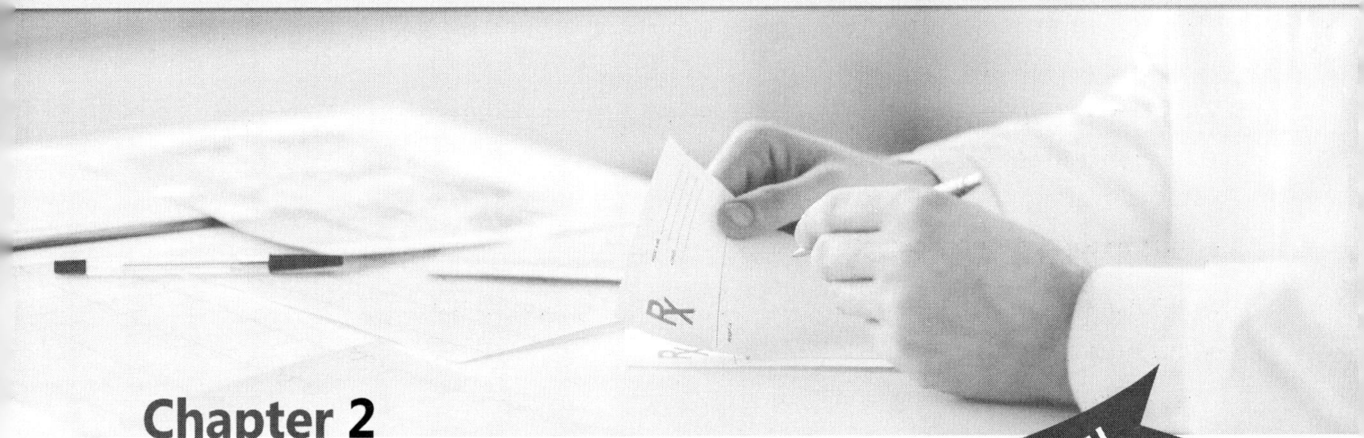

Chapter 2
의료기사 등에 관한 법률 (약칭: 의료기사법) 요점정리

1. 의료기사법의 연혁

(1) 1963.7.31 의료보조원법 제정 법률 제1380호
(2) 1973.2.16 의료기사법 법률 제2543호 1차 전면개정
(3) 1995.1.5 의료기사 등에 관한 법률 제4912호 2차 전면개정
(4) 1999.2.8 의료기사 등에 관한 법률 제5841호 5차 부분개정

⋮ ⋮ ⋮

(5) 2016.12.2 의료기사 등에 관한 법률 제14331호 15차 부분개정

* 현재 전면개정 2회, 부분개정 15회

2. 목적(법1조)

이 법은 의료기사, 보건의료정보관리사 및 안경사의 자격 · 면허 등에 관하여 필요한 사항을 정함으로써 국민의 보건 및 의료 향상에 이바지함을 목적으로 한다.

3. 용어의 정의(법1조의2)

(1) 의료기사: 의사 또는 치과의사의 지도 아래 진료나 의화학적(醫化學的) 검사에 종사하는 사람

(2) 보건의료정보관리사: 의료 및 보건지도 등에 관한 기록 및 정보의 분류 · 확인 · 유지 · 관리를 주된 업무로 하는 사람

(3) 안경사: 안경(시력보정용에 한정)의 조제 및 판매와 콘택트렌즈(시력보정용이 아닌 경우를 포함)의 판매를 주된 업무로 하는 사람

4. 의료기사의 종류 및 업무(법2조)

1) 의료기사: 임상병리사, 방사선사, 치과기공사, 치과위생사, 물리치료사, 작업치료사

2) 의료기사의 업무

(1) 임상병리사: 각종 화학적 또는 생리학적 검사

(2) 방사선사: 방사선 등의 취급 또는 검사 및 방사선 등 관련 기기의 취급 또는 관리

(3) 물리치료사: 신체의 교정 및 재활을 위한 물리요법적 치료

(4) 작업치료사: 신체적 · 정신적 기능장애를 회복시키기 위한 작업요법적 치료

(5) 치과기공사: 보철물의 제작, 수리 또는 가공

(6) 치과위생사: 치아 및 구강질환의 예방과 위생 관리 등

3) 업무 범위(영2조) 의료기사는 의사 또는 치과의사의 지도를 받아 아래의 업무를 수행

(1) 임상병리사

가. 기생충학 · 미생물학 · 법의학 · 병리학 · 생화학 · 세포병리학 · 수혈의학 · 요화학(尿化學) · 혈액학 · 혈청학 분야, 방사성동위원소를 사용한 검사물 분야 및 기초대사 · 뇌파 · 심전도 · 심폐기능 등 생리기능 분야의 화학적 · 생리학적 검사에 관한 다음의 구분에 따른 업무

1) 검사물 등의 채취 · 검사

2) 검사용 시약의 조제

3) 기계 · 기구 · 시약 등의 보관 · 관리 · 사용

4) 혈액의 채혈 · 제제 · 제조 · 조작 · 보존 · 공급

나. 그 밖의 화학적 · 생리학적 검사

(2) 방사선사

가. 방사선 등의 취급 · 검사 및 방사선 등 관련 기기의 취급 · 관리에 관한 다음의 구분에 따른 업무

1) 방사선기기와 부속 기자재의 선택 · 관리

2) 방사성동위원소를 이용한 핵의학적 검사

3) 의료영상진단기와 초음파진단기의 취급

4) 전리방사선(電離放射線, 물질을 통과할 때에 이온화를 일으키는 방사선) · 비전리방사선의

취급

나. 그 밖에 방사선 등의 취급 · 검사 및 방사선 등 관련 기기의 취급 · 관리에 관한 업무

(3) 물리치료사

가. 신체의 교정 및 재활을 위한 물리요법적 치료에 관한 다음의 구분에 따른 업무

1) 물리요법적 기능훈련 · 재활훈련
2) 기계 · 기구를 이용한 물리요법적 치료
3) 도수치료: 기구나 약물을 사용하지 않고 손으로 하는 치료
4) 도수근력(손근력) · 관절가동범위 검사
5) 마사지
6) 물리요법적 치료에 필요한 기기 · 약품의 사용 · 관리
7) 신체 교정운동
8) 온열 · 전기 · 광선 · 수(水)치료
9) 물리요법적 교육

나. 그 밖에 신체의 교정 및 재활을 위한 물리요법적 치료에 관한 업무

(4) 작업치료사

가. 신체적 · 정신적 기능장애를 회복시키기 위한 작업요법적 치료에 관한 다음의 구분에 따른 업무

1) 감각 · 지각 · 활동 훈련
2) 삼킴장애 재활치료
3) 인지 재활치료
4) 일상생활 훈련: 일상생활에서 사용하는 물체나 기구를 활용한 훈련
5) 운전 재활훈련
6) 직업 재활훈련
7) 작업수행능력 분석 · 평가
8) 작업요법적 치료에 필요한 기기의 사용 · 관리
9) 팔보조기 제작 및 팔보조기를 사용한 훈련
10) 작업요법적 교육

나. 그 밖에 신체적 · 정신적 기능장애를 회복시키기 위한 작업요법적 훈련 · 치료에 관한 업무

(5) 치과기공사

가. 치과의사의 진료에 필요한 다음의 구분에 따른 치과기공물을 전산설계(CAD/CAM), 삼차원(3D)프린터 또는 주조기 등을 이용해 디자인, 제작, 수리 또는 가공하는 업무

1) 교정장치 · 충전물(充填物) · 작업 모형
2) 보철물
3) 임플란트 맞춤 지대주(支臺柱, 인공치관과 인공치근을 연결하는 구조물) · 상부구조

나. 그 밖에 치과의사의 진료에 필요한 치과기공물의 디자인, 제작, 수리 또는 가공에 관한 업무

(6) 치과위생사

가. 치아 및 구강질환의 예방과 위생 관리 등에 관한 다음의 구분에 따른 업무

1) 교정용 호선(弧線: 둥근 형태의 교정용 줄)의 장착 · 제거
2) 불소 바르기
3) 보건기관 또는 의료기관에서 수행하는 구내 진단용 방사선 촬영

4) 임시 충전
5) 임시 부착물의 장착
6) 부착물의 제거
7) 치석 등 침착물(沈着物)의 제거
8) 치아 본뜨기

나. 그 밖에 치아 및 구강질환의 예방과 위생 관리 등에 관한 업무

(7) 보건의료정보관리사

가. 의료기관에서의 의료 및 보건지도 등에 관한 기록 및 정보의 분류 · 확인 · 유지 · 관리에 관한 다음의 구분에 따른 업무
1) 보건의료정보의 분석
2) 보건의료정보의 전사(轉寫)
3) 암 등록
4) 진료통계 관리
5) 질병 · 사인(死因) · 의료행위의 분류

나. 그 밖에 의료기관에서의 의료 및 보건지도 등에 관한 기록 및 정보의 분류 · 확인 · 유지 · 관리에 관한 업무

(8) 안경사

가. 안경(시력보정용에 한정한다. 이하 같다)의 조제(調製) 및 판매와 콘택트렌즈(시력보정용이 아닌 경우를 포함한다. 이하 같다)의 판매에 관한 다음의 구분에 따른 업무
1) 안경의 조제 및 판매. 다만, 6세 이하의 아동을 위한 안경은 의사의 처방에 따라 조제 · 판매해야 한다.
2) 콘택트렌즈의 판매. 다만, 6세 이하의 아동을 위한 콘택트렌즈는 의사의 처방에 따라 판매해야 한다.
3) 안경 · 콘택트렌즈의 도수를 조정하기 위한 목적으로 수행하는 자각적(주관적) 굴절검사로서 약제를 사용하지 않는 검사
4) 안경 · 콘택트렌즈의 도수를 조정하기 위한 목적으로 수행하는 타각적(객관적) 굴절검사로서 약제를 사용하지 않는 검사 중 자동굴절검사기기를 이용한 검사

나. 그 밖에 안경의 조제 및 판매와 콘택트렌즈의 판매에 관한 업무

5. 국가시험과 면허(법4~8조)

1) 국가시험 응시자격(법4조)

(1) 「고등교육법」 제2조에 따른 대학 · 산업대학 · 전문대학에서 취득하려는 면허에 상응하는 보건의료에 관한 학문을 전공하고 졸업한 사람. 다만 보건의료정보관리사의 경우 「고등교육법」 제11조의2에 따른 인정기관(이하 "인정기관"이라 한다)의 보건의료정보관리사 교육과정 인증을 받은 대학 등에서 보건의료정보 관련 학문을 전공하고 보건복지부령으로 정하는 교과목을 이수하여 졸업한 사람이어야 한다.

① 보건의료정보관리사 국가시험 응시 요건(시행규칙 7조): 의무기록 관련 교과목 및 학점을 모두 이수(건강보험이론 및 실무 외 17개 교과목)

(2) 보건복지부장관이 인정하는 외국에서 면허에 상응하는 전공하는 학교와 동등 이상의 교육과정을 이수하고 외국의 해당 의료기사 등의 면허를 받은 자

(3) 다음 각 호의 구분에 따른 사람으로서 6개월 이내에 졸업할 것으로 예정된 사람은 제1항제1호에 해당하는 사람으로 본다. 다만, 그 졸업예정시기에 졸업하여야 면허를 받을 수 있다.

① 의료기사 · 안경사: 대학등에서 취득하려는 면허에 상응하는 보건의료에 관한 학문을 전공한 사람

② 보건의료정보관리사: 인정기관의 보건의료정보관리사 교육과정 인증을 받은 대학등에서 보건의료정보 관련 학문을 전공하고 보건복지부령으로 정하는 교과목을 이수한 사람

(4) 다음에 해당하는 경우는 보건의료정보관리사 국가시험 응시자격을 갖춘 것으로 본다.

① 입학 당시 인정기관의 인증을 받은 대학등에 입학한 사람으로서 그 대학등에서 보건의료정보 관련 학문을 전공하고 보건복지부령으로 정하는 교과목을 이수하여 졸업하였으나 졸업 당시 해당 대학등이 인정기관의 인증을 받지 못한 경우

② 대학등이 인정기관의 인증을 처음 신청한 날부터 그 인증신청의 결과가 나오기 전까지의 기간 동안 해당 대학등에 입학한 사람이 그 대학등에서 보건의료정보 관련 학문을 전공하고 보건복지부령으로 정하는 교과목을 이수하여 졸업한 경우

2) 결격사유(법5조)

(1) 「정신건강증진 및 정신질환자 복지서비스 지원에 관한 법률」에 따른 정신질환자. 다만, 전문의가 의료기사 등으로서 적합하다고 인정하는 사람은 그러하지 아니하다.

(2) 마약류 중독자(마약 대마 향정신성 의약품 중독자)

(3) 피성년후견인, 피한정후견인

(4) 형법 또는 보건 · 의료관계법령에 위반하여 금고이상의 실형의 선고를 받고 그 집행이 종료되지 아니하거나 면제되지 아니한 자

* 피성년후견인: 질병, 장애, 노령, 그 밖의 사유로 인한 정신적 제약으로 사무를 처리할 능력이 지속적으로 결여되어 가정법원이 성년후견개시의 심판을 받은 자

* 피한정후견인: 질병, 장애, 노령, 그 밖의 사유로 인한 정신적 제약으로 사무를 처리할 능력이 부족하여 본인, 배우자, 4촌 이내의 친족, 미성년후견인, 미성년후견감독인, 성년후견인, 성년후견감독인, 특정후견인, 특정후견감독인, 검사 또는 지방자치단체의 장의 청구에 의하여 가정법원으로부터 한정후견개시의 심판을 받은 자

3) 국가시험(법6조)

(1) 시행: 매년 1회 이상(보건복지부장관)

(2) 위임: 시험관리 능력이 인정되는 「한국보건의료인국가시험원법」에 따른 한국보건의료인국가시험원

(3) 사전승인: 한국보건의료인국가시험원장은 시험일자, 시험과목, 장소, 응시원서 제출기간, 그 밖에 시험 실시에 필요한 사항 → 보건복지부장관에게 승인 → 시험실시 90일 전에 공고(단, 장소: 30일 전 공고)

(4) 국가시험: 필기시험과 실기시험 구분

(5) 시험과목: 별표 1

(6) 합격자 결정: 필기시험은 매 과목 40% 이상 전과목 총점 60% 이상, 실기시험은 만점의 60% 이상

(7) 시험과목, 실기시험범위, 합격자 결정 기타 필요한 사항은 보건복지부령으로 정한다.

(8) 의료기사 등 국가시험의 출제방법, 과목별 배점비율 기타 시험의 시행에 관하여 필요한 사항은 국가시험관리기관의 장이 정한다.

4) 응시자격의 제한 등(법7조)

(1) 의료기사 등의 결격사유 해당자

(2) 부정한 방법 응시자 또는 시험 중 부정한 행위자는 수험정지하거나 합격무효

(3) 국가시험 응시제한의 기준(3회 범위 내 제한)

① 1회 응시제한

㉠ 시험 중에 대화, 손동작 또는 소리 등으로 서로 의사소통을 하는 행위

㉡ 허용되지 아니한 자료를 가지고 있거나 이용하는 행위

② 2회 응시제한

㉠ 시험 중에 다른 응시한 사람의 답안지(실기작품의 제작방법을 포함한다. 이하 같다) 또는 문제지를 엿보고 자신의 답안지를 작성하는 행위

㉡ 시험 중에 다른 응시한 사람을 위하여 답안 등을 알려주거나 엿보게 하는 행위

㉢ 다른 사람으로부터 도움을 받아 답안지를 작성하거나 다른 응시한 사람의 답안지 작성에 도움을 주는 행위

㉣ 답안지를 다른 응시한 사람과 교환하는 행위

㉤ 시험 중에 허용되지 아니한 전자장비, 통신기기, 전자계산기기 등을 사용하여 답안을 전송하거나 작성하는 행위

㉥ 시험 중에 시험문제 내용과 관련된 물건(시험 관련 교재 및 요약자료를 포함한다)을 주고받는 행위

③ 3회 응시제한

㉠ 대리시험을 치르거나 치르게 하는 행위

㉡ 사전에 시험문제 또는 답안을 타인에게 알려주거나 알고 시험을 치른 행위

5) 면허의 등록 등(법8조)

(1) 면허증 교부신청: 보건복지부장관

① 졸업증명서 및 이수증명서

② 의사의 진단서

③ 사진 1매(상반신 반명함판)

(2) 면허증 교부: 면허증의 교부를 신청한 날로부터 14일 이내 교부

(3) 면허증의 재교부 신청: 의료기사 등이 면허증을 분실 또는 훼손, 기재사항의 변경이 있을 때 보건복지부장관에게 제출(면허증갈음증서: 접수증)

(4) 면허증의 회수: 면허취소 또는 면허자격의 정지 처분–시 · 도지사를 거쳐 보건복지부장관에게 제출

(5) 면허증의 등록, 면허증에 관하여 필요한 사항은 보건복지부령으로 정한다.

6. 의료기사 등의 의무(법9~11조)

1) 무면허자의 업무금지

(1) 의료기사등이 아니면 의료기사등의 업무를 하지 못한다. 다만, 대학등에서 취득하려는 면허에 상응하는 교육과정을 이수하기 위하여 실습 중에 있는 사람의 실습에 필요한 경우에는 그러하지 아니하다.

* 위반행위 시: 3년 이하 3천만 원 이하 벌금

(2) 명칭 사용 독점권
* 위반행위 시: 500만 원 이하의 벌금

(3) 면허증은 타인에게 대여하지 못한다.

(4) 누구든지 면허를 대여받아서는 아니 되며 면허대여를 알선하여서도 아니 된다.

2) 의무(법10~11조)

(1) 비밀누설 금지: 친고죄 성립(고소가 없으면 기소되지 않는 범죄)
* 위반행위 시: 3년 이하 3천만 원 이하 벌금

(2) 실태 등의 신고(법11조)
① 의료기사 등은 대통령령으로 정하는 바에 따라 최초로 면허를 받은 후부터 3년마다 그 실태와 취업상황을 보건복지부장관에게 신고
② 보건복지부장관은 보수교육을 받지 아니한 의료기사 등에 대하여 제1항에 따른 신고를 반려할 수 있다.

(3) 신고시스템의 구축 · 운영
① 구축 · 운영: 보건복지부장관(국가시험관리기관의 장 위임)
② 전자정보처리시스템 처리 업무
㉠ 의료기사등의 실태와 취업상황에 관한 신고 접수 및 신고 자료의 확인 · 관리
㉡ 의료기사등의 실태와 취업상황에 대한 각종 통계의 생산 · 분석 및 제공
③ 보수교육의 이수 여부 확인 및 이수 자료 관리
④ 그 밖에 의료기사등의 실태와 취업상황의 신고와 관련된 업무로서 보건복지부장관이 특별히 필요하다고 인정하는 업무

(4) 보수교육 의무(법20조)
① 보수교육의무자: 보건기관 · 의료기관 · 치과기공소 · 안경업소 등에서 종사하는 의료기사 등
② 교육의 실시: 보건복지부장관은 보수교육 업무를 위탁받은 기관으로 하여금 실시
③ 보수교육시간: 연간 8시간 이상
④ 1년 이상 의료기사 등의 업무에 종사하지 아니하다가 다시 그 업무에 종사하려는 사람의 경우 그 종사하려는 연도의 교육시간에 관하여는 다음의 구분에 따른다.
㉠ 1년 이상 2년 미만 그 업무에 종사하지 아니한 사람: 12시간 이상
㉡ 2년 이상 3년 미만 그 업무에 종사하지 아니한 사람: 16시간 이상
㉢ 3년 이상 그 업무에 종사하지 아니한 사람: 20시간 이상
⑤ 보수교육의 방법: 대면 교육 또는 정보통신망을 활용한 온라인 교육
⑥ 보수교육의 내용
㉠ 직업윤리에 관한 사항
㉡ 업무 전문성 향상 및 업무 개선에 관한 사항
㉢ 의료 관계 법령의 준수에 관한 사항
㉣ 그 밖에 유사한 사항으로서 보건복지부장관이 보수교육에 필요하다고 인정하는 사항
⑦ 보건복지부장관은 교육시간의 인정과 관련하여 그 인정기준, 운영기준 및 평가기준 등에 관한 사항을 정하여 고시
⑧ 교육의 면제자
㉠ 신고일 기준 1년 내에 보건기관 · 의료기관 · 치과기공소 또는 안경업소 등에서 그 업무에

종사한 기간이 6개월 미만인 사람
ⓛ 군 복무 중인 사람(군에서 해당 업무에 종사하는 의료기사 등은 제외)
ⓒ 각 의료기사등의 해당 전공 관련 대학원 및 의학전문대학원 · 치의학전문대학원의 재학생
ⓔ 면허증을 발급받은 신규 면허 취득자
ⓜ 그 밖에 보건복지부장관이 보수교육에 상응한다고 인정하는 교육을 받은 사람 등 보건복지부장관이 보수교육을 받을 필요가 없다고 인정하는 사람

⑨ 보건복지부장관은 본인의 질병이나 그 밖의 불가피한 사유로 보수교육을 받기가 곤란하다고 인정하는 사람에 대해서는 해당 연도의 보수교육을 유예할 수 있다. 이 경우 보수교육이 유예된 사람은 유예사유가 해소(解消)된 후 유예된 보수교육을 받아야 한다. → 유예사유 서류 보수교육실시기관의 장에게 제출
⑩ 보건복지부장관은 보수교육실시기관의 보수교육 내용과 그 운영에 대해 평가할 수 있다.
⑪ 보수교육 위탁 기관(보건복지부장관이 교육능력을 갖춘 기관에 위탁)
㉠ 고등교육법에 의한 학교로서 해당 의료기사 등의 면허에 관련된 학과가 개설된 전문대학 이상의 학교
ⓛ 협회
ⓒ 해당 의료기사 등의 업무와 관련된 연구기관
⑫ 보수교육 계획서 및 실적보고서 제출 등
㉠ 보수교육실시기관의 장은 매년 12월 31일까지 다음 연도 보수교육 계획서에 다음 각 호의 서류를 첨부하여 보건복지부장관에게 제출
㉮ 피교육자 경비부담액 산출근거
㉯ 과목별 보수교육 인정기준
ⓛ 보수교육실시기관의 장은 매년 3월 31일까지 전년도 보수교육 실적보고서를 보건복지부장관에게 제출
ⓒ 보수교육실시기관의 장은 보수교육을 받은 사람에게 보수교육 이수증을 발급
⑬ 보수교육의 교과과정, 실시방법, 그 밖에 보수교육의 실시에 필요한 사항은 평가 결과를 반영하여 보수교육실시기관의 장이 정한다.
⑭ 서류보존: 3년간(보수교육자, 면제자, 기타)

7. 협회(법16조)

(1) 전국적 조직 중앙회 설립(의료기사 · 보건의료정보관리사 · 안경사)

(2) 중앙회는 법인(비영리 사단법인)

(3) 이 법 규정 이외에 민법 중 사단법인 규정 준용

(4) 중앙회는 대통령령에 따라 특별시 · 광역시 · 도 및 특별자치도에 지부 설치, 시 · 군 · 구(자치구를 말한다)에 분회를 설치. 다만, 그 외의 지부나 외국에 지부를 설치하려면 보건복지부장관의 승인을 받아야 한다.

(5) 중앙회가 지부, 분회 설치한 때는 그 지부나 분회의 책임자는 지체 없이 특별시장 · 광역시장 · 도지사 · 특별자치도지사 또는 시장 · 군수 · 구청장에게 신고하여야 한다.

(6) 각 중앙회는 제22조의2에 따른 자격정지 처분 요구에 관한 사항을 심의 · 의결하기 위하여 윤리위원회를 둔다.

(7) 제6항에 따른 윤리위원회의 구성, 운영 등에 필요한 사항은 대통령령으로 정한다.

8. 행정처분(법25조)

1) **대인처분:** 행정처분을 하려고 하는 대상이 사람일 경우(면허취소, 자격정지)

2) **대물처분:** 행정처분을 하려고 하는 대상이 건물일 경우(개설 등록의 취소 영업정지, 업무정지)

3) **행정처분:** 행정처분의 세부적 기준은 보건복지부령으로 정한다.

4) 면허의 취소 등(법21조)

(1) 취소권자: 보건복지부장관

(2) 면허취소의 사유

① 결격사유에 해당될 때(법5조 해당: 면허취소)

② 자격정지처분기간 동안 업무를 하거나 3회 이상 자격정지 처분을 받은 때

③ 면허를 대여했을 때

④ 치과의사가 발행하는 치과기공물제작의뢰서에 따르지 아니하고 치과기공물제작등 업무를 한 때

(3) 면허 재교부(보건복지부장관)–취소의 원인사유가 소멸된 때

(4) 면허증의 재발급 사유

① 취소의 원인이 된 사유가 소멸되었을 때 재발급

㉠ 「정신건강증진 및 정신질환자 복지서비스 지원에 관한 법률」에 따른 정신질환자

㉡ 마약 · 대마 또는 향정신성의약품 중독자

㉢ 피성년후견인, 피한정후견인

② 1년이 지난 사람으로서 뉘우치는 빛이 뚜렷할 때 재발급

㉠ 보건관계법규를 위반하여 금고 이상의 실형을 선고받고 그 집행이 끝나거나 면제된 사람

㉡ 타인에게 의료기사등의 면허증을 빌려 준 경우

㉢ 면허자격정지기간에 의료기사등의 업무를 하거나 3회 이상 면허자격정지처분을 받은 경우

③ 면허가 취소된 후 6개월이 지난 사람으로서 뉘우치는 빛이 뚜렷할 때 재발급

㉠ 치과의사가 발행하는 치과기공물제작의뢰서에 따르지 아니하고 치과기공물제작등 업무를 한 때

5) 자격의 정지(법22조)

(1) 정지권자: 보건복지부장관

(2) 자격정지기간: 6개월 이내

(3) 자격정지의 사유

① 품위를 현저히 손상시키는 행위를 한 때

② 치과기공소 또는 안경업소의 개설자가 될 수 없는 사람에게 고용되어 치과기공사 또는 안경사의 업무를 한 경우

③ 치과진료를 행하는 의료기관 또는 등록한 치과기공소가 아닌 곳에서 치과기공사의 업무를 행한 때

④ 개설등록을 하지 아니하고 치과기공소를 개설 · 운영한 때

⑤ 치과기공물제작의뢰서를 보존하지 아니한 때
⑥ 치과기공물제작등 업무를 의뢰한 치과의사는 실제 기공물 제작 등이 치과기공물제작의뢰서에 따라 적합하게 이루어지고 있는지 여부를 확인할 수 있으며 해당 치과기공소 개설자가 이 규정을 위반한 때
⑦ 기타 이 법에 의한 명령에 위반한 때

(4) 품위손상 행위 범위(영13조)
① 의료기사등의 업무 범위를 벗어나는 행위
② 의사, 치과의사 지도에 의하지 않고 단독업무 행위(보건의료정보관리사와 안경사 제외)
③ 학문적으로 인정되지 아니하거나 윤리적으로 허용되지 아니하는 방법으로 업무를 하는 행위
④ 검사결과를 사실과 다르게 판시하는 행위

(5) 자격정지처분은 그 사유가 발생한 날부터 5년이 지나면 하지 못한다(시효기간 5년).

6) 시정명령(법23조)

(1) 명령권자: 특별자치도지사 · 시장 · 군수 · 구청장

(2) 시정명령 사유
① 치과기공업소 또는 안경업소의 개설자가 인력 · 시설 · 장비 등 규정대로 갖추지 않았을 때
② 치과기공업소 또는 안경업소의 개설자가 휴업 · 폐업 · 재개업 · 등록사항 변경신고 불이행 시
③ 안경사가 콘택트렌즈의 사용방법과 부작용에 관한 정보를 제공하지 아니한 경우

7) 개설 등록의 취소 등(법24조)

(1) 개설등록 취소권자: 특별자치도지사 · 시장 · 군수 · 구청장

(2) 영업정지(6개월)하거나 개설등록 취소 내용
① 치과기공사 또는 안경사가 2개소 이상의 치과기공소 또는 안경업소를 개설한 때
② 치과기공소 또는 안경업소가 거짓광고 또는 과대광고를 한 경우
③ 안경사의 면허가 없는 사람으로 하여금 안경의 조제 및 판매와 콘택트렌즈의 판매를 하게 한 경우
④ 영업정지처분을 받은 치과기공소 또는 안경업소의 개설자가 영업정지기간에 영업을 한 경우
⑤ 치과기공사가 아닌 자로 하여금 치과기공사의 업무를 하게 한 때
⑥ 이 법에 의한 시정 명령을 이행하지 아니한 때

(3) 개설등록 취소처분을 받은 자는 6개월 이내에 치과기공소 또는 안경업소 개설불가

(4) 치과기공소 또는 안경업소의 개설자가 면허자격정지처분을 받은 때는 영업을 하지 못한다.

(5) 면허증 회수: 면허취소 · 자격정지처분 시 시장 · 군수 · 구청장은 시 · 도지사를 거쳐 보건복지부장관에게 제출

9. 청문(법26조)

행정처분에 앞서 처분 상대방 또는 그 대리인에게 의견 진술기회를 부여하는 제도

(1) 청문실시권자: 보건복지부장관 또는 시장 · 군수 · 구청장

(2) 행정처분내용: 면허취소, 개설등록취소

10. 권한의 위임 또는 위탁(법28조)

(1) 보건복지부장관의 권한의 일부를 소속 기관의 장, 특별시장 · 광역시장 · 특별자치시장 · 도지사 · 특별자치도지사, 시장 · 군수 · 구청장 또는 보건소장에게 위임할 수 있음

(2) 보건복지부장관은 의료기사등의 실태 등의 신고 수리, 의료기사등에 대한 교육 등 업무의 일부를 대통령령으로 정하는 바에 따라 관계 전문기관 또는 단체 등에 위탁할 수 있음

① 보건복지부장관은 의료기사등의 실태 등의 신고 수리업무를 의료기사등의 면허 종류별로 설립된 단체(이하 "협회")에 위탁 → 결과 보건복지부장관에게 보고

② 보건복지부장관은 의료기사등에 대한 보수교육을 다음 각 호의 어느 하나에 해당하는 기관 중 교육 능력을 갖춘 것으로 인정되는 기관에 위탁

㉠ 「고등교육법」에 따른 학교로서 해당 의료기사등의 면허에 관련된 학과가 개설된 전문대학 이상의 학교

㉡ 협회

㉢ 해당 의료기사등의 업무와 관련된 연구기관

11. 벌칙(법30~31조)

1) 3년 이하 징역 또는 3천만 원 이하 벌금(법30조)

(1) 무면허업무행위 금지위반

(2) 면허증 대여한 경우

(3) 비밀누설 금지 위반(고소시 공소 제기)

(4) 치과기공사의 면허 없이 치과기공소를 개설한 자. 다만, 개설등록을 한 치과의사는 제외한다.

(5) 치과의사가 발행한 치과기공물제작의뢰서에 따르지 아니하고 치과기공물제작등 업무를 행한 자

(6) 안경사가 아닌 자가 안경업소를 개설한 경우

2) 500만 원 이하 벌금(법31조)

(1) 의료기사등의 면허 없이 의료기사등의 명칭 또는 이와 유사한 명칭을 사용한 자

(2) 치과기공소 개설자가 2개소 이상의 치과기공소를 개설한 자

(3) 안경업소개설자가 2개소 이상의 안경업소를 개설한 자

(4) 개설 등록을 하지 아니하고 치과기공소 또는 안경업소를 개설한 자

(5) 안경 및 콘택트렌즈를 전자상거래 및 통신판매의 방법으로 판매한 자

(6) 안경 및 콘택트렌즈를 안경업소 외의 장소에서 판매한 안경사

(7) 영리를 목적으로 특정 치과기공소 · 안경업소 또는 치과기공사 · 안경사에게 고객을 알선 · 소개 또는 유인한 자

3) 양벌규정(법32조)

법인의 대표자, 법인 또는 개인의 대리인 · 사용인 기타의 종업원이 그 법인 또는 개인의 업무에 관하

여 위반 행위 시 행위자를 벌하는 외에 그 법인 또는 개인에 대하여도 각 해당 조의 벌금형을 과하는 규정. 다만, 법인 또는 개인이 그 위반행위를 방지하기 위하여 해당 업무에 관하여 상당한 주의와 감독을 게을리하지 아니한 경우에는 그러하지 아니하다.

4) 100만 원 이하 과태료(법33조)

(1) 치과기공소 또는 안경업소의 폐업 · 등록사항 변경신고를 위반한 경우 → 40만 원 이하

(2) 치과기공소 또는 안경업소의 업무보고검사를 거부 · 기피 · 방해한 경우 → 100만 원 이하

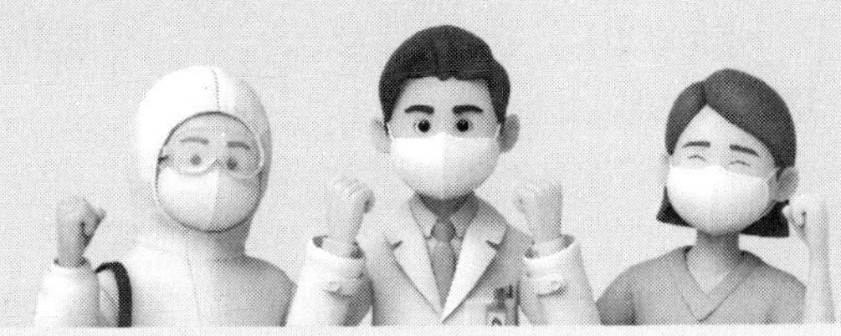

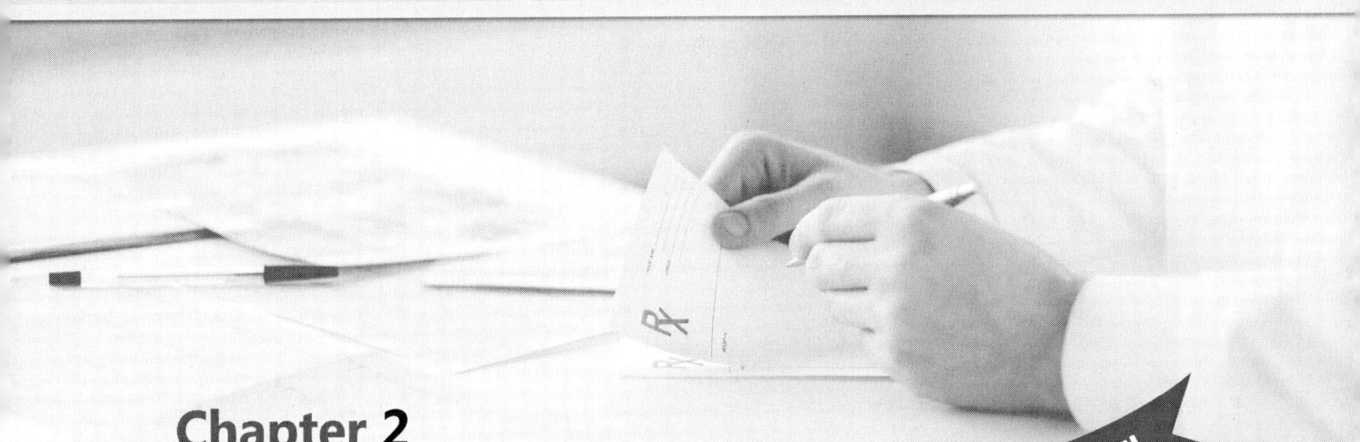

Chapter 2
의료기사 등에 관한 법률 (약칭: 의료기사법) 예상문제

1. 의료기사 등에 관한 법률의 목적을 옳게 설명한 것은?

① 의료행위 범위를 규정하여 국민의 건강 향상에 이바지
② 의료기관 범위를 규정하여 국민의 건강 향상에 이바지
③ 의료업을 행할 때 의료의 적정을 기하기 위함
④ 의료업을 함으로써 국민의 건강을 보호 증진
⑤ 자격, 면허 등에 관하여 필요한 사항을 규정하여 국민의 보건 및 의료 향상에 이바지

☞ (법 제1조) 목적

2. 「의료기사 등에 관한 법률」상 명시된 목적 중 (　　)에 해당하는 것은?

> 이 법은 의료기사, 보건의료정보관리사 및 안경사의 자격·면허 등에 관하여 필요한 사항을 정함으로써 (　　)에 이바지 함을 목적으로 한다.

① 국민건강의 향상과 증진　　② 국민건강의 증진 및 유지
③ 국민의 보건 및 의료 향상　　④ 국민의 건강을 보호 및 증진
⑤ 국민보건 향상과 사회보장 증진

☞ (법 제1조) 목적

1⑤　2③

3. 다음 중 의료기사가 지도를 받지 않아도 되는 자는?

① 의사 ② 외과전문의
③ 치과의사 ④ 한의사
⑤ 치과전문의

☞ (법 제1조의2) 정의

4. '의사 또는 치과의사의 지도를 받아서 의료기사업무를 수행한다'는 다음의 어느 것에 해당하는가?

① 의료기사의 업무범위 ② 의료기사의 업무한계
③ 의료기사의 업무영역 ④ 의료기사의 업무내용
⑤ 의료기사의 업무분야

☞ (영 제2조) 의료기사, 보건의료정보관리사 및 안경사의 업무 범위 등

5. "의료기사"란 의사 또는 치과의사의 지도 아래 (　　　) 업무에 종사하는 사람을 말한다. (　　　) 안에 들어갈 적당한 말은?

① 조제 및 판매 ② 기록 업무
③ 진료 또는 의화학적 검사 ④ 의학적 검사
⑤ 실험 및 검사 업무

☞ (법 제1조의2) 정의

6. 다음 중 의료기사에 속하지 않는 것은?

① 치과위생사 ② 물리치료사
③ 방사선사 ④ 간호조무사
⑤ 임상병리사

☞ (법 제2조) 의료기사의 종류 및 업무

7. 「의료기사 등에 관한 법률」상 보건의료정보관리사의 업무 범위가 아닌 것은?

① 암 등록 ② 의료기관 재무 회계
③ 보건의료정보의 분석 ④ 보건의료정보의 전사
⑤ 질병 · 사인 · 의료행위의 분류

☞ (법 제3조) 업무 범위와 한계

3④ 4② 5③ 6④ 7②

8. 의료기사 등의 업무범위는 어디에서 정하는가?

① 대통령령 ② 보건복지부령
③ 법률 ④ 지방자치단체 조례
⑤ 지방자치단체 규칙

☞ (법 제3조)
업무 범위와 한계
(영 제2조)
의료기사, 보건의료정보관리사 및 안경사의 업무 범위 등

9. 의료기사 등의 업무범위가 잘못 연결된 것은?

① 임상병리사 – 혈액의 채혈, 제제, 제조, 조작, 보존
② 방사선사 – 전리 및 비전리방사선의 취급
③ 치과위생사 – 치아우식증의 예방을 위한 불소도포
④ 안경사 – 콘택트렌즈의 조제
⑤ 작업치료사 – 장애 있는 신체부분을 습관적으로 계속 동작시키는 치료훈련

☞ (영 제2조)
의료기사, 보건의료정보관리사 및 안경사의 업무 범위 등

10. 의무(醫務)에 관한 기록이 주된 업무인 자는 누구인가?

① 작업치료사 ② 치과위생사
③ 치과기공사 ④ 보건의료정보관리사
⑤ 위생사

☞ (영 제2조)
의료기사, 보건의료정보관리사 및 안경사의 업무 범위 등

11. 치아 및 구강질환의 예방과 위생에 관한 업무에 종사하는 의료기사는?

① 치과기공사 ② 치과위생사
③ 작업치료사 ④ 임상병리사
⑤ 방사선사

☞ (영 제2조)
의료기사, 보건의료정보관리사 및 안경사의 업무 범위 등

12. 신체부분의 기능장애를 원활히 회복시키기 위해서 그 장애 있는 신체부분을 습관적으로 계속 동작시켜 지정된 물체를 공작하거나 완성된 기구를 사용할 수 있도록 훈련시키는 업무에 종사하는 의료기사는?

① 물리치료사 ② 방사선사
③ 임상병리사 ④ 작업치료사
⑤ 치과위생사

☞ (영 제2조)
의료기사, 보건의료정보관리사 및 안경사의 업무 범위 등

8① 9④ 10④ 11② 12④

13. 안경사 A씨는 최근에 안경사로서 취업을 하고자 하고 있다. A씨가 할 수 있는 안경사 업무에 관한 설명으로 옳은 것은?

① 콘택트렌즈 조제를 할 수 있다.

② 안경사가 아니더라도 시력보정용 안경을 판매할 수 있다.

③ 6세 이하의 아동의 시력검사는 자동굴절검사기기를 이용해야 한다.

④ 자동굴절검사기기를 사용하지 아니하는 타각적 굴절검사는 할 수 없다.

⑤ 안과에서 근무하는 경우 안과의사의 지도하에 의화학적 검사에 종사한다.

☞ (영 제2조) 의료기사, 보건의료정보관리사 및 안경사의 업무 범위 등

14. 다음 중 의료기사 국가시험을 볼 수 있는 자격이 있는 사람은?

① 취득하고자 하는 면허에 상응하는 보건의료에 관한 학문을 전공하는 전문대학 이상의 학교를 졸업한 자

② 전문대학 이상의 교육과정을 이수한 자로서 보건복지부장관이 지정하는 보건 또는 의료기관에서 취득하고자 하는 면허에 상응하는 보건의료 업무를 1년 이상 수습한 자

③ 고등학교 이상의 학교를 졸업한 자 또는 이와 동등 이상의 자격이 있다고 교육부장관과 보건복지부장관이 인정한 자

④ 외국의 해당 의료기사의 면허를 받은 자

⑤ 고등학교 이상의 학교를 졸업한 자 또는 이와 동등 이상의 자격이 있다고 교육부장관이 인정하는 자로서 보건복지부장관이 지정하는 보건 또는 의료기관에서 취득하고자 하는 면허에 상응하는 보건의료업무를 3년 이상 수습한 자

☞ (법 제4조) 의료기사 등 면허

15. 의료기사 등이 될 수 있는 자는?

① 의치학 대학의 예과 졸업자

② 보건전문대학 졸업자

③ 고등학교 졸업 이상으로 해당관련 분야에서 3년 이상 수습한 자

④ 4년제 대학 졸업 후 해당관련 분야에서 3년 이상 수습한 자

⑤ 면허에 상응하는 보건의료에 관한 학문을 전공하는 전문대학 이상의 학교를 졸업한 자

☞ (법 제4조) 의료기사 등 면허

16. 의료기사의 결격사유가 아닌 것은?

① 정신질환자　　② 피한정후견인

③ 마약중독자　　④ 피성년후견인

⑤ 파산선고자

☞ (법 제5조) 결격사유

13④ 14① 15⑤ 16⑤

17. 의료기사의 국가시험은 누가 실시하는가?

① 도지사 ② 특별시장
③ 교육부장관 ④ 보건복지부장관
⑤ 국립보건원장

☞ (법 제6조)
국가시험

18. 의료기사 등의 국가시험을 관리하는 자는?

① 국립보건원에서만 관리한다.
② 한국보건의료인국가시험원이 담당한다.
③ 정부가 국가시험관리 전문기관을 신설 · 운영한다.
④ 교육과학기술부장관이 전담 실시한다.
⑤ 총무처장관이 전담 실시한다.

☞ (법 제6조)
국가시험

19. 「의료기사 등에 관한 법률」상 의료기사등의 국가시험에 관한 설명으로 옳은 것은?

① 시험공고는 실시 60일 전까지 한다.
② 의료기사등의 단체장이 매년 1회 실시한다.
③ 필기시험은 매 과목 40% 이상 득점자를 합격자로 한다.
④ 국가시험관리기관의 장이 시험과목별로 시험위원을 위촉한다.
⑤ 국가시험 응시자는 응시원서를 보건복지부장관에게 제출 하여야 한다.

☞ (영 제4조)
국가시험의 시행과 공고

20. 의료기사 등의 국가시험 시행에 따른 시험일시, 시험장소 등의 공고는 누가 하는가?

① 교육부장관 ② 질병관리청장
③ 보건복지부장관 ④ 의료기사 연합회 중앙회장
⑤ 한국보건의료인국가시험원장

☞ (영 제4조)
국가시험의 시행과 공고

21. 의료기사 국가시험에 응시하고자 할 때 응시원서는 누구에게 제출해야 되는가?

① 대통령 ② 도지사, 특별시장, 광역시장
③ 보건복지부장관 ④ 국립의료원장
⑤ 한국보건의료인국가시험원장

☞ (영 제6조)
국가시험의 응시

17④ 18② 19④ 20⑤ 21⑤

22. 「의료기사 등에 관한 법률」상 국가시험의 출제방법, 과목별 배점 비율을 정하는 주체는?

① 교육부장관
② 해당 중앙회장
③ 질병관리청장
④ 중앙인사위원장
⑤ 국가시험관리기관의 장

☞ (법 제6조) 국가시험

23. 의료기사 국가시험의 필기시험 합격자 결정은?

① 각 과목 만점의 40% 이상, 전 과목 총점의 60% 이상 득점한 자
② 각 과목 만점의 60% 이상, 전 과목 총점의 40% 이상 득점한 자
③ 각 과목 만점의 60% 이상, 전 과목 총점의 60% 이상 득점한 자
④ 각 과목 만점의 40% 이상, 전 과목 총점의 40% 이상 득점한 자
⑤ 각 과목 만점의 50% 이상, 전 과목 총점의 50% 이상 득점한 자

☞ (규칙 제9조) 합격자 결정 등

24. 「의료기사 등에 관한 법률」상 의료기사등의 국가시험에 관한 설명으로 옳은 것은?

① 시험공고는 실시 60일 전까지 한다.
② 의료기사등의 단체장이 매년 1회 실시한다.
③ 필기시험은 매 과목 40% 이상 득점자를 합격자로 한다.
④ 국가시험관리기관의 장이 시험과목별로 시험위원을 위촉한다.
⑤ 국가시험 응시자는 응시원서를 보건복지부장관에게 제출하여야 한다.

☞ (영 제4조) 국가시험의 시행과 공고

25. 다음 중 의료기사 국가시험 응시자격을 제한할 수 없는 경우는?

① 부정한 방법으로 국가시험에 응시한 자
② 의료기사 국가시험에 관하여 부정행위를 한 자
③ 보건전문대학을 졸업하고 졸업장을 분실한 자
④ 부정행위에 의해서 수험이 정지되거나 합격이 무효로 된 자
⑤ 결격사유에 해당하는 자

☞ (법 제7조) 응시자격의 제한 등

22⑤ 23① 24④ 25③

26. 의료기사 등의 국가시험 응시제한에 대한 설명 중 옳지 않은 것은?

① 의료기사 등의 결격사유에 해당하는 자는 근본적으로 응시할 수 없다.

② 부정한 방법으로 국가시험에 응시한 자는 그 시험을 정지시키거나 합격을 무효로 한다.

③ 국가시험에 관하여 부정행위를 한 자에 대하여는 그 시험을 정지시키거나 합격을 무효로 한다.

④ 국가시험에 부정행위를 한 자는 그 후 4년에 한하여 응시할 수 없다.

⑤ 청각 · 언어 · 시각장애인 등도 국가시험에 응시할 수 있다.

☞ (법 제7조)
응시자격의 제한 등

27. 의료기사 등 국가시험의 필기시험과목, 실기시험범위, 합격자 결정은 무엇으로 정하는가?

① 법률 ② 보건복지부령

③ 대통령령 ④ 지방자치단체조례

⑤ 질병관리청 내규

☞ (영 제3조)
국가시험의 범위

28. 「의료기사 등에 관한 법률」상 보건의료정보관리사 국가시험 합격자가 면허증 발급을 신청한 경우, 신청받은 날부터 며칠 이내에 면허증을 발급하여야 하는가?

① 14일 ② 20일

③ 25일 ④ 30일

⑤ 60일

☞ (규칙 제12조)
면허증의 발급

29. 의료기사가 되고자 하는 자는 의료기사 국가시험에 합격한 후 누구의 면허를 받아야 하는가?

① 대통령 ② 국립보건원장

③ 보건복지부장관 ④ 특별시장, 광역시장

⑤ 도지사

☞ (법 제8조)
면허의 등록 등

30. 의료기사의 면허 등록은 어디에 자세히 규정하고 있는가?

① 대통령령 ② 보건복지부령

③ 조례 ④ 규칙

⑤ 법무부령

☞ (법 제8조)
면허의 등록 등

26④ 27② 28① 29③ 30②

31. 의료기사의 면허교부신청은 누구에게 하는가?

① 보건복지부장관　② 국립보건원장
③ 국가시험기관의 장　④ 시 · 도지사
⑤ 의료기사단체의 장

☞ (규칙 제12조) 면허증의 발급

32. 의료기사의 면허증은 누가 교부하는가?

① 국립보건원장　② 보건복지부장관
③ 대통령　④ 국립의료원장
⑤ 보건복지부차관

☞ (규칙 제12조) 면허증의 발급

33. 「의료기사 등에 관한 법률」에서 주민등록번호 등이 포함된 자료를 처리할 수 있는 불가피한 경우에 해당되지 않는 사항은?

① 치과기공물제작의뢰서 발급　② 국가시험의 관리
③ 면허증 발급　④ 면허증 재발급
⑤ 안경업소의 개설등록

☞ (영 제14조의2) 민감정보 및 고유식별정보의 처리

34. 다음 연결 중 의료기사의 권리사항에 속하는 것은?

① 업무종사권 – 명칭사용권
② 명칭사용권 – 기구 등의 우선 공급
③ 의료기술에 대한 보호 – 업무종사권
④ 업무보조권 – 의료기사법 개설권
⑤ 기록열람 불응권 – 업무보조권

☞ (법 제9조) 무면허자의 업무금지 등

35. 의료기사는 대통령령이 정하는 바에 따라 매년 그 실태나 취업상황을 다음 누구에게 신고하여야 하나?

① 시장 · 군수 · 구청장　② 보건복지부장관
③ 보건복지부 의정국장　④ 도지사
⑤ 의료기사 단체장

☞ (법 제11조) 실태와 취업상황 등의 신고

31① 32② 33① 34① 35②

36. 의료기사 등의 실태와 취업상황 신고에 대한 설명으로 잘못된 것은?

① 대통령령이 정하는 바에 의한다.
② 보건복지부장관에게 신고한다.
③ 업무를 전자적으로 처리할 수 있는 전자정보처리시스템을 구축 · 운영할 수 있다.
④ 매 2년이 되는 해의 12월 31일까지 신고하여야 한다.
⑤ 위반 시에는 100만 원 이하의 과태료 처분을 받을 수 있다.

☞ (법 제11조)
실태와 취업상황 등의 신고

37. 의료기사의 면허증은?

① 대여할 수 있다.
② 대여할 수 없다.
③ 어느 시간만 정해서 대여할 수 있다.
④ 50세 이상이 되면 대여할 수 있다.
⑤ 의료인에게는 대여할 수 있다.

☞ (법 제9조)
무면허자의 업무금지 등

38. 의료기사는 업무상 알게 된 비밀은?

① 누설할 수 있다.
② 누설하지 못한다.
③ 친지에게 누설할 수 있다.
④ 친구에게만 누설할 수 있다.
⑤ 상임이사회에서만 누설할 수 있다.

☞ (법 제10조)
비밀누설의 금지

39. 의료기사의 벌칙 중 상대방의 고소가 있어야 그 죄를 논할 수 있는 것은?

① 면허증의 대여
② 비밀누설
③ 무면허자 취업
④ 의료기사와 유사한 명칭 사용 시
⑤ 면허 이외의 행위

☞ (법 제10조)
비밀누설의 금지
(법 제30조)
벌칙

40. 「의료기사 등에 관한 법률」상 5년 이상 업무에 종사하지 않은 보건의료정보관리사가 다시 그 업무에 종사하고자 한다. 업무에 종사하려는 그 해에 받아야 하는 보수교육시간은?

① 8시간 이상
② 10시간 이상
③ 12시간 이상
④ 16시간 이상
⑤ 20시간 이상

☞ (규칙 제18조)
보수교육

36④ 37② 38② 39② 40⑤

41. 의료기사 중에서 보수교육이 면제되는 자는?

① 병원에 근무하는 자 ② 군복무 중인 자
③ 학교에 다니고 있는 자 ④ 낙도지역에 근무하고 있는 자
⑤ 보건소에 근무하는 자

☞ (규칙 제18조) 보수교육

42. 보수교육 관계서류는 몇 년간 보존하여야 하는가?

① 1년 ② 3년 ③ 5년
④ 10년 ⑤ 영구보존

☞ (규칙 제21조) 보수교육 관계 서류의 보존

43. 의료기사 등의 실태와 취업 상황에 관한 신고는 언제 하는가?

① 협회장의 요청 시 한다.
② 정기적으로 매년 한다.
③ 수시로 공고에 의해 한다.
④ 시 · 도지사의 지시에 의해 한다.
⑤ 최초로 면허를 받은 후부터 3년마다 한다.

☞ (법 제11조) 실태 등의 신고

44. 의료기사 등의 보수교육에 관한 다음의 설명 중 타당하지 않은 것은?

① 회원의 자질향상을 위하여 실시한다.
② 매년 1회 이상 실시한다.
③ 보수교육은 연간 10시간 이내로 한다.
④ 의료기사 등 단체로 하여금 보수교육을 실시하게 할 수 있다.
⑤ 보건복지부장관이 보수교육을 받을 필요가 없다고 인정하는 자는 보수교육이 면제된다.

☞ (규칙 제18조) 보수교육

45. 보건복지부장관이 처분 당사자에게 청문 기회를 부여하고 있는 내용으로 짝지어진 것은?

① 면허취소, 의료기사단체 설립인가 규정 위반
② 자격정지, 보고와 검사 규정 위반
③ 개설등록 취소, 무면허자 업무금지위반으로 인한 처벌 시
④ 면허취소, 개설등록 취소규정 위반 시
⑤ 개설등록의 취소, 휴 · 폐업 신고 위반 시

☞ (법 제26조) 청문

41② 42② 43⑤ 44③ 45④

46. 의료기사의 면허취소 사항이 아닌 것은?

① 면허증을 대여한 때
② 정신질환에 걸렸을 때
③ 금고 이상의 형을 받은 때
④ 면허자격정지 처분기간 중 의료기사의 업무를 행한 때
⑤ 2회 이상의 면허자격정지 처분을 받은 때

☞ (법 제21조)
면허의 취소 등

47. 의료기사가 면허자격이 정지되는 경우는?

① 인도주의상 허용되지 아니하는 방법으로 하는 업무행위
② 금고 이상의 형을 받았을 때
③ 면허증 대여 시
④ 3회 이상 자격정지 처분을 받았을 때
⑤ 결격 사유 발생 시

☞ (법 제22조)
자격의 정지

48. 의료기사 등의 면허취소 사유는?

① 의료기사 등의 업무 범위를 일탈했을 때
② 검사 결과를 다르게 판시했을 때
③ 학문적으로 인정되지 않는 업무행위
④ 파산선고를 받은 자
⑤ 면허증을 대여했을 때

☞ (법 제21조)
면허의 취소 등

49. 의료기사의 품위손상행위의 범위에 속하지 않는 것은?

① 의료기사 등의 업무범위를 이탈하는 행위
② 면허대여 행위
③ 검사결과를 사실과 다르게 판시하는 행위
④ 학문적으로 인정되지 아니하거나 윤리적으로 허용되지 아니하는 방법으로 업무를 하는 행위
⑤ 의사, 치과의사 지도에 의하지 않고 단독업무행위

☞ (영 제13조)
의료기사등의 품위손상 행위의 범위

50. 의료기사 등의 품위손상행위 범위에 해당되지 않는 것은?

① 보수교육을 받지 않은 경우
② 의사, 치과의사 지도에 의하지 않고 단독업무 행위
③ 검사결과를 사실과 다르게 판시하는 행위
④ 학문적으로 인정되지 아니하는 방법으로 업무를 하는 행위
⑤ 의료기사 등의 업무범위를 벗어나는 행위

☞ (영 제13조)
의료기사등의 품위손상 행위의 범위

46⑤ 47① 48⑤ 49② 50①

51. 의료기사 등에 대한 면허자격정지 기간은?

① 6개월 이내
② 1개월 이상~1년 이내
③ 6개월 이상~1년 이내
④ 6개월 이상~2년 이내
⑤ 6개월 이상~3년 이내

☞ (법 제22조) 자격의 정지

52. 「의료기사 등에 관한 법률」상 보건의료정보관리사에 대한 보수교육은 원칙적으로 매년 몇 시간 이상인가?

① 4시간
② 5시간
③ 6시간
④ 7시간
⑤ 8시간

☞ (규칙 제18조) 보수교육

53. 의료기사가 아닌 자가 의료기사의 업무를 행하였을 때의 벌칙 규정은?

① 3년 이하의 징역, 3천만 원 이하의 벌금
② 1년 이하의 징역, 2천만 원 이하의 벌금
③ 1년 이하의 징역, 1천만 원 이하의 벌금
④ 1천만 원 이하 벌금
⑤ 1천만 원 이하 과태료

☞ (법 제30조) 벌칙

54. 「의료기사 등에 관한 법률」에서 3년 이하의 징역 또는 3천만 원 이하의 벌금에 속하지 않는 것은?

① 면허 없이 업무를 행한 자
② 면허증 대여
③ 비밀을 누설한 자
④ 면허 없이 안경업소를 개설한 자
⑤ 2개소 이상의 안경업소를 개설한 자

☞ (법 제30조) 벌칙

55. 「의료기사 등에 관한 법률」상 3년 이하의 징역 또는 3천만 원 이하의 벌금에 해당하는 행위를 한 자는?

① 시정명령을 이행하지 아니한 자
② 업무상 알게 된 비밀을 누설한 자
③ 실태와 취업 상황을 허위로 신고한 자
④ 2개소 이상의 치과기공소를 개설한 자
⑤ 의료기사등의 명칭 또는 이와 유사한 명칭을 사용한 자

☞ (법 제30조) 벌칙

51① 52⑤ 53① 54⑤ 55②

법 [일부개정 2022.6.10 법률 제18893호]
시행령 [일부개정 2022.7.26 대통령령 제32822호]
시행규칙 [일부개정 2022.5.4 보건복지부령 제885호]

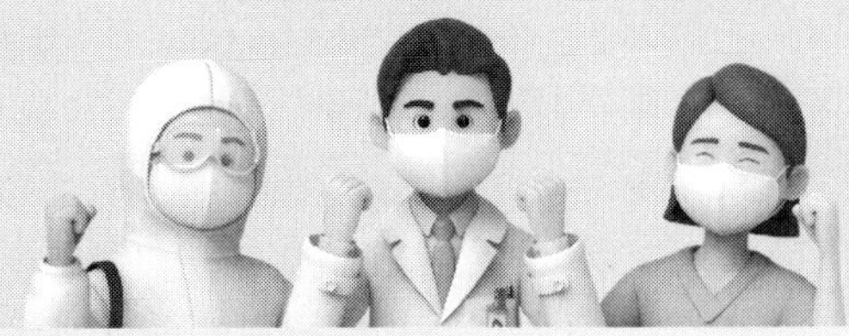

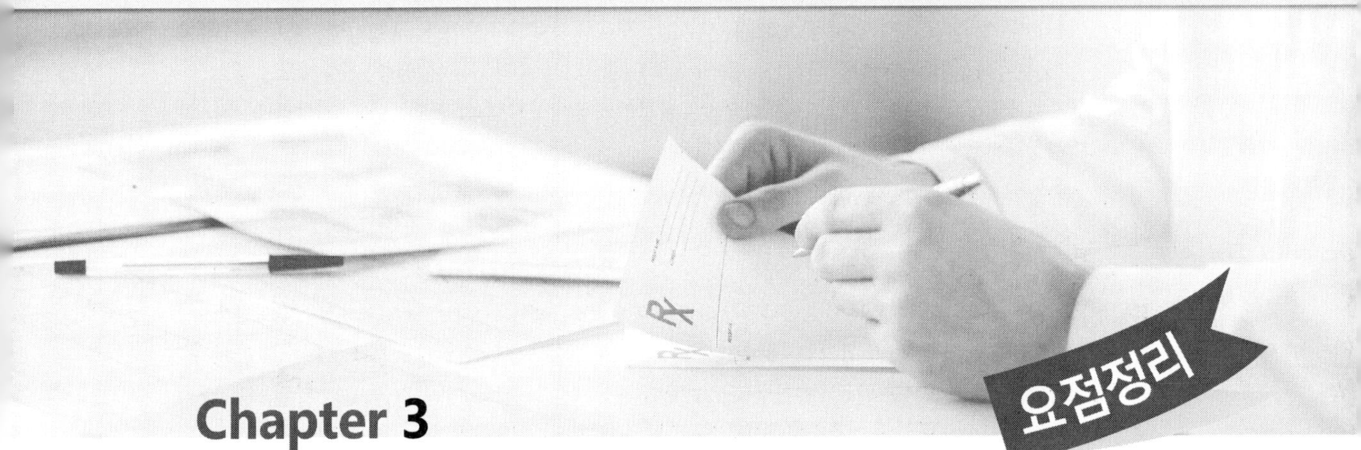

Chapter 3
감염병의 예방 및 관리에 관한 법률 (약칭: 감염병예방법)

제1장 총칙

1. 목적(법1조)

(1) 국민 건강에 위해(危害)가 되는 감염병의 발생과 유행을 방지

(2) 예방 및 관리를 위하여 필요한 사항을 규정

(3) 국민 건강의 증진 및 유지에 이바지함을 목적

2. 감염병 용어 정의(법2조)

1) 감염병 종류

(1) 제1급감염병(17종): 생물테러감염병 또는 치명률이 높거나 집단 발생의 우려가 커서 발생 또는 유행 즉시 신고하여야 하고, 음압격리와 같은 높은 수준의 격리가 필요한 감염병. 다만, 갑작스런 국내 유입 · 유행이 예견되어 긴급한 예방 · 관리 필요해 질병관리청장이 보건복지부장관과 협

의하여 지정하는 감염병 포함[에볼라바이러스병, 마버그열, 라싸열, 크리미안콩고출혈열, 남아메리카출혈열, 리프트밸리열, 두창, 페스트, 탄저, 보툴리눔독소증, 야토병, 신종감염병증후군, 중증급성호흡기증후군(SARS), 중동호흡기증후군(MERS), 동물인플루엔자 인체감염증, 신종인플루엔자, 디프테리아]

(2) 제2급감염병(21종): 전파가능성을 고려하여 발생 또는 유행 시 24시간 이내에 신고하여야 하고, 격리가 필요한 감염병. 다만, 갑작스런 국내 유입 · 유행이 예견되어 긴급한 예방 · 관리 필요해 질병관리청장이 보건복지부장관과 협의하여 지정하는 감염병 포함[결핵(結核), 수두(水痘), 홍역(紅疫), 콜레라, 장티푸스, 파라티푸스, 세균성이질, 장출혈성대장균감염증, A형간염, 백일해(百日咳), 유행성이하선염(流行性耳下腺炎), 풍진(風疹), 폴리오, 수막구균 감염증, b형헤모필루스인플루엔자, 폐렴구균 감염증, 한센병, 성홍열, 반코마이신내성황색포도알균(VRSA) 감염증, 카바페넴내성장내세균속균종(CRE) 감염증, E형간염]

(3) 제3급감염병(26종): 그 발생을 계속 감시할 필요가 있어 발생 또는 유행 시 24시간 이내에 신고하여야 하는 감염병. 다만, 갑작스런 국내 유입 · 유행이 예견되어 긴급한 예방 · 관리 필요해 질병관리청장이 보건복지부장관과 협의하여 지정하는 감염병 포함[파상풍(破傷風), B형간염, 일본뇌염, C형간염, 말라리아, 레지오넬라증, 비브리오패혈증, 발진티푸스, 발진열(發疹熱), 쯔쯔가무시증, 렙토스피라증, 브루셀라증, 공수병(恐水病), 신증후군출혈열(腎症侯群出血熱), 후천성면역결핍증(AIDS), 크로이츠펠트-야콥병(CJD) 및 변종크로이츠펠트-야콥병(vCJD), 황열, 뎅기열, 큐열(Q熱), 웨스트나일열, 라임병, 진드기매개뇌염, 유비저(類鼻疽), 치쿤구니야열, 중증열성혈소판감소증후군(SFTS), 지카바이러스 감염증]

(4) 제4급감염병(23종): 제1급감염병부터 제3급감염병까지의 감염병 외에 유행 여부를 조사하기 위하여 표본감시 활동이 필요한 감염병[인플루엔자, 매독(梅毒), 회충증, 편충증, 요충증, 간흡충증, 폐흡충증, 장흡충증, 수족구병, 임질, 클라미디아감염증, 연성하감, 성기단순포진, 첨규콘딜롬, 반코마이신내성장알균(VRE) 감염증, 메티실린내성황색포도알균(MRSA) 감염증, 다제내성녹농균(MRPA) 감염증, 다제내성아시네토박터바우마니균(MRAB) 감염증, 장관감염증, 급성호흡기감염증, 해외유입기생충감염증, 엔테로바이러스감염증, 사람유두종바이러스 감염증]

(5) 기생충감염병: 기생충에 감염되어 발생하는 감염병 중 보건복지부장관이 고시하는 감염병

(6) 세계보건기구 감시대상 감염병: 세계보건기구가 국제공중보건의 비상사태에 대비하기 위하여 감시대상으로 정한 질환으로서 질병관리청장이 고시하는 감염병[두창, 폴리오, 신종인플루엔자, 중증급성호흡기증후군(SARS), 콜레라, 폐렴형 페스트, 황열, 바이러스성 출혈열, 웨스트나일열]

(7) 생물테러감염병: 고의 또는 테러 등을 목적으로 이용된 병원체에 의하여 발생된 감염병 중 질병관리청장이 고시하는 감염병(탄저, 보툴리눔독소증, 페스트, 마버그열, 에볼라열, 라싸열, 두창, 야토병)

(8) 성매개감염병: 성 접촉을 통하여 전파되는 감염병 중 질병관리청장이 고시하는 감염병(매독, 임질, 클라미디아, 연성하감, 성기단순포진, 첨규콘딜롬)

(9) 인수공통감염병: 동물과 사람 간에 서로 전파되는 병원체에 의하여 발생되는 감염병 중 질병관리청장이 고시하는 감염병[장출혈성대장균감염증, 일본뇌염, 브루셀라증, 탄저, 공수병, 조류인플루엔자 인체감염증, 중증급성호흡기증후군(SARS), 변종크로이츠펠트-야콥병(vCJD), 큐열, 결핵]

(10) 의료관련감염병: 환자나 임산부 등이 의료행위를 적용받는 과정에서 발생한 감염병으로서 감시활동이 필요하여 질병관리청장이 고시하는 감염병[반코마이신내성황색포도알균(VRSA) 감염증, 반코마이신내성장알균(VRE) 감염증, 메티실린내성황색포도알균(MRSA) 감염증, 다제내성녹농균

(MRPA) 감염증, 다제내성아시네토박터균(MRAB) 감염증, 카바페넴내성장내세균속균종(CRE) 감염증]

2) 감염병 관련 용어

(1) 감염병: 제1급감염병, 제2급감염병, 제3급감염병, 제4급감염병, 기생충감염병, 세계보건기구 감시대상 감염병, 생물테러감염병, 성매개감염병, 인수(人獸)공통감염병 및 의료관련감염병

(2) 감염병환자: 감염병의 병원체가 인체에 침입하여 증상을 나타내는 사람으로 진단 기준에 따른 의사, 치과의사 또는 한의사의 진단이나 감염병병원체 확인기관의 실험실 검사를 통하여 확인된 사람

(3) 감염병의사환자: 감염병병원체가 인체에 침입한 것으로 의심이 되나 감염병환자로 확인되기 전 단계에 있는 사람

(4) 감염병병원체보유자: 임상적인 증상은 없으나 감염병병원체를 보유하고 있는 사람

(5) 감염병의심자: 다음 각 목의 어느 하나에 해당하는 사람

① 감염병환자, 감염병의사환자 및 병원체보유자와 접촉하거나 접촉이 의심되는 사람

② 검역관리지역 또는 중점검역관리지역에 체류하거나 그 지역을 경유한 사람으로서 감염이 우려되는 사람

③ 감염병병원체 등 위험요인에 노출되어 감염이 우려되는 사람

(6) 감시: 감염병 발생과 관련된 자료 및 매개체에 대한 자료를 체계적이고 지속적으로 수집, 분석 및 해석하고 그 결과를 제때에 필요한 사람에게 배포하여 감염병 예방 및 관리에 사용하도록 하는 일체의 과정

(7) 역학조사: 감염병환자들이 발생한 경우 감염병의 차단과 확산 방지 등을 위하여 감염병환자등의 발생 규모를 파악하고 감염원을 추적하는 등의 활동과 감염병 예방접종 후 이상반응 사례가 발생한 경우나 감염병 여부가 불분명하나 그 발병원인을 조사할 필요가 있는 사례가 발생한 경우 그 원인을 규명하기 위하여 하는 활동

(8) 고위험병원체: 생물테러의 목적으로 이용되거나 사고 등에 의하여 외부에 유출될 경우 국민 건강에 심각한 위험을 초래할 수 있는 감염병병원체로서 보건복지부령으로 정하는 것

3) 감염병의 병원체를 확인할 수 있는 기관

(1) 질병관리청

(2) 국립검역소

(3) 「보건환경연구원법」에 따른 보건환경연구원

(4) 「지역보건법」에 따른 보건소

(5) 「의료법」에 따른 의료기관 중 진단검사의학과 전문의가 상근(常勤)하는 기관

(6) 「고등교육법」 제4조에 따라 설립된 의과대학 중 진단검사의학과가 개설된 의과대학

(7) 「결핵예방법」에 따라 설립된 대한결핵협회(결핵환자의 병원체를 확인하는 경우만 해당한다)

(8) 「민법」에 따라 한센병환자 등의 치료 · 재활을 지원할 목적으로 설립된 기관(한센병환자의 병원체를 확인하는 경우만 해당한다)

(9) 인체에서 채취한 가검물에 대한 검사를 국가, 지방자치단체, 의료기관 등으로부터 위탁받아 처리하는 기관 중 진단검사의학과 전문의가 상근(常勤)하는 기관

제2장 기본계획 및 사업

1. 감염병 예방 및 관리 계획의 수립 등(법7~8조)

(1) 감염병예방 및 관리 계획의 수립: 질병관리청장

(2) 감염병의 예방 및 관리에 관한 기본계획: 5년마다 수립 · 시행

(3) 기본계획 내용

① 감염병 예방 · 관리의 기본목표 및 추진방향

② 주요 감염병의 예방 · 관리에 관한 사업계획 및 추진방법

②의2. 감염병 대비 의약품 · 장비 등의 비축 및 관리에 관한 사항

③ 감염병 전문인력의 양성 방안

③의2. 의료기관 종별 감염병 위기대응역량의 강화 방안

④ 감염병 통계 및 정보의 관리 방안

⑤ 감염병 관련 정보의 의료기관 간 공유 방안

⑥ 그 밖에 감염병의 예방 및 관리에 필요한 사항

(4) 수립 · 시행: 시 · 도지사와 시장 · 군수 · 구청장은 기본계획에 따라 시행계획을 수립 · 시행

(5) 감염병관리사업지원기구의 운영: 기본계획 및 시행계획의 시행과 국제협력 등의 업무를 지원하기 위하여 보건복지부장관 및 시 · 도지사는 민간전문가로 구성된 감염병관리사업지원기구 운영 및 예산지원 가능

(6) 감염병전문병원 또는 감염병연구병원을 설립: 감염병의 연구 · 예방, 전문가 양성 및 교육, 환자의 진료 및 치료 등을 위해 병원을 설립 및 지정하여 운영하고, 권역별로 보건복지부령으로 정하는 일정규모 이상의 병상(음압병상 및 격리병상을 포함한다)을 갖춘 감염병전문병원을 설립 또는 지정하여 운영

(7) 내성균 관리대책 수립 · 추진: 보건복지부장관은 5년마다 내성균 발생 예방 및 확산 방지 등을 위해 수립 및 추진(감염병관리위원회 심의)

(8) 긴급상황실 운영: 질병관리청장은 감염병 정보의 수집 · 전파, 상황관리, 감염병이 유입되거나 유행하는 긴급한 경우의 초동조치 및 지휘 등의 업무를 수행하기 위하여 상시 긴급상황실을 설치 · 운영

① 신속한 감염병 정보의 수집 · 전파와 감염병 위기상황의 종합관리 등을 위한 정보통신체계를 갖출 것

② 감염병 위기상황의 효율적 대처를 위한 시설 · 장비 및 그 운영 · 관리체계를 갖출 것

③ 긴급상황실의 24시간 운영에 필요한 전담인력을 확보할 것

④ 긴급상황실의 업무를 원활하게 수행하기 위한 운영규정 및 업무매뉴얼을 마련할 것

2. 감염병관리위원회(법9~10조)

(1) 감염병의 예방 및 관리에 관한 주요 시책 심의: 질병관리청 감염병관리위원회

(2) 위원회 심의 사항

① 기본계획의 수립

② 감염병 관련 의료 제공
③ 감염병에 관한 조사 및 연구
④ 감염병의 예방 · 관리 등에 관한 지식 보급 및 감염병환자등의 인권 증진
⑤ 해부명령에 관한 사항
⑥ 예방접종의 실시기준과 방법에 관한 사항
⑦ 필수예방접종 및 임시예방접종에 사용되는 의약품의 사전 비축 및 장기 구매에 관한 사항
⑧ 필수예방접종약품등의 공급의 우선순위 등 분배기준, 그 밖에 필요한 사항의 결정
⑨ 감염병 위기관리대책의 수립 및 시행
⑩ 예방 · 치료 의료 · 방역 물품의 사전 비축, 장기 구매 및 생산에 관한 사항
⑪ 의료 · 방역 물품 공급의 우선순위 등 분배기준, 그 밖에 필요한 사항의 결정
⑫ 개발 중인 백신 또는 의약품의 구매 및 공급에 필요한 계약에 관한 사항
⑬ 예방접종 등으로 인한 피해에 대한 국가보상에 관한 사항
⑭ 내성균 관리대책에 관한 사항
⑮ 그 밖에 감염병의 예방 및 관리에 관한 사항으로서 위원장이 위원회의 회의에 부치는 사항

(3) 위원회의 구성: 20명 이내

(4) 위원의 임명 및 위촉 : 질병관리청장, 위원장은 질병관리청장
① 감염병의 예방 또는 관리 업무를 담당하는 공무원
② 감염병을 전공한 의료인
③ 감염병과 관련된 전문지식을 소유한 사람
④ 비영리민간단체가 추천하는 사람
⑤ 그 밖에 감염병에 관한 지식과 경험이 풍부한 사람

(5) 위원 임기: 2년

(6) 전문위원회의 구성: 15인 이내
① 예방접종 전문위원회
② 예방접종피해보상 전문위원회
③ 후천성면역결핍증 전문위원회
④ 결핵 전문위원회
⑤ 역학조사 전문위원회
⑥ 인수공통감염 전문위원회
⑦ 의료관련감염 전문위원회
⑧ 감염병 위기관리대책 전문위원회
⑨ 감염병 연구기획 전문위원회
⑩ 항생제 내성(耐性) 전문위원회
⑪ 검역 전문위원회

제3장 신고 및 보고

1. 의사 등의 신고(법11조)

(1) 의사, 치과의사 또는 한의사는 다음 각 호의 어느 하나에 해당하는 사실(제16조제6항에 따라 표본감시 대상이 되는 제4급감염병으로 인한 경우는 제외한다)이 있으면 소속 의료기관의 장에게 보고하여야 하고, 해당 환자와 그 동거인에게 질병관리청장이 정하는 감염 방지 방법 등을 지도

① 감염병환자등을 진단하거나 그 사체를 검안(檢案)한 경우

② 예방접종 후 이상반응자를 진단하거나 그 사체를 검안한 경우

③ 감염병환자등이 제1급감염병부터 제3급감염병까지에 해당하는 감염병으로 사망한 경우

④ 감염병환자로 의심되는 사람이 감염병병원체 검사를 거부하는 경우

(2) 의료기관의 장의 신고: 보고받은 의료기관의 장 및 감염병병원체 확인기관의 장은 제1급감염병의 경우에는 즉시, 제2급감염병 및 제3급감염병의 경우에는 24시간 이내에, 제4급감염병의 경우에는 7일 이내에 질병관리청장 또는 관할 보건소장에게 신고

(3) 소속 부대장 신고: 육군 · 해군 · 공군 또는 국방부 직할부대의 소속 군의관은 소속 부대장에게 보고하여야 하고, 보고 받은 소속 부대장은 제1급감염병의 경우에는 즉시, 제2급감염병 및 제3급감염병의 경우에는 24시간 이내에 관할 보건소장에게 신고

(4) 표본감시 대상이 되는 감염병 신고: 표본감시 대상이 되는 제4급감염병으로 인하여 제 1)의 ① 또는 ③에 해당하는 사실이 있으면 질병관리청장 또는 관할 보건소장에게 신고

(5) 의사 등의 예방접종 후 이상반응 신고: 의사, 치과의사, 한의사, 의료기관의 장 또는 소속 부대장은 예방접종 후 이상반응 발생신고서(전자문서로 된 신고서를 포함한다)를 질병관리청장에게 정보시스템을 이용하여 제출하거나 이상반응자의 소재지를 관할하는 보건소장에게 정보시스템 또는 팩스를 이용하여 제출

(6) 예방접종 후 이상반응자의 범위(규칙7조 별표 3)

(7) 보고 및 신고를 해야 하는 감염병: 제1급감염병부터 제3급감염병 및 표본감시 대상이 되는 제4급감염병

(8) 감염병환자등의 진단 기준: 해당 감염병에 부합되는 임상적 특징을 나타내면서 대소변, 혈액, 구토물 등 검체에서 배양검사 등의 검사

(9) 신고방법: 정보시스템 · 팩스 또는 통보는 구두 · 전화

2. 그 밖의 신고의무자(법12조)

(1) 그 밖의 신고의무자

① 일반가정에서는 세대를 같이하는 세대주. 다만, 세대주가 부재 중인 경우에는 그 세대원

② 학교, 사회복지시설, 병원, 관공서, 회사, 공연장, 예배장소, 선박 · 항공기 · 열차 등 운송수단, 각종 사무소 · 사업소, 음식점, 숙박업소 또는 그 밖에 여러 사람이 모이는 장소로서 보건복지부령으로 정하는 장소의 관리인, 경영자 또는 대표자

(2) 신고: 제1급감염병부터 제3급감염병까지에 해당하는 감염병 중 결핵, 홍역, 콜레라, 장티푸스, 파라티푸스, 세균성이질, 장출혈성대장균감염증, A형간염이 발생한 경우에는 의사, 치과의사 또는 한의사의 진단이나 검안을 요구하거나 해당 주소지를 관할하는 보건소장에게 신고

(3) 기타 신고의무자 신고: 신고의무자가 아니더라도 감염병환자등 또는 감염병으로 인한 사망자로 의심되는 사람을 발견하면 보건소장에게 알려야 함

(4) 신고방법: 서면, 구두, 전보, 전화 또는 컴퓨터통신

(5) 신고사항

① 신고인의 성명, 주소, 감염병환자 등 또는 사망자와 관계

② 감염병환자등 또는 사망자의 성명, 주소, 및 직업

③ 감염병환자등 또는 사망자의 주요 증상, 발병일

3. 보건소장 등의 보고(법13조, 법15조)

(1) 보건소장 → 특별자치도지사 또는 시장 · 군수 · 구청장에게 보고 → 질병관리청장 및 시 · 도지사에게 각각 보고

(2) 질병관리청장, 시 · 도지사 또는 시장 · 군수 · 구청장은 제1급감염병 환자로 의심되는 경우(한정) 감염병병원체 검사를 하게 할 수 있다.

(3) 보고방법

① 제1급감염병의 발생, 사망, 병원체 검사결과 및 예방접종 후 이상반응의 보고: 신고를 받은 후 즉시

② 제2급감염병 및 제3급감염병의 발생, 사망 및 병원체 검사결과의 보고: 신고를 받은 후 24시간 이내

③ 제4급감염병의 발생 및 사망의 보고: 신고를 받은 후 7일 이내

④ 예방접종 후 이상반응의 보고: 법 제11조에 따라 신고를 받은 후 즉시

(4) 보건소장은 관할구역에 거주하는 감염병환자등에 관하여 신고를 받았을 때에는 기록하고 그 명부를 관리

① 감염병환자등의 명부: 3년간 보관

② 예방접종 후 이상반응자의 명부: 10년간 보관

4. 인수공통감염병의 통보(법14조)

(1) 질병관리청장에게 통보 : 신고를 받은 국립가축방역기관장, 신고대상 가축의 소재지를 관할하는 시장 · 군수 · 구청장 또는 시 · 도 가축방역기관의 장은 같은 법에 따른 가축전염병 중 다음 각 호의 어느 하나에 해당하는 감염병의 경우에는 즉시 질병관리청장에게 통보

① 탄저

② 고병원성 조류인플루엔자

③ 광견병

④ 대통령령으로 정하는 인수공통감염병(동물인플루엔자)

제4장 감염병감시 및 역학조사 등

1. 건강진단(법19조)

(1) 성매개감염병 건강진단: 성매개감염병의 예방을 위하여 종사자의 건강진단이 필요한 직업에 종사하는 자와 성매개감염병에 감염되어 그 전염을 매개할 상당한 우려가 있다고 시장 · 군수 · 구청장이 인정한 자는 성매개감염병에 관한 건강진단을 받아야 함

(2) 성매개감염병 건강진단(성매개감염병 및 후천성면역결핍증 건강진단규칙)

① 대상자: 성매개 감염병 및 후천성면역결핍증에 관한 건강진단을 받아야 하는 직업에 종사하는 사람과 그 진단항목 및 횟수는 다음과 같다.

② 성매개감염병 및 후천성면역결핍증 건강진단대상자 및 건강진단항목 및 횟수

[별표 1] 성매개감염병 및 후천성면역결핍증 건강진단대상자 및 건강진단 항목 및 횟수(제3조 관련)

성매개감염병 및 후천성면역결핍증 건강진단 대상자	건강진단 항목 및 횟수		
	매독검사	HIV검사	그 밖의 성매개감염병 검사
1. 「청소년보호법 시행령」 제6조제2항제1호에 따른 영업소의 종업원	1회/6개월	1회/6개월	1회/6개월
2. 「식품위생법 시행령」 제22조제1항에 따른 유흥접객원	1회/3개월	1회/6개월	1회/3개월
3. 「안마사에 관한 규칙」 제6조에 따른 안마시술소의 종업원	1회/3개월	1회/6개월	1회/3개월
4. 특별자치도지사 · 시장 · 군수 · 구청장이 불특정 다수를 대상으로 성매개감염병 및 후천성면역결핍증을 감염시킬 우려가 있는 행위를 한다고 인정하는 영업장에 종사하는 사람	1회/3개월	1회/6개월	1회/3개월

제5장 고위험병원체: 생략

제6장 예방접종

1. 필수예방접종(법24~25조)

(1) 시행자: 특별자치도지사 또는 시장 · 군수 · 구청장(관할 보건소를 통하여 필수예방접종 실시)

(2) 필수예방접종 감염병: 디프테리아, 폴리오, 백일해, 홍역, 파상풍, 결핵, B형간염, 유행성이하선염, 풍진, 수두, 일본뇌염, b형헤모필루스인플루엔자, 폐렴구균, 인플루엔자, A형간염, 사람유두종바이러스 감염증, 그 밖에 질병관리청장이 감염병의 예방을 위하여 필요하다고 인정하여 지정하는 감염병(장티푸스, 신증후군 출열혈)

(3) 위탁시행: 시장 · 군수 · 구청장은 필수예방접종업무를 관할구역 의료기관 위탁 → 위탁기관 공고
① 보건소에서 시행하기 어렵거나 보건소를 이용하기 불편한 주민 등에 대한 예방접종업무
② 의료기관: 종합병원, 병원, 요양병원 또는 의원

(4) 예방접종업무를 위탁할 때에는 다음 각 호의 사항이 포함된 위탁계약서를 작성
① 예방접종업무의 위탁범위에 관한 사항
② 위탁계약 기간에 관한 사항
③ 위탁계약 조건에 관한 사항
④ 위탁계약 해지에 관한 사항

(5) 특별자치도지사 또는 시장 · 군수 · 구청장은 필수예방접종 대상 아동의 부모에게 필수예방접종을 사전공지

(6) 임시예방접종: 특별자치도지사 또는 시장 · 군수 · 구청장 실시

2. 예방접종의 공고(법26조): 임시예방접종을 실시할 경우

(1) 공고자: 특별자치도지사 또는 시장 · 군수 · 구청장

(2) 공고사항
① 예방접종의 일시 및 장소, 예방접종의 종류, 예방접종을 받을 사람의 범위 미리 공고
② 예방접종의 실시기준 등이 변경될 경우에는 그 변경 사항을 미리 공고

(3) 예방접종 내역의 사전확인(법26조의2): 보건소장 및 예방접종업무를 위탁받은 의료기관의 장은 예방접종 전 예방접종을 받으려는 사람의 예방접종 내역을 사전 확인(예방접종자 본인 또는 법정대리인의 동의)–예방접종통합관리시스템으로 확인

3. 예방접종증명서(법27조)

(1) 예방접종증명서 발급: 질병관리청장, 특별자치도지사 또는 시장 · 군수 · 구청장

(2) 예방접종 위탁시행 시: 예방접종을 시행한 의료기관이 발급

4. 예방접종 기록의 보존 및 보고 등(법28조)

(1) 예방접종 기록의 보존: 특별자치도지사 또는 시장 · 군수 · 구청장

(2) 예방접종 위탁시행 의료기관의 보고: 예방접종 위탁시행 의료기관은 예방접종 실시 후 특별자치도지사 또는 시장 · 군수 · 구청장에게 보고(예방접종실시대장 사본을 기록 · 작성한 날이 속하는 달의 다음달 5일까지 제출)

(3) 예방접종 실시결과의 보고: 특별자치도지사 또는 시장 · 군수 · 구청장은 예방접종에 관한 기록을 기록 작성한 날이 속하는 달의 다음달 10일까지 예방접종 실시대장으로 시 · 도지사 및 보건복지부장관(권한위임: 질병관리본부장)에게 각각 보고

5. 예방접종에 관한 역학조사(법29조)

(1) 질병관리청장: 예방접종의 효과 및 예방접종 후 이상반응에 관한 조사

(2) 시 · 도지사 또는 시장 · 군수 · 구청장: 예방접종 후 이상반응에 관한 조사

(3) 예방접종 후 이상반응 사례가 발생하면 그 원인을 밝히기 위하여 역학조사를 실시

6. 예방접종 피해 조사반(법30조)

(1) 조사반 설치: 질병관리청에 예방접종피해조사반 둠

(2) 예방접종 피해 조사
① 예방접종으로 인한 질병 · 장애 · 사망의 원인 규명 및 피해 보상 등을 조사
② 제3자의 고의 또는 과실 유무를 조사

(3) 예방접종피해조사반의 구성 등(영21조)
① 피해조사반 구성: 10인 이내
② 피해조사반원은 질병관리청장이 임명 또는 위촉
㉠ 소속 공무원
㉡ 예방접종 및 예방접종 후 이상반응 분야의 전문가
㉢ 의료인
③ 피해조사반의 조사내용 → 예방접종피해보상 전문위원회에 보고
㉠ 시 · 도지사가 제출한 기초조사 결과에 대한 평가 및 보완
㉡ 제3자의 고의 또는 과실 유무
㉢ 그 밖에 예방접종으로 인한 피해보상과 관련하여 예방접종피해보상 전문위원회가 결정하는 사항
④ 피해조사반의 운영에 관한 세부사항은 예방접종피해보상전문위원회의 의결을 거쳐 질병관리본부장이 정함

7. 예방접종 완료 여부의 확인(법31조)

(1) 예방접종 완료 여부의 확인 요청: 특별자치도지사 또는 시장 · 군수 · 구청장

(2) 요청내용
① 초등학교와 중학교의 장에게 예방접종 완료 여부에 대한 검사 기록을 제출하도록 요청
② 유치원의 장과 보육시설의 장에게 영유아의 예방접종 여부를 확인하도록 요청

(3) 예방접종실시: 특별자치도지사 또는 시장 · 군수 · 구청장은 확인 결과 예방접종을 끝내지 못한 영유아, 학생 등이 있으면 그 영유아 또는 학생 등에게 예방접종 실시

8. 예방접종의 실시주간 및 실시기준 등(법32조)

(1) 예방접종주간 설정: 질병관리청장 → 국민의 예방접종에 대한 관심을 높여 감염병에 대한 예방접종을 활성화

(2) 예방접종의 실시기준과 방법: 「약사법」의 용법 및 용량 등을 따르되, 예방접종의 실시 대상 · 시기 및 주의사항은 예방접종 전문위원회의 심의를 거쳐 질병관리청장이 고시

9. 예방접종약품의 계획 생산(법33조)

(1) 계획생산: 질병관리청장은 예방접종약품의 국내 공급이 부족하다고 판단되는 경우 등 보건복지부령으로 정하는 경우 예산의 범위에서 감염병의 예방접종에 필요한 수량의 예방접종약품을 미리 계산하여 의약품 제조업자에게 생산하게 할 수 있으며, 예방접종약품을 연구하는 자 등을 지원가능

(2) 예방접종약의 계획생산(규칙27조): 질병관리청장이 예방접종약품 생산비용을 미리 지급 가능
① 원료의 수입에 드는 금액의 전액
② 예방접종약품의 제조에 드는 금액의 전액
③ 예방접종약품의 제조에 드는 금액의 2분의 1

제7장 감염 전파의 차단 조치

1. 감염병 위기관리대책의 수립 · 시행(법 34~35조)

(1) 감염병 위기관리대책의 수립 · 시행: 보건복지부장관 및 질병관리청장은 감염병의 확산 또는 해외 신종감염병의 국내 유입으로 인한 재난상황에 대처하기 위하여 위원회의 심의를 거쳐 감염병 위기관리대책을 수립 · 시행 및 감염병 위기관리대책에 따른 정기적인 훈련 실시

(2) 감염병 위기관리대책 포함사항
① 재난상황 발생 및 해외 신종감염병 유입에 대한 대응체계 및 기관별 역할
② 재난 및 위기상황의 판단, 위기경보 결정 및 관리체계
③ 감염병위기 시 동원하여야 할 의료인 등 전문인력, 시설, 의료기관의 명부 작성
④ 의료 · 방역물품의 비축방안 및 조달방안
⑤ 재난 및 위기상황별 국민행동요령, 동원 대상 인력, 시설, 기관에 대한 교육 및 도상연습 등 실제 상황대비 훈련
⑥ 감염취약계층에 대한 유형별 보호조치 방안 및 사회복지시설의 유형별 · 전파상황별 대응방안
⑦ 그 밖에 재난상황 및 위기상화 극복을 위하여 필요하다고 보건복지부장관 및 질병관리청장이 인정하는 사항

(3) 감염병 위기관리대책 수립 절차 등(시행령 22조)
① 보건복지부장관 및 질병관리청장은 감염병 위기관리대책을 수립하기 위하여 관계 행정기관, 지방자치단체 및 공공기관 등에 자료의 제출을 요청
② 보건복지부장관 및 질병관리청장은 수립한 감염병 위기관리대책을 관계 중앙행정기관의 장에게 통보

(4) 시도별 감염병 위기관리대책의 수립 등
① 질병관리청장은 제34조제1항에 따라 수립한 감염병 위기관리대책을 시 · 도지사에게 알려야 한다.
② 시 · 도지사는 통보된 감염병 위기관리대책에 따라 시 · 도별 감염병 위기관리대책을 수립 · 시행

(5) 감염병 위기 시 정보공개 → 질병관리청장, 시 · 도지사 및 시장 · 군수 · 구청장
① 국민의 건강에 위해가 되는 감염병 확산 시 감염병 환자의 이동경로, 이동수단, 진료의료기관 및 접촉자 현황 등 국민들이 감염병 예방을 위하여 알아야 하는 정보를 신속히 공개
② 정보공개 방법 및 절차 등: 감염병 환자의 이동경로, 이동수단, 진료의료기관 및 접촉자 현황 등을 정보통신망에 게재하거나 보도자료를 배포(정보의 당사자는 공개된 사항의 이견이 있는 경우 구두, 서면으로 이의신청(보건복지부장관)

(6) 누구든지 감염병에 관하여 「재난 및 안전관리 기본법」에 따른 주의 이상의 예보 또는 경보가 발령된 후에는 의료인에게 의료기관 내원(內院)이력 및 진료이력 등 감염 여부 확인에 필요한 사실에 관하여 거짓 진술, 거짓 자료를 제출하거나 고의적으로 사실을 누락 · 은폐하면 안됨

2. 감염병관리기관의 지정 등(법36조)

(1) 감염병 관리기관의 지정권자: 보건복지부장관, 질병관리청장, 시 · 도지사 또는 시장 · 군수 · 구청장 → 「의료법」 제3조에 의료기관을 감염병관리기관으로 지정 → 감염병관리기관의 장에게 감염병관리기관 지정서를 발급

(2) 진료시설 설치: 감염병관리기관의 장은 감염병을 예방하고 감염병환자등을 진료하는 시설을 설치(전실 및 음압시설 등을 갖춘 1인 병실)

(3) 설치운영 비용지원: 보건복지부장관, 질병관리청장, 시 · 도지사 또는 시장 · 군수 · 구청장은 감염병관리시설의 설치 및 운영에 드는 비용을 감염병관리기관에 지원

(4) 기타 감염병관리시설 설치 · 운영: 감염병관리기관이 아닌 의료기관이 감염병관리시설(기타 감염병관리시설)을 설치 · 운영하려면 특별자치도지사 또는 시장 · 군수 · 구청장에게 신고

(5) 보건복지부장관, 질병관리청장, 시 · 도지사 또는 시장 · 군수 · 구청장은 감염병 발생 등 긴급상황 발생 시 감염병관리기관에 진료개시 등 필요한 사항을 지시할 수 있음

3. 감염병위기 시 감염병관리기관의 설치 등(법37조)

(1) 감염병위기 시 감염병관리기관의 설치 지정권자: 보건복지부장관, 질병관리청장, 시 · 도지사 또는 시장 · 군수 · 구청장

(2) 감염병환자가 대량으로 발생하거나 지정된 감염병관리기관만으로 감염병환자등을 모두 수용하기 어려운 경우 조치 내용
① 지정된 감염병관리기관이 아닌 의료기관을 일정 기간 동안 감염병관리기관으로 지정
② 격리소 · 요양소 또는 진료소의 설치 · 운영

(3) 감염병관리시설 등의 설치 기준(규칙31조)
① 설치기준 설정: 질병관리청장
② 설치 기준
㉠ 감염병관리시설: 격리진료실 또는 격리병실을 갖출 것
㉡ 격리소 · 요양소: 「의료법 시행규칙」에 따른 의원에 해당하는 시설을 갖추거나 임시숙박시설 및 간이진료시설을 갖출 것
㉢ 진료소: 「의료법 시행규칙」에 따른 의원에 해당하는 시설을 갖추거나 「지역보건법」에 따른 보건지소

(4) 감염병관리시설 등의 설치 및 운영 점검
보건복지부장관, 질병관리청장, 시 · 도지사 또는 시장 · 군수 · 구청장은 감염병관리기관의 장 등에게 감염병관리시설, 격리소 · 요양소 또는 진료소의 설치 및 운영에 관한 자료를 요청할 수 있으며, 필요시 해당시설을 방문하여 점검

(5) 보건복지부장관, 시 · 도지사 또는 시장 · 군수 · 구청장은 감염병 발생 등 긴급상황 발생 시 감염병관리기관에 진료개시 등 필요한 사항을 지시할 수 있다.

4. 수출금지 등(법40조의3)

(1) 수출금지권자: 보건복지부장관

(2) 사유: 제1급감염병의 유행으로 그 예방 · 방역 및 치료에 필요한 의약외품 등의 급격한 가격상승 또는 공급부족으로 국민건강을 현저하게 저해할 우려가 있을 때에는 그 의약외품 등의 수출이나 국외 반출을 금지

(3) 수출금지 의약외품 등

① 의약외품에 해당하는 마스크

② 의약외품에 해당하는 손 소독용 외용 소독제

③ 감염병 예방을 위하여 착용하는 보호장비

④ 그 밖에 제1급감염병의 예방 · 방역 및 치료에 필요한 물품으로서 보건복지부장관이 정하여 고시하는 물품

5. 감염병환자등의 관리(법41조)

(1) 감염병 중 특히 전파 위험이 높은 감염병으로서 제1급감염병 및 질병관리청장이 고시한 감염병에 걸린 감염병환자등은 감염병관리기관에서 입원치료를 받아야 한다.

① 제1급감염병: 에볼라바이러스병, 마버그열, 라싸열, 크리미안콩고출혈열, 남아메리카출혈열, 리프트밸리열, 두창, 페스트, 탄저, 보툴리눔독소증, 야토병, 신종감염병증후군, 중증급성호흡기증후군(SARS), 중동호흡기증후군(MERS), 동물인플루엔자 인체감염증, 신종인플루엔자, 디프테리아

② 제2급감염병 중 결핵, 홍역, 콜레라, 장티푸스, 파라티푸스, 세균성이질, 장출혈성대장균감염증, A형간염, 수막구균 감염증, 폴리오, 성홍열 또는 보건복지부장관이 정하는 감염병

③ 제3급감염병 중 보건복지부장관이 정하는 감염병

④ 세계보건기구 감시대상 감염병

(2) 질병관리청장, 시 · 도지사 또는 시장 · 군수 · 구청장은 다음 각 호에 해당하는 사람에게 자가(自家)치료, 시설에서의 치료(이하 "시설치료"라 한다) 또는 의료기관 입원치료를 하게 할 수 있다.

① 제1항에도 불구하고 의사가 자가치료 또는 시설치료가 가능하다고 판단하는 사람

② 제1항에 따른 입원치료 대상자가 아닌 사람

③ 감염병의심자

(3) 보건복지부장관, 질병관리청장, 시 · 도지사 또는 시장 · 군수 · 구청장은 다음 각 호에 해당하는 경우 치료 중인 사람을 다른 감염병관리기관등이나 감염병관리기관등이 아닌 의료기관으로 전원(轉院)하거나, 자가 또는 시설로 이송(이하 "전원등"이라 한다)하여 치료받게 할 수 있다.

① 중증도의 변경이 있는 경우

② 의사가 입원치료의 필요성이 없다고 판단하는 경우

③ 격리병상이 부족한 경우 등 질병관리청장이 전원등의 조치가 필요하다고 인정하는 경우

(4) 입원치료 대상자 통지: 질병관리청장, 시 · 도지사 또는 시장 · 군수 · 구청장은 감염병환자등이 입원치료가 필요한 경우에는 그 사실을 입원치료 대상자와 그 보호자에게 통지

6. 감염병에 관한 강제처분(법42조)

(1) 감염병에 관한 강제처분권자: 질병관리청장, 시 · 도지사 또는 시장 · 군수 · 구청장

(2) 감염병에 관한 강제처분조치: 공무원으로 하여금 감염병환자등이 있다고 인정되는 주거시설, 선박 · 항공기 · 열차 등 운송수단 또는 그 밖의 장소에 들어가 필요한 조사나 진찰을 하게 할 수 있으며, 그 진찰 결과 감염병환자등으로 인정될 때에는 동행하여 치료받게 하거나 입원시킬 수 있음

(3) 감염병에 관한 강제처분대상 감염병 종류

① 제1급감염병

② 제2급감염병 중 결핵, 홍역, 콜레라, 장티푸스, 파라티푸스, 세균성이질, 장출혈성대장균감염증, A형간염, 수막구균 감염증, 폴리오, 성홍열 또는 보건복지부장관이 정하는 감염병

③ 제3급감염병 중 보건복지부장관이 정하는 감염병

④ 세계보건기구 감시대상 감염병

(4) 제1급감염병이 발생한 경우 감염병의심자에 대한 조치 → 공무원으로 하여금 감염병 증상 유무 확인하기 위한 조사나 진찰

① 자가(自家) 또는 시설에 격리

② 유선 · 무선 통신, 정보통신기술을 활용한 기기 등을 이용한 감염병의 증상 유무 확인

(5) 조사 · 진찰이나 조사거부자에 대해서는 해당 공무원으로 하여금 감염병관리기관에 동행하여 필요한 조사나 진찰을 받게 하여야 함

(6) 조사 · 진찰 · 격리 · 치료 또는 입원 조치를 위하여 필요한 경우에는 관할 경찰서장에게 협조를 요청할 수 있음

(7) 조사거부자를 자가 또는 감염병관리시설에 격리할 수 있으며, 조사 · 진찰 결과 감염병환자등으로 인정될 때에는 감염병관리시설에서 치료받게 하거나 입원시켜야 함

(8) 입원 또는 격리 조치를 할 때에는 그 사실을 입원 또는 격리 대상자와 그 보호자에게 통지

* 감염병에 관한 강제처분의 입원 또는 격리 조치를 거부한 자의 처벌: 1년 이하의 징역 또는 1천만 원 이하의 벌금

7. 업무 종사의 일시 제한(법45조)

(1) 업무 종사 일시제한: 다음 각 호의 감염병에 해당하는 감염병환자등으로 하고, 그 제한 기간은 감염력이 소멸되는 날까지로 한다.

① 콜레라

② 장티푸스

③ 파라티푸스

④ 세균성이질

⑤ 장출혈성대장균감염증

⑥ A형간염

* 위반 시: 300만 원 이하의 벌금

(2) 건강진단 미실시자 업무종사 제한: 성매개감염병에 관한 건강진단을 받아야 할 자가 건강진단을 받지 아니한 때에는 직업에 종사할 수 없으며 해당 영업을 영위하는 자는 건강진단을 받지 아니한 자를 그 영업에 종사하게 하여서는 아니 됨

* 위반 시: 200만 원 이하의 벌금

(3) 제한 기간: 증상 및 감염력이 소멸되는 날까지

(4) 업무에 종사할 수 없는 업종: 「식품위생법」에 따른 식품접객업, 집단급식소

8. 건강진단 및 예방접종 등의 조치(법46조)

(1) 건강진단 및 예방접종 등의 조치권자: 질병관리청장, 시 · 도지사 또는 시장 · 군수 · 구청장

(2) 건강진단 또는 예방접종 등의 조치명령 대상자

① 감염병 환자의 가족 또는 그 동거인

② 감염병 발생지역에 거주하는 사람 또는 그 지역에 출입하는 사람으로서 감염병에 감염되었을 것으로 의심되는 사람

③ 감염병환자등과 접촉하여 감염병에 감염되었을 것으로 의심되는 사람

9. 감염병 유행에 대한 방역 조치(법47조)

(1) 감염병 유행에 대한 방역 조치권자: 잘병관리청장, 시 · 도지사 또는 시장 · 군수 · 구청장

(2) 감염병 유행에 대한 방역 조치내용

① 감염병환자등이 있는 장소나 감염병병원체에 오염되었다고 인정되는 장소에 대하여 일시적 폐쇄, 일반 공중의 출입금지, 해당 장소 내 이동제한, 그 밖에 통행차단을 위하여 필요한 조치

② 의료기관에 대한 업무 정지

③ 감염병의심자를 적당한 장소에 일정한 기간 입원 또는 격리시키는 것

④ 감염병병원체에 오염되었거나 오염되었다고 의심되는 물건을 사용 · 접수 · 이동하거나 버리는 행위 또는 해당 물건의 세척을 금지하거나 태우거나 폐기처분하는 것

⑤ 감염병병원체에 오염된 장소에 대한 소독이나 그 밖에 필요한 조치를 명하는 것

⑥ 일정한 장소에서 세탁하는 것을 막거나 오물을 일정한 장소에서 처리하도록 명하는 것

제8장 예방 조치

1. 감염병의 예방 조치(법49조)

(1) 감염병 예방조치권자: 질병관리청장, 시 · 도지사 또는 시장 · 군수 · 구청장

(2) 감염병 예방조치 내용

① 관할 지역에 대한 교통의 전부 또는 일부를 차단하는 것

② 흥행, 집회, 제례 또는 그 밖의 여러 사람의 집합을 제한하거나 금지하는 것

③ 감염병 전파의 위험성이 있는 장소 또는 시설의 관리자 · 운영자 및 이용자 등에 대하여 출입자 명단 작성, 마스크 착용 등 방역지침의 준수를 명하는 것
④ 버스 · 열차 · 선박 · 항공기 등 감염병 전파가 우려되는 운송수단의 이용자에 대하여 마스크 착용 등 방역지침의 준수를 명하는 것
⑤ 감염병 전파가 우려되어 지역 및 기간을 정하여 마스크 착용 등 방역지침 준수를 명하는 것
⑥ 건강진단, 시체 검안 또는 해부를 실시하는 것
⑦ 감염병 전파의 위험성이 있는 음식물의 판매 · 수령을 금지하거나 그 음식물의 폐기나 그 밖에 필요한 처분을 명하는 것
⑧ 인수공통감염병 예방을 위하여 살처분(殺處分)에 참여한 사람 또는 인수공통감염병에 드러난 사람 등에 대한 예방조치를 명하는 것
⑨ 감염병 전파의 매개가 되는 물건의 소지 · 이동을 제한 · 금지하거나 그 물건에 대하여 폐기, 소각 또는 그 밖에 필요한 처분을 명하는 것
⑩ 선박 · 항공기 · 열차 등 운송 수단, 사업장 또는 그 밖에 여러 사람이 모이는 장소에 의사를 배치하거나 감염병 예방에 필요한 시설의 설치를 명하는 것
⑪ 공중위생에 관계있는 시설 또는 장소에 대한 소독이나 그 밖에 필요한 조치를 명하거나 상수도 · 하수도 · 우물 · 쓰레기장 · 화장실의 신설 · 개조 · 변경 · 폐지 또는 사용을 금지하는 것
⑫ 쥐, 위생해충 또는 그 밖의 감염병 매개동물의 구제(驅除) 또는 구제시설의 설치를 명하는 것
⑬ 일정한 장소에서의 어로(漁撈) · 수영 또는 일정한 우물의 사용을 제한하거나 금지하는 것
⑭ 감염병 매개의 중간 숙주가 되는 동물류의 포획 또는 생식을 금지하는 것
⑮ 감염병 유행기간 중 의료인 · 의료업자 및 그 밖에 필요한 의료관계요원을 동원하는 것
⑯ 감염병 유행기간 중 의료기관 병상, 연수원 · 숙박시설 등 시설을 동원하는 것
⑰ 감염병병원체에 오염되었거나 오염되었을 것으로 의심되는 시설 또는 장소에 대한 소독이나 그 밖에 필요한 조치를 명하는 것
⑱ 감염병의심자를 적당한 장소에 일정한 기간 입원 또는 격리시키는 것

(3) 식수 공급: 시 · 도지사 또는 시장 · 군수 · 구청장은 식수를 사용하지 못하게 하려면 그 사용금지기간 동안 별도로 식수를 공급

제9장 방역관, 역학조사관, 검역위원 및 예방위원 등

1. 방역관등(법60조)

(1) 방역관: 감염병 예방에 관한 업무를 처리 → 질병관리청 · 시 · 도(필요시: 시 · 군 · 구)

(2) 역학조사관: 감염병 역학조사에 관한 사무 처리 → 질병관리청 · 시 · 도 둘 수 있음(필요시: 시 · 군 · 구)

(3) 방역관의 직무(질병관리청, 시 · 도)

① 감염병의 예방 및 관리대책
② 감염병환자 등의 진료 및 보호
③ 감염병 예방을 위한 예방접종계획의 수립 및 시행

④ 감염병에 관한 교육 및 홍보

⑤ 감염병에 관한 정보의 수집 · 분석 및 제공

⑥ 감염병에 관한 조사 · 연구

⑦ 감염병 병원체 검사 · 보존 · 관리 및 약제내성감시

⑧ 감염병예방 및 관리 등을 위한 전문인력 양성(질병관리청 방역관 직무)

(4) 역학조사관의 업무(질병관리청, 시 · 도)

① 감염병 역학조사에 관한 사무를 처리하기 위하여 보건복지부 소속 공무원으로 100명 이상, 시 · 도 소속 공무원으로 각각 2명 이상의 역학조사관을 두되 이 중 1명 이상은 의사로 임명(시 · 군 · 구에도 역학조사관을 둘 수 있음)

② 역학조사관의 자격(역학조사 교육 · 훈련 과정을 이수한 사람)

㉠ 방역, 역학조사 또는 예방접종 업무를 담당하는 공무원

㉡ 「의료법」에 따른 의료인

㉢ 「약사법」에 따른 약사

㉣ 「수의사법」에 따른 수의사

㉤ 그 밖에 감염병 · 역학 관련 분야의 전문가

③ 역학조사관의 업무

㉠ 역학조사 계획 수립

㉡ 역학조사 수행 및 결과 분석

㉢ 역학조사 실시기준 및 방법의 개발

㉣ 역학조사 기술지도

㉤ 역학조사 교육 · 훈련

㉥ 감염병에 대한 역학적인 연구

2. 검역위원(법61조)

(1) 검역위원은 시 · 도지사는 감염병을 예방하기 위하여 필요하면 검역위원을 두고 검역에 관한 사무를 담당하게 하며, 특별히 필요하면 운송수단 등을 검역

(2) 검역위원 임명: 시 · 도지사는 보건, 위생분야에 종사하는 소속공무원 중 임명

(3) 검역위원의 직무(규칙43조)

① 역학조사에 관한 사항

② 감염병병원체에 오염된 장소의 소독에 관한 사항

③ 감염병환자등의 추적, 입원치료 및 감시에 관한 사항

④ 감염병병원체에 오염되거나 오염이 의심되는 물건 및 장소에 대한 수거, 파기, 매몰 또는 폐쇄에 관한 사항

⑤ 검역의 공고에 관한 사항

3. 예방위원(법62조)

(1) 예방위원: 예방위원은 감염병이 유행하거나 유행할 우려가 있으면 특별자치도 또는 시 · 군 · 구(자치구에 한함)에 감염병 예방 사무를 담당하는 예방위원을 둘 수 있다.

(2) 예방위원 보수: 예방위원은 무보수로 두고 인구 2만 명에 1인의 비율로 유급위원을 둘 수 있다.

(3) 예방위원의 자격 및 임명(규칙44조): 특별자치도지사 또는 시장 · 군수 · 구청장이 임명 또는 위촉

① 의사, 한의사, 수의사 약사 또는 간호사

② 「고등교육법」에 따른 학교에서 공중보건 분야의 학과를 졸업한 사람

③ 공중보건 분야에 근무하고 있는 소속공무원

④ 그 밖에 공중보건 분야에 관한 학식과 경험이 풍부하다고 인정하는 사람

(4) 예방위원의 직무

① 역학조사에 관한 사항

② 감염병발생의 정보 수집 및 판단에 관한 사항

③ 위생교육에 관한 사항

④ 감염병환자등의 관리 및 치료에 관한 기술자문에 관한 사항

⑤ 그 밖에 감염병 예방을 위하여 필요한 사항

제10장 경비

1. 특별자치도 시 · 군 · 구가 부담하는 경비(법64조)

(1) 한센병의 예방 및 진료 업무를 수행하는 법인 또는 단체에 대한 지원 경비의 일부

(2) 예방접종에 드는 경비

(3) 의료기관이 예방접종을 하는 데 드는 경비의 전부 또는 일부

(4) 특별자치도지사 또는 시 · 군 · 구가 지정한 감염병관리기관의 감염병관리시설의 설치 · 운영에 드는 경비

(5) 특별자치도지사 또는 시장 · 군수 · 구청장이 설치한 격리소 · 요양소 또는 진료소 및 같은 조에 따라 지정된 감염병관리기관의 감염병관리시설 설치 · 운영에 드는 경비

(6) 교통 차단 또는 입원으로 인하여 생업이 어려운 사람에 대한 「국민기초생활 보장법」에 따른 최저생계비 지원

(7) 특별자치도 · 시 · 군 · 구에서 실시하는 소독이나 그 밖의 조치에 드는 경비

(8) 특별자치도지사 또는 시장 · 군수 · 구청장이 의사를 배치하거나 의료인, 의료업자, 의료관계요원 등을 동원하는 데 드는 수당 · 치료비 또는 조제료

(9) 특별자치도지사 또는 시장 · 군수 · 구청장이 동원한 의료기관 병상, 연수원 · 숙박시설 등 시설의 운영비 등 경비

(10) 식수 공급에 드는 경비

(11) 예방위원의 배치에 드는 경비

(12) 특별자치도지사 또는 시장 · 군수 · 구청장이 실시하는 심리지원에 드는 경비

(13) 특별자치도지사 또는 시장 · 군수 · 구청장이 위탁하여 관계 전문기관이 심리지원을 실시하는 데 드는 경비

(14) 그 밖에 이 법에 따라 특별자치도 · 시 · 군 · 구가 실시하는 감염병 예방 사무에 필요한 경비

2. 시 · 도가 부담하는 경비(법65조)

(1) 한센병의 예방 및 진료 업무를 수행하는 법인 또는 단체에 대한 지원 경비의 일부
(2) 시 · 도지사가 지정한 감염병관리기관의 감염병관리시설의 설치 · 운영에 드는 경비
(3) 시 · 도지사가 설치한 격리소 · 요양소 또는 진료소 및 같은 조에 따라 지정된 감염병관리기관의 감염병관리시설 설치 · 운영에 드는 경비
(3)의2. 시 · 도지사가 지정한 접촉자 격리시설의 설치 · 운영에 드는 경비
(4) 시 · 도지사가 지정한 감염병의심자 격리시설의 설치 · 운영에 드는 경비
(5) 내국인 감염병환자등의 입원치료, 조사, 진찰 등에 드는 경비
(6) 건강진단, 예방접종 등에 드는 경비
(7) 교통 차단으로 생업이 어려운 자에 대한 「국민기초생활 보장법」에 따른 최저보장수준 지원
(8) 시 · 도지사가 의료인 · 의료업자 · 의료관계요원 등을 동원하는 데 드는 수당 · 치료비 또는 조제료
(9) 시 · 도지사가 동원한 의료기관 병상, 연수원 · 숙박시설 등 시설의 운영비 등 경비
(10) 식수 공급에 드는 경비
(11) 시 · 도지사가 의료인 등을 방역업무에 종사하게 하는 데 드는 수당 등 경비
(12) 검역위원의 배치에 드는 경비
(13) 시 · 도지사가 실시하는 심리지원에 드는 경비
(14) 시 · 도지사가 위탁하여 관계 전문기관이 심리지원을 실시하는 데 드는 경비
(15) 그 밖에 이 법에 따라 시 · 도가 실시하는 감염병 예방 사무에 필요한 경비

3. 도가 보조할 경비(법66조)

도의 경비보조액은 시 · 군 · 구 지출금액의 2/3 지원

4. 국고 부담 경비(법67조)

(1) 감염병환자등의 진료 및 보호에 드는 경비
(2) 감염병 교육 및 홍보를 위한 경비
(3) 감염병 예방을 위한 전문인력의 양성에 드는 경비
(4) 표본감시활동에 드는 경비
(4)의2. 교육 · 훈련에 드는 경비
(5) 교육 · 훈련에 드는 경비
(6) 해부에 필요한 시체의 운송과 해부 후 처리에 드는 경비
(7) 시신의 장사를 치르는 데 드는 경비
(8) 예방접종약품의 생산 및 연구 등에 드는 경비
(9) 필수예방접종약품등의 비축에 드는 경비
(10) 보건복지부장관 또는 질병관리청장이 지정한 감염병관리기관의 감염병관리시설의 설치 · 운영에 드는 경비
(11) 보건복지부장관 및 질병관리청장이 설치한 격리소 · 요양소 또는 진료소 및 같은 조에 따라 지정된 감염병관리기관의감염병관리시설 설치 · 운영에 드는 경비

(12) 질병관리청장이 지정한 감염병의심자 격리시설의 설치 · 운영에 드는 경비
(13) 생물테러감염병 등에 대비하여 위원회의 심의를 거친 품목의 비축 또는 장기구매를 위한 계약에 드는 경비
(14) 국가가 의료인 · 의료업자 · 의료관계요원 등을 동원하는 데 드는 수당 · 치료비 또는 조제료
(15) 국가가 동원한 의료기관 병상, 연수원 · 숙박시설 등 시설의 운영비 등 경비
(16) 국가가 의료인 등을 방역업무에 종사하게 하는 데 드는 수당 등 경비
(17) 국가가 실시하는 심리지원에 드는 경비
(18) 국가가 위탁하여 관계 전문기관이 심리지원을 실시하는 데 드는 경비
(19) 예방접종 등으로 인한 피해보상을 위한 경비

5. 국고 보조할 경비(법68조)

(1) 한센병의 예방 및 진료 업무를 수행하는 법인 또는 단체에 대한 지원 경비의 일부
(2) 시 · 도부담경비 및 시 · 도가 보조할 경비의 1/2 이상

6. 본인으로부터 징수할 수 있는 경비(법69조)

특별자치도지사 또는 시장 · 군수 · 구청장은 감염병환자등의 관리 또는 감염병에 관한 강제처분에 따른 입원치료비 외에 본인의 지병이나 본인에게 새로 발병한 질환 등으로 입원, 진찰, 검사 및 치료 등에 드는 경비를 본인이나 그 보호자로부터 징수할 수 있다.

(1) 진찰비, 처치료, 검사료
(2) 수술비
(3) 입원료
(4) 그 밖에 진료에 든 경비

7. 손실보상(법70조)

(1) 손실보상 조치권자: 보건복지부장관, 시 · 도지사 및 시장 · 군수 · 구청장 → 손실보상심의위원회 심의 · 의결에 따라
(2) 손실보상 내용
① 감염병관리기관의 지정 또는 격리소 등의 설치 · 운영으로 발생한 손실
①의2. 접촉자 격리시설의 설치 · 운영으로 발생한 손실
② 감염병의심자 격리시설의 설치 · 운영으로 발생한 손실
③ 감염병환자, 감염병의사환자 등을 진료한 의료기관의 손실
④ 의료기관의 폐쇄 또는 업무 정지 등으로 의료기관에 발생한 손실
⑤ 감염병 유행에 대한 방역 조치, 오염장소 등의 소독 조치, 감염병의 예방 조치로 인하여 발생한 손실
⑥ 손실보상심의위원회가 심의 · 의결하는 손실
(3) 손실보상심의위원회: 보건복지부 및 시 · 도에 둔다.
① 구성
㉠ 위원장 2인을 포함한 20인 이내의 위원

㉡ 위원장(보건복지부차관과 민간위원이 공동, 시 · 도는 부시장 또는 부지사와 민간위원)

② 위원: 보건복지부장관 및 시 · 도지사가 임명 또는 위촉
㉠ 의료인 단체 및 의료기관 단체와 대한약사회 및 대한한약사회에서 추천하는 사람
㉡ 비영리민간단체로서 보건의료분야와 밀접한 관련이 있다고 보건복지부장관이 인정하는 단체에서 추천하는 사람
㉢ 국민건강보험공단의 이사장 또는 건강보험심사평가원의 원장이 추천하는 사람
㉣ 대학의 보건의료 관련 학과에서 부교수 이상 또는 이에 상당하는 직위에 재직 중이거나 재직하였던 사람
㉤ 감염병 예방 및 관리에 관한 전문지식과 경험이 풍부한 사람
㉥ 손실보상에 관한 전문지식과 경험이 풍부한 사람
㉦ 보건의료 정책을 담당하는 고위공무원단에 속하는 공무원

8. 예방접종 등에 따른 피해의 국가보상(법71조)

(1) 국가보상: 국가는 예방접종을 받은 사람 또는 생물테러감염병이나 그 밖의 감염병의 대유행이 우려되어 예방 · 치료 의약품을 정하여 의약품 제조업자에게 생산된 예방 · 치료 의약품을 투여 받은 사람이 그 예방접종 또는 예방 · 치료 의약품으로 인하여 질병에 걸리거나 장애인이 되거나 사망하였을 때에는 기준과 절차에 따라 보상을 하여야 한다.
① 질병으로 진료를 받은 사람: 진료비 전액 및 정액 간병비
② 장애인이 된 사람: 일시보상금
③ 사망한 사람: 유족에 대한 일시보상금 및 장제비

(2) 국가보상 대상: 보상받을 수 있는 질병, 장애 또는 사망은 예방접종약품의 이상이나 예방접종 행위자 및 예방 · 치료 의약품 투여자 등의 과실 유무에 관계없이 해당 예방접종 또는 예방 · 치료 의약품을 투여받은 것으로 인하여 발생한 피해로서 질병관리청장이 인정하는 경우

(3) 보상결정: 질병관리청장은 제1항에 따른 보상청구가 있은 날부터 120일 이내에 제2항에 따른 질병, 장애 또는 사망에 해당하는지를 결정(이 경우 미리 위원회의 의견 청취)

(4) 예방접종 등에 따른 피해의 보상 기준(영29조)
① 진료비: 예방접종피해로 발생한 질병의 진료비 중 「국민건강보험법」에 따라 보험자가 부담하거나 지급한 금액을 제외한 잔액 또는 「의료급여법」에 따라 의료급여기금이 부담한 금액을 제외한 잔액
② 간병비: 입원진료의 경우에 한정하여 1일당 5만 원
③ 장애인이 된 사람에 대한 일시보상금: 「장애인복지법」에 따른
㉠ 장애인 중 장애정도가 심한 장애인은 사망한 자에 대한 일시보상금의 100분의100
㉡ 장애인 중 장애정도가 심하지 않은 장애인은 사망한 자에 대한 일시보상금의 100분의55
㉢ 그 외 질병관리청장이 고시하는 법률에서 정한 장애인은 사망한 자에 대한 일시보상금의 100분의 20 범위에서 해당 장애 등급이나 장해 등급의 기준별로 질병관리청장이 고시하는 금액
④ 사망한 사람에 대한 일시보상금은 사망당시의 「최저임금법」에 의한 월 최저임금액에 240을 곱한 금액에 상당하는 금액
⑤ 장제비는 30만 원

제11장 보칙

1. 비밀누설의 금지(법74조)

건강진단, 입원치료, 진단 등 감염병 관련 업무에 종사하는 자 또는 종사하였던 자는 그 업무상 알게 된 비밀을 다른 사람에게 누설하거나 업무목적 외의 용도로 사용하여서는 아니 된다.

제12장 벌칙

1. 벌칙(법77조)

1) 5년 이하의 징역 또는 5천만 원 이하의 벌금

(1) 고위험병원체의 반입 허가를 받지 아니하고 반입한 자

(2) 보유허가를 받지 아니하고 생물테러감염병병원체를 보유한 자

(3) 의료 · 방역 물품을 수출하거나 국외로 반출한 자

2. 벌칙(법78조)

1) 3년 이하의 징역 또는 3천만 원 이하의 벌금

(1) 허가를 받지 않거나 변경허가를 받지 않고 고위험병원체 취급시설을 설치 · 운영한 자

(2) 고위험병원체 취급시설의 안전관리 등급별로 질병관리청장 허가의 변경사항 허가를 받지 아니한 자

(3) 업무상 알게 된 비밀을 누설하거나 업무목적 외의 용도로 사용한 자

3. 벌칙(법79조의3)

1) 1년 이하의 징역 또는 1천만 원 이하의 벌금

(1) 전파 위험이 높은 감염병으로서 제1급감염병 및 질병관리청장이 고시한 감염병에 걸린 감염병환자등은 감염병관리기관, 감염병전문병원 및 감염병관리시설을 갖춘 의료기관에서 입원치료를 받아야하나 받지 아니한 자

(2) 감염병환자 등이 있다고 인정되는 주거시설, 선박 · 항공기 · 열차 등 운송수단 등의 장소에 들어가 조사나 진찰한 결과 감염병환자 등으로 인정될 때에는 격리, 치료 또는 입원하여야 하나 입원 또는 격리 조치를 거부한 자

(3) 감염병 유행에 대한 방역 조치와 예방조치에 따른 감염병의심자의 입원 또는 격리 조치를 위반한 자

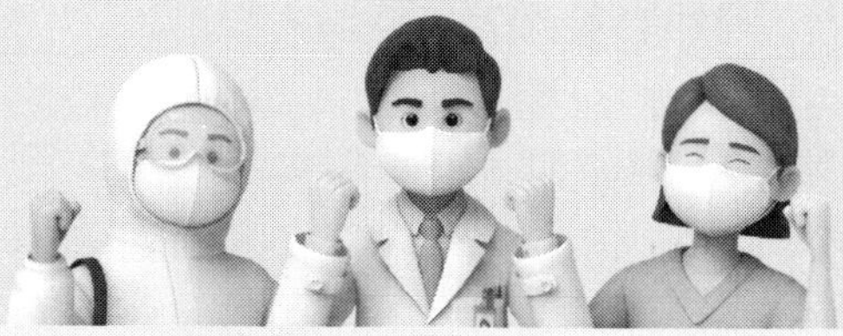

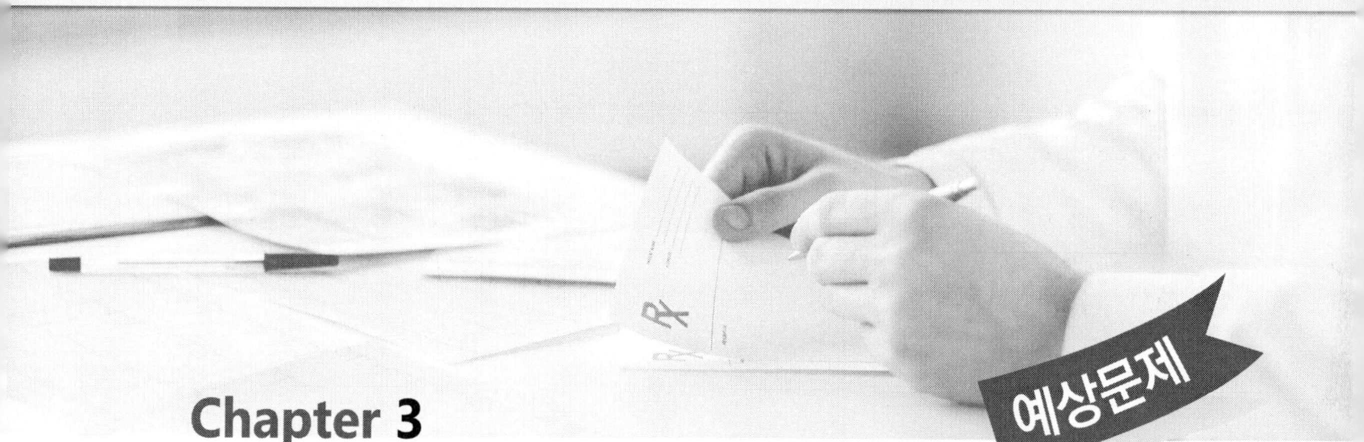

예상문제

Chapter 3

감염병의 예방 및 관리에 관한 법률 (약칭: 감염병예방법)

1. '감염병의 (　　　)과 (　　　)을 방지하고 국민 건강의 (　　) 및 (　　)에 이바지함을 목적으로 한다'에서 (　　)에 적당한 것은?

① 증진 · 발생 · 유행 · 유지　　② 발생 · 유지 · 증진 · 유행
③ 증진 · 발생 · 유지 · 유행　　④ 발생 · 유행 · 증진 · 유지
⑤ 유행 · 증진 · 발생 · 유지

☞ (법 제1조) 목적

2. 다음 중 감염병의 예방 및 관리에 관한 법률의 목적으로 가장 알맞은 것은?

① 암 · 고혈압 등 만성질환의 관리
② 정신질환의 예방과 정신질환자의 사회복귀 유도
③ 감염병의 발생과 유행을 방지, 국민건강의 증진 및 유지
④ 각종 사고나 재해발생 시 효과적인 대처
⑤ 노인인구의 증가에 따른 노인의학의 장려

☞ (법 제1조) 목적

1④　2③

3. 보건복지부장관은 감염병의 예방 및 관리에 관한 기본계획과 내성균 발생 예방 및 확산 방지 등을 위하여 기본계획 및 관리대책은 몇 년마다 세워야 하는가?

① 1년 ② 2년
③ 3년 ④ 4년
⑤ 5년

☞ (법 제7조) 감염병 예방 및 관리 계획의 수립 등
(법 제8조의3) 내성균 관리대책

4. 예방접종을 통하여 예방 또는 관리가 가능하여 국가예방접종사업의 대상이 되는 감염병은?

① C형간염 ② 인플루엔자
③ 콜레라 ④ 성홍열
⑤ 매독

☞ (법 제2조) 정의

5. 다음 중 제1급감염병이 아닌 것은?

① 마버그열 ② 신종인플루엔자
③ B형간염 ④ 페스트
⑤ 탄저

☞ (법 제2조) 정의

6. 다음 중 제2급감염병에 속하는 것은?

① 디프테리아 ② 결핵
③ 파상풍 ④ 두창
⑤ 발진열

☞ (법 제2조) 정의

7. 다음 중 그 발생을 계속 감시할 필요가 있어 발생 또는 유행 시 24시간 이내에 신고해야 하는 감염병은?

① 회충증 ② 수족구병
③ 폐렴구균 감염증 ④ 지카바이러스 감염증
⑤ 사람유두종바이러스 감염증

☞ (법 제2조) 정의

3⑤ 4② 5③ 6② 7④

8. 다음은 제4급감염병에 대한 설명이다. 옳은 내용은 어느 것인가?

① 발생 또는 유행 즉시 방역대책을 수립해야 하는 감염병
② 국가예방접종사업의 대상이 되는 감염병
③ 지속적으로 그 발생을 감시하고 방역대책을 수립해야 할 감염병
④ 국내 · 외의 유행으로 방역대책이 긴급히 필요하다고 보건복지부령으로 정한 감염병
⑤ 제1급감염병부터 제3급감염병까지의 감염병 외에 유행 여부를 조사하기 위하여 표본감시활동이 필요한 감염병

☞ (법 제2조) 정의

9. 다음 중 치명률이 높거나 집단발생의 우려가 커서 유행 즉시 신고하여야 하는 감염병에 해당하지 않는 것은?

① 에볼라바이러스병 ② 신종감염병증후군
③ 신종인플루엔자 ④ 유행성이하선염
⑤ 중동호흡기증후군

☞ (법 제2조) 정의

10. 그 발생을 계속 감시할 필요가 있어 발생 시 24시간 이내에 신고하여야 하는 법률상 제3급감염병인 것은?

① 황열, C형간염, 쯔쯔가무시 ② 결핵, 장티푸스, 콜레라
③ 폴리오, 백일해, B형간염 ④ 디프테리아, 수두, 파라티푸스
⑤ 결핵, 장티푸스, 매독

☞ (법 제2조) 정의

11. 다음 중 신종인플루엔자는 감염병 예방법상 어디에 해당되는가?

① 제1급감염병 ② 제2급감염병
③ 제3급감염병 ④ 제4급감염병
⑤ 기생충감염병

☞ (법 제2조) 정의

12. 의사가 제1급감염병환자를 진단했을 때 언제 보고하는가?

① 즉시 ② 매주마다 보고
③ 1개월 1회씩 ④ 매월 2회씩
⑤ 10일에 1회씩

☞ (법 제11조) 의사 등의 신고

8⑤ 9④ 10① 11① 12①

13. 감염병환자와 감염병환자로 의심되는 사람을 진단하였을 때에, 신고하여야 할 의무가 있는 의료인은?

가. 의사	나. 치과의사	다. 한의사
라. 간호사	마. 조산사	

① 가, 나　② 가, 다　③ 가, 라
④ 다, 라　⑤ 라, 마

☞ (법 제11조) 의사 등의 신고

14. 감염병환자에 대한 의사의 신고와 보고는?

① 제1급은 즉시 신고, 2 · 3급은 매월 1회 이상 신고
② 제1 · 2급은 24시간 이내 신고, 3급은 매주 1회 신고
③ 제1 · 2급은 즉시 보고, 3급은 매주1회 이상 신고
④ 제1급은 즉시 신고, 2 · 3급은 24시간 이내 신고
⑤ 제1급은 즉시 신고, 2 · 3급은 매주 1회 이상 신고

☞ (법 제11조) 의사 등의 신고

15. 법정 감염병 발생 시 신고방법이 아닌 것은?

① 서면　② 전보　③ 구두
④ 전화　⑤ 수화

☞ (규칙 제6조) 의사 등의 감염병 발생 신고

16. 감염병원체 보유시체를 검안하였을 때에, 감염병의 예방 및 관리에 관한 법률의 규정에 따라 신고할 의무가 있는 자는?

① 치과의사　② 약사　③ 수의사
④ 한의사　⑤ 장의사

☞ (법 제11조) 의사 등의 신고

17. 한의사가 감염병환자를 진단하였을 때 24시간 이내에 보건소장에게 신고하여야 하는 감염병으로 모두 바른 것은?

가. 제1급감염병	나. 제2급감염병	다. 제3급감염병
라. 제4급감염병	마. 기생충감염병	

① 가, 나　② 가, 다　③ 가, 마
④ 나, 다　⑤ 라, 마

☞ (법 제11조) 의사 등의 신고

13② 14④ 15⑤ 16④ 17④

18. 일반 가정에 있어서 세대주 등이 신고하여야 하는 감염병이 아닌 것은?

① 제1급감염병환자
② 제1급감염병 의사 환자
③ 제1급감염병으로 인한 사망자
④ 제1급감염병 의사증으로 인한 사망자
⑤ 제1급, 제4급 의사 환자

☞ (법 제12조)
그 밖에 신고의무자

19. 제1급 법정 감염병 환자 발생 및 사망시에 기타 신고의무자에 해당되지 않는 사람은 누구인가?

① 일반가정의 세대주 ② 학교 교장
③ 육군의 소속 부대장 ④ 한의사
⑤ 음식점 대표

☞ (법 제12조)
그 밖에 신고의무자

20. 가정에 제1급감염병이나 그 의사증으로 인한 사망자가 있을 경우, 감염병의 예방 및 관리에 관한 법률의 규정에 따라 즉시로 하여야 할 조치는?

가. 의사의 검안을 구한다.	나. 보건소장에게 신고한다.
다. 외부인의 출입을 금지한다.	라. 경찰서에 신고한다.
마. 화장한다.	

① 가, 나 ② 가, 다 ③ 가, 라
④ 나, 라 ⑤ 라, 마

☞ (법 제12조)
그 밖에 신고의무자

21. 국내 또는 국외에서 분리된 고위험병원체를 이동신고 할 때는 누구에게 신고서를 제출해야 하는가?

① 국립의료원장 ② 질병관리본부장
③ 국립검역소장 ④ 시 · 도지사
⑤ 시장 · 군수 · 구청장

☞ (법 제21조)
고위험병원체 분리 및 이동 신고

18⑤ 19④ 20① 21②

22. 그 밖의 신고의무자가 의사나 한의사의 진단이나 검안을 요구하거나 해당 주소지를 관할하는 보건소장에게 신고하여야 하는 감염병은?

가. 홍역	나. 일본뇌염	다. 결핵
라. 비브리오패혈증	마. 인플루엔자	

① 가, 나 ② 가, 다 ③ 가, 라
④ 나, 라 ⑤ 라, 마

☞ (법 제12조)
그 밖에 신고의무자
(규칙 제8조)
그 밖의 신고대상 감염병

23. 감염병환자에 대한 보건소장의 발생보고로 옳은 것은?

① 제1급은 즉시 신고, 4급은 7일 이내 보고
② 제1, 2, 3급 모두 즉시 보고
③ 제1, 2급은 즉시 보고, 3급은 24시간 이내 보고
④ 제1, 2, 3급은 즉시 신고, 4급은 7일 이내 보고
⑤ 제4급감염병의 발생 보고는 24시간 이내

☞ (법 제13조)
보건소장 등의 보고 등

24. 그 밖의 신고의무자는 제1급감염병 감염병환자등 또는 그 의사증(擬似症)으로 인한 사망자가 있을 경우 누구에게 신고하여야 하나?

① 시장 ② 구청장
③ 보건소장 ④ 경찰서장
⑤ 보건복지부장관

☞ (법 제12조)
그 밖에 신고 의무자

25. 성매개감염병 및 후천성면역결핍증 건강진단규칙에 의한 성매개감염병 건강진단 횟수로 틀린 것은?

① 특수업태부: 성매개감염병 검사는 6월마다 1회
② 유흥접객원 등: 매독검사 3월마다 1회
③ 특수업태부: 매독검사 3월마다 1회
④ 다방 영업 종사자: 성매개감염병 검사는 6월마다 1회
⑤ 안마시술소의 여성종업원: 매독검사 3월마다 1회

☞ (법 제45조)
업무 종사의 일시 제한
(규칙 제3조)
성매개감염병 및
후천성면역결핍증
건강진단규칙

26. 「식품위생법」상 집단급식소 또는 식품접객업에 일시적으로 업무에 종사하지 못하도록 하고 있는 감염병환자가 아닌 것은?

① 인플루엔자 감염병환자 ② 장티푸스 감염병환자
③ A형 간염 감염병환자 ④ 콜레라 감염병환자
⑤ 파라티푸스 감염병환자

☞ (법 제45조)
업무 종사의 일시 제한
(규칙 제33조)
업무 종사의 일시 제한

22② 23① 24③ 25① 26①

27. 감염병에 감염되었을 것으로 의심되는 충분한 이유가 있는 자에 대하여 보건복지부령이 정하는 바에 의하여 건강진단을 받을 것을 명할 수 없는 자는?

① 보건복지부장관 ② 보건소장
③ 시 · 도지사 ④ 시장 · 군수
⑤ 구청장

☞ (법 제46조) 건강진단 및 예방접종 등의 조치

28. 명령에 의한 건강진단대상자 및 조치에 대한 설명으로 옳게 조합된 것은?

가. 감염병환자의 가족 또는 동거인
나. 감염병환자의 가족 및 친척
다. 감염병 발생지역에 거주하는 자로서 감염병에 감염되었으리라고 의심되는 자
라. 감염병 발생지역에 출입하는 자로서 감염병에 감염되었으리라고 의심되는 자
마. 감염병환자와 접촉하여 감염병에 감염되었으리라고 의심되는 자
바. 보건소장이 건강진단을 받거나 감염병 예방에 필요한 예방접종을 받게 하는 등의 조치를 할 수 있음

① 가, 나, 다 ② 나, 다, 마 ③ 나, 다, 라
④ 라, 마, 바 ⑤ 가, 다, 마

☞ (법 제46조) 건강진단 및 예방접종 등의 조치

29. 필수예방접종을 시행해야 하는 감염병은?

① 디프테리아, 백일해, 폴리오, 콜레라
② 홍역, 파상풍, 디프테리아, 결핵, 인플루엔자
③ 백일해, 폴리오, 두창, 결핵, B형간염
④ 파상풍, 홍역, 디프테리아, 파라티푸스
⑤ 파상풍, 백일해, 폴리오, 말라리아

☞ (법 제24조) 예방접종

30. 감염병의 예방 및 관리에 관한 법률이 정하는 바에 따라 필수예방접종을 실시할 의무가 있는 자는?

가. 구청장 나. 면장 다. 광역시장
라. 군수 마. 보건소장

① 가, 나 ② 나, 다 ③ 나, 라
④ 가, 라 ⑤ 라, 마

☞ (법 제24조) 예방접종

27② 28⑤ 29② 30④

31. 필수 또는 임시예방접종을 받은 자에게 예방접종증명서를 교부할 수 없는 자는?

① 보건복지부장관 ② 시장 · 군수
③ 특별자치도지사 ④ 구청장
⑤ 국립검역소장

☞ (법 제27조) 예방접종증명서

32. 예방접종의 공시 사항이 아닌 것은?

① 주사방법 ② 장소
③ 종류 ④ 기일
⑤ 범위

☞ (법 제26조) 예방접종의 공고

33. 임시예방접종을 실시할 경우 예방접종 공고는 누가 하는가?

① 보건소장 ② 시장 · 군수 · 구청장
③ 시 · 도지사 ④ 보건복지부장관
⑤ 예방접종위원회

☞ (법 제26조) 예방접종의 공고

34. 유치원의 장과 보육시설의 장으로 하여금 영유아의 예방접종 여부를 확인 요청할 수 있는 자는?

① 보건소장 ② 예방접종위원회
③ 시 · 도지사 ④ 시장 · 군수 · 구청장
⑤ 보건복지부장관

☞ (법 제31조) 예방접종의 완료 여부의 확인

35. 예방접종약을 계획 · 생산하도록 할 수 있는 자는 누구인가?

① 보건소장 ② 시장 · 군수 · 구청장
③ 시 · 도지사 ④ 질병관리본부장
⑤ 예방접종위원회

☞ (법 제33조) 예방접종약품의 계획 · 생산

31⑤ 32① 33② 34④ 35④

36. 예방접종으로 인한 질병 · 장애 · 사망의 원인 규명 및 피해 보상 등을 조사하고 제3자의 고의 또는 과실 유무를 조사하기 위하여 어디에 예방접종피해조사반을 두는가?

① 보건소 ② 시 · 군 · 구
③ 시 · 도 ④ 보건복지부
⑤ 질병관리본부

☞ (법 제30조)
예방접종피해조사반

37. 감염병의 예방 및 관리에 관한 법률에 의하여 시행한 예방접종에 관한 기록을 작성, 보관해야 하는 자는 누구인가?

① 보건소장 ② 시장 · 군수 · 구청장
③ 시 · 도지사 ④ 보건복지부장관
⑤ 국립검역소장

☞ (법 제28조)
예방접종 기록의 보존 및 보고 등

38. 예방접종피해조사반은 몇 명 이내로 구성하는가?

① 5명 ② 10명
③ 15명 ④ 20명
⑤ 30명

☞ (법 제30조)
예방접종피해조사반
(영 제21조)
예방접종피해조사반의 구성 등

39. 지방자치단체 외의 자가 감염병 예방시설을 설치하고자 하는 자는 누구에게 신고하여야 하는가?

① 도지사 ② 보건복지부장관
③ 보건소장 ④ 질병관리본부장
⑤ 시장 · 군수 · 구청장

☞ (규칙 제29조)
감염병관리기관이 아닌 의료기관이 감염병관리시설 (기타 감염병관리시설)을 설치

40. 감염병의 확산으로 인한 재난상황에 대처하기 위하여 감염병관리위원회 심의를 거쳐 감염병 위기관리대책을 수립 · 시행해야 하는 자는?

① 보건복지부장관 ② 질병관리본부장
③ 시 · 도지사 ④ 시장 · 군수 · 구청장
⑤ 관할 보건소장

☞ (법 제34조)
감염병 위기관리대책의 수립 · 시행

36⑤ 37② 38② 39⑤ 40①

41. 감염병을 예방하고 감염병환자등을 진료하기 위하여 의료기관을 감염병관리기관으로 지정할 수 있는 자는?

가. 시 · 도지사	나. 질병관리청장	다. 시장 · 군수 · 구청장
라. 보건복지부장관	마. 국립검역소장	

① 가, 나 ② 가, 다 ③ 나, 라
④ 다, 라 ⑤ 라, 마

☞ (법 제36조)
감염병관리기관의 지정 등

42. 감염병관리기관이 아닌 의료기관의 감염병관리시설 설치 신고는 누구에게 하는가?

① 보건복지부장관
② 질병관리청장
③ 시 · 도지사
④ 시장 · 군수 · 구청장
⑤ 관할 보건소장

☞ (법 제36조)
감염병관리기관의 지정 등

43. 다음 중 격리되어 치료를 받아야 하는 감염병이 아닌 것은?

① 제1급감염병
② 제2급감염병 중 결핵, 홍역 및 폴리오
③ 제3급감염병 중 보건복지부장관이 정하는 감염병
④ 세계보건기구 감시대상 감염병
⑤ 제4급감염병 중 보건복지부장관이 정하는 감염병

☞ (법 제42조)
감염병에 관한 강제처분

44. 감염병 환자의 입원치료 대상자 격리수용기간으로 맞는 것은?

① 황열 6일간
② 콜레라 5일간
③ 디프테리아 7일간
④ 페스트 14일간
⑤ 감염병환자등으로 밝혀진 시점부터 증상 및 감염력이 소멸된 시점까지

☞ (영 제23조)
자가치료 및 입원치료의 방법 및 절차 등

41② 42④ 43⑤ 44⑤

45. 업무의 성질상 일반인과 접촉하는 일이 많은 직업에 종사할 수 없고, 누구든지 감염병환자등을 그러한 직업에 고용할 수 없는 업종은?

가. 학교	나. 집단급식소	다. 의료기관
라. 식품접객업	마. 요양소	

① 가, 나　② 가, 다　③ 나, 라
④ 다, 라　⑤ 라, 마

☞ (규칙 제33조)
업무종사의 일시 제한

46. 감염병 유행 전파를 막기 위한 방역 조치에 속하지 않는 것은?

① 의료기관에 대한 업무 정지
② 감염병환자등이 있는 장소나 감염병병원체에 오염되었다고 인정되는 장소에 대한 일시적 폐쇄
③ 감염병병원체에 감염되었다고 의심되는 사람을 적당한 장소에 일정한 기간 입원 또는 격리시키는 것
④ 감염병병원체에 오염된 장소에 대한 소독이나 그 밖에 필요한 조치를 명하는 것
⑤ 흥행, 집회, 제례 또는 그 밖의 여러 사람의 집합을 제한하거나 금지하는 것

☞ (법 제47조)
감염병 유행에 대한 방역조치

47. 감염병 유행에 대한 방역 조치권자는?

① 시장 · 군수 · 구청장　② 소방서장
③ 경찰서장　④ 보건소장
⑤ 국립검역소장

☞ (법 제47조)
감염병 유행에 대한 방역조치

48. 감염병 예방조치가 필요할 때 교통차단, 다수인 집합제한 · 금지, 건강진단 등을 시행하여야 하는 주체는?

가. 보건복지부장관	나. 시 · 도지사	다. 질병관리본부장
라. 시장 · 군수 · 구청장	마. 국립검역소장	

① 가, 나, 다　② 가, 다, 마　③ 나, 다, 라
④ 나, 라, 마　⑤ 다, 라, 마

☞ (법 제49조)
감염병의 예방조치

45③　46⑤　47①　48③

49. 격리수용치료를 받아야 하는 감염병환자로 옳게 조립된 것은?

가. 제1급감염병환자
나. 제2급감염병환자
다. 제1급감염병환자 중 보건복지부령으로 정하는 자
라. 제2급감염병환자 중 시장 · 군수 · 구청장이 격리 · 수용이 필요하다고 인정하는 자
마. 제3급감염병환자 중 보건복지부장관이 정하는 감염병

① 가, 나 ② 가, 다 ③ 가, 마
④ 다, 라 ⑤ 다, 마

☞ (법 제42조)
감염병에 관한 강제처분
1. 제1급감염병
2. 제2급감염병 중 결핵, 홍역, 콜레라, 장티푸스, 세균성이질, 장출혈성대장균감염균, A형간염, 수막구균감염증, 폴리오, 성홍열 또는 보건복지부장관이 정하는 감염병
3. 삭제
4. 제3급감염병 중 보건복지부장관이 정하는 감염병
5. 세계보건기구 감시대상 감염병
6. 삭제

50. 다음 중 방역관의 직무에 속하지 않는 것은?

① 감염병병원체에 감염되었다고 의심되는 사람을 적당한 장소에 일정한 기간 입원조치 또는 격리조치
② 감염병병원체에 오염된 장소 또는 건물에 대한 소독이나 그 밖에 필요한 조치
③ 일정한 장소에서 세탁하는 것을 막거나 오물을 일정한 장소에서 처리하도록 명하는 조치
④ 인수공통감염병 예방을 위하여 살처분에 참여한 사람 또는 인수공통감염병에 드러난 사람 등에 대한 예방조치
⑤ 감염병의 역학조사에 관한 사항

☞ (영 제25조)
방역관의 자격 및 직무 등

51. 검역위원의 직무에 관한 다음 내용 중 타당하지 않은 것은?

① 환자관리 및 치료에 관한 기술자문에 관한 사항
② 역학조사에 관한 사항
③ 감염병병원체에 오염된 장소의 소득에 관한 사항
④ 감염병환자등의 추적, 입원치료 및 감시에 관한 사항
⑤ 감염병병원체에 오염된 물품, 장소에 대한 수거, 파기, 매몰, 폐쇄에 관한 사항

☞ (규칙 제43조)
검역위원의 임명 및 직무

52. 검역예방에 관한 사무담당을 위한 검역위원의 임명권자는?

① 보건복지부장관 ② 질병관리본부장
③ 식품의약품안전청장 ④ 시 · 도지사
⑤ 시장 · 군수 · 구청장

☞ (규칙 제43조)
검역위원의 임명 및 직무

49③ 50⑤ 51① 52④

53. 예방위원은 인구 몇 명마다 1명씩 유급위원을 둘 수 있나?

① 15,000명 ② 20,000명
③ 25,000명 ④ 30,000명
⑤ 35,000명

☞ (법 제62조)
예방위원

54. 다음 중 예방위원의 임명자격으로 옳지 않은 것은?

① 의사 ② 치과의사
③ 한의사 ④ 약사
⑤ 수의사

☞ (규칙 제44조)
예방위원의 임명 및 직무

55. 다음 중 예방위원의 직무에 속하는 것은?

① 감염병환자등의 추적, 입원치료 및 감시에 관한 사항
② 감염병 병원체 보균자의 색출, 격리, 수용에 관한 사항
③ 감염된 장소의 소독에 관한 사항
④ 감염병발생의 정보 수집 및 판단에 관한 사항
⑤ 예방접종약의 생산과 관리

☞ (규칙 제44조)
예방위원의 임명 및 직무

56. 감염병예방사무에 종사하는 예방위원의 임명권자는?

① 보건복지부장관 ② 질병관리본부장
③ 식품의약품안전청장 ④ 시 · 도지사
⑤ 시장 · 군수 · 구청장

☞ (규칙 제44조)
예방위원의 임명 및 직무

57. 다음 중 감염병의 예방 및 관리에 관한 법률에서 국고부담경비는?

① 예방접종의 시행에 소요되는 경비 ② 예방위원에 관한 경비
③ 건강진단에 요하는 경비 ④ 검역위원에 관한 경비
⑤ 예방접종약의 생산비

☞ (법 제67조)
국고부담 경비

58. 예방접종으로 인한 피해에 대하여 국가가 보상하는 내용으로 적당하지 않은 것은?

① 질병으로 인해 부담한 진료비 전액 ② 장애인이 된 경우 일시보상금
③ 정액 간병비 ④ 장례비
⑤ 질병으로 인한 위로금

☞ (법 제71조)
예방접종 등에 따른 피해의 국가보상

53② 54② 55④ 56⑤ 57⑤ 58⑤

59. 다음 중 국고로 부담해야 하는 경비에 속하지 않는 것은?

① 감염병 교육 및 홍보를 위한 경비
② 시 · 도 부담 경비의 1/2 이상 보조
③ 감염병 예방을 위한 전문인력의 양성에 드는 경비
④ 시체의 운송과 해부 후 처리에 드는 경비
⑤ 예방접종약품의 생산 및 연구 등에 드는 경비

☞ (법 제67조) 국고 부담 경비 (법 제68조) 국가가 보조할 경비

60. 예방접종으로 인한 피해에 대한 국가보상에 관한 다음의 기술 중 타당하지 않은 것은?

① 질병으로 진료를 받은 자에 대하여는 그 진료비 전액과 정액 간병비를 지급하여야 한다.
② 장애인이 된 자에 대하여는 일시보상금을 지급하여야 한다.
③ 사망자에 대하여는 그 유족에게 일시보상금과 장제비를 지급하여야 한다.
④ 예방접종피해보상은 미리 예방접종심의위원회의 의견을 들어야 한다.
⑤ 예방접종행위자 등의 고의 또는 과실에 의한 경우에는 국가가 보상하지 않고 예방접종행위자 등이 배상하여야 한다.

☞ (법 제71조) 예방접종 등에 따른 피해의 국가보상

61. 예방접종피해에 대한 국가보상에 관한 내용 중 타당하지 않은 것은?

① 피해자측이 제3자로부터 손해배상을 받은 때에는 그 배상액의 한도 내에서 보상금을 지급하지 아니한다.
② 제3자로부터 배상금을 받은 피해자에게 착오로 보상금을 지급한 때에는 해당금액을 국세징수의 예에 의하여 징수할 수 있다.
③ 보상금에 대하여는 조세 기타 공과금을 부과할 수 있다.
④ 보상금을 받을 권리는 양도할 수 없다.
⑤ 보상금을 받을 권리는 압류할 수 없다.

☞ (법 제71조) 예방접종 등에 따른 피해의 국가보상

62. 감염병의 예방 및 관리에 관한 법률에서 3년 이하의 징역 또는 3천만 원 이하의 벌금에 처하는 것은?

① 비밀을 누설한 자
② 격리수용을 거절한 자
③ 격리수용소를 탈출한 자
④ 감염병발생 신고를 누락한 자
⑤ 예방접종에 관하여 허위의 증명을 한 자

☞ (법 제78조) 벌칙

59② 60⑤ 61③ 62①

PART 2
요점정리 및 예상문제

법 [일부개정 2022.6.10 법률 제18895호]
시행령 [일부개정 2022.3.30 대통령령 32748호]
시행규칙 [일부개정 2022.7.1 보건복지부령 제899호]

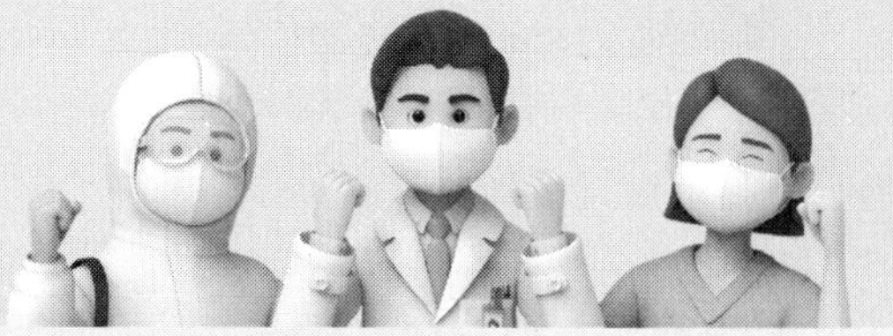

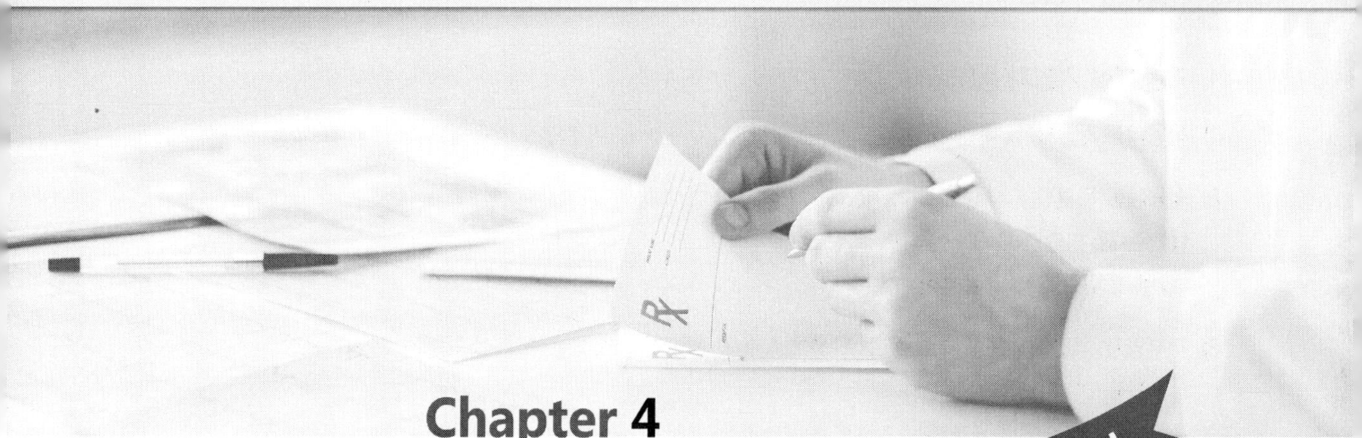

Chapter 4
국민건강보험법 요점정리

제1장 총칙

1. 목적(법1조)

(1) 국민의 질병 · 부상에 대한 예방 · 진단 · 치료 · 재활과 출산 · 사망 및 건강증진의 보험급여 실시

(2) 국민보건의 향상과 사회보장 증진

2. 관장(법2조)

(1) 건강보험사업은 보건복지부장관이 관장

3. 국민건강보험종합계획의 수립 등(법3조의2)

(1) 계획수립: 보건복지부장관

(2) 시기: 건강보험의 건전한 운영을 위하여 건강보험정책심의위원회의 심의를 거쳐 5년마다 수립

(3) 수립시기
① 종합계획: 시행 연도 전년도의 9월 30일까지
② 시행계획: 시행 연도 전년도의 12월 31일까지

제2장 가입자

1. 적용대상 가입자 등(법5조)

1) 적용대상 가입자: 국내에 거주하는 모든 국민이 가입자 또는 피부양자가 된다.

2) 적용대상 제외자
(1) 의료급여법에 따라 의료급여를 받는 자
(2) 유공자 등 의료급여 대상자

3) 피부양자: 직장가입자에 의하여 주로 생계를 유지하는 자로서 보수 또는 소득이 없는 자
(1) 직장가입자의 배우자
(2) 직장가입자의 직계존속(배우자의 직계존속을 포함)
(3) 직장가입자의 직계비속(배우자의 직계비속을 포함) 및 그 배우자
(4) 직장가입자의 형제 · 자매

4) 피부양자 자격의 인정 기준, 취득 · 상실시기 및 그 밖에 필요한 사항은 보건복지부령으로 정한다.
(1) 피부양자 자격의 인정기준 등(규칙2조)
① 별표 1에 따른 부양요건에 해당할 것
② 별표 1의2에 따른 소득 및 재산요건에 해당할 것
(2) 피부양자 자격의 인정기준 중 소득 및 재산요건
① 직장가입자의 피부양자가 되려는 사람은 다음 각 목에서 정하는 소득요건을 모두 충족
㉮ 이자소득과 배당소득, 연금소득 등의 합계액이 3,400만원 이하일 것
㉯ 사업소득이 없을 것. 다만, 피부양자가 되려는 사람이 다음의 어느 하나에 해당하는 경우 해당되는 사업소득 요건을 충족하면 사업소득이 없는 것으로 본다.
(ㄱ) 사업자등록이 되어 있지 않은 경우: 사업소득의 연간 합계액이 500만원 이하일 것
(ㄴ) 「장애인복지법」에 따라 장애인으로 등록한 사람, 국가유공자 등인 경우: 사업소득의 연간 합계액이 500만원 이하일 것
㉰ 피부양자가 되려는 사람이 폐업 등에 따른 사업중단 등의 사유로 소득이 발생하지 않게 된 경우
㉱ 피부양자가 되려는 사람이 기혼자인 경우에는 부부 모두 요건을 충족
② 직장가입자의 피부양자가 되려는 사람은 다음 각 목에서 정하는 재산요건 중 어느 하나에 해당하여야 함
㉮ 재산세 과세표준의 합이 5억 4천만 원을 초과하면서 9억 원 이하이고, 소득의 합계액이 연간 1천만 원 이하일 것
㉯ 재산세 과세표준의 합이 5억4천만 원 이하일 것

㉰ 형제 · 자매(30세 이하, 65세 이상, 장애인등피부양자): 지방세법의 재산세 과세표준의 합이 1억8천만 원 이하일 것

2. 가입자의 종류(법6조)

1) 가입자의 종류: 직장가입자, 지역가입자

(1) 직장가입자: 모든 사업장의 근로자 및 사용자와 공무원 및 교직원

(2) 직장가입 제외자

① 1월 미만의 기간동안 고용되는 일용근로자

② 「병역법」의 규정에 의한 현역병(지원에 의하지 아니하고 임용된 하사를 포함한다), 전환복무된 사람 및 무관후보생

③ 선거에 의하여 취임하는 공무원으로서 매월 보수 또는 이에 준하는 급료를 받지 아니하는 자

④ 기타 사업장의 특성, 고용형태 및 사업의 종류 등을 고려하여 대통령령으로 정하는 사업장의 근로자 및 사용자와 공무원 및 교직원(영9조)

㉠ 비상근 근로자 또는 1개월간의 소정근로시간이 60시간 미만인 단시간근로자

㉡ 비상근 교직원 또는 1개월간의 소정근로시간이 60시간 미만인 시간제공무원 및 교직원

㉢ 소재지가 일정하지 아니한 사업장의 근로자 및 사용자

㉣ 근로자가 없거나 제1호의 규정에 의한 자만을 고용하고 있는 사업장의 사업주

(3) 지역가입자: 가입자 중 직장가입자와 그 피부양자를 제외한 자

3. 사업장의 신고(법7조)

사업장의 사용자는 적용대상사업장이 되거나 휴업 · 폐업 등 사유가 발생한 때에는 그 때부터 14일 이내에 보험자에게 신고

4. 가입자 자격 취득 및 상실(법 8~11조)

1) 자격취득 시기: 가입자는 국내 거주하게 된 날

(1) 수급권자이었던 자는 그 대상자에서 제외된 날

(2) 직장가입자의 피부양자이었던 자가 그 자격을 잃은 날

(3) 유공자등 의료보호대상자이었던 자는 그 대상자에서 제외된 날

(4) 유공자등 의료보호대상자로서 건강보험의 적용을 보험자에게 신청한 자는 그 신청한 날

2) 자격의 상실 시기 등

(1) 사망한 날의 다음 날

(2) 국적을 잃은 날의 다음 날

(3) 국내에 거주하지 아니하게 된 날의 다음 날

(4) 직장가입자의 피부양자가 된 날

(5) 수급권자가 된 날

(6) 건강보험을 적용받고 있던 사람이 유공자등 의료보호대상자가 되어 건강보험의 적용배제신청을 한 날

3) 자격변동이 있는 경우 직장가입자의 사용자나, 지역가입자의 세대주가 자격변동일부터 14일 이내에 보험자에게 신고

5. 건강보험증 발급(법12조)

(1) 건강보험증을 발급: 국민건강보험공단

(2) 공단은 가입자 · 피부양자의 자격취득 또는 변경신고를 수리한 때에는 지체 없이 건강보험증 발급

(3) 가입자 또는 피부양자는 건강보험증 기재사항의 변경사유가 발생시 14일 이내에 그 변경을 증명하는 서류를 첨부하여 공단에 제출하면 지체 없이 새로 작성한 건강보험증 발급 교부

제3장 국민건강보험공단

1. 보험자(법13~23조)

1) **보험자:** 건강보험의 보험자는 국민건강보험공단

2) **보험자의 업무**

(1) 가입자 및 피부양자의 자격관리

(2) 보험료 기타 이 법에 의한 징수금의 부과 · 징수

(3) 보험급여의 관리

(4) 가입자 및 피부양자의 질병의 조기발견 · 예방 및 건강관리를 위하여 요양급여 실시 현황과 건강검진 결과 등을 활용하여 실시하는 예방사업으로서 대통령령으로 정하는 사업

(5) 보험급여비용의 지급

(6) 자산의 관리 · 운영 및 증식사업

(7) 의료시설의 운영

(8) 건강보험에 관한 교육훈련 및 홍보

(9) 건강보험에 관한 조사연구 및 국제협력

(10) 이 법에서 공단의 업무로 정하고 있는 사항

(11) 「국민연금법」, 「고용보험 및 산업재해보상보험의 보험료징수 등에 관한 법률」 및 「임금채권보장법」(이하 "징수위탁근거법")에 따라 위탁받은 업무

(12) 이 법 또는 다른 법령에 의하여 위탁받은 업무

(13) 기타 건강보험과 관련하여 보건복지부장관이 필요하다고 인정한 업무

2. 준비금 및 차입금(법37~38조)

(1) 차입금: 공단은 현금의 지출에 부족이 생긴 때에는 차입할 수 있고, 1년 이상의 장기차입 시 보건복지부장관의 승인

(2) 준비금: 공단은 매 회계연도의 결산상 잉여금 중에서 그 연도의 보험급여에 소요된 비용의 100분의 5 이상에 상당하는 액을 그 연도에 소요된 비용의 100분의 50에 이를 때까지 준비금으로 적립

(3) 준비금 사용: 준비금은 보험급여에 소요되는 비용의 부족에 충당하거나 현금의 지출에 부족이 생긴 때 사용

제4장 보험급여

1. 보험급여(법41조)

(1) 요양급여: 가입자 · 피부양자의 질병 · 부상 · 출산 등에 대하여 급여
① 진찰 · 검사
② 약제 · 치료재료의 지급
③ 처치 · 수술 기타의 치료
④ 예방 · 재활
⑤ 입원
⑥ 간호
⑦ 이송

(2) 요양급여 기준 등: 요양급여의 방법 · 절차 · 범위 · 상한 등 요양급여의 기준은 보건복지부령(국민건강보험 요양급여의 기준에 관한 규칙)으로 정함

(3) 요양급여의 제외: 보건복지부장관은 업무 또는 일상생활에 지장이 없는 질환 등은 요양급여의 대상에서 제외

2. 요양기관(법42조)

1) 요양기관

(1) 「의료법」에 의하여 개설된 의료기관

(2) 「약사법」에 의하여 등록된 약국

(3) 「약사법」 제72조의12의 규정에 의하여 설립된 한국희귀 · 필수의약품센터

(4) 「지역보건법」에 의한 보건소 · 보건의료원 및 보건지소

(5) 「농어촌 등 보건의료를 위한 특별조치법」에 의하여 설치된 보건진료소

2) 요양기관에서 제외되는 의료기관

(1) 「의료법」 제31조의 규정에 의하여 설립된 부속의료기관

(2) 「사회복지사업법」 제34조의 규정에 의한 사회복지시설에 수용된 자의 진료를 주된 목적으로 개설한 의료기관

(3) 가입자 또는 피부양자에게 본인부담액을 받지 아니하거나 경감하여 받는 등의 방법으로 유인하거나 이와 관련하여 과잉진료행위를 하거나 부당하게 많은 진료비를 요구하는 행위로 업무정지 처분 등을 받은 의료기관

(4) 법에 의한 업무정지처분의 절차가 진행중이거나 업무정지처분을 받은 요양기관의 개설자가 개설한 의료기관 또는 약국

3. 비용의 일부부담(법44조)

1) 요양급여를 받는 자는 그 비용의 일부("본인일부부담금")를 본인이 부담

2) 가입자 등의 본인일부부담액이 본인부담상한액 이상이면 이를 공단이 부담한다.

3) 요양급여비용 중 본인이 부담할 비용의 부담률 및 부담액(영 별표2)

(1) 요양급여비용 총액(보건복지부장관이 정하여 고시하는 식대와 장애인 치과진료에 대한 가산금액은 제외한다)의 100분의 20에 입원기간 중 식대[입원환자의 식사의 질과 서비스에 영향을 미치는 부가적 요소에 드는 비용에 해당하는 가산금액(이하 "식대가산금액"이라 한다)을 포함한다. 이하 이 호, 제2호 및 제3호가목 · 나목 · 아목에서 같다]의 100분의 50을 더한 금액. 다만, 상급종합병원에서 법 제43조에 따라 신고한 입원병실 중 일반입원실의 2인실 · 3인실 · 4인실 및 정신과 입원실의 2인실 · 3인실 · 4인실을 이용한 경우에는 그 입원료에 한정하여 각각 100분의 50 · 100분의 40 · 100분의 30으로 하고, 종합병원 · 병원 · 한방병원 · 요양병원(「장애인복지법」 제58조제1항제4호에 따른 장애인 의료재활시설로서 「의료법」 제3조의2의 요건을 갖춘 의료기관인 요양병원으로 한정한다) · 정신병원에서 법 제43조에 따라 신고한 입원병실 중 일반입원실의 2인실 · 3인실 및 정신과 입원실의 2인실 · 3인실을 이용한 경우에는 그 입원료에 한정하여 각각 100분의 40 · 100분의 30으로 하며, 보건복지부장관이 정하여 고시하는 격리 입원에 대해서는 그 입원료에 한정하여 100분의 10으로 한다.

(2) 「의료법」 제3조제2항제3호라목에 따른 요양병원(「장애인복지법」 제58조제1항제4호에 따른 장애인 의료재활시설로서 「의료법」 제3조의2의 요건을 갖춘 의료기관인 요양병원은 제외한다)에서 입원진료를 받는 사람 중 입원치료보다는 요양시설이나 외래진료를 받는 것이 적합한 환자로서 보건복지부장관이 정하여 고시하는 환자군에 해당하는 경우에는 요양급여비용 총액의 100분의 40에 입원기간 중 식대의 100분의 50을 더한 금액

(3) 외래진료의 경우(고가특수의료장비를 이용한 진료의 경우 포함)

기관종별	소재지	환자구분	본인부담액
상급종합병원	모든 지역	일반환자	진찰료총액+(요양급여비용총액-진찰료총액)×60/100(임신부 외래진료의 요양급여비용 총액의 40/100, 영유아 20/100)
		의약분업 예외환자	진찰료총액+(요양급여비용총액-약가총액-진찰료총액)×50/100+약가총액×30/100(임신부 외래진료의 경우에는 (요양급여비용 총액 - 약값 총액) × 40/100 + 약값 총액×30/100, 영유아는 20/100)
종합병원	동지역	일반환자	요양급여비용총액×50/100(임신부 외래진료의 경우에는 30/100, 영유아 15/100)
		의약분업 예외환자	(요양급여비용총액-약가총액)×45/100+약가총액×30/100(임신부 외래진료의 경우에는 30/100, 영유아 15/100) + 약값 총액×30/100(영유아 21/100)
	읍 · 면지역	일반환자	요양급여비용총액×45/100(임신부 외래진료의 경우에는 30/100, 영유아 15/100)
		의약분업 예외환자	(요양급여비용총액-약가총액)×45/100+약가총액×30/100(임신부 외래진료의 경우에는 30/100, 영유아 15/100) + 약값 총액 × 30/100(영유아 21/100)

병원, 치과병원, 한방병원, 요양병원	동지역	일반환자	요양급여비용총액×40/100(임신부 외래진료의 경우에는 20/100, 영유아 10/100)
		의약분업 예외환자	(요양급여비용총액-약가총액)×40/100+약가총액×30/100(임신부 외래진료의 경우에는 20/100, 영유아 10/100) + 약값 총액 × 30/100(영유아 21/100)
	읍 · 면지역	일반환자	요양급여비용총액×35/100(임신부 외래진료의 경우에는 20/100, 영유아 10/100)
		의약분업 예외환자	(요양급여비용총액-약가총액)×35/100+약가총액×30/100(임신부 외래진료의 경우에는 20/100, 영유아 10/100) + 약값 총액 × 30/100(영유아 21/100)
의원, 치과의원, 한의원, 보건의료원	모든 지역	일반환자	요양급여비용총액×30/100(임신부의 외래진료의 경우에는 10/100, 영유아 5/100). 다만, 요양급여를 받는 사람이 65세 이상이면서 해당 요양급여비용 총액이 보건복지부령으로 정하는 금액을 넘지 않으면 보건복지부령으로 정하는 금액
		의약분업 예외환자	(요양급여비용총액-약값 총액) × 30/100(임신부의 외래진료의 경우에는 10/100, 영유아 5/100) + 약값 총액 × 30/100(영유아 21/100). 다만, 요양급여를 받는 사람이 65세 이상이면서 해당 요양급여비용 총액이 보건복지부령으로 정하는 금액을 넘지 않으면 보건복지부령으로 정하는 금액
보건소, 보건지소, 보건진료소	모든 지역		요양급여비용총액×30/100(요양급여비용총액이 보건복지부령으로 정하는 금액을 초과하지 아니하면 보건복지부령으로 정하는 금액)

4) 외래진료 및 고가특수의료장비를 이용한 진료의 경우의 요양급여비용총액에 관한 조건 및 본인부담액(규칙 제13조제1항 관련 별표 3)

(1) 의원 및 보건의료원

기관종별	환자의 연령	요양급여비용총액에 관한 조건	본인부담액
의원, 치과의원, 한의원, 보건의료원	65세 이상	요양급여비용총액이 1만5천 원을 초과하지 아니하는 경우	1,500원
		요양급여비용총액이 1만5천 원을 초과하는 경우	요양급여비용 총액×30/100
	65세 미만		요양급여비용 총액×30/100
의원 · 치과의원 (의약분업 예외지역만 해당한다), 보건의료원 (한방과만 해당한다) 및 한의원	65세 이상	요양급여비용총액이 1만5천 원을 초과하지 아니하는 경우	1,500원
		투약처방을 하는 경우로써 요양급여비용총액이 1만5천 원을 초과하고 2만 원을 초과하지 아니하는 경우	2,100원
		요양급여비용총액이 1만5천 원을 초과하는 경우(투약처방을 하는 경우에는 요양급여총액이 2만 원을 초과하는 경우)	요양급여비용 총액×30/100
	65세 미만		요양급여비용 총액×30/100

5) 약국 또는 한국희귀 · 필수의약품센터의 경우

(1) 진료를 담당한 의사 또는 치과의사가 발행한 처방전에 의하여 의약품을 조제받은 경우

① 요양급여비용총액이 보건복지부령이 정하는 금액을 초과하는 경우에는 요양급여비용총액의 100분의 30

② 요양급여비용총액이 보건복지부령이 정하는 금액을 초과하지 아니하는 경우에는 보건복지부령이 정하는 금액

(2) 진료를 담당한 의사 또는 치과의사가 발행한 처방전에 의하지 아니하고 의약품을 조제받은 경우

① 요양급여비용총액이 보건복지부령이 정하는 금액을 초과하는 경우에는 요양급여비용총액의 100분의 40

② 요양급여비용총액이 보건복지부령이 정하는 금액을 초과하지 아니하는 경우에는 보건복지부령이 정하는 금액

(3) 약국 또는 한국희귀 · 필수의약품센터이용의 경우의요양급여비용총액에 관한 조건 및 본인부담액(규칙 별표 4)

요양급여비용총액에 관한 조건		환자의 연령	투약일수	본인부담액
1. 처방전에 의하여 의약품을 조제받은 경우	가. 1만 원을 초과하는 경우			요양급여비용총액×30/100
	나. 1만 원을 초과하지 아니하는 경우	65세 이상		1,200원
		65세 미만		요양급여비용총액 ×30/100
2. 처방전에 의하지 아니하고 의약품을 조제받은 경우	가. 4,000원을 초과하는 경우			요양급여비용총액×40/100
	나. 4,000원을 초과하지 아니하는 경우		1일	1,400원
			2일	1,600원
			3일 이상	2,000원

6) 기타 본인부담 비용

(1) 요양급여비용의 본인부담 비용의 100분의 100(규칙 별표 6)

급여가 제한되는 경우, 급여가 정지되는 경우, 보험재정에 상당한 부담을 초래한다고 인정되는 경우 등 보건복지부령이 정하는 경우에는 보건복지부령이 정하는 항목의 요양급여비용의 100분의 100의 범위 안에서 보건복지부령(규칙 별표 6)이 정하는 금액(100분의 100)

① 가입자 또는 피부양자가 「국민건강보험요양급여의 기준에 관한 규칙」의 규정에 의한 요양급여의 절차에 의하지 아니하고 요양기관을 이용한 경우

② 「병역법」에 따른 현역병(지원에 의하지 아니하고 임용된 하사를 포함한다), 전환복무된 사람 또는 무관후보생으로 군에 복무 중인 가입자 또는 피부양자 및 교도소 또는 그 밖에 이에 준하는 시설에 수용되어 있는 가입자 또는 피부양자가 요양기관을 이용한 경우

③ 가입자 또는 피부양자가 보험료 체납으로 급여제한을 받은 기간에 요양기관을 이용한 경우

④ 「학교폭력 예방 및 대책에 관한 법률」에 따른 학교폭력 중 학생 간의 폭행에 의한 부상 또는 질병으로 요양기관을 이용한 경우

⑤ 의료법에 따른 요양병원 중 정신병원과 장애인 의료재활시설을 제외한 요양병원에서 입원진료를 받는 가입자 또는 피부양자가 요양급여를 의뢰하지 않고 다른 요양기관에서 진료를 받는 경우

⑥ 보험료를 체납하여 보험급여를 하지 않는 기간에 요양기관을 이용한 경우

⑦ 보건복지부장관이 정하여 고시하는 공단이 부담하는 요양급여비용의 상한금액을 초과하는 비용

으로 요양급여의 필요성이 의학적으로 인정되는 약제 · 치료재료로서 해당 약제 · 치료재료의 상한금액이 대체 가능한 약제 · 치료재료의 상한금액의 2배 이상인 경우와 약제 · 치료재료에 대한 요양급여비용이 연간 200억원 이상 들어 보험재정에 상당한 부담을 줄 우려가 있는 약제 · 치료재료의 경우

⑧ 보건복지부장관이 정하여 고시하는 고가의 의료장비 또는 의료용품 등을 사용하는 보험급여 항목으로 해당 요양급여 비용이 보험재정에 상당한 부담을 준다고 인정되는 경우와 대체가능한 다른 요양급여 항목에 비하여 상대적으로 보험급여 비용이 높아 보험재정에 상당한 부담을 준다고 인정되는 경우

⑨ 혈액성분 채집술을 위한 혈액제공 적합성 여부검사에서 부적합으로 판정되어 혈액성분 채집술을 실시하지 아니한 경우 소요된 검사비용

⑩ 요양기관의 과실이 없는 상태에서 가입자 또는 피부양자의 기피로 인하여 준비된 혈액을 폐기하였을 경우의 혈액비용과 미리 채혈한 자기혈소판을 수혈하지 못한 경우 이에 소요된 비용

⑪ 응급의료에관한법률의 규정에 의하여 요양기관의 구급차를 이용하여 이송되었을 경우의 이송처치료 및 응급의료수가기준에서 정한 응급의료관리료 산정대상이 아닌 환자의 응급의료관리료

⑫ 보건복지부장관이 정하여 고시하는 질병군에 대한 입원진료의 경우에는 ①에서 ⑥까지의 비용 및 ⑪의 비용 중 이송처치료에 해당하는 비용

⑬ 호스피스 · 완화의료 및 임종과정에 있는 환자의 연명의료결정에 관한 법률에 따라 호스피스전문기관으로 지정된 요양기관에서 호스피스 · 완화의료의 입원치료를 받는 경우에는 ①에서 ⑥까지의 비용 및 ⑪의 비용 중 이송처치료에 해당하는 비용

(2) 요양급여비용의 본인부담 100분의 5[다만, 제3호의 규정에 의하여 산정한 금액(요양급여비용의 100분의 100)은 면제하지 아니함]

① 암환자 등 보건복지부장관이 정하여 고시하는 중증환자

(3) 65세 이상 노인이 틀니 및 임플란트 요양급여를 받는 경우에는 그 요양급여비용 총액의 100분의 50

(4) 제왕절개분만을 위한 입원진료에 대하여 요양급여를 받는 경우에는 요양급여비용 총액의 100분의 5

(5) 요양병원 외의 요양기관에서 입원진료를 받는 경우로서, 의료기관 입원병실이 상급종합병원의 5인실 이상, 요양기관의 4인실 이상에서 일반입원실에 입원일수가 16일 이상 30일 이하인 경우 16일부터 30일까지 입원료의 100분의 25를, 31일 이상인 경우 31일부터 입원료의 100분의 30을 부담하며 상급종합병원의 4인실, 종합병원 · 병원 · 한방병원의 3인실에서 16일부터 30일까지 입원료의 100분의 35를, 31일 이상인 경우 31일부터 입원료의 100분의 40을 부담하며하고, 상급종합병원의 3인실, 종합병원 · 병원 · 한방병원의 2인실에서 16일부터 30일까지 입원료의 100분의 45를, 31일 이상인 경우 31일부터 입원료의 100분의 50을 부담하며, 상급종합병원의 2인실에서 16일부터 30일까지 입원료의 100분의 45를, 31일 이상인 경우 31일부터 입원료의 100분의 50을 부담한다.

(6) 기타 본인일부부담금 산정특례

① 외래진료 시 산정특례 대상: 만성신부전증환자 등 107개 질병은 요양급여비용총액의 100분의 20

② 가정간호 산정특례 대상: 요양급여비용총액의 100분의 20

4. 요양급여비용의 산정 등(법45조)

(1) 요양급여비용 계약: 공단의 이사장과 의약계를 대표하는 자 간의 계약으로 정하고, 계약기간은 1년

(2) 계약 만료일: 계약은 그 계약기간 만료일이 속하는 연도의 5월 31일까지 체결하여야 하며, 그 기한내에 계약이 체결되지 아니하는 경우 보건복지부장관이 그 직전 계약기간 만료일이 속하는 연도의 6월 30일까지 심의위원회의 의결을 거쳐 요양급여비용을 정함

(3) 요양급여비용의 내역 고시: 보건복지부장관은 계약이 체결된 경우 지체없이 고시

(4) 계약의 내용(영21조)

① 계약은 각 요양급여의 상대가치점수의 점수당 단가를 정하는 것으로 체결

② 요양급여의 상대가치점수는 요양급여에 소요되는 시간 · 노력 등 업무량, 인력 · 시설 · 장비 등 자원의 양과 요양급여의 위험도 및 요양급여에 따른 사회적 편익 등을 고려하여 산정한 요양급여의 가치를 각 항목사이에 상대적 점수(행위별수가제; Fee-for-service)로 나타낸 것으로 하며, 보건복지부장관이 건강보험정책심의위원회의 심의를 거쳐 고시

* 행위별 수가제: 진료할 때마다 진찰료, 검사료, 처치료, 입원료, 약값 등에 따로 가격을 매긴 뒤 합산하여 진료비를 산정하는 제도

* 질병군별 수가제(포괄수가제): 입원기간 동안 제공된 검사, 수술, 투약 등 의료서비스의 종류나 양에 관계없이 어떤 질병의 진료를 위해 입원 했었는가에 따라 미리 책정된 일정액의 진료비를 보상하는 제도

5. 요양급여비용의 청구와 지급 등(법 47조)

1) **요양급여비용의 지급청구:** 요양기관은 공단에 요양급여비용 청구

2) **요양급여비용의 심사청구:** 건강보험심사평가원 → 심사한 후 지체없이 그 내용을 공단 및 요양기관에 통보

3) **요양급여비용의 심사 · 지급(규칙20조)**

(1) 심사평가원은 요양급여비용이 요양급여의 기준과 요양급여비용의 내역에 적합한지를 심사

(2) 심사평가원의 원장은 심사청구 받은 날부터 40일(전자문서교환방식에 의한 경우에는 15일) 이내에 심사

(3) 심사결과를 공단 및 당해 요양기관에 각각 송부 → 공단은 지체 없이 요양급여비용 해당 요양기관에 지급

6. 요양비(법49조)

(1) 공단은 가입자나 피부양자가 긴급 그 밖의 부득이한 사유로 요양기관과 비슷한 기능을 하는 기관에서 질병 · 부상 · 출산 등에 대하여 요양을 받거나 요양기관이 아닌 장소에서 출산한 경우에는 그 요양급여에 상당하는 금액을 가입자나 피부양자에게 요양비로 지급한다.

(2) 준요양기관은 요양비 명세서나 요양 명세를 적은 영수증을 요양을 받은 사람에게 내주어야 하며, 요양을 받은 사람은 그 명세서나 영수증을 공단에 제출한다.

(3) 준요양기관은 요양을 받은 가입자나 피부양자의 위임이 있는 경우 공단에 요양비의 지급을 직접 청구할 수 있다.

7. 부가급여(법50조)

1) **부가급여:** 임의급여는 장제비와 상병수당, 기타의 급여를 실시할 수 있다.

2) **부가급여:** 임신 · 출산(유산 및 사산 포함) 진료비(산모: 100만원, 다태산모: 140만원)

3) **지원 대상:** 임신 · 출산한 가입자 또는 피부양자, 2세 미만 가입자 또는 피부양자의 법정대리인

4) 지원 내용

(1) 임신 · 출산한 가입자 또는 피부양자의 진료에 드는 비용

(2) 임신 · 출산한 가입자 또는 피부양자의 약제 · 치료재료의 구입에 드는 비용

(3) 2세 미만 영유아의 진료에 드는 비용

(4) 2세 미만 영유아에게 처방된 약제 · 치료재료의 구입에 드는 비용

(5) 임신 · 출산 사실을 확인(산부인과 전문의만 확인)하는 증명서 제출 → 공단 → 이용권 발급 → 이용권지급

5) 사용기간

(1) 임신 · 출산한 가입자 또는 피부양자: 출산일(유산사산은 그 해당일)부터 2년이 되는날

(2) 2세 미만 영유아의 법정대리인: 2세 미만 영유아의 출생일로부터 2년이 되는 날

6) 이용권 사용 요양기관

(1) 공단은 임신 · 출산 진료비에 대하여 이용권을 사용

8. 장애인에 대한 특례(법51조)

(1) 공단은 등록된 장애인인 가입자 및 피부양자에게는 보장구에 대하여 보험급여

(2) 장애인보장구에 대한 보험급여의 기준(규칙 별표 7)

9. 건강검진(법52조)

(1) 공단은 가입자 및 피부양자에 대하여 질병의 조기발견과 그에 따른 요양급여를 하기 위하여 건강검진을 실시

(2) 건강검진의 구분: 일반건강검진, 암검진 및 영유아건강검진으로 구분하여 실시

① 일반건강검진: 직장가입자, 세대주인 지역가입자, 20세 이상인 지역가입자 및 20세 이상인 피부양자

② 암검진: 제1호에 따른 대상자 중 암종별 특성을 고려하여 검진이 필요한 자로서 보건복지부장관이 정하여 고시하는 자

③ 영유아건강검진: 6세 미만의 가입자 및 피부양자

(3) 건강검진 횟수: 2년마다 1회 이상 실시하되, 사무직에 종사하지 아니하는 직장가입자에 대하여는 1년에 1회 실시한다. 다만, 영유아건강검진은 영유아의 연령 등을 고려하여 검진횟수를 보건복지부장관이 정하여 고시

10. 급여의 제한(법53조)

(1) 보험급여의 제한

① 고의 또는 중대한 과실로 인한 범죄행위에 기인하거나 고의로 사고를 발생시킨 때

② 고의 또는 중대한 과실로 공단이나 요양기관의 요양에 관한 지시에 따르지 아니한 때

③ 고의 또는 중대한 과실로 문서 기타 물건의 제출을 거부하거나 질문 또는 진단을 기피한 때

④ 업무상 또는 공무상 질병 · 부상 · 재해로 인하여 다른 법령에 의한 보험급여나 보상(報償) 또는 보상(補償)을 받게 되는 때

(2) 이중 보험급여의 제한: 다른 법령에 의하여 국가 또는 지방자치단체로부터 보험급여에 상당하는 급여를 받거나 보험급여에 상당하는 비용을 지급받게 되는 때에는 그 한도 내에서 비급여

(3) 체납한 가입자에 대한 보험료를 완납할 때까지 보험급여의 제한
  ① 보험료 체납기간: 6회 이상 미납. 다만, 공단으로부터 분할납부 승인을 받고 그 승인된 보험료를 1회 이상 납부한 경우에는 보험급여를 실시할 수 있다.
  ② 가입자 및 피부양자의 소득 · 재산 등이 대통령령으로 정하는 기준 미만인 경우에는 그러하지 아니하다.

11. 급여의 정지(법54조)

다만, 제3호 및 제4호의 경우에는 제60조에 따른 요양급여를 실시한다.

(1) 삭제 <2020.4.7>

(2) 국외에 체류하는 경우

(3) 병역법의 규정에 의한 현역병(지원에 의하지 아니하고 임용된 하사를 포함한다), 전환복무된 사람 및 무관후보생

(4) 교도소 기타 이에 준하는 시설에 수용되어 있는 때

12. 구상권(법58조)

(1) 구상권: 공단은 제3자의 행위로 인한 보험급여사유가 발생하여 가입자에게 보험급여를 한 때에는 그 급여에 소요된 비용의 한도 내에서 그 제3자에 대한 손해배상청구의 권리

(2) 보험급여를 받은 자가 제3자로부터 이미 손해배상을 받은 때에는 공단은 그 배상액의 한도 내에서 비급여

제5장 건강보험심사평가원

1. 건강보험심사평가원 설립(법62~65조)

1) **설립목적:** 요양급여비용을 심사하고 요양급여의 적정성을 평가

2) **심사평가원 업무**

(1) 요양급여비용의 심사

(2) 요양급여의 적정성에 대한 평가

(3) 심사 및 평가 기준의 개발

(4) 요양급여의 심사 및 평가 업무와 관련된 조사연구 및 국제협력

(5) 다른 법률의 규정에 의하여 지급되는 급여비용의 심사 또는 의료의 적정성 평가에 관하여 위탁받은 업무

(6) 그 밖에 이 법 또는 다른 법령에 따라 위탁받은 업무

(7) 건강보험과 관련하여 보건복지부장관이 필요하다고 인정한 업무

(8) 그 밖에 보험급여 비용의 심사와 보험급여의 적정성 평가와 관련하여 대통령령으로 정하는 업무
  ① 요양급여비용의 심사청구와 관련된 소프트웨어의 개발 · 공급 · 검사 등 전산 관리
  ② 지급되는 요양비 중 보건복지부령으로 정하는 기관에서 받은 요양비에 대한 심사
  ③ 요양급여의 적정성 평가 결과의 공개

④ 심사평가원의 업무를 수행하기 위한 환자 분류체계의 개발 · 관리
⑤ 심사평가원의 업무와 관련된 교육 · 홍보

제6장 보험료

1. 보험료(법69조)

1) **보험료 징수:** 공단은 건강보험사업에 소요되는 비용에 충당하기 위하여 보험료의 납부의무자로부터 보험료를 징수

(1) 직장가입자의 월별 보험료액은 다음 각 호에 따라 산정한 금액
① 보수월액보험료: 보수월액에 보험료율(6.67%)을 곱하여 얻은 금액
② 소득월액보험료: 소득월액(보수외 소득)에 보험료율을 곱하여 얻은 금액

(2) 지역가입자의 월별 보험료액은 세대 단위로 산정하되, 지역가입자가 속한 세대의 월별 보험료액은 보험료부과점수에 보험료부과점수당 금액(195.8원)을 곱한 금액

2. 보수월액(법70조)

1) 보수에 포함되는 금품 등(영33조)

근로의 대가로 받은 봉급, 급료, 보수, 세비(歲費), 임금, 상여, 수당, 그 밖에 이와 유사한 성질의 금품으로서 다음 각 호의 것을 제외한 것

① 퇴직금
② 현상금, 번역료 및 원고료
③ 「소득세법」에 따른 비과세근로소득

3. 소득월액(법71조)

소득월액은 보수월액의 산정에 포함된 보수를 제외한 직장가입자의 소득("보수외소득")이 대통령령으로 정하는 금액(연간2,000만원)을 초과하는 경우 보수외 소득을 기준으로 하여 산정하되, 다음의 계산식에 따라 산정함
(연간보수외소득 － 대통령령으로 정하는 금액) × 1/12

1) 소득월액(영41조)

산정에 포함되는 소득은 다음 각 호와 같다. 이 경우 「소득세법」에 따른 비과세소득은 제외

(1) 이자소득: 「소득세법」 제16조에 따른 소득

(2) 배당소득: 「소득세법」 제17조에 따른 소득

(3) 사업소득: 「소득세법」 제19조에 따른 소득

(4) 근로소득: 「소득세법」 제20조에 따른 소득. 다만, 같은 법 제47조에 따른 근로소득공제는 적용하지 아니한다.

(5) 연금소득: 「소득세법」 제20조의3에 따른 소득. 다만, 같은 법 제20조의3제2항 및 제47조의2는 적용하지 아니한다.

(6) 기타소득: 「소득세법」 제21조에 따른 소득

2) 소득 평가기준(규칙 제44조)

소득월액은 다음의 구분에 따라 평가한 금액을 합산한 금액으로 한다. 소득은 계산식을 적용{(연간보수외소득 - 대통령령으로 정하는 금액) × 1/12)}하여 산출한 금액에 각 호의 구분에 따른 소득이 차지하는 비율을 곱하여 산출한 금액으로 한다.

(1) 이자소득, 배당소득, 사업소득 및 기타소득: 해당 소득 전액

(2) 근로소득(봉급외 근로소득) 및 연금소득: 해당소득의 100분의 50

4. 보험료부과점수(법72조)

(1) 보험료부과점수는 지역가입자의 소득 · 재산에 및 자동차에 부과하는 점수를 참작하여 정하되, 대통령령이 정하는 기준에 따라 소득등급별로(95.334~17,796.15), 재산 등급별로(22~2,341)로 정할수 있음.

(2) 보험료부과점수는 지역가입자의 소득 · 재산, 자동차 부과점수를 참작하여 정함

(3) 보험료부과점수의 산정기준(영42조)

① 소득(소득액기준 준용)

② 재산

(4) 보험료부과점수는 지역가입자가 속한 세대의 보험료 부담능력을 표시하는 점수로서, ㉮목부터 ㉯목까지의 규정에 따른 소득 · 재산 및 자동차에 부과하는 점수를 합하여 산정한다. 다만, 가목에 따른 소득금액이 연 336만원 이하인 경우에는 ㉮목에 따른 소득에 부과하는 점수가 아닌 제32조제2호나목에 따른 지역가입자의 월별 보험료액의 하한액을 보험료부과점수당 금액으로 나누어 얻은 값에 ㉯목 및 ㉰목의 규정에 따른 재산 및 자동차에 부과하는 점수를 합하여 산정한다.

㉮ 소득에 부과하는 점수는 소득을 보건복지부령으로 정하는 바에 따라 평가하여 합산한 소득금액을 다음 표의 구분에 따라 산정한다.

소득금액	점수
336만원 초과~6억2,722만원 이하	95.334 + (336만원을 초과하는 소득 1만원당 1만분의 2,837.3112)
6억2,722만원 초과	17,796,15

㉯ 재산(자동차는 제외한다. 이하 이 표에서 같다)에 부과하는 점수는 다음의 금액을 합산한 금액에서 5천만원 및 제42조의2제3항 각 호의 구분에 따른 금액을 뺀 금액을 등급별로 구분하여 산정한다. 이 경우 재산의 등급별 점수는 제3호의 표와 같다.

(ㄱ) 토지 · 건축물 · 주택 · 선박 · 항공기의 재산세 과세표준금액

(ㄴ) 임차주택에 대한 보증금 및 월세금액을 보건복지부령으로 정하는 기준에 따라 평가한 금액

㉰ 자동차에 부과하는 점수는 자동차의 사용연수에 따라 감액률을 반영하여 자동차 종류별 배기량에 따라 등급별로 구분하여 산정한다. 이 경우 자동차의 등급별 점수는 제4호의 표와 같으며, 자동차가 2대 이상인 세대는 각각의 자동차에 대한 등급별 점수를 합산한다.

5. 보험료율(법73조)

(1) 보험료율은 1천분의 80의 범위 안에서 대통령령으로 정함

(2) 직장가입자의 보험료율은 1만분의 667

(3) 지역가입자의 보험료부과점수당 금액은 195.8원

(4) 국외에서 업무에 종사하고 있는 직장가입자에 대한 보험료율은 보험료율의 100분의 50

6. 보험료의 면제(법74조)

(1) 직장가입자의 보험료 면제

① 국외에 체류하는 경우(국내에 거주하는 피부양자가 없는 경우에 이를 적용)

② 하사(단기복무자에 한한다) · 병 및 무관후보생으로 복무중인 때

③ 교도소 기타 이에 준하는 시설에 수용되어 있는 때

④ 지역가입자가 위의 ①~③항에 해당하면 그 가입자가 속한 세대의 보험료를 산정할 때 그 가입자의 보험료부과점수를 제외한다.

7. 보험료의 부담(법76조)

(1) 직장가입자의 보험료 부담

① 직장가입자가 근로자인 경우 근로자와 사용자가 각각 보험료액의 100분의 50씩 부담

② 직장가입자가 공무원인 경우 공무원과 그 공무원이 소속되어 있는 국가 또는 지방자치단체가 각각 보험료액의 100분의 50씩 부담

③ 직장가입자가 교직원인 경우에는 사립학교를 설립 · 운영하는 자가 각각 보험료액의 100분의 50씩 부담

④ 직장가입자가 교직원인 경우 교직원이 100분의 50을, 사용자(사립학교설립운영자)가 100분의 30을, 국가가 100분의 20을 각각 부담

⑤ 직장가입자의 소득월액보험료는 직장가입자가 부담

(2) 지역가입자의 보험료는 그 가입자가 속한 세대의 지역가입자 전원이 연대하여 부담

(3) 보험재정에 대한 정부지원: 국고에서 당해연도 보험료 예상수입액의 100분의 14를 지원하도록 하고, 「국민건강증진법」에서 정하는 바에 따라 건강강증진기금에서 지원받으며, 국고에 의한 지원금은 가입자 및 피부양자에 대한 보험급여비용, 건강보험사업 운영비 및 취약계층 보험료 경감에 사용하도록 하고, 국민건강증진기금에 의한 지원금은 흡연으로 인한 질병에 대한 보험급여, 건강검진사업 및 65세 이상 노인의 보험급여에 사용하도록 한다.

제7장 이의신청 및 심판청구 등

1. 이의신청(법87조)

(1) 가입자 및 피부양자의 자격 · 보험료등 · 보험급여 및 보험급여비용에 관한 공단의 처분에 이의가 있는 자는 공단에 이의신청

(2) 요양급여비용 및 요양급여의 적정성에 대한 평가 등에 관한 심사평가원의 처분에 이의가 있는 공단 · 요양기관 기타의 자는 심사평가원에 이의신청

(3) 이의신청 기간: 처분이 있은 날부터 90일 이내에 문서로 이를 하여야 하며, 처분이 있은 날부터 180일을 경과하면 이를 제기하지 못함(요양급여대상여부확인에 따른 이의신청은 30일 이내)

(4) 이의신청 결정기간: 공단 또는 심사평가원은 이의신청을 받은 날부터 60일 이내에 결정, 부득이 한 사정이 있는 경우 30일 연장. 연장하는 때에는 결정기간이 만료되기 7일 전까지 이의신청인에게 통지

(5) 이의신청위원회: 이의신청에 대한 처분업무를 효율적으로 수행하기 위하여 공단 및 심사평가원에 각각 이의신청위원회 설치
① 이의신청위원회의 구성: 위원장 1인을 포함 25인의 위원으로 구성

2. 심판청구(법88조)

(1) 이의신청에 대한 결정에 불복이 있는 자는 건강보험분쟁조정위원회에 심판청구

(2) 심판청구 기간: 이의신청에 대한 결정통지를 받은 날부터 90일 이내

(3) 분쟁조정위원회는 보건복지부장관 소속하에 둠

3. 행정소송(법90조)

공단 또는 심사평가원의 처분에 이의가 있는 자, 이의신청 또는 심판청구에 대한 결정에 불복이 있는 자는 행정소송법이 정하는 바에 의하여 행정소송을 제기할 수 있음

제8장 보칙

1. 시효(법79조)

1) 소멸시효기간: 3년간

(1) 보험료 · 연체금을 징수할 권리

(2) 보험료 · 연체금으로 과오납부한 금액을 환급받을 권리

(3) 보험급여를 받을 권리

(4) 보험급여 비용을 받을 권리

(5) 과다납부된 본인일부부담금을 돌려받을 권리

(6) 근로복지공단의 권리

2. 업무정지 및 과징금 처분(법98~100조)

(1) 업무정지 및 과징금 처분권자: 보건복지부장관

(2) 업무정지기간: 1년 이내

(3) 요양기관의 업무정지 내용
① 속임수나 그 밖의 부당한 방법으로 보험자 · 가입자 및 피부양자에게 요양급여비용을 부담하게 한 경우
② 명령에 위반하거나 거짓 보고를 하거나 거짓 서류를 제출하거나, 소속 공무원의 검사 또는 질문을 거부 · 방해 또는 기피한 경우

(4) 과징금 처분: 보건복지부장관은 그 업무정지처분에 갈음하여 속임수나 기타 부당한 방법으로 부

담하게 한 금액의 5배 이하의 금액을 과징금으로 부과 · 징수

(5) 업무정지처분 및 과징금부과의 기준(영 별표 5)

(6) 업무정지처분을 받은 자는 당해 업무정지기간 중에는 요양급여를 행하지 못함

3. 비밀의 유지(법102조)

(1) 공단, 심사평가원 및 대행청구단체에 종사하였던 자 또는 종사하고 있는 자는

① 가입자 및 피부양자의 개인정보(「개인정보 보호법」 제2조제1호의 개인정보를 말한다. 이하 "개인정보"라 한다)를 누설하거나 직무상 목적 외의 용도로 이용 또는 정당한 사유 없이 제3자에게 제공하는 행위

* 누설 및 직무상 목적 외 사용 및 제 3자에게 제공 시 5년 이하의 징역 또는 5천만 원 이하 벌금

② 업무를 수행하면서 알게 된 정보(제1호의 개인정보는 제외한다)를 누설하거나 직무상 목적 외의 용도로 이용 또는 제3자에게 제공하는 행위

* 3년 이하의 징역 또는 3천만 원 이하 벌금

제9장 벌칙

1. 벌칙(법115~117조)

1) 5년 이하의 징역 또는 5천만 원 이하의 벌금

가입자 및 피부양자의 개인정보를 직무상 목적 외의 용도로 이용하거나 정당한 사유 없이 제3자에게 제공한 자

2) 3년 이하의 징역 또는 3천만 원 이하의 벌금

(1) 대행청구단체의 종사자로서 거짓이나 그 밖의 부정한 방법으로 요양급여비용을 청구한 자

(2) 업무를 수행하면서 알게 된 정보를 직무상 목적 외의 용도로 이용하거나 제3자에게 제공한 자

3) 3년 이하의 징역 또는 1천만 원 이하의 벌금

공동이용하는 전산정보자료를 목적 외의 용도로 이용하거나 활용한 자

4) 2년 이하의 징역 또는 2천만 원 이하의 벌금

거짓이나 그 밖의 부정한 방법으로 보험급여를 받거나 타인으로 하여금 보험급여를 받게 한 자

5) 1년이하의 징역 또는 1천만 원 이하의 벌금

(1) 선별급여 실시 조건을 위반하여 선별급여를 제공한 요양기관의 개설자

(2) 대행청구단체가 아닌 자로 하여금 대행하게 한 자

(3) 근로자의 권익보호 규정에 위반한 사용자

(4) 업무정지 처분을 받은 자는 해당 업무정지기간 중에는 요양급여를 하지 못하는 규정을 위반한 요양기관 개설자

6) 1천만 원 벌금

보고 또는 서류 제출을 하지 아니한 자, 거짓으로 보고하거나 거짓 서류를 제출한 자, 검사나 질문을 거부 · 방해 또는 기피한 자

7) 500만 원 이하의 벌금

(1) 요양기관이 정당한 이유 없이 요양급여를 거부한 경우

(2) 요양을 실시한 기관이 요양비 명세서나 요양 명세를 적은 영수증을 요양을 받은 사람에게 교부하지 않았을 경우

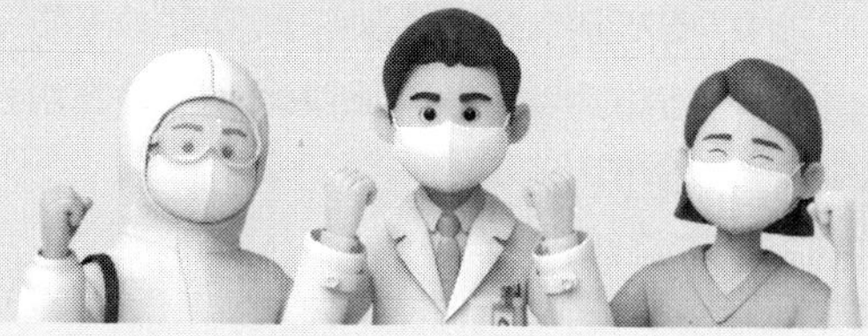

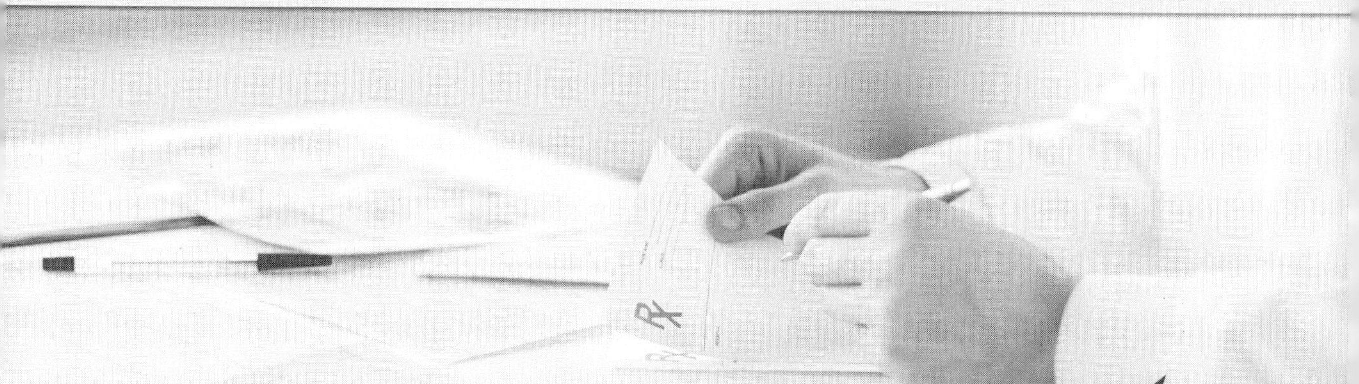

Chapter 4
국민건강보험법 예상문제

1. 국민건강보험공단의 업무가 아닌 것은?

① 가입자 및 피부양자의 자격관리
② 요양기관의 요양급여비용 심사
③ 가입자 및 피부양자의 건강 유지와 증진을 위하여 필요한 예방사업
④ 징수보험급여비용의 지급
⑤ 자산의 관리, 운영 및 증식사업

☞ (법 제14조)
국민건강보험공단의 업무

2. 공단의 이사회의 심의 · 의결사항이 아닌 것은?

① 사업운영계획 등 공단 운영의 기본방침에 관한 사항
② 예산 및 결산에 관한 사항
③ 정관 변경에 관한 사항
④ 규정의 제정 · 개정 및 폐지에 관한 사항
⑤ 재정운영위원회의 심의 · 의결사항

☞ (영 제11조)
이사회의 심의 · 의결사항

1② 2⑤

3. 국민건강보험법상 피부양자 적용대상에서 제외되는 자는?

① 직장가입자의 배우자
② 직장가입자의 직계존속(배우자의 직계존속 포함)
③ 직장가입자의 직계비속(배우자의 직계비속 포함)
④ 직장가입자의 대리인
⑤ 직장가입자의 형제, 자매

☞ (법 제5조)
적용대상 가입자 등

4. 「국민건강보험법」상 건강보험 가입자의 자격상실 시기는?

① 사망한 날
② 수급권자가 된 날
③ 대한민국 국적을 잃은 날
④ 국내에 거주하지 아니하게 된 날
⑤ 다른 직장가입자의 피부양자가 된 날의 다음 날

☞ (법 제10조)
자격의 상실 시기 등

5. 보건복지부장관은 건강보험의 건전한 운영을 위하여 국민건강보험종합계획의 수립을 몇 년마다 하여야 하는가?

① 1년 ② 2년 ③ 3년
④ 4년 ⑤ 5년

☞ (법 제3조의2)
국민건강보험종합계획의 수립

6. 건강보험 직장가입자에서 제외되지 않는 사람은?

① 비상근 근로자 또는 1개월 동안의 소정근로시간이 60시간 미만인 단시간근로자
② 비상근 교직원 또는 1개월 동안의 소정근로시간이 60시간 미만인 시간제공무원 및 교직원
③ 연간 결근횟수가 20일 이상인 근로자
④ 소재지가 일정하지 아니한 사업장의 근로자 및 사용자
⑤ 근로자가 없거나 비상근 근로자만을 고용하고 있는 사업장의 사업주

☞ (영 제9조)
직장가입자에서 제외되는 사람

7. 사업장의 사용자의 신고기간은?

① 즉시 ② 5일 이내 ③ 10일 이내
④ 14일 이내 ⑤ 21일 이내

☞ (법 제7조)
사업장의 신고

3④ 4② 5⑤ 6③ 7④

8. 「국민건강보험법」상 보건복지부장관이 국민건강보험종합계획에 따라 매년 연도별 시행계획을 수립 · 시행 시 심의를 거쳐야 하는 위원회는?

① 진료심사평가위원회
② 건강보험공표심의위원회
③ 건강보험분쟁조정위원회
④ 건강보험정책심의위원회
⑤ 보험료정보공개심의위원회

☞ (법 제3조의2) 국민건강보험종합계획의 수립 등
(법 제4조) 건강보험정책심의위원회

9. 국민건강보험의 보험자는 누구인가?

① 대통령
② 국민건강보험공단
③ 보건복지부
④ 보건복지부장관
⑤ 건강보험심사평가원

☞ (법 제13조) 보험자

10. 공단 이사장은 누가 임명하는가?

① 보건복지부장관
② 고용노동부장관
③ 행정자치부장관
④ 국무총리
⑤ 대통령

☞ (법 제20조) 임원

11. 국민건강보험공단 임원의 설명이 잘못된 것은?

① 임원은 이사장 1명, 이사 14명 및 감사 1명을 둔다.
② 이사장, 이사 중 5명 및 감사는 상임으로 한다.
③ 이사장, 이사, 감사의 임기는 2년이다.
④ 상임이사: 보건복지부령으로 정하는 추천 절차를 거쳐 이사장이 임명한다
⑤ 이사장은 임원추천위원회가 복수로 추천한 사람 중에서 보건복지부장관의 제청으로 대통령이 임명한다.

☞ (법 제20조) 임원

12. 심사위원회 위원의 자격이 잘못 설명된 것은?

① 의사면허를 취득한 후 10년이 지난 사람으로서 의과대학 또는 의료기관에서 종사한 사람
② 치과의사 면허를 취득한 후 10년이 지난 사람으로서 치과대학 또는 의료기관에서 종사한 사람
③ 한의사 면허를 취득한 후 10년이 지난 사람으로서 한의과대학 또는 의료기관에서 종사한 사람
④ 약사 면허를 취득한 후 10년이 지난 사람으로서 약학대학 · 의료기관 · 약국 또는 한국희귀 · 필수의약품센터에서 종사한 사람
⑤ 외래강사 이상의 경력을 가진 사람으로서 보건의약관련 분야에 10년 이상 종사한 사람

☞ (규칙 제32조) 심사위원회 위원의 자격

8④ 9② 10⑤ 11③ 12⑤

13. 「국민건강보험법」 가입자와 피부양자의 질병, 부상, 출산 등에 대하여 실시하는 요양급여로 옳지 않은 것은?

① 미용 수술
② 진찰 · 검사
③ 예방 · 재활
④ 처치 · 수술 및 그 밖의 치료
⑤ 약제(藥劑) · 치료재료의 지급

☞ (법 제41조) 요양급여

14. 직장가입자의 보험효율은 ( )의 범위 안에서 정하나?

① 1천분의 30
② 1천분의 50
③ 1천분의 70
④ 1천분의 80
⑤ 1천분의 90

☞ (법 제73조) 보험료율 등

15. 「국민건강보험법」상 보건복지부장관이 공익이나 국가정책에 비추어 요양기관에서 제외할 수 있는 곳은?

① 보건지소
② 보건의료원
③ 보건진료소
④ 부속 의료기관
⑤ 한국희귀 · 필수의약품센터

☞ (법 제42조) 요양기관
(영 제18조) 요양기관에서 제외되는 의료기관 등

16. 요양급여비용 중 본인이 부담할 비용은 입원진료 시 요양급여비용 총액의 얼마에 해당하는가?

① 100분의 10
② 100분의 20
③ 100분의 30
④ 100분의 40
⑤ 100분의 50

☞ (영 제19조) 비용의 본인부담

17. 요양급여비용은 공단의 이사장과 대통령령이 정하는 의약계를 대표하는 자와의 계약으로 계약기간은 ( )으로 한다. ( )에 해당하는 것은?

① 6개월
② 1년
③ 1년 6개월
④ 2년
⑤ 3년

☞ (법 제45조) 요양급여비용의 산정 등

18. 임원의 해임요건에 해당하지 않는 것은?

① 신체장애나 정신장애로 직무를 수행할 수 없다고 인정되는 경우
② 이사장의 명령을 위반한 경우
③ 고의나 중대한 과실로 공단에 손실이 생기게 한 경우
④ 직무 여부와 관계없이 품위를 손상하는 행위를 한 경우
⑤ 직무상 의무를 위반한 경우

☞ (법 제24조) 임원의 당연퇴임 및 해임

13① 14④ 15④ 16② 17② 18②

19. 이사장 권한의 위임사항이 아닌 것은?

① 보험급여 진료비심사에 관한 사항
② 자격관리에 관한 권한
③ 보험급여의 제한에 관한 권한
④ 분할납부 승인 및 승인취소에 관한 권한
⑤ 손해배상을 청구할 권리의 행사에 관한 권한

☞ (영 제13조) 이사장의 권한 위임

20. 가입자와 피부양자의 질병, 부상, 출산 등에 대한 요양급여 사항이 아닌 것은?

① 진찰 · 검사
② 약제 · 치료재료의 지급
③ 처치 · 수술 및 그 밖의 치료
④ 예방 · 재활, 입원
⑤ 간호 및 건강관리

☞ (법 제41조) 요양급여

21. 요양급여를 위한 요양기관으로 적합하지 않은 기관은?

① 의료기관
② 약국
③ 의료법에 따라 개설된 부속 의료기관
④ 보건소 · 보건의료원 및 보건지소, 보건진료소
⑤ 한국희귀 · 필수의약품센터

☞ (법 제42조) 요양기관

22. 「국민건강보험법」상 건강보험심사평가원의 업무는?

① 의료시설의 운영
② 보험료의 부과 · 징수
③ 보험급여 비용의 지급
④ 요양급여의 적정성 평가
⑤ 가입자 및 피부양자의 자격 관리

☞ (법 제63조) 건강보험심사평가원의 업무

23. 요양급여비용의 산정과 관련한 설명이 잘못된 것은?

① 요양급여비용은 공단의 이사장과 대통령령으로 정하는 의약계를 대표하는 사람들의 계약으로 정하고 계약기간은 1년이다.
② 계약이 체결되면 그 계약은 공단과 각 요양기관 사이에 체결된 것으로 간주한다.
③ 계약은 그 직전 계약기간 만료일이 속하는 연도의 5월 31일까지 체결한다.
④ 요양급여비용이 정해지면 보건복지부장관은 요양급여비용의 명세를 지체 없이 고시하여야 한다.
⑤ 공단의 이사장은 심의위원회의 심의 · 의결을 거쳐 계약을 체결한다.

☞ (법 제45조) 요양급여비용의 산정 등

19① 20⑤ 21③ 22④ 23⑤

24. 심사평가원의 원장은 요양급여비용에 대한 심사청구를 받은 날부터 며칠 이내에 심사하여 그 내용이 기재된 요양급여비용 심사결과 통보서를 공단 및 해당 요양기관에 각각 송부하여야 하는가?

① 즉시 ② 10일 이내
③ 20일 이내 ④ 30일 이내
⑤ 40일 이내

☞ (규칙 제20조)
요양급여비용의 심사 지급

25. 건강검진과 관련한 내용이 잘못된 것은?

① 영유아건강검진 대상자는 7세 미만의 가입자 및 피부양자
② 건강검진의 목적은 질병의 조기 발견과 요양급여를 위한 건강검진을 실시
③ 검진의 구분은 일반건강검진, 암검진 및 영유아건강검진
④ 일반건강검진대상자는 직장가입자, 세대주인 지역가입자, 20세 이상인 지역가입자 및 20세 이상인 피부양자
⑤ 암검진 대상자는 암의 종류별 특성을 고려하여 검진이 필요하다고 보건복지부장관이 정하여 고시하는 사람

☞ (법 제52조)
건강검진

26. 생산직에 종사하는 직장가입자는 몇 년마다 건강검진을 받아야 하는가?

① 1년 ② 2년
③ 3년 ④ 4년
⑤ 수시로

☞ (영 제25조)
건강검진

27. 심사평가원의 업무에 해당하지 않는 것은?

① 요양급여비용의 지불
② 요양급여의 적정성 평가
③ 심사기준 및 평가기준의 개발
④ 업무와 관련된 조사연구 및 국제협력
⑤ 다른 법률에 따라 지급되는 급여비용의 심사 또는 의료의 적정성 평가에 관하여 위탁받은 업무

☞ (법 제63조)
건강보험심사평가원의 업무

24⑤ 25① 26① 27①

28. 진료심사평가위원회에 대한 내용이 잘못 기술된 것은?

① 심사평가원의 업무를 효율적으로 수행하기 위하여 심사평가원에 둠

② 위원장을 포함하여 50명 이내의 상근 심사위원과 1천 명 이내의 비상근 심사위원으로 구성

③ 심사위원의 임기는 2년

④ 상근 심사위원은 심사평가원의 원장이 임명하고 비상근 심사위원은 심사평가원의 원장이 위촉

⑤ 심사위원의 위촉은 관련 의약분야별 전문학회 또는 의약계단체, 공단, 소비자단체 및 심사평가원 이사회가 추천하는 사람

☞ (법 제66조) 진료심사평가위원회

29. 보험료에 대한 설명이 잘못된 것은?

① 공단은 건강보험사업에 드는 비용에 충당하기 위하여 보험료의 납부의무자로부터 보험료를 징수

② 보험료는 가입자의 자격을 취득한 날이 속하는 달의 다음 달부터 가입자의 자격을 잃은 날의 전날이 속하는 달까지 징수

③ 보험료를 징수할 때 가입자의 자격이 변동된 경우에는 변동된 날이 속하는 달의 보험료는 변동되기 전의 자격을 기준으로 징수

④ 직장가입자의 보수월액보험료는 보수월액에 보험료율을 곱하여 얻은 금액이고 소득월액보험료는 소득월액에 보험료율의 100분의 50을 곱하여 얻은 금액

⑤ 지역가입자의 월별 보험료액은 세대 단위로 산정하되, 지역가입자가 속한 세대의 월별 보험료액은 산정한 보험료부과점수에 보험료부과점수당 금액을 곱한 금액

☞ (법 제69조) 보험료

30. 직장가입자의 보수외소득으로 규정하는 기준금액은?

① 2,000만원
② 3,400만원
③ 4,800만원
④ 5,600만원
⑤ 8,400만원

☞ (영 제41조) 소득월액

31. 「국민건강보험법」상 보험료를 면제받을 수 있는 직장가입자는?

① 휴직자
② 65세 이상인 자
③ 장기간 국내 여행 중인 자
④ 교도소에 수용되어 있는 자
⑤ 장애인복지법에 따라 등록한 장애인

☞ (법 제74조) 보험료의 면제

28② 29④ 30① 31④

32. 건강보험분쟁조정위원회에 대한 설명이 잘못된 것은?

① 심판청구를 심리 · 의결하기 위해 보건복지부에 건강보험분쟁조정위원회를 둠
② 위원장을 포함하여 30명 이내의 위원으로 구성
③ 회의는 위원장, 당연직위원 및 위원장이 매 회의마다 지정하는 7명의 위원을 포함하여 총 9명으로 구성
④ 구성원 과반수의 출석과 출석위원 과반수의 찬성으로 의결
⑤ 사무국은 분쟁조정위원회의 실무적 지원을 위해 분쟁조정위원회에 설치

☞ (법 제89조) 건강보험분쟁조정위원회

33. 요양기관이 보존하여야 하는 서류가 아닌 것은?

① 요양급여비용 심사청구서 및 요양급여비용 명세서
② 약제 · 치료재료, 그 밖의 요양급여의 구성 요소의 구입에 관한 서류
③ 요양기관 운영활동비
④ 그 밖에 간호관리 등급료의 산정자료 등 요양급여비용 산정에 필요한 서류 및 이를 증명하는 서류
⑤ 서류 등을 디스켓, 마그네틱테이프 등 전산기록장치를 이용하여 자기매체에 저장하고 있는 경우에는 해당 자료

☞ (규칙 제58조) 서류의 보존

34. 3년 이하의 징역 또는 3천만 원 이하의 벌금에 해당하지 않는 것은?

① 대행청구단체에 대행하게 한 자
② 근로자의 권익보호규정에 위반한 사용자
③ 업무정지처분을 받은 기간 중에 요양급여를 행한 요양기관의 개설자
④ 정보유지 · 보호 규정을 위반한 자
⑤ 거짓이나 그 밖의 부정한 방법으로 보험급여를 받거나 타인으로 하여금 보험급여를 받게 한 자

☞ (법 제115조) 벌칙

35. 「국민건강보험법」상 대행청구단체의 종사자로서 거짓이나 그 밖의 부정한 방법으로 요양급여비용을 청구한 자에 관한 벌칙은?

① 500만원 이하의 과태료
② 1년 이하의 징역 또는 1천만원 이하의 벌금
③ 2년 이하의 징역 또는 2천만원 이하의 벌금
④ 3년 이하의 징역 또는 3천만원 이하의 벌금
⑤ 5년 이하의 징역 또는 5천만원 이하의 벌금

☞ (법 제115조) 벌칙

32 ② 33 ③ 34 ④ 35 ④

법 [일부개정 2022.6.22 법률 제18606호]
시행령 [타법개정 2021.12.4 대통령령 32160호]
시행규칙 [타법개정 2022.6.22 보건복지부령 제892호]

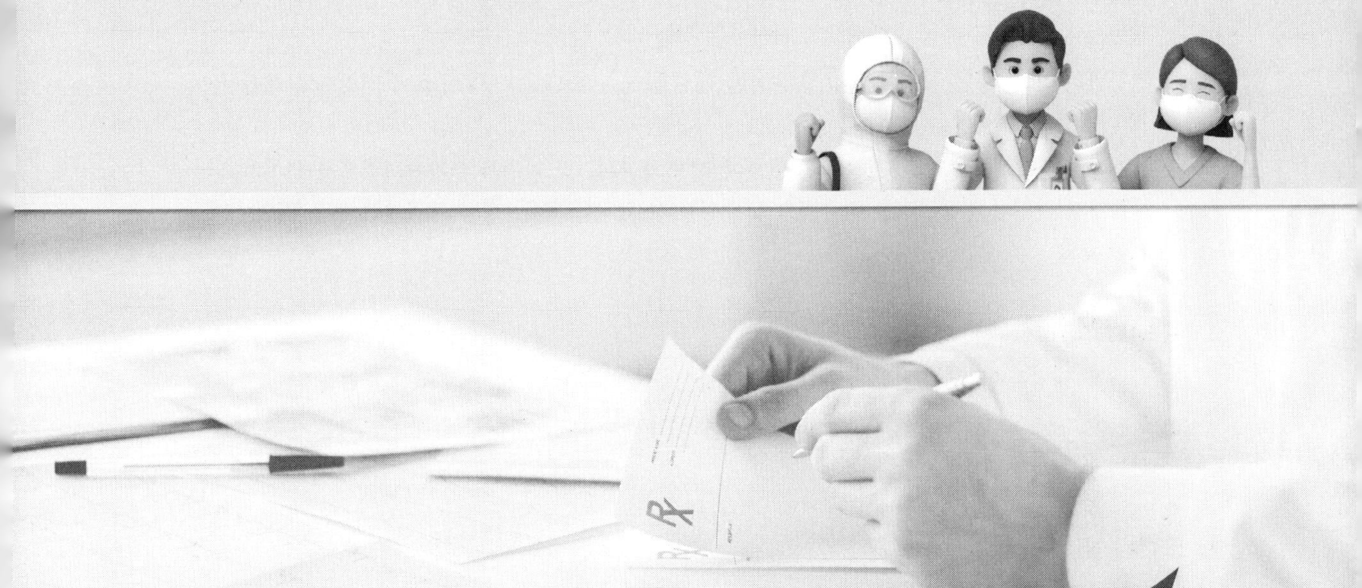

Chapter 5
국민건강증진법 요점정리

제1장 총칙

1. 목적(법1조)

(1) 건강에 대한 가치와 책임의식을 함양하도록

(2) 건강에 관한 바른 지식을 보급

(3) 스스로 건강생활을 실천할 수 있는 여건을 조성

(4) 국민의 건강을 증진함

2. 정의(법2조)

(1) 국민건강증진사업: 보건교육, 질병예방, 영양개선, 신체활동장려, 건강관리 및 건강생활의 실천 등을 통하여 국민의 건강을 증진시키는 사업을 말함

(2) 보건교육: 개인 또는 집단으로 하여금 건강에 유익한 행위를 자발적으로 수행하도록 하는 교육을 말함

(3) 영양개선: 개인 또는 집단이 균형된 식생활을 통하여 건강을 개선시키는 것을 말함

(4) 신체활동장려: 개인 또는 집단이 일상생활 중 신체의 근육을 활용하여 에너지를 소비하는 모든 활동을 자발적으로 적극 수행하도록 장려하는 것을 말함

(5) 건강관리: 개인 또는 집단이 건강에 유익한 행위를 지속적으로 수행함으로써 건강한 상태를 유지하는 것을 말함

(6) 건강친화제도: 근로자의 건강증진을 위하여 직장 내 문화 및 환경을 건강친화적으로 조성하고, 근로자가 자신의 건강관리를 적극적으로 수행할 수 있도록 교육, 상담 프로그램 등을 지원하는 것을 말함

3. 책임(법3조)

(1) 국가 및 지방자치단체는 건강에 관한 국민의 관심을 높이고 국민건강을 증진할 책임을 짐

(2) 국민은 자신 및 가족의 건강을 증진하도록 노력해야 하며, 타인의 건강에 해를 끼치는 행위를 해서는 아니 됨

4. 보건의 날(법3조의2)

(1) 보건의 날: 4월 7일(1주간 건강주간)

(2) 국가와 지방자치단체: 보건의 날의 취지에 맞는 행사 등 사업 시행

5. 국민건강증진계획과 실행계획의 수립 등(법4조, 4조의2, 4조의3, 규칙2조)

(1) 보건복지부장관은 국민건강증진정책심의위원회의 심의를 거쳐 국민건강증진종합계획('종합계획')을 5년마다 수립 · 시행함

(2) 종합계획에 포함되어야 할 사항
① 국민건강증진의 기본목표 및 추진방향
② 국민건강증진을 위한 주요 추진과제 및 추진방법
③ 국민건강증진에 관한 인력의 관리 및 소요재원의 조달방안
④ 국민건강증진기금의 운용방안
⑤ 아동 · 여성 · 노인 · 장애인 등 건강취약 집단이나 계층에 대한 건강증진 지원방안
⑥ 국민건강증진 관련 통계 및 정보의 관리 방안
⑦ 그 밖에 국민건강증진을 위하여 필요한 사항

(3) 보건복지부장관, 관계중앙행정기관의 장, 시장 · 도지사 및 시장 · 군수 · 구청장은 국민건강증진에 관한 종합계획을 기초로 하여 소관 주요시책의 실행계획을 매년 수립 · 시행함

제2장 국민건강의 관리

1. 건강생활의 지원 등(법6조, 규칙3조)

(1) 국가지방자치단체는 건강친화 환경을 조성하고, 국민이 건강생활을 실천할 수 있도록 지원하여야 함

(2) 국가는 혼인과 가정생활을 보호하기 위하여 혼인 전에 혼인 당사자의 건강을 확인(건강진단서) 하도록 권장하여야 함
① 자녀에게 건강상 현저한 장애를 줄 수 있는 유전성질환
② 혼인당사자 또는 그 가족에게 건강상 현저한 장애를 줄 수 있는 감염성질환

2. 건강친화기업인증 – 건강친화제도를 모범적으로 운영하고 있는 기업

(1) 인증권자: 보건복지부장관

(2) 인증을 받고자 하는 자는 보건복지부장관에게 신청

(3) 인증을 받은 기업은 인증의 표시를 할 수 있다.

(4) 인증을 받지 아니한 기업은 인증표시 또는 이와 유사한 표시를 하여서는 아니 된다.

(5) 국가 및 지방자치단체는 인증을 받은 기업에 대하여 행정적 · 재정적 지원을 할 수 있다.

(6) 인증의 기준
① 건강친화 환경 조성을 위한 경영의 적극성
② 직원의 건강증진을 위한 근로 환경 조성
③ 건강친화 프로그램의 수립 및 실시
④ 그 밖에 보건복지부장관이 건강친화 환경의 조성을 촉진하는 데 필요하다고 인정하여 고시하는 사항

(7) 인증의 절차
① 건강친화 환경 조성을 위한 경영계획 및 실적
② 직원의 건강증진을 위한 근로 환경 조성 실적
③ 건강친화 프로그램의 수립 및 실시 결과
④ 그 밖에 건강친화 환경 조성에 관한 자료

(8) 인증의 유효기간은 3년, 기간 연장 가능

(9) 보건복지부장관의 인증 취소 요건
① 거짓이나 그 밖의 부정한 방법으로 인증을 받은 경우
② 인증기준에 적합하지 아니하게 된 경우

3. 광고의 금지 등(법7조)

(1) 보건복지부장관은 국민건강의식을 잘못 이끄는 광고를 한 자에 대하여 그 내용의 변경 등 시정을 요구하거나 금지를 명할 수 있다.

(2) 보건복지부장관이 광고내용의 변경 또는 광고의 내용 변경 또는 금지할 수 있는 광고
① 의학 또는 과학적으로 검증되지 아니한 건강비법 또는 심령술의 광고
② 그 밖에 건강에 관한 잘못된 정보를 전하는 광고로서 대통령령이 정하는 광고

4. 주류광고의 제한 · 금지 특례(법8조의2, 영10조)

(1) 주류 제조면허자, 판매업 면허자, 주류 수입하는 자 외 주류 광고금지

(2) 주류의 광고
① 음주자에게 주류의 품명 · 종류 및 특징을 알리는 것 외에 주류의 판매촉진을 위하여 경품 및 금품을 제공한다는 내용을 표시하지 아니할 것
② 직접적 또는 간접적으로 음주를 권장 또는 유도하거나 임산부 또는 미성년자의 인물, 목소리 혹

은 음주하는 행위를 묘사하지 아니할 것

③ 운전이나 작업 중에 음주하는 행위를 묘사하지 아니할 것

④ 경고문구를 광고와 주류의 용기에 표기하여 광고할 것. 다만, 경고문구가 표기되어 있지 아니한 부분을 이용하여 광고를 하고자 할 때에는 경고문구를 주류의 용기하단에 별도로 표기하여야 한다.

⑤ 음주가 체력 또는 운동 능력을 향상시킨다거나 질병의 치료 또는 정신건강에 도움이 된다는 표현 등 국민의 건강과 관련하여 검증되지 아니한 내용을 주류광고에 표시하지 아니할 것

⑥ 주류광고의 기준

㉠ 음주행위를 지나치게 미화하는 표현을 하지 않을 것

㉡ 알코올분 17도 이상의 주류를 방송광고하지 않을 것

㉢ 주류의 판매촉진을 위해 광고노래를 사용하지 않을 것

㉣ 다음 각 목의 어느 하나에 해당하는 방송광고를 하지 않을 것

ⓐ 텔레비전(종합유선방송을 포함한다): 7시부터 22시까지의 광고방송

ⓑ 라디오: 17시부터 다음 날 8시까지의 광고방송과 8시부터 17시까지 미성년자를 대상으로 하는 프로그램 전후의 광고방송

㉤ 「영화 및 비디오물의 진흥에 관한 법률」에 따른 영화상영관에서 같은 법 제29조제2항제1호부터 제3호까지의 규정에 따른 상영등급으로 분류된 영화의 상영 전후에 광고를 상영하지 않을 것

㉥ 다음 각 목의 시설, 장소나 행사에서 광고를 하지 않을 것

ⓐ 「대중교통의 육성 및 이용촉진에 관한 법률」 제2조제2호에 따른 대중교통수단 또는 같은 조 제3호에 따른 대중교통시설

ⓑ 「택시운송사업의 발전에 관한 법률」 제2조제1호에 따른 택시운송사업에 사용되는 자동차 또는 해당 자동차에 승객을 승차 · 하차시키거나 승객을 태우기 위해 대기하는 장소 또는 구역

ⓒ 「청소년 보호법」 제2조제1호에 따른 청소년을 대상으로 개최하는 행사

㉦ 「옥외광고물 등의 관리와 옥외광고산업 진흥에 관한 법률 시행령」 제3조제1호에 따른 벽면 이용 간판 또는 같은 조 제5호에 따른 옥상간판을 이용하여 7시부터 22시까지 동영상 광고를 하지 않을 것. 다만, 「주류 면허 등에 관한 법률」 제3조에 따라 주류 제조면허를 받은 자가 주류 제조장 시설의 간판을 이용하여 자사(自社)의 주류를 광고하는 경우는 제외한다.

5. 금연 및 절주운동 등(법8조, 영12~13조, 규칙4조)

(1) 국가 및 지방자치단체는 국민에게 담배의 직접흡연 또는 간접흡연과 과다한 음주가 국민건강에 해롭다는 것을 교육 · 홍보하여야 함

(2) 국가 및 지방자치단체는 금연 및 절주에 관한 조사 · 연구를 하는 법인 또는 단체를 지원할 수 있음

(3) 주류의 판매용 용기에 과다한 음주는 건강에 해롭다는 내용과 임신 중 음주는 태아의 건강을 해칠 수 있다는 내용의 경고문구를 표기

(4) 주세법에 의하여 주류제조의 면허를 받은 자 또는 주류를 수입하여 판매하는 자는 대통령령이 정하는 주류의 판매용 용기에 과다한 음주는 건강에 해롭다는 내용의 경고문구를 표기하여야 함

① 경고문구의 표기대상: 판매용 용기에 과다한 음주는 건강에 해롭다는 내용의 경고문구 표기대상은 국내에 판매되는 「주세법」에 의한 주류 중 알콜분 1도 이상의 음료를 말한다.

(5) 경고문구의 표시내용 및 방법

① 경고문구 표기는 흡연 또는 과다한 음주가 건강에 해롭다는 사실을 명확하게 알릴 수 있도록 하되, 그 구체적인 표시내용은 보건복지부장관이 정하여 고시한다.

② 흡연에 대한 경고문구등의 표시방법

㉠ 경고문구는 사각형의 선안에 한글로 "경고"라고 표시하고 기재

㉡ 담뱃갑 앞 · 뒷면에는 보건복지부장관이 정하는 경고문구등을 표시

㉢ 광고물에 표시하는 경고문구등은 담뱃갑 앞면에 표시하는 경고문구등과 같은 경고문구 등을 표시

㉣ 사각형의 크기는 제조담배의 담뱃갑포장지의 경우에는 포장지의 앞 · 뒷면 각각의 넓이의 100분의 30 이상에 해당하는 크기로 하여야 한다.

③ 과음에 대한 경고문구의 표시방법

㉠ 경고문구는 사각형의 선 안에 한글로 "경고"라고 표시하고 기재

㉡ 경고문구의 글자의 크기는 판매용 용기에 부착되거나 새겨진 상표 또는 경고문구가 표시된 스티커에 상표면적의 10분의 1 이상에 해당하는 면적의 크기로 표기

㉢ 글자의 크기는 상표에 사용된 활자의 크기로 하되, 그 최소크기는 다음과 같다.

ⓐ 용기의 용량이 300밀리리터 미만인 경우: 7포인트 이상

ⓑ 용기의 용량이 300밀리리터 이상인 경우: 9포인트 이상

6. 절주문화 조성 및 알코올 남용 · 의존 관리(법8조의3, 규칙4조의2)

(1) 국가 및 지방자치단체는 절주문화 조성 및 알코올 남용 · 의존의 예방 및 치료를 위하여 노력하여야 하며, 이를 위한 조사 · 연구 또는 사업을 추진할 수 있다.

(2) 음주폐해예방위원회의 자문사항(보건복지부장관 소속)

① 절주문화 조성을 위한 정책 수립

② 주류의 광고기준 마련에 관한 사항

③ 알코올 남용 · 의존의 예방 및 관리를 위한 사항

④ 그 밖에 음주폐해 감소를 위하여 필요한 사항

(3) 금주구역 지정

① 지방자치단체는 관할 구역 안의 일정한 장소를 금주구역으로 지정할 수 있다.

② 특별자치시장 · 특별자치도지사 · 시장 · 군수 · 구청장은 제1항에 따라 지정된 금주구역을 알리는 안내표지를 설치하여야 한다. 이 경우 금주구역 안내표지의 설치 방법 등에 필요한 사항은 보건복지부령으로 정한다.

7. 금연을 위한 조치(법9조, 영14~15조, 규칙5~7조)

(1) 담배사업법에 의한 지정소매인 기타 담배를 판매하는 자는 아래의 장소 외에서 담배자동판매기를 설치하여 담배를 판매하여서는 아니 된다.

① 미성년자 등을 보호하는 법령에서 19세 미만의 자의 출입이 금지되어 있는 장소

② 지정소매인 기타 담배를 판매하는 자가 운영하는 점포 및 영업장의 내부

③ 공중이 이용하는 시설 중 흡연자를 위해 설치한 흡연실. 다만, 담배자동판매기를 설치하는 자가 19세 미만의 자에게 담배자동판매기를 이용하지 못하게 할 수 있는 흡연실로 한정한다.

(2) 담배자동판매기를 설치하여 담배를 판매하는 자는 아래의 성인인증장치를 부착하여야 한다.

① 담배자동판매기 이용자의 신분증(주민등록증 또는 운전면허증에 한한다)을 인식하는 방법에 의하여 이용자가 성인임을 인증할 수 있는 장치

② 담배자동판매기 이용자의 신용카드 · 직불카드 등 금융신용거래를 위한 장치를 이용하여 이용자가

성인임을 인증할 수 있는 장치
③ 그 밖에 이용자가 성인임을 인증할 수 있는 장치로서 보건복지부장관이 정하여 고시하는 장치

(3) 공중이 이용하는 시설의 전체를 금연구역으로 지정하여야 하는 시설
① 국회의 청사
② 정부 및 지방자치단체의 청사
③「법원조직법」에 따른 법원과 그 소속 기관의 청사
④「공공기관의 운영에 관한 법률」에 따른 공공기관의 청사
⑤「지방공기업법」에 따른 지방공기업의 청사
⑥「유아교육법」·「초 · 중등교육법」에 따른 학교[교사(校舍)와 운동장 등 모든 구역을 포함한다]
⑦「고등교육법」에 따른 학교의 교사
⑧「의료법」에 따른 의료기관,「지역보건법」에 따른 보건소 · 보건의료원 · 보건지소
⑨「영유아보육법」에 따른 어린이집
⑩「청소년활동진흥법」에 따른 청소년수련관, 청소년수련원, 청소년문화의집, 청소년특화시설, 청소년야영장, 유스호스텔, 청소년이용시설 등 청소년활동시설
⑪「도서관법」에 따른 도서관
⑫「어린이놀이시설 안전관리법」에 따른 어린이놀이시설
⑬「학원의 설립 · 운영 및 과외교습에 관한 법률」에 따른 학원 중 학교교과교습학원과 연면적 1천제곱미터 이상의 학원
⑭ 공항 · 여객부두 · 철도역 · 여객자동차터미널 등 교통 관련 시설의 대기실 · 승강장, 지하보도 및 16인승 이상의 교통수단으로서 여객 또는 화물을 유상으로 운송하는 것
⑮「자동차관리법」에 따른 어린이운송용 승합자동차
⑯ 연면적 1천제곱미터 이상의 사무용건축물, 공장 및 복합용도의 건축물
⑰「공연법」에 따른 공연장으로서 객석수 300석 이상의 공연장
⑱「유통산업발전법」에 따라 개설등록된 대규모점포와 같은 법에 따른 상점가 중 지하도에 있는 상점가
⑲「관광진흥법」에 따른 관광숙박업소
⑳「체육시설의 설치 · 이용에 관한 법률」에 따른 체육시설로서 1천명 이상의 관객을 수용할 수 있는 체육시설과 같은 법 제10조에 따른 체육시설업에 해당하는 체육시설로서 실내에 설치된 체육시설
㉑「사회복지사업법」에 따른 사회복지시설
㉒「공중위생관리법」에 따른 목욕장
㉓「게임산업진흥에 관한 법률」에 따른 청소년게임제공업소, 일반게임제공업소, 인터넷컴퓨터게임시설제공업소 및 복합유통게임제공업소
㉔「식품위생법」에 따른 식품접객업 중 영업장의 넓이가 보건복지부령으로 정하는 넓이 이상인 휴게음식점영업소, 일반음식점영업소 및 제과점영업소
㉕「청소년보호법」에 따른 만화대여업소
㉖ 그 밖에 보건복지부령으로 정하는 시설 또는 기관

(4) 시장 · 군수 · 구청장은「주택법」제2조제3호에 따른 공동주택의 거주 세대 중 2분의 1 이상이 그 공동주택의 복도, 계단, 엘리베이터 및 지하주차장의 전부 또는 일부를 금연구역으로 지정하여 줄 것을 신청하면 그 구역을 금연구역으로 지정

(5) 특별자치시장 · 특별자치도지사 · 시장 · 군수 · 구청장은 흡연으로 인한 피해 방지와 주민의 건강 증진을 위하여 다음 각 호에 해당하는 장소를 금연구역으로 지정하고, 금연구역임을 알리는 안내표지를 설치하여야 한다.

① 유치원 시설의 경계선으로부터 10미터 이내의 구역
② 어린이집 시설의 경계선으로부터 10미터 이내의 구역

(6) 지방자치단체는 흡연으로 인한 피해 방지와 주민의 건강 증진을 위하여 필요하다고 인정하는 경우 조례로 다수인이 모이거나 오고가는 관할 구역 안의 일정한 장소를 금연구역으로 지정할 수 있다.

(7) 누구든지 지정된 금연구역에서 흡연하여서는 아니 된다.
* 위반 시: 10만 원 이하의 과태료

(8) 시장 · 군수 · 구청장은 시설의 소유자 · 점유자 또는 관리자가 다음에 해당하면 일정한 기간을 정하여 그 시정을 명할 수 있음
① 금연구역을 지정하지 아니하거나 금연구역을 알리는 표지를 설치하지 아니한 경우
② 금연구역을 알리는 표지 또는 흡연실의 설치 기준 · 방법 등을 위반한 경우

8. 담배에 관한 경고문구 등 표시(법9조의2)

(1) 「담배사업법」에 따른 담배의 제조자 또는 수입판매업자는 담배갑 포장지 앞면 · 뒷면 · 옆면 및 대통령령으로 정하는 광고에 다음 각 호의 내용을 인쇄하여 표기하여야 한다.
① 흡연의 폐해를 나타내는 내용의 경고그림(사진 포함)
② 흡연이 폐암 등 질병의 원인이 될 수 있다는 내용의 경고문구
③ 타르 흡입량은 흡연자의 흡연습관에 따라 다르다는 내용의 경고문구
④ 담배에 포함된 다음 각 목의 발암성물질
㉠ 나프틸아민
㉡ 니켈
㉢ 벤젠
㉣ 비닐 크롤라이드
㉤ 비소
㉥ 카드뮴

(2) 경고그림과 경고문구는 담배갑포장지의 경우 그 넓이의 100분의 50 이상에 해당하는 크기로 표기하여야 한다. 이 경우 경고그림은 담배갑포장지 앞면, 뒷면 각각의 넓이의 100분의 30 이상에 해당하는 크기로 하여야 한다.

(3) 담배갑포장지에 대한 경고그림등의 표기방법(영16조, 16조의2)
① 담배갑포장지의 앞면 · 뒷면에 경고그림등을 표기하되, 상단에 표기
② 담배갑포장지의 옆면에 경고문구를 표기하되, 옆면 넓이의 100분의 30 이상의 크기로 표기
③ 경고 그림등은 사각형의 테두리 안(검정색 2mm 두께)에 표기
④ 경고그림등에 사용되는 글자는 고딕체로 표기
⑤ 경고그림등에 사용되는 색상은 그 포장지와 보색 대비로 선명하게 표기

9. 가향물질 함유 표시 제한(법9조의3)

제조자등은 담배에 연초 외의 식품이나 향기가 나는 물질을 포함하는 경우 이를 표시하는 문구나 그림 · 사진을 제품의 포장이나 광고에 사용하여서는 아니 된다.

10. 금연지도원(법9조의5)

(1) 금연지도원을 위촉: 시 · 도지사 또는 시장 · 군수 · 구청장

(2) 금연지도원의 자격
① 비영리민간단체에 소속된 사람으로서 해당 법인 또는 단체의 장이 추천하는 사람
② 시 · 도지사 또는 시장 · 군수 · 구청장이 정하는 건강 · 금연 등 보건정책 관련 교육과정을 4시간 이상 이수한 사람

(3) 금연지도원의 직무
① 금연구역의 시설기준 이행 상태 점검
㉠ 금연구역을 알리는 표지의 설치 위치 및 관리 상태
㉡ 금연구역의 재떨이 제거 등 금연 환경 조성 상태
㉢ 흡연실 설치 위치 및 설치 상태
㉣ 흡연실의 표지 부착 상태
㉤ 청소년 출입금지 표시 부착 상태
② 금연구역에서의 흡연행위 감시 및 계도
㉠ 흡연행위를 예방하기 위한 감시 활동 및 금연에 대한 지도 · 계몽 · 홍보
③ 금연을 위한 조치를 위반한 경우 관할 행정관청에 신고하거나 그에 관한 자료 제공
㉠ 금연구역에서의 흡연행위 촬영 등 증거수집
㉡ 관할 행정관청에 신고를 하기 위한 위반자의 인적사항 확인 등
④ 그 밖에 금연 환경 조성에 관한 대통령령으로 정하는 사항
㉠ 지역사회 금연홍보 및 금연교육 지원 업무
ⓐ 금연을 위한 캠페인 등 홍보 활동
ⓑ 청소년 등을 대상으로 한 금연교육
ⓒ 금연시설 점유자 · 소유자 및 관리자에 대한 금연구역 지정 · 관리에 관한 교육 지원

(4) 금연지도원의 업무수행: 미리 시 · 도지사 또는 시장 · 군수 · 구청장의 승인
(시 · 도지사 또는 시장 · 군수 · 구청장은 승인서 및 신분 표시하는 증표 교부 → 관계인에게 증표 제시)

(5) 금연지도원의 교육: 직무를 수행하기 전에 직무 수행에 필요한 교육을 실시

(6) 금연지도원의 해촉
① 자격을 상실한 경우
② 직무와 관련하여 부정한 행위를 하거나 그 권한을 남용한 경우
③ 그 밖에 개인사정, 질병이나 부상 등의 사유로 직무 수행이 어렵게 된 경우

11. 건강생활실천협의회(법10조)

(1) 시 · 도지사 및 시장 · 군수 · 구청장은 건강생활의 실천운동을 추진하기 위하여 건강생활실천협의회를 구성해야 함

(2) 협의회 구성
① 지역사회의 주민
② 단체
③ 공공기관

(3) 건강생활실천협의회의 조직 및 운영에 관하여 필요한 사항은 지방자치단체의 조례로 정한다.

12. 보건교육의 관장(법11조)

보건복지부장관은 국민의 보건교육에 관하여 관계중앙행정기관의 장과 협의하여 이를 총괄한다.

13. 보건교육의 실시(법12조)

(1) 국가 및 지방자치단체는 모든 국민이 건강생활을 실천할 수 있도록 그 대상이 되는 개인 또는 집단의 특성 · 건강상태 · 건강의식 수준 등에 따라 적절한 보건교육을 실시한다.

(2) 보건교육의 내용(영17조)

① 금연 · 절주 등 건강생활의 실천에 관한 사항
② 만성퇴행성질환 등 질병의 예방에 관한 사항
③ 영양 및 식생활에 관한 사항
④ 구강건강에 관한 사항
⑤ 공중위생에 관한 사항
⑥ 건강증진을 위한 체육활동에 관한 사항
⑦ 기타 건강증진사업에 관한 사항(「산업안전보건법」에 의한 산업보건에 관한 사항 기타 국민의 건강을 증진시키는 사업에 관한 사항)

14. 보건교육사(법12조의2~3)

(1) 보건복지부장관은 국민건강증진 및 보건교육에 관한 전문지식을 가진 자에게 보건교육사의 자격증을 교부할 수 있다.

(2) 보건교육사 결격사유 및 금지

① 피성년후견인
② 금고 이상의 실형의 선고를 받고 그 집행이 종료되지 아니하거나 그 집행을 받지 아니하기로 확정되지 아니한 자
③ 법률 또는 법원의 판결에 의하여 자격이 상실 또는 정지된 자
④ 자격증을 교부받은 사람은 다른 사람에게 그 자격증을 빌려주어서는 아니 되고, 누구든지 그 자격증을 빌려서는 아니 된다.
⑤ 누구든지 제④항에 따라 금지된 행위를 알선하여서는 아니 된다.

(3) 보건교육사의 등급은 1급 내지 3급으로 한다.

등급	자격기준
보건교육사 1급	보건교육사 1급 시험에 합격한 자
보건교육사 2급	1. 보건교육사 2급 시험에 합격한 자 2. 보건교육사 3급 자격을 취득한 자로서 보건복지부장관이 정하여 고시하는 보건교육 업무에 3년 이상 종사한 자
보건교육사 3급	보건교육사 3급 시험에 합격한 자

(4) 시험과목 · 응시자격(영18조의3, 별표 4)

① 응시자격

등급	응시자격
보건교육사 1급	1. 보건교육사 2급 자격을 취득한 자로서 시험일 현재 보건복지부장관이 정하여 고시하는 보건교육 업무에 3년 이상 종사한 자 2. 「고등교육법」에 따른 대학원 또는 이와 동등 이상의 교육과정에서 보건복지부령으로 정하는 보건교육 관련 교과목을 이수하고 석사 또는 박사학위를 취득한 자로서 시험일 현재 보건복지부장관이 정하여 고시하는 보건교육 업무에 2년 이상 종사한 자

보건교육사 2급	「고등교육법」 제2조에 따른 학교 또는 이와 동등 이상의 교육과정에서 보건복지부령으로 정하는 보건교육 관련 교과목을 이수하고 전문학사 학위 이상을 취득한 자
보건교육사 3급	1. 시험일 현재 보건복지부장관이 정하여 고시하는 보건교육 업무에 3년 이상 종사한 자 2. 2009년 1월 1일 이전에 보건복지부장관이 정하여 고시하는 민간단체의 보건교육사 양성과정을 이수한 자 3. 「고등교육법」 제2조에 따른 학교 또는 이와 동등 이상의 교육과정에서 보건복지부령으로 정하는 보건교육 관련 교과목 중 필수과목 5과목 이상, 선택과목 2과목 이상을 이수하고 전문학사 학위 이상을 취득한 자

② 보건교육관련 교과목(규칙7조의2 별표 4)

구분	과목명	최소 이수과목 및 학점
필수 과목	보건교육학, 보건학, 보건프로그램 개발 및 평가, 보건교육방법론, 보건교육실습, 조사방법론, 보건사업관리, 보건의사소통, 보건의료법규	총 9과목 및 총 22학점 이수
선택 과목	해부생리, 보건통계, 보건정보, 인간발달론, 사회심리학, 보건윤리, 환경보건, 역학, 질병관리, 안전교육, 생식보건, 재활보건, 식품위생, 정신보건, 보건영양, 건강과 운동, 구강보건, 아동보건, 노인보건, 학교보건, 산업보건, 지역사회보건	총 4과목 및 총 10학점 이수

비고: 교과목의 명칭이 동일하지 아니하더라도 보건복지부장관 또는 보건복지부장관이 정하여 고시하는 보건교육 관련 법인 · 단체가 교과의 내용이 동일한지 여부를 심사하여 동일하다고 인정하는 경우에는 동일 교과목으로 본다.

③ 보건교육사 시험과목(영18조의2, 별표 3)

구분	시험과목
보건교육사 1급	보건프로그램 개발 및 평가, 보건교육방법론, 보건사업관리
보건교육사 2급	보건교육학, 보건학, 보건프로그램 개발 및 평가, 보건교육방법론, 조사방법론, 보건사업관리, 보건의사소통, 보건의료법규
보건교육사 3급	보건교육학, 보건학, 보건프로그램 개발 및 평가, 보건의료법규

④ 국가시험

㉠ 보건복지부장관은 보건교육사 국가시험을 매년 1회 이상 실시

㉡ 시험은 시험관리기관에 위탁 실시

㉢ 시험관리 위탁기관은 보건복지부장관의 승인을 받아 시험일시 · 시험장소 및 응시원서의 제출기간, 합격자 발표의 예정일 및 방법, 그 밖에 시험에 필요한 사항을 시험 90일 전까지 공고

㉣ 시험방법은 필기시험으로 하며, 시험의 합격자는 각 과목 4할 이상, 전과목 총점의 6할 이상을 득점한 자

15. 보건교육사의 채용(법12조의4)

국가 및 지방자치단체는 대통령령이 정하는 국민건강증진사업관련 법인 또는 단체 등에 대하여 보건교육사를 그 종사자로 채용하도록 권장하여야 한다.

16. 보건교육의 평가(법13조)

보건복지부장관은 정기적으로 국민의 보건교육의 성과에 관하여 평가를 하여야 한다.

(1) 보건교육의 평가방법 및 내용

① 보건복지부장관이 국민의 보건교육의 성과에 관한 평가를 할 때에는 세부계획 및 그 추진실적에 기초하여 평가하여야 한다.

② 보건복지부장관은 필요하다고 인정하는 경우 세부계획 및 그 추진실적 외에 다음 각 호의 사항을 조사하여 평가할 수 있다.

㉠ 건강에 관한 지식 · 태도 및 실천

㉡ 주민의 상병 유무 등 건강상태

17. 보건교육의 개발 등(법14조)

보건복지부장관은 정부출연연구기관 등의 설립 · 운영 및 육성에 관한 법률에 의한 한국보건사회연구원으로 하여금 보건교육에 관한 정보 · 자료의 수집 · 개발 및 조사, 그 교육의 평가 기타 필요한 업무를 행하게 할 수 있다.

18. 영양개선(법15조, 규칙9조)

(1) 국가 · 지방자치단체는 국민의 영양상태를 조사하여 국민의 영양개선방안을 강구하고 영양에 관한 지도를 실시해야 함

(2) 국가 · 지방자치단체가 행하는 영양개선사업

① 영양교육사업

② 영양개선에 관한 조사 · 연구사업

③ 국민의 영양상태에 관한 평가사업

④ 지역사회의 영양개선사업

19. 국민영양조사 등(법16조, 영20~22조, 규칙10, 12, 13, 17조)

질병관리청장은 보건복지부장관과 협의하여 국민의 건강상태 · 식품섭취 · 식생활조사등 국민의 영양에 관한 조사(이하 "국민영양조사"라 한다)를 정기적으로 실시한다.

(1) 조사시기: 국민영양조사는 매년 실시

(2) 조사대상: 매년 구역과 기준을 정하여 선정한 가구 및 그 가구원에 대하여 이를 행함(다만, 노인 · 임산부등 특히 영양개선이 필요하다고 판단되는 사람에 대해서는 따로 조사기간을 정하여 영양조사를 실시할 수 있음)

(3) 조사항목

① 건강상태조사

㉠ 신체상태

㉡ 영양관계 증후

㉢ 기타 건강상태에 관한 사항

② 식품섭취조사

㉠ 조사가구의 일반사항

㉡ 일정한 기간의 식사상황

㉢ 일정한 기간의 식품섭취상황

③ 식생활조사
㉠ 가구원의 식사 일반사항
㉡ 조사가구의 조리시설과 환경
㉢ 일정한 기간에 사용한 식품의 가격 및 조달방법

(4) 조사내용
① 건강상태조사: 급성 또는 만성질환을 앓거나 앓았는지 여부에 관한 사항, 질병 · 사고 등으로 인한 활동제한의 정도에 관한 사항, 혈압 등 신체계측에 관한 사항, 흡연 · 음주 등 건강과 관련된 생활태도에 관한 사항 기타 보건복지부장관이 정하여 고시하는 사항
② 식품섭취조사: 식품의 섭취횟수 및 섭취량에 관한 사항, 식품의 재료에 관한 사항, 기타 보건복지부장관이 정하여 고시하는 사항
③ 식생활조사: 규칙적인 식사여부에 관한 사항, 식품섭취의 과다여부에 관한 사항, 외식의 횟수에 관한 사항, 2세 이하 영유아의 수유기간 및 이유보충식의 종류에 관한 사항, 기타 보건복지부장관이 정하여 고시하는 사항

(5) 영양조사원
① 질병관리청장 또는 시 · 도지사가 다음의 사람 중에서 임명 또는 위촉
㉠ 의사 · 치과의사(구강상태에 대한 조사만 해당한다) · 영양사 또는 간호사
㉡ 전문대학 이상의 학교에서 식품학 또는 영양학의 과정을 이수한 자
② 영양조사원의 구분 및 직무
㉠ 건강상태조사원: 건강상태에 관한 조사사항의 조사 · 기록
㉡ 식품섭취조사원: 식품섭취에 관한 조사사항의 조사 · 기록
㉢ 식생활조사원: 식생활에 관한 조사사항의 조사 · 기록

(6) 영양지도원
① 시장 · 군수 · 구청장은 영양개선사업을 수행하기 위한 국민영양지도를 담당하는 영양지도원을 두어야 하며 그 영양지도원은 영양사의 자격을 가진 자로 임명
② 영양지도원의 업무
㉠ 영양지도의 기획 · 분석 및 평가
㉡ 지역주민에 대한 영양상담 · 영양교육 및 영양평가
㉢ 지역주민의 건상상태 및 식생활 개선을 위한 세부 방안 마련
㉣ 집단급식시설에 대한 현황 파악 및 급식업무 지도
㉤ 영양교육자료의 개발 · 보급 및 홍보
㉥ 그 밖에 지역주민의 영양관리 및 영양개선을 위하여 특히 필요한 업무

20. 구강건강사업(법17~18조, 영23조, 규칙18조)

(1) 국가 · 지방자치단체는 구강건강에 관한 사업의 계획을 수립 · 시행해야 함

(2) 구강건강사업의 내용
① 구강건강에 관한 교육사업
② 수돗물에 대한 불소농도조정사업
③ 구강건강에 관한 조사 · 연구사업
④ 충치예방을 위한 치아홈메우기 사업
⑤ 불소용액 양치사업
⑥ 구강건강의 증진을 위하여 보건복지부령이 정하는 사업

(3) 시 · 도지사 또는 시장 · 군수 · 구청장이 수돗물에 대한 불소농도조정사업을 시행하고자 할 때에는 미리 보건복지부장관과 협의해야 함

21. 건강증진사업 등(법19조, 규칙19조)

(1) 국가 · 지방자치단체는 국민건강증진사업에 필요한 요원 및 시설을 확보하고, 그 시설이용에 필요한 시책을 강구해야 함
① 특별자치시장 · 특별자치도지사 · 시장 · 군수 · 구청장은
㉠ 보건교육
㉡ 영양관리
㉢ 신체활동장려
㉣ 구강건강관리
㉤ 건강검진 등에 필요한 인력을 확보
② 보건소장은
㉠ 시청각교육실 및 시청각교육장비
㉡ 건강검진실 및 건강검진에 필요한 장비
㉢ 신체활동지도실 및 신체활동지도에 필요한 장비
㉣ 영양관리 · 구강건강사업등 건강증진사업에 필요한 시설 및 장비

(2) 특별자치시장 · 특별자치도지사 · 시장 · 군수 · 구청장은 보건소장으로 하여금 다음의 사업을 하게 할 수 있음
㉠ 보건교육 및 건강상담
㉡ 영양관리
㉢ 신체활동장려
㉣ 구강건강의 관리
㉤ 질병의 조기발견을 위한 검진 및 처방
㉥ 지역사회의 보건문제에 관한 조사 · 연구
㉦ 기타 건강교실의 운영등 건강증진사업에 관한 사항

22. 시 · 도 건강증진사업단 설치 및 운영(법19조의2, 규칙19조의2)

(1) 시 · 도지사는 실행계획의 수립과 건강증진사업의 효율적인 업무 수행을 지원하기 위하여 시 · 도지원단을 설치 · 운영할 수 있다.

(2) 시 · 도지사는 건강증진사업지원단 운영을 법인 또는 단체에 위탁할 수 있다. 이 경우 시 · 도지사는 그 운영에 필요한 경비의 전부 또는 일부를 지원할 수 있다.

(3) 시 · 도건강증진사업지원단의 업무
① 시 · 도 및 시 · 군 · 구 실행계획의 수립 · 시행 지원
② 관할지역 내 건강증진사업 수행에 대한 기술 지원
③ 관할지역 내 민 · 관 건강증진 협력 사업 수행
④ 관할지역 내 건강증진사업에 대한 성과 관리 지원
⑤ 그 밖에 관할 지역주민의 건강증진을 위하여 필요한 사항
⑥ 지원단의 운영을 다음 각 호의 어느 하나에 해당하는 법인 또는 단체에 위탁
㉠ 「공공기관의 운영에 관한 법률」 제4조제1항에 따른 공공기관
㉡ 「비영리민간단체 지원법」 제4조에 따라 등록된 비영리민간단체

㉢ 「고등교육법」 제2조에 따른 학교
㉣ 「의료법」 제3조제2항제3호에 따른 병원급 의료기관
㉤ 「민법」 제32조에 따라 설립된 비영리법인
㉥ 그 밖에 보건복지부장관이 건강증진사업에 관한 전문성이 있다고 인정하는 법인 또는 단체
㉦ 시 · 도지사는 건강증진사업지원단의 운영을 위탁하려면 미리 위탁의 절차 및 방법 등을 7일 이상 공고해야 한다.

23. 검진(법20~21조, 규칙20조)

(1) 국가는 건강증진을 위하여 필요한 경우에 국민에 대하여 건강검진을 실시할 수 있음

(2) 국가가 건강검진을 실시하는 경우에는
① 시장 · 군수 · 구청장으로 하여금 보건소장이 이를 실시하도록 해야 함
② 필요한 경우
㉠ 종합병원 및 병원(치과병원 및 한방병원 포함)
㉡ 건강증진사업을 행하는 법인 또는 단체에 위탁하여 실시할 수 있음
③ 연령별 · 대상별로 검진항목을 정하여 실시해야 함

(3) 건강검진을 한 자 또는 검진기관에 근무하는 자는 국민의 건강증진사업을 수행하기 위하여 불가피한 경우를 제외하고는 정당한 사유 없이 검진결과를 공개해서는 아니 됨(정당한 사유 없이 건강검진의 결과를 공개한 자는 1년 이하의 징역 또는 3천만 원 이하의 벌금)

제3장 국민건강증진 기금

1. 기금의 설치(법22조)

(1) 보건복지부장관은 국민건강증진사업의 원활한 추진에 필요한 재원을 확보하기 위하여 국민건강증진기금을 설치해야 함

(2) 담배판매 시 부과되는 부담금과 기금의 운용 수익금을 재원으로 국민건강증진기금을 조성함

2. 국민건강증진기금의 부과 · 징수 등(법23조, 23조의2~3)

(1) 보건복지부장관은 다음의 국민건강증진을 위한 부담금을 부과 · 징수함
① 궐련: 20개비당 841원
② 전자담배
㉠ 니코틴 용액 1밀리리터당 525원
㉡ 연초 및 연초 고형물을 사용하는 경우
㉮ 궐련형: 20개비당 750원
㉯ 기타 유형: 1그램당 73원
③ 파이프담배: 1그램당 30.2원
④ 엽궐련(葉卷煙): 1그램당 85.8원
⑤ 각련(刻煙): 1그램당 30.2원
⑥ 씹는 담배: 1그램당 34.4원

⑦ 냄새 맡는 담배: 1그램당 21.4원
⑧ 물담배: 1그램당 1050.1원
⑨ 머금는 담배: 1그램당 534.5원

(2) 보건복지부장관은
① 납부기한 이내에 부담금을 내지 아니하는 경우 납부기한이 지난 후 10일 이내에 30일 이상의 기간을 정하여 독촉장을 발부
② 체납된 부담금에 대해서는 「국세기본법」 제47조의4를 준용하여 가산금을 징수
③ 부담금의 납부보전을 위하여 제조자 등에게 담보의 제공을 요구할 수 있음
④ 부담금의 부과 · 징수와 관련하여 중앙행정기관 · 지방자치단체 등에 대하여 협조를 요청할 수 있음

3. 기금의 관리 · 운용(법24조, 영 26~27조의5)

(1) 보건복지부장관이 관리 · 운용함

(2) 보건복지부장관은 기금의 운용성과 및 재정상태를 명확히 하기 위하여 한국은행에 기금계정을 설치해야 함

(3) 보건복지부장관은 소속 공무원 중 기금수입징수관, 기금재무관, 기금지출관 및 기금출납공무원을 임명해야 함

(4) 국민건강증진부담금(부담금)의 담보액은 다음 각 호에서 정한 금액의 100분의 120(현금 또는 납부보증보험증권의 경우에는 100분의 110) 이상으로 정함
① 담배제조자의 경우
㉠ 당해 제조자에게 납부고지할 예정인 부담금의 금액 + 납부고지한 부담금 중 납부하지 아니한 금액
② 담배수입판매업자의 경우
㉠ 수입판매업자에게 납부고지할 예정인 부담금의 금액 + 납부고지한 부담금 중 납부하지 아니한 금액

*** 담보의 종류: 금전, 국채 또는 지방채, 보건복지부장관이 정하여 고시하는 유가증권, 납부보증보험증권, 토지, 보험에 든 등기 또는 등록된 건물 · 공장재단 · 광업재단 · 선박 · 항공기나 건설기계**

③ 담배수입판매업자가 수입한 담배를 통관하려는 때에는 보건복지부장관이 보건복지부령이 정하는 바에 따라 발행한 국민건강증진부담금 납부담보확인서(이하 "납부담보확인서"라 한다)를 통관지 세관장에게 제출하여야 하며, 세관장은 납부담보확인서에 기재된 담보의 범위 내에서 통관을 허용하여야 함

4. 기금의 사용(법25조, 영30조)

(1) 금연교육 및 광고 등 흡연자를 위한 건강관리사업

(2) 건강생활의 지원사업

(3) 보건교육 및 그 자료의 개발

(4) 보건통계의 작성 · 보급과 보건의료관련 조사 · 연구 및 개발에 관한 사업

(5) 질병의 예방 · 검진 · 관리 및 암의 치료를 위한 사업

(6) 국민영양관리사업

(7) 신체활동장려사업

(8) 구강건강관리사업

(9) 시 · 도지사 및 시장 · 군수 · 구청장이 행하는 건강증진사업

(10) 공공보건의료 및 건강증진을 위한 시설 · 장비의 확충

(11) 기금의 관리 · 운용에 필요한 경비

(12) 그 밖에 국민건강증진사업에 소요되는 경비로서 대통령령이 정하는 사업
① 만성퇴행성질환의 관리사업
② 보건교육 등 종사자의 지도 · 훈련사업
③ 건강증진을 위한 신체활동 지원사업
④ 금연지도원 제도 운영 등 지역사회 금연 환경 조성 사업
⑤ 건강친화인증 기업 지원 사업
⑥ 절주문화 조성 사업

제4장 보칙

1. 비용의 보조(법26조)

국가 · 지방자치단체는 매 회계연도마다 예산의 범위 안에서 건강증진사업의 수행에 필요한 비용의 일부를 부담하거나 이를 수행하는 법인 · 단체에 보조할 수 있음

2. 지도 · 훈련(법27조, 규칙22조)

(1) 보건복지부장관 또는 질병관리청장은 보건교육을 담당하거나 국민영양조사 및 영양에 관한 지도를 담당하는 공무원 또는 보건복지부령이 정하는 단체 및 공공기관에 종사하는 담당자의 자질향상을 위하여 필요한 지도와 훈련을 할 수 있음

(2) 훈련은 보건복지부장관, 질병관리청장, 한국보건사회연구원장이 지정한 훈련기관이 행함

제5장 벌칙

1. 3년 이하의 징역 또는 3천만 원 이하의 벌금(법31조)

정당한 사유 없이 건강검진의 결과를 공개한 자

2. 1년이하의 징역 또는 1천만 원 이하의 벌금(법31조의2)

(1) 정당한 사유 없이 광고내용의 변경 등 명령이나 광고의 금지 명령을 이행하지 아니한 자

(2) 주류에 경고문구를 표기하지 아니하거나 이와 다른 경고문구를 표기한 자

(3) 담배에 경고그림 · 경고문구 · 발암성물질 · 금연상담전화번호를 표기하지 아니하거나 이와 다른 경고그림 · 경고문구 · 발암성물질 · 금연상담전화번호를 표기한 자

(4) 규정을 위반하여 담배에 관한 광고를 한 자

(5) 다른 사람에게 보건교육사 자격증을 빌려주거나 빌린 자

(6) 보건교육사 자격증을 빌려주거나 빌리는 것을 알선한 자

3. 과태료(법34조)

(1) 500만 원 이하의 과태료

① 거짓이나 그 밖의 부정한 방법으로 기업의 건강친화 인증을 받은 자

② 건강친화 인증을 받지 않고 인증표시 또는 이와 유사한 표시를 한 자

③ 규정을 위반하여 담배자동판매기를 설치하여 담배를 판매한 자

④ 금연구역에 관한 시정명령을 따르지 아니한 자

⑤ 규정을 위반하여 가향물질을 표시하는 문구나 그림 · 사진을 제품의 포장이나 광고에 사용한 자

⑥ 규정을 위반하여 국민건강증진부담금의 자료를 제출하지 아니하거나 허위의 자료를 제출한 자

(2) 300만 원 이하의 과태료

① 규정을 위반하여 성인인증장치가 부착되지 아니한 담배자동판매기를 설치하여 담배를 판매한 자

② 규정에서 정한 보고를 하지 아니하거나 허위로 보고한 자와 관계공무원의 검사를 거부 · 방해 또는 기피한 자

(3) 10만 원 이하의 과태료

① 금주구역에서 음주를 한 사람

② 금연구역에서 흡연을 한 사람

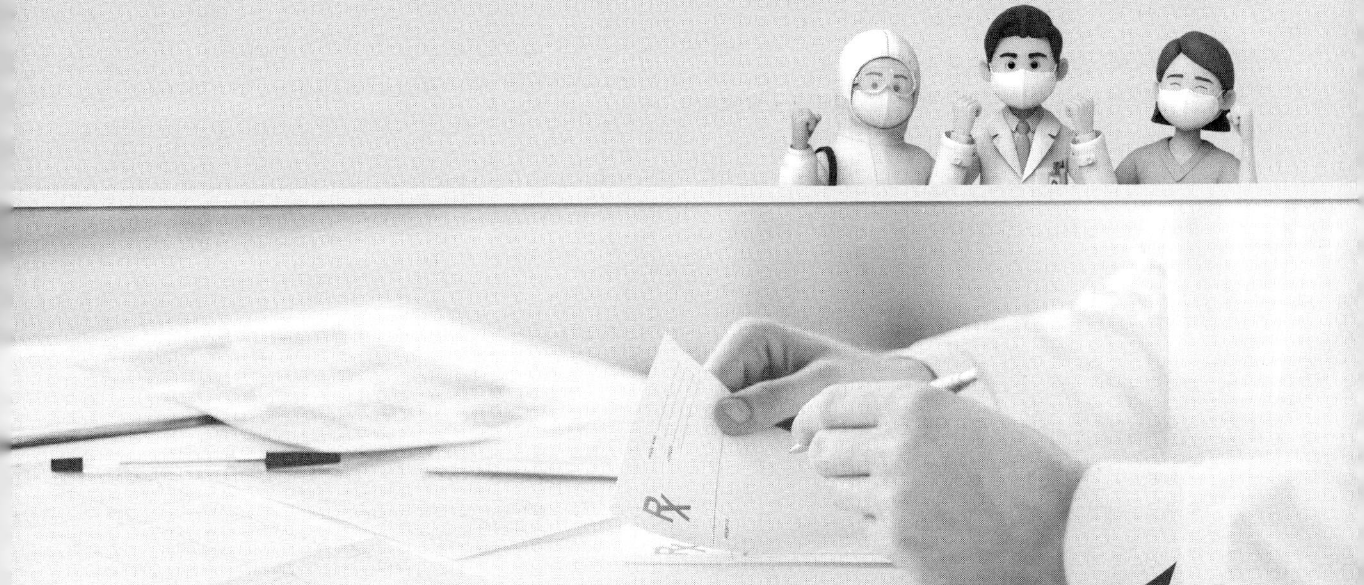

Chapter 5
국민건강증진법 예상문제

1. 국민건강증진법의 궁극적인 목적은?

① 건강에 대한 가치와 책임의식을 함양하도록 하기 위해서
② 건강생활을 실천할 수 있는 여건을 조성하기 위해서
③ 국민의 건강을 증진시키기 위해서
④ 국민의 건강을 향상시키기 위해서
⑤ 국민 보건의료 및 건강을 향상시키기 위해

☞ (법 제1조) 목적

2. 국민건강증진법의 목적으로 옳지 않은 것은?

① 건강에 대한 가치와 책임의식을 함양하도록 하기 위해서
② 스스로 건강생활을 실천할 수 있는 여건을 조성하기 위해서
③ 국민의 건강을 증진시키기 위해서
④ 영유아 건강증진을 위해서
⑤ 건강에 관한 바른 지식을 보급하기 위해서

☞ (법 제1조) 목적

1③ 2④

3. 보건복지부장관은 국민건강증진정책심의위원회의 심의를 거쳐 국민건강증진종합계획을 5년마다 수립 · 시행하는데, 국민건강증진종합계획의 내용에 해당되지 않는 것은?

① 국민건강증진의 기본 목표 및 추진 방향
② 국민건강증진에 관한 인력의 관리 및 소요재원의 조달방안
③ 국민건강증진을 위한 주요 추진 과제 및 추진방법
④ 국민건강증진 관련 통제 및 정보의 관리방안
⑤ 국민건강증진사업기구의 운영

☞ (법 제4조) 국민건강증진종합계획의 수립

4. 주류광고의 금지 기준이 아닌 것은?

① 음주행위를 미화하는 방송광고
② 알코올분 17도 이상의 주류에 대한 방송광고
③ 주류 판매촉진에 대한 광고노래 방송광고
④ 미성년자 대상 프로그램 전후의 방송광고
⑤ 주류제조면허자가 자사 건물에 설치한 광고

☞ (영 제10조) 주류광고의 기준

5. 주류제조의 면허를 받은 자 또는 주류를 수입하여 판매하는 자가 그 판매용 용기에 과다한 음주는 건강에 해롭다는 내용의 경고문구를 표기하여야 하는 주류는 국내에 판매하는 주류 중 알코올분 얼마의 음료를 말하는가?

① 1도 이상 ② 5도 이상
③ 10도 이상 ④ 15도 이상
⑤ 20도 이상

☞ (법 제8조) 금연 및 절주운동 등

6. 다음의 「담배에 관한 경고문구 등의 표시방법」 중 옳지 않은 것은?

① 경고문구는 사각형의 선 안에 한글로 "경고:"라고 표시하고 이를 기재하여야 한다.
② 제조담배의 담뱃갑포장지의 경우에는 포장지의 앞면 · 뒷면 · 옆면 각각의 넓이의 100분의 20 이상에 해당하는 크기로 하여야 한다.
③ 스티커 또는 포스터의 경우에는 광고물의 크기에 따라 나목에서 정한 광고 면적에 대한 사각형의 크기에 비례하여 소비자가 명확히 잘 볼 수 있는 크기로 하여야 한다.
④ 글씨체는 고딕체여야 한다.
⑤ 사각형 및 경고문구 등의 색상은 담뱃갑포장지 등의 도안의 색상과 보색관계에 있는 색상으로서 선명하여야 한다.

☞ (법 제8조) 금연 및 절주운동 등

3⑤ 4⑤ 5① 6②

7. 다음 내용은 무엇을 설명하는 것인가?

> 대통령령이 정하는 장소에서 담배자동판매기를 설치하여 담배를 판매하는 자는 보건복지부령이 정하는 바에 따라 이것을 부착하여야 한다. 이것을 부착하지 않을 경우 300만 원의 과태료가 부과된다.

① 성인인증장치 ② 성인증명서 ③ 성인인증서
④ 면허증 ⑤ 합격증

☞ (법 제9조)
금연을 위한 조치
(법 제34조)
과태료

8. 모든 구역을 '금연구역'으로 지정해야 하는 곳은?

① 아파트 단지 ② 지하철역 ③ 대학교
④ 청수년 수련원 ⑤ 초등학교

☞ (법 제9조)
금연을 위한 조치

9. 「담배」에 관한 경고문구 표시로 옳지 않은 것은?

① 흡연이 폐암 등 질병의 원인이 될 수 있다는 내용
② 타르 흡입량은 흡연자의 흡연습관에 따라 다르다는 내용
③ 담배에 포함된 발암성 물질 나프틸아민
④ 담배에 포함된 발암성 물질 아밀라아제
⑤ 금연상담전화의 전화번호

☞ (법 제9조의2)
담배에 관한 경고문구 등 표시

10. 다음의 '금연을 위한 조치' 중 옳지 않은 것은?

① 대통령령이 정하는 장소에 담배자동판매기를 설치하여 담배를 판매하는 자는 보건복지부령이 정하는 바에 따라 성인인증장치를 부착하여야 한다.
② 담배사업법에 의한 지정소매인 기타 담배를 판매하는 자는 보건복지부령이 정하는 장소 외에서 담배자동판매기를 설치하여 담배를 판매하여서는 안 된다.
③ 정부 및 지방자치단체 청사의 공중이 이용하는 시설의 소유자 · 점유자 또는 관리자는 해당시설의 전체를 금연구역으로 지정하여야 한다.
④ 지방자치단체는 흡연으로 인한 피해 방지와 주민의 건강증진을 위하여 필요하다고 인정하는 경우, 조례로 다수인이 모이거나 오가는 관할구역 안의 일정한 장소를 금연구역으로 지정할 수 있다.
⑤ 누구든지 지정된 금연구역에서 흡연하여서는 안 된다.

☞ (법 제9조)
금연을 위한 조치

7① 8⑤ 9④ 10②

11. 법에 따라 건강생활의 실천운동을 추진하기 위하여 지역사회의 주민 · 단체 또는 공공기관이 참여하는 건강생활실천협의회를 구성해야 하는 사람은?

① 시 · 도지사 및 질병관리본부장
② 보건복지부장관
③ 시장 · 군수 · 구청장 및 국립보건원장
④ 시 · 도지사 및 시장 · 군수 · 구청장
⑤ 의료단체 중앙회장

☞ (법 제10조)
건강생활실천협의회

12. 보건교육 실시 내용과 거리가 먼 것은?

① 건강검진과 질병치료 사업에 관한 사항
② 만성퇴행성질환 등 질병의 예방에 관한 사항
③ 영양 및 식생활에 관한 사항
④ 건강증진을 위한 체육활동에 관한 사항
⑤ 금연 · 절주 등 건강생활의 실천에 관한 사항

☞ (법 제12조)
보건교육의 실시 등
(영 제17조)
보건교육의 내용

13. 관계 중앙행정기관장과 협의하여 국민의 보건교육을 총괄하는 사람은?

① 대통령 ② 교육부장관
③ 보건복지부장관 ④ 국무총리
⑤ 행정자치부장관

☞ (법 제11조)
보건교육의 관장

14. 국가 및 지방자치단체는 모든 국민이 건강생활을 실천할 수 있도록 그 대상이 되는 개인 또는 집단의 특성 · 건강상태 · 건강의식 수준 등에 따라 적절한 보건교육을 실시하는데, 그 보건교육 내용으로 옳지 않은 것은?

① 금연 · 절주 등 건강생활의 실천에 관한 사항
② 만성퇴행성질환 등 질병의 예방에 관한 사항
③ 예방 및 식생활에 관한 사항
④ 비강건강에 관한 사항 및 건강증진을 위한 취미활동에 관한 사항
⑤ 공중위생에 관한 사항

☞ (법 제12조)
보건교육의 실시 등

11④ 12① 13③ 14④

15. 국가, 지방자치단체는 국민이 건강생활을 실천할 수 있도록 개인 또는 집단의 특성, 건강상태, 건강수준 등에 따라 적절한 보건교육을 실시하는데, 그 교육내용에 포함되지 않는 사항은?

① 만성퇴행성 질환 등 질병의 예방에 관한 사항
② 영양 및 식생활에 관한 사항
③ 영유아 건강검진에 대한 사항
④ 구강건강에 관한 사항
⑤ 금연, 절주 등 건강생활의 실천에 관한 사항

☞ (법 제12조) 보건교육의 실시 등

16. 국민의 보건교육의 성과에 대한 평가 기간은?

① 보건복지부장관이 정기적으로 한다.
② 2년마다 한다.
③ 3년마다 한다.
④ 5년마다 한다.
⑤ 매년마다 한다.

☞ (법 제13조) 보건교육의 평가

17. 보건복지부장관이 보건교육의 성과를 평가할 때 고려하는 사항으로 옳은 것은?

가. 주민의 상병 유무 등 건강상태
나. 주민의 건강에 관한 지식 · 태도 · 실천
다. 세부계획 및 추진실적
라. 보건교육자의 자격 및 자질
마. 보건교육대상자의 만족도

① 가, 다 ② 나, 라 ③ 다, 라
④ 라, 마 ⑤ 가, 라

☞ (법 제13조) 보건교육의 평가 (규칙 제8조) 보건교육의 평가방법 및 내용

18. 보건교육의 내용이 아닌 것은?

① 금연, 절주 등 건강생활의 실천에 관한 사항
② 만성퇴행성 질환 등 질병의 예방에 관한 사항
③ 구강건강에 관한 사항
④ 건강증진을 위한 체육활동에 관한 사항
⑤ 건강보험 적용에 관한 사항

☞ (법 제12조) 보건교육의 실시 등

15③ 16① 17① 18⑤

19. 다음 (　　　　) 안에 들어갈 용어는?

> 보건교육의 개발에 관하여 보건복지부장관은 (　　　　)로 하여금 보건교육에 관한 정보, 자료의 수집, 개발 및 조사, 교육의 평가, 기타 필요한 업무를 행하게 할 수 있다.

① 한국보건산업진흥원　　② 행정자치부
③ 한국보건산업인력개발원　　④ 한국보건사회연구원
⑤ 시 · 도지사

☞ (법 제14조)
보건교육의 개발 등

20. 국가, 지방자치단체가 국민의 영양상태를 조사하여 국민의 영양개선 방안을 강구하고 영양에 관한 지도를 실시해야 하는 영양개선사업에 해당되지 않는 것은?

① 영양교육사업
② 영양개선에 관한 홍보사업
③ 영양개선에 관한 조사 · 연구사업
④ 국민의 영양상태에 관한 평가사업
⑤ 지역사회의 영양개선사업

☞ (법 제15조)
영양개선

21. 국민영양조사는 얼마마다 실시하는가?

① 매1년　　② 매2년
③ 매3년　　④ 매4년
⑤ 매5년

☞ (법 제16조)
국민영양조사 등

22. 구강건강사업에 관한 내용으로 옳지 않은 것은?

① 노인건강을 위한 의치 지원사업
② 구강건강에 관한 교육사업
③ 구강건강에 관한 조사 · 연구사업
④ 충치예방을 위한 치아홈메우기 사업
⑤ 수돗물에 대한 불소농도조정사업

☞ (법 제18조)
구강건강사업

19④　20②　21①　22①

23. 건강증진사업으로 시장 · 군수 · 구청장이 보건소장으로 하여금 하게 할 수 있는 사업은?

> ☞ (법 제19조) 건강증진사업 등

가. 보건교육 및 건강상담	나. 영양관리
다. 대체의료요법	라. 운동처방과 물리치료
마. 보건문제에 관한 조사 · 연구	

① 가, 다 ② 나, 라 ③ 다, 마
④ 가, 라 ⑤ 나, 마

24. 국민건강증진기금의 수입과 지출을 명확히 하기 위해 어디에 기금계정을 설치하는가?

> ☞ (법 제22조) 기금의 설치 등 (영 제26조) 기금계정

① 기업은행 ② 한국은행 ③ 제2금융기관
④ 산업은행 ⑤ 우체국

25. 국민건강증진부담금의 부과를 위해 담배 중 궐련 20개비당 얼마의 부담금을 부과하는가?

> ☞ (법 제23조) 국민건강증진부담금의 부과 · 징수 등

① 841원 ② 853원 ③ 885원
④ 924원 ⑤ 954원

26. 국민건강증진기금의 관리 운영자는?

> ☞ (법 제24조) 기금의 관리 · 운용

① 기획재정부장관 ② 보건복지부장관 ③ 한국은행 총재
④ 감사원장 ⑤ 담당 공무원

27. 국민건강증진기금을 사용할 수 있는 사업에서 제외되는 것은?

> ☞ (법 제25조) 기금의 사용 등

① 보건교육 및 교육자료의 개발
② 환경보건의료
③ 금연교육 및 광고
④ 건강증진 및 만성퇴행성질환의 예방을 위한 조사와 연구
⑤ 질병의 조기발견을 위한 건강검진

23⑤ 24② 25① 26② 27②

28. 양벌규정에 대한 설명으로 옳은 것은?

① 국민건강증진법 내용을 위반했을 경우 행위 당사자뿐만 아니라 그 가족까지 함께 처벌하는 규정

② 국민건강증진법 내용을 위반했을 경우 행위자뿐만 아니라 피해 당사자도 같이 처벌하는 규정

③ 국민건강증진법 내용을 위반했을 경우 행위 당사자뿐만 아니라 피해 당사자도 함께 처벌하는 규정

④ 국민건강증진법 내용을 위반했을 경우 행위자뿐만 아니라 행위자의 가족까지 같이 처벌하는 경우

⑤ 국민건강증진법 내용을 위반했을 경우 행위자뿐만 아니라 행위자의 법인 또는 개인에 대해서도 처벌하는 규정

☞ (법 제33조) 양벌규정

29. 「국민건강증진법」상 국민건강증진사업에 속하지 않는 것은?

① 보건교육

② 영양개선

③ 질병예방

④ 신체활동 장려

⑤ 암검진 및 치료사업

☞ (법 제19조) 건강증진사업등
(시행규칙 제19조) 건강증진사업의 실시 등

30. 정당한 사유없이 건강검진의 결과를 공개한 자의 처벌은?

① 1년 이하의 징역 또는 1천만원 이하의 벌금

② 2년 이하의 징역 또는 2천만원 이하의 벌금

③ 3년 이하의 징역 또는 3천만원 이하의 벌금

④ 4년 이하의 징역 또는 4천만원 이하의 벌금

⑤ 5년 이하의 징역 또는 5천만원 이하의 벌금

☞ (법 제31조) 벌칙

28⑤ 29⑤ 30③

PART 2
요점정리 및 예상문제

법 [일부개정 2021.8.17 법률 제18418호]
시행령 [타법개정 2022.8.9 대통령령 32864호]
시행규칙 [일부개정 2019.8.19 보건복지부령 제667호]

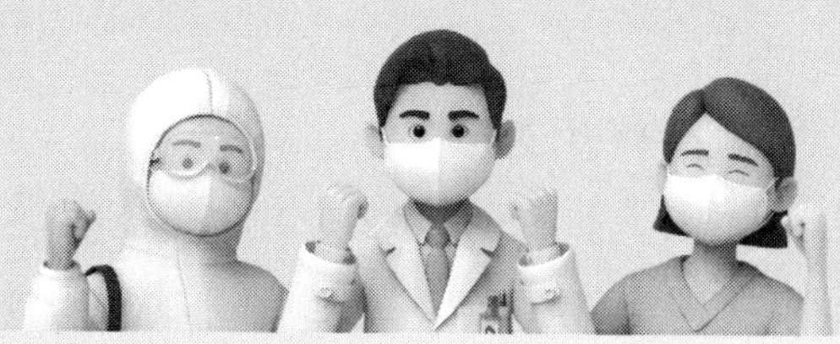

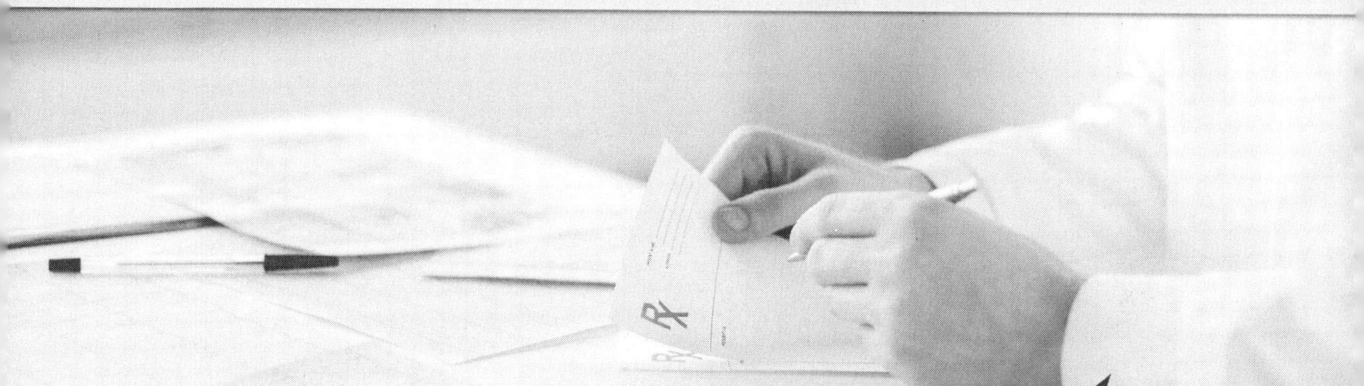

Chapter 6
지역보건법 요점정리

1. 지역보건법의 연혁

(1) 보건소(Health Center)제도의 효시: William Rathbone이 영국의 Liverpool시에서 1859년 가정방문 간호사업실시

(2) 1946년 10월 서울에 시범 보건소 설치

(3) 1956년 12월 13일 보건소법 제정

(4) 1962년 9월 24일 보건소법 전면개정, 시 · 군 · 구에 189개 보건소 설치

(5) 1995년 12월 29일 지역보건법으로 전부개정

(6) 1999년 2월 8일 지역보건법 부분개정

(7) 2004년 12월 30일 지역보건법 부분개정

제1장 총칙

1. 목적(법1조)

(1) 보건소등 지역보건의료기관의 설치 · 운영에 관한 사항 규정

(2) 보건의료 관련기관 · 단체와의 연계 · 협력을 통하여 지역보건의료기관의 기능을 효과적으로 수행하는 데 필요한 사항 규정

(3) 지역보건의료정책을 효율적으로 추진

(4) 지역주민의 건강증진에 이바지함

2. 정의(법2조)

(1) 지역보건의료기관: 지역주민의 건강을 증진하고 질병을 예방 · 관리하기 위하여 설치 · 운영하는 보건소, 보건의료원, 보건지소 및 건강생활지원센터를 말함

(2) 지역보건의료서비스: 지역주민의 건강을 증진하고 질병을 예방 · 관리하기 위하여 지역보건의료기관이 직접 제공하거나 보건의료 관련기관 · 단체를 통하여 제공하는 서비스로서 보건의료인이 행하는 모든 활동

(3) 보건의료 관련기관 · 단체: 지역사회 내에서 공중(公衆) 또는 특정 다수인을 위하여 지역보건의료서비스를 제공하는 의료기관, 약국, 보건의료인 단체 등을 말함

3. 지역사회 건강실태조사(법4조)

(1) 매년 지역사회 건강실태조사를 실시

① 지방자치단체의 장은 매년 보건소를 통하여 지역 주민을 대상으로 지역사회 건강실태조사를 실시 → 실시 결과를 보건복지부장관에게 통보

② 지역사회 건강실태조사는 표본조사를 원칙

③ 지역사회 건강실태조사의 내용

㉠ 흡연, 음주 등 건강 관련 생활습관에 관한 사항

㉡ 건강검진 및 예방접종 등 질병 예방에 관한 사항

㉢ 질병 및 보건의료서비스 이용 실태에 관한 사항

㉣ 사고 및 중독에 관한 사항

㉤ 활동의 제한 및 삶의 질에 관한 사항

㉥ 그 밖에 지역사회 건강실태조사에 포함되어야 한다고 보건복지부장관이 정하는 사항

4. 지역보건의료업무의 전산화(법5조)

(1) 지역보건의료정보시스템을 구축 · 운영: 보건복지부장관

(2) 지역보건의료기관의 기능을 수행하는 데 필요한 각종 자료 및 정보의 효율적 처리와 기록 · 관리 업무의 전자화 수행

(3) 지역보건의료정보시스템을 구축 · 운영하는 데 필요한 다음의 자료를 수집 · 관리 · 보유 · 활용

① 지역보건의료서비스의 제공에 관한 자료

② 지역보건의료서비스 제공의 신청, 조사 및 실시에 관한 자료
③ 그 밖에 지역보건의료기관의 기능을 수행하는 데 필요한 것으로서 대통령령으로 정하는 자료

(4) 누구든지 정당한 접근 권한 없이 또는 허용된 접근 권한을 넘어 지역보건의료정보시스템의 정보를 훼손 · 멸실 · 변경 · 위조 · 유출하거나 검색 · 복제하여서는 아니 됨

5. 지역보건의료심의위원회(법6조)

(1) 위원회 설치: 지역보건의료에 관한 사항 심의 위해 시 · 도 및 시 · 군 · 구에 둠

(2) 심의 사항
① 지역사회 건강실태조사 등 지역보건의료의 실태조사에 관한 사항
② 지역보건의료계획 및 연차별 시행계획의 수립 · 시행 및 평가에 관한 사항
③ 지역보건의료계획의 효율적 시행을 위하여 보건의료 관련기관 · 단체, 학교, 직장 등과의 협력이 필요한 사항
④ 그 밖에 지역보건의료시책의 추진을 위하여 필요한 사항

(3) 위원회 구성
① 구성: 위원장 1인을 포함한 20인 이내 위원
② 위원장은 지방자치단체 부단체장
③ 위촉 또는 임명: 지방자치단체장
㉠ 지역주민 대표
㉡ 학교보건관계자
㉢ 산업안전 · 보건 관계자
㉣ 보건의료 관련기관 · 단체의 임직원
㉤ 관계 공무원

(4) 유사위원회 존재 시 통합운영 가능

(5) 기타 위원회의 구성과 운영 사항은 지방자치단체의 조례로 정함

제2장 지역보건의료계획의 수립 · 시행

1. 지역보건의료계획의 수립 등(법7조)

(1) 지역보건의료계획 수립
지역주민의 건강증진을 위해 시 · 도지사 또는 시장 · 군수 · 구청장은 지역보건의료계획을 4년마다 수립

(2) 지역보건의료계획의 내용
① 보건의료 수요의 측정
② 지역보건의료서비스에 관한 장기 · 단기 공급대책
③ 인력 · 조직 · 재정 등 보건의료자원의 조달 및 관리
④ 지역보건의료서비스의 제공을 위한 전달체계 구성 방안
⑤ 지역보건의료에 관련된 통계의 수집 및 정리

(3) 시 · 도지사 또는 시장 · 군수 · 구청장은 매년 지역보건의료계획에 따라 연차별 시행계획수립

(4) 시장 · 군수 · 구청장은 시 · 군 · 구 위원회의 심의를 거쳐 지역보건의료계획(연차별 시행계획포함)을 수립한 후 시 · 군 · 구의회에 보고하고 시 · 도지사에게 제출

(5) 시 · 도지사는 시 · 도 위원회의 심의를 거쳐 지역보건의료계획(연차별 시행계획 포함)을 수립한 후 시 · 도의회에 보고하고 보건복지부장관에게 제출

(6) 지역보건의료계획은 「사회보장기본법」에 따른 사회보장 기본계획, 「사회보장급여의 이용 · 제공 및 수급권자 발굴에 관한 법률」에 따른 지역사회보장계획 및 「국민건강증진법」에 따른 국민건강증진종합계획과 연계되도록 하여야 함

(7) 시 · 도 지역보건의료계획의 세부내용(영4조)
 ① 지역보건의료계획의 달성 목표
 ② 지역현황과 전망
 ③ 지역보건의료기관과 보건의료 관련기관 · 단체 간의 기능 분담 및 발전 방향
 ④ 보건소의 기능 및 업무의 추진계획과 추진현황
 ⑤ 지역보건의료기관의 인력 · 시설 등 자원 확충 및 정비 계획
 ⑥ 취약계층의 건강관리 및 지역주민의 건강 상태 격차 해소를 위한 추진계획
 ⑦ 지역보건의료와 사회복지사업 사이의 연계성 확보 계획
 ⑧ 의료기관의 병상(病床)의 수요 · 공급
 ⑨ 정신질환 등의 치료를 위한 전문치료시설의 수요 · 공급
 ⑩ 특별자치시 · 특별자치도 · 시 · 군 · 구 지역보건의료기관의 설치 · 운영 지원
 ⑪ 시 · 군 · 구 지역보건의료기관 인력의 교육훈련
 ⑫ 지역보건의료기관과 보건의료 관련기관 · 단체 간의 협력 · 연계
 ⑬ 그 밖에 시 · 도지사 및 특별자치시장 · 특별자치도지사가 지역보건의료계획을 수립함에 있어서 필요하다고 인정하는 사항

(8) 시 · 군 · 구 지역보건의료계획의 세부내용(영4조)
 ① 지역보건의료계획의 달성 목표
 ② 지역현황과 전망
 ③ 지역보건의료기관과 보건의료 관련기관 · 단체 간의 기능 분담 및 발전 방향
 ④ 보건소의 기능 및 업무의 추진계획과 추진현황
 ⑤ 지역보건의료기관의 인력 · 시설 등 자원 확충 및 정비 계획
 ⑥ 취약계층의 건강관리 및 지역주민의 건강 상태 격차 해소를 위한 추진계획
 ⑦ 지역보건의료와 사회복지사업 사이의 연계성 확보 계획
 ⑧ 그 밖에 시장 · 군수 · 구청장이 지역보건의료계획을 수립함에 있어서 필요하다고 인정하는 사항

(9) 지역보건의료계획의 수립방법 등(영5조)
 ① 시 · 도지사 또는 시장 · 군수 · 구청장은 지역보건의료계획을 수립하기 전에 지역 내 보건의료실태와 지역주민의 보건의료의식 · 행동양상 등에 대하여 조사하고 자료를 수집하여야 함
 ② 시 · 도지사 또는 시장 · 군수 · 구청장은 지역 내 보건의료실태 조사 결과에 따라 해당 지역에 필요한 사업 계획을 포함하여 지역보건의료계획을 수립하되 국가 또는 시 · 도의 보건의료시책에 맞춰 수립함
 ③ 시 · 도지사 또는 시장 · 군수 · 구청장은 지역보건의료계획을 수립하는 경우에 그 주요 내용을 시 · 도 또는 시 · 군 · 구의 홈페이지 등에 2주 이상 공고하여 지역주민의 의견을 수렴하여야 함

(10) 지역보건의료계획의 제출 시기 등(영6조)

① 시장 · 군수 · 구청장은 지역보건의료계획(연차별 시행계획포함)을 계획 시행연도 1월 31일까지 시 · 도지사에게 제출

② 시 · 도지사는 지역보건의료계획을 계획 시행연도 2월 말일까지 보건복지부장관에게 제출

③ 시장 · 군수 · 구청장은 지역 내 인구의 급격한 변화 등 예측하지 못한 보건의료환경 변화에 따라 지역보건의료계획을 변경할 필요가 있는 경우에는 시 · 군 · 구 위원회의 심의를 거쳐 변경한 후 시 · 군 · 구 의회에 변경 사실 및 변경 내용을 보고하고, 시 · 도지사에게 지체 없이 변경 사실 및 변경 내용을 제출

④ 시 · 도지사는 지역 내 인구의 급격한 변화 등 예측하지 못한 보건의료환경 변화에 따라 지역보건의료계획을 변경할 필요가 있는 경우에는 시 · 도 위원회의 심의를 거쳐 변경한 후 시 · 도 의회에 변경 사실 및 변경 내용을 보고하고, 보건복지부장관에게 지체 없이 변경 사실 및 변경 내용을 제출

(11) 지역보건의료계획의 조정 권고시행(규칙2조)

① 지역보건의료계획의 내용에 대한 조정 권고가 필요한 경우는 다음 각 호의 어느 하나에 해당하는 경우

㉠ 지역보건의료계획의 내용이 관계 법령을 위반한 경우

㉡ 지역보건의료계획의 내용이 국가 또는 특별시 · 광역시 · 특별자치시 · 특별자치도 · 도의 보건의료정책에 부합하지 아니하는 경우

㉢ 지방자치단체의 생활권역과 행정구역이 서로 다름에도 불구하고 해당 지방자치단체에서 그 사실을 고려하지 아니한 경우

㉣ 2개 이상의 지방자치단체에 걸친 광역보건의료행정에 대하여 해당 지방자치단체에서 그 사정을 고려하지 아니한 경우

㉤ 지방자치단체 간 지역보건의료계획의 내용에 현저한 불균형이 있는 경우

2. 지역보건의료계획의 시행(법8조)

시 · 도지사 또는 시장 · 군수 · 구청장은 지역보건의료계획을 시행할 때에는 연차별 시행계획에 의하여 시행

3. 지역보건의료계획의 시행 결과의 평가(법9조)

(1) 지역보건의료계획의 시행 결과 평가

① 시행 결과 평가: 보건복지부장관, 시 · 도지사

② 평가를 위한 시행 결과의 제출

㉠ 시장 · 군수 · 구청장은 시행 결과를 다음해 1월 31일까지 → 도지사에게 제출

㉡ 시 · 도지사는 시행 결과를 다음해 2월말까지 → 보건복지부장관에게 제출

③ 보건복지부장관, 시 · 도지사는 평가 결과에 따른 비용의 보조에 반영할 수 있음

④ 보건복지부장관, 시 · 도지사는 평가기준에 따라 평가하고 결과를 공표할 수 있음

(2) 지역보건의료계획의 연차별 시행계획에 따른 시행 결과 평가 기준

① 지역보건의료계획 내용의 충실성

② 지역보건의료계획 시행 결과의 목표달성도

③ 보건의료자원의 협력 정도

④ 지역주민의 참여도와 만족도
⑤ 그 밖에 지역보건의료계획의 연차별 시행계획에 따른 시행 결과를 평가하기 위하여 보건복지부장관이 필요하다고 정하는 기준

제3장 지역보건의료기관의 설치 · 운영

1. 보건소 설치(법10조)

(1) 보건소
① 보건소(보건의료원을 포함)의 설치는 지역주민의 건강을 증진하고 질병을 예방 · 관리하기 위하여 시 · 군 · 구에 1개소 설치
② 시 · 군 · 구의 인구가 30만 명을 초과하는 등 지역주민의 보건의료를 위하여 특별히 필요하다고 인정되는 경우 추가로 설치
③ 동일한 시 · 군 · 구에 2개 이상의 보건소가 설치되어 있는 경우 업무를 총괄하는 보건소를 지정하여 운영

2. 보건소의 기능 및 업무(법11조)

(1) 보건소의 기능 및 업무
① 건강 친화적인 지역사회 여건의 조성
② 지역보건의료정책의 기획, 조사 · 연구 및 평가
③ 보건의료인 및 「보건의료기본법」에 따른 보건의료기관 등에 대한 지도 · 관리 · 육성과 국민보건 향상을 위한 지도 · 관리
④ 보건의료 관련기관 · 단체, 학교, 직장 등과의 협력체계 구축
⑤ 지역주민의 건강증진 및 질병예방 · 관리를 위한 다음 각 목의 지역보건의료서비스의 제공
㉠ 국민건강증진 · 구강건강 · 영양관리사업 및 보건교육
㉡ 감염병의 예방 및 관리
㉢ 모성과 영유아의 건강유지 · 증진
㉣ 여성 · 노인 · 장애인 등 보건의료 취약계층의 건강유지 · 증진
㉤ 정신건강증진 및 생명존중에 관한 사항
㉥ 지역주민에 대한 진료, 건강검진 및 만성질환 등의 질병관리에 관한 사항
㉦ 가정 및 사회복지시설 등을 방문하여 행하는 보건의료 및 건강관리사업
㉧ 난임의 예방 및 관리

(2) 보건소의 기능 및 업무의 세부 사항
① 지역보건의료정책의 기획, 조사 · 연구 및 평가의 세부 사항
㉠ 지역보건의료계획 등 보건의료 및 건강증진에 관한 중장기 계획 및 실행계획의 수립 · 시행 및 평가에 관한 사항
㉡ 지역사회 건강실태조사 등 보건의료 및 건강증진에 관한 조사 · 연구에 관한 사항
㉢ 보건에 관한 실험 또는 검사에 관한 사항

② 보건의료인 및 「보건의료기본법」에 따른 보건의료기관 등에 대한 지도 · 관리 · 육성과 국민보건 향상을 위한 지도 · 관리의 세부 사항
  ㉠ 의료인 및 의료기관에 대한 지도 등에 관한 사항
  ㉡ 의료기사 · 의무기록사 및 안경사에 대한 지도 등에 관한 사항
  ㉢ 응급의료에 관한 사항
  ㉣ 「농어촌 등 보건의료를 위한 특별조치법」에 따른 공중보건의사, 보건진료 전담공무원 및 보건진료소에 대한 지도 등에 관한 사항
  ㉤ 약사에 관한 사항과 마약 · 향정신성의약품의 관리에 관한 사항
  ㉥ 공중위생 및 식품위생에 관한 사항
③ 난임시술 주사제 투약에 관한 지원 및 정보 제공에 관한 업무를 대통령으로 정하여 시행한다.

3. 보건의료원(법12조)

보건소 중 「의료법」에 따른 병원의 요건을 갖춘 보건소는 보건의료원이라는 명칭 사용가능

4. 보건지소의 설치(법13조)

(1) 지방자치단체는 보건소의 업무수행을 위하여 필요하다고 인정하는 때에는 대통령령이 정하는 기준에 따라 지방자치단체의 조례로 보건지소를 설치할 수 있다.
(2) 설치 기준은 읍 · 면마다 1개소씩 설치(영10조)
(단, 필요시 필요지역에 추가 설치 · 운영하거나 보건지소 통합운영도 가능)

5. 건강생활지원센터의 설치(법14조)

(1) 지방자치단체는 보건소의 업무 중에서 특별히 지역주민의 만성질환 예방 및 건강한 생활습관 형성을 지원하는 건강생활지원센터를 대통령령으로 정하는 기준에 따라 해당 지방자치단체의 조례로 설치할 수 있음
(2) 설치 기준은 읍 · 면 · 동마다 1개소씩 설치(영11조)
(단, 필요시 필요지역에 추가 설치 · 운영하거나 보건지소 통합운영도 가능)

6. 보건소장, 보건지소장, 건강생활센터장(영13조)

(1) 보건소장(보건의료원장)
① 소장은 1명이고, 의사면허가 있는 사람 중에서 임용. 의사를 임용하기 어려운 경우 보건 · 식품위생 · 의료기술 · 의무 · 약무 · 간호 · 보건진료("보건 등") 직렬의 공무원을 보건소장으로 임용할 수 있음
② 보건 등 직렬의 공무원을 보건소장으로 임용하려는 경우 → 보건소장으로 임용되기 이전 최근 5년 이상 보건 등의 업무와 관련하여 근무한 경험이 있는 사람 중에서 임용하여야 함
③ 보건소장은 시장 · 군수 · 구청장의 지휘 · 감독을 받아, 보건소의 업무를 관장, 소속 공무원을 지휘 · 감독, 관할 보건지소, 건강생활지원센터 및 보건진료소의 직원 및 업무에 대하여 지도 · 감독

(2) 보건지소장
① 보건지소에 보건지소장 1명을 두되, 지방의무직공무원 또는 임기제공무원을 보건지소장으로 임용

② 보건지소장은 보건소장의 지휘 · 감독을 받아, 보건지소의 업무를 관장, 소속 직원을 지휘 · 감독하며, 보건진료소의 직원 및 업무에 대하여 지도 · 감독

(3) 건강생활센터장

① 건강생활지원센터에 건강생활지원센터장 1명을 두되, 보건 등 직렬의 공무원 또는「보건의료기본법」에 따른 보건의료인을 건강생활지원센터장으로 임용

② 건강생활지원센터장은 보건소장의 지휘 · 감독을 받아 건강생활지원센터의 업무를 관장하고 소속 직원을 지휘 · 감독

7. 전문인력의 적정배치 등(법16조)

(1) 전문인력의 적정배치

① 지역보건의료기관에는 면허 · 자격 또는 전문지식을 가진 전문인력 등을 둔다.

② 시 · 도지사는 필요시 지역보건의료기관 간의 전문인력들을 교류할 수 있다.

③ 보건복지부장관, 시 · 도지사는 전문인력 등의 자질향상을 위해 교육훈련을 시행해야 한다.

④ 보건복지부장관은 운영실태조사를 할 수 있고 운영이 부적절한 경우 시정을 위한 조언 · 권고를 할 수 있다.

⑤ 전문인력 등의 배치, 임용자격기준, 교육훈련의 대상 · 기간 · 평가 등은 대통령령으로 정한다.

(2) 전문인력의 배치기준(영16조)

① 전문인력 등의 면허 또는 자격의 종별에 따른 최소배치기준은 보건복지부령으로 정한다.

② 전문인력 등의 면허 또는 자격의 종별에 따른 최소배치기준은 별표 2 참조

(3) 전문인력 등의 임용자격 기준: 면허 · 자격 소지자로서 해당분야 2년 이상 종사자 우선 임용

(4) 전문인력 등의 배치 및 운영실태조사: 보건복지부장관은 2년마다 실시하며 필요시 수시로 실시 가능 → 시 · 도지사에게 전문인력의 교류 권고

(5) 전문인력 등의 교류 권고(규칙6조)

① 권고자: 보건복지부장관 → 시 · 도지사에게

② 권고 내용

㉠ 전문인력의 균형있는 배치를 위하여 교류하는 경우

㉡ 보건소 간의 협조를 위하여 인접 보건소 간에 교류하는 경우

㉢ 전문인력 등의 연고지 배치를 위하여 필요한 경우

(6) 전문인력 등의 결원보충(영21조)

① 결원보충권자: 시 · 도지사 또는 시장 · 군수 · 구청장

② 지역보건의료기관에 전문인력의 결원이 생겼을 때에는 지체 없이 결원 보충에 필요한 조치를 하여야 함

(7) 전문인력 등에 대한 교육훈련(영18~19조, 규칙5조)

① 교육훈련: 보건복지부장관, 시 · 도지사가 실시

㉠ 기본교육훈련 – 신규임용 전문인력 대상으로 3주 이상 실시

㉡ 직무분야별 전문교육훈련 – 재직중인 전문인력 1주 이상 실시

② 시장 · 군수 · 구청장은 신규 임용자나 5급 이상 승진임용된 자는 기본교육훈련과정을 이수 후 보직

③ 전문인력 등에 대한 교육훈련과정, 교육훈련내용, 교육훈련기관의 선정 등 필요한 사항은 보건복지부장관이 정한다.

8. 방문건강관리 전담공무원(법16조의 2)

방문건강관리사업을 담당하게 하기 위하여 지역보건의료기관에 보건복지부령으로 정하는 전문인력을 방문건강관리 전담공무원으로 둘 수 있음

① 「의료법」에 따른 의사, 치과의사, 한의사 및 간호사
② 물리치료사, 작업치료사 및 치과위생사
③ 영양사
④ 약사 및 한약사
⑤ 체육지도자
⑥ 그 밖에 방문건강관리사업에 관한 전문지식과 경험이 있다고 보건복지부장관이 인정하여 고시하는 사람

제4장 지역보건의료서비스의 실시

1. 지역보건의료서비스 신청(법19조)

(1) 신청: 시장 · 군수 · 구청장

(2) 신청자: 서비스를 필요로 하는 자

(3) 자료 또는 정보의 수집에 관한 동의 요구
① 법적 근거, 이용 목적 및 범위
② 이용 방법
③ 보유기간 및 파기방법

(4) 신청에 따른 조사: 서비스대상자와 부양의무자의 소득 · 재산 등에 관하여 조사

(5) 서비스 제공의 결정 및 실시: 서비스 제공의 실시 여부를 결정한 후 이를 서면이나 전자문서로 신청인에게 통보 → 지역보건의료서비스를 제공

(6) 정보의 파기: 자료 또는 정보 중 서비스대상자가 아닌 사람의 정보는 5년을 초과하여 보유할 수 없다. 이 경우 시장 · 군수 · 구청장은 정보의 보유기한이 지나면 지체 없이 이를 파기

2. 건강진단 등의 신고(법23조)

(1) 의료인 등이 지역주민 다수를 대상으로 건강검진 또는 순회진료 등을 하려는 경우 보건소장에게 신고(의료기관이 다른 장소에서 건강진단 등을 실시할 경우 동일)−건강진단 등 실시하기 10일 전까지

(2) 보건소장은 신고를 받은 경우에는 그 내용을 검토하여 이 법에 적합하면 신고를 수리하여야 함 −7일 이내 수리여부 통지

제5장 보칙

1. 비용의 보조(법24조)

(1) 국가와 시 · 도는 지역보건의료기관의 설치 · 운영비용 및 지역보건의료계획의 시행비용 일부를 보조할 수 있다.

(2) 국고보조금: 국고보조금을 보조할 경우 설치비와 부대비의 2/3 이내

(3) 지역보건의료기관의 운영비와 지역보건의료계획의 시행 비용의 1/2 이내

2. 수수료 등(법25조)

(1) 지역보건의료기관은 그 시설을 이용한 자, 실험 또는 검사를 의뢰한 자 또는 진료를 받은 자로부터 수수료 또는 진료비를 징수할 수 있음

(2) 지역보건의료기관에서 징수하는 수수료와 진료비는 「국민건강보험법」에 따라 보건복지부장관이 고시하는 요양급여비용 명세의 기준에 따라 지방자치단체의 조례로 정한다. 다만, 「전자정부법」에 따른 전자민원창구를 통하여 증명서를 발급받는 경우에는 수수료를 면제함

3. 개인정보의 누설금지(법28조)

(1) 지역보건의료기관의 기능 수행과 관련한 업무에 종사하였거나 종사하고 있는 사람 또는 지역보건의료정보시스템을 구축 · 운영하였거나 구축 · 운영하고 있는 자는 업무상 알게 된 정보를 업무 외의 목적으로 사용하거나 다른 사람에게 제공 또는 누설하여서는 아니 됨

(2) 정보를 사용 · 제공 · 누설한 자 및 그 사정을 알면서도 영리 목적 또는 부정한 목적으로 해당 정보를 제공받은 자의 처벌

* 위반행위 시: 5년 이하의 징역 또는 5천만 원 이하의 벌금

4. 동일명칭 사용금지(법29조)

이 법에 따른 보건소, 보건의료원, 보건지소 또는 건강생활지원센터가 아닌 자는 각각 보건소, 보건의료원, 보건지소 또는 건강생활지원센터라는 명칭을 사용하지 못함

* 위반행위 시: 300만 원 이하의 과태료

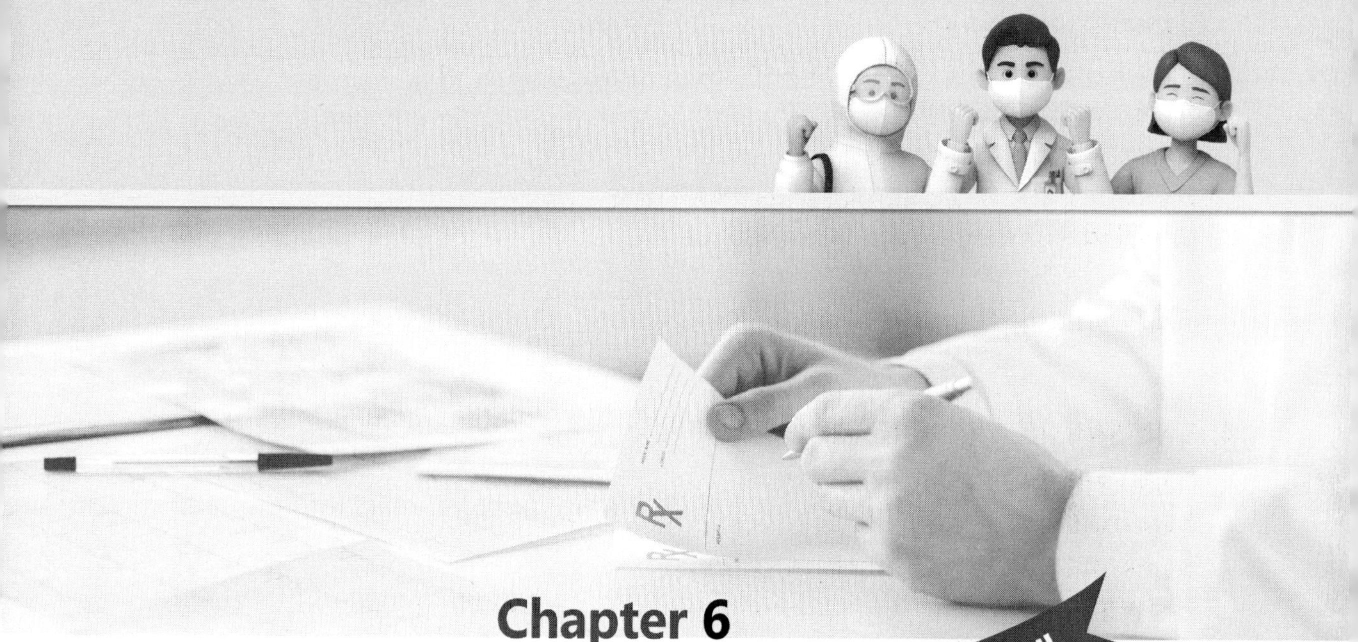

Chapter 6
지역보건법 예상문제

1. 지역보건법의 목적으로 조합된 것은?

가. 지역보건의료기관의 설치 · 운영　　나. 지역주민의 건강증진에 이바지
다. 지역보건의료정책의 효율적 추진　　라. 감염병의 효과적 예방
마. 보건행정의 합리적 운영

① 가, 나　　② 가, 라　　③ 가, 다
④ 나, 라　　⑤ 다, 마

☞ (법 제1조)
목적

2. 지역사회 건강실태조사에 관한 설명으로 옳지 않은 것은?

① 지역사회 건강실태조사는 표본조사를 원칙으로 한다.
② 흡연, 음주 등 건강 관련 생활습관에 관한 사항을 조사한다.
③ 질병 및 보건의료서비스 이용 실태에 관한 사항을 조사한다.
④ 지방자치단체의 장은 3년마다 보건소를 통하여 건강실태조사를 실시한다.
⑤ 건강검진 및 예방접종 등 질병 예방에 관한 사항을 조사한다.

☞ (법 제4조)
지역사회 건강실태조사

1 ①　　2 ④

3. 다음 중 시 · 군 · 구의 지역보건의료계획의 수립에 관한 설명으로 옳지 않은 것은?

① 지역주민의 의견을 들어야 한다.

② 보건의료 관련기관 · 단체 및 전문가의 의견을 들어야 한다.

③ 당해 지방의회의 의결을 거쳐야 한다.

④ 보건복지부장관에게 제출하여야 한다.

⑤ 필요하다고 인정하는 경우에는 보건의료 관련기관 · 단체 등에 대하여 자료제공을 요청할 수 있다.

☞ (법 제7조) 지역보건의료계획의 수립 등

4. 지역보건의료심의위원회의 심의사항으로 가장 타당하지 않은 것은?

① 지역내 보건의료의 실태조사에 관한 사항

② 지역보건의료계획의 수립에 관한 사항

③ 지역보건의료계획의 시행 및 시행결과의 평가에 관한 사항

④ 지역보건의료시책의 추진을 위하여 필요하다고 인정하는 사항

⑤ 지역보건의료시책의 추진을 위한 공무원의 교육실시

☞ (법 제6조) 지역보건의료심의위원회

5. 지역보건의료심의위원회의 법적 성격은?

① 자문기관

② 정책기관

③ 의결기관

④ 집행기관

⑤ 보조기관

☞ (영 제3조) 지역보건의료심의위원회의 구성과 운영

6. 지역보건의료계획에 포함하지 않는 내용은?

① 응급의료에 대한 대책

② 지역보건의료서비스의 제공을 위한 전달체계 구성 방안

③ 인력, 조직, 재정 등 보건의료자원의 조달과 관리

④ 보건의료 수요의 측정

⑤ 지역보건의료서비스에 관한 장기 · 단기 공급대책

☞ (법 제7조) 지역보건의료계획의 수립 등

3④ 4⑤ 5① 6①

7. 지역보건의료계획에 포함되는 내용으로 조합된 것은?

가. 인력, 조직, 재정 등 보건의료자원의 조달과 관리
나. 지역보건의료기관의 설치, 운영
다. 보건의료 수요의 측정
라. 직원 자질향상
마. 지역주민 건강교육

① 가, 나 ② 가, 다 ③ 나, 라
④ 다, 마 ⑤ 라, 마

☞ (법 제7조) 지역보건의료계획의 수립 등

8. 지역보건의료계획의 수립방법, 시기 등에 관하여 필요한 사항은 (　　　)(으)로 정한다. (　　　)안에 알맞은 말은?

① 법 ② 대통령령 ③ 보건복지부령
④ 규칙 ⑤ 지역보건법 시행규칙

☞ (영 제6조) 지역보건의료계획의 제출 시기 등

9. 지역보건의료계획은 몇 년마다 수립하여야 하는가?

① 1년 ② 2년 ③ 4년
④ 5년 ⑤ 10년

☞ (법 제7조) 지역보건의료계획의 수립 등

10. 지역보건의료계획의 시행의무자는?

① 대통령 ② 보건복지부장관
③ 시 · 도지사 ④ 시장 · 군수 · 구청장
⑤ 시 · 도지사 또는 시장 · 군수 · 구청장

☞ (법 제7조) 지역보건의료계획의 수립 등

11. 시 · 도지사 또는 시장 · 군수 · 구청장은 지역보건의료계획을 시행할 때에는 (　　　)에 따라 수립된 연차별 시행계획에 의거 시행하여야 한다. (　　　)안에 알맞은 것은?

① 법률 ② 대통령령
③ 보건복지부령 ④ 보건복지부장관
⑤ 조례

☞ (법 제8조) 보건소의 설치

7② 8② 9③ 10⑤ 11①

12. 지역보건의료계획의 시행에 관한 설명 중 타당하지 않은 것은?

① 시 · 도지사는 매년 지역보건의료계획에 따라 연차별 시행계획을 수립하여야 한다.

② 시장 · 군수 · 구청장은 지역보건의료계획에 따라 연차별 시행계획을 수립하여야 한다.

③ 시 · 도 또는 시 · 군 · 구의 홈페이지 등에 2주 이상 공고하여 지역주민의 의견을 수렴하여야 한다.

④ 보건복지부장관은 시 · 도의 지역보건의료계획의 시행결과를 평가할 수 있다.

⑤ 보건복지부장관은 평가결과로 재정지원에 불이익을 줄 수 없다.

☞ (법 제7조) 지역보건의료계획의 수립 등

13. 지역보건의료계획의 시행과 평가에 관한 설명으로 옳지 않은 것은?

① 시장 · 군수 · 구청장은 당해 지역보건의료계획을 시행하여야 한다.

② 시장 · 군수 · 구청장은 당해 계획을 실시함에 있어서 보건의료 관련기관 · 단체에 대하여 인력 · 기술 · 재정지원을 할 수 있다.

③ 시 · 도지사는 당해 지역보건의료계획을 실시하여야 한다.

④ 보건복지부장관은 시 · 도의 지역보건의료계획의 시행결과를 평가할 수 있다.

⑤ 보건복지부장관은 시 · 군 · 구의 지역보건의료계획의 시행결과를 평가할 수 있다.

☞ (법 제9조) 지역보건의료계획 시행 결과의 평가

14. 보건복지부장관의 지역보건의료계획에 대한 시행 결과 평가 항목에 속하지 않는 것은?

① 지역보건의료계획 내용의 충실성
② 의료인 및 의료기관에 대한 지도
③ 보건의료자원의 협력 정도
④ 지역주민의 참여도와 만족도
⑤ 지역보건의료계획 시행 결과의 목표달성도

☞ (영 제7조) 지역보건의료계획 시행 결과의 평가

15. 다음 중 보건소에 관해 지방자치단체의 조례로 규정하는 것은?

① 보건소의 업무전담 공무원 선정
② 보건소의 업무범위
③ 보건소의 설치
④ 보건의료원 기준의 규정
⑤ 보건소의 명칭 규정

☞ (법 제10조) 보건소의 설치

16. 지역보건법에서 보건소의 설치 기준으로 적합한 것은?

① 특별시, 광역시의 단위별로 1개소씩 설치한다.

② 구가 설치되어 있는 시 단위별로 1개소씩 설치한다.

③ 구가 설치되지 아니한 시 및 군별로 1개소씩 설치한다.

④ 지역 인구수 40만 명을 기준으로 1개소씩 설치한다.

⑤ 지역 인구수 50만 명을 기준으로 1개소씩 설치한다.

☞ (법 제10조) 보건소의 설치 (영 제8조) 보건소의 설치

12⑤ 13⑤ 14② 15③ 16③

17. 보건소를 추가로 설치하여야 하는 경우 행정자치부장관은 미리 누구와 협의하여야 하는가?

① 도지사 ② 국립의료원장 ③ 시장
④ 보건복지부장관 ⑤ 국립보건원장

☞ (영 제8조)
보건소의 설치

18. 1개소의 보건소를 설치하여야 하는 행정기구는?

① 특별시 ② 군 ③ 면
④ 읍 ⑤ 동

☞ (영 제8조)
보건소의 설치

19. 보건소의 업무수행 중 지역주민 건강증진 및 질병예방 · 관리를 위한 지역보건의료서비스에 속하지 않는 것은?

① 감염병의 예방 및 관리
② 학교보건 및 근로자 위생관리
③ 국민건강증진 · 구강건강 · 영양관리사업 및 보건교육
④ 여성 · 노인 · 장애인 등 보건의료 취약계층의 건강유지 · 증진
⑤ 지역주민에 대한 진료, 건강검진 및 만성질환 등의 질병관리에 관한 사항

☞ (법 제11조)
보건소의 기능 및 업무

20. 보건소 중 병원의 요건을 갖춘 보건소가 사용할 수 있는 명칭으로 타당한 것은?

① 보건의원 ② 보건병원
③ 보건진료원 ④ 보건종합병원
⑤ 보건의료원

☞ (법 제12조)
보건의료원

21. 지역보건법상 보건소의 기능 및 업무에 속하지 않는 것은?

① 건강 친화적인 지역사회 여건의 조성
② 지역보건의료정책의 기획, 조사 · 연구 및 평가
③ 보건의료 관련기관 · 단체, 학교, 직장 등과의 협력체계 구축
④ 산업장 근로자의 건강관리사업
⑤ 보건의료기관 등에 대한 지도 · 관리 · 육성과 국민보건 향상을 위한 지도 · 관리

☞ (법 제11조)
보건소의 기능 및 업무

17④ 18② 19② 20⑤ 21④

22. 지역보건법에 규정한 보건소의 지역보건의료서비스의 제공 내용과 거리가 먼 것은?

☞ (법 제11조) 보건소의 기능 및 업무

① 국민건강증진 · 구강건강 · 영양관리사업 및 보건교육
② 학교보건실에 대한 지도
③ 가정 · 사회복지시설 등을 방문하여 행하는 보건의료사업
④ 정신건강증진 및 생명존중에 관한 사항
⑤ 모성과 영유아의 건강유지 · 증진

23. 다음 중 지역보건법에서 규정하고 있는 보건소의 기능 및 업무로 알맞게 짝지어진 것은?

☞ (법 제11조) 보건소의 기능 및 업무

> 가. 노인복지시설의 관리운영
> 나. 모성과 영유아의 건강유지 · 증진
> 다. 감염병의 예방 · 관리
> 라. 국민건강증진 · 영양관리사업
> 마. 학교보건 및 산업보건
> 바. 보건의료 관련기관 · 단체 등과의 협력체계 구축

① 가, 다, 마, 바 ② 가, 나, 다, 라 ③ 나, 다, 라, 바
④ 가, 다, 라, 마 ⑤ 가, 나, 마, 바

24. 어느 법의 규정에 의하여 설치된 보건 기관을 보건소라고 할 수 있는가?

☞ (법 제10조) 보건소의 설치

① 의료법 ② 지역보건법
③ 보건연구소법 ④ 보건소법
⑤ 의료기사법

25. 지역보건법에서 보건지소의 설치 기준으로 적합한 것은?

☞ (법 제13조) 보건지소의 설치

① 읍단위 이상 지역 단위별로 1개소씩 설치한다.
② 보건소가 설치된 읍 · 면을 제외한 읍 · 면 단위별로 1개소씩 설치한다.
③ 도지사가 지역주민의 보건의료를 위하여 필요하다고 인정되는 지역에 1개소 설치할 수 있다.
④ 지역 인구수 10만 명을 기준으로 1개소씩 설치한다.
⑤ 지역 인구수 5만 명을 기준으로 1개소씩 설치한다.

22② 23③ 24② 25②

26. 보건지소에 관한 설명으로 알맞은 것은?

> 가. 보건지소는 보건복지부령에 따라 설치한다.
> 나. 보건지소는 보건소의 업무수행을 위하여 필요하다고 인정될 때 대통령이 정하는 바에 따라 설치한다.
> 다. 보건지소는 읍 · 면마다 1개소씩 설치한다.
> 라. 보건지소는 관내 보건의료원의 업무를 지도 · 감독한다.
> 마. 필요한 지역에 보건지소를 설치 · 운영하거나 여러 개의 보건지소를 통합하여 설치 · 운영할 수 있다.

① 가, 나　② 가, 다　③ 나. 마
④ 나, 라　⑤ 라, 마

☞ (법 제13조)
보건지소의 설치
(영 제10조)
보건지소의 설치

27. 보건소 규정에 의한 업무를 수행하는 데 필요한 전문인력 등에 대한 교육훈련 방법으로 적절한 것은?

> 가. 신규 임용자에게는 기본 교육훈련을 실시하여야 한다.
> 나. 신규로 임용되는 전문인력 등을 대상으로 4주 이상의 교육훈련기간을 가져야 한다.
> 다. 보건복지부장관은 소속 교육훈련기관이나 민간교육기관에 위탁하여 받게 할 수 있다.
> 라. 재직 중인 전문인력을 대상으로 직무분야별 전문교육훈련을 실시하여야 한다.
> 마. 직무 분야별 전문교육훈련은 재직 중인 전문인력을 대상으로 2주 이상의 교육훈련을 한다.

① 가, 나　② 나, 라　③ 라, 마
④ 가, 마　⑤ 가, 라

☞ (영 제18조)
전문인력에 대한 교육훈련
(영 제19조)
교육훈련의 대상 및 기간

28. 지역보건의료기관에 두는 전문인력에 대한 설명으로 틀린 것은?

① 지역보건의료기관에는 면허 · 자격 또는 전문지식을 가진 전문인력 등을 둔다.
② 시 · 도지사는 필요시 지역보건의료기관 간의 전문인력들을 교류할 수 있다.
③ 보건복지부장관, 시 · 도지사는 전문인력 등의 자질향상을 위해 교육훈련을 시행하여야 한다.
④ 보건복지부장관과 시 · 도지사는 보건소의 전문인력에 대하여 배치나 운영실태를 조사할 수 있으나 부적절한 경우 시 · 도지사 또는 시장 · 군수 · 구청장에게 권고 · 지도는 할 수 없다.
⑤ 전문인력 등의 배치, 임용자격기준, 교육훈련의 대상 · 기간 · 평가 등은 대통령령으로 정한다.

☞ (법 제16조)
전문인력에 적정 배치 등

26③　27⑤　28④

29. 보건소의 전문인력 등에 대한 기본교육훈련기간은?

① 1주 이상 ② 2주 이상
③ 3주 이상 ④ 4주 이상
⑤ 1개월 이상

☞ (영 제19조) 교육훈련의 대상 및 기간

30. 지역주민 다수를 대상으로 순회 진료 또는 건강검진 등을 시행할 경우 사전에 누구에게 신고하여야 하는가?

① 시 · 도지사 ② 시장 · 군수 · 구청장
③ 관할 보건소장 ④ 관할 읍 · 면장
⑤ 질병관리본부장

☞ (법 제23조) 건강검진 등의 신고

31. 보건소가 그 시설을 이용한 자 또는 실험을 의뢰한 자로부터 징수할 수 있는 것은?

① 사용료 ② 수수료
③ 재료비 ④ 시약값
⑤ 이용료

☞ (법 제25조) 수수료 등

32. 지역보건의료기관의 정보를 사용 · 제공 · 누설한 자 및 그 사정을 알면서도 영리 목적 또는 부정한 목적으로 해당 정보를 제공받은 자의 처벌은?

① 1년 이하의 징역 또는 1천만원 이하의 벌금
② 2년 이하의 징역 또는 2천만원 이하의 벌금
③ 3년 이하의 징역 또는 3천만원 이하의 벌금
④ 4년 이하의 징역 또는 4천만원 이하의 벌금
⑤ 5년 이하의 징역 또는 5천만원 이하의 벌금

☞ (법 제28조) 벌칙

29③ 30③ 31② 32⑤

법 [일부개정 2022.6.10 법률 제18898호]
시행령 [일부개정 2021.4.6 대통령령 제31604호]
시행규칙 [일부개정 2021.4.8 보건복지부령 제792호]

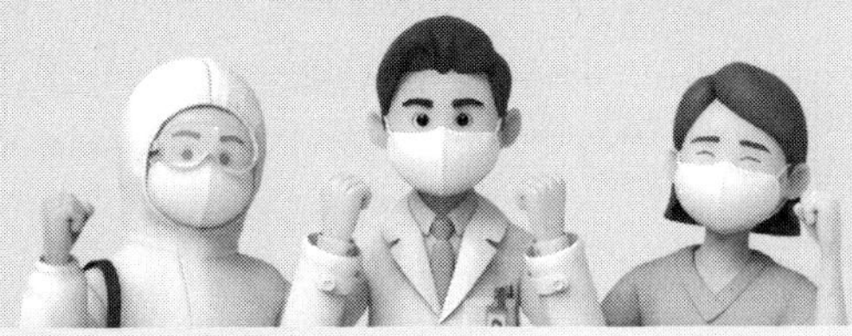

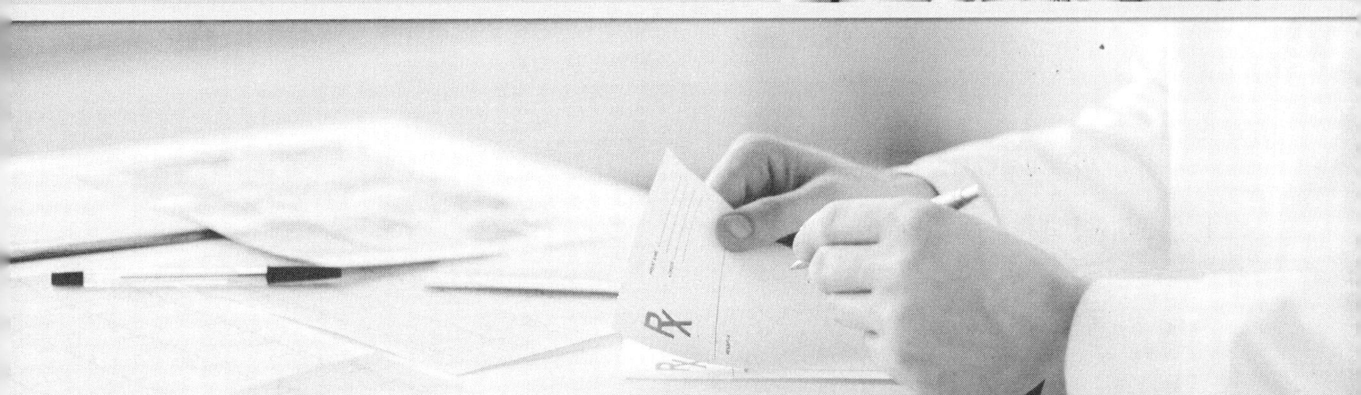

Chapter 7
암관리법 요점정리

제1장 총칙

1. 목적(법1조)

(1) 국가가 암의 예방, 진료, 연구 및 암 치료 후 사후관리 등에 관한 정책을 종합적으로 수립 · 시행

(2) 암으로 인한 개인적 고통과 피해 및 사회적 부담을 줄이고

(3) 국민건강증진에 이바지

2. 국가 등의 의무(법3조)

(1) 국가 및 지방자치단체는 암의 예방, 진료, 연구 및 암 치료 후 사후관리 등에 관한 사업을 시행하고 지원함으로써 암을 예방하고 암환자에게 적절한 의료서비스가 제공될 수 있도록 적극 노력

(2) 의료인 및 의료기관의 장은 국가 및 지방자치단체가 시행하는 암관리에 관한 사업에 적극 협조

3. 암 예방의 날 및 홍보(법4조)

(1) 암 예방의 날: 매년 3월 21일

(2) 국가와 지방자치단체는 암의 발생을 예방하고, 암의 조기 발견 및 암에 대한 인식 개선 등 암관리에 대한 범국민적인 관심을 높이기 위한 교육 · 홍보 사업을 시행

제2장 암관리

제1절 암관리종합계획 수립 등

1. 암관리종합계획의 수립(법5조)

(1) 암관리종합계획의 수립: 5년마다 보건복지부장관이 국가암관리위원회 심의를 거쳐 수립

(2) 암관리종합계획 포함 사항

① 암관리사업의 기본목표와 추진방향

② 암관리사업의 계획 및 추진 방법

③ 암관리에 필요한 전문 인력의 육성에 관한 사항

④ 암 치료 후 사후관리에 관한 사항

⑤ 그 밖에 암관리에 필요한 사항

(3) 특별시장 · 광역시장 · 특별자치시장 · 도지사 · 특별자치도지사 및 시장 · 군수 · 구청장은 그 지방자치단체의 실정을 고려하여 종합계획에 따른 세부집행계획을 각각 세워야 한다.

(4) 세부집행계획은 지역보건의료계획에 포함하여 수립

(5) 종합계획 및 세부집행계획의 수립 · 시행에 필요한 사항은 대통령령으로 정함

① 보건복지부장관은 암관리종합계획을 수립했을 때 그 내용을 보건복지부의 인터넷 홈페이지에 공고하고, 특별시장 · 광역시장 · 특별자치시장 · 도지사 · 특별자치도지사 및 시장 · 군수 · 구청장에게 알려야 함

② 보건복지부장관은 암관리종합계획의 시행을 위해 연차별 시행계획을 수립해야 함

2. 국가암관리위원회(법6조, 영2~4조)

(1) 종합계획의 수립 등 암관리에 관한 중요사항을 심의하기 위하여 보건복지부장관 소속으로 국가암관리위원회를 둠

(2) 위원회 구성: 15인(위원장은 보건복지부차관, 위원은 보건복지부장관이 임명 또는 위촉)

(3) 위원의 임기는 3년으로 하며, 한 차례만 연임 가능

(4) 위원회의 기능

① 국가 암관리체계 및 제도의 발전에 관한 사항

② 종합계획의 수립 및 평가에 관한 사항

③ 연도별 암관리사업 시행계획에 관한 사항

④ 암관리사업의 예산에 관한 중요 사항

⑤ 그 밖에 위원장이 심의에 부치는 사항

제2절 암연구사업 등

1. 암 연구사업(법9조)

(1) 사업 시행: 보건복지부장관

(2) 보건복지부장관은 암연구사업의 기획 · 관리 및 평가 등의 업무를 효율적으로 수행하기 위하여 국립암센터로 하여금 다음 각 호의 업무를 수행

① 암연구사업의 국내외 추세 및 암연구사업에 대한 수요 예측

② 암연구사업 계획의 작성

③ 연도별 암연구사업 과제의 공모 · 심의 및 선정

④ 암연구사업 결과의 평가 및 활용

⑤ 그 밖에 암연구사업에 필요한 사항

(3) 암연구사업의 수행 절차 등(규칙3조)

① 국립암센터는 업무를 수행하기 위하여 매년 연간 시행계획과 지침을 수립하여 보건복지부장관의 승인

② 암연구사업 과제는 다음 각 호의 구분에 따름

㉠ 공모과제: 공모에 의해 심의 · 선정된 과제

㉡ 지정과제: 보건복지부장관이 필요하다고 인정하여 발굴 · 기획하고, 주관 연구기관과 주관 연구책임자를 지정하는 과제

(4) 암정복추진기획단(규칙2조)

① 암연구 · 개발사업에 대하여 지원하거나 자문하게 하기 위하여 보건복지부에 암정복추진기획단을 둘 수 있음

② 추진기획단 구성: 암 연구에 관한 학식과 경험이 풍부한 사람 중 단장 1명을 포함한 30명 이내의 위원(보건복지부장관이 임명하거나 위촉)

③ 위원의 임기: 2년

2. 암데이터사업(법9조의2)

(1) 사업시행: 보건복지부장관이 공익적 목적으로 수행

① 암관리를 위한 정책 수립 및 평가

② 암관리를 위한 연구 · 개발

(2) 암데이터사업을 수행하기 위하여 중앙행정기관, 지방자치단체, 국립암센터, 국민건강보험공단 및 건강보험심사평가원과 그 밖에 대통령령으로 정하는 공공기관에 필요한 자료의 제공을 요청할 수 있고, 요청을 받은 자료제공기관은 요청에 따라야 함

(3) 필요한 자료를 요청할 경우 개인정보가 포함된 자료의 제공을 요청할 수 있으며, 자료제공기관은 개인정보를 가명처리한 후 제공

(4) 제공받은 가명정보 중 두 개 이상의 정보를 결합하여 분석할 필요가 있는 경우 가명정보를 결합하여 처리할 수 있다.

(5) 가명정보를 암데이터사업의 목적을 위하여 제3자에게 제공할 때에는 특정 개인을 알아보기 위하여 사용될 수 있는 정보를 포함하면 안됨

(6) 가명처리의 방법 · 절차, 가명정보 결합의 방법 · 절차 및 자료 제공의 절차

① 개인정보가 포함된 자료를 요청할 때에는 자료 제공기관과 가명처리에 필요한 사항을 사전 협의
② 보건복지부장관으로부터 가명정보를 제공받은 제3자는 보건복지부장관이 안전성 확보에 필요한 기술적 · 관리적 · 물리적 조치가 되어 있다고 인정하는 공간에서 가명정보를 분석해야 하지만, 인정하는 공간에서 분석 목적을 달성할 수 없다고 보건복지부장관이 인정하는 경우, 외부로 가명정보를 반출 가능
③ 보건복지부장관은 가명정보를 제공받은 제3자에게 가명정보의 제공에 드는 비용을 청구할 수 있다.
④ 규정사항 외에 가명처리의 방법 · 절차, 자료제공의 절차 등에 필요한 사항은 보건복지부장관이 정함

3. 진료방법의 개발 및 보급 등(법10조)

보건복지부장관은 효과적이고 적절한 암의 예방 및 진료방법 등을 개발 · 보급

4. 암예방사업(법10조의2)

(1) 암 발생 위험을 낮추거나 암 발생을 감소시키기 위한 예방사업
① 국민 암 예방수칙 및 실천지침의 개발과 보급
② 암 위험요인에 대한 인식과 암 예방 실천에 대한 모니터링
③ 효과적인 암 예방을 위한 사업 개발
④ 대국민 암 예방 교육 · 홍보사업
⑤ 그 밖에 암 예방을 위하여 보건복지부장관이 필요하다고 인정하는 사업

5. 발암요인관리사업(법10조의2)

(1) 시행: 보건복지부장관(발암요인 관리를 위해)
(2) 발암요인의 목록 작성 및 보급
(3) 발암요인 및 그 위해성에 대한 정보 제공
(4) 발암요인의 위해성 평가와 관리를 위한 국제협력사업
(5) 그 밖에 발암요인의 관리와 관련하여 보건복지부령으로 정하는 사업

6. 암검진사업(법11조)

(1) 암검진사업 시행: 보건복지부장관
(2) 암검진사업 대상 암의 종류 · 검진주기 등(영 8조 별표 1)

암의 종류	검진주기	연령 기준 등
위암	2년	40세 이상의 남 · 여
간암	6개월	40세 이상의 남 · 여 중 간암 발생 고위험군
대장암	1년	50세 이상의 남 · 여
유방암	2년	40세 이상의 여성
자궁경부암	2년	20세 이상의 여성
폐암	2년	54세 이상 74세 이하의 남 · 여 중 폐암 발생 고위험군

※ 비고
1. "간암 발생 고위험군"이란 간경변증, B형간염 항원 양성, C형간염 항체 양성, B형 또는 C형 간염 바이러스에 의한 만성 간질환 환자를 말한다.
2. "폐암 발생 고위험군"이란 30갑년[하루 평균 담배소비량(갑) × 흡연기간(년)] 이상의 흡연력(吸煙歷)을 가진 현재 흡연자와 폐암 검진의 필요성이 높아 보건복지부장관이 정하여 고시하는 사람을 말한다.

(3) 암검진사업의 범위(영6조) 암을 조기에 발견하는 검진사업의 범위
① 암검진의 기준 연구 및 질 관리
② 암검진 대상자 중 해당 연도 내 암검진을 받을 사람(이하 "수검 예정자"라 한다)의 선정 및 통보
③ 수검 예정자에 대한 검사 및 진단
④ 법 제11조제4항에 따른 검진비 지원
⑤ 암검진에 관한 교육 및 홍보
⑥ 암검진에 관한 정보시스템의 개발 및 관리
⑦ 그 밖에 암검진사업과 관련하여 보건복지부장관이 필요하다고 인정하는 사업

7. 재가암환자 관리사업(법12조)

(1) 시행: 보건복지부장관
① 재가암환자에 대한 통증관리, 완화의료, 간호 및 상담서비스 등을 위한 가정방문사업
② 재가암환자와 그 가족을 위한 교육프로그램의 개발 및 보급
③ 그 밖에 보건복지부령으로 정하는 사업
㉠ 암생존자에 대한 자가(自家) 관리 교육 및 2차 암검진 등 안내
㉡ 영양관리, 운동 지도 등 건강 증진
㉢ 불안 · 우울 상담 및 정서적 지지(支持)

8. 암생존통합지지사업(법12조의2)

(1) 암생존자 건강증진과 사회복귀 지원을 위하여 보건복지부장관은 지지(支持) 사업 시행
① 암생존자의 건강관리와 학교복귀 및 직업복귀에 대한 상담 · 교육
② 암생존자 관리 프로그램 개발 및 보급
③ 그 밖에 암생존자의 건강증진 및 사회복귀와 관련하여 보건복지부령으로 정하는 사업
(2) 암생존자통합지지사업의 효율적 추진을 위해 국립암센터와 지역암센터를 중앙암생존자통합지지센터와 권역암생존자통합지지센터로 각각 지정
(3) 중앙암생존자통합지지센터 또는 권역암생존자통합지지센터의 지정 취소(1호는 반드시 취소)
① 거짓이나 그 밖의 부정한 방법으로 지정을 받은 경우
② 정당한 사유 없이 암생존자통합지지사업을 수행하지 아니한 경우
(4) 중앙암생존자통합지지센터 및 권역암생존자통합지지센터 지정 기준과 절차
① 소관 업무를 전문적으로 수행할 수 있는 전담부서와 전담인력을 갖출 것
② 소관 업무 수행에 필요한 전산장비를 갖출 것
③ 소관 업무 수행에 필요한 독립된 사무실 · 회의실 및 교육장을 갖출 것

9. 암환자의 의료비 지원사업 등(법13조)

(1) 국가와 지방자치단체는 암환자의 암 종류별 경제적 부담능력 등을 고려하여 암 치료에 드는 비용을 예산 또는 국민건강증진기금에서 지원
(2) 암환자의 의료비 지원사업의 범위(영9조)
① 의료비 지원사업 대상자에 대한 재산 및 소득에 관한 자료조사
② 의료비 지원사업 대상자의 선정 및 통보
③ 의료비 지원사업 대상자에 대한 의료비 지급
④ 의료비 지원사업에 관한 홍보
⑤ 의료비 지원사업 프로그램의 개발 및 관리

(3) 암환자의 의료비 지원 대상 · 기준 및 방법 등(영10조)
① 소득과 재산 등이 보건복지부장관이 매년 정하여 고시하는 기준 이하인 사람
㉠ 아동 중 암환자. 다만, 의료비 수급 아동이 18세가 된 경우 의료비 지원 연장 가능
㉡ 건강보험가입자 및 피부양자 중 암환자
㉢ 의료급여수급자 중 암환자
② 의료비를 지원받으려는 사람은 관할 보건소장에게 지원 신청
③ 의료비 지원 신청을 받은 보건소장은 관계 기관에 의료비 지원 대상자의 소득 · 재산 등에 관한 자료조사를 요청
④ 관할 보건소 소속 공무원이 의료비 지원신청을 대리하는 경우, 암환자 또는 그를 대리하는 사람으로부터 의료비지원 대리 신청에 필요한 자필서명 또는 기명날인이 있는 동의 서면을 제출
⑤ 의료비의 지원한도액, 지원기간 및 지급 절차 등 세부적인 사항은 보건복지부장관이 정하여 고시

10. 암등록통계사업(법14조)

(1) 통계사업 시행: 보건복지부장관

(2) 암등록통계사업: 암 발생 위험 요인과 암의 발생 및 치료에 관한 자료를 지속적이고 체계적으로 수집 · 분석하여 암 발생률, 생존율 등의 통계를 산출하기 위한 등록 · 관리 · 조사사업

(3) 보건복지부장관은 암환자를 진단 · 치료하는 의료인 또는 의료기관, 국민건강보험공단 및 건강보험심사평가원, 행정안전부, 통계청, 통계작성기관, 그 밖에 암에 관한 사업을 하는 법인 · 기관 · 단체에 대하여 암등록통계사업에 필요한 자료의 제출이나 의견의 진술 등을 요구할 수 있음

11. 암정보사업(법15조)

(1) 시행: 보건복지부장관이 국립암센터로 하여금 암정보사업을 수행

(2) 암정보사업
① 암에 관한 각종 정보의 생산, 수집 및 관리
② 국민에 대한 암 정보 제공 및 상담
③ 암에 관한 교육자료 개발 및 교육 · 홍보
④ 그 밖에 암 정보 데이터베이스 구축과 제공에 관하여 보건복지부장관이 필요하다고 인정하는 업무

12. 역학조사(법16조)

(1) 조사권자: 질병관리청장, 시 · 도지사

(2) 역학조사반의 구성 · 운영 및 임무(영11조)
① 역학조사반의 구성: 질병관리청에 중앙역학조사반(30명 이내)을 두고, 특별시 · 광역시 · 특별자치시 · 도 · 특별자치도에 지역역학조사반(20명 이내)을 둔다.
② 조사반원 임명, 위촉(중앙: 질병관리청장, 지역: 시 · 도지사)
㉠ 암환자 관리사업 또는 역학조사 업무를 담당하는 4급 또는 5급 공무원
㉡ 역학조사 분야의 전문가
㉢ 암에 관한 의학적 전문지식이 있는 사람
㉣ 환경 및 직업성 질환 관련 전문가
㉤ 영양학 분야의 전문가
㉥ 보건통계 분야의 전문가
㉦ 그 밖에 의학 또는 과학 분야의 전문가

③ 역학조사반의 임무
㉠ 역학조사 계획의 수립
㉡ 역학조사 실시 기준 및 방법의 개발
㉢ 역학조사의 시행 및 평가
㉣ 역학조사 능력 개발을 위한 교육 · 훈련
㉤ 암의 발병 사례 수집 · 분석 및 제공
㉥ 암 발생 위험 요인의 위험도 평가

(3) 역학조사의 시기 · 방법 및 내용 등(영12조)
① 중앙역학조사반이 역학조사를 하는 경우
㉠ 둘 이상의 시 · 도에서 역학조사가 동시에 필요한 경우
㉡ 시 · 도지사의 역학조사가 불충분하거나 인력 · 장비의 부족으로 역학조사가 곤란한 경우
㉢ 특정 지역의 암 발생과 그로 인한 사망이 증가하여 전국적인 조사가 긴급히 필요한 경우
㉣ 그 밖에 국가암관리사업 및 연구에 대한 지원과 정책 근거자료의 제시를 위하여 보건복지부장관이 필요하다고 인정하는 경우
② 지역역학조사반이 역학조사를 하는 경우
㉠ 암등록통계 및 사망원인 통계, 그 밖의 의학적인 전문자료에 근거하여 관할 지역의 암 발생률 및 그에 따른 사망률이 증가할 우려가 있거나 관할 지역의 암 발생률 및 그에 따른 사망률이 다른 지역에 비하여 높은 경우
㉡ 관할 지역에서 암을 발생시킬 수 있는 특정 위험물질 및 위험 요인으로 인한 암 발생률의 증가가 우려되는 경우
㉢ 그 밖에 관할 지역의 암 관리에 필요한 연구를 지원하기 위하여 시 · 도지사가 필요하다고 인정하는 경우
③ 역학조사 사항
㉠ 암환자의 발생 일시 · 장소, 성별, 연령 및 증상
㉡ 특정위험물질 등에의 노출 여부 및 노출 경로
㉢ 연령별 암 발생 현황
㉣ 그 밖에 조사 대상의 인구학적 · 경제학적 · 사회학적 특성에 관한 사항

제3절 중앙암등록본부, 지역암등록본부 및 지역암센터

1. 중앙암등록본부 및 지역암등록본부의 지정 등(법17조)

(1) 지정권자: 보건복지부장관

(2) 중앙암등록본부 및 지역암등록본부의 지정 절차(규칙9조)
① 중앙암등록본부 지정 기준
㉠ 전문적인 암 연구가 가능한 연구소가 설치된 대학 또는 종합병원
㉡ 통계 분석 및 조사 · 연구에 관한 전문 인력(통계 분석 전문가)을 보유할 것
② 지역암등록본부의 지정 기준
㉠ 지역의 암 진료 · 연구를 수행할 수 있는 대학 또는 종합병원일 것
㉡ 업무를 전담하는 통계 분석 전문가 및 보건의료정보관리사를 둘 것

(3) 중앙암등록본부 및 지역암등록본부의 지정 절차(규칙9조)

① 지정신청: 보건복지부장관

㉠ 정관

㉡ 암등록통계사업을 위한 시설 및 인력 현황

㉢ 암등록통계사업계획서

(4) 중앙암등록본부 지정: 국립암센터 또는 시설 · 인력 · 장비 등의 기준을 충족하는 암 전문 연구기관 중 1개 기관 지정

(5) 중앙암등록본부의 업무

① 암 발생률 및 생존율 등 암 통계 산출을 위한 자료의 수집 · 분석 · 관리

② 암등록통계사업과 관련한 조사 · 연구사업

③ 암등록통계사업과 관련한 교육훈련 · 국제협력

④ 지역암등록본부 지원

⑤ 그 밖에 암등록통계사업과 관련하여 보건복지부장관이 필요하다고 인정하는 사업

(6) 지역암등록본부 지정: 지역암센터 또는 시설 · 인력 · 장비 등의 기준을 충족하는 관련 전문기관 중 1개 기관 시 · 도별 지정

(7) 지역암등록본부의 업무

① 해당 지역의 암 발생률 및 생존율 등 암 통계 산출을 위한 자료의 수집 · 분석 · 관리

② 해당 지역의 암등록통계사업과 관련한 조사 · 연구사업

③ 그 밖에 암등록통계사업과 관련하여 보건복지부장관 또는 중앙암등록본부의 장이 필요하다고 인정하는 사업

(8) 지정 취소: 보건복지부장관

① 업무를 수행하지 아니하거나 지도 · 감독을 따르지 아니한 경우

② 지정 기준에 미달한 경우

③ 그 밖에 대통령령으로 정하는 사유에 해당한 경우

㉠ 암등록통계 산출을 위한 조사를 하지 않거나 조사자료를 제출하지 않은 경우

㉡ 암등록통계자료를 목적에 부합되지 않는 용도로 활용한 경우

㉢ 지정받은 지역이 아닌 다른 지역으로 기관을 이전하는 경우

2. 중앙암등록본부 및 지역암등록본부의 지도 · 감독 등(법18조)

(1) 중앙암등록본부의 장은 매년 암등록통계사업계획을 수립하여 암등록통계자료의 기재사항 및 기준 등을 지역암등록본부 및 암환자를 진단 · 치료하는 의료인 또는 의료기관의 장에게 통보

(2) 중앙암등록본부의 장은 전년도의 암등록통계사업 결과를 종합 · 분석하여 그 다음 연도 2월 말일까지 보건복지부장관에게 보고한 후 매년 공표

3. 국가암데이터센터의 지정 등(법18조의2)

(1) 지정권자: 보건복지부장관

(2) 암데이터사업의 효율적인 수행을 위하여 국립암센터 또는 시설 · 인력 · 장비 등의 기준을 충족하는 기관 중 1개 기관을 국가암데이터센터로 지정

① 암데이터사업을 위한 시설, 장비, 조직의 구축 및 운영

② 암데이터사업을 위한 조사 및 기획

③ 암데이터사업을 위한 자료의 수집, 결합, 분석 및 제공

④ 암데이터사업의 수행을 위한 세부 지침과 절차의 마련
⑤ 암데이터사업의 수행을 위하여 처리하는 정보의 안전성 확보 조치
⑥ 그 밖에 암데이터사업과 관련하여 보건복지부장관이 필요하다고 인정하는 업무

(3) 지정취소(1항은 취소하여야 함)
① 거짓이나 그 밖의 부정한 방법으로 지정을 받은 경우
② 지정 기준에 미달한 경우
③ 업무를 수행하지 아니한 경우

4. 지역암센터의 지정 등(법19조)

(1) 지정권자: 보건복지부장관

(2) 종합병원을 시 · 도별 지역암센터로 지정

(3) 지역암센터 지정 절차
① 지역암센터로 지정받으려는 종합병원은 지정신청서에 서류를 첨부하여 관할 시 · 도지사를 거쳐 보건복지부장관에게 신청
㉠ 제10조제2항의 요건을 모두 갖추었음을 증명하는 서류
㉡ 지역암센터 사업계획서

(4) 지역암센터의 사업
① 암의 발생 · 예방 · 진단 · 치료 및 관리 등에 관한 조사 · 연구
② 암검진, 암환자의 진료 및 재활 등의 의료서비스 제공
③ 암의 예방과 관리에 관한 홍보 및 교육 · 훈련
④ 종합계획 관련 사업 수행
⑤ 그 밖에 암관리에 필요한 사업으로서 보건복지부령으로 정하는 사업
㉠ 암관리종합계획에 따른 세부집행계획의 수립과 수행 지원
㉡ 암 진료와 암관리사업의 질 향상
㉢ 지역사회의 암생존자 관리
㉣ 지역사회의 암 관련 진료자원 및 관리자원의 연계
㉤ 그 밖에 보건복지부장관이 암관리를 위하여 필요하다고 인정하는 사업

(5) 지역암센터의 지정 취소
① 거짓이나 그 밖의 부정한 방법으로 지정을 받은 경우
② 지정 기준에 미달한 경우
③ 지역암센터의 사업을 하지 아니하거나 잘못 수행한 경우
④ 시정명령을 따르지 아니한 경우

제3장 국립암센터

제1절 설립 등

1. 국립암센터 설립 등(법27조)

(1) 암에 관한 전문적인 연구와 암환자의 진료 등을 위하여 국립암센터를 설립 · 운영

(2) 국립암센터는 법인

(3) 국립암센터는 정관을 변경하려는 경우에는 보건복지부장관의 인가를 받아야 함

2. 부속기관의 설치(법29조)

(1) 국립암센터에 연구소, 부속병원, 국가암관리사업본부 및 그 밖에 필요한 기구를 둠

(2) 대학원대학 설치(교육부장관의 인가)

3. 국립암센터의 사업(법30조)

(1) 암의 발생 · 예방 · 진단 · 치료 · 관리 및 암관리 정책 등에 관한 연구

(2) 암환자의 진료

(3) 재가암환자 관리사업에 관련된 교육 · 훈련 및 지원 업무

(4) 암의 예방 및 관리에 관한 홍보

(5) 암과 관련된 정보 · 통계의 수집 · 분석 및 제공

(6) 암과 관련된 국내외 협력

(7) 암의 예방 · 진단 및 치료 등에 관한 신기술의 개발 및 보급

(8) 제29조제2항에 따라 설치된 대학원대학을 통한 국내외 암전문인력 양성 및 훈련

(9) 암 통합 데이터 구축

(10) 제50조제2항에 따라 암에 관한 각종 사업을 위탁받은 경우 그 사업

(11) 제1호부터 제10호까지의 사업에 부대되는 사업

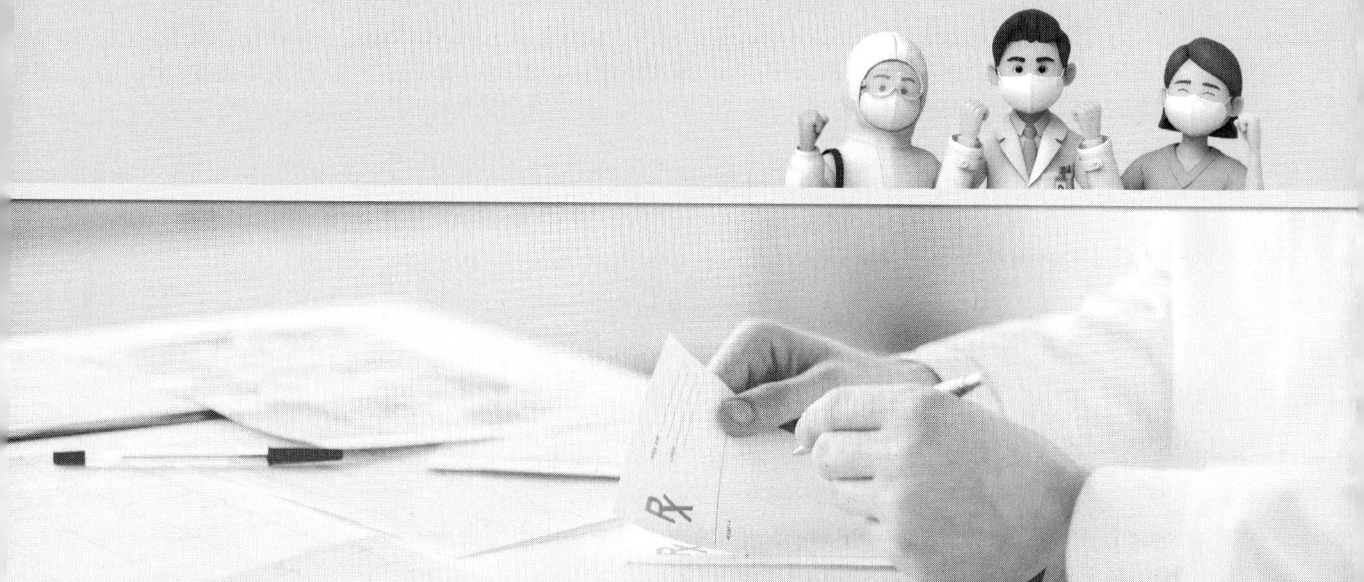

Chapter 7
암관리법 예상문제

1. 다음에 암관리법의 목적을 기술하였다. (　　　　) 안에 들어갈 말로 옳은 것은?

> 이 법은 국가가 암의 예방과 진료 및 연구 등에 관한 정책을 (　　　　)으로 수립 · 시행함으로써 암으로 인한 개인적 고통과 피해 및 사회적 부담을 줄이고 국민건강증진에 이바지함을 목적으로 한다.

① 세부적　② 개인적　③ 사회적
④ 종합적　⑤ 생활적

☞ (법 제1조)
목적

2. 보건복지부장관은 국가암관리위원회의 심의를 거쳐 암관리종합계획을 몇 년마다 세워야 하는가?

① 1년마다　② 2년마다　③ 3년마다
④ 4년마다　⑤ 5년마다

☞ (법 제5조)
암관리종합계획의 수립

1④　2⑤

3. 암에 대한 국민의 이해를 높이고 암의 예방 · 치료 및 관리 의욕을 고취시키기 위하여 매년 몇 월 며칠을 암 예방의 날로 정하여 이에 적합한 행사를 해야 하는가?

① 1월 15일 ② 2월 10일 ③ 3월 21일
④ 4월 25일 ⑤ 5월 10일

☞ (법 제4조)
암 예방의 날 및 홍보 등

4. '말기암환자'라는 용어의 뜻으로 다음 중 옳은 것은?

① 소극적인 치료에도 불구하고 가시적인 회복의 가능성이 없고 점차 증상이 악화되어 몇 개월 내에 사망할 것으로 예상되는 암환자
② 형식적인 치료에도 불구하고 부분적인 회복의 가능성이 없고 점차 증상이 악화되어 몇 개월 내에 사망할 것으로 예상되는 암환자
③ 자연적인 치료에도 불구하고 소극적인 회복의 가능성이 없고 점차 증상이 악화되어 몇 개월 내에 사망할 것으로 예상되는 암환자
④ 국부적인 치료에도 불구하고 전체적인 회복의 가능성이 없고 점차 증상이 악화되어 몇 개월 내에 사망할 것으로 예상되는 암환자
⑤ 적극적인 치료에도 불구하고 근원적인 회복의 가능성이 없고 점차 증상이 악화되어 몇 개월 내에 사망할 것으로 예상되는 암환자

☞ (법 제2조)
정의

5. 「암관리법」상 명시된 목적이다. ( )안에 들어갈 내용은?

> 이 법은 국가가 암의 예방과 진료 및 연구 등에 관한 정책을 종합적으로 수립 · 시행함으로써 암으로 인한 개인적 고통과 피해 및 사회적 부담을 줄이고 ( )에 이바지함을 목적으로 한다.

① 국민건강증진 ② 암치료 비용 절감
③ 국민보건의 질 향상 ④ 건강보험 보장성 증대
⑤ 암환자의 삶의 질 개선

☞ (법 제1조)
목적

6. 암관리종합계획에 따른 세부집행계획은 어디에 포함하여 수립하는가?

① 「지역보건법」에 따른 지역보건의료계획에 포함
② 「감염병의 예방 및 관리에 관한 법률」에 따른 감염병예방 및 관리 계획에 포함
③ 「검역법」에 따른 검역법의료계획에 포함
④ 「국민건강보험법」에 따른 국민건강의료계획에 포함
⑤ 「국민건강증진법」에 따른 국민건강증진계획에 포함

☞ (법 제5조)
암관리종합계획의 수립

3③ 4⑤ 5① 6①

7. 암관리계획의 수립 등 암관리에 관한 중요사항을 심의하기 위하여 어디 소속으로 국가암관리위원회를 두는가?

① 대통령
② 보건복지부장관
③ 의료보험연합회장
④ 국민건강보험공단이사장
⑤ 국립보건원장

☞ (법 제6조) 국가암관리위원회

8. 다음 중 암관리종합계획에 포함되지 않은 사항은?

① 암관리사업의 기본목표와 추진방향
② 암관리사업의 진도와 달성
③ 암관리사업의 계획 및 추진 방법
④ 암관리에 필요한 전문인력의 육성에 관한 사항
⑤ 암 치료 후 사후관리에 관한 사항

☞ (법 제5조) 암관리종합계획의 수립

9. 다음 중 국가암관리위원회의 구성으로 옳은 것은?

① 위원장 1인을 포함한 10인 이내의 위원
② 위원장 1인과 부위원장 1인과 11인 이내의 위원
③ 위원장 1인을 포함한 12인 이내의 위원
④ 위원장 1인과 부위원장 1인과 12인 이내의 위원
⑤ 위원장 1인을 포함한 15인 이내의 위원

☞ (법 제7조) 위원회의 구성

10. 국가암관리위원회의 위원장이 될 수 있는 사람은?

① 보건복지부장관
② 보건복지부차관
③ 보건복지부차관보
④ 국립보건원장
⑤ 의료보험연합회장

☞ (법 제7조) 위원회의 구성

7② 8② 9⑤ 10②

11. 다음은 국가암관리위원회의 심의사항이다. 옳은 것으로 조합된 것은?

가. 국가암관리체계 및 제도의 발전에 관한 사항
나. 종합계획의 수립 및 평가에 관한 사항
다. 연도별 암관리사업 시행계획에 관한 사항
라. 암관리사업의 예산에 관한 중요 사항
마. 암발생의 추적에 관한 사항

① 가, 나 ② 나, 다 ③ 가, 다
④ 가, 라 ⑤ 나, 마

☞ (법 제8조)
위원회의 기능

12. 보건복지부장관이 가정에서 치료 또는 요양 중인 암환자에 대하여 시행하는 재가암환자 관리사업의 내용과 거리가 먼 것은?

① 재가암환자에 대한 통증관리
② 재가암환자에 대한 교육 프로그램의 개발 및 보급
③ 재가암환자에 대한 물리치료
④ 재가암환자에 대한 간호
⑤ 재가암환자에 대한 상담서비스

☞ (법 제12조)
재가암환자 관리사업

13. 보건복지부장관은 암에 관한 정보를 지속적 · 체계적으로 구축하여 효율적으로 국민에게 제공하는 사업을 시행하여야 하는데, 이에 따른 암 정보사업으로 다음 중 옳게 짝지어진 것은?

가. 암에 관한 각종 정보수집과 모든 자료의 공개
나. 암에 관한 교육자료 개발 및 교육 · 홍보
다. 국민에 대한 암 정보 제공 및 상담
라. 암 발생의 원인 규명을 위한 역학조사
마. 그 밖에 암 정보 데이터베이스 구축과 제공에 관하여 보건복지부장관이 필요하다고 인정하는 업무

① 가, 다 ② 나, 라 ③ 라, 마
④ 나, 마 ⑤ 가, 마

☞ (법 제15조)
암 정보사업

11② 12③ 13④

14. 역학조사를 하기 위하여 중앙역학조사반과 지역역학조사반을 두는데, 이들의 구성으로 다음 중 옳은 것은?

① 중앙역학조사반은 30명 이내의 반원으로 구성하고 지역역학조사반은 20명 이내의 반원으로 구성한다.

② 중앙역학조사반은 20명 이내의 반원으로 구성하고 지역역학조사반은 30명 이내의 반원으로 구성한다.

③ 중앙역학조사반은 40명 이내의 반원으로 구성하고 지역역학조사반은 30명 이내의 반원으로 구성한다.

④ 중앙역학조사반은 35명 이내의 반원으로 구성하고 지역역학조사반은 25명 이내의 반원으로 구성한다.

⑤ 중앙역학조사반은 25명 이내의 반원으로 구성하고 지역역학조사반은 15명 이내의 반원으로 구성한다.

☞ (영 제11조)
역학조사반의 구성 · 운영 및 임무

15. 지역암센터의 사업의 내용으로 바른 것은?

가. 암의 발생 · 예방 · 진단 · 치료 및 관리 등에 관한 조사 · 연구
나. 암환자의 대체요법 관리
다. 암의 예방과 관리에 관한 홍보 및 교육 · 훈련
라. 암등록통계자료의 수집 · 분석 및 제공
마. 그 밖에 암관리에 필요한 사업으로서 대통령령으로 정하는 사업

① 가, 나 ② 나, 라 ③ 다, 마
④ 라, 마 ⑤ 가, 다

☞ (법 제19조)
지역암센터의 지정 등

16. 국립암센터의 설립 · 운영은 무엇을 위한 것인가?

① 암에 관한 구체적인 연구와 암환자의 진료 등을 위하여
② 암에 관한 일반적인 연구와 암환자의 간호 등을 위하여
③ 암에 관한 적극적인 연구와 암환자의 치료 등을 위하여
④ 암에 관한 전문적인 연구와 암환자의 진료 등을 위하여
⑤ 암에 관한 미래적인 연구와 암환자의 재활 등을 위하여

☞ (법 제27조)
국립암센터의 설립 등

17. 국립암센터의 임원은?

① 이사장 · 원장을 포함한 7명 이내의 이사와 감사 1명을 둔다.
② 이사장 · 원장을 포함한 8명 이내의 이사와 감사 1명을 둔다.
③ 이사장 · 원장을 포함한 9명 이내의 이사와 감사 1명을 둔다.
④ 이사장 · 원장을 포함한 10명 이내의 이사와 감사 1명을 둔다.
⑤ 이사장 · 원장을 포함한 11명 이내의 이사와 감사 1명을 둔다.

☞ (법 제31조)
임원

14① 15⑤ 16④ 17③

18. 국립암센터는 교육부장관의 인가를 받아 「고등교육법」에 따른 대학원대학을 설치할 수 있는데, 이에 따른 대학원대학의 총장은 어떤 사람이 하는가?

① 국가암관리위원회 위원장
② 국립보건원 원장
③ 국민건강보험공단 이사장
④ 국립암센터 원장
⑤ 의료보험연합회 회장

☞ (법 제34조)
직원의 임면

19. 「암관리법」상 암관리종합계획의 수립에 관한 내용으로 괄호 안에 해당하는 것은?

(가)는 국가암관리위원회의 심의를 거쳐 암관리종합 계획을 (나)마다 세워야 한다.

	(가)	(나)
①	국립암센터장	5년
②	국립암센터장	10년
③	보건복지부장관	5년
④	보건복지부장관	10년
⑤	질병관리본부장	10년

☞ (법 제5조)
암관리종합계획의 수립

20. 「암관리법」상 암관리종합계획은 누가 수립하나?

① 시장 · 군수 · 구청장
② 시 · 도지사
③ 국립암센터장
④ 질병관리본부장
⑤ 보건복지부장관

☞ (법 제5조)
암관리종합계획의 수립

21. 「암관리법」상 암검진사업에서 검진주기가 2년인 암의 종류는?

① 간암, 위암, 폐암
② 위암, 폐암, 유방암
③ 위암, 대장암, 유방암
④ 간암, 대장암, 자궁경부암
⑤ 폐암, 대장암, 자궁경부암

☞ (법 제11조)
암검진사업

18④ 19③ 20⑤ 21②

22. 「암관리법」상 암의 종류별 검진주기와 연령기준으로 옳은 것은?

① 간암 2년 40세 이상의 남 · 여
② 위암 2년 40세 이상의 남 · 여
③ 대장암 2년 50세 이상의 남 · 여
④ 유방암 1년 40세 이상의 여성
⑤ 자궁경부암 1년 30세 이상의 여성

☞ (법 제11조)
암검진사업

23. 「암관리법」상 지역암센터 또는 암 관련 전문기관 중 1개 기관을 시 · 도별 지역암등록본부로 지정할 수 있는 자는?

① 시 · 도지사
② 국립암센터장
③ 보건복지부장관
④ 질병관리본부장
⑤ 중앙암등록본부장

☞ (법 제17조)
중앙암등록본부 및
지역암등록본부의 지정

24. 「암관리법」상 보건복지부령으로 정하는 기준을 충족하는 종합병원을 시 · 도별 지역암센터로 지정할 수 있는 주체는?

① 대통령
② 시 · 도지사
③ 국립암센터장
④ 보건복지부장관
⑤ 중앙암등록본부장

☞ (법 제19조)
지역암센터 지정

22② 23③ 24④

법 [일부개정 2021.12.28 법률 제18640호]
시행령 [타법개정 2022.3.8 대통령령 제32528호]
시행규칙 [일부개정 2022.6.29 보건복지부령 제270호]

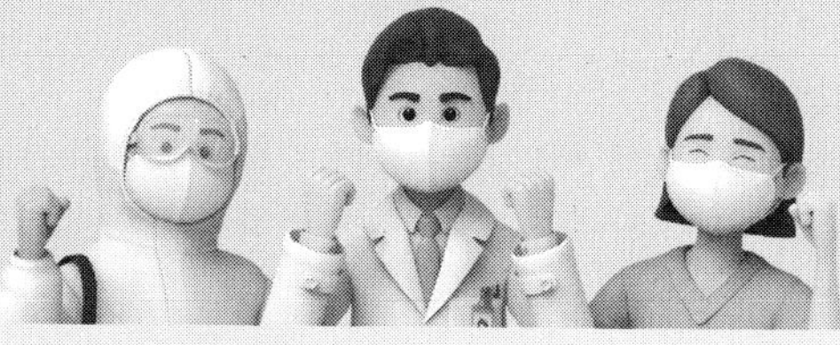

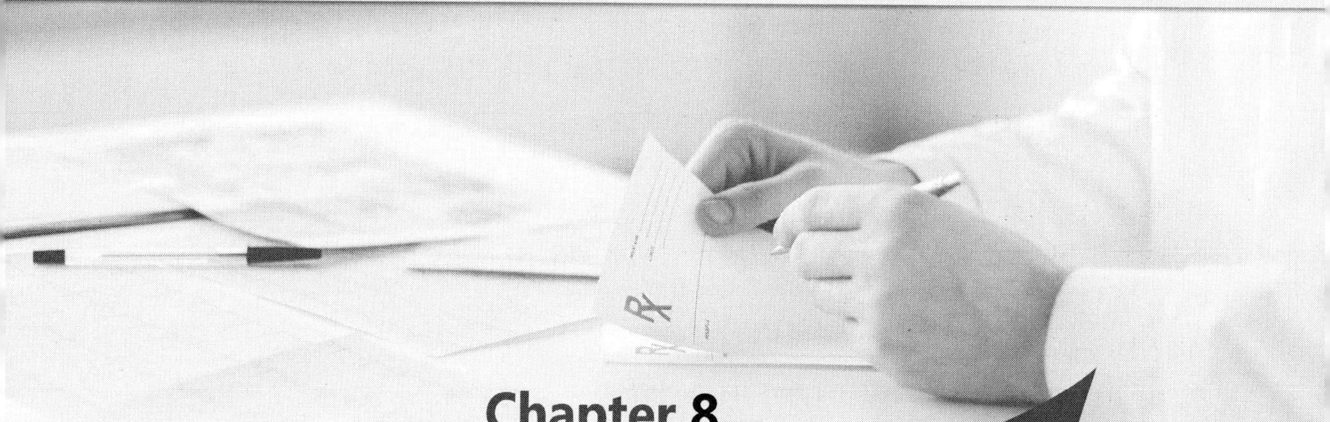

Chapter 8 학교보건법 요점정리

1. 목적(법1조)

이 법은 학교의 보건관리에 필요한 사항을 규정하여 학생과 교직원의 건강을 보호 · 증진함을 목적으로 한다.

2. 용어의 정의(법2조)

(1) "건강검사"란 신체의 발달상황 및 능력, 생활습관, 질병의 유무 등에 대하여 조사하거나 검사하는 것을 말한다.

(2) "학교"란 유아교육법, 초 · 중등교육법, 고등교육법에 따른 각 학교를 말한다.

(3) "관할청"이란 다음 각 목의 구분에 따른 지도 · 감독기관을 말한다.

가. 유아교육법에 따른 국립유치원 및 초 · 중등교육법에 따른 국립학교: 교육부장관

나. 유아교육법에 따른 공립유치원 · 사립유치원 및 초 · 중등교육법에 따른 공립학교 · 사립학교: 교육감

다. 고등교육법에 따른 학교: 교육부장관

3. 국가와 지방자치단체의 의무(법2조의2)

국가와 지방자치단체는 학생과 교직원의 건강을 보호 · 증진하기 위한 기본계획을 수립 · 시행하고, 이에 필요한 시책을 마련하여야 한다.

4. 학생건강증진 기본계획의 수립 · 시행(법2조의3)

1) 학생의 신체 및 정신건강 증진을 위해 교육부장관이 5년마다 기본계획 수립

2) 기본계획 포함사항

(1) 학생의 건강증진을 위한 기본방향 및 목표

(2) 학생의 건강증진을 위한 주요 추진과제 및 추진방법

(3) 그 밖에 학생의 건강증진을 위하여 필요한 사항

3) 기본계획의 수립 · 시행에 필요한 자료 제공 등을 관계 중앙행정기관의 장 및 그 밖의 기관 · 단체의 장에게 요청할 수 있고, 자료 제공 등을 요청받은 관계 중앙행정기관의 장 및 그 밖의 기관 · 단체의 장은 따라야 함

4) 그 밖에 기본계획의 수립 · 시행에 필요한 사항은 대통령령으로 정함

5. 보건시설 등(법3조)

학교 설립자 · 경영자는 대통령령으로 정하는 바에 따라 보건실을 설치, 학교보건에 필요한 시설과 기구(器具) 및 용품을 갖추어야 한다.

1) 보건실의 설치기준(영2조)

(1) 위치: 학생과 교직원의 응급처치 등이 신속히 이루어질 수 있도록 이용하기 쉽고 통풍과 채광이 잘 되는 장소일 것

(2) 면적: 66제곱미터 이상

(3) 보건실에는 학교보건에 필요한 시설과 기구 및 용품을 갖출 것

① 학생과 교직원의 건강관리와 응급처치 등에 필요한 시설과 기구 및 용품

② 학교환경위생 및 식품위생검사에 필요한 기구

6. 학교의 환경위생 및 식품위생(법4조, 법4조의2, 법4조의3)

(1) 학교의 장은 교육부령으로 정하는 바에 따라 학교시설[교사대지(校舍垈地) · 체육장, 교사 · 체육관 · 기숙사 및 급식시설, 교사대지 또는 체육장 안에 설치되는 강당 등을 말한다. 이하 같다]에서의 환기 · 채광 · 조명 · 온도 · 습도의 조절과 유해중금속 등 유해물질의 예방 및 관리, 상하수도 · 화장실의 설치 및 관리, 오염공기 · 석면 · 폐기물 · 소음 · 휘발성유기화합물 · 세균 · 먼지 등의 예방 및 처리 등 환경위생과 식기 · 식품 · 먹는 물의 관리 등 식품위생을 적절히 유지 · 관리하여야 한다.

(2) 학교의 장은 제1항에 따라 학교시설에서의 환경위생 및 식품위생을 적절히 유지 · 관리하기 위하여 교육부령으로 정하는 바에 따라 연 2회 이상 점검하고, 그 결과를 기록 · 보존 및 보고하여야 한다. 이 경우 환경위생 점검을 위한 공기 질 점검 시 학교운영위원회 위원 또는 학부모가 참관을 요청하는 경우에는 이를 허용하여야 한다.

(3) 학교의 장은 (2)에 따른 점검에 관한 업무를 측정대행업자에게 위탁하거나 교육감에게 전문인력 등의 지원을 요청하여 수행할 수 있다.

(4) 학교의 장은 점검 결과가 교육부령으로 정하는 기준에 맞지 아니한 경우에는 지체 없이 시설의 보완 등 필요한 조치를 하고 이를 교육부장관 및 교육감에게 보고하여야 한다.

(5) 교육부장관이나 교육감은 환경위생과 식품위생을 적절히 유지 · 관리하기 위하여 필요하다고 인정하면 관계 공무원에게 학교에 출입하여 점검을 하거나 점검 결과의 기록 등을 확인하게 할 수 있으며, 개선이 필요한 경우에는 행정적 · 재정적 지원을 할 수 있다.

(6) 학교의 장은 환경위생 및 식품위생에 대한 점검 결과 및 보완 조치 내용을 학교의 홈페이지 또는 교육부장관이 운영하는 공시 관련 홈페이지를 통하여 공개해야 한다.

(7) 학교의 장은 제2항에 따른 학교시설의 환경위생 점검을 실시하여 심각한 유해물질의 지속적 발생의 가능성이 확인된 경우 관할 교육감에게 특별점검을 요청하여야 하고, 교육감은 이에 특별점검을 실시하고 대책을 수립 · 실행하여야 한다.

(8) 학교의 장은 공기 질의 위생점검을 상 · 하반기에 각각 1회 이상 실시하고, 측정장비는 매년 2회 이상 점검하며, 교육부령에 따라 각 교실에 공기를 정화하는 설비 및 미세먼지를 측정하는 기기를 설치하여야 한다.

7. 건강검사 등(법7조)

(1) 학교의 장은 학생과 교직원에 대하여 건강검사를 하여야 한다. 다만, 교직원에 대한 건강검사는 국민건강보험법에 따른 건강검진으로 갈음할 수 있다.

(2) 학교의 장은 (1)에 따라 건강검사를 할 때에 질병의 유무 등을 조사하거나 검사하기 위하여 다음의 어느 하나에 해당하는 학생에 대하여는 국민건강보험법에 따른 건강검진 실시 기관에 의뢰하여 교육부령으로 정하는 사항에 대한 건강검사를 한다.

① 초 · 중등교육법의 학교와 이에 준하는 특수학교 · 각종학교의 1학년 및 4학년 학생. 다만, 구강검진은 전 학년에 대하여 실시하되, 지역실정에 따라 교육감이 정한다.

② 초 · 중등교육법의 학교와 이에 준하는 특수학교 · 각종학교의 1학년 학생

③ 그 밖에 건강을 보호 · 증진하기 위하여 교육부령으로 정하는 학생

(3) 건강검사를 한 검진기관은 교육부령으로 정하는 바에 따라 그 검사결과를 해당 학생 또는 학부모와 해당 학교의 장에게 알려야 한다.

(4) 학교의 장은 정신건강 상태 검사를 실시함에 있어 필요한 경우에는 학부모의 동의 없이 실시할 수 있다. 이 경우 학교의 장은 지체 없이 해당 학부모에게 검사 사실을 통보하여야 한다.

8. 학생건강증진계획의 수립 · 시행(법7조의2)

(1) 교육감은 기본계획에 따라 매년 지역의 여건 및 특색을 고려하여 학생의 신체 및 정신건강 증진을 위한 학생건강증진 시행계획을 수립 · 시행하여야 한다.

(2) 교육감은 학생건강증진계획을 수립 시 학교 장의 치료 및 예방조치 등 행정적 또는 재정적으로 지원하는 방안을 포함하여야 한다.

(3) 학교의 장은 건강검사의 결과를 평가하여, 이를 바탕으로 학생건강증진계획을 수립하여야 한다.

(4) 학교의 장은 건강검사 결과에 대한 평가와 학생건강증진계획의 수립을 위하여 학교의사 또는 학교약사에게 자문을 할 수 있다.

9. 건강검사 기록(법7조의3)

(1) 학교의 장은 건강검사를 하였을 때에는 그 결과를 교육부령으로 정하는 기준에 따라 작성 · 관리하여야 한다.

(2) 학교의 장이 건강검사 결과를 작성 · 관리할 때에 교육정보시스템을 이용하여 처리하여야 하는 자료는 다음과 같다.

① 인적사항

② 신체의 발달상황 및 능력

③ 그 밖에 교육목적을 이루기 위하여 필요한 범위에서 교육부령으로 정하는 사항

(3) 학교의 장은 소속 학교의 학생이 전출하거나 고등학교까지의 상급학교에 진학할 때에는 그 학교의 장에게 (1)에 따른 자료를 넘겨 주어야 한다.

10. 등교중지(법8조)

(1) 학교의 장은 건강검사의 결과나 의사의 진단 결과 감염병에 감염되었거나, 감염된 것으로 의심되거나, 감염될 우려가 있는 학생 또는 교직원에 대하여 대통령령으로 정하는 바에 따라 등교를 중지시킬 수 있다.

(2) 교육부장관은 감염병으로 주의 이상의 위기경보가 발령되는 경우 다음에 해당하는 학생 또는 교직원에 대하여 질병관리청장과 협의하여 등교를 중지시킬 것을 학교의 장에게 명할 수 있다. 이 경우 해당 학교의 관할청을 경유하여야 한다.

1. 검역법에 따른 검역관리지역 또는 중점검역관리지역에 체류하거나 그 지역을 경유한 사람으로서 검역감염병의 감염이 우려되는 사람
2. 감염병 발생지역에 거주하는 사람 또는 그 지역에 출입하는 사람으로서 감염병에 감염되었을 것으로 의심되는 사람
3. 감염병의 예방 및 관리에 관한 법률에 따라 자가(自家) 또는 시설에 격리된 사람의 가족 또는 그 동거인
4. 그 밖에 학교 내 감염병의 차단과 확산 방지 등을 위하여 등교 중지가 필요하다고 인정되는 사람

(3) (2)의 명을 받은 학교의 장은 해당 학생 또는 교직원에 대하여 지체 없이 등교를 중지시켜야 한다.

11. 등교중지를 위한 개인정보의 처리 등(법8조의2)

교육부장관, 관계 중앙행정기관(그 소속기관을 포함한다)의 장, 교육감 및 학교의 장은 등교 중지를 위하여 필요한 경우 개인정보 보호법에 따른 고유식별정보를 처리할 수 있다.

12. 학생의 보건관리(법9조)

학교의 장은 학생의 신체발달 및 체력증진, 질병의 치료와 예방, 음주 · 흡연과 약물 오용(誤用) · 남용(濫用)의 예방, 성교육 등을 위하여 보건교육을 실시하고 필요한 조치를 하여야 한다.

13. 보건교육 등(법9조의2)

(1) 교육부장관은 학교에서 모든 학생들을 대상으로 심폐소생술 등 응급처치에 관한 교육을 포함한 보건교육을 체계적으로 실시하여야 한다. 이 경우 보건교육의 실시 시간, 도서 등 그 운영에 필요한 사항은 교육부장관이 정한다.

(2) 학교의 장은 교육부령으로 정하는 바에 따라 교직원을 대상으로 심폐소생술 등 응급처치에 관한 교육을 실시하여야 한다.

(3) 유치원의 장 및 초 · 중등 학교의 장은 응급처치에 관한 교육과 연관된 프로그램의 운영 등을 관련 전문기관 · 단체 또는 전문가에게 위탁할 수 있음

(4) 학교의 장은 응급처치교육을 실시한 후 해당 학년도의 교육 결과를 다음 학년도가 시작되기 30일 전까지 교육감에게 제출

(5) 응급처치교육 등(규칙10조)

① 학교의 장이 교직원을 대상으로 심폐소생술 등 응급처치에 관한 교육을 실시하는 경우 응급처치 교육의 계획 · 내용 및 시간 등은 별표 9와 같다.

② 학교의 장은 응급처치교육을 실시한 후 각 교직원의 교육 이수결과를 교육감에게 제출하여야 하며, 교육감은 해당 교직원의 인사기록카드에 교육 이수결과를 기록 · 관리하여야 한다.

③ 학교의 장은 공공기관, 대학 및 전문대학 등, 교원 연수원 중 교육감이 설치한 연수원 또는 의료기관에서 교직원으로 하여금 응급처치교육을 받게 할 수 있다. 이 경우 예산의 범위에서 소정의 비용을 지원할 수 있다.

(6) 응급처치교육의 계획 · 내용 및 시간(별표 9)

① 교육계획의 수립 및 교육주기

㉠ 학교의 장은 매년 3월 31일까지 교육대상 · 내용 · 방법, 그 밖에 필요한 사항을 포함한 당해 학년도 교육계획을 수립하여야 한다.

㉡ 학교의 장은 교육계획을 수립할 때 모든 교직원이 매 학년도 교육을 받을 수 있도록 하여야 한다. 다만, 해당 학년도에 다른 법령에 따라 심폐소생술 등 응급처치와 관련된 내용이 포함된 교육을 받은 교직원에 대해서는 응급처치교육을 면제할 수 있다.

② 교육내용, 교육시간 및 교육강사

㉠ 교육내용

ⓐ 이론 교육: 응급상황 대처요령, 심폐소생술 등, 응급처치 시 주의사항, 응급의료 관련 법령 등

ⓑ 실습교육: 심폐소생술 등 응급처치

㉡ 교육시간: 이론교육 2시간과 실습교육 2시간

㉢ 교육강사

ⓐ 의사(응급의학과 전문의를 우선 고려해야 한다)

ⓑ 간호사(심폐소생술 등 응급처치와 관련된 자격을 가진 사람으로 한정한다)

ⓒ 응급구조사 자격을 가진 사람으로서 응급의료 또는 구조 · 구급 관련 분야(응급처치교육 강사 경력을 포함한다)에서 5년 이상 종사하고 있는 사람

㉣ 교육여건 등을 고려하여 교육내용 및 교육시간을 조정할 수 있으나 실습교육 2시간을 포함하여 최소 3시간 이상을 실시하여야 한다.

㉤ 심폐소생술에 대한 전문지식을 갖춘 사람을 실습교육을 위한 보조강사로 할 수 있다.

14. 예방접종 완료 여부의 검사(법10조)

(1) 초등학교와 중학교의 장은 학생이 새로 입학한 날부터 90일 이내에 시장 · 군수 또는 구청장에게 예방접종증명서를 발급받아 예방접종을 모두 받았는지를 검사한 후 이를 교육정보시스템에 기록하여야 한다.

(2) 초등학교와 중학교의 장은 (1)에 따른 검사 결과 예방접종을 모두 받지 못한 입학생에게는 필요한 예방접종을 받도록 지도하여야 하며, 필요하면 관할 보건소장에게 예방접종 지원 등의 협조를 요청할 수 있다.

15. 치료 및 예방조치(법11조)

(1) 학교의 장은 건강검사의 결과 질병에 감염되었거나 감염될 우려가 있는 학생에 대하여 질병의 치료 및 예방에 필요한 조치를 하여야 한다.

(2) 학교의 장은 학생에 대하여 정신건강 상태를 검사한 결과 필요하면 학생 정신건강 증진을 위한 다음 각 호의 조치를 하여야 한다.
① 학생 · 학부모 · 교직원에 대한 정신건강 증진 및 이해 교육
② 해당 학생에 대한 상담 및 관리
③ 해당 학생에 대한 전문상담기관 또는 의료기관 연계
④ 그 밖에 학생 정신건강 증진을 위하여 필요한 조치

(3) 교육감은 검사비, 치료비 등 학생 정신건강 증진을 위한 조치에 필요한 비용을 지원할 수 있다.

(4) 학교의 장은 치료와 예방 조치를 위하여 필요하면 보건소장에게 협조를 요청할 수 있으며 보건소장은 정당한 이유 없이 이를 거부할 수 없다.

16. 학생의 안전관리(법12조)

학교의 장은 학생의 안전사고를 예방하기 위하여 학교의 시설 · 장비의 점검 및 개선, 학생에 대한 안전교육, 그 밖에 필요한 조치를 하여야 한다.

17. 교직원의 보건관리(법13조)

학교의 장은 건강검사 결과 필요하거나 건강검사를 갈음하는 건강검진의 결과 필요하면 교직원에 대하여 질병 치료와 근무여건 개선 등 필요한 조치를 하여야 한다.

18. 질병의 예방(법14조)

(1) 학교의 장은 감염병 예방과 학교의 보건에 필요하면 휴업을 할 수 있다.

(2) 관할청은 감염병 예방과 학교의 보건에 필요하면 해당 학교에 대하여 다음에 해당하는 조치를 명할 수 있다. 다만, 교육부장관은 유치원과 국립학교의 경우에는 그 권한을 교육감에게 위임할 수 있다.
1. 학년 또는 학교 전체에 대한 휴업 또는 등교수업일 조정
2. 휴교(휴원을 포함한다)

(3) 감염병으로 인하여 재난 및 안전관리 기본법에 따른 주의 이상의 위기경보가 발령되어 위의 조치를 하는 경우 학교의 장은 관할청의 동의를, 교육감은 교육부장관의 동의를 받아야 한다.

19. 감염병 예방접종의 시행(법14조의2)

시장 · 군수 또는 구청장이 학교의 학생 또는 교직원에게 감염병의 필수 또는 임시 예방접종을 할 때에는 그 학교의 학교의사 또는 보건교사(간호사 면허를 가진 보건교사로 한정한다. 이하 같다)를 접종요원으로 위촉하여 그들로 하여금 접종하게 할 수 있다. 이 경우 보건교사에 대하여는 「의료법」 제27조제1항을 적용하지 아니한다.

20. 감염병예방대책의 마련 등(법14조의3)

(1) 감염병예방대책권자: 교육부장관

(2) 감염병 예방대책 포함사항(이 경우 행정안전부장관과 질병관리청장과 협의)
① 감염병의 예방 · 관리 및 후속조치에 관한 사항
② 감염병 대응 관련 매뉴얼에 관한 사항
③ 감염병과 관련한 학교의 보건 · 위생에 관한 사항
④ 그 밖에 감염병과 관련하여 대통령령으로 정하는 사항

㉠ 감염병 예방 · 관리에 필요한 교육에 관한 사항
㉡ 감염병 대응 능력 강화를 위한 도상연습 등 실제 상황 대비 훈련에 관한 사항
㉢ 감염병 방역에 필요한 물품의 비축 및 시설의 구비에 관한 사항
㉣ 그 밖에 감염병의 예방 · 관리를 위하여 교육부장관이 필요하다고 인정하는 사항

(3) 학교의 장은 해당 학교에 감염병에 걸렸거나 의심이 되는 학생 및 교직원이 있는 경우 즉시 교육감을 경유하여 교육부장관에게 보고하여야 한다.

(4) 교육부장관은 공유를 하였거나 보고를 받은 경우 감염병의 확산을 방지하기 위하여 감염병정보를 신속히 공개하여야 한다.
① 감염병명
② 감염병의 발생 현황 또는 유입 경로
③ 감염병환자등(학생 및 교직원에 한정한다)의 발병일 · 진단일 · 이동경로 · 이동수단 및 접촉자 현황
④ 그 밖에 교육부장관 또는 보건복지부장관이 감염병의 예방 및 확산을 방지하기 위하여 필요하다고 인정하는 정보

(5) 감염병정보의 공유 등(교육부령10조의2)
① 교육부장관과 보건복지부장관은 감염병 정보를 지체 없이 구두, 전화(문자메시지 등을 포함), 팩스, 서면(전자문서 포함) 등의 방법 중 가장 신속하고 적합한 방법으로 공유
② 교육부장관은 학교에서 감염병을 예방하기 위하여 보건복지부장관과 공유한 정보를 교육감 및 학교의 장에게 제공
③ 정보를 제공받은 교육감 및 학교의 장은 감염병 관련 업무 이외의 목적으로 해당 정보를 활용할 수 없다.
④ 학교에 감염병에 걸렸거나 걸린 것으로 의심이 되는 학생 및 교직원이 있는 경우 해당 학교의 장이 교육감을 경유하여 교육부장관에게 보고하여야 할 사항
㉠ 해당 학생 및 교직원의 감염병명 및 감염병의 발병일 · 진단일
㉡ 해당 학생 및 교직원의 소속
㉢ 해당 학생 및 교직원에 대한 조치 사항

21. 감염병대응매뉴얼의 작성 등(법14조의4)

교육부장관은 학교에서 감염병에 효과적으로 대응하기 위하여 질병관리청장과의 협의를 거쳐 감염병 유형에 따른 대응 매뉴얼을 작성 · 배포하여야 한다.

1) 감염병대응매뉴얼의 작성 및 배포 등(영22조의3)

(1) 감염병대응매뉴얼에 포함되어야 할 사항
① 감염병 유형에 따른 학생 및 교직원의 행동 요령에 관한 사항
② 감염병 유형에 따른 예방 · 대비 · 대응 및 복구 단계별 조치에 관한 사항

(2) 교육부장관은 감염병대응매뉴얼을 배포하는 경우에는 전자적 파일이나 인쇄물의 형태로 배포할 수 있음

(3) 교육감 및 학교의 장은 감염병의 예방 · 대비 · 대응 및 복구 조치에 관한 업무를 추진할 때 감염병대응매뉴얼을 활용하여야 함

(4) 교육감 및 학교의 장은 각 지역 또는 학교의 특성을 반영한 내용을 감염병대응매뉴얼에 추가 · 보완할 수 있음

22. 학교의사 · 학교약사 및 보건교사(법15조, 영23조)

(1) 학교에는 학생과 교직원의 건강관리를 지원하는 의료인과 약사를 둘 수 있다.

(2) 고등교육법 제2조에 따른 학교(대학, 산업대학, 교육대학, 전문대학, 방송대학 · 통신대학 · 방송통신대학 및 사이버대학, 기술대학, 각종학교)를 제외한 학교에 보건교육과 학생들의 건강관리를 담당하는 보건교사를 두어야 한다. 다만, 대통령령으로 정하는 일정 규모 이하의 학교에는 순회 보건교사를 둘 수 있다.

(3) 보건교사를 두는 경우 36학급 이상의 학교 이상의 학교에는 2명 이상의 보건교사를 둔다.

(4) 학교에 두는 의료인약사는 학교장이 위촉하거나 채용한다.

(5) 학교의사, 학교약사 및 보건교사의 직무

① 학교의사의 직무

㉠ 학교보건계획의 수립에 관한 자문
㉡ 학교 환경위생의 유지 · 관리 및 개선에 관한 자문
㉢ 학생과 교직원의 건강진단과 건강평가
㉣ 각종 질병의 예방처치 및 보건지도
㉤ 학생과 교직원의 건강상담
㉥ 그 밖에 학교보건관리에 관한 지도

② 학교약사의 직무

㉠ 학교보건계획의 수립에 관한 자문
㉡ 학교환경위생의 유지관리 및 개선에 관한 자문
㉢ 학교에서 사용하는 의약품과 독극물의 관리에 관한 자문
㉣ 학교에서 사용하는 의약품 및 독극물의 실험 · 검사
㉤ 그 밖에 학교보건관리에 관한 지도

③ 보건교사의 직무

㉠ 학교보건계획의 수립
㉡ 학교 환경위생의 유지 · 관리 및 개선에 관한 사항
㉢ 학생과 교직원에 대한 건강진단의 준비와 실시에 관한 협조
㉣ 각종 질병의 예방처치 및 보건지도
㉤ 학생과 교직원의 건강관찰과 학교의사의 건강상담, 건강평가 등의 실시에 관한 협조
㉥ 신체가 허약한 학생에 대한 보건지도
㉦ 보건지도를 위한 학생가정 방문
㉧ 교사의 보건교육 협조와 필요시의 보건교육
㉨ 보건실의 시설 · 설비 및 약품 등의 관리
㉩ 보건교육자료의 수집 · 관리
㉪ 학생건강기록부의 관리
㉫ 다음의 의료행위(간호사 면허를 가진 사람만 해당한다)
ⓐ 외상 등 흔히 볼 수 있는 환자의 치료
ⓑ 응급을 요하는 자에 대한 응급처치
ⓒ 부상과 질병의 악화를 방지하기 위한 처치
ⓓ 건강진단 결과 발견된 질병자의 요양지도 및 관리
ⓔ ⓐ부터 ⓓ까지의 의료행위에 따르는 의약품 투여
㉬ 그 밖에 학교의 보건관리

23. 보건기구의 설치(법16조)

교육감 및 교육장 소속으로 대통령령으로 정하는 바에 따라 학교의 보건관리에 필요한 기구(機構)와 공무원을 둘 수 있다.

24. 학생건강증진 전문기관의 설립 등(법16조의2)

(1) 교육부장관은 교육감과 협의하여 학생의 신체 및 정신건강 증진을 지원하기 위하여 전문기관을 설립하거나 지정할 수 있다.

(2) 학생건강증진 전문기관 업무
① 기본계획 수립의 지원
② 국내 · 외 학생의 신체 및 정신건강에 관한 정보 · 자료의 수집 · 분석, 통계 작성 및 간행물 발간
③ 학생의 신체 및 정신건강에 대한 교육자료 개발
④ 학생의 신체 및 정신건강을 위한 교직원 및 관계자, 학부모 등에 대한 교육훈련 및 지원
⑤ 학생의 건강증진과 관련한 정보시스템 구축 · 운영
⑥ 그 밖에 학생의 건강증진을 위하여 교육부장관이 필요하다고 인정한 업무

(3) 교육감은 아래 업무를 위해 관할 지역에 학생건강증진센터를 설치 · 운영할 수 있다.
① 학생의 신체발달 상황 및 생활습관, 정신건강 상태 등의 실태조사
② 학생의 건강증진 개선을 위한 프로그램의 개발 · 운영
③ 학생의 신체 및 정신건강 증진을 위한 상담
④ 건강이 취약한 학생에 대한 지원
⑤ 그 밖에 학생의 건강증진을 위하여 교육감이 필요하다고 정하는 사항

(4) 국가 또는 지방자치단체는 예산의 범위에서 학생건강증진 전문기관과 학생건강증진센터의 설립 · 운영 등에 필요한 경비를 출연할 수 있다.

(5) 학생건강증진 전문기관과 학생건강증진센터의 설립 · 지정 및 운영 등에 필요한 사항은 대통령령으로 정한다.

25. 학교보건위원회(법17조)

(1) 기본계획 및 학교보건의 중요시책을 심의하기 위하여 교육감 소속으로 시 · 도학교보건위원회를 둔다.

(2) 시 · 도학교보건위원회 구성: 학교의 보건에 경험이 있는 15명 이내의 위원

(3) 시 · 도학교보건위원회의 기능 · 운영과 그 밖에 필요한 사항은 대통령령으로 정한다.

(4) 시 · 도학교보건위원회는 다음의 사항을 심의한다.
① 학생과 교직원의 건강증진에 관한 시 · 도의 중 · 장기 기본계획
② 학교보건과 관련되는 시 · 도의 조례 또는 교육규칙의 제정 · 개정안
③ 교육감이 회의에 부치는 학교보건정책 등에 관한 사항
④ 교육환경 평가에 관한 사항

(5) 위촉한 위원의 임기는 2년으로 하되, 연임할 수 있다.

26. 비밀누설금지 등(법18조의2)

이 법에 따라 교직원 및 학생에 대한 건강검사와 관련된 업무를 수행하거나 수행하였던 사람은 그 직무상 알게 된 비밀을 다른 사람에게 누설하거나 직무상 목적 외의 용도로 이용하여서는 아니 된다.

27. 벌칙(법19조)

(1) 3년 이하의 징역 또는 3천만원 이하의 벌금
직무상 알게 된 비밀을 다른 사람에게 누설하거나 직무상 목적 외의 용도로 이용한 사람

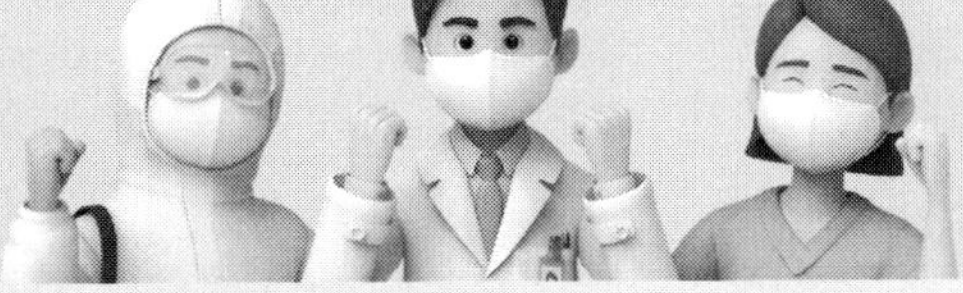

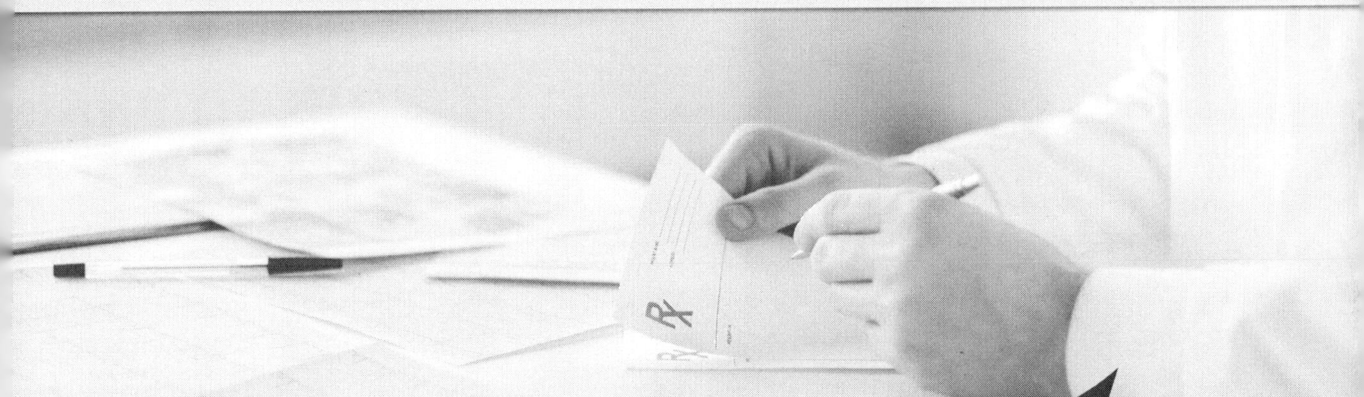

Chapter 8
학교보건법 예상문제

1. 학교보건법의 목적으로 올바르게 조합된 것은?

> 가. 학교의 보건관리　　　　나. 학교의 환경위생 정화
> 다. 학생의 건강을 보호증진　　라. 교직원의 건강을 보호증진
> 마. 학생의 감염병관리

① 나, 다　　② 다, 마　　③ 나, 라
④ 라, 마　　⑤ 가, 라

☞ (법 제1조)
목적

2. 학생과 교직원의 건강을 보호 · 증진하기 위하여 학생건강증진 기본계획을 수립 · 시행하는 주체는?

① 학교장　　② 보건교사　　③ 교육감
④ 보건복지부장관　　⑤ 교육부장관

☞ (법 제2조의3)
학생건강증진 기본계획의
수립 · 시행

1⑤　2⑤

3. 학교의 환경 및 식품위생을 적절히 유지 · 관리해야 하는 책임은 누구에게 있는가?

① 담임교사 ② 영양교사 ③ 체육주임
④ 총무부장 ⑤ 학교장

☞ (법 제4조)
학교의 환경위생 및 식품위생

4. 학교보건법에 의한 '학교의 환경위생' 관리 내용으로 올바르게 조합된 것은?

가. 교육환경 평가
나. 상하수도 · 화장실의 설치 및 관리
다. 교사 안에서의 공기의 질에 대한 유지 · 관리
라. 환기 · 채광 · 조명 · 온도 · 습도의 조절
마. 건강관리와 응급처치교육

① 가, 다 ② 가, 라 ③ 다, 마
④ 나, 마 ⑤ 나, 라

☞ (법 제4조)
학교의 환경위생 및 식품위생
(규칙 제3조)
환경위생 및 식품위생의 유지관리

5. 학교의 설립자, 경영자는 무엇이 정하는 바에 따라 보건실을 설치하고 학교보건에 필요한 시설과 기구를 갖추어야 하는가?

① 대통령령 ② 보건복지부령 ③ 교육부령
④ 조례 ⑤ 학교보건법

☞ (법 제3조)
보건시설

6. 학교에 설치하는 보건실의 설치기준에 해당되는 것은?

① 학생과 교직원의 응급처치 등이 신속히 이루어질 수 있도록 이용하기 쉬운 곳
② 66제곱미터 이상 준수
③ 통풍과 채광이 잘 되는 장소
④ 학교환경위생 및 식품위생검사에 필요한 기구 구비
⑤ 학생과 교직원의 건강관리와 응급처치 등에 필요한 시설 및 기구 구비

☞ (법 제3조)
보건시설
(영 제2조)
보건실의 설치기준

7. 교사 내의 환경위생 및 식품위생을 적절히 유지하여야 되는 자는?

① 학교의 장 ② 양호교사 ③ 담임교사
④ 학교의 설립자 ⑤ 식품위생감시원

☞ (법 제4조)
학교의 환경위생 및 식품위생
(규칙 제3조)
환경위생 및 식품위생의 유지관리

3⑤ 4⑤ 5① 6② 7①

8. 학교의 환경위생 및 식품위생에 관한 설명으로 옳지 않은 것은?

① 학교의 장은 교육부령으로 정하는 바에 따라 교사 안에서의 환기, 채광, 조명, 온도, 습도의 조절 등 환경위생과 식기, 식수 등 식품위생을 적절히 유지 · 관리하여야 한다.

② 학교의 장은 교사 안에서의 환경위생 및 식품위생을 적절히 유지 · 관리하기 위하여 교육부령으로 정하는 바에 따라 점검하고, 그 결과를 기록 · 보존 및 보고하여야 한다.

③ 학교의 장은 점검에 관한 업무를 교육부령으로 정하는 바에 따라 임의로 측정대행업자에게 위탁할 수 있다.

④ 학교의 장은 점검 결과가 교육부령으로 정하는 기준에 맞지 아니한 경우에는 시설의 보완 등 필요한 조치를 마련하여야 한다.

⑤ 교육부장관이나 교육감은 환경위생과 식품위생을 적절히 유지 · 관리하기 위하여 필요하다고 인정하면 관계 공무원에게 학교에 출입하여 점검을 하거나 점검 결과의 기록 등을 확인하게 할 수 있다.

☞ (법 제4조) 학교의 환경위생 및 식품위생
(규칙 제3조) 환경위생 및 식품위생의 유지관리

9. 학교보건법상 건강검사에 대한 설명이 바르지 않은 것은?

① 건강검진은 실시 기관에 의뢰할 수 있다.

② 건강검사의 결과는 학교의 장이 평가한다.

③ 학생과 교직원의 건강검사 시행 책임자는 관할 교육감이다.

④ 필요한 경우 학부모 동의없이 정신건강 상태 검사를 할 수 있다.

⑤ 교육감은 매년 지역의 특색을 고려하여 학생건강증진 계획을 수립 · 시행한다.

☞ (법 제7조) 건강검사 등
(법 제7조의2) 학생건강증진 시행계획의 수립 · 시행 등

10. 학교에서 건강검사의 결과나 의사의 진단결과 감염병에 감염되었거나, 감염된 것으로 의심되거나, 감염될 우려가 있는 학생 및 교직원에 대한 등교중지는 누가 하는가?

① 교육부장관 ② 보건복지부장관
③ 보건소장 ④ 교육감
⑤ 학교장

☞ (법 제8조) 등교 중지

11. 학교의 장은 건강검사의 결과를 평가하여, 이를 바탕으로 학생건강증진계획을 수립하여야 하는데, 누구의 자문을 구할 수 있는가?

가. 학교의사	나. 검진기관 의사
다. 학교약사	라. 보건복지부

① 가, 다 ② 나, 다 ③ 가, 나
④ 나, 라 ⑤ 다, 라

☞ (법 제7조의2) 학생건강증진계획의 수립 · 시행

8③ 9① 10⑤ 11①

12. 건강검사 결과를 작성 · 기록할 때 교육정보시스템을 이용하여 처리할 수 있는 자료가 아닌 것은?

☞ (법 제7조의3) 건강검사기록

① 인적사항
② 신체의 발달상황
③ 신체의 능력
④ 교육목적을 이루기 위하여 필요한 범위에서 교육부령으로 정하는 사항
⑤ 개인별 신체발달에 적합한 음식, 운동

13. 보건교육을 실시하는 내용에 해당되지 않은 것은?

☞ (법 제9조) 학생의 보건관리

① 학생의 신체발달 및 체력증진
② 질병의 치료와 예방
③ 약물 오용, 남용의 예방
④ 음주법, 흡연 자제
⑤ 성교육

14. 학교의 장이 학생의 보건관리를 위하여 보건교육을 실시하고 필요한 조치를 취해야 하는 항목으로 올바르게 조합된 것은?

☞ (법 제9조) 학생의 보건관리

가. 학생의 신체발달 및 체력증진
나. 영양교육
다. 성교육 등
라. 질병의 치료와 예방
마. 응급처치교육

① 나, 다 ② 나, 라 ③ 다, 마
④ 나, 마 ⑤ 가, 라

15. 학교보건법상 보건교육 등에 관한 설명으로 옳지 않은 것은?

☞ (법 제9조의2) 보건교육 등

① 교육부장관은 학교에서 모든 학생들을 대상으로 심폐소생술 등 응급처치에 관한 교육을 포함한 보건교육을 체계적으로 실시하여야 한다.
② 보건교육의 실시 시간, 도서 등 그 운영에 필요한 사항은 보건복지부장관이 정한다.
③ 학교의 장은 교육부령으로 정하는 바에 따라 교직원을 대상으로 심폐소생술 등 응급처치에 관한 교육을 실시하여야 한다.
④ 학교의 장은 응급처치교육을 실시한 후 각 교직원의 교육 이수결과를 교육감에게 제출하여야 한다.
⑤ 학교의 장은 공공기관, 대학 및 전문대학 등, 교원 연수원 중 교육감이 설치한 연수원 또는 의료기관에서 교직원으로 하여금 응급처치교육을 받게 할 수 있다.

12⑤ 13④ 14⑤ 15②

16. 응급처치교육의 계획 · 내용 및 시간에 대한 설명으로 옳지 않은 것은?

① 학교의 장은 교육계획을 수립할 때 교직원에 대해서 매 3년마다 교육을 받을 수 있도록 하여야 한다.

② 응급처치교육은 모든 교직원이 매 학년도 교육을 받을 수 있도록 하여야 한다.

③ 응급처치이론 교육은 응급상황 대처요령, 심폐소생술 등, 응급처치 시 주의사항, 응급의료 관련 법령 등이며, 실습교육은 심폐소생술 등 응급처치이다.

④ 응급처치교육은 이론교육 2시간과 실습교육 2시간을 받아야 한다.

⑤ 교육여건 등을 고려하여 교육내용 및 교육시간을 조정할 수 있으나 실습교육 2시간을 포함하여 최소 3시간 이상을 실시하여야 한다.

☞ (법 제9조의2) 보건교육 등

17. 초등학교와 중학교의 장은 학생이 입학한 날로부터 얼마 이내에 예방접종을 모두 받았는지를 검사하는가?

① 30일 이내　② 60일 이내　③ 90일 이내
④ 120일 이내　⑤ 150일 이내

☞ (법 제10조) 예방접종 완료 여부의 검사

18. 학교의 장은 응급처치교육을 실시한 후 해당 학년도의 교육 결과를 다음 학년도가 시작되기 며칠 전까지 교육감에게 제출하여야 하는가?

① 7일 이내　② 10일 이내　③ 15일 이내
④ 30일 이내　⑤ 50일 이내

☞ (법 제9조의2) 보건교육 등

19. 감독청의 장은 감염병 예방과 학교의 보건에 필요하면 해당 학교의 (　　　)을/를 명할 수 있으며, 학교의 장은 필요할 때에 (　　　)을/를 할 수 있다. 이것은 무엇인가?

① 폐교　② 휴업　③ 등교
④ 하교　⑤ 폐쇄

☞ (법 제14조) 질병의 예방

20. 감염병 예방과 학교의 보건에 필요한 경우 해당 학교의 휴업을 명하거나 진행할 수 있는 사람은?

가. 감독청의 장	나. 중앙학교보건위원회장
다. 학교의 장	라. 학교운영위원회장

① 나, 다　② 가, 다　③ 가, 나
④ 다, 라　⑤ 나, 라

☞ (법 제14조) 질병의 예방

16① 17③ 18④ 19② 20②

21. 학교의 학생 또는 교직원에게 감염병의 필수 또는 임시 예방접종을 할때 접종요원에 해당되는 사람은?

① 학교의사 ② 보건소장 ③ 의료기관 의사
④ 학교약사 ⑤ 보건소직원

☞ (법 제14조의2)
감염병 예방접종의 시행

22. 학교보건법상 보건교사를 2명이상 두어야 하는 곳은?

① 9학급 미만 ② 18학급 미만 ③ 24학급 미만
④ 36학급 미만 ⑤ 36학급 이상

☞ (법 제15조)
학교에 두는 의료인
약사 및 보건교사
(영 제23조)
학교의사, 학교약사 및
보건교사

23. 다음 중 보건교사의 직무에서 제외되는 것은?

① 학교보건계획의 수립
② 학생 및 교직원의 건강진단과 건강평가
③ 각종 질병의 예방처치와 보건지도
④ 교사의 보건교육 협조와 필요시의 보건교육
⑤ 보건교육자료의 수집 · 관리

☞ (법 제15조)
학교에 두는 의료인 ·
약사 및 보건교사
(영 제23조)
학교의사, 학교약사 및
보건교사

24. 시 · 도 학교보건위원회의 내용에 해당하지 않은 것은?

① 교육부장관이 회의에 부치는 학교보건 및 학교급식 정책에 관한 사항
② 학생과 교직원의 건강증진에 관한 시 · 도의 중 · 장기 기본계획
③ 학교보건과 관련되는 시 · 도의 조례 또는 교육규칙의 제정, 개정안
④ 교육감이 회의에 부치는 학교보건정책 등에 관한 사항
⑤ 학교의 보건에 경험이 있는 15명 이내의 위원으로 구성

☞ (법 제17조)
학교보건위원회

25. 국가나 지방자치단체는 학생과 교직원에 대한 건강검사 경비를 어느 정도까지 보조할 수 있는가?

① 일부만 보조가 가능하다.
② 경비를 보조할 수 없다.
③ 일부 또는 전부 가능하다.
④ 1/2 보조만 가능하다.
⑤ 반드시 전부 다 보조해야 한다.

☞ (법 제18조)
경비 보조

21① 22⑤ 23② 24① 25③

법 [일부개정 2021.3.23 법률 제17966호]
시행령 [타법개정 2020.9.11 대통령령 제31013호]

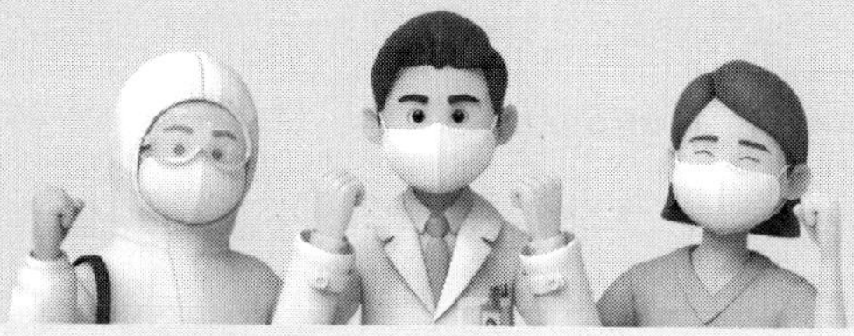

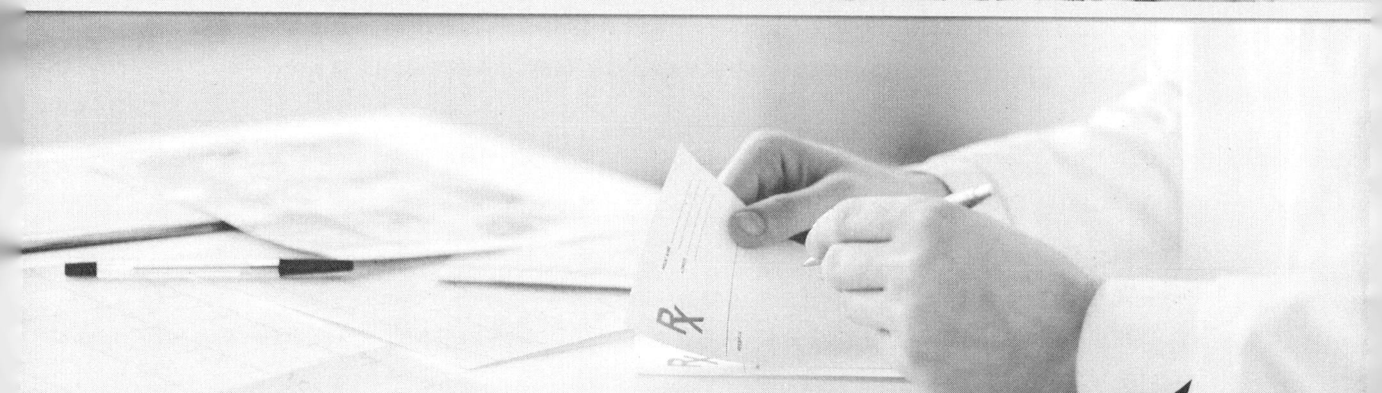

Chapter 9
보건의료기본법 요점정리

제1장 총칙

1. 목적(법1조)

(1) 보건의료에 관한 국민의 권리 · 의무

(2) 국가 및 지방자치단체의 책임을 정하고

(3) 보건의료의 수요와 공급에 관한 기본적인 사항을 규정

(4) 보건의료의 발전과 국민의 보건 및 복지의 증진에 이바지함

2. 기본이념(법2조)

(1) 보건의료를 통하여

(2) 모든 국민이 인간으로서의 존엄과 가치를 가지며 행복을 추구

(3) 국민 개개인이 건강한 삶을 영위할 수 있도록 제도와 여건을 조성

(4) 보건의료의 형평과 효율이 조화를 이루고

(5) 국민의 삶의 질을 향상

3. 정의(법3조)

(1) 보건의료: 국민의 건강을 보호 · 증진하기 위하여 국가, 지방자치단체, 보건의료기관 또는 보건인 등이 행하는 모든 활동

(2) 보건의료서비스: 국민의 건강을 보호 · 증진하기 위하여 보건의료인이 행하는 모든 활동

(3) 보건의료인: 보건의료관계법령이 정하는 바에 의하여 자격 면허 등을 취득하거나 보건의료서비스에 종사하는 것이 허용된 자

(4) 보건의료기관: 보건의료인이 공중 또는 특정 다수인을 위하여 보건의료서비스를 행하는 보건기관, 의료기관, 약국, 기타 대통령령이 정하는 기관

4. 국가 및 지방자치단체의 책임(법4조)

(1) 국가 및 지방자치단체는 국민건강의 보호 · 증진을 위하여 필요한 법적 · 제도적 장치를 마련하고 이에 필요한 재원을 확보하도록 노력

(2) 국가 및 지방자치단체는 식품, 의약품, 의료기기 및 화장품 등 건강관련물품이나 건강관련활동으로부터 발생할 수 있는 위해를 방지하고, 각종 국민건강위해요인으로부터 국민의 건강을 보호하기 위한 시책을 강구하도록 노력

(3) 국가 및 지방자치단체는 민간이 행하는 보건의료에 대하여 보건의료시책상 필요하다고 인정하는 경우에는 행정적 · 재정적 지원을 할 수 있음

5. 보건의료인의 책임(법5조)

(1) 보건의료인은 자신의 학식과 경험, 양심에 따라 환자에게 양질의 적정한 보건의료서비스를 제공하기 위하여 노력

(2) 보건의료인은 보건의료서비스 제공을 요구받은 때에는 정당한 이유 없이 이를 거부하지 못함

(3) 보건의료인은 적절한 보건의료서비스를 제공하기 위하여 필요한 경우에는 보건의료서비스를 받는 자를 다른 보건의료기관에 소개하고 그에 관한 보건의료자료를 다른 보건의료기관에 제공하도록 노력

(4) 보건의료인은 국가 또는 지방자치단체가 관리하여야 할 질병에 걸렸거나 걸린 것으로 의심되는 대상자를 발견한 때에는 그 사실을 관계 기관에 신고 · 보고 또는 통지하는 등 필요한 조치를 하여야 함

6. 환자 및 보건의료인의 권리(법6조)

(1) 모든 환자는 자신의 건강보호 및 증진을 위하여 적절한 보건의료서비스를 받을 권리를 가짐

(2) 보건의료인은 보건의료서비스를 제공함에 있어서 학식과 경험, 양심에 따라 환자의 건강보호를 위하여 적절한 보건의료기술과 치료재료 등을 선택할 권리를 가진다. 다만, 이 법 또는 다른 법률에 특별한 규정이 있는 경우에는 그러하지 아니하다.

제2장 보건의료에 관한 국민의 권리와 의무

1. 건강권(법10조)

(1) 모든 국민의 이 법 또는 다른 법률이 정하는 바에 의하여 자신과 가족의 건강에 관하여 국가의 보호를 받을 권리를 가짐

(2) 모든 국민은 성별, 연령, 종교, 사회적 신분 또는 경제적 사정 등을 이유로 자신과 가족의 건강에 관한 권리를 침해받지 아니함

2. 보건의료에 관한 알 권리(법11조)

(1) 모든 국민은 관계 법령에서 정하는 바에 따라 국가와 지방자치단체의 보건의료시책에 관한 내용의 공개를 청구할 권리

(2) 모든 국민은 관계 법령에서 정하는 바에 따라 보건의료인이나 보건의료기관에 대하여 자신의 보건의료와 관련한 기록 등의 열람이나 사본의 교부를 요청할 수 있음. 다만, 본인이 요청할 수 없는 경우에는 그 배우자 · 직계존비속 또는 배우자의 직계존속이, 그 배우자 · 직계존비속 및 배우자의 직계존속이 없거나 질병이나 그 밖에 직접 요청을 할 수 없는 부득이한 사유가 있는 경우에는 본인이 지정하는 대리인이 기록의 열람 등을 요청할 수 있음

3. 보건의료서비스에 관한 자기결정권(법12조)

모든 국민은 보건의료인으로부터 자신의 질병에 대한 치료 방법, 의학적 연구 대상 여부, 장기이식(臟器移植) 여부 등에 관하여 충분한 설명을 들은 후 이에 관한 동의 여부를 결정할 권리

4. 비밀보장(법13조)

모든 국민은 보건의료와 관련하여 자신의 신체상 · 건강상의 비밀과 사생활의 비밀을 침해받지 아니함

5. 보건의료에 관한 국민의 의무(법14조)

모든 국민은 보건의료와 관련하여 자신의 신체상 · 건강상의 비밀과 사생활의 비밀을 침해받지 아니함

(1) 모든 국민은 자신과 가족의 건강을 보호 · 증진하기 위하여 노력하여야 하며, 관계 법령에서 정하는 바에 따라 건강을 보호 · 증진하는 데에 필요한 비용을 부담하여야 한다.

(2) 누구든지 건강에 위해한 정보를 유포 · 광고하거나 건강에 위해한 기구 · 물품을 판매 · 제공하는 등 다른 사람의 건강을 해치거나 해칠 우려가 있는 행위를 하여서는 아니 됨

(3) 모든 국민은 보건의료인의 정당한 보건의료서비스와 지도에 협조하여야 함

제3장 보건의료발전계획의 수립 · 시행

1. 보건의료발전계획의 수립 등(법15조)

(1) 보건복지부장관은 관계 중앙행정기관의 장과의 협의와 보건의료정책심의위원회의 심의를 거쳐 보건의료발전계획을 5년마다 수립

(2) 보건의료발전계획에 포함되어야 할 사항
① 보건의료 발전의 기본 목표 및 그 추진 방향
② 주요 보건의료사업계획 및 그 추진 방법
③ 보건의료자원의 조달 및 관리 방안
④ 지역별 병상 총량의 관리에 관한 시책
⑤ 보건의료의 제공 및 이용체계 등 보건의료의 효율화에 관한 시책
⑥ 중앙행정기관 간의 보건의료 관련 업무의 종합 · 조정
⑦ 노인 · 장애인 등 보건의료 취약계층에 대한 보건의료사업계획
⑧ 보건의료 통계 및 그 정보의 관리 방안
⑨ 그 밖에 보건의료 발전을 위하여 특히 필요하다고 인정되는 사항

(3) 보건의료발전계획은 국무회의의 심의를 거쳐 확정

(4) 보건복지부장관은 보건의료발전계획이 확정되면 지체 없이 관계 중앙행정기관의 장 및 시 · 도지사에게 통보

(5) 시 · 도지사는 지체 없이 이를 시장 · 군수 · 구청장에게 통보하여야 함

2. 주요 시책 추진방안의 수립 · 시행(법16조)

(1) 보건복지부장관과 관계 중앙행정기관의 장은 보건의료발전계획이 확정되면 이를 기초로 하여 보건의료와 관련된 소관 주요 시책의 추진방안을 매년 수립 · 시행

(2) 관계 중앙행정기관의 장은 수립한 보건의료와 관련된 해당 연도 소관 주요 시책의 추진방안과 전년도 소관 주요 시책의 추진결과를 매년 2월말까지 보건복지부장관에게 제출

3. 지역보건의료계획의 수립 · 시행(법17조)

시 · 도지사 및 시장 · 군수 · 구청장은 보건의료발전계획이 확정되면 관계 법령에서 정하는 바에 따라 지방자치단체의 실정을 감안하여 지역보건의료계획을 수립 · 시행하여야 함

4. 국회에 대한 보고(법18조의2)

보건복지부장관은 매년 보건의료발전계획의 주요 내용, 해당 연도 주요 시책의 추진방안 및 전년도 추진실적을 확정한 후 지체 없이 국회 소관 상임위원회에 보고

5. 보건의료정책심의위원회(법20조)

(1) 보건의료에 관한 주요 시책을 심의하기 위하여 보건복지부장관 소속으로 보건의료정책심의위원회(이하 "위원회"라 한다)를 둠

(2) 위원회의 구성: 위원장 1명을 포함한 20명 이내의 위원으로 구성하되 공무원이 아닌 위원이 전체 위원의 과반수가 되어야 한다.

(3) 위원회의 기능: 위원회 심의 사항
① 보건의료발전계획
② 주요 보건의료제도의 개선
③ 주요 보건의료정책
④ 보건의료와 관련되는 국가 및 지방자치단체의 역할
⑤ 그 밖에 위원장이 심의에 부치는 사항

(4) 위원의 임명(보건복지부장관이 임명 또는 위촉)
① 대통령령으로 정하는 관계 중앙행정기관 소속 공무원
② 보건의료 수요자를 대표하는 사람
③ 보건의료 공급자를 대표하는 사람
④ 보건의료에 관한 학식과 경험이 풍부한 사람

(5) 위원회의 임기: 2년

(6) 실무위원회 구성: 실무위원회는 위원장 1명을 포함한 25명 이내의 위원으로 구성

제4장 보건의료자원의 관리 등

1. 보건의료자원의 관리 등(법24조)

(1) 국가와 지방자치단체는 보건의료에 관한 인력, 시설, 물자, 지식 및 기술 등 보건의료자원을 개발·확보하기 위하여 종합적이고 체계적인 시책을 강구

(2) 국가와 지방자치단체는 보건의료자원의 장·단기 수요를 예측하여 보건의료자원이 적절히 공급될 수 있도록 보건의료자원을 관리

2. 보건의료인력의 양성 등(법25조)

국가와 지방자치단체는 우수한 보건의료인력의 양성과 보건의료인력의 자질 향상을 위하여 교육 등 필요한 시책을 강구

3. 보건의료인 간의 협력(법26조)

보건의료인은 국민에게 양질의 보건의료서비스를 제공하고 국민의 보건 향상에 이바지하기 위하여 보건의료서비스를 제공할 때에 그 전문 분야별로 또는 전문 분야 간에 상호 협력하도록 노력

4. 공공·민간 보건의료기관의 역할 분담 등(법27조)

(1) 국가와 지방자치단체는 공공보건의료기관과 민간보건의료기관 간의 역할 분담과 상호협력 체계를 마련

(2) 국가와 지방자치단체는 기본적인 보건의료 수요를 충족시키기 위하여 필요하면 공공보건의료기관을 설립 · 운영할 수 있으며, 이에 드는 비용의 전부 또는 일부를 지원할 수 있음

(3) 국가와 지방자치단체는 공공보건의료를 효율적으로 운영하고 관리하기 위하여 필요한 시책을 수립 · 시행

5. 보건의료 지식 및 기술(법28조)

(1) 국가와 지방자치단체는 보건의료 지식과 보건의료 기술의 발전을 위하여 필요한 시책을 수립 · 시행

(2) 보건복지부장관은 효율적인 보건의료서비스를 제공하기 위하여 새로운 보건의료 기술의 평가 등 필요한 조치를 강구

제5장 보건의료의 제공과 이용

1. 보건의료의 제공 및 이용체계(법29조)

(1) 국가와 지방자치단체는 보건의료에 관한 인력, 시설, 물자 등 보건의료자원이 지역적으로 고루 분포되어 보건의료서비스의 공급이 균형 있게 이루어지도록 노력하여야 함

(2) 양질의 보건의료서비스를 효율적으로 제공하기 위한 보건의료의 제공 및 이용체계를 마련하도록 노력

(3) 국가와 지방자치단체는 보건의료의 제공 및 이용체계를 구축하기 위하여 필요한 행정상 · 재정상의 조치와 그 밖에 필요한 지원을 할 수 있음

2. 보건의료의 제공 및 이용체계(법30조)

국가와 지방자치단체는 모든 국민(국내에 체류하고 있는 외국인을 포함한다)이 응급 상황에서 신속하고 적절한 응급의료서비스를 받을 수 있도록 응급의료체계를 마련

3. 평생국민건강관리사업(법31조)

(1) 국가와 지방자치단체는 생애주기(生涯週期)별 건강상 특성과 주요 건강위험요인을 고려한 평생국민건강관리를 위한 사업을 시행

(2) 국가와 지방자치단체는 공공보건의료기관이 평생국민건강관리사업에서 중심 역할을 할 수 있도록 필요한 시책을 강구

(3) 국가와 지방자치단체는 평생국민건강관리사업을 원활하게 수행하기 위하여 건강지도 · 보건교육 등을 담당할 전문인력을 양성하고 건강관리정보체계를 구축하는 등 필요한 시책을 강구

4. 기후변화에 따른 국민건강영향평가(법37조의2)

(1) 질병관리청장은 5년마다 국민의 건강을 보호 · 증진하기 위하여 다음의 내용으로 '기후보건영향평가'를 실시

① 국민건강에 영향을 미치는 기후변화의 유형, 내용 및 특성 등에 관한 사항

② 기후변화와 관련이 있는 질병 · 질환 등의 임상적 증상, 발생 추이 및 진료경과 등에 관한 사항

③ 기후변화와 관련이 있는 질병 · 질환 등의 성별 · 연령별 · 지역별 분포 및 특성 등에 관한 사항

④ 기후변화가 노인 · 장애인 · 임산부 · 어린이 등 보건의료 취약계층의 건강 및 생활 등에 미치는 영향

⑤ 그 밖에 제1호부터 제4호까지의 내용에 준하는 것으로서 기후변화가 국민건강에 미치는 영향을 고려하여 보건복지부장관이 특히 필요하다고 인정하는 사항

(2) 질병관리청장은 기후보건영향평가에 필요한 기초자료 확보 및 통계의 작성을 위하여 실태조사를 실시

(3) 실태조사 내용

① 기후변화에 따른 질병 · 질환 등의 발생 경로, 발생 현황 및 임상정보 등에 관한 사항

② 기후변화에 따른 질병 · 질환 등의 진단 · 검사 · 처방 등 진료정보에 관한 사항

③ 기후변화에 따른 질병 · 질환 등의 분석 · 연구와 관련된 각종 문헌 및 자료 등의 조사에 관한 사항

④ 기후변화에 따른 질병 · 질환 등과 관련하여 노인 · 장애인 · 임산부 · 어린이 등 보건의료 취약계층의 진료경과에 관한 사항

⑤ 그 밖에 제1호부터 제4호까지의 내용에 준하는 것으로서 질병관리청장이 실태조사를 위하여 특히 필요하다고 인정하는 사항

5. 주요질병관리체계의 확립(법39조)

보건복지부장관은 국민건강을 크게 위협하는 질병 중에서 국가가 특별히 관리하여야 할 필요가 있다고 인정되는 질병을 선정하고, 이를 관리하기 위하여 필요한 시책을 수립 · 시행

6. 만성질환의 예방 및 관리(법41조)

국가와 지방자치단체는 암 · 고혈압 등 주요 만성질환(慢性疾患)의 발생과 증가를 예방하고 말기질환자를 포함한 만성질환자에 대하여 적절한 보건의료의 제공과 관리를 위하여 필요한 시책을 수립 · 시행

(1) 질병관리청장은 만성질환의 예방 및 관리 등을 위하여 만성질환의 발생원인과 위험요인을 규명하는 만성질환 장기 역학조사를 실시

(2) 질병관리청장은 제1항에 따른 역학조사를 실시할 때 필요하면 관계 중앙행정기관의 장, 시 · 도지사, 시장 · 군수 · 구청장 및 공공기관의 장에게 협조를 요청할 수 있음

제6장 보건의료의 육성 · 발전 등

1. 분쟁 조정 등(법46조)

(1) 국가와 지방자치단체는 보건의료서비스로 인하여 분쟁이 발생하면 그 분쟁이 신속하고 공정하게 해결되도록 하기 위하여 필요한 시책을 강구

(2) 국가와 지방자치단체는 보건의료서비스로 인한 피해를 원활하게 구제(救濟)하기 위하여 필요한 시책을 강구

2. 건강위해원인자의 비용 부담(법47조)

국가와 지방자치단체는 국민건강에 위해를 일으키거나 일으킬 우려가 있는 물품 등을 생산 · 판매하는 자 등에 대하여는 관계 법령에서 정하는 바에 따라 국민건강의 보호 · 증진에 드는 비용을 부담하게 할 수 있음

3. 보건의료사업의 평가(법51조)

국가 및 지방자치단체는 매년 주요보건의료사업의 성과를 평가하여 이를 보건의료시책에 반영하도록 하여야 함

4. 보건의료서비스의 평가(법52조)

보건복지부장관은 보건의료서비스의 질적 향상을 위하여 관계 법령이 정하는 바에 의하여 보건의료서비스에 대한 평가를 실시

제7장 보건의료 통계 · 정보 관리

1. 보건의료 통계 · 정보 관리시책(법53조)

국가와 지방자치단체는 보건의료에 관한 통계와 정보를 수집 · 관리하여 이를 보건의료정책에 활용할 수 있도록 필요한 시책을 수립 · 시행

2. 보건의료 실태조사(법55조)

(1) 보건복지부장관은 5년마다 국민의 보건의료 수요 및 이용 행태, 보건의료에 관한 인력 · 시설 및 물자 등 보건의료 실태에 관한 전국적인 조사를 실시

(2) 조사내용

1. 보건의료 수요 및 보건의료서비스의 이용 행태
2. 보건의료에 관한 인력 · 시설 및 물자 등의 현황
3. 그 밖에 보건복지부장관이 보건의료 실태조사를 위하여 필요하다고 인정하는 사항

(3) 보건복지부장관은 실태조사를 최근 3년간 보건의료에 관한 연구실적이 있는 연구기관, 법인 또는 단체에 의뢰할 수 있음

(4) 보건복지부장관은 실태조사 결과를 보건복지부 인터넷 홈페이지에 60일 이상 공개

PART 2
요점정리 및 예상문제

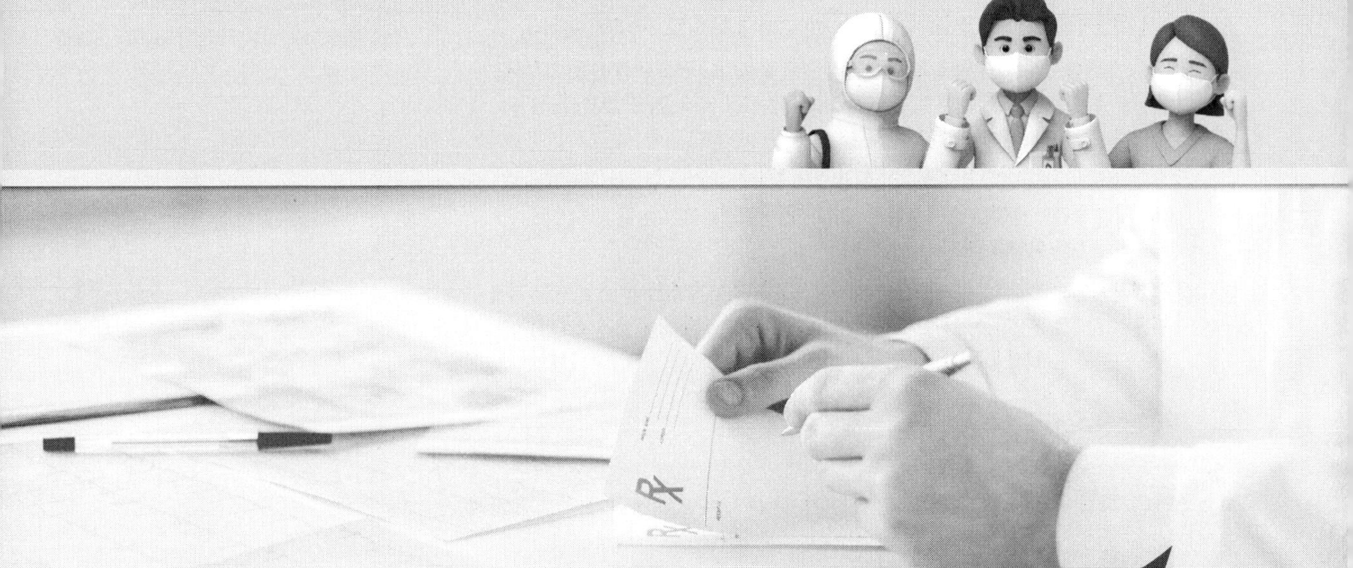

Chapter 9
보건의료기본법 예상문제

1. 보건의료기본법의 궁극적인 목적은?

① 보건의료에 관한 국민의 권리와 의무를 정함
② 국가 및 지방자치단체의 책임을 정함
③ 보건의료의 수요와 공급에 관한 기본적인 사항을 규정
④ 국민 보건의료 및 건강향상을 목적
⑤ 보건의료의 발전과 국민의 보건 및 복지의 증진에 이바지함

☞ (법 제1조) 목적

2. 보건의료기본법의 목적으로 옳지 않은 것은?

① 보건의료에 관한 국민의 권리와 의무를 정함
② 국가 및 지방자치단체의 책임을 정함
③ 보건의료의 수요와 공급에 관한 기본적인 사항을 규정
④ 건강에 대한 가치와 책임의식을 함양하도록 하기 위함
⑤ 국민의 보건 및 복지의 증진에 이바지하기 위함

☞ (법 제1조) 목적

1⑤ 2④

3. 보건의료인의 책무와 거리가 먼 것은?

① 자신의 학식과 경험, 양심에 따라 환자에게 양질의 적정한 보건의료서비스를 제공하기 위하여 노력하여야 한다.

② 보건의료서비스의 제공을 요구받으면 정당한 이유 없이 이를 거부하지 못한다.

③ 식품, 의약품, 의료기기 및 화장품 등 건강 관련 물품이나 건강 관련 활동으로부터 발생할 수 있는 위해(危害)를 방지하고, 각종 국민건강 위해 요인으로부터 국민의 건강을 보호하기 위한 시책을 강구하도록 노력하여야 한다.

④ 국가나 지방자치단체가 관리하여야 할 질병에 걸렸거나 걸린 것으로 의심되는 대상자를 발견한 때에는 그 사실을 관계 기관에 신고 · 보고 또는 통지하는 등 필요한 조치를 하여야 한다.

⑤ 적절한 보건의료서비스를 제공하기 위하여 필요하면 보건의료서비스를 받는 자를 다른 보건의료기관에 소개하고 그에 관한 보건의료 자료를 다른 보건의료기관에 제공하도록 노력하여야 한다.

☞ (법 제5조)
보건의료인의 책임

4. 국민의 건강을 보호 · 증진하기 위하여 국가 · 지방자치단체 · 보건의료기관 또는 보건의료인 등이 행하는 모든 활동은?

① 보건의료 ② 보건의료인
③ 보건의료기관 ④ 보건의료서비스
⑤ 보건의료정보

☞ (법 제3조)
정의

5. 국민의 건강을 보호 · 증진하기 위하여 보건의료인이 행하는 모든 활동은?

① 보건의료 ② 보건의료인
③ 보건의료기관 ④ 보건의료서비스
⑤ 보건의료정보

☞ (법 제3조)
정의

6. 국민이 관계 법령에서 정하는 바에 따라 보건의료인이나 보건의료기관에 대하여 자신의 보건의료와 관련한 기록 등의 열람이나 사본의 교부를 요청할 수 있는 것은?

① 건강권
② 비밀 보장에 관한 권리
③ 보건의료에 관한 알 권리
④ 국민건강 지도
⑤ 보건의료서비스에 관한 자기결정권

☞ (법 제11조)
보건의료에 관한 알 권리
(법 제12조)
보건의료서비스에 관한 자기결정권
(법 제13조)
비밀보장
(법 제14조)
보건의료에 관한 국민의 의무

3③ 4① 5④ 6③

7. 본인이 요청할 수 없는 경우 자신의 보건의료와 관련한 기록 등의 열람이나 사본의 교부의 대리인으로 볼 수 없는 사람은?

① 배우자 ② 직계존비속
③ 배우자의 직계존속 ④ 본인이 지정하는 대리인
⑤ 배우자의 직계비속

☞ (법 제11조) 보건의료에 관한 알 권리

8. 보건의료발전계획에 포함되어야 할 사항이 아닌 것은?

① 주요 보건의료사업계획 및 그 추진 방법
② 노인 · 장애인 등 보건의료 취약계층에 대한 보건의료사업계획
③ 보건의료 발전의 기본 목표 및 그 추진 방향
④ 보건의료수급 측정
⑤ 보건의료의 제공 및 이용체계 등 효율화에 관한 시책

☞ (법 제15조) 보건의료발전계획의 수립 등

9. 보건복지부장관은 보건의료발전계획을 몇 년마다 수립해야 하는가?

① 1년 ② 3년 ③ 5년
④ 7년 ⑤ 10년

☞ (법 제15조) 보건의료발전계획의 수립 등

10. 모든 국민은 보건의료인으로부터 자신의 질병에 대한 치료 방법, 의학적 연구 대상 여부, 장기이식(臟器移植) 여부 등에 관하여 충분한 설명을 들은 후 이에 관한 동의 여부를 정할 수 있는 권리는?

① 건강권
② 비밀 보장에 관한 권리
③ 보건의료에 관한 알 권리
④ 국민건강 지도
⑤ 보건의료서비스에 관한 자기결정권

☞ (법 제12조) 보건의료서비스에 관한 자기결정권

11. 모든 국민은 자신과 가족의 건강에 관해 기본적으로 침해 받지 않을 권리를 가지는데 그 범위에 해당하지 않는 것은?

① 성별 ② 나이 ③ 종교
④ 국적 ⑤ 경제적 사정

☞ (법 제10조) 건강권 등

7⑤ 8④ 9③ 10⑤ 11④

12. 모든 국민이 성별, 나이, 종교, 사회적 신분 또는 경제적 사정 등을 이유로 자신과 가족의 건강을 침해받지 아니하는 권리는?

① 건강권
② 비밀 보장에 관한 권리
③ 보건의료에 관한 알 권리
④ 국민건강 지도
⑤ 보건의료서비스에 관한 자기결정권

☞ (법 제10조)
건강권 등

13. 국민이 자신과 가족의 건강을 보호 · 증진하기 위하여 노력하여야 하며, 관계 법령에서 정하는 바에 따라 건강을 보호 · 증진하는 데에 필요한 비용을 부담하여야 하는 것은?

① 건강권
② 비밀 보장에 관한 권리
③ 보건의료에 관한 국민의 의무
④ 국민건강 지도
⑤ 보건의료서비스에 관한 자기결정권

☞ (법 제14조)
보건의료에 관한
국민의 의무

14. 국가와 지방자치단체가 보건의료에 관한 인력, 시설, 물자, 지식 및 기술 등을 개발 · 확보하기 위해 종합적이고 체계적인 시책을 강구하여야 하는 것은?

① 보건의료자원관리
② 보건의료인력 양성
③ 보건의료지식 및 기술
④ 보건의료제공
⑤ 보건의료인 간의 협력

☞ (법 제24조)
보건의료자원의 관리 등

15. 국민에게 양질의 보건의료서비스를 제공하고 국민의 보건 향상에 이바지하기 위하여 보건의료서비스를 제공할 때에 그 전문 분야별로 또는 전문 분야 간에 상호 협력하도록 노력해야 하는 것은?

① 보건의료자원관리
② 보건의료인력 양성
③ 보건의료지식 및 기술
④ 공공 · 민간 보건의료기관의 역할 분담
⑤ 보건의료인 간의 협력

☞ (법 제26조)
보건의료인 간의 협력

12① **13**③ **14**① **15**⑤

16. 효율적인 보건의료서비스를 제공하기 위하여 새로운 보건의료 기술의 평가 등 필요한 조치를 강구하여야 하는 사람은?

① 시장 · 군수 · 구청장　　② 시 · 도지사
③ 질병관리본부장　　④ 보건소장
⑤ 보건복지부장관

☞ (법 제28조)
보건의료 지식 및 기술

17. 보건의료에 관한 인력, 시설, 물자 등 보건의료자원이 지역적으로 고루 분포되어 보건의료서비스의 공급이 균형 있게 이루어지도록 노력해야 하는 것은?

① 보건의료자원관리　　② 보건의료인력 양성
③ 보건의료지식 및 기술　　④ 보건의료의 제공 및 이용체계
⑤ 보건의료인 간의 협력

☞ (법 제26조)
보건의료인 간의 협력

18. 국민건강을 크게 위협하는 질병 중에서 국가가 특별히 관리하여야 할 필요가 있다고 인정되는 질병을 선정하고, 이를 관리하기 위하여 필요한 시책을 수립 · 시행해야 하는 사람은?

① 시장 · 군수 · 구청장　　② 시 · 도지사
③ 질병관리본부장　　④ 보건소장
⑤ 보건복지부장관

☞ (법 제39조)
주요질병관리체계의 확립

19. 보건의료서비스의 질적 향상을 위하여 관계 법령에서 정하는 바에 따라 보건의료서비스에 대한 평가를 실시해야 하는 사람은?

① 시장 · 군수 · 구청장　　② 시 · 도지사
③ 질병관리본부장　　④ 보건소장
⑤ 보건복지부장관

☞ (법 제52조)
보건의료서비스의 평가

20. 국민의 보건의료 수요 및 이용 행태, 보건의료에 관한 인력 · 시설 및 물자 등 보건의료 실태에 관한 전국적인 조사를 실시해야 하는 사람은?

① 시장 · 군수 · 구청장　　② 시 · 도지사
③ 질병관리본부장　　④ 보건소장
⑤ 보건복지부장관

☞ (법 제55조)
보건의료 실태조사

16⑤ 17④ 18⑤ 19⑤ 20⑤

PART 3
국가시험 기출 예상문제

기출 예상문제 ❶

기출 예상문제 ❷

기출 예상문제 ❸

기출 예상문제 ❹

기출 예상문제 ❺

기출 예상문제 ❻

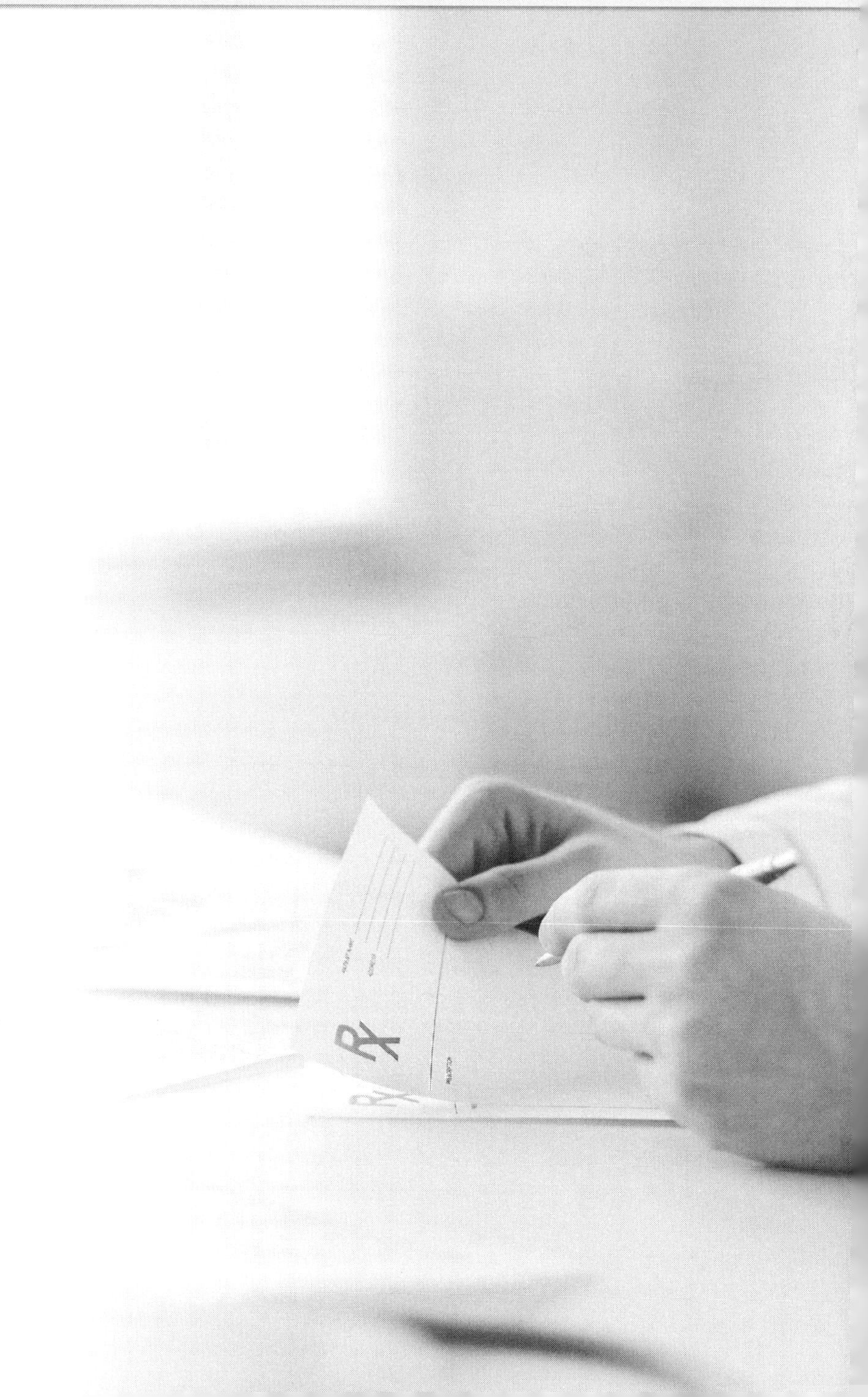

기출 예상문제 ❶

1. 「의료법」상 병상기준에 제한을 받지 않는 의료기관은?

① 병원 ② 요양병원 ③ 종합병원
④ 치과병원 ⑤ 한방병원

2. 「의료법」상 의료업에 종사하고 직접 조산한 자로서 출생 · 사망 또는 사산 증명서를 교부할 수 있는 자는?

① 의사, 치과의사 ② 조산사, 간호사 ③ 한의사, 조산사
④ 치과의사, 한의사 ⑤ 조산사, 치과의사

3. 「의료법」상 간호기록부에 기록해야 할 의료행위에 관한 사항과 의견이 아닌 것은?

① 투약에 관한 사항 ② 진단명 및 진료경과
③ 처치와 간호에 관한 사항 ④ 섭취 및 배설물에 관한 사항
⑤ 체온 · 맥박 · 호흡 · 혈압에 관한 사항

4. 「의료법」상 특례를 두어 개설할 수 있도록 한 의료기관은?

① 국가가 개설한 의료기관
② 의료법인이 개설한 의료기관
③ 비영리법인이 개설한 의료기관
④ 지방자치단체가 개설한 의료기관
⑤ 소속 직원 등의 건강관리를 위하여 개설한 부속 의료기관

1④ 2③ 3② 4⑤

5. 「의료법」상 의료기관 인증 평가결과에 따른 조건부인증의 유효기간은?

① 1년　　② 2년　　③ 3년
④ 4년　　⑤ 5년

6. 보건복지부장관이 인증을 받은 의료기관에 관하여 「의료법」상 인터넷 홈페이지 등에 공표하는 사항이 아닌 것은?

① 인증기준에 따른 평가결과
② 인증등급 및 인증의 유효기간
③ 의료기관별 인증 조사위원 명단
④ 해당 의료기관의 명칭, 종별, 진료과목 등 일반현황
⑤ 의료의 질과 환자 안전의 수준을 높이기 위하여 보건복지부 장관이 정하는 사항

7. 「의료기사 등에 관한 법률」상 보건의료정보관리사의 업무 범위가 아닌 것은?

① 암 등록　　② 의료기관 재무 회계　　③ 보건의료정보의 분석
④ 보건의료정보의 전사　　⑤ 질병 · 사인 · 의료행위의 분류

8. 「의료기사 등에 관한 법률」상 의료기사등의 면허 결격사유에 해당하지 않는 사람은?

① 피성년후견인
② 피한정후견인
③ 마약류 관리에 관한 법률에 따른 마약류 중독자
④ 정신건강의학과 전문의가 의료기사등으로서 적합하다고 인정하는 정신질환자
⑤ 의료기사 등에 관한 법률을 위반하여 금고형을 선고받고 그 집행이 끝나지 아니한 자

9. 「의료기사 등에 관한 법률」상 국가시험의 출제방법, 과목별 배점비율을 정하는 주체는?

① 교육부장관　　② 해당 중앙회장
③ 질병관리본부장　　④ 중앙인사위원회장
⑤ 국가시험관리기관의 장

5① 6③ 7② 8④ 9⑤

10. 「의료기사 등에 관한 법률」상 보건의료정보관리사에 대한 보수교육은 원칙적으로 매년 몇 시간 이상인가?

① 4시간　　② 5시간　　③ 6시간
④ 7시간　　⑤ 8시간

11. 「의료기사 등에 관한 법률」상 3년 이하의 징역 또는 3천만원 이하의 벌금에 해당하는 행위를 한 자는?

① 시정명령을 이행하지 아니한 자
② 업무상 알게 된 비밀을 누설한 자
③ 실태와 취업 상황을 허위로 신고한 자
④ 2개소 이상의 치과기공소를 개설한 자
⑤ 의료기사등의 명칭 또는 이와 유사한 명칭을 사용한 자

12. 「감염병의 예방 및 관리에 관한 법률」상 감염병의 병원체를 확인할 수 있는 기관으로 옳지 않은 것은?

① 국립검역소　　② 질병관리본부
③ 건강보험심사평가원　　④ 지역보건법에 따른 보건소
⑤ 보건환경연구원법에 따른 보건환경연구원

13. 「감염병의 예방 및 관리에 관한 법률」상 필수예방접종 대상 질병으로 옳은 것은?

① 백일해, 폴리오, 홍역　　② 홍역, 콜레라, 파상풍
③ 두창, 풍진, 발진티푸스　　④ 재귀열, 발진열, 성홍열
⑤ 페스트, B형 간염, 장티푸스

14. 「국민건강보험법」의 목적 중 괄호 안에 들어갈 내용은?

> 국민의 질병·부상에 대한 예방·진단·치료·재활과 출산·사망 및 건강증진에 대하여 보험급여를 실시함으로써 (가)과 (나)에 이바지함을 목적으로 한다.

	(가)	(나)
①	국민의료 향상	유지
②	국민건강 증진	유지
③	국민건강 증진	국민보건 향상
④	국민의료 향상	국민건강 증진
⑤	국민보건 향상	사회보장 증진

10⑤ 11② 12③ 13① 14⑤

15. 「국민건강보험법」상 국민건강보험공단의 업무로 옳은 것은?

① 심사기준 및 평가기준의 개발
② 가입자 및 피부양자의 자격 관리
③ 요양급여비용의 적정성 평가 결과의 공개
④ 다른 법률에 따라 지급되는 급여비용의 심사
⑤ 요양급여비용의 심사청구와 관련된 소프트웨어의 개발 · 공급 · 검사

16. 「국민건강보험법」상 요양급여비용은 공단의 이사장과 대통령령으로 정하는 의약계를 대표하는 사람들의 계약으로 정한다. 이 경우 계약기간은?

① 1년
② 2년
③ 3년
④ 4년
⑤ 5년

17. 「국민건강보험법」상 국민건강보험료의 경감대상자가 아닌 사람은?

① 휴직자
② 장애인복지법에 따라 등록한 장애인
③ 지방자치단체에서 상시 공무에 종사하는 사람
④ 국가유공자 등 예우 및 지원에 관한 법률에 따른 국가유공자
⑤ 섬 · 벽지 · 농어촌 등 대통령령으로 정하는 지역에 거주하는 사람

18. 「암관리법」상 암관리종합계획의 수립에 관한 내용으로 괄호 안에 해당하는 것은?

(가)은 국가암관리위원회의 심의를 거쳐 암관리종합 계획을 (나)마다 세워야 한다.

	(가)	(나)
①	국립암센터장	5년
②	국립암센터장	10년
③	보건복지부장관	5년
④	보건복지부장관	10년
⑤	질병관리본부장	10년

19. 「암관리법」상 암검진사업에서 검진주기가 2년인 암의 종류는?

① 간암, 위암, 폐암
② 위암, 폐암, 유방암
③ 위암, 대장암, 유방암
④ 간암, 대장암, 자궁경부암
⑤ 폐암, 대장암, 자궁경부암

20. 「암관리법」상 보건복지부령으로 정하는 기준을 충족하는 종합병원을 시 · 도별 지역암센터로 지정할 수 있는 주체는?

① 대통령
② 시 · 도지사
③ 국립암센터장
④ 보건복지부장관
⑤ 중앙암등록본부장

15② 16① 17③ 18③ 19② 20④

기출 예상문제 ❷

1. 「의료법」상 의료기관으로 옳은 것은?

① 약국 ② 보건소 ③ 요양병원
④ 보건의료원 ⑤ 한국희귀 · 필수의약품센터

2. 「의료법」상 폐업신고를 한 A의원의 개설자가 보존하던 진료기록부 등을 직접 보관하고자 할 때 보관계획서를 제출 해야 할 대상은?

① 관할 보건소장 ② 보건복지부장관 ③ 질병관리본부장
④ 관할 시 · 도지사 ⑤ 관할 시장 · 군수 · 구청장

3. 「의료법」상 진료 중이던 환자가 최종 진료 시부터 몇 시간 안에 사망했을 때 다시 진료하지 않고 진단서를 교부할 수 있는가?

① 48시간 ② 60시간 ③ 72시간
④ 84시간 ⑤ 96시간

4. 「의료법」상 의료법인에 관한 설명으로 옳은 것은?

① 주된 사업은 의료인과 의료관계자 양성이다.
② 설립은 보건복지부장관의 허가를 받아야 한다.
③ 재산을 처분할 경우에는 시 · 도지사에게 신고하여야 한다.
④ 의료법의 규정 외에 민법 중 사단법인의 규정을 준용한다.
⑤ 개설하는 의료기관에 필요한 시설이나 자금을 보유하여야 한다.

5. 「의료법」상 의료기관 인증의 유효기간은?

① 1년 ② 2년 ③ 3년
④ 4년 ⑤ 5년

1③ 2① 3① 4⑤ 5④

6. 「의료법」상 의료기관인증위원회의 위원장은?

① 보건복지부장관 ② 보건복지부차관
③ 질병관리본부장 ④ 건강보험심사평가원장
⑤ 국민건강보험공단이사장

7. 「의료기사 등에 관한 법률」상 명시된 목적 중 ( )에 해당 하는 것은?

> 이 법은 의료기사, 보건의료정보관리사 및 안경사의 자격 · 면허 등에 관하여 필요한 사항을 정함으로써 ( )에 이바지 함을 목적으로 한다.

① 국민건강의 향상과 증진 ② 국민건강의 증진 및 유지
③ 국민의 보건 및 의료 향상 ④ 국민의 건강을 보호 및 증진
⑤ 국민보건 향상과 사회보장 증진

8. 「의료기사 등에 관한 법률」상 의료기사등의 국가시험에 관한 설명으로 옳은 것은?

① 시험공고는 실시 60일 전까지 한다.
② 의료기사등의 단체장이 매년 1회 실시한다.
③ 필기시험은 매 과목 40% 이상 득점자를 합격자로 한다.
④ 국가시험관리기관의 장이 시험과목별로 시험위원을 위촉한다.
⑤ 국가시험 응시자는 응시원서를 보건복지부장관에게 제출 하여야 한다.

9. 「의료기사 등에 관한 법률」상 보건의료정보관리사 국가시험 합격자가 면허증 발급을 신청한 경우, 신청받은 날부터 며칠 이내에 면허증을 발급하여야 하는가?

① 14일 ② 20일 ③ 25일
④ 30일 ⑤ 60일

10. 「의료기사 등에 관한 법률」상 5년 이상 업무에 종사하지 않은 보건의료정보관리사가 다시 그 업무에 종사하고자 한다. 업무에 종사하려는 그 해에 받아야 하는 보수교육시간은?

① 8시간 이상 ② 10시간 이상 ③ 12시간 이상
④ 16시간 이상 ⑤ 20시간 이상

6② 7③ 8④ 9① 10⑤

11. 「의료기사 등에 관한 법률」상 의료기사등의 면허취소 사유는?

① 피성년후견인이 된 때

② 검사 결과를 사실과 다르게 판시한 때

③ 면허자격정지처분을 2회 이상 받은 때

④ 실태와 취업상황 신고를 하지 아니한 때

⑤ 의사의 지도를 받지 않고 의료기사의 업무를 행한 때

12. 「감염병의 예방 및 관리에 관한 법률」상 제1급 · 제2급 · 제3급 감염병이 순서대로 연결된 것은?

① 콜레라 – 발진열 – 한센병

② A형간염 – 풍진 – 일본뇌염

③ 세균성이질 – 황열 – 성홍열

④ 장티푸스 – 파상풍 – 야토병

⑤ 디프테리아 – 백일해 – 파상풍

13. 「감염병의 예방 및 관리에 관한 법률」상 특별자치도지사 또는 시장 · 군수 · 구청장이 예방접종업무를 위탁할 수 있는 「의료법」상 의료기관은?

① 의원

② 조산원

③ 한의원

④ 치과병원

⑤ 한방병원

14. 「국민건강보험법」상 건강보험 가입자의 자격상실 시기는?

① 사망한 날

② 수급권자가 된 날

③ 대한민국 국적을 잃은 날

④ 국내에 거주하지 아니하게 된 날

⑤ 다른 직장가입자의 피부양자가 된 날의 다음 날

15. 「국민건강보험법」상 건강보험심사평가원의 업무는?

① 의료시설의 운영

② 보험료의 부과 · 징수

③ 보험급여 비용의 지급

④ 요양급여의 적정성 평가

⑤ 가입자 및 피부양자의 자격 관리

11① 12⑤ 13① 14② 15④

16. 「국민건강보험법」상 보건복지부장관이 공익이나 국가정책에 비추어 요양기관에서 제외할 수 있는 곳은?

① 보건지소
② 보건의료원
③ 보건진료소
④ 부속 의료기관
⑤ 한국희귀 · 필수의약품센터

17. 「국민건강보험법」상 보험료를 면제받을 수 있는 직장가입자는?

① 휴직자
② 65세 이상인 자
③ 장기간 국내 여행 중인 자
④ 교도소에 수용되어 있는 자
⑤ 장애인복지법에 따라 등록한 장애인

18. 「암관리법」상 명시된 목적이다. ( ) 안에 들어갈 내용은?

> 이 법은 국가가 암의 예방과 진료 및 연구 등에 관한 정책을 종합적으로 수립 · 시행함으로써 암으로 인한 개인적 고통과 피해 및 사회적 부담을 줄이고 ( )에 이바지함을 목적으로 한다.

① 국민건강증진
② 암치료 비용 절감
③ 국민보건의 질 향상
④ 건강보험 보장성 증대
⑤ 암환자의 삶의 질 개선

19. 「암관리법」상 암의 종류별 검진주기와 연령기준으로 옳은 것은?

① 간암 2년 40세 이상의 남 · 여
② 위암 2년 40세 이상의 남 · 여
③ 대장암 2년 50세 이상의 남 · 여
④ 유방암 1년 40세 이상의 여성
⑤ 자궁경부암 1년 30세 이상의 여성

20. 「암관리법」상 지역암센터 또는 암 관련 전문기관 중 1개 기관을 시 · 도별 지역암등록본부로 지정할 수 있는 자는?

① 시 · 도지사
② 국립암센터장
③ 보건복지부장관
④ 질병관리본부장
⑤ 중앙암등록본부장

16④ 17④ 18① 19② 20③

기출 예상문제 ❸

1. 「의료법」상 보건의료정책에 필요하다고 인정하는 경우 의료기관의 종류별 표준업무를 정하여 고시할 수 있는 자는?

① 대통령 ② 국무총리 ③ 시 · 도지사
④ 보건복지부장관 ⑤ 행정안전부장관

2. 의료법인이 부대사업 중 타인에게 임대 및 위탁할 수 있는 것이 아닌 것은?

① 산후조리업 ② 안경 조제 · 판매업
③ 장례식장의 설치 · 운영 ④ 부설주차장의 설치 · 운영
⑤ 전자처방전을 작성 · 관리하기 위한 시스템의 개발 · 운영사업

3. 「의료법」상 의사 · 치과의사 · 한의사 및 조산사가 사체를 검안하여 변사한 것으로 의심되는 때에는 누구에게 신고하여야 하는가?

① 사체의 소재지를 관할하는 경찰서장
② 사체의 소재지를 관할하는 보건소장
③ 사체의 소재지를 관할하는 소방서장
④ 사체의 소재지를 관할하는 시 · 도지사
⑤ 사체의 소재지를 관할하는 시장 · 군수 · 구청장

4. 진단서 교부에 관한 설명으로 옳은 것은?

① 진료 중이던 환자가 최종 진료시로부터 48시간 이내에 사망한 경우 다시 진료하지 아니하고도 진단서를 교부할 수 있다.
② 자신이 진찰하지 않았다 하더라도 보호자의 진술에 따라 진단서를 교부할 수 있다.
③ 의사는 자신이 직접 조산하지 않아도 출생, 사망 또는 사산증명서를 교부할 수 있다.
④ 한의사는 출생, 사망 또는 사산증명서를 교부할 수 없다.
⑤ 치과의사는 출생 · 사망 또는 사산증명서를 교부할 수 있다.

1④ 2⑤ 3① 4①

5. 감염병에 감염되었으리라고 의심되는 자에게 건강진단을 받을 것을 명령하는 자는 누구인가?

① 보건소장
② 국립검역소장
③ 시장 · 군수 · 구청장 및 시 · 도지사
④ 국립의료원장
⑤ 보건환경연구원장

6. 지역가입자의 보험료 부과점수를 정할 때 참작사항으로 올바르게 조합된 것은?

> 가. 재산
> 나. 보수월액보험료
> 다. 생활수준 및 경제활동참가율
> 라. 지역가입자의 소득
> 마. 소득월액보험료

① 가, 나
② 나, 마
③ 가, 라
④ 다, 마
⑤ 가, 마

7. 피부양자가 될 수 없는 자는?

① 직장가입자의 배우자 “a씨”
② A회사 근무자의 딸인 고등학생 “b씨”
③ 일반회사에서 근무하는 B씨의 아들 “d씨”
④ 직장가입자의 직계존속 어머니 “e씨”
⑤ 직장가입자 C씨의 7일 전에 태어난 “f아이”

8. 「의료법」상 진료에 관한 기록의 보존 연한이 같은 것으로 묶인 것은?

① 처방전, 환자명부, 수술기록
② 진료기록부, 간호기록부, 조산기록부
③ 간호기록부, 조산기록부, 검사내용 및 검사소견기록
④ 수술기록, 진단서 등의 부본, 방사선 사진 및 그 소견서
⑤ 환자명부, 검사내용 및 검사소견기록, 진단서 등의 부본

9. 직장가입자의 보험료율은 얼마의 범위 안에서 정하는가?

① 1천분의 30
② 1천분의 50
③ 1천분의 70
④ 1천분의 80
⑤ 1천분의 90

10. 건강보험의 일반 병원 요양급여비용 중 본인이 부담할 입원비용의 부담률은?

① 요양급여비용총액의 100분의 10
② 요양급여비용총액의 100분의 20
③ 요양급여비용총액의 100분의 30
④ 요양급여비용총액의 100분의 40
⑤ 요양급여비용총액의 100분의 50

5③ 6③ 7③ 8③ 9④ 10②

11. 암 관리 종합계획에 따른 세부집행계획은 어디에 포함하여 수립하는가?

① 「지역보건법」에 따른 지역보건의료계획에 포함
② 「감염병의 예방 및 관리에 관한 법률」에 따른 감염병예방 및 관리계획에 포함
③ 「검역법」에 따른 검역법의료계획에 포함
④ 「국민건강보험법」에 따른 국민건강의료계획에 포함
⑤ 「국민건강증진법」에 따른 국민건강증진계획에 포함

12. 보건복지부장관이 암 관리종합계획 수립 시 포함되어야 할 사항과 거리가 먼 것은?

① 암 관리사업의 목표와 방향
② 암 관리사업의 추진계획 및 추진방법
③ 암 관리사업의 예산에 관한 중요 사항
④ 암 관리에 필요한 전문인력의 육성에 관한 사항
⑤ 그 밖에 암 관리에 필요한 사항

13. 역학조사를 하기 위하여 중앙역학조사반과 지역역학조사반을 두는데, 이들의 구성으로 다음 중 옳은 것은?

① 중앙역학조사반은 30명 이내의 반원으로 구성하고 지역역학조사반은 20명 이내의 반원으로 구성한다.
② 중앙역학조사반은 20명 이내의 반원으로 구성하고 지역역학조사반은 30명 이내의 반원으로 구성한다.
③ 중앙역학조사반은 40명 이내의 반원으로 구성하고 지역역학조사반은 30명 이내의 반원으로 구성한다.
④ 중앙역학조사반은 35명 이내의 반원으로 구성하고 지역역학조사반은 25명 이내의 반원으로 구성한다.
⑤ 중앙역학조사반은 25명 이내의 반원으로 구성하고 지역역학조사반은 15명 이내의 반원으로 구성한다.

14. 암관리법의 목적과 거리가 먼 것은?

① 국가가 암의 예방과 진료 및 연구
② 암의 예방과 진료 및 연구의 정책을 종합적으로 수립 · 시행
③ 암으로 인한 개인적 고통과 피해 및 사회적 부담을 경감
④ 암 치료법의 개발 및 치료기관 보급
⑤ 국민건강증진에 이바지함을 목적

15. 「의료기사 등에 관한 법률」상 의료기사 등 국가시험의 시험일시 · 시험장소 · 시험과목, 응시원서 제출기간 등 시험의 시행에 관하여 필요한 사항을 공고하는 자는?

① 시 · 도지사
② 보건복지부장관
③ 대한의료기사협회장
④ 의료기사 각단체장
⑤ 한국보건의료인국가시험원장

11① 12③ 13① 14④ 15⑤

16. 「의료기사 등에 관한 법률」상 의료기사등의 국가시험에 대리시험을 치르거나 치르게 하는 행위로 인해 합격이 무효가 된 사람에 대하여, 그 다음에 치러지는 국가시험 응시를 몇 회 제한할 수 있는가?

① 1회 ② 2회 ③ 3회
④ 4회 ⑤ 5회

17. 「의료법」상 종합병원이 상급종합병원으로 지정받기 위하여 전속하는 전문의를 두어야 하는 진료과목의 최소수는?

① 7과목 ② 9과목 ③ 15과목
④ 20과목 ⑤ 25과목

18. 보건의료정보관리사의 벌칙 중 상대방의 고소가 있어야 죄가 성립되는 것은?

① 면허증의 대여 ② 비밀누설행위
③ 무면허자의 취업 ④ 업무에 관한 광고행위
⑤ 보건의료정보관리사와 유사한 명칭 사용시

19. 의료기사의 면허취소 사유에 해당하는 것은?

가. 결격사유에 해당한 때
나. 품위를 현저히 손상시키는 행위를 한 경우
다. 3회 이상 자격정지처분을 받은 때
라. 면허를 대여한 때
마. 「의료기사 등에 관한 법률」에 따른 명령을 위반한 경우

① 나, 라 ② 나, 마 ③ 가, 마
④ 나, 다 ⑤ 가, 라

20. 「의료기사 등에 관한 법률」상 의사 또는 치과의사의 지도를 받지 않고도 해당 업무를 할 수 있는 자는?

① 방사선사 ② 치과기공사 ③ 작업치료사
④ 임상병리사 ⑤ 보건의료정보관리사

16③ 17④ 18② 19⑤ 20⑤

기출 예상문제 ❹

1. 「의료법」상 의료기관 개설 내용 설명으로 옳은 것은?

① 의료인만이 의료기관을 개설할 수 있다.

② 병원을 개설하고자 하는 자는 시 · 도지사에게 개설신고를 하여야 한다.

③ 조산원을 개설하는 경우에는 반드시 지도의사를 정하여야 한다.

④ 의원을 개설하고자 하는 자는 시장 · 군수 · 구청장의 개설허가를 받아야 한다.

⑤ 한의사는 종합병원, 병원, 의원을 개설할 수 있다.

2. 의료법인을 설립하고자 하는 자는 누구로부터 허가를 받아야 하는가?

① 보건복지부장관
② 시 · 도지사
③ 시장 · 군수 · 구청장
④ 보건소장
⑤ 대한의사협회장

3. 「의료법」상 의료기관 개설 특례에 해당하는 의료기관은?

① 국가가 개설한 의료기관
② 의료법인이 개설한 의료기관
③ 비영리법인이 개설한 의료기관
④ 지방자치단체가 개설한 의료기관
⑤ 소속직원, 종업원, 그 밖의 구성원이나 그 가족의 건강관리를 위하여 개설한 부속 의료기관

4. 다음의 「담배에 관한 경고문구 등의 표시방법」 중 옳지 않은 것은?

① 경고문구는 사각형의 선 안에 한글로 “경고:”라고 표시하고 이를 기재하여야 한다.

② 제조담배의 담뱃갑포장지의 경우에는 포장지의 앞면 · 뒷면 · 옆면 각각의 넓이의 100분의 20 이상에 해당하는 크기로 하여야 한다.

③ 스티커 또는 포스터의 경우에는 광고물의 크기에 따라 정한 광고 면적에 대한 사각형의 크기에 비례하여 소비자가 명확히 잘 볼 수 있는 크기로 하여야 한다.

④ 글씨체는 고딕체여야 한다.

⑤ 사각형 및 경고문구 등의 색상은 담뱃갑포장지 등의 도안의 색상과 보색관계에 있는 색상으로서 선명하여야 한다.

1③ 2② 3⑤ 4②

5. 「의료법」상 의료인은 자격정지 중의 의료행위로 인하여 면허가 취소된 경우, 최소 몇 년이 지나야 면허를 재교부 받을 수 있는가?

① 1년 ② 2년 ③ 3년
④ 4년 ⑤ 5년

6. 「의료법」상 의료인이 임신 32주 이전에 태아나 임부를 진찰하거나 검사하면서 알게 된 태아의 성(性)을 임부, 임부의 가족, 그 밖의 다른 사람이 알게 한 경우에 해당하는 벌칙은?

① 1년 이하의 징역이나 1천만원 이하의 벌금
② 2년 이하의 징역이나 2천만원 이하의 벌금
③ 3년 이하의 징역이나 3천만원 이하의 벌금
④ 4년 이하의 징역이나 4천만원 이하의 벌금
⑤ 5년 이하의 징역이나 5천만원 이하의 벌금

7. 주류제조의 면허를 받은 자 또는 주류를 수입하여 판매하는 자가 그 판매용 용기에 과다한 음주는 건강에 해롭다는 내용의 경고문구를 표기하여야 하는 주류는 국내에 판매하는 주류 중 알코올분 얼마의 음료를 말하는가?

① 1도 이상 ② 5도 이상 ③ 10도 이상
④ 15도 이상 ⑤ 20도 이상

8. 「담배」에 관한 경고문구 표시로 옳지 않은 것은?

① 흡연이 폐암 등 질병의 원인이 될 수 있다는 내용
② 타르 흡입량은 흡연자의 흡연습관에 따라 다르다는 내용
③ 담배에 포함된 발암성 물질 나프틸아민
④ 담배에 포함된 발암성 물질 아밀라아제
⑤ 금연상담전화의 전화번호

9. 필수 예방접종을 시행해야 하는 감염병은?

① 디프테리아, 백일해, 폴리오, 콜레라
② 홍역, 파상풍, 디프테리아, 결핵, B형간염
③ 백일해, 폴리오, 두창, 결핵, B형간염
④ 파상풍, 홍역, 디프테리아, 페스트
⑤ 파상풍, 백일해, 폴리오, 말라리아

10. 「감염병의 예방 및 관리에 관한 법률」에서 예방위원에 관한 내용으로 옳지 않은 것은?

① 감염병이 유행할 때 둘 수 있다.
② 무보수로 한다.
③ 시·군·구에 둘 수 있다.
④ 주민계몽 및 위생교육을 한다.
⑤ 한의사는 임명될 수 없다.

5② 6② 7① 8④ 9② 10⑤

11. 「의료법」상 의료광고가 가능한 경우는?

① 각종 상장 및 감사장 등을 이용하는 광고

② 직접적인 시술행위를 노출하는 내용의 광고

③ 다른 의료인의 진료 방법과 비교하는 내용의 광고

④ 기사(記事) 또는 전문가의 의견 형태로 표현되는 광고

⑤ 소속 의료인의 성명, 성별 및 면허의 종류를 알리는 광고

12. 의료기관이 의료기관 외의 장소에서 지역주민 다수를 대상으로 건강진단 등을 하고자 하는 경우 누구에게 신고하여야 하나?

① 보건복지부장관 ② 시 · 도지사

③ 관할경찰서장 ④ 시장 · 군수 · 구청장

⑤ 관할보건소장

13. 보건지소의 설치에 관한 내용 중 타당하지 않은 것은?

① 지방자치단체의 장은 보건소의 업무수행을 위하여 필요한 때에는 언제든지 보건지소를 설치할 수 있다.

② 보건지소는 대통령령이 정하는 기준에 따라 설치한다.

③ 당해 지방자치단체의 조례로 설치한다.

④ 보건지소의 설치기준은 읍 · 면마다 1개소씩으로 한다.

⑤ 시장 · 군수 · 구청장은 지역주민의 보건의료를 위하여 특히 필요한 경우에는 필요한 지역에 보건지소를 설치할 수 있다.

14. 「의료법」상 2018년 12월 현재 감염관리위원회 및 감염관리실을 설치해야 하는 병원급 의료기관의 기준이 되는 규모는?

① 50병상 이상 ② 100병상 이상

③ 150병상 이상 ④ 200병상 이상

⑤ 300병상 이상

15. 보험급여 중 부가급여에 속하는 것은?

① 요양급여 ② 건강검진

③ 분만급여 ④ 요양비

⑤ 임신 · 출산진료비

11⑤ 12⑤ 13① 14③ 15⑤

16. 국민건강보험 요양급여의 대상에 포함되지 않는 것은?

① 진찰 · 검사
② 약제 · 치료재료의 지급
③ 처치를 제외한 수술적 치료
④ 예방 · 재활
⑤ 입원 · 간호 · 이송

17. 35세의 K임부는 근무 중 휴가를 얻어 오지여행 중 승용차에서 출산을 하게 되었다. 이 경우 K씨에게 적용되는 건강보험 급여는?

① 보건소를 통해서 출산비를 받을 수 있다.
② 산전관리를 받은 병원을 통해 요양비를 받을 수 있다.
③ 의료소송을 통해 국가로부터 보상금을 받을 수 있다.
④ 요양기관에서 출산하지 않았기 때문에 건강보험의 적용을 받을 수 없다.
⑤ 요양기관에서 출산하지는 않았지만, 건강보험공단으로부터 요양비를 지급받을 수 있다.

18. 보건교육을 실시하는 내용에 해당되지 않은 것은?

① 학생의 신체발달 및 체력증진
② 질병의 치료와 예방
③ 약물 오용, 남용의 예방
④ 음주법, 흡연자제
⑤ 성교육

19. 「학교보건법」상 보건교육 등에 관한 설명으로 옳지 않은 것은?

① 교육부장관은 학교에서 모든 학생들을 대상으로 심폐소생술 등 응급처치에 관한 교육을 포함한 보건교육을 체계적으로 실시하여야 한다.
② 보건교육의 실시 시간, 도서 등 그 운영에 필요한 사항은 보건복지부장관이 정한다.
③ 학교의 장은 교육부령으로 정하는 바에 따라 교직원을 대상으로 심폐소생술 등 응급처치에 관한 교육을 실시하여야 한다.
④ 학교의 장은 응급처치교육을 실시한 후 각 교직원의 교육 이수결과를 교육감에게 제출하여야 한다.
⑤ 학교의 장은 공공기관, 대학 및 전문대학 등, 교원 연수원 중 교육감이 설치한 연수원 또는 의료기관에서 교직원으로 하여금 응급처치교육을 받게 할 수 있다.

20. 학생이 새로 입학한 날로부터 「감염병의 예방 및 관리에 관한 법률」에 의한 예방접종 완료여부를 누가 며칠 이내에 검사해야 하는가?

① 초등학교의 장, 60일 이내
② 초등학교의 장, 90일 이내
③ 고등학교의 장, 90일 이내
④ 감독청의 장, 60일 이내
⑤ 모든 학교의 장, 90일 이내

16③ 17⑤ 18④ 19② 20②

기출 예상문제 5

1. 의료법의 목적으로 가장 적절한 표현은?

① 의료의 적정을 기하고 국민건강을 보호 증진
② 의료기관 및 의료인의 감독
③ 국민 개보험의 기반 조성
④ 의료기술의 향상 도모
⑤ 의료인의 권익보장

2. 의료인의 품위손상행위의 범위에 속하지 않는 것은?

① 비도덕적 진료행위
② 부당한 경제적 이익 등을 취득한 때
③ 과대광고행위
④ 부정한 방법으로 진료비를 거짓청구한 때
⑤ 진료거부행위

3. 진료기록부에 관한 설명으로 옳지 않은 것은?

① 진료기록부는 보건복지부령으로 정한 바에 따라 보존해야 한다.
② 진료기록부에는 부득이한 경우 서명하지 않아도 된다.
③ 의료행위에 관한 사항과 의견을 상세히 기록한다.
④ 진료기록부는 10년간 보관해야 한다.
⑤ 전자문서로 작성 · 보관할 수 있다.

4. 의료기록 중 법이 정한 보존기한이 긴 기록부터 짧은 순서로 배열한 것은?

① 진단서 부본 – 처방전 – 수술기록
② 진단서 부본 – 수술기록 – 처방전
③ 수술기록 – 처방전 – 진단서 부본
④ 수술기록 – 진단서 부본 – 처방전
⑤ 처방전 – 수술기록 – 진단서 부본

1① 2⑤ 3② 4④

5. 다음의 '금연을 위한 조치' 중 옳지 않은 것은?

① 대통령령이 정하는 장소에 담배자동판매기를 설치하여 담배를 판매하는 자는 보건복지부령이 정하는 바에 따라 성인인증장치를 부착하여야 한다.

② 담배사업법에 의한 지정소매인 기타 담배를 판매하는 자는 보건복지부령이 정하는 장소 외에서 담배자동판매기를 설치하여 담배를 판매하여서는 안 된다.

③ 정부 및 지방자치단체 청사의 공중이 이용하는 시설의 소유자 · 점유자 또는 관리자는 해당시설의 전체를 금연구역으로 지정하여야 한다.

④ 지방자치단체는 흡연으로 인한 피해 방지와 주민의 건강증진을 위하여 필요하다고 인정하는 경우, 조례로 다수인이 모이거나 오가는 관할구역 안의 일정한 장소를 금연구역으로 지정할 수 있다.

⑤ 누구든지 지정된 금연구역에서 흡연하여서는 안 된다.

6. 법에 따라 건강생활의 실천운동을 추진하기 위하여 지역사회의 주민 · 단체 또는 공공기관이 참여하는 건강생활실천협의회를 구성해야 하는 사람은?

① 시 · 도지사 및 질병관리본부장
② 보건복지부장관
③ 시장 · 군수 · 구청장 및 국립보건원장
④ 시 · 도지사 및 시장 · 군수 · 구청장
⑤ 의료단체 중앙회장

7. 국가, 지방자치단체는 국민이 건강생활을 실천할 수 있도록 개인 또는 집단의 특성, 건강상태, 건강수준 등에 따라 적절한 보건교육을 실시하는데, 그 교육내용에 포함되지 않는 사항은?

① 만성퇴행성 질환 등 질병의 예방에 관한 사항
② 영양 및 식생활에 관한 사항
③ 영유아 건강검진에 대한 사항
④ 구강건강에 관한 사항
⑤ 금연, 절주 등 건강생활의 실천에 관한 사항

8. 제1급감염병 발생시 의사는 최초 누구에게 신고해야 하는가?

① 도 보건국장
② 관할 경찰서장
③ 관할보건소장
④ 국립검역소장
⑤ 소재지의 시 · 읍 · 면장

9. 감염병 고위험 병원체를 분리한 경우 신고는 누구에게 하여야 하는가?

① 보건복지부장관
② 질병관리본부장
③ 시 · 도지사
④ 시장 · 군수 · 구청장
⑤ 보건소장

5② 6④ 7③ 8③ 9②

10. 「의료법」상 한지 의료인이 허가받은 지역 밖에서 의료행위를 한 경우 받을 수 있는 처분은?

① 벌금　② 과징금　③ 시정명령
④ 면허 정지　⑤ 면허 취소

11. 보건교육의 내용이 아닌 것은?

① 금연, 절주 등 건강생활의 실천에 관한 사항
② 만성퇴행성 질환 등 질병의 예방에 관한 사항
③ 구강건강에 관한 사항
④ 건강증진을 위한 체육활동에 관한 사항
⑤ 건강보험 적용에 관한 사항

12. 지역보건의료계획에 포함되지 않는 내용은?

① 응급의료에 대한 대책
② 지역보건의료서비스의 제공을 위한 전달체계 구성 방안
③ 인력, 조직, 재정 등 보건의료자원의 조달과 관리
④ 보건의료 수요의 측정
⑤ 지역보건의료서비스에 관한 장기 · 단기 공급대책

13. 「의료법」상 의료인의 면허취소 사유에 해당하는 것은?

① 학문적으로 인정되지 않는 진료행위를 한 경우
② 직무와 관련하여 부당하게 금품을 수수한 경우
③ 진단서 및 증명서를 거짓으로 작성하여 발급한 경우
④ 일회용 주사용품을 재사용하여 신체에 중대한 위해를 가한 경우
⑤ 지나친 진료행위를 하거나 부당하게 많은 진료비를 요구하는 경우

14. 지역보건의료계획은 몇 년마다 수립하여야 하나?

① 1년　② 2년　③ 4년
④ 5년　⑤ 10년

15. 「국민건강보험법」상 보건복지부장관이 국민건강보험종합계획에 따라 매년 연도별 시행계획을 수립 · 시행 시 심의를 거쳐야 하는 위원회는?

① 진료심사평가위원회
② 건강보험공표심의위원회
③ 건강보험분쟁조정위원회
④ 건강보험정책심의위원회
⑤ 보험료정보공개심의위원회

10⑤ 11⑤ 12① 13④ 14③ 15④

16. 「국민건강보험법」 가입자와 피부양자의 질병, 부상, 출산 등에 대하여 실시하는 요양급여로 옳지 않은 것은?

① 미용 수술
② 진찰 · 검사
③ 예방 · 재활
④ 처치 · 수술 및 그 밖의 치료
⑤ 약제(藥劑) · 치료재료의 지급

17. 「국민건강보험법」상 대행청구단체의 종사자로서 거짓이나 그 밖의 부정한 방법으로 요양급여비용을 청구한 자에 관한 벌칙은?

① 500만원 이하의 과태료
② 1년 이하의 징역 또는 1천만원 이하의 벌금
③ 2년 이하의 징역 또는 2천만원 이하의 벌금
④ 3년 이하의 징역 또는 3천만원 이하의 벌금
⑤ 5년 이하의 징역 또는 5천만원 이하의 벌금

18. 「의료법」상 의료행위의 제한에 관한 설명으로 옳지 않은 것은?

① 의료인이 아니면 누구든지 의료행위를 할 수 없으며 의료인도 면허된 것 이외의 의료행위를 할 수 없다.
② 의료인이 아니면 의사 · 치과의사 · 한의사 · 조산사 또는 간호사 명칭이나 이와 비슷한 명칭을 사용하지 못한다.
③ 외국의 의료인 면허를 가진 자로서 일정 기간 국내 체류하는 자는 보건복지부령으로 정하는 범위 내에서 의료행위를할 수 있다.
④ 환자의 경제적 사정 등을 이유로 개별적으로 관할 시장 · 군수 · 구청장의 사전승인을 받았을 때는 환자를 유치하는 행위를 할 수 있다.
⑤ 「보험업법」에 따른 보험회사, 상호회사, 보험설계사, 보험대리점 또는 보험중개사는 외국인환자를 유치하기 위한 행위를 할 수 있다.

19. 학교에서 건강검사의 결과나 의사의 진단 결과 감염병에 감염되었거나, 감염된 것으로 의심되거나, 감염될 우려가 있는 학생 및 교직원에 대한 등교중지는 누가 하는가?

① 교육부장관
② 보건복지부장관
③ 보건소장
④ 교육감
⑤ 학교의 장

20. 학교의 장은 건강검사의 결과를 평가하여, 이를 바탕으로 학생건강증진계획을 수립하여야 하는데, 누구의 자문을 구할 수 있는가?

가. 학교의사	나. 검진기관 의사
다. 학교약사	라. 보건복지부

① 가, 다
② 나, 다
③ 가, 나
④ 나, 라
⑤ 다, 라

16① 17④ 18⑤ 19⑤ 20①

기출 예상문제 6

1. 「의료법」상 상급종합병원 지정 요건으로 옳은 것은?

① 상급종합병원의 지정은 대통령이 한다.

② 대통령령으로 정하는 인력 · 시설 · 장비를 갖추어야 한다.

③ 4년마다 전문성과 관련한 평가를 실시하여 재지정하거나 취소할 수 있다.

④ 특정 진료과목별 환자의 구성 비율 등이 대통령령으로 정하는 기준이어야 한다.

⑤ 20개 이상의 진료과목을 갖추고 각 진료과목마다 전속하는 전문의를 두어야 한다.

2. 「의료법」상 진료기록의 송부 등에 있어서 누구든지 정당한 사유 없이 진료기록전송지원 시스템에 저장된 정보를 누출 · 변조 또는 훼손하여서는 아니 된다. 위반 시 벌칙은?

① 1년 이하의 징역이나 1천만원 이하의 벌금
② 2년 이하의 징역이나 2천만원 이하의 벌금
③ 3년 이하의 징역이나 3천만원 이하의 벌금
④ 5년 이하의 징역이나 5천만원 이하의 벌금
⑤ 7년 이하의 징역이나 7천만원 이하의 벌금

3. 「의료법」상 사람의 생명 또는 신체에 중대한 위해를 발생하게 할 우려가 있는 수술, 수혈, 전신마취를 하는 경우 환자에게 설명하고 서면으로 동의를 받아야 하는 자로 옳은 것은?

① 의사, 치과의사, 조산사
② 의사, 치과의사, 한의사
③ 의사, 치과의사, 마취전문 간호사
④ 의사, 치과의사, 응급전문 간호사
⑤ 의사, 치과의사, 중환자전문 간호사

4. 「의료법」상 한의사가 개설할 수 있는 의료기관으로 옳은 것은?

① 병원, 종합병원
② 의원, 한방병원
③ 병원, 요양병원
④ 의원, 요양병원
⑤ 요양병원, 한방병원

5. 「의료법」상 의료기관 인증기준 사항으로 옳은 것은?

① 보험급여 비용의 지급
② 심사기준 및 평가기준의 개발
③ 건강보험에 관한 교육훈련 및 홍보
④ 의료기관의 의료서비스 질 향상 활동
⑤ 건강보험에 관한 조사연구 및 국제협력

1⑤ 2④ 3② 4⑤ 5④

6. 「의료기사 등에 관한 법률」상 의료 및 보건지도 등에 관한 기록 및 정보의 분류 · 확인 · 유지 · 관리를 주된 업무로 하는 자는?

① 물리치료사 ② 임상병리사 ③ 작업치료사
④ 치과위생사 ⑤ 보건의료정보관리사

7. 「의료기사 등에 관한 법률」상 의료기사등이 면허가 취소된 후 그 처분의 원인이 된 사유가 소멸되는 등 대통령령으로 정하는 사유가 있다고 인정될 때에는 보건복지부장관은 그 면허증을 재발급할 수 있다. 다음 중 면허가 취소된 날부터 1년 이내에는 재발급을 하지 못하는 사유로 옳은 것은?

① 피성년후견인
② 피한정후견인
③ 다른 사람에게 면허를 대여한 경우
④ 「마약류 관리에 관한 법률」에 따른 마약류 중독자
⑤ 「정신건강증진 및 정신질환자 복지서비스 지원에 관한 법률」 제3조제1호에 따른 정신질환자

8. 「의료기사 등에 관한 법률」상 실태 등의 신고에 있어서 ( )안에 맞는 내용은?

> 의료기사등은 (A)으로 정하는 바에 따라 최초로 면허를 받은 후부터 (B)마다 그 실태와 취업상황을 (C)에게 신고하여야 한다.

	A	B	C
①	보건복지부령	1년	대통령
②	보건복지부령	3년	대통령
③	대통령령	1년	보건복지부장관
④	대통령령	3년	보건복지부장관
⑤	보건복지부령	3년	보건복지부장관

9. 「의료기사 등에 관한 법률」상 보수교육을 받은 의료기사등에게 보수교육 이수증을 발급하여야 하는 자는?

① 보건소장 ② 시 · 도지사 ③ 보건복지부장관
④ 시장 · 군수 · 구청장 ⑤ 보수교육실시기관의 장

10. 「의료기사 등에 관한 법률」상 의료기사등의 면허자격 정지 사유로 옳은 것은?

① 피한정후견인에 해당하게 된 경우
② 다른 사람에게 면허를 대여한 경우
③ 3회 이상 면허자격 정지 처분을 받는 경우
④ 의료기사등의 업무 범위를 벗어나는 행위를 한 경우
⑤ 면허자격 정지 기간에 의료기사등의 업무를 한 경우

6⑤ 7③ 8④ 9⑤ 10④

11. 「감염병의 예방 및 관리에 관한 법률」상 생물테러감염병 또는 치명률이 높거나 집단 발생의 우려가 커서 발생 또는 유행 즉시 신고하여야 하고, 음압격리와 같은 높은 수준의 격리가 필요한 감염병은?

① 제1급감염병　② 제2급감염병　③ 제3급감염병
④ 제4급감염병　⑤ 기생충감염병

12. 「감염병의 예방 및 관리에 관한 법률」상 전파 가능성을 고려하여 발생 또는 유행 시 24시간 이내에 신고하여야 하며, 격리가 필요한 감염병은?

① 두창　② 탄저　③ 콜레라
④ 페스트　⑤ 디프테리아

13. 「감염병의 예방 및 관리에 관한 법률」상 감염병관리기관 지정권자가 아닌 자는?

① 도지사　② 광역시장　③ 보건소장
④ 질병관리청장　⑤ 보건복지부장관

14. 「국민건강보험법」상 자격의 취득 시기에 있어서 (　　)안에 맞는 내용은?

> 건강보험의 가입자는 국내에 거주하게 된 날에 직장가입자 또는 지역가입자의 자격을 얻는다. 자격을 얻는 경우 그 직장가입자의 사용자 및 지역가입자의 세대주는 그 명세를 보건복지부령으로 정하는 바에 따라 자격을 취득한 날부터 (　)일 이내에 보험자에게 신고하여야 한다.

① 14　② 21　③ 30
④ 60　⑤ 90

15. 「국민건강보험법」상 건강보험심사평가원장의 임명권자와 원장의 임기는?

① 대통령 - 2년　② 대통령 - 3년
③ 보건복지부장관 - 2년　④ 보건복지부장관 - 3년
⑤ 보건복지부장관 - 5년

16. 「국민건강보험법」상 공단은 가입자 및 피부양자에 대하여 건강검진을 2년마다 1회 이상 실시하되, 1년에 1회 실시해야 하는 자로 옳은 것은?

① 지역가입자의 세대주　② 지역가입자의 피부양자
③ 직장가입자의 피부양자　④ 사무직에 종사하는 직장가입자
⑤ 사무직에 종사하지 않는 직장가입자

11① 12③ 13③ 14① 15② 16⑤

17. 「국민건강보험법」상 직장가입자가 교직원으로서 사립학교에 근무하는 교원의 경우 보험료액 부담 구성비율은?

① 직장가입자가 100분의 50, 사용자가 100의 40, 국가가 100분의 10
② 직장가입자가 100분의 50, 사용자가 100의 35, 국가가 100분의 15
③ 직장가입자가 100분의 50, 사용자가 100의 30, 국가가 100분의 20
④ 직장가입자가 100분의 50, 사용자가 100의 25, 국가가 100분의 25
⑤ 직장가입자가 100분의 50, 사용자가 100의 20, 국가가 100분의 30

18. 「암관리법」상 암관리 종합계획 수립에 있어서 (   )안에 맞는 내용은?

> 종합계획의 수립 등 암관리에 관한 중요사항을 심의하기 위하여 보건복지부장관 소속으로 (   )를 둔다.

① 국가암관리위원회　② 국가암관리보상위원회　③ 국가암관리역학위원회
④ 국가암관리통계위원회　⑤ 국가암관리홍보위원회

19. 「암관리법」상 암연구사업에 있어서 (   )안에 맞는 내용은?

> (A)은 암연구사업의 구체적이고 세부적인 사항에 대한 기획 · 관리 및 평가 등의 업무를 효율적으로 수행하기 위하여 제27조에 따라 설립된 (B)로 하여금 다음 각 호의 업무를 수행하게 할 수 있다.
> 1. 암연구사업의 국내외 추세 및 암연구사업에 대한 수요 예측
> 2. 암연구사업 계획의 작성
> 3. 연도별 암연구사업 과제의 공모 · 심의 및 선정
> 4. 암연구사업 결과의 평가 및 활용
> 5. 그밖에 암연구사업에 필요한 사항

	A	B
①	국립암센터장	지역암센터
②	보건복지부장관	국립암센터
③	보건복지부장관	지역암센터
④	중앙암등록본부장	국립암센터
⑤	중앙암등록본부장	지역암센터

20. 「암관리법」상 지역암등록본부 업무를 전담하는 인력으로 옳은 것은?

① 사회복지사　② 요양보호사　③ 전문간호사
④ 보건의료정보관리사　⑤ 건강보험청구관리사

17③ 18① 19② 20④